Wichtiger Hinweis zu den „Allgemeinen Monographien"

Das Europäische Arzneibuch enthält eine Anzahl allgemeiner Monographien, die Gruppen von Produkten umfassen. Diese „Allgemeinen Monographien" beinhalten Anforderungen, die auf alle Produkte der entsprechenden Gruppe anwendbar sind oder in einigen Fällen für jedes Produkt der jeweiligen Gruppe, für das eine Einzelmonographie im Arzneibuch enthalten ist (siehe „Allgemeine Vorschriften, Allgemeine Monographien"). Falls in der Einleitung keine Einschränkung des Anwendungsbereichs der allgemeinen Monographie angegeben ist, gilt diese für alle Produkte der definierten Gruppe, unabhängig davon, ob ein bestimmtes Produkt in einer Einzelmonographie im Arzneibuch beschrieben ist.

Wann immer eine Monographie angewendet wird, muss unbedingt abgeklärt werden, ob eine allgemeine Monographie auf das jeweilige Produkt anwendbar ist. Die nachstehend aufgelisteten Texte werden unter „Allgemeine Monographien" abgedruckt, wenn nichts anderes angegeben ist. Die nachfolgende Liste wird wann immer nötig auf den neuesten Stand gebracht und in jedem Nachtrag abgedruckt.

- Allergenzubereitungen
- Darreichungsformen (siehe gesondertes Kapitel „Darreichungsformen")
- DNA-rekombinationstechnisch hergestellte Produkte
- Extrakte
- Fermentationsprodukte
- Homöopathische Zubereitungen (abgedruckt im Kapitel „Homöopathische Zubereitungen und Einzelmonographien zu Stoffen für homöopathische Zubereitungen")
- Immunsera von Tieren zur Anwendung am Menschen
- Immunsera für Tiere
- Impfstoffe für Menschen
- Impfstoffe für Tiere
- Pflanzliche Drogen
- Pflanzliche Drogen für homöopathische Zubereitungen (abgedruckt im Kapitel „Homöopathische Zubereitungen und Einzelmonographien zu Stoffen für homöopathische Zubereitungen")
- Pflanzliche Drogen zur Teebereitung
- Pflanzlichen Drogen, Zubereitungen aus
- Pflanzliche fette Öle
- Produkte mit dem Risiko der Übertragung von Erregern der spongiformen Enzephalopathie tierischen Ursprungs
- Radioaktive Arzneimittel
- Substanzen zur pharmazeutischen Verwendung
- Urtinkturen für homöopathische Zubereitungen (abgedruckt im Kapitel „Homöopathische Zubereitungen und Einzelmonographien zu Stoffen für homöopathische Zubereitungen")

Wichtiger Hinweis zu den „Verunreinigungen"

Für den Monographieabschnitt „Verunreinigungen" wurde **im Nachtrag 4.06** eine Terminologieänderung eingeführt. In Übereinstimmung mit den ICH-Richtlinien wird der Ausdruck „Spezifizierte Verunreinigungen" für Verunreinigungen verwendet, für die ein definiertes individuelles Akzeptanzkriterium gilt.

Die Monographien des Europäischen Arzneibuchs wurden unter Berücksichtigung der erwähnten spezifizierten Verunreinigungen ausgearbeitet.

Die Monographien zu den einzelnen Substanzen gelten in Verbindung mit der allgemeinen Monographie **Substanzen zur pharmazeutischen Verwendung (Corpora ad usum pharmaceuticum)**, die in revidierter Fassung in den Nachtrag 4.06 aufgenommen wurde.

Europäisches Arzneibuch

4. Ausgabe

7. Nachtrag

Europäisches Arzneibuch

4. Ausgabe
7. Nachtrag

Amtliche deutsche Ausgabe

Deutscher Apotheker Verlag Stuttgart
Govi-Verlag - Pharmazeutischer Verlag GmbH Eschborn

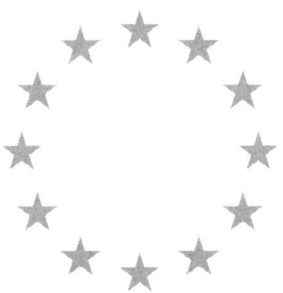

Wichtige Adressen

Bundesinstitut für Arzneimittel und Medizinprodukte
FG Arzneibuch, Allgemeine Analytik
Kurt-Georg-Kiesinger-Allee 3
D-53175 Bonn

Europäisches Direktorat für die Qualität von Arzneimitteln (EDQM) des Europarats
226, Avenue de Colmar - BP 907
F-67029 Strasbourg Cedex 1, France

Fax: 00 33-388-41 27 71
Internet: http://www.pheur.org

	E-Mail	Tel.
CD-ROM	cdromtech@pheur.org	00 33-388-41 20 00 (Vermittlung)
Monographien	monographs@pheur.org	00 33-388-41 20 00 (Vermittlung)
Referenzsubstanzen	CRS@pheur.org	00 33-388-41 20 35
Veranstaltungen	publicrelations@pheur.org	00 33-388-41 28 15
Veröffentlichungen	publications@pheur.org	00 33-388-41 20 36
Zertifizierung	certification@pheur.org	00 33-388-41 20 00 (Vermittlung)
Sonstige Informationen	info@pheur.org	00 33-388-41 20 00 (Vermittlung)

Vertragsstaaten, die das Übereinkommen über die Ausarbeitung eines Europäischen Arzneibuchs unterzeichnet haben und Mitglied der Europäischen Arzneibuch-Kommission sind (Stand: Oktober 2003)

Belgien
Bosnien-Herzegowina
Dänemark
Deutschland
Estland
Finnland
Frankreich
Griechenland
Irland
Island
Italien
Kroatien
Lettland
Großherzogtum Luxemburg
Ex-jugoslawische Republik Mazedonien
Niederlande
Norwegen
Österreich
Portugal
Rumänien
Schweden
Schweiz
Serbien und Montenegro
Slowakische Republik
Slowenien
Spanien
Tschechische Republik
Türkei
Ungarn
Vereinigtes Königreich Großbritannien
Zypern
Europäische Union

Europäisches Arzneibuch 4. Ausgabe, 7. Nachtrag
ISBN 3-7692-3325-5

Satz: Satz-Rechen-Zentrum Hartmann + Heenemann, Berlin
Druck: C. H. Beck, Nördlingen
Buchbinder: Sigloch, Blaufelden
Einbandgestaltung: Atelier Schäfer, Esslingen

BEKANNTMACHUNG ZUM EUROPÄISCHEN ARZNEIBUCH

4. Ausgabe, 7. Nachtrag,

Amtliche deutsche Ausgabe, und zum Deutschen Arzneibuch 2004[1)]

Vom 29. September 2004
(Bundesanzeiger Seite 21 762)

I. Europäisches Arzneibuch, 4. Ausgabe, 7. Nachtrag, Amtliche deutsche Ausgabe

1. Im Rahmen des Übereinkommens über die Ausarbeitung eines Europäischen Arzneibuchs vom 22. Juli 1964, revidiert durch das Protokoll vom 16. November 1989 (BGBl. 1993 II S. 15), dem die Bundesrepublik Deutschland beigetreten ist (Gesetz vom 4. Juli 1973, BGBl. 1973 II S. 701) und dem inzwischen 33 Vertragsstaaten sowie die Europäische Union angehören, erfolgt die Ausarbeitung der Monographien und anderer Texte des Europäischen Arzneibuchs. Mit dem Beitritt zu diesem Übereinkommen hat sich die Bundesrepublik Deutschland verpflichtet, die von der Europäischen Arzneibuch-Kommission in Straßburg beschlossenen Monographien und anderen Texte des Europäischen Arzneibuchs entsprechend § 55 Abs. 2 des Arzneimittelgesetzes in geltende Normen zu überführen.

2. Die Europäische Arzneibuch-Kommission hat am 25. März 2003 beschlossen, dem Gesundheitsausschuss (Teilabkommen) des Europarates den 1. April 2004 als Termin für die Übernahme des 7. Nachtrags zur 4. Ausgabe des Europäischen Arzneibuchs in den Vertragsstaaten zu empfehlen.

3. Der Gesundheitsausschuss (Teilabkommen) des Europarates hat am 26. März 2003 mit der Resolution AP-CSP (03) 1 den 1. April 2004 als Termin für die Übernahme des 7. Nachtrags zur 4. Ausgabe des Europäischen Arzneibuchs in den Vertragsstaaten des Übereinkommens über die Ausarbeitung eines Europäischen Arzneibuchs festgelegt.

4. Der 7. Nachtrag zur 4. Ausgabe des Europäischen Arzneibuchs umfasst neben korrigierten Monographien neue und revidierte Monographien sowie neue und revidierte andere Texte, die von der Europäischen Arzneibuch-Kommission auf deren Sitzung vom 25. bis zum 26. März 2003 beschlossen wurden.

5. Der 7. Nachtrag zur 4. Ausgabe des Europäischen Arzneibuchs wird vom Europarat in Straßburg in englischer („European Pharmacopoeia, Supplement 4.7") und französischer Sprache („Pharmacopée Européenne, Addendum 4.7"), den Amtssprachen des Europarates, herausgegeben. Er wurde unter Beteiligung der zuständigen Behörden Deutschlands, Österreichs und der Schweiz in die deutsche Sprache übersetzt.

6. Die übersetzten Monographien und anderen Texte des 7. Nachtrags zur 4. Ausgabe des Europäischen Arzneibuchs werden hiermit nach § 55 Abs. 7 des Arzneimittelgesetzes als „Europäisches Arzneibuch, 4. Ausgabe, 7. Nachtrag, Amtliche deutsche Ausgabe" bekannt gemacht.

7. Das geltende Europäische Arzneibuch, Amtliche deutsche Ausgabe, umfasst nunmehr die amtlichen deutschen Ausgaben des Europäischen Arzneibuchs, 4. Ausgabe, und des Europäischen Arzneibuchs, 4. Ausgabe, 1., 2., 3., 4., 5., 6. und 7. Nachtrag.

8. Das Europäische Arzneibuch, 4. Ausgabe, 7. Nachtrag, Amtliche deutsche Ausgabe, kann beim Deutschen Apotheker Verlag, Stuttgart, bezogen werden.

9. Mit Beginn der Geltung des Europäischen Arzneibuchs, 4. Ausgabe, 7. Nachtrag, Amtliche deutsche Ausgabe, wird die „Bekanntmachung zum Europäischen Arzneibuch, 4. Ausgabe, 7. Nachtrag" vom 2. März 2004 (BAnz. S. 5129) aufgehoben.

10. Das Europäische Arzneibuch, 4. Ausgabe, 7. Nachtrag, Amtliche deutsche Ausgabe, gilt ab dem 1. Dezember 2004.

11. Für Arzneimittel, die sich am 1. Dezember 2004 in Verkehr befinden und die die Anforderungen der Monographien sowie die Anforderungen der anderen Texte des Europäischen Arzneibuchs, 4. Ausgabe, 7. Nachtrag, nicht erfüllen oder nicht nach deren Vorschriften hergestellt, geprüft oder bezeichnet worden sind, aber den am 30. November 2004 geltenden Vorschriften entsprechen, findet diese Bekanntmachung erst ab dem 1. Dezember 2005 Anwendung.

[1)] Diese Bekanntmachung ergeht im Anschluss an die Bekanntmachung des Bundesministeriums für Gesundheit und Soziale Sicherung vom 2. März 2004 (BAnz. S. 5129) zum Europäischen Arzneibuch, 4. Ausgabe, 7. Nachtrag sowie im Anschluss an die Bekanntmachung vom 2. Juni 2004 (BAnz. S. 13 398) zum Deutschen Arzneibuch 2004.

II. Deutsches Arzneibuch 2004

Das Deutsche Arzneibuch 2004 wird in Verbindung mit der Nummer I dieser Bekanntmachung wie folgt geändert:

1. Die folgenden Monographien werden aus dem Deutschen Arzneibuch 2004 gestrichen, da sie als neue Monographien in geänderter Fassung in das Europäische Arzneibuch, 4. Ausgabe, 7. Nachtrag, aufgenommen wurden [in eckigen Klammern die jeweilige Bezeichnung der Monographie des Europäischen Arzneibuchs, die an die Stelle der Monographie des Deutschen Arzneibuchs tritt]:
   - Äpfelsäure [Äpfelsäure]
   - Kaliumhydrogenaspartat-Hemihydrat [Kaliumhydrogenaspartat-Hemihydrat]
2. Im Kapitel „4 Reagenzien" werden in Folge der Streichung der unter Nummer II, Punkt 1 genannten Monographien die Vorschriften zu folgenden Reagenzien gestrichen:
   - Salzsäure (5 mol · l^{-1}) *RN*

Diese Änderungen des Deutschen Arzneibuchs 2004 gelten ab dem 1. Dezember 2004.

Bonn, den 29. September 2004
113-5031-11

Bundesministerium für Gesundheit
und Soziale Sicherung

Im Auftrag
Dr. Gert Schorn

INHALTSVERZEICHNIS

ÜBERSICHTEN

1. Änderungen seit dem 6. Nachtrag zur 4. Ausgabe

Neue Texte

Monographiegruppen

Einzelmonographien zu Impfstoffen für Menschen
Diphtherie-Tetanus-Pertussis(azellulär, aus Komponenten)-Hepatitis-B(rDNA)-Poliomyelitis(inaktiviert)-Haemophilus-Typ-B(konjugiert)-Adsorbat-Impfstoff

Einzelmonographien zu Impfstoffen für Tiere
Mannheimia-Impfstoff (inaktiviert) für Rinder
Mannheimia-Impfstoff (inaktiviert) für Schafe
Pasteurella-Impfstoff (inaktiviert) für Schafe

Homöopathische Zubereitungen und Einzelmonographien zu Stoffen für homöopathische Zubereitungen
Honigbiene für homöopathische Zubereitungen

Monographien A–Z

Äpfelsäure
Ammoniummethacrylat-Copolymer (Typ A)
Ammoniummethacrylat-Copolymer (Typ B)
Esketaminhydrochlorid
Flunarizindihydrochlorid
Kaliumhydrogenaspartat-Hemihydrat
Kaliummetabisulfit
Mesna
Metacresol
Molgramostim-Lösung, Konzentrierte
Natriumselenit-Pentahydrat
Ölbaumblätter
Propylenglycoldilaurat
Propylenglycolmonolaurat
Spiraprilhydrochlorid-Monohydrat
Thiamazol
Tioconazol
Tributylacetylcitrat

Revidierte Texte

Allgemeiner Teil

2.7.8 Bestimmung der Wirksamkeit von Tetanus-Adsorbat-Impfstoff
4 Reagenzien
5.3 Statistische Auswertung der Ergebnisse biologischer Wertbestimmungen und Reinheitsprüfungen

Monographiegruppen

Einzelmonographien zu Impfstoffen für Menschen
Hepatitis-B-Impfstoff (rDNA)
Influenza-Spaltimpfstoff aus Oberflächenantigen (inaktiviert)
Tetanus-Adsorbat-Impfstoff

Monographien A–Z

Betahistindimesilat
Biperidenhydrochlorid
Bismutgallat, Basisches
Bismutsalicylat, Basisches
Bromocriptinmesilat
Bumetanid
Carmellose-Calcium
Cellulose, Mikrokristalline
Celluloseacetat
Cellulosepulver
Cetirizindihydrochlorid
Chlorobutanol, Wasserfreies

Chlorobutanol-Hemihydrat
Chlortalidon
Cilazapril
Deferoxaminmesilat
Dihydralazinsulfat, Wasserhaltiges
Dihydroergocristinmesilat
Dihydroergotaminmesilat
Dikaliumclorazepat
Ephedrinhydrochlorid
Estrogene, Konjugierte
Ethylmorphinhydrochlorid
Etilefrinhydrochlorid
Harnstoff
Homatropinhydrobromid
Homatropinmethylbromid
Hydroxyethylcellulose
Kaliumsulfat
Luft zur medizinischen Anwendung
Macrogollaurylether
Magnesiumstearat
Metronidazolbenzoat
Naftidrofurylhydrogenoxalat
Pergolidmesilat
Phentolaminmesilat
Povidon
Risperidon
Rizinusöl, Natives
Theophyllin
Theophyllin-Monohydrat
all-*rac*-α-Tocopherol
all-*rac*-α-Tocopherolacetat
Trimetazidindihydrochlorid
Weißdornblätter mit Blüten
Xylazinhydrochlorid für Tiere

Berichtigte Texte

Allgemeiner Teil

2.4.25 Ethylenoxid und Dioxan
2.4.28 2-Ethylhexansäure
2.6.13 Mikrobiologische Prüfung nicht steriler Produkte: Nachweis spezifizierter Mikroorganismen

Monographiegruppen

Einzelmonographien zu Radioaktiven Arzneimitteln
(5-Methyl[^{11}C])Flumazenil-Injektionslösung

Monographien A–Z

Aceclofenac
Amoxicillin-Natrium
Amoxicillin-Trihydrat
Arnikablüten
Azithromycin
Benzylpenicillin-Procain
Carboplatin
Cetylalkohol
Ebastin
Glycerol
Glycerol 85 %
Kaliumclavulanat
Macrogolcetylstearylether
Macrogol-6-glycerolcaprylocaprat
Macrogolglycerolcaprylocaprate
Macrogolglycerolcocoate
Macrogolglycerollaurate
Macrogolglycerollinoleate
Macrogolglycerololeate
Macrogolglycerolstearate
Macrogolstearylether
Meglumin
Menadion*
Omega-3-Säurenethylester 60
Omega-3-Säuren-reiches Fischöl
Omega-3-Säuren-Triglyceride
Pankreas-Pulver
Paroxetinhydrochlorid-Hemihydrat*
Piracetam
Rilmenidinhydrogenphosphat
Stiefmütterchen mit Blüten, Wildes
Süßholzwurzel
Süßholzwurzelfluidextrakt, Eingestellter, ethanolischer
Thymianöl
Tramadolhydrochlorid
Triglyceride, Mittelkettige*

Bei den mit * gekennzeichneten Texten handelt es sich um nur im deutschsprachigen Nachtrag 4.07 berichtigte Texte.

Hinweis: Die folgenden, im „Supplement 4.7" (Englisch) und/oder im „Addendum 4.7" (Französisch) enthaltenen Monographien sind in der vorliegenden deutschen Fassung des Nachtrags 4.07 der Ph. Eur. nicht enthalten, da es sich bei den Texten im „Supplement 4.7" und/oder im „Addendum 4.7" lediglich um rein redaktionelle Korrekturen handelt, die in der deutschen Fassung der Ph. Eur., 4. Ausgabe, 3. beziehungsweise 5. Nachtrag bereits berücksichtigt wurden:

- Macrogole
- Omega-3-Säurenethylester 90
- Tianeptin-Natrium

Beachten Sie den Hinweis auf „Allgemeine Monographien" zu Anfang des Bands auf Seite B

Gestrichene Texte

Der folgende Text wurde mit Resolution AP-CSP (01) 4 zum 1. 4. 2002 gestrichen:

Infektiöse-Hepatitis-Lebend-Impfstoff (gefriergetrocknet) für Hunde

Die folgenden Texte wurden mit Resolution AP-CSP (01) 6 zum 1. 1. 2003 gestrichen:

2.7.3 Wertbestimmung von Corticotropin
Fibrinogen[^{125}I] vom Menschen
Corticotropin

Der folgende Text wurde mit Resolution AP-CSP (02) 2 zum 1. 1. 2003 gestrichen:

Tinkturen[1)]

Die folgenden Texte wurden mit Resolution AP-CSP (02) 4 zum 1. 1. 2003 gestrichen:

2.9.21 Partikelkontamination – Mikroskopische Methode
Schweinerotlauf-Serum
Natrium[^{125}I]iodid-Lösung
Oxyphenbutazon

Der folgende Text wurde mit Resolution AP-CSP (02) 6 zum 1. 7. 2003 gestrichen:

Lypressin-Injektionslösung

Titeländerungen

Monographien A–Z

Kaliumsulfat für homöopathische Zubereitungen *wird zu:* **Kaliumsulfat**
α-Tocopherol *wird zu:* **all-*rac*-α-Tocopherol**
α-Tocopherolacetat *wird zu:* **all-*rac*-α-Tocopherolacetat**

2. Verzeichnis aller Texte der 4. Ausgabe

Allgemeiner Teil

1) Dieser Text ist nun Bestandteil der allgemeinen Monographie „Extrakte".

Beachten Sie den Hinweis auf „Allgemeine Monographien" zu Anfang des Bands auf Seite B

Stand

2.6 Methoden der Biologie

2.7 Biologische Wertbestimmungsmethoden

2.8 Methoden der Pharmakognosie

Beachten Sie den Hinweis auf „Allgemeine Monographien" zu Anfang des Bands auf Seite B

Stand

Monographiegruppen

Allgemeine Monographien

Einzelmonographien zu Darreichungsformen

Einzelmonographien zu Impfstoffen für Menschen

Beachten Sie den Hinweis auf „Allgemeine Monographien" zu Anfang des Bands auf Seite B

Einzelmonographien zu Immunsera für Menschen

Einzelmonographien zu Immunsera für Tiere

Einzelmonographien zu Radioaktiven Arzneimitteln

Beachten Sie den Hinweis auf „Allgemeine Monographien" zu Anfang des Bands auf Seite B

Homöopathische Zubereitungen und Einzelmonographien zu Stoffen für homöopathische Zubereitungen

Monographien A–Z

Beachten Sie den Hinweis auf „Allgemeine Monographien" zu Anfang des Bands auf Seite B

D

Beachten Sie den Hinweis auf „Allgemeine Monographien" zu Anfang des Bands auf Seite B

E

F

G

H

Beachten Sie den Hinweis auf „Allgemeine Monographien“ zu Anfang des Bands auf Seite B

I

J

K

L

M

Beachten Sie den Hinweis auf „Allgemeine Monographien“ zu Anfang des Bands auf Seite B

N

O

P

Beachten Sie den Hinweis auf „Allgemeine Monographien“ zu Anfang des Bands auf Seite B

Beachten Sie den Hinweis auf „Allgemeine Monographien" zu Anfang des Bands auf Seite B

T

U

V

W

X

Beachten Sie den Hinweis auf „Allgemeine Monographien" zu Anfang des Bands auf Seite B

Z

Allgemeiner Teil

2.4 Grenzprüfungen

4.07/2.04.25.00

2.4.25 Ethylenoxid und Dioxan

Die Prüfung ist für die Bestimmung von Ethylenoxid- und Dioxan-Rückständen in wasser- oder dimethylacetamidlöslichen Proben geeignet. Für Substanzen, die in diesen Lösungsmitteln unlöslich oder nur teilweise löslich sind, werden die Herstellung der Probelösung und die anzuwendenden Bedingungen der Gaschromatographie (Dampfraumanalyse) in den Einzelmonographien angegeben.

Die Bestimmung wird mit Hilfe der Gaschromatographie (2.2.28, Dampfraumanalyse) durchgeführt.

A. Für Proben, die in Wasser löslich oder mit Wasser mischbar sind, kann das folgende Verfahren angewendet werden.

Untersuchungslösung: 1,00 g (M_T) Substanz wird in eine 10-ml-Probeflasche (unter anderen Versuchsbedingungen können andere Größen verwendet werden) eingewogen. 1,0 ml Wasser *R* wird zugesetzt. Die Flasche wird verschlossen, bis zum Erhalt einer Lösung geschüttelt und anschließend 45 min lang bei 70 °C stehen gelassen.

Referenzlösung a: 1,00 g (M_R) Substanz wird in eine gleichartige 10-ml-Probeflasche eingewogen. Je 0,50 ml Ethylenoxid-Lösung *R* 3 und Dioxan-Lösung *R* 1 werden zugesetzt. Die Flasche wird verschlossen, bis zum Erhalt einer Lösung geschüttelt und anschließend 45 min lang bei 70 °C stehen gelassen.

Referenzlösung b: In eine 10-ml-Probeflasche werden 0,50 ml Ethylenoxid-Lösung *R* 3, 0,1 ml einer frisch hergestellten Lösung von Acetaldehyd *R* ($10 mg \cdot l^{-1}$) und 0,1 ml Dioxan-Lösung *R* 1 gegeben. Die Flasche wird verschlossen, bis zum Erhalt einer Lösung geschüttelt und anschließend 45 min lang bei 70 °C stehen gelassen.

B. Für Proben, die in Dimethylacetamid löslich oder mit Dimethylacetamid mischbar sind, kann das folgende Verfahren angewendet werden.

Untersuchungslösung: 1,00 g (M_T) Substanz wird in eine 10-ml-Probeflasche (unter anderen Versuchsbedingungen können andere Größen verwendet werden) eingewogen. 1,0 ml Dimethylacetamid *R* und 0,20 ml Wasser *R* werden zugesetzt. Die Flasche wird verschlossen, bis zum Erhalt einer Lösung geschüttelt und anschließend 45 min lang bei 90 °C stehen gelassen.

Referenzlösung a: 1,00 g (M_R) Substanz wird in eine 10-ml-Probeflasche eingewogen. 1,0 ml Dimethylacetamid *R* und je 0,10 ml Dioxan-Lösung *R* und Ethylenoxid-Lösung *R* 2 werden zugesetzt. Die Flasche wird verschlossen, bis zum Erhalt einer Lösung geschüttelt und anschließend 45 min lang bei 90 °C stehen gelassen.

Referenzlösung b: In eine 10-ml-Probeflasche werden 0,10 ml Ethylenoxid-Lösung *R* 2, 0,1 ml einer frisch hergestellten Lösung von Acetaldehyd *R* ($10 mg \cdot l^{-1}$) und 0,10 ml Dioxan-Lösung *R* gegeben. Die Flasche wird verschlossen, bis zum Erhalt einer Lösung geschüttelt und anschließend 45 min lang bei 70 °C stehen gelassen.

Für die statische Head-space-Gaschromatographie können folgende Bedingungen gewählt werden:
- Äquilibrierungstemperatur: 70 °C (90 °C für Lösungen in Dimethylacetamid)
- Äquilibrierungsdauer: 45 min
- Überleitungstemperatur: 75 °C (150 °C für Lösungen in Dimethylacetamid)
- Helium zur Chromatographie *R* als Trägergas
- Druckausgleichsdauer: 1 min
- Einspritzdauer: 12 s

Die Chromatographie kann durchgeführt werden mit
- einer Kapillarsäule aus Glas oder Quarzglas von 30 m Länge und 0,32 mm innerem Durchmesser, deren innere Oberfläche mit einer Schicht von Polydimethylsiloxan *R* belegt ist (Filmdicke 1,0 µm)
- Helium zur Chromatographie *R* oder Stickstoff zur Chromatographie *R* als Trägergas bei einer Durchflussgeschwindigkeit von etwa 20 cm je Sekunde
- einem Splitverhältnis von 1 : 20
- einem Flammenionisationsdetektor.

Die Temperatur der Säule wird 5 min lang bei 50 °C gehalten, dann um 5 °C je Minute auf 180 °C und anschließend um 30 °C je Minute auf 230 °C erhöht und 5 min lang bei 230 °C gehalten. Die Temperatur des Probeneinlasses wird bei 150 °C und die des Detektors bei 250 °C gehalten.

Ein geeignetes Volumen, zum Beispiel 1,0 ml, Gasphase über der Referenzlösung b wird eingespritzt. Die Empfindlichkeit des Systems wird so eingestellt, dass die Höhe des Ethylenoxid- und des Acetaldehyd-Peaks im Chromatogramm mindestens 15 Prozent des maximalen Ausschlags beträgt. Die Prüfung darf nur ausgewertet werden, wenn die Auflösung zwischen dem Acetaldehyd- und dem Ethylenoxid-Peak mindestens 2,0 beträgt und der Dioxan-Peak ein Signal-Rausch-Verhältnis von mindestens 5 aufweist.

Geeignete Volumen, zum Beispiel 1,0 ml (oder das gleiche Volumen, das für Referenzlösung b verwendet wurde), Gasphase über der Untersuchungslösung und der Referenzlösung a werden getrennt eingespritzt. Der Vorgang wird 2-mal wiederholt.

Bestimmung der Genauigkeit

Für jedes Paar der Einspritzungen wird für Ethylenoxid und für Dioxan die Flächendifferenz zwischen den mit der Untersuchungslösung und der Referenzlösung a erhaltenen Peaks bestimmt. Die Bestimmung darf nur ausgewertet werden, wenn die relative Standardabweichung der 3 für Ethylenoxid erhaltenen Werte höchstens 15 Prozent und die der 3 für Dioxan erhaltenen Werte höchstens 10 Prozent beträgt. Falls die für die Untersuchungs- und die Referenzlösung verwendeten Einwaagen um mehr als 0,5 Prozent von 1,00 g differieren, muss eine entsprechende Korrektur durchgeführt werden.

Der Gehalt an Ethylenoxid oder an Dioxan in ppm wird nach folgenden Formeln berechnet:

$$\frac{A_T \cdot C}{A_R \cdot M_T - A_T \cdot M_R}$$

A_T = Fläche des Ethylenoxid-Peaks im Chromatogramm der Untersuchungslösung
A_R = Fläche des Ethylenoxid-Peaks im Chromatogramm der Referenzlösung a
M_T = Masse der Substanz in der Untersuchungslösung in Gramm
M_R = Masse der Substanz in der Referenzlösung a in Gramm
C = Masse an Ethylenoxid, die der Referenzlösung a zugesetzt wurde, in Mikrogramm

$$\frac{D_T \cdot C}{D_R \cdot M_T - D_T \cdot M_R}$$

D_T = Fläche des Dioxan-Peaks im Chromatogramm der Untersuchungslösung
D_R = Fläche des Dioxan-Peaks im Chromatogramm der Referenzlösung a
C = Masse an Dioxan, die der Referenzlösung a zugesetzt wurde, in Mikrogramm

4.07/2.04.28.00

2.4.28 2-Ethylhexansäure

Die Bestimmung erfolgt mit Hilfe der Gaschromatographie (2.2.28) unter Verwendung von 3-Cyclohexylpropansäure *R* als Interner Standard.

Interner-Standard-Lösung: 0,100 g 3-Cyclohexylpropansäure *R* werden in Cyclohexan *R* zu 100 ml gelöst.

Untersuchungslösung: 0,300 g Substanz werden mit 4,0 ml einer 33-prozentigen Lösung (*V/V*) von Salzsäure *R* versetzt. Die Mischung wird 1 min lang mit 1,0 ml Interner-Standard-Lösung kräftig geschüttelt und zur Phasentrennung stehen gelassen. Falls erforderlich wird die Mischung zentrifugiert. Zur Bestimmung wird die obere Phase verwendet.

Referenzlösung: 75,0 mg 2-Ethylhexansäure *R* werden in Interner-Standard-Lösung zu 50,0 ml gelöst. 1,0 ml Lösung wird mit 4,0 ml einer 33-prozentigen Lösung (*V/V*) von Salzsäure *R* versetzt, 1 min lang kräftig geschüttelt und zur Phasentrennung stehen gelassen. Falls erforderlich wird die Mischung zentrifugiert. Zur Bestimmung wird die obere Phase verwendet.

Die Chromatographie kann durchgeführt werden mit
- einer Wide-bore-Säule aus Quarzglas von 10 m Länge und 0,53 mm innerem Durchmesser, belegt mit Macrogol-20 000-nitroterephthalat *R* (Filmdicke 1,0 µm)
- Helium zur Chromatographie *R* als Trägergas bei einer Durchflussrate von 10 ml je Minute
- einem Flammenionisationsdetektor

und folgendem Temperaturprogramm

	Zeit (min)	**Temperatur (°C)**	**Rate (°C · min⁻¹)**	**Erläuterungen**
Säule	0–2	40	–	isothermisch
	2–7,3	40 → 200	30	linearer Gradient
	7,3–10,3	200	–	isothermisch
Probeneinlass		200		
Detektor		300		

Je 1 µl Untersuchungslösung und Referenzlösung wird eingespritzt.

Die Bestimmung darf nur ausgewertet werden, wenn die Auflösung zwischen dem 2-Ethylhexansäure-Peak (erster Peak) und dem Interner-Standard-Peak mindestens 2,0 beträgt.

Der Prozentgehalt an 2-Ethylhexansäure wird nach folgender Formel berechnet:

$$\frac{A_T \cdot I_R \cdot m_R \cdot 2}{A_R \cdot I_T \cdot m_T}$$

A_T = Peakfläche der 2-Ethylhexansäure im Chromatogramm der Untersuchungslösung
A_R = Peakfläche der 2-Ethylhexansäure im Chromatogramm der Referenzlösung
I_T = Peakfläche des Internen Standards im Chromatogramm der Untersuchungslösung
I_R = Peakfläche des Internen Standards im Chromatogramm der Referenzlösung
m_T = Masse der Substanz in der Untersuchungslösung in Gramm
m_R = Masse der 2-Ethylhexansäure in der Referenzlösung in Gramm

2.6 Methoden der Biologie

4.07/2.06.13.00

2.6.13 Mikrobiologische Prüfung nicht steriler Produkte: Nachweis spezifizierter Mikroorganismen

In dieser allgemeinen Methode wird die Benutzung bestimmter selektiver Nährmedien vorgeschlagen. Allgemeines Merkmal aller selektiven Nährmedien ist, dass mit ihnen keine subletal vorgeschädigten Mikroorganismen nachgewiesen werden können. Da solche vorgeschädigten Mikroorganismen für die Qualität eines Produkts entscheidend sind, muss das Prüfverfahren, das auf selektiven Nährmedien basiert, eine Möglichkeit zur Reaktivierung beinhalten.

Falls das zu prüfende Produkt antimikrobielle Eigenschaften besitzt, müssen diese ausreichend neutralisiert werden.

Enterobakterien und bestimmte andere gramnegative Bakterien

Obwohl die Prüfung zum Nachweis von Bakterien der Familie der *Enterobacteriaceae* bestimmt ist, können mit ihr bekanntermaßen auch andere Arten von Mikroorganismen (zum Beispiel *Aeromonas, Pseudomonas*) nachgewiesen werden.

Nachweis: Das zu prüfende Produkt wird wie unter Methode 2.6.12 beschrieben vorbereitet, jedoch unter Verwendung des flüssigen Mediums D an Stelle der Natriumchlorid-Pepton-Pufferlösung pH 7,0. Die Mischung wird homogenisiert und bei 35 bis 37 °C eine genügend lange Zeit – normalerweise 2 bis höchstens 5 h lang – bebrütet, um die Bakterien zu reaktivieren, ohne jedoch eine Vermehrung anzuregen. Das Behältnis wird geschüttelt, eine Menge (Homogenisat a), die 1 g oder 1 ml des Produkts entspricht, wird in 100 ml Anreicherungsmedium E überführt und 18 bis 48 h lang bei 35 bis 37 °C bebrütet. Auf Platten mit Agarmedium F werden Subkulturen angelegt und 18 bis 24 h lang bei 35 bis 37 °C bebrütet.

Das Produkt entspricht der Prüfung, wenn sich auf keiner Platte Kolonien gramnegativer Bakterien entwickeln.

Quantitative Bestimmung: Das Homogenisat a und/oder Verdünnungen davon, die 0,1 g, 0,01 g beziehungsweise 0,001 g (oder 0,1 ml, 0,01 ml beziehungsweise 0,001 ml) des Produkts enthalten, werden in geeignete Mengen des Anreicherungsmediums E verimpft. Die Kulturen werden 24 bis 48 h lang bei 35 bis 37 °C bebrütet. Aus jeder Kultur werden Subkulturen auf Agarmedium F angelegt, um die gewachsenen Mikroorganismen selektiv zu isolieren. Die Subkulturen werden 18 bis 24 h lang bei 35 bis 37 °C bebrütet. Ein Wachstum gut entwickelter, meist roter oder rötlicher Kolonien gramnegativer Bakterien zeigt ein positives Ergebnis an. Die geringste Menge des Produkts, welche ein positives Ergebnis zeigt, ebenso wie die größte Menge, welche ein negatives Ergebnis zeigt, werden notiert. Aus der Tab. 2.6.13-1 wird die wahrscheinliche Anzahl der Bakterien ermittelt.

Tab. 2.6.13-1: Wahrscheinliche Anzahl der Bakterien

Ergebnisse mit Produktmengen von			Wahrscheinliche Bakterienanzahl je Gramm Produkt
0,1 g oder 0,1 ml	0,01 g oder 0,01 ml	0,001 g oder 0,001 ml	
+	+	+	mehr als 10^3
+	+	–	weniger als 10^3 und mehr als 10^2
+	–	–	weniger als 10^2 und mehr als 10
–	–	–	weniger als 10

Bei der Prüfung von Transdermalen Pflastern werden 50 ml der Probe B, wie unter Methode 2.6.12 erhalten, durch ein steriles Membranfilter filtriert. Das Membranfilter wird in 100 ml Anreicherungsmedium E überführt und 18 bis 24 h lang bei 35 bis 37 °C bebrütet. Nach der Bebrütung wird das Inokulat auf Agarmedium F ausgestrichen und bebrütet, um Enterobakterien und andere gramnegative Bakterien nachzuweisen.

Escherichia coli

Das zu prüfende Produkt wird wie unter Methode 2.6.12 beschrieben vorbereitet. 100 ml flüssiges Medium A werden mit 10 ml der vorbereiteten Probe oder einer Menge, die 1 g oder 1 ml des Produkts entspricht, beimpft. Die Mischung wird homogenisiert und 18 bis 48 h lang bei 35 bis 37 °C bebrütet. Das Gefäß wird geschüttelt, 1 ml der Mischung wird in 100 ml des flüssigen Mediums G überführt und 18 bis 24 h lang bei 43 bis 45 °C bebrütet. Auf Platten mit Agarmedium H werden Subkulturen angelegt und 18 bis 72 h lang bei 35 bis 37 °C bebrütet. Das Wachstum von roten, nicht schleimigen Kolonien gramnegativer, stäbchenförmiger Bakterien deutet auf Anwesenheit von *E. coli* hin. Dieses kann durch geeignete biochemische Reaktionen wie die Bildung von Indol bestätigt werden. Das Produkt entspricht der Prüfung, wenn solche Kolonien nicht beobachtet werden oder wenn die biochemischen Reaktionen zur Bestätigung ausbleiben.

Salmonellen

Das zu prüfende Produkt wird wie unter Methode 2.6.12 beschrieben vorbereitet, jedoch unter Verwendung des flüssigen Mediums A an Stelle der Natriumchlorid-Pepton-Pufferlösung pH 7,0. Die Mischung wird homogenisiert und 18 bis 24 h lang bei 35 bis 37 °C bebrütet. 1 ml der angereicherten Kultur wird entnommen und damit eine Kultur in 10 ml flüssigem Medium I angelegt, die 18 bis 24 h lang bei 41 bis 43 °C bebrütet wird. Auf mindestens 2 verschiedenen Agarmedien, ausgewählt aus den Agarmedien J, K oder L, werden Subkulturen angelegt, die 18 bis 72 h lang bei 35 bis 37 °C bebrütet werden. Das Wachstum von Kolonien mit folgenden Eigenschaften deutet auf eine Anwesenheit von Salmonellen hin:

- auf Agarmedium J: gut entwickelte, farblose Kolonien
- auf Agarmedium K: gut entwickelte, rote Kolonien mit schwarzen oder ohne schwarze Zentren
- auf Agarmedium L: kleine, durchscheinende, farblose oder von rosa bis opak weiß gefärbte, oft von einer rosaroten bis roten Zone umgebene Kolonien.

Zur Bestätigung werden einige verdächtige Kolonien einzeln in Prüfröhrchen mit Agarmedium M auf die Oberfläche und in die Tiefe inokuliert. Nach Bebrüten deutet das Erscheinen einer Kultur mit folgenden Eigenschaften auf die Anwesenheit von Salmonellen hin: Farbveränderungen von Rot nach Gelb in der Tiefe, jedoch nicht auf der Oberfläche des Agars, im Allgemeinen Gasentwicklung im Agar, mit oder ohne Bildung von Schwefelwasserstoff. Die Anwesenheit von Salmonellen kann durch geeignete biochemische und serologische Reaktionen bestätigt werden. Das Produkt entspricht der Prüfung, wenn solche Kolonien nicht beobachtet werden oder wenn biochemische und serologische Reaktionen zur Bestätigung ausbleiben.

Pseudomonas aeruginosa

Das zu prüfende Produkt wird wie unter Methode 2.6.12 beschrieben vorbereitet. 100 ml flüssiges Medium A werden mit 10 ml der vorbereiteten Probe oder einer Menge, die 1 g oder 1 ml des Produkts entspricht, beimpft. Die Mischung wird homogenisiert und 18 bis 48 h lang bei 35 bis 37 °C bebrütet. Auf Platten mit Agarmedium N werden Subkulturen angelegt und 18 bis 72 h lang bei 35 bis 37 °C bebrütet. Bei Abwesenheit jeglichen mikrobiellen Wachstums entspricht das Produkt der Prüfung. Wenn Wachstum von gramnegativen Stäbchen auftritt, wird flüssiges Medium A mit kleinen Mengen aus morphologisch unterschiedlichen, isolierten Kolonien beimpft und 18 bis 24 h lang bei 41 bis 43 °C bebrütet. Das Produkt entspricht der Prüfung, wenn bei 41 bis 43 °C kein Wachstum auftritt.

Bei der Prüfung von Transdermalen Pflastern werden 50 ml der Probe A, wie unter Methode 2.6.12 erhalten, durch ein steriles Membranfilter filtriert. Das Membranfilter wird in 100 ml flüssiges Medium A überführt und 18 bis 48 h lang bei 35 bis 37 °C bebrütet. Nach der Bebrütung wird das Inokulat auf Agarmedium N ausgestrichen und bebrütet.

Staphylococcus aureus

Das zu prüfende Produkt wird wie unter Methode 2.6.12 beschrieben vorbereitet. 100 ml flüssiges Medium A werden mit 10 ml der vorbereiteten Probe oder einer Menge, die 1 g oder 1 ml des Produkts entspricht, beimpft. Die Mischung wird homogenisiert und 18 bis 48 h lang bei 35 bis 37 °C bebrütet. Auf Platten mit Agarmedium O werden Subkulturen angelegt und 18 bis 72 h lang bei 35 bis 37 °C bebrütet. Das Wachstum von schwarzen Kolonien grampositiver Kokken, die von einer klaren Zone umgeben sind, weist auf die Anwesenheit von *S. aureus* hin. Dieses kann durch geeignete biochemische Reaktionen, zum Beispiel durch die Koagulase- und Desoxyribonukleasereaktion, bestätigt werden. Das Produkt entspricht der Prüfung, wenn die beschriebenen Kolonien auf dem Medium O nicht beobachtet werden oder wenn die biochemischen Reaktionen zur Bestätigung ausbleiben.

Bei der Prüfung von Transdermalen Pflastern werden 50 ml der Probe A, wie unter Methode 2.6.12 erhalten, durch ein steriles Membranfilter filtriert. Das Membranfilter wird in 100 ml flüssiges Medium A überführt und 18 bis 48 h lang bei 35 bis 37 °C bebrütet. Nach der Bebrütung wird das Inokulat auf Agarmedium O ausgestrichen und bebrütet.

Prüfung der nutritiven und selektiven Eigenschaften der Nährmedien und Gültigkeit der Prüfung

Die nachstehend beschriebenen Prüfungen müssen an mindestens jeder Charge des getrockneten Nährmediums durchgeführt werden.

Wie folgt wird vorgegangen: Jeder nachstehend angegebene Referenzstamm wird getrennt in Röhrchen mit einem geeigneten Nährmedium, zum Beispiel dem angegebenen, 18 bis 24 h lang bei 30 bis 35 °C bebrütet.

Staphylococcus aureus	zum Beispiel ATCC 6538 (NCIMB 9518, CIP 4.83): flüssiges Medium A
Pseudomonas aeruginosa	zum Beispiel ATCC 9027 (NCIMB 8626, CIP 82.118): flüssiges Medium A
Escherichia coli	zum Beispiel ATCC 8739 (NCIMB 8545, CIP 53.126): flüssiges Medium A
Salmonella typhimurium	Kein Stamm wird empfohlen (ein für den Menschen nicht pathogener Salmonellen-Stamm, zum Beispiel *Salmonella abony* [NCTC 6017, CIP 80.39], kann ebenfalls verwendet werden): flüssiges Medium A.

Von jeder Kultur wird durch Verdünnen mit Natriumchlorid-Pepton-Pufferlösung pH 7,0 eine Referenzsuspension mit etwa 1000 vermehrungsfähigen Mikroorganismen je Milliliter hergestellt. Gleiche Volumteile jeder Suspension werden gemischt, und 0,4 ml (entsprechend etwa 100 Mikroorganismen jedes Stamms) werden als Inokulum für den Nachweis von *S. aureus, P. aeruginosa, E. coli* und Salmonellen verwendet. Die Prüfung wird in Anwesenheit und in Abwesenheit des Produkts durchgeführt. Für den entsprechenden Mikroorganismus muss ein positives Ergebnis erhalten werden.

Clostridien

Die nachfolgend beschriebenen Prüfungen sind für bestimmte Zwecke vorgesehen. Die erste Methode ist für die Prüfung von Produkten bestimmt, bei denen der Ausschluss von pathogenen Clostridien unbedingt erforderlich ist und deren Abwesenheit nachgewiesen werden muss. Solche Produkte besitzen normalerweise eine niedrige Gesamtkeimzahl. Bei der zweiten Methode handelt es sich um eine halbquantitative Prüfung auf *Clostridium perfringens*, die für Produkte bestimmt ist, bei denen die Zahl dieser Keime ein Qualitätskriterium ist.

1. *Nachweis von Clostridien:* Das zu prüfende Produkt wird wie unter Methode 2.6.12 beschrieben vorbereitet. 2 gleiche Teile der Mischung, die jeweils 1 g oder 1 ml des zu untersuchenden Produkts entsprechen, werden entnommen. Ein Teil wird 10 min lang bei 80 °C erhitzt und rasch auf Raumtemperatur abgekühlt. Der andere Teil wird nicht erhitzt. 10 ml jedes homogenisierten Teils werden in 2 Röhrchen von 200 mm Länge und 38 mm Durchmesser oder andere geeignete Kulturgefäße gebracht, die 100 ml Medium P enthalten, und 48 h lang bei 35 bis 37 °C unter anaeroben Bedingungen bebrütet. Anschließend werden, ausgehend von jedem Röhrchen, Subkulturen auf Medium Q, dem Gentamicin zugesetzt wurde, angelegt und 48 h lang bei 35 bis 37 °C unter anaeroben Bedingungen bebrütet. Das Produkt entspricht der Prüfung, wenn kein Wachstum von Mikroorganismen festgestellt wird.

Wenn Wachstum auftritt, werden von jeder auftretenden Koloniеform Subkulturen auf Medium Q, ohne Gentamicin, angelegt und sowohl unter aeroben als auch unter anaeroben Bedingungen bebrütet. Ein Wachstum, ausschließlich unter anaeroben Bedingungen, grampositiver stäbchenförmiger Bakterien mit oder ohne Endosporen, die eine negative Katalasereaktion zeigen, deutet auf die Anwesenheit von *Clostridium spp.* hin. Gegebenenfalls wird die Morphologie der Kolonien auf beiden Platten verglichen und der Katalasetest durchgeführt, um aerobe und fakultativ anaerobe *Bacillus spp.*, die eine positive Katalasereaktion zeigen, auszuschließen. Der Katalasetest kann bei deutlich abgegrenzten, einheitlichen Kolonien direkt auf der Agarplatte oder indirekt, nach Übertragung auf einen Objektträger, durchgeführt werden, indem ein Tropfen Wasserstoffperoxid-Lösung 3 % *R* zugegeben wird. Die Entwicklung von Gasblasen zeigt eine positive Katalasereaktion an.

2. *Quantitative Bestimmung von Clostridium perfringens:* Aus dem wie unter Methode 2.6.12 beschrieben vorbereiteten Produkt werden Verdünnungen im Verhältnis 1:100 und 1:1000 in Natriumchlorid-Pepton-Pufferlösung pH 7,0 hergestellt. Die wahrscheinlichste Anzahl (most probable number, MPN) der Bakterien wird wie unter Methode 2.6.12 beschrieben bestimmt, wobei das Medium R in Röhrchen oder anderen geeigneten Kulturgefäßen mit einem kleinen Durham-Röhrchen ver-

Tab. 2.6.13-2: Wahrscheinlichste Anzahl (MPN) der Bakterien

3 Röhrchen von jeder Verdünnungsstufe							
Anzahl der positiven Röhrchen			MPN je Gramm	Kategorie*)		95 %-Vertrauensgrenzen	
0,1 g	0,01 g	0,001 g		1	2		
0	0	0	< 3			–	–
0	1	0	3		x	< 1	17
1	0	0	3	x		1	21
1	0	1	7		x	2	27
1	1	0	7	x		2	28
1	2	0	11		x	4	35
2	0	0	9	x		2	38
2	0	1	14		x	5	48
2	1	0	15	x		5	50
2	1	1	20		x	8	61
2	2	0	21	x		8	63
3	0	0	23	x		7	129
3	0	1	38	x		10	180
3	1	0	43	x		20	210
3	1	1	75	x		20	280
3	2	0	93	x		30	390
3	2	1	150	x		50	510
3	2	2	210		x	80	640
3	3	0	240	x		100	1400
3	3	1	460	x		200	2400
3	3	2	1100	x		300	4800
3	3	3	> 1100			–	–

*) Kategorie 1: normale Ergebnisse, erhalten in 95 Prozent aller Fälle
Kategorie 2: weniger wahrscheinliche Ergebnisse, erhalten in lediglich 4 Prozent der Fälle
Für wichtige Entscheidungen sind diese Ergebnisse nicht zu verwenden. Ergebnisse, die weniger wahrscheinlich als die der Kategorie 2 sind, sind nicht aufgeführt und immer unakzeptabel.

wendet wird. Nach Mischen unter minimalem Schütteln werden die Kulturen 24 bis 48 h lang bei 45,5 bis 46,5 °C bebrütet.

Röhrchen, die eine Schwärzung durch Eisensulfid und reichliche Gasentwicklung in dem Durham-Röhrchen von mindestens 1/10 des Volumens aufweisen, zeigen die Anwesenheit von *C. perfringens* an. Die wahrscheinlichste Anzahl von *C. perfringens* wird mit Hilfe der Tab. 2.6.13-2 bestimmt.

Folgende Stämme werden zur *Kontrolle* verwendet:
Methode 1: *Clostridium sporogenes*, zum Beispiel ATCC 19404 (NCTC 532) oder CIP 79.3
Methode 2: *Clostridium perfringens*, zum Beispiel ATCC 13124 (NCIMB 6125, NCTC 8237, CIP 103 409).

Zur Überprüfung der Selektivität und der anaeroben Bedingungen wird falls erforderlich mit *C. sporogenes* kombiniert.

Der folgende Text dient zur Information.

Empfohlene Lösung und Nährmedien

Folgende flüssige und feste Nährmedien sind als zufriedenstellend beurteilt worden, um die im Arzneibuch vorgeschriebenen Grenzprüfungen auf mikrobielle Verunreinigung durchzuführen. Andere Nährmedien können verwendet werden, wenn sie gleichartige Nähreigenschaften und für die zu prüfenden Keimarten selektive Eigenschaften haben.

Natriumchlorid-Pepton-Pufferlösung pH 7,0

Kaliumdihydrogenphosphat	3,6	g [1]
Natriummonohydrogenphosphat-Dihydrat	7,2	g [1]
Natriumchlorid	4,3	g
Fleisch- oder Caseinpepton	1,0	g
Gereinigtes Wasser	1000	ml

[1] entspricht 0,067 mol · l^{-1} Gesamt-Phosphat

Dieser Lösung können oberflächenaktive Substanzen oder Inaktivatoren für antimikrobiell wirkende Substanzen zugesetzt werden, zum Beispiel Polysorbat 80 (1 bis 10 g · l^{-1}). Die Lösung wird 15 min lang im Autoklaven bei 121 °C sterilisiert.

Flüssiges Medium A (flüssiges Medium mit Casein- und Sojapepton)

Caseinpepton (Pankreashydrolysat)	17,0	g
Sojapepton (Papainhydrolysat)	3,0	g
Natriumchlorid	5,0	g
Kaliummonohydrogenphosphat	2,5	g
Glucose-Monohydrat	2,5	g
Gereinigtes Wasser	1000	ml

Der pH-Wert wird so eingestellt, dass er nach der Sterilisation im Autoklaven 7,3 ± 0,2 beträgt. Die Lösung wird 15 min lang im Autoklaven bei 121 °C sterilisiert.

Agarmedium B (Agarmedium mit Casein- und Sojapepton)

Caseinpepton (Pankreashydrolysat)	15,0	g
Sojapepton (Papainhydrolysat)	5,0	g
Natriumchlorid	5,0	g
Agar	15,0	g
Gereinigtes Wasser	1000	ml

Der pH-Wert wird so eingestellt, dass er nach der Sterilisation im Autoklaven 7,3 ± 0,2 beträgt. Die Lösung wird 15 min lang im Autoklaven bei 121 °C sterilisiert.

Agarmedium C (Sabouraud-Glucose-Medium mit Antibiotika)

Fleisch- und Caseinpepton	10,0	g
Glucose-Monohydrat	40,0	g
Agar	15,0	g
Gereinigtes Wasser	1000	ml

Der pH-Wert wird so eingestellt, dass er nach der Sterilisation im Autoklaven 5,6 ± 0,2 beträgt. Die Lösung wird 15 min lang im Autoklaven bei 121 °C sterilisiert. Unmittelbar vor der Verwendung werden 0,10 g Benzylpenicillin-Natrium und 0,10 g Tetracyclin je Liter Nährmedium in Form steriler Lösungen zugesetzt. Diese Antibiotika können durch 50 mg Chloramphenicol je Liter Nährmedium ersetzt werden. Das Chloramphenicol muss vor der Sterilisation zugesetzt werden.

Flüssiges Medium D (flüssiges Lactose-Medium)

Rindfleischextrakt	3,0	g
Pankreashydrolysat aus Gelatine	5,0	g
Lactose-Monohydrat	5,0	g
Gereinigtes Wasser	1000	ml

Der pH-Wert wird so eingestellt, dass er nach der Sterilisation im Autoklaven 6,9 ± 0,2 beträgt. Die Lösung wird 15 min lang im Autoklaven bei 121 °C sterilisiert und sofort abgekühlt.

Anreicherungsmedium E (Anreicherungsmedium für Enterobakterien nach Mossel)

Pankreashydrolysat aus Gelatine	10,0	g
Glucose-Monohydrat	5,0	g

Entwässerte Rindergalle	20,0	g
Kaliumdihydrogenphosphat	2,0	g
Natriummonohydrogenphosphat-Dihydrat	8,0	g
Brillantgrün	15	mg
Gereinigtes Wasser	1000	ml

Der pH-Wert wird so eingestellt, dass er nach dem Erhitzen 7,2 ± 0,2 beträgt. Die Lösung wird 30 min lang bei 100 °C erhitzt und sofort abgekühlt.

Agarmedium F (Agarmedium mit Galle, Kristallviolett, Neutralrot und Glucose)

Hefeextrakt	3,0	g
Pankreashydrolysat aus Gelatine	7,0	g
Cholate	1,5	g
Lactose-Monohydrat	10,0	g
Natriumchlorid	5,0	g
Glucose-Monohydrat	10,0	g
Agar	15,0	g
Neutralrot	30	mg
Kristallviolett	2	mg
Gereinigtes Wasser	1000	ml

Der pH-Wert wird so eingestellt, dass er nach dem Erhitzen 7,4 ± 0,2 beträgt. Die Lösung wird zum Sieden erhitzt. Sie darf nicht im Autoklaven erhitzt werden.

Flüssiges Medium G (flüssiges Medium nach MacConkey)

Pankreashydrolysat aus Gelatine	20,0	g
Lactose-Monohydrat	10,0	g
Entwässerte Rindergalle	5,0	g
Bromcresolpurpur	10	mg
Gereinigtes Wasser	1000	ml

Der pH-Wert wird so eingestellt, dass er nach der Sterilisation im Autoklaven 7,3 ± 0,2 beträgt. Die Lösung wird 15 min lang im Autoklaven bei 121 °C sterilisiert.

Agarmedium H (Agarmedium nach MacConkey)

Pankreashydrolysat aus Gelatine	17,0	g
Fleisch- und Caseinpepton	3,0	g
Lactose-Monohydrat	10,0	g
Natriumchlorid	5,0	g
Cholate	1,5	g
Agar	13,5	g
Neutralrot	30,0	mg
Kristallviolett	1	mg
Gereinigtes Wasser	1000	ml

Der pH-Wert wird so eingestellt, dass er nach der Sterilisation im Autoklaven 7,1 ± 0,2 beträgt. Die Lösung wird unter ständigem Umschwenken 1 min lang zum Sieden erhitzt und anschließend 15 min lang im Autoklaven bei 121 °C sterilisiert.

Flüssiges Medium I (flüssiges Medium mit Tetrathionat, Rindergalle und Brillantgrün)

Pepton	8,6	g
Getrocknete Rindergalle	8,0	g
Natriumchlorid	6,4	g
Calciumcarbonat	20,0	g
Kaliumtetrathionat	20,0	g
Brillantgrün	70	mg
Gereinigtes Wasser	1000	ml

Der pH-Wert wird so eingestellt, dass er nach dem Erhitzen 7,0 ± 0,2 beträgt. Die Lösung wird bis zum Sieden erhitzt. Sie darf kein zweites Mal erhitzt werden.

Agarmedium J (Agarmedium mit Citrat und Desoxycholat)

Rindfleischextrakt	10,0	g
Fleischpepton	10,0	g
Lactose-Monohydrat	10,0	g
Natriumcitrat	20,0	g
Eisen(III)-citrat	1,0	g
Natriumdesoxycholat	5,0	g
Agar	13,5	g
Neutralrot	20	mg
Gereinigtes Wasser	1000	ml

Der pH-Wert wird so eingestellt, dass er nach dem Erhitzen 7,3 ± 0,2 beträgt. Die Lösung wird langsam zum Sieden erhitzt und 1 min lang im Sieden gehalten. Nach dem Abkühlen auf 50 °C wird die Lösung in Petrischalen verteilt. Sie darf nicht im Autoklaven erhitzt werden.

Agarmedium K (Agarmedium mit Xylose, Lysin und Desoxycholat)

Xylose	3,5	g
L-Lysin	5,0	g
Lactose-Monohydrat	7,5	g
Saccharose	7,5	g
Natriumchlorid	5,0	g
Hefeextrakt	3,0	g
Phenolrot	80	mg
Agar	13,5	g
Natriumdesoxycholat	2,5	g
Natriumthiosulfat	6,8	g
Ammoniumeisen(III)-citrat	0,8	g
Gereinigtes Wasser	1000	ml

Der pH-Wert wird so eingestellt, dass er nach dem Erhitzen 7,4 ± 0,2 beträgt. Die Lösung wird bis zum Sieden erhitzt. Nach dem Abkühlen auf 50 °C wird die Lösung in Petrischalen verteilt. Sie darf nicht im Autoklaven erhitzt werden.

Agarmedium L (Agarmedium mit Brillantgrün, Phenolrot, Lactose und Saccharose)

Fleisch- und Caseinpepton	10,0 g
Hefeextrakt	3,0 g
Natriumchlorid	5,0 g
Lactose-Monohydrat	10,0 g
Saccharose	10,0 g
Agar	20,0 g
Phenolrot	80 mg
Brillantgrün	12,5 mg
Gereinigtes Wasser	1000 ml

Die Mischung wird 1 min lang zum Sieden erhitzt. Der pH-Wert wird so eingestellt, dass er nach der Sterilisation im Autoklaven 6,9 ± 0,2 beträgt. Unmittelbar vor Verwendung wird die Lösung 15 min lang im Autoklaven bei 121 °C sterilisiert. Nach dem Abkühlen auf 50 °C wird die Lösung in Petrischalen verteilt.

Agarmedium M (Agarmedium mit 3 Zuckern und Eisen)

Rindfleischextrakt	3,0 g
Hefeextrakt	3,0 g
Rindfleisch- und Caseinpepton	20,0 g
Natriumchlorid	5,0 g
Lactose-Monohydrat	10,0 g
Saccharose	10,0 g
Glucose-Monohydrat	1,0 g
Ammoniumeisen(III)-citrat	0,3 g
Natriumthiosulfat	0,3 g
Phenolrot	25 mg
Agar	12,0 g
Gereinigtes Wasser	1000 ml

Unter Umschütteln wird die Mischung 1 min lang zum Sieden erhitzt. Der pH-Wert wird so eingestellt, dass er nach der Sterilisation im Autoklaven 7,4 ± 0,2 beträgt. Die Kulturröhrchen werden bis zu einem Drittel mit Agarmedium gefüllt, 15 min lang im Autoklaven bei 121 °C sterilisiert und in schräger Lage abgekühlt, so dass eine tiefe Schicht und eine geneigte Oberfläche erhalten werden.

Agarmedium N (Agarmedium mit Cetrimid)

Pankreashydrolysat aus Gelatine	20,0 g
Magnesiumchlorid	1,4 g
Kaliumsulfat	10,0 g
Cetrimid	0,3 g
Agar	13,6 g
Gereinigtes Wasser	1000 ml
Glycerol	10,0 ml

Unter Umschütteln wird die Mischung 1 min lang zum Sieden erhitzt. Der pH-Wert wird so eingestellt, dass er nach der Sterilisation im Autoklaven 7,2 ± 0,2 beträgt. Die Lösung wird 15 min lang im Autoklaven bei 121 °C sterilisiert.

Agarmedium O (Agarmedium nach Baird-Parker)

Caseinpepton (Pankreashydrolysat)	10,0 g
Rindfleischextrakt	5,0 g
Hefeextrakt	1,0 g
Lithiumchlorid	5,0 g
Agar	20,0 g
Glycin	12,0 g
Natriumpyruvat	10,0 g
Gereinigtes Wasser	950 ml

Unter häufigem Umschütteln wird die Mischung 1 min lang zum Sieden erhitzt. Der pH-Wert wird so eingestellt, dass er nach der Sterilisation im Autoklaven 6,8 ± 0,2 beträgt. Die Lösung wird 15 min lang im Autoklaven bei 121 °C sterilisiert. Nach dem Abkühlen auf 45 bis 50 °C werden 10 ml einer sterilen Lösung von Kaliumtellurit ($10 \, g \cdot l^{-1}$) und 50 ml Eigelb-Emulsion zugesetzt.

Medium P (Anreicherungsmedium für Clostridien)

Rindfleischextrakt	10,0 g
Pepton	10,0 g
Hefeextrakt	3,0 g
Lösliche Stärke	1,0 g
Glucose-Monohydrat	5,0 g
Cysteinhydrochlorid	0,5 g
Natriumchlorid	5,0 g
Natriumacetat	3,0 g
Agar	0,5 g
Gereinigtes Wasser	1000 ml

Der Agar wird quellen gelassen und unter ständigem Rühren und Erhitzen zum Sieden gelöst. Falls erforderlich wird der pH-Wert so eingestellt, dass er nach der Sterilisation im Autoklaven etwa 6,8 beträgt. Die Lösung wird 15 min lang im Autoklaven bei 121 °C sterilisiert.

Medium Q (Columbia Agar)

Caseinpepton (Pankreashydrolysat)	10,0 g
Fleischpepton (Pepsinhydrolysat)	5,0 g
Herzpepton (Pankreashydrolysat)	3,0 g
Hefeextrakt	5,0 g
Maisstärke	1,0 g
Natriumchlorid	5,0 g
Agar, je nach Gelierfähigkeit	10,0 bis 15,0 g
Gereinigtes Wasser	1000 ml

Der Agar wird quellen gelassen und unter ständigem Rühren und Erhitzen zum Sieden gelöst. Falls erforderlich wird der pH-Wert so eingestellt, dass er nach der Sterilisation im Autoklaven etwa 7,3 ± 0,2 beträgt. Die Lösung wird 15 min lang im Autoklaven bei 121 °C sterilisiert. Nach dem Erkalten auf 45 bis 50 °C wird falls erforderlich Gentamicinsulfat entsprechend einer Menge von 20 mg Gentamicin-Base zugesetzt und das Medium in Petrischalen verteilt.

Medium R (Lactose-Sulfit-Medium)

Caseinpepton (Pankreashydrolysat)	5,0	g
Hefeextrakt	2,5	g
Natriumchlorid	2,5	g
Lactose-Monohydrat	10,0	g
Cysteinhydrochlorid	0,3	g
Gereinigtes Wasser	1000	ml

Nach dem Lösen und Einstellen des pH-Werts auf 7,1 ± 0,1 werden je 8 ml der Lösung in Röhrchen (16 × 160 mm), die ein kleines Durham-Röhrchen enthalten, gefüllt. Die Lösungen werden 15 min lang im Autoklaven bei 121 °C sterilisiert und anschließend bei 4 °C aufbewahrt.

Vor dem Gebrauch wird das Medium 5 min lang in einem Wasserbad erhitzt und abgekühlt. Jedem Röhrchen werden 0,5 ml einer Lösung von Natriumdisulfit *R* (12 g · l^{-1}) und 0,5 ml einer Lösung von Ammoniumeisen(III)-citrat (10 g · l^{-1}) zugesetzt. Beide Lösungen werden frisch hergestellt und durch Membranen mit einer Porengröße von 0,45 µm filtriert.

Agarmedium S (R2A)

Hefeextrakt	0,5	g
Proteosepepton	0,5	g
Caseinhydrolysat	0,5	g
Glucose	0,5	g
Stärke	0,5	g
Kaliummonohydrogenphosphat	0,3	g
Magnesiumsulfat, wasserfrei	0,024	g
Natriumpyruvat	0,3	g
Agar	15,0	g
Gereinigtes Wasser	1000	ml

Der pH-Wert wird so eingestellt, dass er nach der Sterilisation im Autoklaven 7,2 ± 0,2 beträgt. Die Lösung wird 15 min lang im Autoklaven bei 121 °C sterilisiert.

Neutralisierende Agenzien

Neutralisierende Agenzien können zum Neutralisieren der Aktivität von antimikrobiell wirksamen Substanzen verwendet werden. Sie können der Natriumchlorid-Pepton-Pufferlösung pH 7,0, vorzugsweise vor der Sterilisation, zugesetzt werden. Falls sie benutzt werden, sind ihre Wirksamkeit und Nichttoxizität gegenüber Mikroorganismen zu belegen.

Tab. 2.6.13-3: Inaktivatoren antimikrobieller Agenzien als Zusatz zu Natriumchlorid-Pepton-Pufferlösung pH 7,0

Art des antimikrobiellen Agens	Inaktivator	Konzentration	Erläuterungen
Phenolverbindungen	Natriumdodecylsulfat	4 g · l^{-1}	Zusatz nach der Sterilisation der Natriumchlorid-Pepton-Pufferlösung pH 7,0
	Polysorbat 80 + Lecithin	30 g · l^{-1} + 3 g · l^{-1}	
	Eigelb	5 bis 50 ml · l^{-1}	
Organische Quecksilberverbindungen	Natriumthioglycolat	0,5 bis 5 g · l^{-1}	
Halogene	Natriumthiosulfat	5 g · l^{-1}	
Quartäre Ammoniumverbindungen	Eigelb	5 bis 50 ml · l^{-1}	Zusatz nach der Sterilisation der Natriumchlorid-Pepton-Pufferlösung pH 7,0

Ein typisches, flüssiges, neutralisierendes Agens hat folgende Zusammensetzung:

Polysorbat 80	30	g
Lecithin (aus Eiern)	3	g
Histidinhydrochlorid	1	g
Fleisch- oder Caseinpepton	1	g
Natriumchlorid	4,3	g
Kaliumdihydrogenphosphat	3,6	g
Natriummonohydrogenphosphat-Dihydrat	7,2	g
Gereinigtes Wasser	1000	ml

Die Lösung wird 15 min lang im Autoklaven bei 121 °C sterilisiert.

Wenn die Lösung eine ungenügend neutralisierende Wirkung besitzt, kann die Konzentration an Polysorbat 80 oder Lecithin erhöht werden. Alternativ können die in Tab. 2.6.13-3 aufgeführten neutralisierenden Substanzen zugesetzt werden.

2.7 Biologische Wertbestimmungsmethoden

4.07/2.07.08.00

2.7.8 Bestimmung der Wirksamkeit von Tetanus-Adsorbat-Impfstoff

Die Wirksamkeit von Tetanus-Adsorbat-Impfstoff wird bestimmt, indem der Impfstoff den Tieren (Meerschweinchen oder Mäuse) verabreicht wird. Anschließend werden die Tiere entweder mit Tetanus-Toxin belastet (Methode A oder B) oder bei Meerschweinchen wird der Antikörpertiter gegen Tetanus-Toxoid im Serum bestimmt (Methode C). In beiden Fällen wird die Wirksamkeit des Impfstoffs mit der eines Standardimpfstoffs, eingestellt in Internationalen Einheiten, verglichen. An Stelle der Methoden A und B kann in Ländern, in denen die Methode mit dem Endpunkt Paralyse (Paralyse-Methode) nicht vorgeschrieben ist, die LD_{50}-Methode angewandt werden. Die Anzahl der Tiere und das Verfahren sind identisch mit den für die Paralyse-Methode beschriebenen. Der Endpunkt der Bestimmung wird jedoch durch den Tod der Tiere und nicht durch das Auftreten von Paralysen bestimmt.

Die Internationale Einheit ist die Wirksamkeit einer festgelegten Menge des Internationalen Standards von Tetanus-Toxoid (adsorbiert). Die Wirksamkeit des Internationalen Standards, angegeben in Internationalen Einheiten, wird von der WHO festgelegt.

Tetanus-Adsorbat-Impfstoff *BRS* ist in Internationalen Einheiten durch Vergleich mit dem Internationalen Standard eingestellt.

Die zur Wirksamkeitsbestimmung von Tetanus-Adsorbat-Impfstoff ausgewählte Methode hängt vom Zweck der Bestimmung ab. Die Methode A oder B wird verwendet:

1. bei der Entwicklung eines Impfstoffs zur Wirksamkeitsbestimmung von Chargen, die zur Validierung des Herstellungsverfahrens hergestellt werden
2. wenn eine Revalidierung nach einer signifikanten Veränderung des Herstellungsverfahrens erforderlich ist.

Die Methode A oder B kann auch für die Routineprüfung von Impfstoffchargen verwendet werden, aber im Interesse des Tierschutzes sollte wenn immer möglich Methode C angewendet werden.

Methode C kann mit Ausnahme der zuvor unter 1. und 2. genannten Punkte verwendet werden, wenn sichergestellt ist, dass die Methode für das bestimmte Produkt geeignet ist. Zu diesem Zweck wird an einer geeigneten Anzahl von Chargen (üblicherweise 3) mit Methode C und Methode A oder B eine Wirksamkeitsbestimmung durchgeführt. Wenn verschiedene Impfstoffe (monovalente oder Kombinationen) aus Tetanus-Toxoid desselben Ursprungs hergestellt werden, kann die für die Kombination mit der höchsten Anzahl an Komponenten nachgewiesene Eignung für Kombinationen mit weniger Komponenten oder für einen monovalenten Impfstoff als valide angenommen werden. Bei Kombinationen mit einer Ganzzell-Pertussis-Komponente muss für die Kombination mit der höchsten Anzahl an Ganzzell-Pertussis-Komponenten die Wirksamkeit getrennt nachgewiesen werden.

Die Versuchsplanung der nachfolgend beschriebenen Bestimmungen sieht Mehrfachverdünnungen der zu bestimmenden Zubereitung und der Standardzubereitung vor. Auf Grund der durch Wirksamkeitsbestimmungen mit Mehrfachverdünnungen erhaltenen Wirksamkeitsdaten kann es möglich sein, die für ein statistisch signifikantes Ergebnis erforderliche Anzahl der Tiere zu verringern, indem ein vereinfachtes Modell mit Einfachverdünnungen der zu prüfenden Zubereitungen und der Standardzubereitungen angewendet wird. Anhand dieses Modells kann bestimmt werden, ob die Wirksamkeit der zu bestimmenden Zubereitung signifikant über dem geforderten Minimum liegt. Das vereinfachte Modell ermöglicht jedoch keine Aussage über Linearität, Parallelität oder signifikante Steigung der Dosis-Wirkungskurve. Das vereinfachte Modell ermöglicht eine beträchtliche Verringerung der Anzahl der für die Bestimmung verwendeten Tiere und seine Anwendung muss in jedem Laboratorium gemäß den Bestimmungen der Europäischen Konvention für den Schutz von Wirbeltieren, die für experimentelle und andere wissenschaftliche Zwecke verwendet werden, in Betracht gezogen werden.

Wenn Bestimmungen mit Einfachverdünnungen durchgeführt werden, muss die Gleichförmigkeit von Herstellung und Prüfung über den vorgegebenen Zeitraum mit geeigneten Indikatoren überprüft werden. Zusätzlich muss eine vollständige Wirksamkeitsbestimmung mit Mehrfachverdünnungen periodisch, zum Beispiel alle 2 Jahre, durchgeführt werden. Bei serologischen Wirksamkeitsbestimmungen wird die Gleichförmigkeit überprüft durch

- den Mittelwert oder die Standardabweichung des relativen Antitoxintiters oder Scores der Serumproben, die nach Verabreichen einer festgelegten Dosis der Standardzubereitung des Impfstoffs erhalten wurden
- Antitoxintiter oder Scores der Kontrollseren (positive oder negative Serumproben)
- das Verhältnis zwischen den Antitoxintitern oder Scores der positiven Kontrolle und der Serumproben, die nach Verabreichen des Standardimpfstoffs erzielt wurden.

Methode A: Belastungsprüfung bei Meerschweinchen

Auswahl und Verteilung der Versuchstiere: Zur Bestimmung werden gesunde Meerschweinchen derselben Zucht von je 250 bis 350 g Körpermasse verwendet. Die Meerschweinchen werden auf mindestens 6 gleich große Gruppen verteilt. Die Anzahl der Tiere je Gruppe muss ausreichen, um die nachstehend beschriebenen Anforderungen an eine gültige Bestimmung zu erfüllen. Wenn die Aktivität des Belastungstoxins bestimmt werden soll, werden zusätzlich 3 weitere Gruppen mit je 5 Meerschweinchen als ungeimpfte Kontrolltiere verwendet. Die Meerschweinchen müssen alle dasselbe Geschlecht haben oder Tiere beider Geschlechter müssen gleichmäßig auf die Gruppen verteilt sein.

Auswahl des Belastungstoxins: Als Belastungstoxin wird eine Zubereitung des Tetanus-Toxins mit mindestens dem 50fachen der Dosis je Milliliter, die 50 Prozent

Allg. Methoden

der Tiere paralysiert (PD_{50}), hergestellt. Wenn die Stabilität der Zubereitung des Belastungstoxins erwiesen ist, braucht die paralysierende Dosis nicht für jede Bestimmung nachgewiesen zu werden.

Herstellung der Lösung des Belastungstoxins: Aus dem Belastungstoxin wird unmittelbar vor Gebrauch durch Verdünnen mit einem geeigneten Verdünnungsmittel (zum Beispiel peptongepufferte Salzlösung, pH 7,4) eine stabile Lösung des Belastungstoxins mit etwa 50 PD_{50} je Milliliter hergestellt. Falls erforderlich werden Teile der Lösung mit dem gleichen Verdünnungsmittel 1:16, 1:50 und 1:160 weiterverdünnt, um die Aktivität des Toxins zu bestimmen.

Verdünnung der zu prüfenden Zubereitung und der Standardzubereitung: Mit einer Lösung von Natriumchlorid *R* (9 g · l^{-1}) werden Verdünnungen des Impfstoffs und der Standardzubereitung so hergestellt, dass sich die Verdünnungen jeder Reihe jeweils um einen Faktor von höchstens 2,5 voneinander unterscheiden und die mittleren Verdünnungen nach subkutaner Injektion von 1,0 ml je Meerschweinchen etwa 50 Prozent der Tiere vor der paralysierenden Wirkung der für diese Bestimmung vorgeschriebenen, subkutan verabreichten Menge Tetanus-Toxin schützen.

Immunisierung und Belastung: Jede Verdünnung wird jeweils einer Gruppe von Meerschweinchen zugeordnet; jedem Meerschweinchen einer Gruppe wird 1,0 ml der betreffenden Verdünnung subkutan injiziert. Nach 28 Tagen wird jedem Tier 1,0 ml der Lösung des Belastungstoxins (50 PD_{50}) subkutan injiziert.

Bestimmung der Aktivität des Belastungstoxins: Falls erforderlich wird jeweils einer der 3 Gruppen von je 5 Meerschweinchen eine der 3 Verdünnungen des Belastungstoxins zugeordnet und jedem Meerschweinchen einer Gruppe wird 1,0 ml der betreffenden Verdünnung subkutan injiziert. Die Aktivität und Stabilität des Belastungstoxins werden bestimmt, indem eine ausreichende Anzahl von Bestimmungen der PD_{50}-Dosis durchgeführt wird. Anschließend braucht diese Bestimmung nicht mehr für jede Wirksamkeitsbestimmung wiederholt zu werden.

Ablesen und Interpretation der Ergebnisse: Die Meerschweinchen werden 2-mal täglich untersucht und alle Tiere, die eindeutige Zeichen eines paralytischen Tetanus zeigen, ausgesondert und schmerzlos getötet. 5 Tage nach der Injektion des Belastungstoxins wird die Anzahl der Meerschweinchen ohne Paralyse festgestellt. Die Wirksamkeit des Impfstoffs wird im Vergleich zu derjenigen der Standardzubereitung auf der Basis des Anteils der in jeder Gruppe von geimpften Meerschweinchen vorhandenen Tiere ohne Paralyse mit Hilfe der üblichen statistischen Methoden berechnet.

Anforderungen an eine gültige Bestimmung: Die Bestimmung ist nur gültig, wenn

- sowohl beim Impfstoff als auch bei der Standardzubereitung die Dosis, die 50 Prozent der Tiere schützt, zwischen der stärksten und der schwächsten den Tieren verabreichten Dosis liegt
- falls zutreffend, die Anzahl der paralysierten Tiere in den 3 Gruppen mit je 5 Meerschweinchen, denen die Verdünnungen des Belastungstoxins injiziert wurden, zeigt, dass die Belastungsdosis etwa 50 PD_{50} betrug
- die Vertrauensgrenzen der Bestimmung (P = 0,95) zwischen 50 und 200 Prozent der ermittelten Wirksamkeit liegen
- die statistische Analyse für die Dosis-Wirkungskurven eine signifikante Steigung und keine Abweichungen von Linearität und Parallelität zeigt. (In Kapitel 5.3, Statistische Auswertung der Ergebnisse biologischer Wertbestimmungen und Reinheitsprüfungen, werden mögliche Alternativen beschrieben, falls signifikante Abweichungen beobachtet werden.)

Die Bestimmung kann wiederholt werden, aber wenn mehr als eine Bestimmung durchgeführt wird, müssen die Ergebnisse aller gültigen Bestimmungen für die Berechnung der Wirksamkeit zusammengefasst werden.

Methode B: Belastungsprüfung bei Mäusen

Auswahl und Verteilung der Versuchstiere: Zur Bestimmung werden gesunde Mäuse derselben Zucht im Alter von etwa 5 Wochen eines nachweislich geeigneten Stamms verwendet. Die Mäuse werden auf mindestens 6 gleich große Gruppen verteilt. Die Anzahl der Tiere je Gruppe muss ausreichen, um die nachstehend beschriebenen Anforderungen an eine gültige Bestimmung zu erfüllen. Wenn die Stabilität des Belastungstoxins, das in der Bestimmung verwendet werden soll, nicht erwiesen oder das Toxin nicht ausreichend standardisiert ist, werden zusätzlich 3 weitere Gruppen mit je mindestens 5 Mäusen als ungeimpfte Kontrolltiere verwendet. Die Mäuse müssen alle dasselbe Geschlecht haben oder Tiere beider Geschlechter müssen gleichmäßig auf die Gruppen verteilt sein.

Auswahl des Belastungstoxins: Als Belastungstoxin wird eine Zubereitung des Tetanus-Toxins mit mindestens dem 100fachen der Dosis je Milliliter, die 50 Prozent der Tiere paralysiert (PD_{50}), hergestellt. Wenn die Stabilität der Zubereitung des Belastungstoxins erwiesen ist, braucht die paralysierende Dosis nicht für jede Bestimmung nachgewiesen zu werden.

Herstellung der Lösung des Belastungstoxins: Aus dem Belastungstoxin wird unmittelbar vor Gebrauch durch Verdünnen mit einem geeigneten Verdünnungsmittel (zum Beispiel peptongepufferte Salzlösung, pH 7,4) eine stabile Lösung des Belastungstoxins mit etwa 50 PD_{50} je 0,5 ml hergestellt. Falls erforderlich werden Teile der Lösung mit dem gleichen Verdünnungsmittel 1:16, 1:50 und 1:160 weiterverdünnt, um die Aktivität des Toxins zu bestimmen.

Verdünnung der zu prüfenden Zubereitung und der Standardzubereitung: Mit einer Lösung von Natriumchlorid *R* (9 g · l^{-1}) werden Verdünnungen des Impfstoffs und der Standardzubereitung so hergestellt, dass sich die Verdünnungen jeder Reihe jeweils um einen Faktor von höchstens 2,5 voneinander unterscheiden und die mittleren Verdünnungen nach subkutaner Injektion von 0,5 ml je Maus etwa 50 Prozent der Tiere vor der paralysierenden Wirkung der für diese Bestimmung vorgeschriebenen, subkutan verabreichten Menge Tetanus-Toxin schützt.

Immunisierung und Belastung: Jede Verdünnung wird jeweils einer Gruppe von Mäusen zugeordnet; jeder Maus einer Gruppe werden 0,5 ml der betreffenden Verdünnung subkutan injiziert. Nach 28 Tagen werden jedem Tier 0,5 ml der Lösung des Belastungstoxins (50 PD_{50}) subkutan injiziert.

Bestimmung der Aktivität des Belastungstoxins: Falls erforderlich wird jeweils einer der 3 Gruppen von mindestens 5 Mäusen eine der 3 Verdünnungen des Belastungstoxins zugeordnet und jeder Maus einer Gruppe werden 0,5 ml der betreffenden Verdünnung subkutan injiziert.

Ablesen und Interpretation der Ergebnisse: Die Mäuse werden 2-mal täglich untersucht und alle Tiere, die eindeutige Zeichen eines paralytischen Tetanus zeigen, werden ausgesondert und schmerzlos getötet. 4 Tage nach der Injektion des Belastungstoxins wird die Anzahl der Mäuse ohne Paralyse festgestellt. Die Wirksamkeit des Impfstoffs wird im Vergleich zu derjenigen der Standardzubereitung auf der Basis des Anteils der in jeder Gruppe von geimpften Mäusen vorhandenen Tiere ohne Paralyse mit Hilfe der üblichen statistischen Methoden berechnet.

Anforderungen an eine gültige Bestimmung: Die Bestimmung ist nur gültig, wenn

- sowohl beim Impfstoff als auch bei der Standardzubereitung die Dosis, die 50 Prozent der Tiere schützt, zwischen der stärksten und der schwächsten den Tieren verabreichten Dosis liegt
- falls zutreffend, die Anzahl der paralysierten Tiere in den 3 Gruppen mit mindestens je 5 Mäusen, denen die Verdünnungen des Belastungstoxins injiziert wurden, zeigt, dass die Belastungsdosis etwa 50 PD_{50} betrug
- die Vertrauensgrenzen der Bestimmung ($P = 0{,}95$) zwischen 50 und 200 Prozent der ermittelten Wirksamkeit liegen
- die statistische Analyse für die Dosis-Wirkungskurven eine signifikante Steigung und keine Abweichungen von Linearität und Parallelität zeigt. (In Kapitel 5.3 werden mögliche Alternativen beschrieben, falls signifikante Abweichungen beobachtet werden.)

Die Bestimmung kann wiederholt werden, aber wenn mehr als eine Bestimmung durchgeführt wird, müssen die Ergebnisse aller gültigen Bestimmungen für die Berechnung der Wirksamkeit zusammengefasst werden.

Methode C: Bestimmung der Antikörpertiter bei Meerschweinchen

Auswahl und Verteilung der Versuchstiere: Zur Bestimmung werden gesunde Meerschweinchen derselben Zucht von je 250 bis 350 g Körpermasse verwendet. Die Meerschweinchen müssen alle dasselbe Geschlecht haben oder Tiere beider Geschlechter müssen gleichmäßig auf die Gruppen verteilt sein. Die Meerschweinchen werden auf mindestens 6 gleich große Gruppen verteilt. Die Anzahl der Tiere je Gruppe muss ausreichen, um die nachstehend beschriebenen Anforderungen an eine gültige Bestimmung zu erfüllen. Eine weitere Gruppe nicht geimpfter Meerschweinchen derselben Herkunft wird zur Gewinnung einer negativen Serumkontrolle verwendet. Wenn die Gleichförmigkeit der Bestimmung nachgewiesen wurde, kann ein Negativkontrollserum als Referenz verwendet werden.

Standardzubereitung: Eine geeignete Standardzubereitung, wie Tetanus-Adsorbat-Impfstoff *BRS*, oder eine Impfstoffcharge, die sich in klinischen Studien als wirksam erwiesen hat, oder eine davon abgeleitete repräsentative Charge wird verwendet. Die letztgenannten Zubereitungen müssen gegen Tetanus-Adsorbat-Impfstoff *BRS* oder den Internationalen Standard für Tetanus-Toxoid (adsorbiert) in Internationalen Einheiten eingestellt sein.

Verdünnungen der zu bestimmenden Zubereitung und der Standardzubereitung: Mit einer Lösung von Natriumchlorid *R* ($9\ g \cdot l^{-1}$) werden vom Impfstoff und von der Standardzubereitung Verdünnungen in einer geometrischen Verdünnungsreihe hergestellt, wobei sich ein Verdünnungsfaktor zwischen 2,5 und 5 als geeignet erwiesen hat. Mindestens 3 Verdünnungen im Bereich von zum Beispiel 0,5 bis 16 I.E. je Milliliter werden für jede Verdünnungsreihe verwendet. Die für die Immunisierung verwendeten Verdünnungen sind möglichst innerhalb von 1 h nach Herstellung zu verwenden. Jeder Gruppe der Meerschweinchen wird eine Verdünnung zugeordnet.

Immunisierung: Jedem Meerschweinchen wird 1,0 ml der dieser Gruppe zugeordneten Verdünnung im Nacken subkutan injiziert.

Blutentnahme: 35 bis 42 Tage nach der Immunisierung wird jedem geimpften Meerschweinchen und jedem Kontrolltier mit einer geeigneten Methode eine Blutprobe entnommen.

Herstellung von Serumproben: Häufiges Einfrieren und Auftauen der Serumproben sind zu vermeiden. Um eine mikrobielle Kontamination zu verhindern, sind die Arbeiten möglichst unter einer Laminarflow-Einheit durchzuführen.

Bestimmung des Antikörpertiters: Der relative Antikörpertiter oder der Score jeder Serumprobe wird mit einer geeigneten immunchemischen Methode (2.7.1) bestimmt. Die nachfolgend beschriebenen Methoden (ELISA und Toxinbindungsinhibitionstest (ToBI)) haben sich als geeignet erwiesen.

Berechnung der Wirksamkeit: Die Wirksamkeit des zu prüfenden Impfstoffs wird im Vergleich zu der Standardzubereitung mit Hilfe der üblichen statistischen Methoden (zum Beispiel 5.3) in Internationalen Einheiten berechnet.

Allg. Methoden

Hinweis: Die Internationalen Einheiten der Wirksamkeit beziehen sich auf den Standardimpfstoff und nicht auf die Internationalen Einheiten für Antitoxin des Meerschweinchen-Standardserums.

Anforderungen an eine gültige Bestimmung: Die Bestimmung ist nur gültig, wenn
- die Vertrauensgrenzen der Bestimmung (P = 0,95) zwischen 50 und 200 Prozent der ermittelten Wirksamkeit liegen
- die statistische Analyse für die Dosis-Wirkungskurven eine signifikante Steigung und keine Abweichungen von Linearität und Parallelität zeigt. (In Kapitel 5.3 werden mögliche Alternativen beschrieben, falls signifikante Abweichungen beobachtet werden.)

Die Bestimmung kann wiederholt werden, aber wenn mehr als eine Bestimmung durchgeführt wird, müssen die Ergebnisse aller gültigen Bestimmungen für die Berechnung der Wirksamkeit zusammengefasst werden.

Empfehlungen zur Bestimmung der Wirksamkeit von Tetanus-Adsorbat-Impfstoff

Methode A: Belastungsprüfung bei Meerschweinchen

Ablesen und Interpretation der Ergebnisse: Um das Leiden der Versuchstiere so gering wie möglich zu halten, wird empfohlen, den Schweregrad der paralytischen Symptome entsprechend der nachfolgend aufgeführten Einteilung zu bewerten. Die Einteilung beschreibt typische Symptome bei Injektion des Belastungstoxins medioventral unmittelbar hinter dem Brustbein mit einer zum Genick des Meerschweinchens gerichteten Injektionsnadel. Schweregrad T3 der Paralyse-Symptome wird dabei als Endpunkt zur schmerzlosen Tötung betrachtet. Mit Erfahrung kann aber auch Schweregrad T2 zur Bewertung herangezogen werden. Tetanus-Toxin ruft in mindestens einer Vordergliedmaße Paralyse-Symptome hervor, die bereits zu einem frühen Zeitpunkt beobachtet werden können. Die Tetanussymptome bei Meerschweinchen werden in folgende Schweregrade eingeteilt:
- T1: geringgradige Versteifung einer Vordergliedmaße, die schwierig zu beobachten ist
- T2: Parese einer Vordergliedmaße, die noch funktionsfähig sein kann
- T3: Paralyse einer Vordergliedmaße; das Tier bewegt sich nur ungern, der Körper zeigt oft eine leichte Krümmung des Rückgrats, bedingt durch eine Skoliose
- T4: Die Vordergliedmaße ist vollständig steif, die Zehen können nicht mehr bewegt werden. Die muskulären Kontraktionen der Vordergliedmaße sind sehr deutlich; üblicherweise wird eine Skoliose beobachtet.
- T5: Tetanusanfälle, ständige tonische Spasmen der Muskulatur
- D: Tod

Methode B: Belastungsprüfung bei Mäusen

Ablesen und Interpretation der Ergebnisse: Um das Leiden der Versuchstiere so gering wie möglich zu halten, wird empfohlen, den Schweregrad der Paralyse-Symptome entsprechend der nachfolgend aufgeführten Einteilung zu bewerten. Die Einteilung beschreibt typische Symptome bei Injektion des Belastungstoxins dorsal in der Nähe einer Hintergliedmaße. Schweregrad T3 der Paralyse-Symptome wird dabei als Endpunkt zur schmerzlosen Tötung betrachtet. Mit Erfahrung kann aber auch Schweregrad T2 zur Bewertung herangezogen werden. Tetanus-Toxin ruft in der mit Toxin injizierten Hintergliedmaße Parese und nachfolgende Paralyse hervor, die bereits zu einem frühen Zeitpunkt beobachtet werden kann. Die Tetanussymptome bei Mäusen werden in folgende Schweregrade eingeteilt:
- T1: geringgradige Versteifung der mit Toxin injizierten Hintergliedmaße, die nur beobachtet werden kann, wenn die Maus am Schwanz hochgehoben wird
- T2: Parese der mit Toxin injizierten Hintergliedmaße, die ein Laufen noch ermöglicht
- T3: Paralyse der mit Toxin injizierten Hintergliedmaße, die ein Laufen nicht mehr ermöglicht
- T4: die mit Toxin injizierte Hintergliedmaße ist vollständig steif mit unbeweglichen Zehen
- T5: Tetanusanfälle, ständige tonische Spasmen der Muskulatur
- D: Tod

Methode C: Bestimmung der Antikörpertiter bei Meerschweinchen

Herstellung von Serumproben: Zur Gewinnung von Serumproben hat sich das folgende Verfahren als geeignet erwiesen. Die Röhrchen mit den Blutproben werden 6-mal um 180° gekippt und 2 h lang bei 37 °C, dann 2 h lang bei 4 °C aufrecht stehen gelassen und anschließend 20 min lang bei Raumtemperatur und 800 *g* zentrifugiert. Jedes Serum wird in ein steriles Röhrchen überführt und bei einer Temperatur unterhalb von –20 °C gelagert. Mit diesem Verfahren werden aus jeder Blutprobe mindestens 40 Volumprozent Serum gewonnen.

Bestimmung des Antikörpertiters: Die nachfolgend beschriebenen ELISA- und ToBI-Prüfungen sind Beispiele immunchemischer Methoden, die sich zur Bestimmung des Antikörpertiters als geeignet erwiesen haben.

Bestimmung des Antikörpertiters im Serum von Meerschweinchen mittels ELISA: In den mit Tetanus-Toxoid beschichteten Vertiefungen der ELISA-Platten werden Verdünnungen der zu prüfenden Sera und der Referenzsera hergestellt. Um die korrekte Durchführung der Bestimmung zu belegen, werden auf jeder Platte ein positives und ein negatives Meerschweinchen-Kontrollserum mitgeführt. Peroxidasekonjugierte Kaninchen- oder Ziegenantikörper, die gegen Meerschweinchen-IgG gerichtet sind, werden, gefolgt von einem Peroxidasesubstrat, zugesetzt. Die optische Dichte wird gemessen und der relative Antikörpertiter mit den üblichen statistischen Methoden (zum Beispiel 5.3) berechnet.

Reagenzien und Ausstattung

- ELISA-Platten mit 96 Vertiefungen, Spalten 1 bis 12, Reihen A bis H
- *Clostridium-tetani*-Antiserum vom Meerschweinchen (für Impfstoffe für Menschen) *BRS* als positives Kontrollserum
- Peroxidasekonjugat: peroxidasekonjugierte Kaninchen- oder Ziegenantikörper, gerichtet gegen Meerschweinchen-IgG
- Tetanus-Toxoid
- Carbonat-Beschichtungspuffer pH 9,6: 1,59 g wasserfreies Natriumcarbonat *R* und 2,93 g Natriumhydrogencarbonat *R* werden in 1000 ml Wasser *R* gelöst. Die Lösung wird in 150-ml-Flaschen abgefüllt und 15 min lang bei 121 °C autoklaviert.
- Phosphatgepufferte Salzlösung pH 7,4 (PBS): Unter Rühren werden 80,0 g Natriumchlorid *R*, 2,0 g Kaliumdihydrogenphosphat *R*, 14,3 g Natriummonohydrogenphosphat-Dihydrat *R* und 2,0 g Kaliumchlorid *R* in 1000 ml Wasser *R* gelöst. Die Lösung wird bei Raumtemperatur aufbewahrt, um Kristallisation zu vermeiden.
  Vor Gebrauch wird die Lösung 1:10 mit Wasser *R* verdünnt.
- Citronensäure-Lösung: 10,51 g Citronensäure *R* werden in 1000 ml Wasser *R* gelöst. Die Lösung wird mit einer Lösung von Natriumhydroxid *R* ($400\ g \cdot l^{-1}$) auf einen pH-Wert von 4,0 eingestellt.
- Waschpuffer: PBS mit Polysorbat 20 *R* ($0{,}5\ g \cdot l^{-1}$)
- Blockierungspuffer: PBS mit Polysorbat 20 *R* ($0{,}5\ g \cdot l^{-1}$) und entrahmter Trockenmilch ($25\ g \cdot l^{-1}$)
- Peroxidasesubstrat: Kurz vor der Verwendung werden 10 mg Diammonium-2,2′-azinobis(3-ethylbenzothiazolin-6-sulfonat) *R* (ABTS) in 20 ml Citronensäure-Lösung gelöst. Unmittelbar vor der Verwendung werden 5 µl Wasserstoffperoxid-Lösung 30 % *R* zugesetzt.

Methode

Die nachfolgende Beschreibung gibt ein Beispiel für eine geeignete Plattenbelegung, aber auch andere können verwendet werden. Die Vertiefungen 1A bis 1H werden für die negativen Kontrollsera und die Vertiefungen 2A bis 2H und 3A bis 3H für die positiven Kontrollsera verwendet, um die korrekte Durchführung der Bestimmung zu überprüfen. Die Vertiefungen der Spalten 4 bis 12 in den Reihen A bis H werden für die zu prüfenden Serumproben verwendet.

Alle Vertiefungen der ELISA-Platten werden mit 100 µl Tetanus-Toxoid-Lösung ($0{,}5\ Lf \cdot ml^{-1}$ in Carbonat-Beschichtungspuffer) beschichtet. Die Platten werden bei 4 °C und hoher Luftfeuchtigkeit über Nacht stehen gelassen. Um die Auswirkung eines Temperaturgradienten zu vermeiden, sollten nicht mehr als 4 Platten aufeinander gestapelt werden. Am folgenden Tag werden die Vertiefungen der Platten gründlich mit Waschpuffer gewaschen. Unspezifische Bindungsstellen werden durch Zusatz von je 100 µl des Blockierungspuffers in jede Vertiefung verhindert. Die Platten werden 1 h lang bei 37 °C und hoher Luftfeuchtigkeit inkubiert, anschließend werden die Vertiefungen gründlich mit Waschpuffer gewaschen. Mit Ausnahme der Reihe A werden in alle Vertiefungen der Platten je 100 µl des Blockierungspuffers pipettiert. Geeignete Verdünnungen des negativen Kontrollserums, des positiven Kontrollserums (von etwa $0{,}01\ I.E. \cdot ml^{-1}$) und der zu prüfenden Sera werden hergestellt. Das negative Kontrollserum wird der Spalte 1, das positive Kontrollserum den Spalten 2 und 3 und die zu prüfenden Sera den Spalten 4 bis 12 zugeordnet, wobei je 100 µl des Serums in die ersten 2 Vertiefungen jeder Spalte, der das Serum zugeordnet ist, pipettiert werden. Mit Hilfe einer Multikanalpipette werden ausgehend von der Reihe B bis hinunter zur Reihe H geometrische Verdünnungsreihen mit dem Faktor 2 hergestellt, indem jeweils 100 µl auf die nachfolgenden Vertiefungen übertragen werden. Von den Vertiefungen der letzten Reihe werden jeweils 100 µl verworfen, so dass alle Vertiefungen 100 µl enthalten. Die Platten werden 2 h lang bei 37 °C inkubiert, anschließend werden die Vertiefungen gründlich mit Waschpuffer gewaschen. Eine geeignete Verdünnung (eine 1:2000-Verdünnung hat sich als geeignet erwiesen) des Peroxidase-Konjugats wird mit Blockierungspuffer hergestellt, je 100 µl davon werden in jede Vertiefung pipettiert. Die Platten werden 1 h lang bei 37 °C und hoher Luftfeuchtigkeit inkubiert, anschließend werden die Vertiefungen gründlich mit Waschpuffer gewaschen. In jede Vertiefung werden 100 µl des Peroxidasesubstrats pipettiert. Die Platten werden vor Licht geschützt 30 min lang bei Raumtemperatur stehen gelassen. Die Vertiefungen der Platten werden bei 405 nm in der gleichen Reihenfolge, in der das Substrat zugesetzt wurde, ausgewertet.

Bestimmung des Antikörpertiters im Serum von Meerschweinchen mittels Toxinbindungsinhibitionstest (ToBI): Tetanus-Toxin oder Tetanus-Toxoid wird den Verdünnungsreihen der zu bestimmenden Sera und des Standardserums zugesetzt. Die Mischungen von Serum und Antigen werden über Nacht inkubiert. Um ungebundenes Toxin oder Toxoid zu bestimmen, werden die Mischungen in die Vertiefungen von ELISA-Platten übertragen, die mit Tetanus-Antitoxin beschichtet sind. Peroxidasekonjugiertes Anti-Tetanus-IgG vom Pferd und anschließend Peroxidasesubstrat werden zugesetzt. Die optische Dichte wird gemessen und die Antikörpertiter werden mit den üblichen statistischen Methoden (zum Beispiel 5.3) berechnet. Um die korrekte Durchführung der Bestimmung zu überprüfen, werden auf jeder Platte ein positives und ein negatives Kontrollserum mitgeführt.

Reagenzien und Ausstattung

- Harte Polystyrol-Mikrotiterplatten, Vertiefungen mit rundem Boden
- ELISA-Platten, Vertiefungen mit flachem Boden
- Tetanus-Toxin oder Tetanus-Toxoid
- *Clostridium-tetani*-Antiserum vom Meerschweinchen (für Impfstoffe für Menschen) *BRS*
- Anti-Tetanus-IgG vom Pferd
- Peroxidasekonjugiertes Anti-Tetanus-IgG vom Pferd
- Carbonatpuffer pH 9,6: 1,5 g wasserfreies Natriumcarbonat *R*, 2,39 g Natriumhydrogencarbonat *R* und 0,2 g Natriumazid *R* werden in 1000 ml Wasser *R* gelöst. Die Lösung wird auf einen pH-Wert von 9,6 eingestellt und 20 min lang bei 121 °C im Autoklaven sterilisiert.

Allg. Methoden

- Natriumacetatpuffer pH 5,5: 90,2 g wasserfreies Natriumacetat *R* werden in 900 ml Wasser *R* gelöst. Die Lösung wird mit einer gesättigten Lösung von Citronensäure-Monohydrat *R* auf einen pH-Wert von 5,5 eingestellt und mit Wasser *R* zu 1000 ml verdünnt.
- Phosphatgepufferte Salzlösung pH 7,2 (PBS): 135,0 g Natriumchlorid *R*, 20,55 g Natriummonohydrogenphosphat-Dihydrat *R* und 4,80 g Natriumdihydrogenphosphat-Monohydrat *R* werden in Wasser *R* zu 15 Litern gelöst. Der Puffer wird 60 min lang bei 100 °C im Autoklaven sterilisiert.
- Verdünnungspuffer: PBS mit Rinderalbumin *R* (5 g · l^{-1}) und Polysorbat 80 *R* (0,5 g · l^{-1})
- Blockierungspuffer: PBS mit Rinderalbumin *R* (5 g · l^{-1})
- Tetramethylbenzidin-Lösung: Lösung von Tetramethylbenzidin *R* (6 g · l^{-1}) in Ethanol 96 % *R*
  Die Substanz löst sich innerhalb von 30 bis 40 min bei Raumtemperatur.
- Peroxidasesubstrat: 90 ml Wasser *R*, 10 ml Natriumacetatpuffer pH 5,5, 1,67 ml Tetramethylbenzidin-Lösung und 20 µl Wasserstoffperoxid-Lösung 30 % *R* werden gemischt.
- Waschlösung: Leitungswasser mit Polysorbat 80 *R* (0,5 g · l^{-1})

Methode

Die Oberflächen der Vertiefungen der Polystyrol-Mikrotiterplatten mit rundem Boden werden durch Zusatz von 150 µl Blockierungspuffer je Vertiefung blockiert. Die Platten werden mit einem Deckel oder einer Versiegelungsfolie bedeckt und bei hoher Luftfeuchtigkeit 1 h lang bei 37 °C inkubiert. Anschließend werden die Vertiefungen der Mikrotiterplatten gründlich mit Waschlösung gewaschen. In jede Vertiefung werden 100 µl PBS pipettiert. In die erste Vertiefung einer Reihe werden 100 µl des *Clostridium-tetani*-Standardantiserums vom Meerschweinchen pipettiert. 100 µl der unverdünnten zu prüfenden Sera werden jeweils in die erste Vertiefung der dem jeweiligen Serum zugeordneten Reihe pipettiert. Unter Verwendung einer Multikanalpipette werden geometrische Verdünnungsreihen mit dem Faktor 2 über die Vertiefungen der Platte hergestellt (bis zur Spalte 10), indem jeweils 100 µl auf die nachfolgende Vertiefung überpipettiert werden. Von der letzten Spalte werden je Vertiefung 100 µl verworfen, so dass jede Vertiefung 100 µl enthält. Mit PBS als Verdünnungsmittel wird eine Lösung von Tetanus-Toxin oder Tetanus-Toxoid hergestellt, die 0,1 Lf · ml^{-1} enthält. In alle Vertiefungen mit Ausnahme der der Spalte 12 werden 40 µl dieser Lösung pipettiert. Die Vertiefungen der Spalte 11 enthalten die Positivkontrolle. In die Vertiefungen der Spalte 12 (Negativkontrolle) werden 40 µl PBS pipettiert. Jede Platte wird mit einem Deckel bedeckt und vorsichtig hin und her bewegt.

Beschichtung der ELISA-Platten: Unmittelbar vor der Verwendung wird eine geeignete Verdünnung des Anti-Tetanus-IgG vom Pferd in Carbonatpuffer pH 9,6 hergestellt und 100 µl dieser Verdünnung werden in jede Vertiefung der ELISA-Platten pipettiert. Jede Platte wird mit einem Deckel bedeckt.

Die beiden unterschiedlichen Arten von Platten werden über Nacht bei 37 °C und hoher Luftfeuchtigkeit inkubiert. Um die Auswirkung eines Temperaturgradienten zu vermeiden, sollten nicht mehr als 4 Platten aufeinander gestapelt werden. Am folgenden Tag werden die Vertiefungen der ELISA-Platten gründlich mit der Waschlösung gewaschen und anschließend werden die unspezifischen Bindungsstellen blockiert, indem in jede Vertiefung 125 µl des Blockierungspuffers pipettiert werden. Diese Platten werden 1 h lang bei 37 °C und hoher Luftfeuchtigkeit inkubiert. Die Vertiefungen der Platten werden gründlich mit Waschlösung gewaschen.

Je 100 µl der vorinkubierten Mischung aus den Vertiefungen der Polystyrol-Platten werden in die entsprechenden Vertiefungen der ELISA-Platten übertragen, beginnend mit der Spalte 12 und dann von Spalte 1 bis 11. Jede Platte wird mit einem Deckel bedeckt und 2 h lang bei 37 °C und hoher Luftfeuchtigkeit inkubiert. Die Vertiefungen der ELISA-Platten werden gründlich mit der Waschlösung gewaschen. Eine geeignete Verdünnung (eine 1:4000-Verdünnung hat sich als geeignet erwiesen) des peroxidasekonjugierten Anti-Tetanus-IgG vom Pferd wird mit dem Verdünnungspuffer hergestellt. 100 µl dieser Verdünnung werden in jede Vertiefung pipettiert. Jede Platte wird mit einem Deckel bedeckt und 1,5 h lang bei 37 °C und hoher Luftfeuchtigkeit inkubiert. Anschließend werden die Vertiefungen der ELISA-Platten gründlich mit Waschlösung gewaschen. Werden 100 µl des Peroxidasesubstrats in jede Vertiefung pipettiert, entwickelt sich eine blaue Färbung. Die Platten werden bei Raumtemperatur inkubiert. Die Reaktion wird zu einem festgelegten Zeitpunkt (innerhalb von 10 min) durch Zusatz von 100 µl Schwefelsäure (2 mol · l^{-1}) in jede Vertiefung gestoppt. Die Stopplösung wird in der gleichen Reihenfolge wie beim Substratzusatz in die Vertiefungen pipettiert. Die Färbung ändert sich von Blau nach Gelb. Entweder wird die Absorption unmittelbar nach Zusatz der Schwefelsäure bei 450 nm gemessen oder die Platten werden bis zur Messung unter Lichtausschluss aufbewahrt.

4 Reagenzien

Reagenzien-Verzeichnis

4.1 Reagenzien, Referenzlösungen und Pufferlösungen

4.1.1 Reagenzien

A

B

C

Reagenzien

Chinaldinrot-Lösung *R*
Chinhydron *R*
Chinidin *R*
Chinidinsulfat *R*
Chinin *R*
Chininhydrochlorid *R*
Chininsulfat *R*
Chloracetanilid *R*
Chloralhydrat *R*
Chloralhydrat-Lösung *R*
Chloramin T *R*
Chloramin-T-Lösung *R*
Chloramin-T-Lösung *R* 1
Chloramin-T-Lösung *R* 2
Chloranilin *R*
2-Chlorbenzoesäure *R*
4-Chlorbenzolsulfonamid *R*
Chlordan *R*
2-Chlor-2-desoxy-D-glucose *R*
Chlordiazepoxid *R*
Chloressigsäure *R*
2-Chlorethanol *R*
2-Chlorethanol-Lösung *R*
Chlorethylaminhydrochlorid *R*
Chlorfenvinphos *R*
3-Chlor-2-methylanilin *R*
Chlornitroanilin *R*
Chlorobutanol *R*
Chloroform *R*
Chloroform, angesäuertes *R*
Chloroform, ethanolfreies *R*
Chloroform, ethanolfreies *R* 1
(D)Chloroform *R*
Chlorogensäure *R*
Chlorothiazid *R*
Chlorphenol *R*
3-Chlorpropan-1,2-diol *R*
Chlorpyriphos *R*
Chlorpyriphos-methyl *R*
Chlorsalicylsäure *R*
Chlortetracylinhydrochlorid *R*
Chlortriethylaminhydrochlorid *R*
Chlortrimethylsilan *R*
Cholesterol *R*
Cholinchlorid *R*
Choriongonadotropin *R*
Chromazurol S *R*
Chrom(III)-chlorid-Hexahydrat *R*
Chrom(III)-kaliumsulfat *R*
Chromophorsubstrat *R* 1
Chromophorsubstrat *R* 2
Chromophorsubstrat *R* 3
Chromotrop 2B *R*
Chromotrop-2B-Lösung *R*
Chromotropsäure-Natrium *R*
Chromotropsäure-Natrium-Lösung *R*
Chrom(VI)-oxid *R*
Chromschwefelsäure *R*
Chrysanthemin *R*
α-Chymotrypsin zur Peptidmustercharakterisierung *R*
Cinchonidin *R*
Cinchonin *R*
Cineol *R*
1,4-Cineol *R*
Cinnamylacetat *R*
Citral *R*
Citronellal *R*
Citronellol *R*
Citronellylacetat *R*
Citronenöl *R*
Citronensäure *R*
Citronensäure, wasserfreie *R*
Citropten *R*
Clobetasolpropionat *R*
Cobalt(II)-chlorid *R*
Cobalt(II)-nitrat *R*
Codein *R*
Codeinphosphat *R*
Coffein *R*
Coomassie-Färbelösung *R*
Cortisonacetat *R*
Coumaphos *R*
o-Cresol *R*
p-Cresol *R*
m-Cresolpurpur *R*
m-Cresolpurpur-Lösung *R*
Cresolrot *R*
Cresolrot-Lösung *R*
Cumarin *R*
Curcumin *R*
Cyanessigsäure *R*
Cyanessigsäureethylester *R*
Cyanguanidin *R*
Cyanocobalamin *R*
Cyclohexan *R*
Cyclohexan *R* 1
1,2-Cyclohexandinitrilotetraessigsäure *R*
Cyclohexylamin *R*
Cyclohexylmethanol *R*
3-Cyclohexylpropansäure *R*
Cyhalothrin *R*
p-Cymen *R*
Cypermethrin *R*
L-Cystein *R*
Cysteinhydrochlorid *R*
L-Cystin *R*

D

Dansylchlorid *R*
Dantron *R*
DC-Platte mit Kieselgel *R*
DC-Platte mit Kieselgel F_{254} *R*
DC-Platte mit Kieselgel G *R*
DC-Platte mit Kieselgel GF_{254} *R*
DC-Platte mit octadecylsilyliertem Kieselgel *R*
DC-Platte mit octadecylsilyliertem Kieselgel F_{254} *R*
DC-Platte mit octadecylsilyliertem Kieselgel zur Trennung chiraler Komponenten *R*
DC-Platte mit silanisiertem Kieselgel *R*
DC-Platte mit silanisiertem Kieselgel F_{254} *R*
o,p'-DDD *R*
p,p'-DDD *R*
o,p'-DDE *R*
p,p'-DDE *R*
o,p'-DDT *R*

p,p'-DDT *R*
Decan *R*
Decanal *R*
Decanol *R*
Decansäure *R*
Decylalkohol *R*
Deltamethrin *R*
Demeclocyclinhydrochlorid *R*
Demethylflumazenil *R*
Desoxyribonucleinsäure, Natriumsalz *R*
Desoxyuridin *R*
Dextran zur Chromatographie, quer vernetztes *R* 2
Dextran zur Chromatographie, quer vernetztes *R* 3
Dextranblau 2000 *R*
3,3'-Diaminobenzidin-tetrahydrochlorid *R*
Diammonium-2,2'-azinobis(3-ethylbenzothiazolin-6-sulfonat) *R*
Diazinon *R*
Diazobenzolsulfonsäure-Lösung *R* 1
Dibutylamin *R*
Dibutylether *R*
Dibutylphthalat *R*
Dicarboxidindihydrochlorid *R*
Dichlofenthion *R*
Dichlorbenzol *R*
Dichlorchinonchlorimid *R*
(*S*)-3,5-Dichlor-2,6-dihydroxy-*N*-[(1-ethylpyrrolidin-2-yl)methyl]benzamid-hydrobromid *R*
Dichloressigsäure *R*
Dichloressigsäure-Reagenz *R*
Dichlorethan *R*
Dichlorfluorescein *R*
Dichlormethan *R*
Dichlormethan *R* 1
Dichlorphenolindophenol *R*
Dichlorphenolindophenol-Lösung, eingestellte *R*
Dichlorvos *R*
Dicyclohexyl *R*
Dicyclohexylamin *R*
Dicyclohexylharnstoff *R*
Didocosahexaenoin *R*
Didodecyl(3,3'-thiodipropionat) *R*
Dieldrin *R*
Diethanolamin *R*
1,1-Diethoxyethan *R*
Diethoxytetrahydrofuran *R*
Diethylamin *R*
Diethylaminoethyldextran *R*
N,N-Diethylanilin *R*
Diethylethylendiamin *R*
Diethylenglycol *R*
Diethylhexylphthalat *R*
Diethylphenylendiaminsulfat *R*
Diethylphenylendiaminsulfat-Lösung *R*
Digitonin *R*
Digitoxin *R*
Dihydrocapsaicin *R*
10,11-Dihydrocarbamazepin *R*
2,5-Dihydroxybenzoesäure *R*
5,7-Dihydroxy-4-methylcumarin *R*
Dihydroxynaphthalin *R*
2,7-Dihydroxynaphthalin *R*
2,7-Dihydroxynaphthalin-Lösung *R*
Diisobutylketon *R*
Diisopropylether *R*
N,N'-Diisopropylethylendiamin *R*
4,4'-Dimethoxybenzophenon *R*
Dimethoxypropan *R*
Dimethylacetamid *R*
Dimethylaminobenzaldehyd *R*
Dimethylaminobenzaldehyd-Lösung *R* 1
Dimethylaminobenzaldehyd-Lösung *R* 2
Dimethylaminobenzaldehyd-Lösung *R* 6
Dimethylaminobenzaldehyd-Lösung *R* 7
Dimethylaminobenzaldehyd-Lösung *R* 8
(2-Dimethylaminoethyl)methacrylat *R*
Dimethylaminozimtaldehyd *R*
Dimethylaminozimtaldehyd-Lösung *R*
N,N-Dimethylanilin *R*
2,3-Dimethylanilin *R*
2,6-Dimethylanilin *R*
2,4-Dimethyl-6-*tert*-butylphenol *R*
Dimethylcarbonat *R*
Dimethyldecylamin *R*
1,1-Dimethylethylamin *R*
Dimethylformamid *R*
Dimethylformamiddiethylacetal *R*
N,N-Dimethylformamiddimethylacetal *R*
Dimethylglyoxim *R*
1,3-Dimethyl-2-imidazolidinon *R*
Dimethyloctylamin *R*
2,6-Dimethylphenol *R*
3,4-Dimethylphenol *R*
Dimethylpiperazin *R*
Dimethylstearamid *R*
Dimethylsulfon *R*
Dimethylsulfoxid *R*
Dimethylsulfoxid *R* 1
(D_6)Dimethylsulfoxid *R*
Dimeticon *R*
Dimidiumbromid *R*
Dimidiumbromid-Sulfanblau-Reagenz *R*
Dinatriumbicinchoninat *R*
Dinitrobenzoesäure *R*
Dinitrobenzoesäure-Lösung *R*
Dinitrobenzol *R*
Dinitrobenzol-Lösung *R*
Dinitrobenzoylchlorid *R*
Dinitrophenylhydrazin *R*
Dinitrophenylhydrazin-Reagenz *R*
Dinitrophenylhydrazin-Schwefelsäure *R*
Dinitrophenylhydrazinhydrochlorid-Lösung *R*
Dinonylphthalat *R*
Dioctadecyldisulfid *R*
Dioctadecyl(3,3'-thiodipropionat) *R*
Dioxan *R*
Dioxan-Lösung *R*
Dioxan-Lösung *R* 1
Dioxan-Stammlösung *R*
Dioxaphosphan *R*
Diphenylamin *R*
Diphenylamin-Lösung *R*
Diphenylamin-Lösung *R* 1
Diphenylamin-Lösung *R* 2
Diphenylanthracen *R*
Diphenylbenzidin *R*
Diphenylboryloxyethylamin *R*
Diphenylcarbazid *R*

Reagenzien

Diphenylcarbazid-Lösung *R*
Diphenylcarbazon *R*
Diphenylcarbazon-Quecksilber(II)-chlorid-Reagenz *R*
1,2-Diphenylhydrazin *R*
Diphenylmethanol *R*
Diphenyloxazol *R*
Diphenylphenylenoxid-Polymer *R*
Distickstoffmonoxid *R*
Ditalimphos *R*
5,5′-Dithiobis(2-nitrobenzoesäure) *R*
Dithiol *R*
Dithiol-Reagenz *R*
Dithiothreitol *R*
Dithizon *R*
Dithizon *R* 1
Dithizon-Lösung *R*
Dithizon-Lösung *R* 2
Docosahexaensäuremethylester *R*
Docusat-Natrium *R*
Dodecyltrimethylammoniumbromid *R*
Dotriacontan *R*
Doxycyclin *R*
Dragendorffs Reagenz *R*
Dragendorffs Reagenz *R* 1
Dragendorffs Reagenz *R* 2
Dragendorffs Reagenz *R* 3
Dragendorffs Reagenz *R* 4
Dragendorffs Reagenz, verdünntes *R*

E

Echtblausalz B *R*
Echtrotsalz B *R*
Eisen *R*
Eisen(III)-chlorid *R*
Eisen(III)-chlorid-Lösung *R* 1
Eisen(III)-chlorid-Lösung *R* 2
Eisen(III)-chlorid-Lösung *R* 3
Eisen(III)-chlorid-Kaliumperiodat-Lösung *R*
Eisen(III)-chlorid-Sulfaminsäure-Reagenz *R*
Eisen(III)-nitrat *R*
Eisen(III)-salicylat-Lösung *R*
Eisen(II)-sulfat *R*
Eisen(II)-sulfat-Lösung *R* 2
Eisen(III)-sulfat *R*
Elektrolytreagenz zur Mikrobestimmung von Wasser *R*
Emetindihydrochlorid *R*
Emodin *R*
α-Endosulfan *R*
β-Endosulfan *R*
Endrin *R*
Entfärber-Lösung *R*
Entwickler-Lösung *R*
Eriochromschwarz T *R*
Eriochromschwarz-T-Verreibung *R*
Erucamid *R*
Erythritol *R*
Erythrozyten-Suspension vom Kaninchen *R*
Essigsäure *R*
Essigsäure 99 % *R*
Essigsäure, verdünnte *R*
Essigsäure, wasserfreie *R*
(D_4)Essigsäure *R*
Estradiol *R*
17α-Estradiol *R*
Estragol *R*
Ethanol x % *R*
Ethanol 96 % *R*
Ethanol 96 %, aldehydfreies *R*
Ethanol, wasserfreies *R*
Ethanol, wasserfreies *R* 1
Ether *R*
Ether, peroxidfreier *R*
Ethion *R*
Ethoxychrysoidinhydrochlorid *R*
Ethoxychrysoidinhydrochlorid-Lösung *R*
Ethylacetat *R*
Ethylacetat-Sulfaminsäure-Reagenz *R*
Ethylacrylat *R*
4-[(Ethylamino)methyl]pyridin *R*
Ethylbenzoat *R*
Ethylbenzol *R*
Ethyl-5-bromvalerat *R*
Ethylendiamin *R*
(Ethylendinitrilo)tetraessigsäure *R*
Ethylenglycol *R*
Ethylenglycolmonoethylether *R*
Ethylenglycolmonomethylether *R*
Ethylenoxid *R*
Ethylenoxid-Lösung *R*
Ethylenoxid-Lösung *R* 1
Ethylenoxid-Lösung *R* 2
Ethylenoxid-Lösung *R* 3
Ethylenoxid-Lösung *R* 4
Ethylenoxid-Lösung *R* 5
Ethylenoxid-Stammlösung *R*
Ethylenoxid-Stammlösung *R* 1
Ethylformiat *R*
Ethylhexandiol *R*
2-Ethylhexansäure *R*
Ethyl-4-hydroxybenzoat *R*
Ethylmaleinimid *R*
2-Ethyl-2-methylbernsteinsäure *R*
Ethylmethylketon *R*
2-Ethylpyridin *R*
Ethylvinylbenzol-Divinylbenzol-Copolymer *R*
Ethylvinylbenzol-Divinylbenzol-Copolymer *R* 1
Eugenol *R*
Euglobulin vom Menschen *R*
Euglobulin vom Rind *R*

F

Fehling'sche Lösung *R*
Fehling'sche Lösung *R* 2
Fehling'sche Lösung *R* 3
Fehling'sche Lösung *R* 4
Fenchlorphos *R*
D-Fenchon *R*
Fenvalerat *R*
Ferrocyphen *R*
Ferroin-Lösung *R*
Ferulasäure *R*

Fibrinblau *R*
Fibrinogen *R*
Fixier-Lösung *R*
Fixierlösung zur IEF auf Polyacrylamidgel *R*
Flufenaminsäure *R*
Flumazenil *R*
Fluoranthen *R*
2-Fluor-2-desoxy-D-glucose *R*
Fluordinitrobenzol *R*
Fluoren *R*
Fluorescamin *R*
Fluorescein *R*
Fluorescein-Natrium *R*
1-Fluor-2-nitro-4-(trifluormethyl)benzol *R*
Flusssäure *R*
Folsäure *R*
Formaldehyd-Lösung *R*
Formaldehyd-Schwefelsäure *R*
Formamid *R*
Formamid *R* 1
Formamid-Sulfaminsäure-Reagenz *R*
Fructose *R*
Fuchsin *R*
Fucose *R*
Fumarsäure *R*
Furfural *R*

G

Galactose *R*
Gallussäure *R*
Gelatine *R*
Gelatine, hydrolysierte *R*
Geraniol *R*
Geranylacetat *R*
Ginsenosid Rb_1 *R*
Ginsenosid Rf *R*
Ginsenosid Rg_1 *R*
Gitoxin *R*
D-Glucosaminhydrochlorid *R*
Glucose *R*
D-Glucuronsäure *R*
Glutaminsäure *R*
Glutaraldehyd *R*
Glutarsäure *R*
Glycerol *R*
Glycerol *R* 1
Glycerol 85 % *R*
Glycerol 85 % *R* 1
Glycidol *R*
Glycin *R*
Glycolsäure *R*
Glycyrrhetinsäure *R*
18α-Glycyrrhetinsäure *R*
Glyoxal-Lösung *R*
Glyoxalbishydroxyanil *R*
Guajakharz *R*
Guajakol *R*
Guajazulen *R*
Guanidinhydrochlorid *R*
Guanin *R*
Gummi, Arabisches *R*
Gummi-Lösung, Arabisches- *R*

H

Hämoglobin *R*
Hämoglobin-Lösung *R*
Harnstoff *R*
Harpagosid *R*
Helium zur Chromatographie *R*
Heparin *R*
HEPES *R*
Heptachlor *R*
Heptachlorepoxid *R*
Heptafluor-*N*-methyl-*N*-(trimethylsilyl)butanamid *R*
Heptan *R*
Hesperidin *R*
Hexachlorbenzol *R*
α-Hexachlorcyclohexan *R*
β-Hexachlorcyclohexan *R*
δ-Hexachlorcyclohexan *R*
Hexachloroplatin(IV)-säure *R*
Hexacosan *R*
Hexadimethrinbromid *R*
1,1,1,3,3,3-Hexafluorpropan-2-ol *R*
Hexamethyldisilazan *R*
Hexan *R*
Hexansäure *R*
Hexylamin *R*
Histamin-Lösung *R*
Histamindihydrochlorid *R*
Histaminphosphat *R*
Histidinmonohydrochlorid *R*
Holmiumoxid *R*
Holmiumperchlorat-Lösung *R*
DL-Homocystein *R*
L-Homocysteinthiolactonhydrochlorid *R*
Hydrazin *R*
Hydrazinsulfat *R*
Hydrochinon *R*
Hydrochinon-Lösung *R*
Hydrocortisonacetat *R*
4-Hydroxybenzhydrazid *R*
4-Hydroxybenzoesäure *R*
Hydroxychinolin *R*
4-Hydroxyisophthalsäure *R*
Hydroxylamin-Lösung, alkalische *R*
Hydroxylamin-Lösung, alkalische *R* 1
Hydroxylaminhydrochlorid *R*
Hydroxylaminhydrochlorid-Lösung *R* 2
Hydroxylaminhydrochlorid-Lösung, ethanolische *R*
Hydroxymethylfurfural *R*
Hydroxynaphtholblau *R*
2-Hydroxypropylbetadex zur Chromatographie *R*
Hydroxypropyl-β-cyclodextrin *R*
12-Hydroxystearinsäure *R*
Hydroxyuracil *R*
Hyoscyaminsulfat *R*
Hypericin *R*
Hyperosid *R*
Hypophosphit-Reagenz *R*
Hypoxanthin *R*

Reagenzien

I

Imidazol *R*
Iminobibenzyl *R*
Indigocarmin *R*
Indigocarmin-Lösung *R*
Indigocarmin-Lösung *R* 1
Indometacin *R*
Iod *R*
Iod-Chloroform *R*
Iod-Lösung *R*
Iod-Lösung *R* 1
Iod-Lösung *R* 2
Iod-Lösung *R* 3
Iod-Lösung *R* 4
Iod-Lösung, ethanolische *R*
2-Iodbenzoesäure *R*
Iodessigsäure *R*
Iodethan *R*
2-Iodhippursäure *R*
Iodmonobromid *R*
Iodmonobromid-Lösung *R*
Iodmonochlorid *R*
Iodmonochlorid-Lösung *R*
Iod(V)-oxid, gekörntes *R*
Iodplatin-Reagenz *R*
Ioduracil *R*
Iodwasserstoffsäure *R*
Ionenaustauscher zur Chromatographie *R*
Ionenaustauscher zur Umkehrphasen-Chromatographie *R*
Isatin *R*
Isatin-Reagenz *R*
Isoamylalkohol *R*
Isoandrosteron *R*
Isobutylmethylketon *R*
Isobutylmethylketon *R* 1
Isobutylmethylketon *R* 3
Isodrin *R*
Isomenthol *R*
(+)-Isomenthon *R*
Isopropylamin *R*
Isopropylmyristat *R*
4-Isopropylphenol *R*
Isopulegol *R*
Isoquercitrosid *R*
Isosilibinin *R*

J

Johannisbrotkernmehl *R*

K

Kaffeesäure *R*
Kaliumantimonoxidtartrat *R*
Kaliumbromat *R*
Kaliumbromid *R*
Kaliumcarbonat *R*
Kaliumchlorat *R*
Kaliumchlorid *R*
Kaliumchlorid-Lösung (0,1 mol · l^{-1}) *R*
Kaliumchromat *R*
Kaliumchromat-Lösung *R*
Kaliumcitrat *R*
Kaliumcyanid *R*
Kaliumcyanid-Lösung *R*
Kaliumcyanid-Lösung, bleifreie *R*
Kaliumdichromat *R*
Kaliumdichromat-Lösung *R*
Kaliumdichromat-Lösung *R* 1
Kaliumdichromat-Salpetersäure-Reagenz *R*
Kaliumdihydrogenphosphat *R*
Kaliumdihydrogenphosphat-Lösung (0,2 mol · l^{-1}) *R*
Kaliumfluorid *R*
Kaliumhexacyanoferrat(II) *R*
Kaliumhexacyanoferrat(II)-Lösung *R*
Kaliumhexacyanoferrat(III) *R*
Kaliumhexacyanoferrat(III)-Lösung *R*
Kaliumhexahydroxoantimonat(V) *R*
Kaliumhexahydroxoantimonat(V)-Lösung *R*
Kaliumhydrogencarbonat *R*
Kaliumhydrogencarbonat-Lösung, methanolische, gesättigte *R*
Kaliumhydrogenphthalat *R*
Kaliumhydrogenphthalat-Lösung (0,2 mol · l^{-1}) *R*
Kaliumhydrogensulfat *R*
Kaliumhydrogentartrat *R*
Kaliumhydroxid *R*
Kaliumhydroxid-Lösung, ethanolische *R*
Kaliumhydroxid-Lösung, ethanolische *R* 1
Kaliumhydroxid-Lösung (2 mol · l^{-1}), ethanolische *R*
Kaliumhydroxid-Lösung (0,5 mol · l^{-1}) in Ethanol 10 % *R*
Kaliumiodat *R*
Kaliumiodid *R*
Kaliumiodid-Lösung *R*
Kaliumiodid-Lösung, gesättigte *R*
Kaliumiodid-Stärke-Lösung *R*
Kaliummonohydrogenphosphat *R*
Kaliumnatriumtartrat *R*
Kaliumnitrat *R*
Kaliumperiodat *R*
Kaliumpermanganat *R*
Kaliumpermanganat-Lösung *R*
Kaliumpermanganat-Phosphorsäure *R*
Kaliumperrhenat *R*
Kaliumpersulfat *R*
Kaliumplumbit-Lösung *R*
Kaliumsulfat *R*
Kaliumtartrat *R*
Kaliumtetroxalat *R*
Kaliumthiocyanat *R*
Kaliumthiocyanat-Lösung *R*
Kaolin, leichtes *R*
Karl-Fischer-Lösung *R*
Katholytlösung zur isoelektrischen Fokussierung pH 3 bis 5 *R*
Kationenaustauscher *R*
Kationenaustauscher *R* 1
Kationenaustauscher, schwach saurer *R*
Kationenaustauscher, stark saurer *R*
Kationenaustauscher, Calciumsalz, stark saurer *R*
Kieselgel AGP zur chiralen Trennung *R*
Kieselgel G *R*

Kieselgel GF_{254} *R*
Kieselgel H *R*
Kieselgel H, silanisiertes *R*
Kieselgel HF_{254} *R*
Kieselgel HF_{254}, silanisiertes *R*
Kieselgel OC zur chiralen Trennung *R*
Kieselgel OD zur chiralen Trennung *R*
Kieselgel-Anionenaustauscher *R*
Kieselgel zur Ausschlusschromatographie *R*
Kieselgel zur Chromatographie *R*
Kieselgel zur Chromatographie, aminohexadecylsilyliertes *R*
Kieselgel zur Chromatographie, aminopropylmethylsilyliertes *R*
Kieselgel zur Chromatographie, aminopropylsilyliertes *R*
Kieselgel zur Chromatographie, Amylosederivat *R*
Kieselgel zur Chromatographie, belegt mit Albumin vom Menschen *R*
Kieselgel zur Chromatographie, butylsilyliertes *R*
Kieselgel zur Chromatographie, cyanopropylsilyliertes *R*
Kieselgel zur Chromatographie, cyanopropylsilyliertes *R* 1
Kieselgel zur Chromatographie, cyanopropylsilyliertes *R* 2
Kieselgel zur Chromatographie, dihydroxypropylsilyliertes *R*
Kieselgel zur Chromatographie, diisobutyloctadecylsilyliertes *R*
Kieselgel zur Chromatographie, dimethyloctadecylsilyliertes *R*
Kieselgel zur Chromatographie, hexylsilyliertes *R*
Kieselgel zur Chromatographie, hydrophiles *R*
Kieselgel zur Chromatographie mit eingefügten polaren Gruppen, octylsilyliertes, nachsilanisiertes *R*
Kieselgel zur Chromatographie, octadecanoylaminopropylsilyliertes *R*
Kieselgel zur Chromatographie, octadecylsilyliertes *R*
Kieselgel zur Chromatographie, octadecylsilyliertes *R* 1
Kieselgel zur Chromatographie, octadecylsilyliertes *R* 2
Kieselgel zur Chromatographie, octadecylsilyliertes, desaktiviertes *R*
Kieselgel zur Chromatographie, octadecylsilyliertes, nachsilanisiertes *R*
Kieselgel zur Chromatographie, octadecylsilyliertes, nachsilanisiertes, desaktiviertes *R*
Kieselgel zur Chromatographie, octylsilyliertes *R*
Kieselgel zur Chromatographie, octylsilyliertes *R* 1
Kieselgel zur Chromatographie, octylsilyliertes *R* 2
Kieselgel zur Chromatographie, octylsilyliertes, desaktiviertes *R*
Kieselgel zur Chromatographie, octylsilyliertes, nachsilanisiertes *R*
Kieselgel zur Chromatographie, octylsilyliertes, nachsilanisiertes, desaktiviertes *R*
Kieselgel zur Chromatographie, phenylsilyliertes *R*
Kieselgel zur Chromatographie, phenylsilyliertes *R* 1
Kieselgel zur Chromatographie, trimethylsilyliertes *R*
Kieselgur *R*
Kieselgur G *R*
Kieselgur-Filtrierhilfsmittel *R*
Kieselgur zur Gaschromatographie *R*
Kieselgur zur Gaschromatographie *R* 1
Kieselgur zur Gaschromatographie *R* 2
Kieselgur zur Gaschromatographie, silanisiertes *R*
Kieselgur zur Gaschromatographie, silanisiertes *R* 1
Koagulationsfaktor-V-Lösung *R*
Kohlendioxid *R*
Kohlendioxid *R* 1
Kohlendioxid *R* 2
Kohlenmonoxid *R*
Kohlenmonoxid *R* 1
Kohlenwasserstoffe zur Gaschromatographie *R*
Kongorot *R*
Kongorot-Fibrin *R*
Kongorot-Lösung *R*
Kongorot-Papier *R*
Konzentrische Säule für die Gaschromatographie *R*
Kristallviolett *R*
Kristallviolett-Lösung *R*
Kupfer *R*
Kupfer(II)-acetat *R*
Kupfer(II)-chlorid *R*
Kupfer(II)-citrat-Lösung *R*
Kupfer(II)-citrat-Lösung *R* 1
Kupferedetat-Lösung *R*
Kupfer(II)-Ethylendiaminhydroxid-Lösung *R*
Kupfer(II)-nitrat *R*
Kupfer(II)-sulfat *R*
Kupfer(II)-sulfat-Lösung *R*
Kupfer(II)-tetrammin-Reagenz *R*

L

Lackmus *R*
Lackmuspapier, blaues *R*
Lackmuspapier, rotes *R*
Lactobionsäure *R*
Lactose *R*
α-Lactose-Monohydrat *R*
β-Lactose *R*
Lanthan(III)-chlorid-Lösung *R*
Lanthannitrat *R*
Lanthannitrat-Lösung *R*
Lanthan(III)-oxid *R*
Laurinsäure *R*
Laurylalkohol *R*
Lavandulol *R*
Lavandulylacetat *R*
Leiocarposid *R*
Leucin *R*
Levomenol *R*
Limonen *R*
Linalool *R*
Linalylacetat *R*
Lindan *R*
Linolensäure *R*
Linolsäure *R*
Lithium *R*
Lithiumcarbonat *R*
Lithiumchlorid *R*
Lithiumhydroxid *R*
Lithiummetaborat *R*
Lithiumsulfat *R*
Lösung zur DC-Eignungsprüfung *R*

Lösungen zur Papierchromatographie-Eignungsprüfung *R*
Loganin *R*
Longifolen *R*
Lumiflavin *R*

M

Macrogol 200 *R*
Macrogol 200 *R* 1
Macrogol 300 *R*
Macrogol 400 *R*
Macrogol 1000 *R*
Macrogol 1500 *R*
Macrogol 20 000 *R*
Macrogoladipat *R*
Macrogol-23-laurylether *R*
Macrogol-20 000-nitroterephthalat *R*
Macrogolsuccinat *R*
Magensaft, künstlicher *R*
Magnesium *R*
Magnesiumacetat *R*
Magnesiumchlorid *R*
Magnesiumnitrat *R*
Magnesiumnitrat-Lösung *R*
Magnesiumoxid *R*
Magnesiumoxid *R* 1
Magnesiumoxid, schweres *R*
Magnesiumsilicat zur Pestizid-Rückstandsanalyse *R*
Magnesiumsulfat *R*
Maisöl *R*
Malachitgrün *R*
Malachitgrün-Lösung *R*
Malathion *R*
Maleinsäure *R*
Maleinsäureanhydrid *R*
Maleinsäureanhydrid-Lösung *R*
Maltitol *R*
Mangan-Silber-Papier *R*
Mangan(II)-sulfat *R*
Mannitol *R*
Mannose *R*
Mayers Reagenz *R*
Meclozindihydrochlorid *R*
Melamin *R*
Menadion *R*
Menthofuran *R*
Menthol *R*
Menthon *R*
Menthylacetat *R*
2-Mercaptoethanol *R*
Mercaptopurin *R*
Mesityloxid *R*
Metanilgelb *R*
Metanilgelb-Lösung *R*
Methacrylsäure *R*
Methanol *R*
Methanol *R* 1
Methanol *R* 2
Methanol, aldehydfreies *R*
Methanol, wasserfreies *R*
(D_4)Methanol *R*
Methansulfonsäure *R*
Methenamin *R*
L-Methionin *R*
Methionin, racemisches *R*
(*RS*)-Methotrexat *R*
Methoxychlor *R*
Methoxyphenylessigsäure *R*
Methoxyphenylessigsäure-Reagenz *R*
trans-2-Methoxyzimtaldehyd *R*
Methylacetat *R*
4-(Methylamino)phenolsulfat *R*
Methylanthranilat *R*
Methylarachidat *R*
Methylbehenat *R*
Methylbenzothiazolonhydrazonhydrochlorid *R*
2-Methylbutan *R*
2-Methylbut-2-en *R*
Methylcaprat *R*
Methylcaproat *R*
Methylcaprylat *R*
Methylcellulose 450 *R*
Methylcinnamat *R*
Methyldecanoat *R*
3-*O*-Methyldopaminhydrochlorid *R*
4-*O*-Methyldopaminhydrochlorid *R*
Methyleicosenoat
Methylenbisacrylamid *R*
Methylenblau *R*
Methylerucat *R*
3-*O*-Methylestron *R*
Methylgadoleinoat *R*
Methylgrün *R*
Methylgrün-Papier *R*
Methyl-4-hydroxybenzoat *R*
1-Methylimidazol *R*
1-Methylimidazol *R* 1
2-Methylimidazol *R*
Methyllaurat *R*
Methyllignocerat *R*
Methyllinoleat *R*
Methyllinolenat *R*
Methylmargarat *R*
Methylmethacrylat *R*
Methylmyristat *R*
2-Methyl-5-nitroimidazol *R*
Methyloleat *R*
Methylorange *R*
Methylorange-Lösung *R*
Methylorange-Mischindikator-Lösung *R*
Methylpalmitat *R*
Methylpalmitoleat *R*
Methylpelargonat *R*
4-Methylpentan-2-ol *R*
3-Methylpentan-2-on *R*
Methylphenyloxazolylbenzol *R*
1-Methyl-4-phenyl-1,2,3,6-tetrahydropyridin *R*
Methylpiperazin *R*
4-(4-Methylpiperidino)pyridin *R*
2-Methyl-1-propanol *R*
Methylrot *R*
Methylrot-Lösung *R*
Methylrot-Mischindikator-Lösung *R*

Methylsalicylat *R*
Methylstearat *R*
Methyltricosanoat *R*
Methyltridecanoat *R*
N-Methyltrimethylsilyltrifluoracetamid *R*
Milchsäure *R*
Milchsäure-Reagenz *R*
Millons Reagenz *R*
Minocyclinhydrochlorid *R*
Molekularsieb *R*
Molekularsieb zur Chromatographie *R*
Molybdänschwefelsäure *R* 2
Molybdänschwefelsäure *R* 3
Molybdatophosphorsäure *R*
Molybdatophosphorsäure-Lösung *R*
Molybdat-Vanadat-Reagenz *R*
Molybdat-Vanadat-Reagenz *R* 2
Molybdat-Wolframat-Reagenz *R*
Molybdat-Wolframat-Reagenz, verdünntes *R*
Monodocosahexaenoin *R*
Morphinhydrochlorid *R*
Morpholin *R*
Morpholin zur Chromatographie *R*
Murexid *R*
Myosmin *R*
β-Myrcen *R*
Myristicin *R*
Myristinsäure *R*
Myristylalkohol *R*

N

Naphthalin *R*
Naphtharson *R*
Naphtharson-Lösung *R*
1-Naphthol *R*
1-Naphthol-Lösung *R*
2-Naphthol *R*
2-Naphthol-Lösung *R*
2-Naphthol-Lösung *R* 1
Naphtholbenzein *R*
Naphtholbenzein-Lösung *R*
Naphtholgelb *R*
Naphtholgelb S *R*
1-Naphthylamin *R*
1-Naphthylessigsäure *R*
Naphthylethylendiamindihydrochlorid *R*
Naphthylethylendiamindihydrochlorid-Lösung *R*
Naringin *R*
Natrium *R*
Natriumacetat *R*
Natriumacetat, wasserfreies *R*
Natriumarsenit-Lösung *R*
Natriumascorbat-Lösung *R*
Natriumazid *R*
Natriumbismutat *R*
Natriumbutansulfonat *R*
Natriumcarbonat *R*
Natriumcarbonat, wasserfreies *R*
Natriumcarbonat-Lösung *R*
Natriumcarbonat-Lösung *R* 1
Natriumcarbonat-Lösung *R* 2
Natriumcarbonat-Monohydrat *R*
Natriumcetylstearylsulfat *R*
Natriumchlorid *R*
Natriumchlorid-Lösung *R*
Natriumchlorid-Lösung, gesättigte *R*
Natriumcitrat *R*
Natriumdecansulfonat *R*
Natriumdecylsulfat *R*
Natriumdesoxycholat *R*
Natriumdiethyldithiocarbamat *R*
Natriumdihydrogenphosphat *R*
Natriumdihydrogenphosphat, wasserfreies *R*
Natriumdihydrogenphosphat-Monohydrat *R*
Natriumdiphosphat *R*
Natriumdisulfit *R*
Natriumdithionit *R*
Natriumdodecylsulfat *R*
Natriumedetat *R*
Natriumfluorid *R*
Natriumformiat *R*
Natriumglucuronat *R*
Natriumheptansulfonat *R*
Natriumheptansulfonat-Monohydrat *R*
Natriumhexanitrocobaltat(III) *R*
Natriumhexanitrocobaltat(III)-Lösung *R*
Natriumhexansulfonat *R*
Natriumhydrogencarbonat *R*
Natriumhydrogencarbonat-Lösung *R*
Natriumhydrogensulfat *R*
Natriumhydrogensulfit *R*
Natriumhydroxid *R*
Natriumhydroxid-Lösung *R*
Natriumhydroxid-Lösung, carbonatfreie *R*
Natriumhydroxid-Lösung, konzentrierte *R*
Natriumhydroxid-Lösung, methanolische *R*
Natriumhydroxid-Lösung, methanolische *R* 1
Natriumhydroxid-Lösung, verdünnte *R*
Natriumhypobromit-Lösung *R*
Natriumhypochlorit-Lösung *R*
Natriumhypophosphit *R*
Natriumiodid *R*
Natriumlaurylsulfonat zur Chromatographie *R*
Natriummethansulfonat *R*
Natriummolybdat *R*
Natriummonohydrogenarsenat *R*
Natriummonohydrogencitrat *R*
Natriummonohydrogenphosphat *R*
Natriummonohydrogenphosphat, wasserfreies *R*
Natriummonohydrogenphosphat-Dihydrat *R*
Natriummonohydrogenphosphat-Lösung *R*
Natriumnaphthochinonsulfonat *R*
Natriumnitrat *R*
Natriumnitrit *R*
Natriumnitrit-Lösung *R*
Natriumoctansulfonat *R*
Natriumoctylsulfat *R*
Natriumoxalat *R*
Natriumpentansulfonat *R*
Natriumpentansulfonat-Monohydrat *R*
Natriumperchlorat *R*
Natriumperiodat *R*

Natriumperiodat-Lösung *R*
Natriumphosphat *R*
Natriumphosphit-Pentahydrat *R*
Natriumpikrat-Lösung, alkalische *R*
Natriumrhodizonat *R*
Natriumsalicylat *R*
Natriumsulfat, wasserfreies *R*
Natriumsulfat-Decahydrat *R*
Natriumsulfid *R*
Natriumsulfid-Lösung *R*
Natriumsulfit *R*
Natriumsulfit, wasserfreies *R*
Natriumtartrat *R*
Natriumtetraborat *R*
Natriumtetraborat-Lösung *R*
Natriumtetrahydroborat *R*
Natriumtetraphenylborat *R*
Natriumtetraphenylborat-Lösung *R*
Natriumthioglycolat *R*
Natriumthiosulfat *R*
Natriumtrimethylsilyl-(D_4)propionat *R*
Natriumwolframat *R*
trans-Nerolidol *R*
Nerylacetat *R*
Neßlers Reagenz *R*
Nickel(II)-chlorid *R*
Nickel(II)-sulfat *R*
Nicotinamid-Adenin-Dinucleotid *R*
Nicotinamid-Adenin-Dinucleotid-Lösung *R*
Nilblau A *R*
Nilblau-A-Lösung *R*
Ninhydrin *R*
Ninhydrin-Lösung *R*
Ninhydrin-Lösung *R* 1
Ninhydrin-Lösung *R* 2
Ninhydrin-Lösung *R* 3
Ninhydrin-Reagenz *R*
Ninhydrin-Reagenz *R* 1
Nitranilin *R*
Nitrazepam *R*
Nitrilotriessigsäure *R*
Nitrobenzaldehyd *R*
Nitrobenzaldehyd-Lösung *R*
Nitrobenzaldehyd-Papier *R*
4-Nitrobenzoesäure *R*
Nitrobenzol *R*
Nitrobenzoylchlorid *R*
Nitrobenzylchlorid *R*
4-(4-Nitrobenzyl)pyridin *R*
Nitroethan *R*
Nitrofurantoin *R*
(5-Nitro-2-furyl)methylendiacetat *R*
Nitromethan *R*
4-Nitrophenol *R*
Nitroprussidnatrium *R*
N-Nitrosodiethanolamin *R*
Nitrosodipropylamin *R*
Nitrosodipropylamin-Lösung *R*
Nitrotetrazolblau *R*
Nonivamid *R*
Nonylamin *R*
Nordazepam *R*
DL-Norleucin *R*
Noscapinhydrochlorid *R*

O

Octanal *R*
Octanol *R*
3-Octanon *R*
Octansäure *R*
Octoxinol 10 *R*
Octylamin *R*
Ölsäure *R*
Oleamid *R*
Oleuropein *R*
Olivenöl *R*
Oracetblau 2R *R*
Orcin *R*
Osmium(VIII)-oxid *R*
Osmium(VIII)-oxid-Lösung *R*
Oxalsäure *R*
Oxalsäure-Schwefelsäure-Lösung *R*
Oxazepam *R*
2,2′-Oxybis(*N,N*-dimethylethylamin) *R*
Oxytetracyclinhydrochlorid *R*

P

Palladium *R*
Palladium(II)-chlorid *R*
Palladium(II)-chlorid-Lösung *R*
Palmitinsäure *R*
Palmitoleinsäure *R*
Pankreas-Pulver *R*
Papain *R*
Papaverinhydrochlorid *R*
Papier zur Chromatographie *R*
Paracetamol *R*
Paracetamol, 4-aminophenolfreies *R*
Paraffin, flüssiges *R*
Paraldehyd *R*
Pararosaniliniumchlorid *R*
Pararosaniliniumchlorid-Reagenz *R*
Parthenolid *R*
Penicillinase-Lösung *R*
Pentafluorpropansäure *R*
Pentan *R*
Pentanol *R*
tert-Pentylalkohol *R*
Pepsin *R*
Perchlorsäure *R*
Perchlorsäure-Lösung *R*
Periodat-Essigsäure-Reagenz *R*
Periodsäure *R*
Permethrin *R*
Peroxid-Teststreifen *R*
Perylen *R*
Petroläther *R*
Petroläther *R* 1
Petroläther *R* 2
Petroläther *R* 3
α-Phellandren *R*
Phenanthren *R*
Phenanthrolinhydrochlorid *R*
Phenazon *R*
Phenol *R*

Phenolphthalein *R*
Phenolphthalein-Lösung *R*
Phenolphthalein-Lösung *R* 1
Phenolphthalein-Papier *R*
Phenolrot *R*
Phenolrot-Lösung *R*
Phenolrot-Lösung *R* 2
Phenolrot-Lösung *R* 3
Phenoxybenzaminhydrochlorid *R*
Phenoxyessigsäure *R*
Phenoxyethanol *R*
Phenylalanin *R*
p-Phenylendiamindihydrochlorid *R*
Phenylglycin *R*
D-Phenylglycin *R*
Phenylhydrazinhydrochlorid *R*
Phenylhydrazinhydrochlorid-Lösung *R*
Phenylhydrazin-Schwefelsäure *R*
Phenylisothiocyanat *R*
1-Phenylpiperazin *R*
Phloroglucin *R*
Phloroglucin-Lösung *R*
Phosalon *R*
Phospholipid *R*
Phosphorige Säure *R*
Phosphor(V)-oxid *R*
Phosphorsäure 85 % *R*
Phosphorsäure 10 % *R*
Phosphorsäure, verdünnte *R* 1
Phthalaldehyd *R*
Phthalaldehyd-Reagenz *R*
Phthalazin *R*
Phthaleinpurpur *R*
Phthalsäure *R*
Phthalsäureanhydrid *R*
Phthalsäureanhydrid-Lösung *R*
Picein *R*
Pikrinsäure *R*
Pikrinsäure-Lösung *R*
Pikrinsäure-Lösung *R* 1
α-Pinen *R*
β-Pinen *R*
Piperazin-Hexahydrat *R*
Piperidin *R*
Piperiton *R*
Pirimiphos-ethyl *R*
Plasma, blutplättchenarmes *R*
Plasma vom Kaninchen *R*
Plasmasubstrat *R*
Plasmasubstrat *R* 1
Plasmasubstrat *R* 2
Plasmasubstrat *R* 3
Plasmasubstrat, Faktor-V-freies *R*
Plasminogen vom Menschen *R*
Poly[(cyanopropyl)methylphenylmethyl]siloxan *R*
Poly[(cyanopropyl)(phenyl)][dimethyl]siloxan *R*
Poly(cyanopropyl)(phenylmethyl)siloxan *R*
Poly[cyanopropyl(7)phenyl(7)methyl(86)]siloxan *R*
Poly(cyanopropyl)siloxan *R*
Poly(*O*-2-diethylaminoethyl)agarose zur Ionenaustauschchromatographie *R*
Poly(dimethyl)(diphenyl)(divinyl)siloxan *R*
Poly(dimethyl)(diphenyl)siloxan *R*
Polydimethylsiloxan *R*
Polyetherhydroxidgel zur Chromatographie *R*
Polymer mit eingefügten polaren Gruppen, siliciumorganisches, amorphes, octadecylsilyliertes, nachsilanisiertes *R*
Polymer, siliciumorganisches, amorphes, octadecylsilyliertes *R*
Polymethacrylatgel, hydroxyliertes *R*
Poly[methyl(50)phenyl(50)]siloxan *R*
Poly[methyl(95)phenyl(5)]siloxan *R*
Poly[methyl(94)phenyl(5)vinyl(1)]siloxan *R*
Polyphosphorsäure *R*
Polysorbat 20 *R*
Polysorbat 80 *R*
Polystyrol 900–1000 *R*
Povidon *R*
Procainhydrochlorid *R*
Prolin *R*
D-Prolyl-L-phenylalanyl-L-arginin(4-nitroanilid)-dihydrochlorid *R*
1-Propanol *R*
2-Propanol *R*
2-Propanol *R* 1
Propetamphos *R*
Propionaldehyd *R*
Propionsäure *R*
Propionsäureanhydrid *R*
Propionsäureanhydrid-Reagenz *R*
Propylacetat *R*
Propylenglycol *R*
Propylenoxid *R*
Propyl-4-hydroxybenzoat *R*
Protaminsulfat *R*
Pteroinsäure *R*
Pulegon *R*
Putrescin *R*
Pyridin *R*
Pyridin, wasserfreies *R*
2-Pyridylamin *R*
Pyridylazonaphthol *R*
Pyridylazonaphthol-Lösung *R*
4-(2-Pyridylazo)resorcin-Mononatriumsalz *R*
Pyrogallol *R*
Pyrogallol-Lösung, alkalische *R*
2-Pyrrolidon *R*

Q

Quecksilber *R*
Quecksilber(II)-acetat *R*
Quecksilber(II)-acetat-Lösung *R*
Quecksilber(II)-bromid *R*
Quecksilber(II)-bromid-Papier *R*
Quecksilber(II)-chlorid *R*
Quecksilber(II)-chlorid-Lösung *R*
Quecksilber(II)-iodid *R*
Quecksilber(II)-nitrat *R*
Quecksilber(II)-oxid *R*
Quecksilber(II)-sulfat-Lösung *R*
Quecksilber(II)-thiocyanat *R*
Quecksilber(II)-thiocyanat-Lösung *R*
Quercetin-Dihydrat *R*
Quercitrin *R*

R

Raclopridtartrat *R*
Raney-Nickel *R*
Raney-Nickel, halogenfreies *R*
Rapsöl *R*
Reduktionsgemisch *R*
Reineckesalz *R*
Reineckesalz-Lösung *R*
Resorcin *R*
Resorcin-Reagenz *R*
Rhamnose *R*
Rhaponticin *R*
Rhodamin B *R*
Rhodamin 6 G *R*
Ribose *R*
Ricinolsäure *R*
Rinderalbumin *R*
Rinderhirn, getrocknetes *R*
Rinderthrombin *R*
Rizinusöl, polyethoxyliertes *R*
Rosmarinsäure *R*
Ruscogenine *R*
Ruß zur Gaschromatographie, graphitierter *R*
Rutheniumrot *R*
Rutheniumrot-Lösung *R*
Rutosid *R*

S

Sabinen *R*
Saccharose *R*
Saccharin-Natrium *R*
Säureblau 83 *R*
Säureblau 90 *R*
Säureblau 92 *R*
Säureblau-92-Lösung *R*
Säureblau 93 *R*
Säureblau-93-Lösung *R*
Safrol *R*
Salicin *R*
Salicylaldazin *R*
Salicylaldehyd *R*
Salicylsäure *R*
Salpetersäure *R*
Salpetersäure, bleifreie *R*
Salpetersäure, blei- und cadmiumfreie *R*
Salpetersäure, rauchende *R*
Salpetersäure, schwermetallfreie *R*
Salpetersäure, verdünnte *R*
Salzsäure *R*
Salzsäure *R* 1
Salzsäure, bleifreie *R*
Salzsäure, bromhaltige *R*
Salzsäure, ethanolische *R*
Salzsäure, methanolische *R*
Salzsäure, schwermetallfreie *R*
Salzsäure, verdünnte *R*
Salzsäure, verdünnte *R* 1
Salzsäure, verdünnte *R* 2
Salzsäure, verdünnte, schwermetallfreie *R*
Sand *R*
Santonin *R*
Sauerstoff *R*
Sauerstoff *R* 1
Schiffs Reagenz *R*
Schiffs Reagenz *R* 1
Schwefel *R*
Schwefeldioxid *R*
Schwefeldioxid *R* 1
Schwefelkohlenstoff *R*
Schwefelsäure *R*
Schwefelsäure, ethanolische *R*
Schwefelsäure (2,5 mol · l^{-1}), ethanolische *R*
Schwefelsäure (0,25 mol · l^{-1}), ethanolische *R*
Schwefelsäure, nitratfreie *R*
Schwefelsäure, schwermetallfreie *R*
Schwefelsäure, verdünnte *R*
Schwefelwasserstoff *R*
Schwefelwasserstoff *R* 1
Schwefelwasserstoff-Lösung *R*
Sclareol *R*
Scopolaminhydrobromid *R*
SDS-PAGE-Lösung, gepufferte *R*
Selen *R*
Selenige Säure *R*
Serin *R*
Serumgonadotropin *R*
Sialinsäure *R*
Silberdiethyldithiocarbamat *R*
Silbernitrat *R*
Silbernitrat-Lösung *R* 1
Silbernitrat-Lösung *R* 2
Silbernitrat-Lösung, ammoniakalische *R*
Silbernitrat-Pyridin *R*
Silbernitrat-Reagenz *R*
Silberoxid *R*
Silibinin *R*
Silicagel *R*
Silicristin *R*
Silidianin *R*
Sinensetin *R*
Sitostanol *R*
β-Sitosterol *R*
Sonnenblumenöl *R*
Sorbitol *R*
Squalan *R*
Stärke, lösliche *R*
Stärke-Lösung *R*
Stärke-Lösung *R* 1
Stärke-Lösung *R* 2
Stärke-Lösung, iodidfreie *R*
Stärke-Papier, iodathaltiges *R*
Stärke-Papier, iodidhaltiges *R*
Staphylococcus-aureus-Stamm-V8-Protease *R*
Stearinsäure *R*
Stickstoff *R*
Stickstoff *R* 1
Stickstoff, sauerstofffreier *R*
Stickstoff zur Chromatographie *R*
Stickstoff-Gas-Mischung *R*
Stickstoffmonoxid *R*
Stigmasterol *R*
Streptomycinsulfat *R*
Strontiumcarbonat *R*
Styrol *R*

T

Reagenzien

Tricin *R*
Tricosan *R*
Tridocosahexaenoin *R*
Triethanolamin *R*
Triethylamin *R*
Triethylendiamin *R*
Triethylphosphonoformiat *R*
Trifluoressigsäure *R*
Trifluoressigsäureanhydrid *R*
Trigonellinhydrochlorid *R*
Trimethylpentan *R*
Trimethylpentan *R* 1
1-(Trimethylsilyl)imidazol *R*
Trimethylsulfoniumhydroxid *R*
2,4,6-Trinitrobenzolsulfonsäure *R*
Triphenylmethanol *R*
Triphenyltetrazoliumchlorid *R*
Triphenyltetrazoliumchlorid-Lösung *R*
Triscyanoethoxypropan *R*
Trometamol *R*
Trometamol-Lösung *R*
Trometamol-Lösung *R* 1
Trypsin *R*
Trypsin zur Peptidmustercharakterisierung *R*
Tryptophan *R*
Tyramin *R*
Tyrosin *R*

U

Umbelliferon *R*
Uridin *R*
Ursolsäure *R*

V

Valencen *R*
Valeriansäure *R*
Vanadin-Schwefelsäure *R*
Vanadium(V)-oxid *R*
Vanillin *R*
Vanillin-Phosphorsäure-Lösung *R*
Vanillin-Reagenz *R*
Vaselin, weißes *R*
Verbenon *R*
Vinylacetat *R*
Vinylchlorid *R*
Vinylpolymer zur Chromatographie, octadecylsilyliertes *R*
2-Vinylpyridin *R*
1-Vinylpyrrolidin-2-on *R*
Vitexin *R*

W

Wasser *R*
Wasser, ammoniumfreies *R*
Wasser, destilliertes *R*
Wasser für Injektionszwecke *R*
Wasser, kohlendioxidfreies *R*
Wasser, nitratfreies *R*
Wasser, partikelfreies *R*
Wasser zur Chromatographie *R*
(D_2)Wasser *R*
(D_2)Wasser *R* 1
Wasserstoff zur Chromatographie *R*
Wasserstoffperoxid-Lösung 30 % *R*
Wasserstoffperoxid-Lösung 3 % *R*
Weinsäure *R*
Wolframatokieselsäure *R*
Wolframatophosphorsäure-Lösung *R*

X

Xanthydrol *R*
Xanthydrol *R* 1
Xanthydrol-Lösung *R*
Xylenolorange *R*
Xylenolorange-Verreibung *R*
Xylol *R*
m-Xylol *R*
o-Xylol *R*
Xylose *R*

Z

Zimtaldehyd *R*
trans-Zimtaldehyd *R*
Zink *R*
Zink, aktiviertes *R*
Zinkacetat *R*
Zinkacetat-Lösung *R*
Zinkchlorid *R*
Zinkchlorid-Ameisensäure *R*
Zinkchlorid-Lösung, iodhaltige *R*
Zinkiodid-Stärke-Lösung *R*
Zinkoxid *R*
Zinkstaub *R*
Zinksulfat *R*
Zinn *R*
Zinn(II)-chlorid *R*
Zinn(II)-chlorid-Lösung *R*
Zinn(II)-chlorid-Lösung *R* 1
Zinn(II)-chlorid-Lösung *R* 2
Zirconiumchlorid *R*
Zirconiumnitrat *R*
Zirconiumnitrat-Lösung *R*

4.1.2 Referenzlösungen für Grenzprüfungen

A

Acetaldehyd-Lösung (100 ppm C_2H_4O) *R*
Acetaldehyd-Lösung (100 ppm C_2H_4O) *R* 1
Aluminium-Lösung (200 ppm Al) *R*
Aluminium-Lösung (100 ppm Al) *R*
Aluminium-Lösung (10 ppm Al) *R*
Aluminium-Lösung (2 ppm Al) *R*
Ammonium-Lösung (100 ppm NH_4) *R*
Ammonium-Lösung (2,5 ppm NH_4) *R*
Ammonium-Lösung (1 ppm NH_4) *R*
Antimon-Lösung (100 ppm Sb) *R*
Antimon-Lösung (1 ppm Sb) *R*
Arsen-Lösung (10 ppm As) *R*
Arsen-Lösung (1 ppm As) *R*
Arsen-Lösung (0,1 ppm As) *R*

B

Barium-Lösung (50 ppm Ba) *R*
Bismuth-Lösung (100 ppm Bi) *R*
Blei-Lösung (0,1 % Pb) *R*
Blei-Lösung (100 ppm Pb) *R*
Blei-Lösung (10 ppm Pb) *R*
Blei-Lösung (10 ppm Pb) *R* 1
Blei-Lösung (2 ppm Pb) *R*
Blei-Lösung (1 ppm Pb) *R*
Blei-Lösung (0,1 ppm Pb) *R*
Blei-Lösung (1000 ppm Pb), ölige *R*

C

Cadmium-Lösung (0,1 % Cd) *R*
Cadmium-Lösung (10 ppm Cd) *R*
Calcium-Lösung (400 ppm Ca) *R*
Calcium-Lösung (100 ppm Ca) *R*
Calcium-Lösung (100 ppm Ca) *R* 1
Calcium-Lösung (10 ppm Ca) *R*
Calcium-Lösung (100 ppm Ca), ethanolische *R*
Chlorid-Lösung (50 ppm Cl) *R*
Chlorid-Lösung (8 ppm Cl) *R*
Chlorid-Lösung (5 ppm Cl) *R*
Chrom-Lösung (0,1 % Cr) *R*
Chrom-Lösung (100 ppm Cr) *R*
Chrom-Lösung (0,1 ppm Cr) *R*
Chrom-Lösung (1000 ppm Cr), ölige *R*
Cobalt-Lösung (100 ppm Co) *R*
Cyanoferrat(II)-Lösung (100 ppm $Fe(CN)_6$) *R*
Cyanoferrat(III)-Lösung (50 ppm $Fe(CN)_6$) *R*

E

Eisen-Lösung (1 g · l^{-1} Fe) *R*
Eisen-Lösung (250 ppm Fe) *R*
Eisen-Lösung (20 ppm Fe) *R*
Eisen-Lösung (10 ppm Fe) *R*
Eisen-Lösung (8 ppm Fe) *R*
Eisen-Lösung (2 ppm Fe) *R*
Eisen-Lösung (1 ppm Fe) *R*
Element-Lösung zur Atomspektroskopie (1,000 g · l^{-1}) *R*

F

Fluorid-Lösung (10 ppm F) *R*
Fluorid-Lösung (1 ppm F) *R*
Formaldehyd-Lösung (5 ppm CH_2O) *R*

G

Germanium-Lösung (100 ppm Ge) *R*
Glyoxal-Lösung (20 ppm $C_2H_2O_2$) *R*
Glyoxal-Lösung (2 ppm $C_2H_2O_2$) *R*

I

Iodid-Lösung (10 ppm I) *R*

K

Kalium-Lösung (100 ppm K) *R*
Kalium-Lösung (20 ppm K) *R*
Kupfer-Lösung (0,1 % Cu) *R*
Kupfer-Lösung (10 ppm Cu) *R*
Kupfer-Lösung (0,1 ppm Cu) *R*
Kupfer-Lösung (1000 ppm Cu), ölige *R*

M

Magnesium-Lösung (100 ppm Mg) *R*
Magnesium-Lösung (10 ppm Mg) *R*
Magnesium-Lösung (10 ppm Mg) *R* 1
Mangan-Lösung (100 ppm Mn) *R*

N

Natrium-Lösung (200 ppm Na) *R*
Natrium-Lösung (50 ppm Na) *R*
Nickel-Lösung (10 ppm Ni) *R*
Nickel-Lösung (0,2 ppm Ni) *R*
Nickel-Lösung (0,1 ppm Ni) *R*
Nickel-Lösung (1000 ppm Ni), ölige *R*
Nitrat-Lösung (100 ppm NO_3) *R*
Nitrat-Lösung (10 ppm NO_3) *R*
Nitrat-Lösung (2 ppm NO_3) *R*

P

Palladium-Lösung (500 ppm Pd) *R*
Palladium-Lösung (20 ppm Pd) *R*
Palladium-Lösung (0,5 ppm Pd) *R*
Phosphat-Lösung (200 ppm PO_4) *R*
Phosphat-Lösung (5 ppm PO_4) *R*
Platin-Lösung (30 ppm Pt) *R*

Q

Quecksilber-Lösung (1000 ppm Hg) *R*
Quecksilber-Lösung (10 ppm Hg) *R*

R

Referenzlösung zur Mikrobestimmung von Wasser *R*

S

Selen-Lösung (100 ppm Se) *R*
Selen-Lösung (1 ppm Se) *R*
Silber-Lösung (5 ppm Ag) *R*
Strontium-Lösung (1,0 % Sr) *R*
Sulfat-Lösung (100 ppm SO_4) *R*
Sulfat-Lösung (10 ppm SO_4) *R*
Sulfat-Lösung (10 ppm SO_4) *R* 1
Sulfit-Lösung (1,5 ppm SO_2) *R*

T

Thallium-Lösung (10 ppm Tl) *R*
Titan-Lösung (100 ppm Ti) *R*

V

Vanadin-Lösung (1 g · l^{-1} V) *R*

W

Wasserstoffperoxid-Lösung (10 ppm H_2O_2) *R*

Z

Zink-Lösung (5 mg · ml^{-1} Zn) *R*
Zink-Lösung (100 ppm Zn) *R*
Zink-Lösung (10 ppm Zn) *R*
Zink-Lösung (5 ppm Zn) *R*
Zinn-Lösung (5 ppm Sn) *R*
Zinn-Lösung (0,1 ppm Sn) *R*
Zinn-Lösung (1000 ppm Sn), ölige *R*
Zirconium-Lösung (1 g · l^{-1} Zr) *R*

4.1.3 Pufferlösungen

Die Lösungen sind nach aufsteigendem pH-Wert geordnet.

Aceton-Lösung, gepufferte *R*
Pufferlösung zur Einstellung der Gesamtionenstärke *R*
Pufferlösung zur Einstellung der Gesamtionenstärke *R* 1
SDS-PAGE-Proben-Pufferlösung, konzentrierte *R*
SDS-PAGE-Proben-Pufferlösung für reduzierende Bedingungen, konzentrierte *R*
Pufferlösung pH 2,0 *R*
Pufferlösung (Phosphat-) pH 2,0 *R*
Pufferlösung (Sulfat-) pH 2,0 *R*
Pufferlösung pH 2,2 *R*
Pufferlösung pH 2,5 *R*
Pufferlösung pH 2,5 *R* 1
Pufferlösung (Phosphat-) pH 2,8 *R*
Pufferlösung pH 3,0 *R*
Pufferlösung (Phosphat-) pH 3,0 *R*
Pufferlösung (Phosphat-) pH 3,0 *R* 1
Pufferlösung (Phosphat-) pH 3,0 (0,1 mol · l^{-1}) *R*
Pufferlösung (Phosphat-) pH 3,2 *R*
Pufferlösung (Phosphat-) pH 3,2 *R* 1
Pufferlösung pH 3,5 *R*
Pufferlösung (Phosphat-) pH 3,5 *R*
Pufferlösung pH 3,6 *R*
Pufferlösung pH 3,7 *R*
Pufferlösung (Kupfersulfat-) pH 4,0 *R*
Pufferlösung (Acetat-) pH 4,4 *R*
Pufferlösung (Phthalat-) pH 4,4 *R*
Pufferlösung (Acetat-) pH 4,5 *R*
Pufferlösung (Natriumacetat-) pH 4,5 *R*
Pufferlösung (Phosphat-) pH 4,5 (0,05 mol · l^{-1}) *R*
Pufferlösung (Acetat-) pH 4,6 *R*
Pufferlösung (Succinat-) pH 4,6 *R*

Pufferlösung (Acetat-) pH 4,7 *R*
Pufferlösung (Acetat-) pH 5,0 *R*
Pufferlösung (Citrat-) pH 5,0 *R*
Pufferlösung (Phosphat-) pH 5,0 *R*
Pufferlösung pH 5,2 *R*
Pufferlösung (Phosphat-) pH 5,4 (0,067 mol · l^{-1}) *R*
Pufferlösung pH 5,5 *R*
Pufferlösung (Acetat-Natriumedetat-) pH 5,5 *R*
Pufferlösung (Phosphat-) pH 5,5 *R*
Pufferlösung (Phosphat-Citrat-) pH 5,5 *R*
Pufferlösung (Phosphat-) pH 5,6 *R*
Pufferlösung (Phosphat-) pH 5,8 *R*
Pufferlösung (Acetat-) pH 6,0 *R*
Pufferlösung (Diethylammoniumphosphat-) pH 6,0 *R*
Pufferlösung (Phosphat-) pH 6,0 *R*
Pufferlösung (Phosphat-) pH 6,0 *R* 1
Pufferlösung (Phosphat-) pH 6,0 *R* 2
Pufferlösung (Phosphat-) pH 6,4 *R*
Pufferlösung (Phosphat-) pH 6,4, gelatinehaltige *R*
Pufferlösung (Phthalat-) pH 6,4 (0,5 mol · l^{-1}) *R*
Pufferlösung pH 6,5 *R*
Pufferlösung (Imidazol-) pH 6,5 *R*
Pufferlösung (Phosphat-) pH 6,5 (0,1 mol · l^{-1}) *R*
Pufferlösung pH 6,6 *R*
Pufferlösung (Phosphat-) pH 6,8 *R*
Pufferlösung (Phosphat-) pH 6,8 *R* 1
Pufferlösung (Phosphat-) pH 6,8, natriumchloridhaltige *R*
Pufferlösung (Trometamol-) pH 6,8 (1 mol · l^{-1}) *R*
Pufferlösung pH 7,0 *R*
Pufferlösung (Maleat-) pH 7,0 *R*
Pufferlösung (Phosphat-) pH 7,0 *R*
Pufferlösung (Phosphat-) pH 7,0 *R* 1
Pufferlösung (Phosphat-) pH 7,0 *R* 2
Pufferlösung (Phosphat-) pH 7,0 *R* 3
Pufferlösung (Phosphat-) pH 7,0 *R* 4
Pufferlösung (Phosphat-) pH 7,0 *R* 5
Pufferlösung (Phosphat-) pH 7,0 (0,1 mol · l^{-1}) *R*
Pufferlösung (Phosphat-) pH 7,0 (0,067 mol · l^{-1}) *R*
Pufferlösung (Phosphat-) pH 7,0 (0,063 mol · l^{-1}) *R*
Pufferlösung (Phosphat-) pH 7,0 (0,05 mol · l^{-1}) *R*
Pufferlösung (Phosphat-) pH 7,0 (0,03 mol · l^{-1}) *R*
Pufferlösung (Phosphat-) pH 7,0 (0,025 mol · l^{-1}) *R*
Pufferlösung (Tetrabutylammonium-) pH 7,0 *R*
Pufferlösung pH 7,2 *R*
Pufferlösung (Phosphat-) pH 7,2 *R*
Pufferlösung (Phosphat-) pH 7,2, albuminhaltige *R*
Pufferlösung (Phosphat-) pH 7,2, albuminhaltige *R* 1
Pufferlösung pH 7,2, physiologische *R*
Pufferlösung (Imidazol-) pH 7,3 *R*
Pufferlösung (Barbital-) pH 7,4 *R*
Pufferlösung (Phosphat-) pH 7,4 *R*
Pufferlösung (Phosphat-) pH 7,4, natriumchloridhaltige *R*
Pufferlösung (Phosphat-) pH 7,4, natriumchloridhaltige *R* 1
Pufferlösung (Trometamol-) pH 7,4 *R*
Pufferlösung (Trometamol-) pH 7,4, natriumchloridhaltige *R*
Pufferlösung (Trometamol-) pH 7,4, natriumchloridhaltige *R* 1
Pufferlösung (Borat-) pH 7,5 *R*
Pufferlösung (HEPES-) pH 7,5 *R*
Pufferlösung (Phosphat-) pH 7,5 (0,33 mol · l^{-1}) *R*
Pufferlösung (Phosphat-) pH 7,5 (0,2 mol · l^{-1}) *R*
Pufferlösung (Trometamol-) pH 7,5 *R*
Pufferlösung (Trometamol-) pH 7,5 (0,05 mol · l^{-1}) *R*
Pufferlösung (Natriumcitrat-) pH 7,8 *R* (Natriumcitrat (0,034 mol · l^{-1}), Natriumchlorid (0,101 mol · l^{-1}))
Pufferlösung pH 8,0 *R*
Pufferlösung pH 8,0 *R* 1
Pufferlösung (Borat-) pH 8,0 (0,0015 mol · l^{-1}) *R*
Pufferlösung (Phosphat-) pH 8,0 (1 mol · l^{-1}) *R*
Pufferlösung (Phosphat-) pH 8,0 (0,1 mol · l^{-1}) *R*
Pufferlösung (Phosphat-) pH 8,0 (0,02 mol · l^{-1}) *R*
Pufferlösung (Trometamol-) pH 8,0 *R*
Pufferlösung (Trometamol-) pH 8,1 *R*
Pufferlösung (Trometamol-Aminoessigsäure-) pH 8,3 *R*
Pufferlösung (Trometamol-Salzsäure-) pH 8,3 *R*
Pufferlösung (Barbital-) pH 8,4 *R*
Pufferlösung (Trometamol-Natriumedetat-) pH 8,4 *R*
Pufferlösung (Trometamol-Natriumedetat-BSA-) pH 8,4, albuminhaltige *R*
Pufferlösung (Trometamol-Acetat-) pH 8,5 *R*
Pufferlösung (Barbital-) pH 8,6 *R* 1
Pufferlösung (Trometamol-) pH 8,8 (1,5 mol · l^{-1}) *R*
Pufferlösung pH 9,0 *R*
Pufferlösung pH 9,0 *R* 1
Pufferlösung (Phosphat-) pH 9,0 *R*
Pufferlösung (Ammoniumchlorid-) pH 9,5 *R*
Pufferlösung (Ammoniumchlorid-) pH 10,0 *R*
Pufferlösung (Diethanolamin-) pH 10,0 *R*
Pufferlösung (Ammoniumcarbonat-) pH 10,3 (0,1 mol · l^{-1}) *R*
Pufferlösung (Ammoniumchlorid-) pH 10,4 *R*
Pufferlösung (Borat-) pH 10,4 *R*
Pufferlösung pH 10,9 *R*

4.2 Volumetrie

4.2.1 Urtitersubstanzen für Maßlösungen

Arsen(III)-oxid *RV*
Benzoesäure *RV*
Kaliumbromat *RV*
Kaliumhydrogenphthalat *RV*
Natriumcarbonat *RV*
Natriumchlorid *RV*
Sulfanilsäure *RV*
Zink *RV*

4.2.2 Maßlösungen

Ammoniumcer(IV)-nitrat-Lösung (0,1 mol · l^{-1})
Ammoniumcer(IV)-nitrat-Lösung (0,01 mol · l^{-1})
Ammoniumcer(IV)-sulfat-Lösung (0,1 mol · l^{-1})
Ammoniumcer(IV)-sulfat-Lösung (0,01 mol · l^{-1})
Ammoniumeisen(III)-sulfat-Lösung (0,1 mol · l^{-1})
Ammoniumthiocyanat-Lösung (0,1 mol · l^{-1})
Bariumchlorid-Lösung (0,1 mol · l^{-1})
Bariumperchlorat-Lösung (0,05 mol · l^{-1})
Bariumperchlorat-Lösung (0,025 mol · l^{-1})
Benzethoniumchlorid-Lösung (0,004 mol · l^{-1})
Blei(II)-nitrat-Lösung (0,1 mol · l^{-1})
Blei(II)-nitrat-Lösung (0,05 mol · l^{-1})
Bromid-Bromat-Lösung (0,0167 mol · l^{-1})
Cer(IV)-sulfat-Lösung (0,1 mol · l^{-1})
Eisen(II)-sulfat-Lösung (0,1 mol · l^{-1})
Essigsäure (0,1 mol · l^{-1})
Iod-Lösung (0,5 mol · l^{-1})
Iod-Lösung (0,05 mol · l^{-1})
Iod-Lösung (0,01 mol · l^{-1})
Kaliumbromat-Lösung (0,0333 mol · l^{-1})
Kaliumbromat-Lösung (0,02 mol · l^{-1})
Kaliumbromat-Lösung (0,0167 mol · l^{-1})
Kaliumbromat-Lösung (0,0083 mol · l^{-1})
Kaliumdichromat-Lösung (0,0167 mol · l^{-1})
Kaliumhydrogenphthalat-Lösung (0,1 mol · l^{-1})
Kaliumhydroxid-Lösung (1 mol · l^{-1})
Kaliumhydroxid-Lösung (0,1 mol · l^{-1})
Kaliumhydroxid-Lösung (0,5 mol · l^{-1}), ethanolische
Kaliumhydroxid-Lösung (0,1 mol · l^{-1}), ethanolische
Kaliumhydroxid-Lösung (0,01 mol · l^{-1}), ethanolische
Kaliumhydroxid-Lösung (0,5 mol · l^{-1}) in Ethanol 60 %
Kaliumiodat-Lösung (0,05 mol · l^{-1})
Kaliumiodid-Lösung (0,001 mol · l^{-1})
Kaliumpermanganat-Lösung (0,02 mol · l^{-1})
Kupfer(II)-sulfat-Lösung (0,02 mol · l^{-1})
Lithiummethanolat-Lösung (0,1 mol · l^{-1})
Magnesiumchlorid-Lösung (0,1 mol · l^{-1})
Natriumarsenit-Lösung (0,1 mol · l^{-1})
Natriumedetat-Lösung (0,1 mol · l^{-1})
Natriumedetat-Lösung (0,02 mol · l^{-1})
Natriumhydroxid-Lösung (2 mol · l^{-1})
Natriumhydroxid-Lösung (1 mol · l^{-1})
Natriumhydroxid-Lösung (0,1 mol · l^{-1})
Natriumhydroxid-Lösung (0,1 mol · l^{-1}), ethanolische
Natriummethanolat-Lösung (0,1 mol · l^{-1})
Natriumnitrit-Lösung (0,1 mol · l^{-1})
Natriumperiodat-Lösung (0,1 mol · l^{-1})
Natriumthiosulfat-Lösung (0,1 mol · l^{-1})
Perchlorsäure (0,1 mol · l^{-1})
Perchlorsäure (0,05 mol · l^{-1})
Salpetersäure (1 mol · l^{-1})
Salzsäure (6 mol · l^{-1})
Salzsäure (3 mol · l^{-1})
Salzsäure (2 mol · l^{-1})
Salzsäure (1 mol · l^{-1})
Salzsäure (0,1 mol · l^{-1})
Salzsäure (0,1 mol · l^{-1}), ethanolische
Schwefelsäure (0,5 mol · l^{-1})
Schwefelsäure (0,05 mol · l^{-1})
Silbernitrat-Lösung (0,1 mol · l^{-1})
Silbernitrat-Lösung (0,001 mol · l^{-1})
Tetrabutylammoniumhydroxid-Lösung (0,1 mol · l^{-1})
Tetrabutylammoniumhydroxid-Lösung (0,1 mol · l^{-1}), 2-propanolische
Zinkchlorid-Lösung (0,05 mol · l^{-1})
Zinksulfat-Lösung (0,1 mol · l^{-1})

4.3 Chemische Referenz-Substanzen (*CRS*), Biologische Referenz-Substanzen (*BRS*), Referenzspektren

Siehe dort

4 Reagenzien

In Ausnahmefällen kann für bestimmte Reagenzien, deren Verfügbarkeit begrenzt ist, ein Warenzeichen oder eine Bezugsquelle angegeben sein. Diese Information dient nur dazu, den Erwerb solcher Reagenzien zu vereinfachen, und soll in keinem Fall darauf hinweisen, dass die genannten Lieferanten in besonderer Weise von der Europäischen Arzneibuch-Kommission oder vom Europarat empfohlen oder anerkannt sind. Reagenzien anderer Herkunft zu verwenden ist daher zulässig, sofern sie den Anforderungen des Arzneibuchs entsprechen.

4.1 Reagenzien, Referenzlösungen und Pufferlösungen

Der Buchstabe *R*, der im Arzneibuch nach dem Namen einer Substanz oder einer Lösung steht, bezeichnet ein Reagenz, das in der folgenden Reagenzienliste aufgeführt ist.

Die für Reagenzien aufgeführten Normen sind nicht unbedingt ausreichend für eine Verwendung als Arzneimittel oder pharmazeutischer Hilfsstoff.

Jede Reagenzbeschreibung enthält eine 7-stellige Code-Nummer (zum Beispiel 1002501). Diese Code-Nummer dient der Identifizierung durch das Sekretariat der Ph. Eur. und bleibt für ein gegebenes Reagenz auch während späterer Revisionen der Reagenzienliste unverändert erhalten. Sie kann auch für die Benutzer des Arzneibuchs zum Beispiel beim Umgang mit dem Reagenzien-Stamm von Nutzen sein. In der Reagenzbeschreibung kann außerdem eine CAS-Nummer (Chemical Abstract Service Registry Number) enthalten sein, die an ihrer typischen Schreibweise (zum Beispiel CAS Nr. 9002-93-1) zu erkennen ist.

Eine bestimmte Anzahl von Reagenzien in dieser Liste ist toxisch und sollte nur unter entsprechenden Sicherheitsmaßnahmen gehandhabt werden.

Wässrige Reagenzlösungen sind mit Wasser *R* herzustellen. Wird eine Reagenzlösung unter Verwendung eines Ausdrucks wie „eine Lösung von Salzsäure ($10\ g \cdot l^{-1}$ HCl)“ beschrieben, bedeutet dies, dass die Lösung durch entsprechende Verdünnung mit Wasser *R* aus einer konzentrierten, in der Reagenzienliste beschriebenen Lösung herzustellen ist. Die für die Grenzprüfungen auf Barium, Calcium und Sulfat verwendeten Lösungen müssen mit destilliertem Wasser *R* hergestellt werden. Ist das Lösungsmittel nicht angegeben, handelt es sich um eine wässrige Lösung.

Reagenzien und deren Lösungen sind in der Regel dicht verschlossen zu lagern. Die Beschriftung muss den zutreffenden internationalen und nationalen Vorschriften entsprechen.

4.1.1 Reagenzien

A

Acebutololhydrochlorid *R* 1148900

CAS Nr. 34381-68-5

Muss der Monographie **Acebutololhydrochlorid (Acebutololi hydrochloridum)** entsprechen

Acetal *R*

Siehe 1,1-Diethoxyethan *R*

Acetaldehyd *R* 1000200

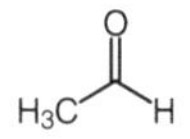

C_2H_4O M_r 44,1
CAS Nr. 75-07-0
Ethanal

Klare, farblose, entflammbare Flüssigkeit; mischbar mit Wasser und Ethanol

d_{20}^{20}: etwa 0,788

n_D^{20}: etwa 1,332

Sdp: etwa 21 °C

Acetaldehyd-Ammoniak *R* 1133500

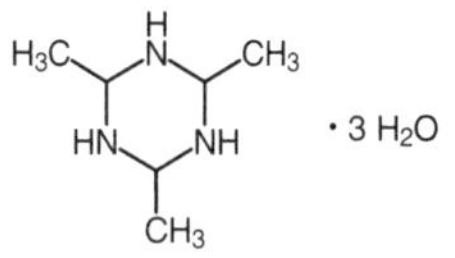

$C_6H_{15}N_3 \cdot 3\ H_2O$ M_r 183,3
CAS Nr. 76231-37-3
2,4,6-Trimethylhexahydro-1,3,5-triazin, Trihydrat

Smp: 95 bis 97 °C

Acetanhydrid *R* 1000500

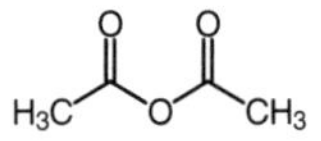

$C_4H_6O_3$ M_r 102,1
CAS Nr. 108-24-7
Essigsäureanhydrid
Mindestens 97,0 Prozent (*m/m*) $C_4H_6O_3$

Klare, farblose Flüssigkeit

Sdp: 136 bis 142 °C

Gehaltsbestimmung: 2,00 g Substanz werden in einem Erlenmeyerkolben mit Schliffstopfen in 50,0 ml Natriumhydroxid-Lösung (1 mol · l^{-1}) gelöst. Die Lösung wird 1 h lang zum Rückfluss erhitzt. Nach Zusatz von 0,5 ml Phenolphthalein-Lösung *R* wird mit Salzsäure (1 mol · l^{-1}) titriert und die Anzahl Milliliter Natriumhydroxid-Lösung (1 mol · l^{-1}) für 1 g Substanz berechnet (n_1).

2,00 g Substanz werden in einem Erlenmeyerkolben mit Schliffstopfen in 20 ml Cyclohexan *R* gelöst. Die Lösung wird in einer Eis-Wasser-Mischung gekühlt und mit einer abgekühlten Mischung von 10 ml Anilin *R* und 20 ml Cyclohexan *R* versetzt. Die Mischung wird 1 h lang zum Rückfluss erhitzt und nach Zusatz von 50,0 ml Natriumhydroxid-Lösung (1 mol · l^{-1}) kräftig geschüttelt. Nach Zusatz von 0,5 ml Phenolphthalein-Lösung *R* wird mit Salzsäure (1 mol · l^{-1}) titriert und die Anzahl Milliliter Natriumhydroxid-Lösung (1 mol · l^{-1}) für 1 g Substanz berechnet (n_2).

Der Prozentgehalt an $C_4H_6O_3$ wird nach folgender Formel berechnet:

$$10{,}2(n_1 - n_2)$$

Acetanhydrid-Schwefelsäure-Lösung *R* 1000502

5 ml Acetanhydrid *R* werden vorsichtig mit 5 ml Schwefelsäure *R* gemischt. Die Mischung wird unter Kühlen tropfenweise in 50 ml wasserfreies Ethanol *R* eingebracht.

Bei Bedarf frisch herzustellen

Aceton *R* 1000600

CAS Nr. 67-64-1

Muss der Monographie **Aceton (Acetonum)** entsprechen

(D_6)Aceton *R* 1024900

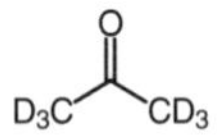

C_3D_6O M_r 64,1
CAS Nr. 666-52-4
(D_6) 2-Propanon

Klare, farblose Flüssigkeit; mischbar mit Wasser, Dimethylformamid, wasserfreiem Ethanol, Ether und Methanol

d_{20}^{20}: etwa 0,87

n_D^{20}: etwa 1,357

Sdp: etwa 55 °C

Deuterierungsgrad: mindestens 99,5 Prozent

Wasser und Deuteriumoxid: höchstens 0,1 Prozent

Acetonitril *R* 1000700

$H_3C—CN$

C_2H_3N M_r 41,05
CAS Nr. 75-05-8

Klare, farblose Flüssigkeit; mischbar mit Wasser, Aceton, Ether und Methanol

Eine Lösung der Substanz (100 g · l^{-1}) muss neutral gegen Lackmus-Papier *R* reagieren (2.2.4).

d_{20}^{20}: etwa 0,78

n_D^{20}: etwa 1,344

Destillationsbereich (2.2.11): Mindestens 95 Prozent müssen zwischen 80 und 82 °C destillieren.

Wird die Substanz in der Spektroskopie verwendet, muss sie folgender zusätzlicher Prüfung entsprechen:

Die Transmission (2.2.25) der Substanz, gegen Wasser *R* gemessen, muss zwischen 255 und 420 nm mindestens 98 Prozent betragen.

Acetonitril *R* 1 1000702

Entspricht Acetonitril *R* mit folgenden zusätzlichen Anforderungen:

Mindestens 99,9 Prozent C_2H_3N

Absorption (2.2.25): höchstens 0,10 bei 200 nm, mit Wasser *R* als Kompensationsflüssigkeit bestimmt

Acetonitril zur Chromatographie *R* 1000701

Muss dem Reagenz Acetonitril *R* entsprechen

Wird die Substanz in der Chromatographie verwendet, muss sie folgenden zusätzlichen Prüfungen entsprechen:

Die Transmission (2.2.25) der Substanz, gegen Wasser *R* gemessen, muss bei 240 nm mindestens 98 Prozent betragen.

Die Reinheit (2.2.28) der Substanz muss mindestens 99,8 Prozent betragen.

Acetylacetamid *R* 1102600

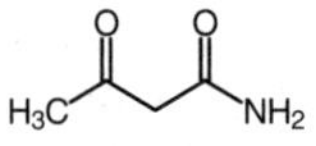

$C_4H_7NO_2$ M_r 101,1
CAS Nr. 5977-14-0
3-Oxobutanamid

Smp: 53 bis 56 °C

Acetylaceton *R* 1000900

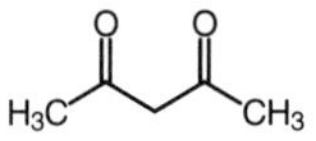

$C_5H_8O_2$ M_r 100,1
CAS Nr. 123-54-6
2,4-Pentandion

Farblose bis schwach gelbliche, leicht entflammbare Flüssigkeit; leicht löslich in Wasser, mischbar mit Aceton, Essigsäure 99 %, Ethanol und Ether

n_D^{20}: 1,452 bis 1,453

Sdp: 138 bis 140 °C

Acetylaceton-Lösung *R* 1 1000901

100 ml Ammoniumacetat-Lösung *R* werden mit 0,2 ml Acetylaceton *R* versetzt.

N*-Acetyl-ε-caprolactam *R 1102700

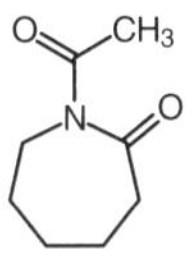

$C_8H_{13}NO_2$ M_r 155,2
CAS Nr. 1888-91-1
N-Acetylhexan-6-lactam; 1-Acetylazepan-2-on

Farblose Flüssigkeit; mischbar mit wasserfreiem Ethanol

d_{20}^{20}: etwa 1,100

n_D^{20}: etwa 1,489

Sdp: etwa 135 °C

Acetylchlorid *R* 1000800

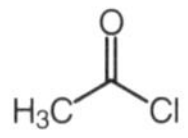

C_2H_3ClO M_r 78,5
CAS Nr. 75-36-5

Klare, farblose, entflammbare Flüssigkeit, zersetzt sich in Wasser und Ethanol; mischbar mit Dichlorethan

d_{20}^{20}: etwa 1,10

Destillationsbereich (2.2.11): Mindestens 95 Prozent müssen zwischen 49 und 53 °C destillieren.

Acetylcholinchlorid *R* 1001000

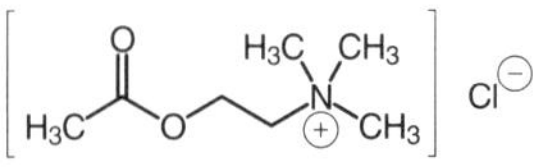

$C_7H_{16}ClNO_2$ M_r 181,7
CAS Nr. 60-31-1
(2-Acetoxyethyl)trimethylammoniumchlorid

Kristallines Pulver; sehr leicht löslich in kaltem Wasser und Ethanol, praktisch unlöslich in Ether; die Substanz zersetzt sich in heißem Wasser und Alkalien

Bei –20 °C zu lagern

Acetyleugenol *R* 1100700

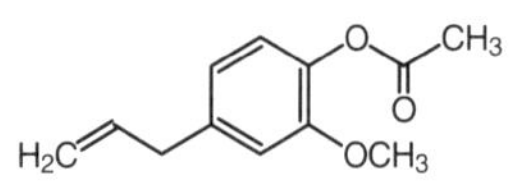

$C_{12}H_{14}O_3$ M_r 206,2
CAS Nr. 93-28-7
(4-Allyl-2-methoxyphenyl)acetat

Gelbe, ölige Flüssigkeit; praktisch unlöslich in Wasser, leicht löslich in Ethanol und Ether

n_D^{20}: etwa 1,521

Sdp: 281 bis 282 °C

Wird die Substanz in der Gaschromatographie verwendet, muss sie zusätzlich folgender Anforderung entsprechen:

Gehaltsbestimmung: Die Prüfung erfolgt mit Hilfe der Gaschromatographie (2.2.28) wie in der Monographie **Nelkenöl (Caryophylli floris aetheroleum)** beschrieben.

Untersuchungslösung: die Substanz

Die Fläche des Hauptpeaks muss mindestens 98,0 Prozent der Summe aller Peakflächen betragen.

N*-Acetylglucosamin *R 1133600

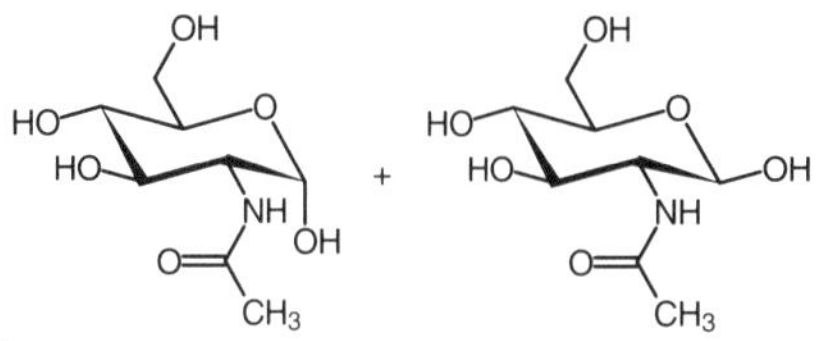

$C_8H_{15}NO_6$ M_r 221,2
CAS Nr. 7512-17-6
2-(Acetylamino)-2-desoxy-D-glucopyranose

Smp: etwa 202 °C

Acetylierungsgemisch *R* 1 1000501

25,0 ml Acetanhydrid *R* werden in wasserfreiem Pyridin *R* zu 100,0 ml gelöst.

Vor Licht und Luft geschützt zu lagern

N*-Acetylneuraminsäure *R 1001100

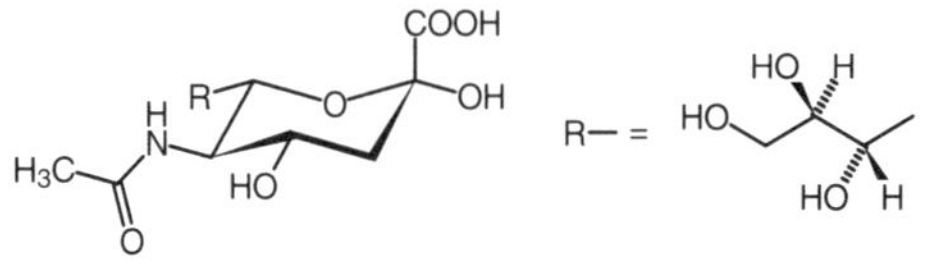

$C_{11}H_{19}NO_9$ M_r 309,3
CAS Nr. 131-48-6
5-Acetamido-3,5-didesoxy-α-D-*glycero*-D-*galacto*-2-nonulopyranosonsäure; Syn. *O*-Sialinsäure

Weiße, nadelförmige Kristalle; löslich in Wasser und Methanol, schwer löslich in wasserfreiem Ethanol, praktisch unlöslich in Aceton und Ether

$[\alpha]_D^{20}$: etwa –36, an einer Lösung der Substanz ($10 g \cdot l^{-1}$) bestimmt

Smp: etwa 186 °C, unter Zersetzung

N-Acetyltryptophan R 1102800

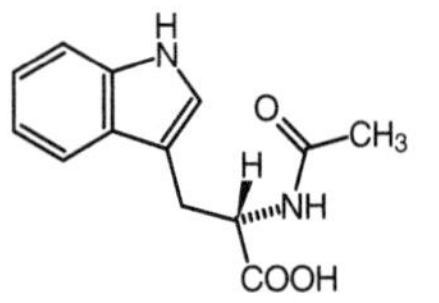

$C_{13}H_{14}N_2O_3$ M_r 246,3
CAS Nr. 1218-34-4
2-Acetylamino-3-(indol-3-yl)propansäure

Weißes bis fast weißes Pulver oder farblose Kristalle; schwer löslich in Wasser

Die Substanz löst sich in verdünnten Alkalihydroxid-Lösungen

Smp: etwa 205 °C

Gehaltsbestimmung: 10,0 mg Substanz werden in einer Mischung von 10 Volumteilen Acetonitril *R* und 90 Volumteilen Wasser *R* zu 100,0 ml gelöst. Die Bestimmung erfolgt wie in der Monographie **Tryptophan (Tryptophanum)** unter „1,1′-Ethylidenbis(tryptophan), andere verwandte Substanzen“ angegeben.

Die Fläche des Hauptpeaks muss mindestens 99,0 Prozent der Summe aller Peakflächen betragen.

Acetyltyrosinethylester R 1001200

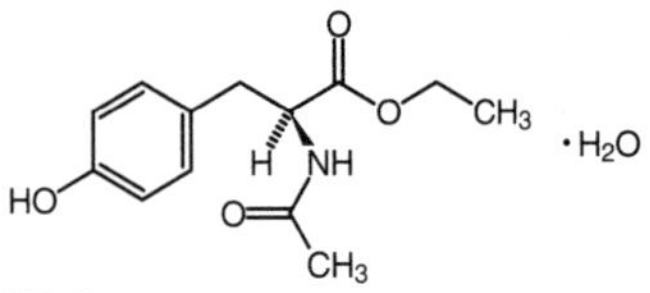

$C_{13}H_{17}NO_4 \cdot H_2O$ M_r 269,3
CAS Nr. 36546-50-6
N-Acetyl-L-tyrosinethylester, Monohydrat

Weißes, kristallines Pulver, das zur Gehaltsbestimmung von Chymotrypsin geeignet ist

$[\alpha]_D^{20}$: +21 bis +25, an einer Lösung der Substanz ($10 \text{ g} \cdot l^{-1}$) in Ethanol 96 % *R* bestimmt

$A_{1\,cm}^{1\%}$: 60 bis 68, bei 278 nm in Ethanol 96 % *R* gemessen

Acetyltyrosinethylester-Lösung (0,2 mol · l⁻¹) R 1001201

0,54 g Acetyltyrosinethylester *R* werden in Ethanol 96 % *R* zu 10,0 ml gelöst.

Acrylamid R 1001500

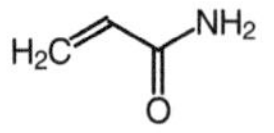

C_3H_5NO M_r 71,1
CAS Nr. 79-06-1
Propenamid

Farblose oder weiße Flocken oder weißes bis fast weißes, kristallines Pulver; sehr leicht löslich in Wasser und Methanol, leicht löslich in wasserfreiem Ethanol

Smp: etwa 84 °C

Acrylamid-Bisacrylamid-Lösung (29:1), 30-prozentige R 1001501

290 g Acrylamid *R* und 10 g Methylenbisacrylamid *R* werden in 1000 ml Wasser *R* gelöst. Die Lösung wird filtriert.

Acrylamid-Bisacrylamid-Lösung (36,5:1), 30-prozentige R 1001502

292 g Acrylamid *R* und 8 g Methylenbisacrylamid *R* werden in 1000 ml Wasser *R* gelöst. Die Lösung wird filtriert.

Acrylsäure R 1133700

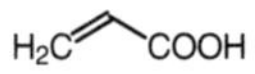

$C_3H_4O_2$ M_r 72,1
CAS Nr. 79-10-7
Prop-2-ensäure; Vinylameisensäure

Mindestens 99 Prozent $C_3H_4O_2$

Die Substanz ist mit 0,02 Prozent Hydrochinonmonomethylether stabilisiert.

Korrodierend wirkende Flüssigkeit; mischbar mit Wasser und Ethanol

Die Substanz polymerisiert leicht in Gegenwart von Sauerstoff.

d_{20}^{20}: etwa 1,05

n_D^{20}: etwa 1,421

Smp: 12 bis 15 °C

Sdp: etwa 141 °C

Acteosid R 1145100

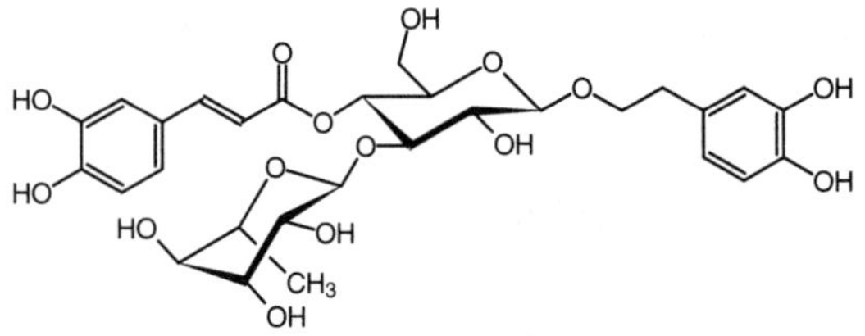

$C_{29}H_{36}O_{15}$ M_r 625
CAS Nr. 61276-17-3
2-(3,4-Dihydroxyphenyl)ethyl-3-*O*-(6-desoxy-α-L-mannopyranosyl)-4-*O*-[(2*E*)-3-(3,4-dihydroxyphenyl)=prop-2-enoyl]-β-D-glucopyranosid

Schwach gelbes Pulver; leicht löslich in Wasser und Methanol

Smp: etwa 140 °C, unter Zersetzung

Adenosin *R* 1001600

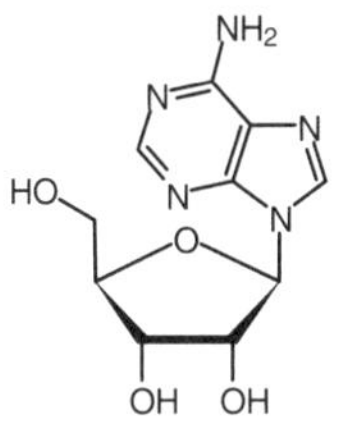

$C_{10}H_{13}N_5O_4$ M_r 267,2
CAS Nr. 58-61-7
1-(6-Amino-9*H*-purin-9-yl)-1-desoxy-β-D-ribofuranose

Weißes, kristallines Pulver; schwer löslich in Wasser, praktisch unlöslich in Aceton, Ethanol und Ether

Die Substanz löst sich in verdünnten Säuren.

Smp: etwa 234 °C

Adipinsäure *R* 1095600

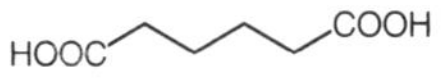

$C_6H_{10}O_4$ M_r 146,1
CAS Nr. 124-04-9
Hexandisäure

Prismen; leicht löslich in Methanol, löslich in Aceton, praktisch unlöslich in Petroläther

Smp: etwa 152 °C

Aescin *R* 1001700

CAS Nr. 11072-93-8
Gemisch verwandter Saponine aus den Samen von *Aesculus hippocastanum* L.

Feines, fast weißes bis schwach rötliches oder gelbliches, amorphes Pulver

Chromatographie: Wird die Substanz unter den Bedingungen und in der Konzentration, wie unter **Senegawurzel (Polygalae radix)** angegeben, geprüft, zeigt das Chromatogramm von 20 µl Lösung nach Besprühen mit Anisaldehyd-Reagenz *R* und Erhitzen eine Hauptzone mit einem R_f-Wert von etwa 0,4.

Aesculin *R* 1119400

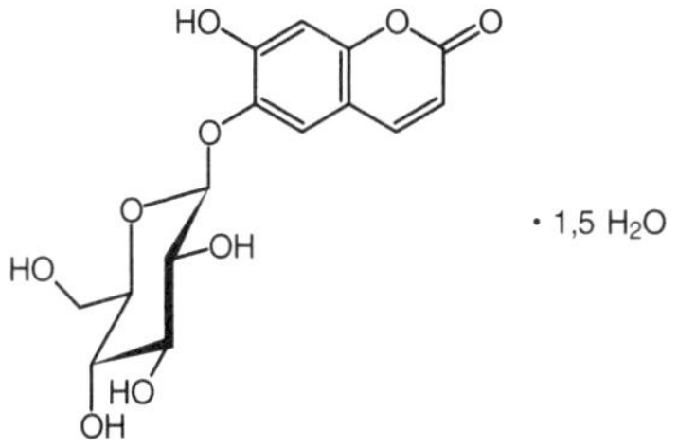

$C_{15}H_{16}O_9 \cdot 1{,}5\ H_2O$ M_r 367,3
CAS Nr. 531-75-9
6-(β-D-Glucopyranosyloxy)-7-hydroxy-2*H*-chromen-2-on-1,5-Hydrat

Weißes bis fast weißes Pulver oder farblose Kristalle; wenig löslich in Wasser und Ethanol, leicht löslich in heißem Wasser und heißem Ethanol

Dünnschichtchromatographie (2.2.27): Wird die Substanz, wie in der Monographie **Taigawurzel (Eleutherococci radix)** beschrieben, geprüft, darf das Chromatogramm nur eine Hauptzone zeigen.

Agarose zur Chromatographie *R* 1001800

CAS Nr. 9012-36-6

Eine Suspension der Substanz (40 g · l^{-1}) in Wasser *R*

Die gequollenen Agarose-Kügelchen haben einen Durchmesser von 60 bis 140 µm. Die Substanz wird in der Ausschlusschromatographie zur Trennung von Proteinen mit einer relativen Molekülmasse zwischen $6 \cdot 10^4$ und $2 \cdot 10^7$ und zur Trennung von Polysacchariden mit einer relativen Molekülmasse zwischen $3 \cdot 10^3$ und $5 \cdot 10^6$ verwendet.

Agarose zur Chromatographie, quer vernetzte *R* 1001900

CAS Nr. 61970-08-9

Die Substanz wird aus Agarose durch Reaktion mit 2,3-Dibrompropanol unter stark alkalischen Reaktionsbedingungen hergestellt.

Eine Suspension der Substanz (40 g · l^{-1}) in Wasser *R*

Die gequollenen Agarose-Kügelchen haben einen Durchmesser von 60 bis 140 µm. Die Substanz wird in der Ausschlusschromatographie zur Trennung von Proteinen mit einer relativen Molekülmasse zwischen $6 \cdot 10^4$ und $2 \cdot 10^7$ und zur Trennung von Polysacchariden mit einer relativen Molekülmasse zwischen $3 \cdot 10^3$ und $5 \cdot 10^6$ verwendet.

Agarose zur Chromatographie, quer vernetzte *R* 1 1001901

CAS Nr. 65099-79-8

Die Substanz wird aus Agarose durch Reaktion mit 2,3-Dibrompropanol unter stark alkalischen Reaktionsbedingungen hergestellt.

Eine Suspension der Substanz (40 g · l^{-1}) in Wasser *R*

Die gequollenen Agarose-Kügelchen haben einen Durchmesser von 60 bis 140 µm. Die Substanz wird in der Ausschlusschromatographie zur Trennung von Proteinen mit einer relativen Molekülmasse zwischen $7 \cdot 10^4$ und $4 \cdot 10^7$ und zur Trennung von Polysacchariden mit einer relativen Molekülmasse zwischen $1 \cdot 10^5$ und $2 \cdot 10^7$ verwendet.

Agarose zur Elektrophorese *R* 1002000

CAS Nr. 9012-36-6

Neutrales, lineares Polysaccharid, dessen Hauptbestandteil von Agar abgeleitet ist

Weißes bis fast weißes Pulver; praktisch unlöslich in kaltem Wasser, sehr schwer löslich in heißem Wasser

Agarose-Polyacrylamid *R* 1002200

Agarose, die in ein Netzwerk von quer vernetztem Polyacrylamid eingebunden ist; geeignet zur Trennung von Globulinen mit einer relativen Molekülmasse zwischen $2 \cdot 10^4$ und $35 \cdot 10^4$

Aktivkohle *R* 1017800

CAS Nr. 64365-11-3

Muss der Monographie **Medizinische Kohle (Carbo activatus)** entsprechen

Alanin *R* 1102900

CAS Nr. 56-41-7

Muss der Monographie **Alanin (Alaninum)** entsprechen

β-Alanin *R* 1004500

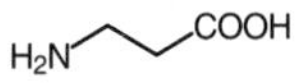

$C_3H_7NO_2$ M_r 89,1
CAS Nr. 107-95-9
3-Aminopropionsäure
Mindestens 99 Prozent $C_3H_7NO_2$

Weißes, kristallines Pulver; leicht löslich in Wasser, schwer löslich in Ethanol, praktisch unlöslich in Aceton und Ether

Smp: etwa 200 °C, unter Zersetzung

Albumin vom Menschen *R* 1133800

Serumalbumin vom Menschen, das mindestens 96 Prozent Albumin enthält

Albuminlösung vom Menschen *R* 1002400

CAS Nr. 9048-46-8

Muss der Monographie **Albuminlösung vom Menschen (Albumini humani solutio)** entsprechen

Albuminlösung vom Menschen *R* 1 1002401

Albuminlösung vom Menschen *R* wird mit einer Lösung von Natriumchlorid *R* ($9 \text{ g} \cdot l^{-1}$) zu einer Proteinkonzentration von $1 \text{ g} \cdot l^{-1}$ verdünnt. Die Lösung wird mit Hilfe von Essigsäure 99 % *R* auf einen pH-Wert von 3,5 bis 4,5 eingestellt.

Aldehyddehydrogenase *R* 1103000

Aus Backhefe gewonnenes Enzym, welches bei pH 8,0 in Gegenwart von Nicotinamid-Adenin-Dinucleotid, Kaliumsalzen und Thiolen Acetaldehyd zu Essigsäure oxidiert

Aldehyddehydrogenase-Lösung *R* 1103001

Eine 70 Einheiten entsprechende Menge Aldehyddehydrogenase *R* wird in Wasser *R* zu 10 ml gelöst.

Die Lösung darf höchstens 8 h lang bei 4 °C gelagert werden.

Aldrin *R* 1123100

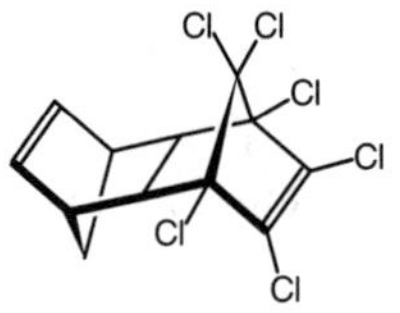

$C_{12}H_8Cl_6$ M_r 364,9
CAS Nr. 309-00-2

Smp: etwa 104 °C

Sdp: etwa 145 °C

Eine geeignete, zertifizierte Referenzlösung ($10 \text{ ng} \cdot \mu l^{-1}$ in Cyclohexan) kann verwendet werden.

Aleuritinsäure *R* 1095700

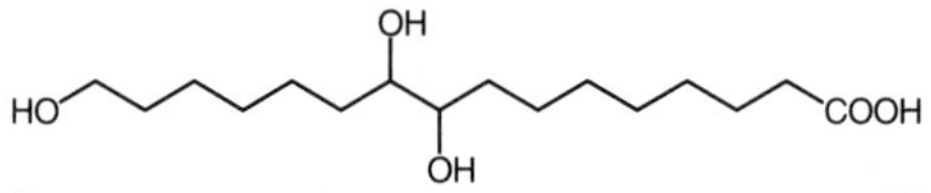

$C_{16}H_{32}O_5$ M_r 304,4
CAS Nr. 533-87-9
(9*RS*,10*SR*)-9,10,16-Trihydroxyhexadecansäure

Weißes, sich fettig anfühlendes Pulver; löslich in Methanol

Smp: etwa 101 °C

Alizarin S *R* 1002600

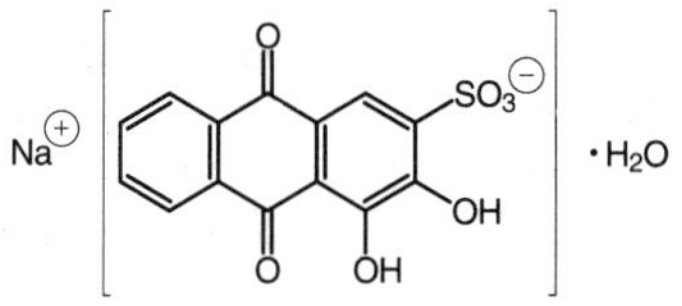

$C_{14}H_7NaO_7S \cdot H_2O$ M_r 360,3
CAS Nr. 130-22-3
C.I. Nr. 58005; Schultz Nr. 1145
3,4-Dihydroxy-2-anthrachinonsulfonsäure, Natriumsalz, Monohydrat

Orangegelbes Pulver; leicht löslich in Wasser und Ethanol

Alizarin-S-Lösung *R* 1002601

Eine Lösung von Alizarin S *R* ($1 \text{ g} \cdot l^{-1}$)

Empfindlichkeitsprüfung: Wird die Lösung zur Einstellung von Bariumperchlorat-Lösung ($0{,}05 \text{ mol} \cdot l^{-1}$) verwendet (4.2.2), muss sie unter den Bedingungen der Einstellung einen Farbumschlag von Gelb nach Orangerot zeigen.

Umschlagsbereich: pH 3,7 (gelb) bis pH 5,2 (violett)

Aloin *R* 1008800

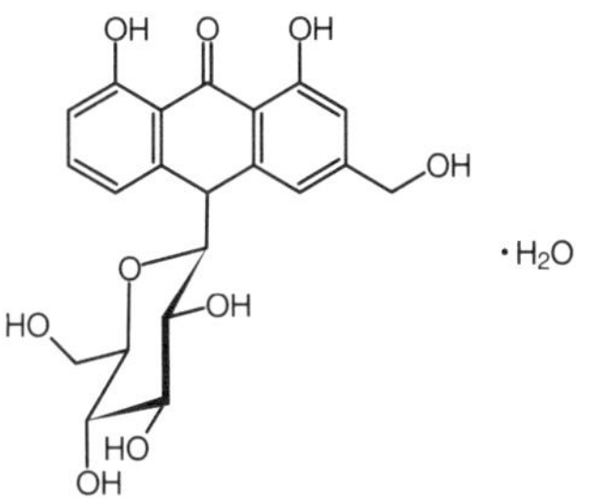

$C_{21}H_{22}O_9 \cdot H_2O$ M_r 436,4
CAS Nr. 1415-73-2
10-(β-D-Glucopyranosyl)-1,8-dihydroxy-3-(hydroxy=methyl)anthron, Monohydrat; Syn. Barbaloin

Gelbe Nadeln oder gelbes bis dunkelgelbes, kristallines Pulver, an Luft und Licht sich dunkel färbend; wenig löslich in Wasser und Ethanol, löslich in Aceton, Ammoniak-Lösung und Alkalihydroxid-Lösungen, sehr schwer löslich in Ether

$A_{1\,cm}^{1\,\%}$: etwa 192 bei 269 nm, etwa 226 bei 296,5 nm, etwa 259 bei 354 nm, jeweils in Methanol *R* bestimmt und auf die wasserfreie Substanz berechnet

Chromatographie: Wird die Substanz unter den Bedingungen und in der Konzentration, wie unter **Faulbaumrinde (Frangulae cortex)** angegeben, geprüft, darf das Chromatogramm nur eine Hauptzone zeigen.

Aluminium *R* 1118200

Al A_r 26,98
CAS Nr. 7429-90-5

Weißes, verformbares, flexibles, bläuliches Metall, in Form von Barren, Blättchen, Pulver, Streifen oder Draht

An feuchter Luft wird eine Oxidschicht gebildet, die das Metall vor weiterer Korrosion schützt.

Analysenqualität

Aluminiumchlorid *R* 1002700

$AlCl_3 \cdot 6\,H_2O$ M_r 241,4
CAS Nr. 7784-13-6
Aluminiumchlorid, Hexahydrat
Mindestens 98,0 Prozent $AlCl_3 \cdot 6\,H_2O$

Weißes bis schwach gelbliches, kristallines, hygroskopisches Pulver; leicht löslich in Wasser und Ethanol, löslich in Ether

Dicht verschlossen zu lagern

Aluminiumchlorid-Lösung *R* 1002701

65,0 g Aluminiumchlorid *R* werden in Wasser *R* zu 100 ml gelöst. Nach Zusatz von 0,5 g Aktivkohle *R* wird 10 min lang gerührt, filtriert und das Filtrat unter dauerndem Rühren mit genügend Lösung von Natriumhydroxid *R* ($10\,g \cdot l^{-1}$) versetzt (etwa 60 ml), bis ein pH-Wert von etwa 1,5 erhalten ist.

Aluminiumchlorid-Reagenz *R* 1002702

2,0 g Aluminiumchlorid *R* werden in 100 ml einer 5-prozentigen Lösung (*V/V*) von Essigsäure 99 % *R* in Methanol *R* gelöst.

Aluminiumkaliumsulfat *R* 1003000

CAS Nr. 7784-24-9

Muss der Monographie **Aluminiumkaliumsulfat (Alumen)** entsprechen

Aluminiumnitrat *R* 1002800

$Al(NO_3)_3 \cdot 9\,H_2O$ M_r 375,1
CAS Nr. 7784-27-2
Aluminiumnitrat, Nonahydrat

Zerfließende Kristalle; sehr leicht löslich in Wasser und Ethanol, sehr schwer löslich in Aceton

Dicht verschlossen zu lagern

Aluminiumoxid, basisches *R* 1118300

Basische Form von wasserfreiem Aluminiumoxid *R*, das zur Säulenchromatographie geeignet ist

pH-Wert (2.2.3): 1 g Substanz wird 5 min lang mit 10 ml kohlendioxidfreiem Wasser *R* geschüttelt. Der pH-Wert der Suspension muss etwa 9 bis 10 betragen.

Aluminiumoxid, neutrales *R* 1118400

Al_2O_3 M_r 102,0

Muss der Monographie **Wasserhaltiges Aluminiumoxid Algeldrat (Aluminii oxidum hydricum)** entsprechen

Aluminiumoxid, wasserfreies *R* 1002900

CAS Nr. 1344-28-1

γ-Aluminiumoxid, das durch Erhitzen wasserfrei gemacht und aktiviert ist

Die Teilchengröße beträgt 75 bis 150 µm.

Ameisensäure, wasserfreie *R* 1039300

HCOOH

CH_2O_2 M_r 46,03
CAS Nr. 64-18-6
Mindestens 98,0 Prozent (*m/m*) CH_2O_2

Farblose, ätzende Flüssigkeit; mischbar mit Wasser und Ethanol

d_{20}^{20}: etwa 1,22

Gehaltsbestimmung: Ein Erlenmeyerkolben, der 10 ml Wasser *R* enthält, wird genau gewogen. Nach raschem Zusatz von etwa 1 ml Substanz wird erneut genau gewogen. Die Lösung wird mit 50 ml Wasser *R* verdünnt und nach Zusatz von 0,5 ml Phenolphthalein-Lösung *R* mit Natriumhydroxid-Lösung (1 mol · l^{-1}) titriert.

1 ml Natriumhydroxid-Lösung (1 mol · l^{-1}) entspricht 46,03 mg CH_2O_2.

Amidoschwarz 10B *R* 1003100

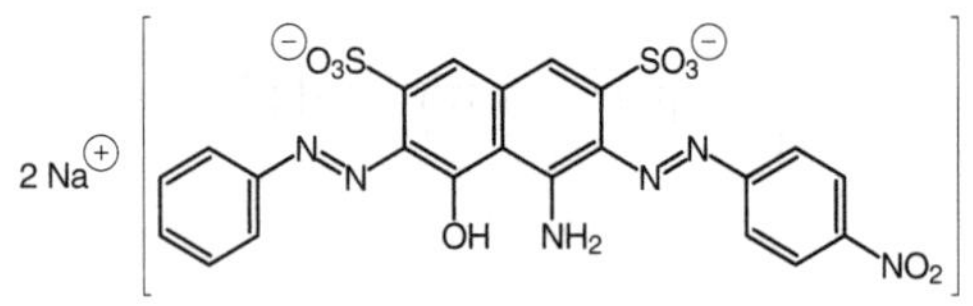

$C_{22}H_{14}N_6Na_2O_9S_2$ M_r 617
CAS Nr. 1064-48-8
C.I. Nr. 20470; Schultz Nr. 299
4-Amino-5-hydroxy-3-(4-nitrophenylazo)-6-phenylazo-2,7-naphthalindisulfonsäure, Dinatriumsalz

Dunkelbraunes bis schwarzes Pulver; wenig löslich in Wasser, löslich in Ethanol

Amidoschwarz-10B-Lösung *R* 1003101

Eine Lösung von Amidoschwarz 10B *R* (5 g · l^{-1}) in einer Mischung von 10 Volumteilen Essigsäure *R* und 90 Volumteilen Methanol *R*

Aminoazobenzol *R* 1003200

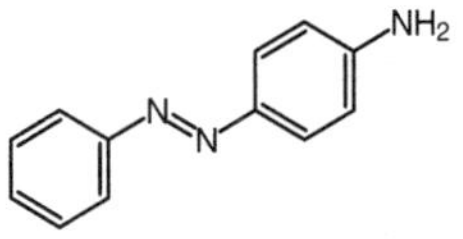

$C_{12}H_{11}N_3$ M_r 197,2
CAS Nr. 60-09-3
C.I. Nr. 11000
Azobenzol-4-amin

Bräunlich gelbe Nadeln mit bläulichem Schimmer; schwer löslich in Wasser, leicht löslich in Ethanol und Ether

Smp: etwa 128 °C

Aminobenzoesäure *R* 1003300

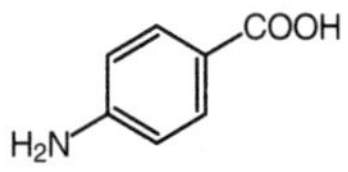

$C_7H_7NO_2$ M_r 137,1
CAS Nr. 150-13-0
4-Aminobenzoesäure

Weißes, kristallines Pulver; schwer löslich in Wasser, leicht löslich in Ethanol, praktisch unlöslich in Petroläther

Smp: etwa 187 °C

Chromatographie: Wird die Substanz unter den Bedingungen und in der Konzentration, wie unter **Procainhydrochlorid (Procaini hydrochloridum)** angegeben, geprüft, darf das Chromatogramm nur einen Hauptfleck zeigen.

Vor Licht geschützt zu lagern

Aminobenzoesäure-Lösung *R* 1003301

1 g Aminobenzoesäure *R* wird in einer Mischung von 18 ml wasserfreier Essigsäure *R*, 20 ml Wasser *R* und 1 ml Phosphorsäure 85 % *R* gelöst.

Unmittelbar vor Gebrauch werden 2 Volumteile der Lösung mit 3 Volumteilen Aceton *R* gemischt.

2-Aminobenzoesäure *R*

Siehe Anthranilsäure *R*

3-Aminobenzoesäure *R* 1147400

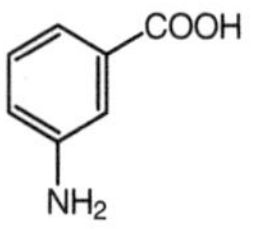

$C_7H_7NO_2$ M_r 137,1
CAS Nr. 99-05-8

Weiße bis fast weiße Kristalle

Eine wässrige Lösung der Substanz färbt sich beim Stehen an der Luft braun.

Smp: etwa 174 °C

Dicht verschlossen, vor Licht geschützt zu lagern

N-(4-Aminobenzoyl)-L-glutaminsäure *R* 1141700

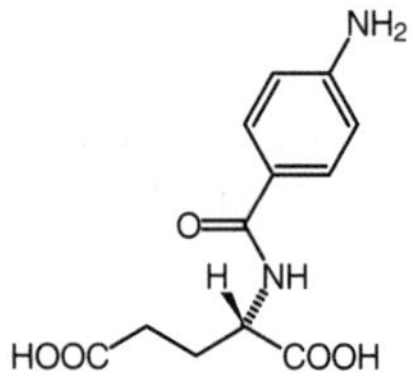

$C_{12}H_{14}N_2O_5$ M_r 266,3
CAS Nr. 4271-30-1
ABGA; (2*S*)-2-[(4-Aminobenzoyl)amino]pentandisäure

Weißes bis fast weißes, kristallines Pulver

Smp: etwa 175 °C, unter Zersetzung

Aminobutanol *R* 1003500

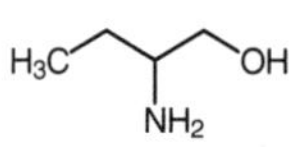

$C_4H_{11}NO$ M_r 89,1
CAS Nr. 5856-63-3
2-Amino-1-butanol

Ölige Flüssigkeit; mischbar mit Wasser, löslich in Ethanol

d_{20}^{20}: etwa 0,94

n_D^{20}: etwa 1,453

Sdp: etwa 180 °C

4-Aminobutansäure *R* 1123200

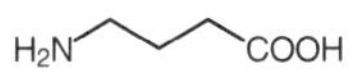

$C_4H_9NO_2$ M_r 103,1
CAS Nr. 56-12-2
γ-Aminobuttersäure; GABA

Umkristallisiert aus Methanol und Ether in Form von Blättchen, aus Wasser und Ethanol in Form von Nadeln; leicht löslich in Wasser, praktisch unlöslich oder schwer löslich in anderen Lösungsmitteln

Smp: etwa 202 °C (vermindert sich bei schnellem Aufheizen)

Aminochlorbenzophenon *R* 1003600

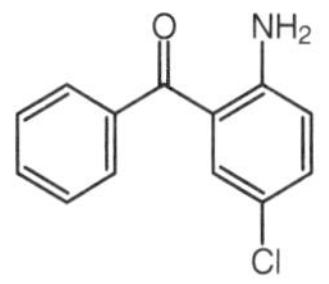

$C_{13}H_{10}ClNO$ M_r 231,7
CAS Nr. 719-59-5
2-Amino-5-chlorbenzophenon

Gelbes, kristallines Pulver; praktisch unlöslich in Wasser, leicht löslich in Aceton, löslich in Ethanol

Smp: etwa 97 °C

Chromatographie: Die Substanz wird, wie unter **Chlordiazepoxidhydrochlorid (Chlordiazepoxidi hydrochloridum)** angegeben, geprüft. Auf die Platte werden 5 µl einer Lösung der Substanz (0,5 g · l^{-1}) in Methanol *R* aufgetragen. Das Chromatogramm darf nur einen Hauptfleck mit einem R_f-Wert von etwa 0,9 zeigen.

Vor Licht geschützt zu lagern

Aminoethanol *R* 1034900

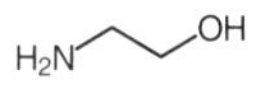

C_2H_7NO M_r 61,1
CAS Nr. 141-43-5
2-Aminoethanol; Syn. Ethanolamin

Klare, farblose, viskose, hygroskopische Flüssigkeit; mischbar mit Wasser und Methanol, wenig löslich in Ether

d_{20}^{20}: etwa 1,04

n_D^{20}: etwa 1,454

Smp: etwa 11 °C

Dicht verschlossen zu lagern

6-Aminohexansäure *R* 1103100

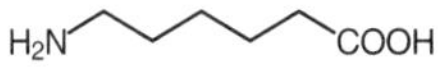

$C_6H_{13}NO_2$ M_r 131,2
CAS Nr. 60-32-2

Farblose Kristalle; leicht löslich in Wasser, wenig löslich in Methanol, praktisch unlöslich in wasserfreiem Ethanol

Smp: etwa 205 °C

Aminohippursäure *R* 1003700

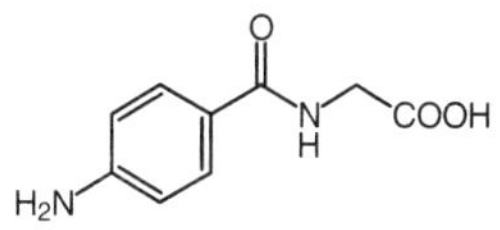

$C_9H_{10}N_2O_3$ M_r 194,2
CAS Nr. 61-78-9
N-(4-Aminobenzoyl)aminoessigsäure

Weißes bis fast weißes Pulver; wenig löslich in Wasser, löslich in Ethanol, sehr schwer löslich in Ether

Smp: etwa 200 °C

Aminohippursäure-Reagenz *R* 1003701

3 g Phthalsäure *R* und 0,3 g Aminohippursäure *R* werden in Ethanol 96 % *R* zu 100 ml gelöst.

Aminohydroxynaphthalinsulfonsäure *R* 1112400

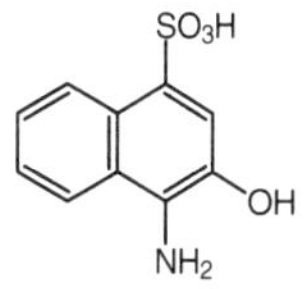

$C_{10}H_9NO_4S$ M_r 239,3
CAS Nr. 116-63-2
4-Amino-3-hydroxynaphthalin-1-sulfonsäure

Weiße bis graue Nadeln, die sich bei Lichteinwirkung rosa färben, inbesondere in Gegenwart von Feuchtigkeit; praktisch unlöslich in Wasser, Ethanol und Ether, löslich in Alkalihydroxid-Lösungen und in heißen Natriumdisulfit-Lösungen

Vor Licht geschützt zu lagern

Aminohydroxynaphthalinsulfonsäure-Lösung *R* 1112401

5,0 g wasserfreies Natriumsulfit *R* werden mit 94,3 g Natriumhydrogensulfit *R* und 0,7 g Aminohydroxynaphthalinsulfonsäure *R* gemischt. 1,5 g der Mischung werden in Wasser *R* zu 10,0 ml gelöst.

Die Lösung ist täglich herzustellen.

Aminomethylalizarindiessigsäure *R* 1003900

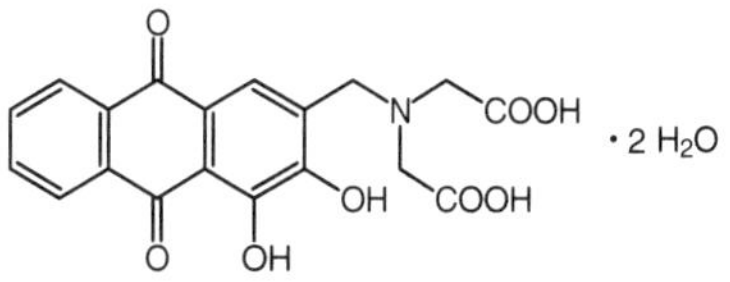

$C_{19}H_{15}NO_8 \cdot 2\ H_2O$ M_r 421,4
CAS Nr. 3952-78-1
2,2′-[(3,4-Dihydroxyanthrachinon-2-yl)methylennitrilo]diessigsäure-Dihydrat; *N*-(3,4-Dihydroxyanthrachinon-2-ylmethyl)iminodiessigsäure-Dihydrat; Alizarinkomplexon-Dihydrat

Feines, blassbräunlich gelbes bis orangebraunes Pulver; praktisch unlöslich in Wasser, löslich in Alkalihydroxid-Lösungen

Smp: etwa 185 °C

Trocknungsverlust (2.2.32): höchstens 10,0 Prozent, mit 1,000 g Substanz bestimmt

Aminomethylalizarindiessigsäure-Lösung *R* 1003902

0,192 g Aminomethylalizarindiessigsäure *R* werden in 6 ml frisch hergestellter Natriumhydroxid-Lösung (1 mol · l^{-1}) gelöst. 750 ml Wasser *R* und 25 ml Succinat-Pufferlösung pH 4,6 *R* werden zugesetzt. Die Lösung wird mit Salzsäure (0,5 mol · l^{-1}) tropfenweise versetzt, bis die Farbe von Rotviolett nach Gelb umschlägt (pH 4,5 bis 5). Nach Zusatz von 100 ml Aceton *R* wird mit Wasser *R* zu 1000 ml verdünnt.

Aminomethylalizarindiessigsäure-Reagenz *R* 1003901

Lösung I: 0,36 g Cer(III)-nitrat *R* werden in Wasser *R* zu 50 ml gelöst.

Lösung II: 0,7 g Aminomethylalizarindiessigsäure *R* werden in 50 ml Wasser *R* suspendiert. Die Substanz wird durch Zusatz von etwa 0,25 ml konzentrierter Ammoniak-Lösung *R* gelöst und die Lösung nach Zusatz von 0,25 ml Essigsäure 99 % *R* mit Wasser *R* zu 100 ml verdünnt.

Lösung III: 6 g Natriumacetat *R* werden in 50 ml Wasser *R* gelöst. Nach Zusatz von 11,5 ml Essigsäure 99 % *R* wird mit Wasser *R* zu 100 ml verdünnt.

33 ml Aceton *R* werden mit 6,8 ml Lösung III, 1,0 ml Lösung II und 1,0 ml Lösung I versetzt. Die Mischung wird mit Wasser *R* zu 50 ml verdünnt.

Empfindlichkeitsprüfung: 1,0 ml Fluorid-Lösung (10 ppm F) *R* wird mit 19,0 ml Wasser *R* und 5,0 ml Aminomethylalizarindiessigsäure-Reagenz versetzt. Nach 20 min muss die Mischung eine Blaufärbung zeigen.

Das Reagenz darf höchstens 5 Tage lang gelagert werden.

Aminonitrobenzophenon *R* 1004000

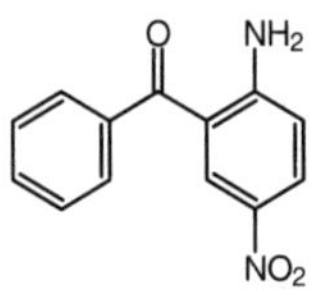

$C_{13}H_{10}N_2O_3$ M_r 242,2
CAS Nr. 1775-95-7
(2-Amino-5-nitrophenyl)(phenyl)methanon

Gelbes, kristallines Pulver; praktisch unlöslich in Wasser, löslich in Tetrahydrofuran, schwer löslich in Methanol

Smp: etwa 160 °C

$A_{1\,cm}^{1\,\%}$: 690 bis 720, bei 233 nm an einer Lösung der Substanz (10 mg · l^{-1}) in Methanol *R* bestimmt

Aminophenazon *R* 1133900

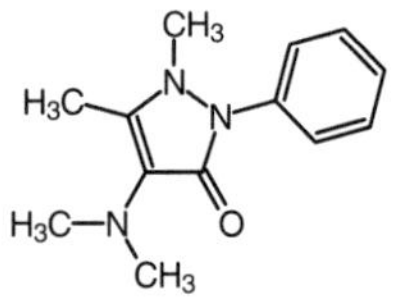

$C_{13}H_{17}N_3O$ M_r 231,3
CAS Nr. 58-15-1
4-(Dimethylamino)-1,5-dimethyl-2-phenyl-1,2-dihydro-3*H*-pyrazol-3-on

Weißes, kristallines Pulver oder farblose Kristalle; löslich in Wasser, leicht löslich in Ethanol

Smp: etwa 108 °C

2-Aminophenol *R* 1147500

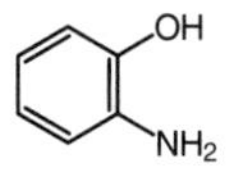

C_6H_7NO M_r 109,1
CAS Nr. 95-55-6

Schwach gelblich braune Kristalle, die schnell braun werden; wenig löslich in Wasser, löslich in Ethanol

Smp: etwa 172 °C

Dicht verschlossen, vor Licht geschützt zu lagern

3-Aminophenol *R* 1147600

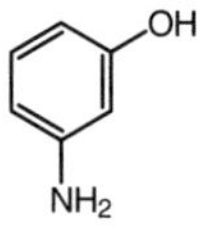

C_6H_7NO M_r 109,1
CAS Nr. 591-27-5

Schwach gelblich braune Kristalle; wenig löslich in Wasser

Smp: etwa 122 °C

4-Aminophenol *R* 1004300

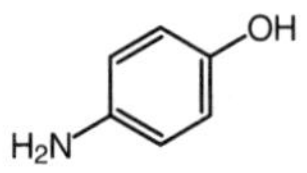

C_6H_7NO M_r 109,1
CAS Nr. 123-30-8
Mindestens 95 Prozent C_6H_7NO

Weißes bis schwach gefärbtes, kristallines Pulver, das sich unter Luft- und Lichteinfluss dunkler färbt; wenig löslich in Wasser, löslich in wasserfreiem Ethanol

Smp: etwa 186 °C, unter Zersetzung

Vor Licht geschützt zu lagern

Aminopolyether *R* 1112500

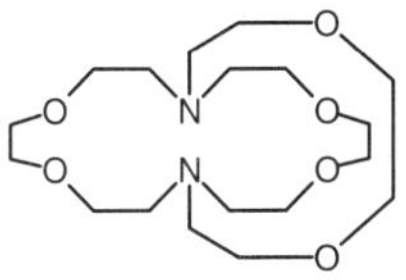

$C_{18}H_{36}N_2O_6$ M_r 376,5
CAS Nr. 23978-09-8
4,7,13,16,21,24-Hexaoxa-1,10-diazabicyclo[8.8.8]hexa=cosan

Smp: 70 bis 73 °C

Aminopropanol *R* 1004400

C_3H_9NO M_r 75,1
CAS Nr. 156-87-6
3-Amino-1-propanol

Klare, farblose, viskose Flüssigkeit

d_{20}^{20}: etwa 0,99

n_D^{20}: etwa 1,461

Smp: etwa 11 °C

3-Aminopropionsäure *R*

Siehe β-Alanin *R*

Aminopyrazolon *R* 1004600

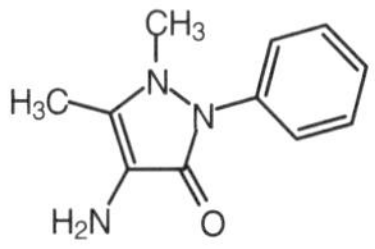

$C_{11}H_{13}N_3O$ M_r 203,2
CAS Nr. 83-07-8
4-Amino-1,5-dimethyl-2-phenyl-3(2*H*)-pyrazolon

Hellgelbe Nadeln oder hellgelbes Pulver; wenig löslich in Wasser, leicht löslich in Ethanol, schwer löslich in Ether

Smp: etwa 108 °C

Aminopyrazolon-Lösung *R* 1004601

Eine Lösung von Aminopyrazolon *R* (1 g · l^{-1}) in Pufferlösung pH 9,0 *R*

Ammoniak-Lösung *R* 1004701

NH_3 M_r 17,03
Mindestens 170 und höchstens 180 g · l^{-1} NH_3

Herstellung: 67 g konzentrierte Ammoniak-Lösung *R* werden mit Wasser *R* zu 100 ml verdünnt.

d_{20}^{20}: 0,931 bis 0,934

Wird die Ammoniak-Lösung R für die Grenzprüfung auf Eisen verwendet, muss sie folgender zusätzlicher Prüfung entsprechen:

5 ml Substanz werden im Wasserbad zur Trockne eingedampft. Der Rückstand wird in 10 ml Wasser *R* gelöst. Nach Zusatz von 2 ml einer Lösung von Citronensäure *R* (200 g · l^{-1}) und 0,1 ml Thioglycolsäure *R* wird die Lösung mit Ammoniak-Lösung *R* alkalisch gemacht und mit Wasser *R* zu 20 ml verdünnt. Dabei darf keine Rosafärbung auftreten.

Vor Kohlendioxid geschützt, unterhalb von 20 °C zu lagern

Ammoniak-Lösung, bleifreie *R* 1004705

Verdünnte Ammoniak-Lösung *R* 1, die zusätzlich folgender Prüfung entsprechen muss: 20 ml Lösung werden mit 1 ml bleifreier Kaliumcyanid-Lösung *R* versetzt. Nach Verdünnen mit Wasser *R* zu 50 ml und Zusatz von 0,10 ml Natriumsulfid-Lösung *R* darf die Lösung nicht stärker gefärbt sein als eine Vergleichslösung ohne Natriumsulfid-Zusatz.

Ammoniak-Lösung, konzentrierte *R* 1004700

Muss der Monographie **Konzentrierte Ammoniak-Lösung (Ammoniae solutio concentrata)** entsprechen

Ammoniak-Lösung, konzentrierte *R* 1 1004800

Mindestens 32,0 Prozent (*m/m*) NH_3 (M_r 17,03)

Klare, farblose Flüssigkeit

d_{20}^{20}: 0,883 bis 0,889

Gehaltsbestimmung: Ein Erlenmeyerkolben mit Schliffstopfen, der 50,0 ml Salzsäure (1 mol · l^{-1}) enthält, wird genau gewogen. 2 ml Substanz werden zugesetzt und erneut genau gewogen. Nach Zusatz von 0,5 ml Methylrot-Mischindikator-Lösung *R* wird mit Natriumhydroxid-Lösung (1 mol · l^{-1}) titriert.

1 ml Salzsäure (1 mol · l^{-1}) entspricht 17,03 mg NH_3.

Vor Kohlendioxid geschützt, unterhalb von 20 °C zu lagern

Ammoniak-Lösung, verdünnte *R* 1 1004702

Mindestens 100 und höchstens 104 g · l^{-1} NH_3 (M_r 17,03)

Herstellung: 41 g konzentrierte Ammoniak-Lösung *R* werden mit Wasser *R* zu 100 ml verdünnt.

Ammoniak-Lösung, verdünnte *R* 2 1004703

Mindestens 33 und höchstens 35 g · l^{-1} NH_3 (M_r 17,03)

Herstellung: 14 g konzentrierte Ammoniak-Lösung *R* werden mit Wasser *R* zu 100 ml verdünnt.

Reagenzien

Ammoniak-Lösung, verdünnte *R* 3 1004704

Mindestens 1,6 und höchstens 1,8 $g \cdot l^{-1}$ NH_3 (M_r 17,03)

Herstellung: 0,7 g konzentrierte Ammoniak-Lösung *R* werden mit Wasser *R* zu 100 ml verdünnt.

Ammoniumacetat *R* 1004900

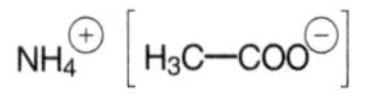

$C_2H_7NO_2$ M_r 77,1
CAS Nr. 631-61-8

Farblose, stark zerfließende Kristalle; sehr leicht löslich in Wasser und Ethanol

Dicht verschlossen zu lagern

Ammoniumacetat-Lösung *R* 1004901

150 g Ammoniumacetat *R* werden in Wasser *R* gelöst. Nach Zusatz von 3 ml Essigsäure 99 % *R* wird mit Wasser *R* zu 1000 ml verdünnt.

1 Woche lang haltbar

(1*R*)-(–)-Ammoniumcampher-10-sulfonat *R* 1103200

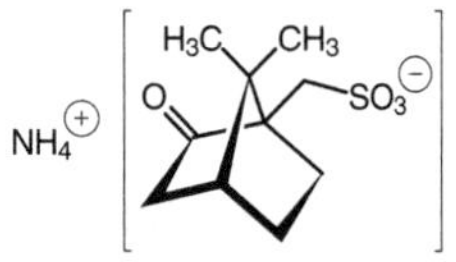

$C_{10}H_{19}NO_4S$ M_r 249,3

Mindestens 97,0 Prozent (1*R*)-(–)-Ammonium-10-camphersulfonat

$[\alpha]_D^{20}$: –18 ± 2, an einer Lösung der Substanz (50 $g \cdot l^{-1}$) in Wasser *R* bestimmt

Ammoniumcarbonat *R* 1005200

CAS Nr. 506-87-6

Gemisch von wechselnden Mengen Ammoniumhydrogencarbonat (NH_4HCO_3, M_r 79,1) und Ammoniumcarbamat ($H_2NCOONH_4$, M_r 78,1)

Weiße, durchscheinende Masse; langsam löslich in etwa 4 Teilen Wasser. Die Substanz wird durch siedendes Wasser zersetzt.

Die Substanz setzt mindestens 30 Prozent (*m/m*) NH_3 (M_r 17,03) frei.

Gehaltsbestimmung: 2,00 g Substanz werden in 25 ml Wasser *R* gelöst und langsam mit 50,0 ml Salzsäure (1 $mol \cdot l^{-1}$) versetzt. Nach Zusatz von 0,1 ml Methylorange-Lösung *R* wird mit Natriumhydroxid-Lösung (1 $mol \cdot l^{-1}$) titriert.

1 ml Salzsäure (1 $mol \cdot l^{-1}$) entspricht 17,03 mg NH_3.

Unterhalb von 20 °C zu lagern

Ammoniumcarbonat-Lösung *R* 1005201

Eine Lösung vom Ammoniumcarbonat *R* (158 $g \cdot l^{-1}$)

Ammoniumcer(IV)-nitrat *R* 1005000

$Ce(NH_4)_2(NO_3)_6$ M_r 548,2
CAS Nr. 16774-21-3

Orangegelbe, durchscheinende Kristalle oder orangegelbes, kristallines Pulver; löslich in Wasser

Ammoniumcer(IV)-sulfat *R* 1005100

$Ce(NH_4)_4(SO_4)_4 \cdot 2\,H_2O$ M_r 633
CAS Nr. 10378-47-9

Orangegelbe Kristalle oder orangegelbes, kristallines Pulver; langsam löslich in Wasser

Ammoniumchlorid *R* 1005300

CAS Nr. 12125-02-9

Muss der Monographie **Ammoniumchlorid (Ammonii chloridum)** entsprechen

Ammoniumchlorid-Lösung *R* 1005301

Eine Lösung von Ammoniumchlorid *R* (107 $g \cdot l^{-1}$)

Ammoniumcitrat *R* 1103300

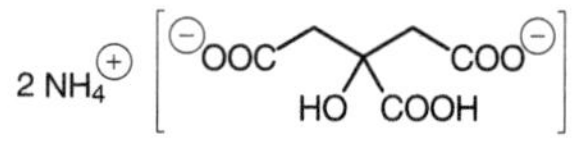

$C_6H_{14}N_2O_7$ M_r 226,2
CAS Nr. 3012-65-5
Ammoniummonohydrogencitrat

Weißes, kristallines Pulver oder farblose Kristalle; leicht löslich in Wasser, schwer löslich in Ethanol

pH-Wert (2.2.3): Der pH-Wert einer Lösung der Substanz (22,6 $g \cdot l^{-1}$) beträgt etwa 4,3.

Ammoniumdihydrogenphosphat *R* 1005400

$(NH_4)H_2PO_4$ M_r 115,0
CAS Nr. 7722-76-1

Weißes, kristallines Pulver oder farblose Kristalle; leicht löslich in Wasser

pH-Wert (2.2.3): Der pH-Wert einer Lösung der Substanz (23 $g \cdot l^{-1}$) beträgt etwa 4,2.

Ammoniumeisen(II)-sulfat *R* 1038200

$Fe(NH_4)_2(SO_4)_2 \cdot 6\,H_2O$ M_r 392,2
CAS Nr. 7783-85-9

Kristalle oder Körnchen, blassbläulich grün; leicht löslich in Wasser, praktisch unlöslich in Ethanol

Vor Licht geschützt zu lagern

Ammoniumeisen(III)-sulfat *R* 1037700

$FeNH_4(SO_4)_2 \cdot 12\ H_2O$ M_r 482,2
CAS Nr. 7783-83-7

Schwach violett gefärbte, verwitternde Kristalle; sehr leicht löslich in Wasser, praktisch unlöslich in Ethanol

Ammoniumeisen(III)-sulfat-Lösung *R* 2 1037702

Eine Lösung von Ammoniumeisen(III)-sulfat *R* (100 g · l^{-1})

Falls erforderlich wird vor Gebrauch filtriert.

Ammoniumeisen(III)-sulfat-Lösung *R* 5 1037704

30,0 g Ammoniumeisen(III)-sulfat *R* werden mit 40 ml Salpetersäure *R* geschüttelt. Die Lösung wird mit Wasser *R* zu 100 ml verdünnt. Zeigt die Lösung eine Trübung, wird sie zentrifugiert oder filtriert.

Vor Licht geschützt zu lagern

Ammoniumeisen(III)-sulfat-Lösung *R* 6 1037705

20 g Ammoniumeisen(III)-sulfat *R* werden in 75 ml Wasser *R* gelöst. Nach Zusatz von 10 ml einer 2,8-prozentigen Lösung (*V/V*) von Schwefelsäure *R* wird die Lösung mit Wasser *R* zu 100 ml verdünnt.

Ammoniumformiat *R* 1112600

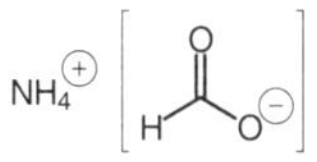

CH_5NO_2 M_r 63,1
CAS Nr. 540-69-2

Zerfließende Kristalle oder Granulat; sehr leicht löslich in Wasser, löslich in Ethanol

Smp: 119 bis 121 °C

Dicht verschlossen zu lagern

Ammoniumhexafluorogermanat(IV) *R* 1134000

$(NH_4)_2GeF_6$ M_r 222,7
CAS Nr. 16962-47-3

Weiße Kristalle; leicht löslich in Wasser

Ammoniumhydrogencarbonat *R* 1005500

$(NH_4)HCO_3$ M_r 79,1
CAS Nr. 1066-33-7
Mindestens 99 Prozent $(NH_4)HCO_3$

Ammoniummolybdat *R* 1005700

$(NH_4)_6Mo_7O_{24} \cdot 4\ H_2O$ M_r 1236
CAS Nr. 12054-85-2

Farblose bis schwach gelbe oder grünliche Kristalle; löslich in Wasser, praktisch unlöslich in Ethanol

Ammoniummolybdat-Lösung *R* 1005702

Eine Lösung von Ammoniummolybdat *R* (100 g · l^{-1})

Ammoniummolybdat-Lösung *R* 2 1005703

5,0 g Ammoniummolybdat *R* werden unter Erhitzen in 30 ml Wasser *R* gelöst. Die Lösung wird abgekühlt, mit verdünnter Ammoniak-Lösung *R* 2 auf einen pH-Wert von 7,0 eingestellt und mit Wasser *R* zu 50 ml verdünnt.

Ammoniummolybdat-Lösung *R* 3 1005704

Lösung I: 5 g Ammoniummolybdat *R* werden unter Erwärmen in 20 ml Wasser *R* gelöst.

Lösung II: 150 ml Ethanol 96 % *R* und 150 ml Wasser *R* werden gemischt. Unter Kühlen werden 100 ml Schwefelsäure *R* zugesetzt.

Vor Gebrauch werden 20 Volumteile Lösung I mit 80 Volumteilen Lösung II versetzt.

Ammoniummolybdat-Lösung *R* 4 1005705

1,0 g Ammoniummolybdat *R* wird in Wasser *R* zu 40 ml gelöst. Nach Zusatz von 3 ml Salzsäure *R* und 5 ml Perchlorsäure *R* wird mit Aceton *R* zu 100 ml verdünnt.

Vor Licht geschützt zu lagern und innerhalb von 1 Monat zu verwenden

Ammoniummolybdat-Lösung *R* 5 1005707

1,0 g Ammoniummolybdat *R* wird in 40,0 ml einer 15-prozentigen Lösung (*V/V*) von Schwefelsäure *R* gelöst.

Die Lösung ist täglich frisch herzustellen.

Ammoniummolybdat-Reagenz *R* 1005701

In der angegebenen Reihenfolge wird 1 Volumteil einer Lösung von Ammoniummolybdat *R* (25 g · l^{-1}) mit 1 Volumteil einer Lösung von Ascorbinsäure *R* (100 g · l^{-1}) und 1 Volumteil Schwefelsäure (294,5 g · l^{-1} H_2SO_4) gemischt. Die Mischung wird mit 2 Volumteilen Wasser *R* versetzt.

Das Reagenz ist innerhalb eines Tages zu verwenden.

Ammoniummolybdat-Reagenz *R* 1 1005706

10 ml einer Lösung von Natriummonohydrogenarsenat *R* (60 g · l^{-1}), 50 ml Ammoniummolybdat-Lösung *R* und 90 ml verdünnte Schwefelsäure *R* werden gemischt und mit Wasser *R* zu 200 ml verdünnt.

Die Mischung wird 24 h lang unter Lichtschutz bei 37 °C aufbewahrt.

Ammoniummolybdat-Reagenz *R* 2 1005708

50 g Ammoniummolybdat *R* werden in 600 ml Wasser *R* gelöst. 250 ml kaltes Wasser *R* und 150 ml Schwefelsäure *R* werden vorsichtig gemischt und abgekühlt. Anschließend werden beide Lösungen gemischt.

Das Reagenz ist am Tag der Herstellung zu verwenden.

Ammoniummonohydrogenphosphat *R* 1006100

$(NH_4)_2HPO_4$ M_r 132,1
CAS Nr. 7783-28-0

Weiße Kristalle oder weiße Körnchen, hygroskopisch; sehr leicht löslich in Wasser, praktisch unlöslich in Ethanol

Der pH-Wert einer Lösung der Substanz (200 g · l^{-1}) beträgt etwa 8.

Dicht verschlossen zu lagern

Ammoniumnitrat *R* 1005800

NH_4NO_3 M_r 80,0
CAS Nr. 6484-52-2

Weißes, kristallines Pulver oder farblose Kristalle, hygroskopisch; sehr leicht löslich in Wasser, leicht löslich in Methanol, löslich in Ethanol

Dicht verschlossen zu lagern

Ammoniumnitrat *R* 1 1005801

Die Substanz muss Ammoniumnitrat *R* mit den folgenden, zusätzlichen Prüfungen entsprechen:

Sauer reagierende Substanzen: Eine Lösung der Substanz ist schwach sauer (2.2.4).

Chlorid (2.4.4): 0,50 g Substanz müssen der Grenzprüfung auf Chlorid entsprechen (100 ppm).

Sulfat (2.4.13): 1,0 g Substanz muss der Grenzprüfung auf Sulfat entsprechen (150 ppm).

Sulfatasche (2.4.14): höchstens 0,05 Prozent, mit 1,0 g Substanz bestimmt

Ammoniumoxalat *R* 1005900

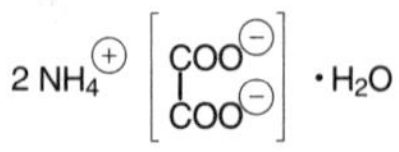

$C_2H_8N_2O_4 \cdot H_2O$ M_r 142,1
CAS Nr. 6009-70-7

Farblose Kristalle; löslich in Wasser

Ammoniumoxalat-Lösung *R* 1005901

Eine Lösung von Ammoniumoxalat *R* (40 g · l^{-1})

Ammoniumpersulfat *R* 1006000

$(NH_4)_2S_2O_8$ M_r 228,2
CAS Nr. 7727-54-0

Weißes, kristallines Pulver oder weiße körnige Kristalle; leicht löslich in Wasser

Ammoniumpyrrolidincarbodithioat *R* 1006200

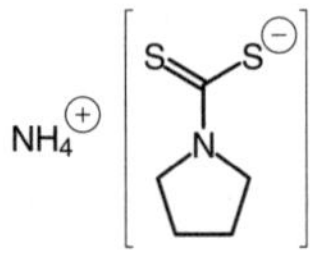

$C_5H_{12}N_2S_2$ M_r 164,3
CAS Nr. 5108-96-3
1-Pyrrolidincarbodithiosäure, Ammoniumsalz

Weißes bis hellgelbes, kristallines Pulver; wenig löslich in Wasser, sehr schwer löslich in Ethanol

In einem Behältnis zu lagern, das in einem Beutel aus Baumwolle ein Stück Ammoniumcarbonat enthält

Ammoniumsulfamat *R* 1006400

$NH_4^{\oplus}[H_2NSO_3]^{\ominus}$ M_r 114,1
CAS Nr. 7773-06-0
Sulfamidsäure, Ammoniumsalz

Weißes, kristallines Pulver oder farblose Kristalle, hygroskopisch; sehr leicht löslich in Wasser, schwer löslich in Ethanol

Smp: etwa 130 °C

Dicht verschlossen zu lagern

Ammoniumsulfat *R* 1006500

$(NH_4)_2SO_4$ M_r 132,1
CAS Nr. 7783-20-2

Farblose Kristalle oder weiße Körnchen; sehr leicht löslich in Wasser, praktisch unlöslich in Aceton und Ethanol

pH-Wert (2.2.3): Der pH-Wert einer Lösung der Substanz (50 g · l^{-1}) in kohlendioxidfreiem Wasser *R* muss zwischen 4,5 und 6,0 liegen.

Sulfatasche (2.4.14): höchstens 0,1 Prozent

Ammoniumsulfid-Lösung *R* 1123300

120 ml verdünnte Ammoniak-Lösung *R* 1 werden mit Schwefelwasserstoff *R* gesättigt und mit 80 ml verdünnter Ammoniak-Lösung *R* 1 versetzt.

Bei Bedarf frisch herzustellen

Ammoniumthiocyanat *R* 1006700

NH_4SCN M_r 76,1
CAS Nr. 1762-95-4

Farblose, zerfließende Kristalle; sehr leicht löslich in Wasser, löslich in Ethanol

Dicht verschlossen zu lagern

Ammoniumthiocyanat-Lösung *R* 1006701

Eine Lösung von Ammoniumthiocyanat *R* (76 g · l^{-1})

Ammoniumvanadat *R* 1006800

NH_4VO_3 M_r 117,0
CAS Nr. 7803-55-6

Weißes bis schwach gelbliches, kristallines Pulver; schwer löslich in Wasser, löslich in verdünnter Ammoniak-Lösung *R* 1

Ammoniumvanadat-Lösung *R* 1006801

1,2 g Ammoniumvanadat *R* werden in 95 ml Wasser *R* gelöst. Die Lösung wird mit Schwefelsäure *R* zu 100 ml verdünnt.

Amoxicillin-Trihydrat *R* 1103400

Muss der Monographie **Amoxicillin-Trihydrat (Amoxicillinum trihydricum)** entsprechen

tert*-Amylalkohol *R 1062700

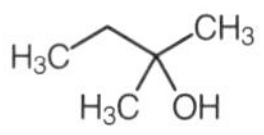

$C_5H_{12}O$ M_r 88,1
CAS Nr. 75-85-4
2-Methyl-2-butanol; Syn. *tert*-Pentylalkohol

Flüchtige, entflammbare Flüssigkeit; leicht löslich in Wasser, mischbar mit Ethanol, Ether und Glycerol

d_{20}^{20}: etwa 0,81

Destillationsbereich (2.2.11): Mindestens 95 Prozent müssen zwischen 100 und 104 °C destillieren.

Vor Licht geschützt zu lagern

α-Amylase *R* 1100800

1,4-α-D-Glucan-4-glucanohydrolase (EC 3.2.1.1)

Weißes bis hellbraunes Pulver

α-Amylase-Lösung *R* 1100801

Eine Lösung von α-Amylase *R* mit einer Aktivität von 800 FAU (fungal amylase activity units) je Gramm

β-Amyrin *R* 1141800

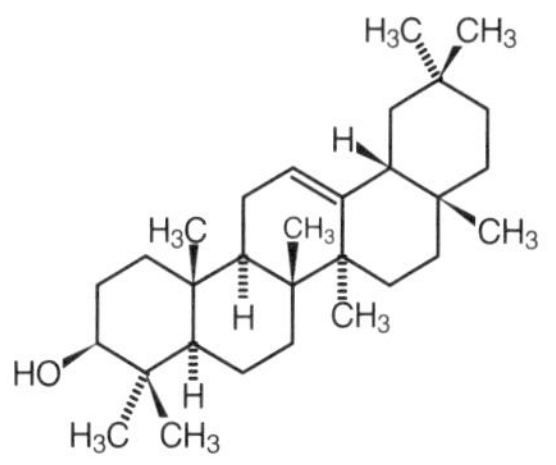

$C_{30}H_{50}O$ M_r 426,7
CAS Nr. 559-70-6
Olean-12-en-3β-ol

Weißes bis fast weißes Pulver

Smp: 187 bis 190 °C

Anethol *R* 1006900

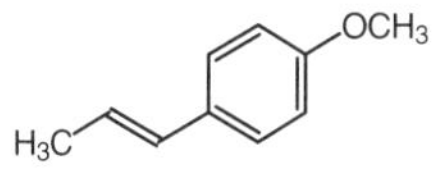

$C_{10}H_{12}O$ M_r 148,2
CAS Nr. 4180-23-8
(*E*)-1-Methoxy-4-(1-propenyl)benzol

Weiße, bis 21 °C kristalline Masse, oberhalb 23 °C flüssig; praktisch unlöslich in Wasser, leicht löslich in wasserfreiem Ethanol, löslich in Ethylacetat und Petroläther

n_D^{25}: etwa 1,56

Sdp: etwa 230 °C

Wird die Substanz in der Gaschromatographie verwendet, muss sie zusätzlich folgender Anforderung entsprechen:

Gehaltsbestimmung: Die Bestimmung erfolgt mit Hilfe der Gaschromatographie (2.2.28) wie in der Monographie **Anisöl (Anisi aetheroleum)** beschrieben.

Untersuchungslösung: die Substanz

Die Fläche des dem *trans*-Anethol entsprechenden Hauptpeaks (Retentionszeit etwa 41 min) muss mindestens 99,0 Prozent der Summe aller Peakflächen betragen.

cis*-Anethol *R 1007000

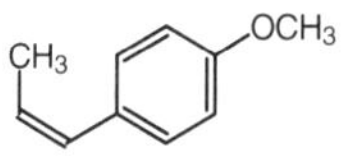

$C_{10}H_{12}O$ M_r 148,2
(*Z*)-1-Methoxy-4-(1-propenyl)benzol

Weiße, bis 21 °C kristalline Masse, oberhalb 23 °C flüssig; praktisch unlöslich in Wasser, leicht löslich in wasserfreiem Ethanol, löslich in Ethylacetat und Petroläther

n_D^{25}: etwa 1,56

Sdp: etwa 230 °C

Wird die Substanz in der Gaschromatographie verwendet, muss sie zusätzlich folgender Anforderung entsprechen:

Gehaltsbestimmung: Die Bestimmung erfolgt mit Hilfe der Gaschromatographie (2.2.28) wie in der Monographie **Anisöl (Anisi aetheroleum)** beschrieben.

Untersuchungslösung: die Substanz

Die Fläche des Hauptpeaks muss mindestens 92,0 Prozent der Summe aller Peakflächen betragen.

Anilin *R* 1007100

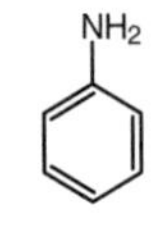

C_6H_7N M_r 93,1
CAS Nr. 62-53-3

Farblose bis schwach gelbliche Flüssigkeit; löslich in Wasser, mischbar mit Ethanol und Ether

d_{20}^{20}: etwa 1,02

Sdp: 183 bis 186 °C

Vor Licht geschützt zu lagern

Anilinhydrochlorid *R* 1147700

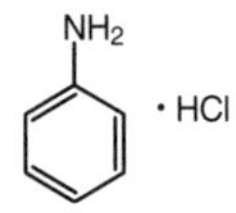

C_6H_8ClN M_r 129,6
CAS Nr. 142-04-1
Benzolaminhydrochlorid

Kristalle, die bei Kontakt mit Luft und Licht dunkel werden

Smp: etwa 198 °C

Vor Licht geschützt zu lagern

Anionenaustauscher *R* 1007200

Austauscherharz in Form von Kügelchen, mit quartären Ammoniumgruppen [$-CH_2N^{\oplus}(CH_3)_3$] in der Chlorid-Form, die an ein mit 2 Prozent Divinylbenzol vernetztes Polystyrolgerüst fixiert sind

Die Teilchengröße wird in der Monographie angegeben.

Das Austauscherharz wird auf einem Glassintertiegel (40) so lange mit Natriumhydroxid-Lösung (1 mol · l^{-1}) gewaschen, bis das Eluat frei von Chlorid ist, und danach so lange mit Wasser *R*, bis das Eluat neutral reagiert.

Das Austauscherharz wird in frisch hergestelltem, ammoniumfreiem Wasser *R* suspendiert und vor Kohlendioxid geschützt gelagert.

Anionenaustauscher *R* 1 1123400

Austauscherharz mit quartären Ammoniumgruppen [$-CH_2N^{\oplus}(CH_3)_3$], die an ein mit Methacrylat vernetztes Latex-Gerüst fixiert sind

Anionenaustauscher *R* 2 1141900

Konjugat von gleichmäßigen, 10 µm großen, hydrophilen Polyether-Partikeln und einem quartären Ammoniumsalz, das eine für die Anionenaustauschchromatographie von Proteinen geeignete Matrix ergibt

Anionenaustauscher, schwacher *R* 1146700

Austauscherharz mit Diethylaminoethyl-Gruppen, die an ein Poly(methylmethacrylat)-Gerüst fixiert sind

Anionenaustauscher, stark basischer *R* 1026600

Gelförmiges Austauscherharz in der Hydroxid-Form, mit quartären Ammoniumgruppen [$-CH_2N^{\oplus}(CH_3)_3$, Typ 1], die an ein mit 8 Prozent Divinylbenzol vernetztes Polystyrolgerüst fixiert sind

Braune, durchscheinende Kügelchen

Teilchengröße: 0,2 bis 1,0 mm

Wassergehalt: etwa 50 Prozent

Austauschkapazität: mindestens 1,2 mÄqu. je Milliliter

Anionenaustauscher zur Chromatographie, stark basischer *R* 1112700

Austauscherharz mit quartären Ammonium-Gruppen, die an ein mit Divinylbenzol vernetztes Latex-Gerüst fixiert sind

Anisaldehyd *R* 1007300

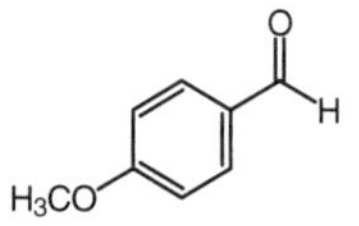

$C_8H_8O_2$ M_r 136,1
CAS Nr. 123-11-5
4-Methoxybenzaldehyd

Ölige Flüssigkeit; sehr schwer löslich in Wasser, mischbar mit Ethanol und Ether

Sdp: etwa 248 °C

Wird die Substanz in der Gaschromatographie verwendet, muss sie zusätzlich folgender Anforderung entsprechen:

Gehaltsbestimmung: Die Bestimmung erfolgt mit Hilfe der Gaschromatographie (2.2.28) wie in der Monographie **Anisöl (Anisi aetheroleum)** beschrieben.

Untersuchungslösung: die Substanz

Die Fläche des Hauptpeaks muss mindestens 99,0 Prozent der Summe aller Peakflächen betragen.

Anisaldehyd-Reagenz *R* 1007301

0,5 ml Anisaldehyd *R* werden mit 10 ml Essigsäure 99 % *R*, 85 ml Methanol *R* und 5 ml Schwefelsäure *R* in der angegebenen Reihenfolge gemischt.

Anisaldehyd-Reagenz *R* 1 1007302

10 ml Anisaldehyd *R* werden mit 90 ml Ethanol 96 % *R* gemischt. Nach Zusatz von 10 ml Schwefelsäure *R* wird erneut gemischt.

p*-Anisidin *R 1103500

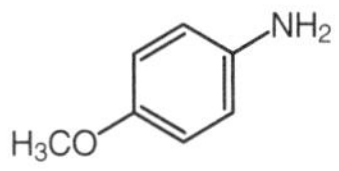

C_7H_9NO M_r 123,2
CAS Nr. 104-94-9
4-Methoxyanilin
Mindestens 97,0 Prozent C_7H_9NO

Weiße Kristalle; wenig löslich in Wasser, löslich in wasserfreiem Ethanol

Vorsicht: Die Substanz sensibilisiert und reizt die Haut.

Vor Licht geschützt, bei 0 bis 4 °C zu lagern

Während der Lagerung verfärbt sich die Substanz auf Grund einer Oxidation dunkel. Die verfärbte Substanz kann wie folgt reduziert und entfärbt werden: 20 g Substanz werden bei 75 °C in 500 ml Wasser *R* gelöst. Nach Zusatz von 1 g Natriumsulfit *R* und 10 g Aktivkohle *R* wird 5 min lang gerührt. Die Mischung wird filtriert und das Filtrat auf etwa 0 °C abgekühlt. Nach mindestens 4 h langem Stehenlassen bei 0 °C werden die entstandenen Kristalle abfiltriert, mit einer kleinen Menge Wasser *R* von etwa 0 °C gewaschen und anschließend im Exsikkator unter vermindertem Druck über Phosphor(V)-oxid *R* getrocknet.

Anolytlösung zur isoelektrischen Fokussierung pH 3 bis 5 *R* 1112800

14,71 g Glutaminsäure *R* werden in Wasser *R* gelöst. Nach Zusatz von 33 ml Phosphorsäure 85% *R* wird mit Wasser *R* zu 1000 ml verdünnt.

Anthracen *R* 1007400

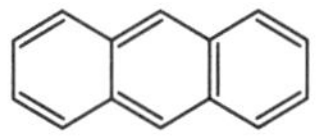

$C_{14}H_{10}$ M_r 178,2
CAS Nr. 120-12-7

Weißes, kristallines Pulver; praktisch unlöslich in Wasser, schwer löslich in Chloroform

Smp: etwa 218 °C

Anthranilsäure *R* 1003400

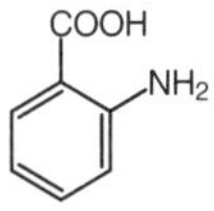

$C_7H_7NO_2$ M_r 137,1
CAS Nr. 118-92-3
2-Aminobenzoesäure

Weißes bis schwach gelb gefärbtes, kristallines Pulver; wenig löslich in kaltem Wasser, leicht löslich in heißem Wasser, Ethanol, Ether und Glycerol

Lösungen in Ethanol oder in Ether, besonders aber in Glycerol, zeigen eine violette Fluoreszenz.

Smp: etwa 145 °C

Anthron *R* 1007500

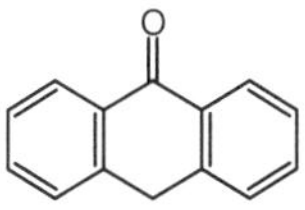

$C_{14}H_{10}O$ M_r 194,2
CAS Nr. 90-44-8
Anthracen-9(10*H*)-on

Hellgelbes, kristallines Pulver

Smp: etwa 155 °C

Antimon(III)-chlorid *R* 1007700

$SbCl_3$ M_r 228,1
CAS Nr. 10025-91-9

Farblose Kristalle oder durchscheinende, kristalline Masse, hygroskopisch; leicht löslich in wasserfreiem Ethanol

Die Substanz wird durch Wasser hydrolysiert.

Vor Feuchtigkeit geschützt, dicht verschlossen zu lagern

Antimon(III)-chlorid-Lösung *R* 1007701

30 g Antimon(III)-chlorid *R* werden rasch 2-mal mit je 15 ml ethanolfreiem Chloroform *R* abgespült. Die Spülflüssigkeit wird vollständig dekantiert. Die abgespülten Kristalle werden sofort in 100 ml ethanolfreiem Chloroform *R* unter Erwärmen gelöst.

Die Lösung ist über einigen Gramm wasserfreiem Natriumsulfat *R* zu lagern.

Antimon(III)-chlorid-Lösung *R* 1 1007702

Lösung I: 110 g Antimon(III)-chlorid *R* werden in 400 ml Dichlorethan *R* gelöst. Nach Zusatz von 2 g wasserfreiem Aluminiumoxid *R* wird gemischt und durch einen Glassintertiegel (40) filtriert. Das Filtrat wird mit Dichlorethan *R* zu 500,0 ml verdünnt und gemischt. Die Absorption (2.2.25) der Lösung, bei 500 nm in einer Schichtdicke von 2 cm bestimmt, darf höchstens 0,07 betragen.

Lösung II: 100 ml frisch destilliertes Acetylchlorid *R* und 400 ml Dichlorethan *R* werden unter einem Abzug gemischt. Die Mischung ist kühl zu lagern.

90 ml Lösung I werden mit 10 ml Lösung II gemischt.

In braunen Glasstopfengefäßen zu lagern und innerhalb von 7 Tagen zu verwenden

Ein gefärbtes Reagenz ist zu verwerfen.

Antithrombin III *R* 1007800

CAS Nr. 90170-80-2

Antithrombin III (AT. III) wird aus Plasma vom Menschen gewonnen und durch Chromatographie auf Heparin-Agarose gereinigt. Die spezifische Aktivität muss mindestens 6 I.E. je Milligramm betragen.

Antithrombin-III-Lösung *R* 1 1007801

Antithrombin III *R* wird entsprechend den Angaben des Herstellers gelöst und mit natriumchloridhaltiger Trometamol-Pufferlösung pH 7,4 *R* auf einen Gehalt von 1 I.E. je Milliliter verdünnt.

Antithrombin-III-Lösung *R* 2 1007802

Antithrombin III *R* wird entsprechend den Angaben des Herstellers gelöst und mit natriumchloridhaltiger Trometamol-Pufferlösung pH 7,4 *R* auf einen Gehalt von 0,5 I.E. je Milliliter verdünnt.

Apigenin *R* 1095800

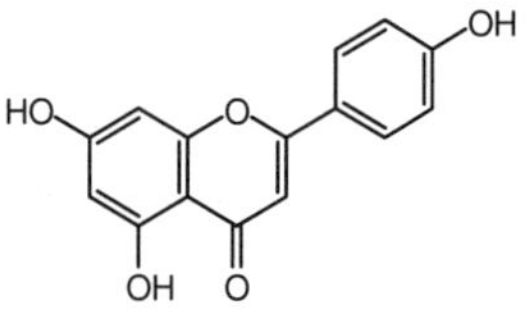

$C_{15}H_{10}O_5$ M_r 270,2
CAS Nr. 520-36-5
5,7-Dihydroxy-2-(4-hydroxyphenyl)-4*H*-chromen-4-on

Schwach gelbliches Pulver; praktisch unlöslich in Wasser, wenig löslich in Ethanol

Smp: etwa 310 °C, unter Zersetzung

Dünnschichtchromatographie: 10 µl einer Lösung der Substanz (0,25 g · l⁻¹) in Methanol *R* werden nach den Angaben in der Monographie **Römische Kamille (Chamomillae romanae flos)** geprüft. Das Chromatogramm zeigt im oberen Drittel eine gelblich grün fluoreszierende Hauptzone.

Apigenin-7-glucosid *R* 1095900

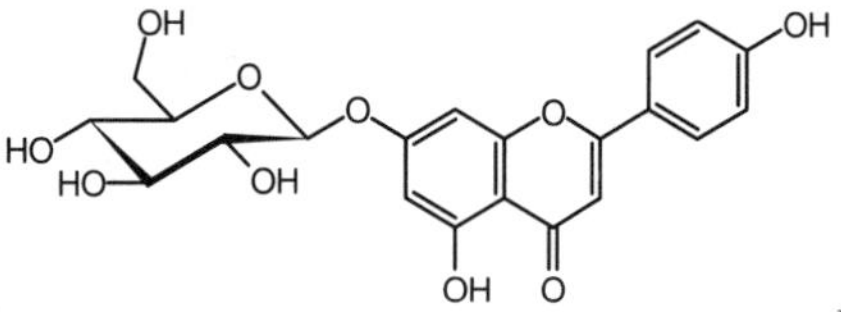

$C_{21}H_{20}O_{10}$ M_r 432,4
CAS Nr. 578-74-5
Apigetrin; 7-(β-D-Glucopyranosyloxy)-5-hydroxy-2-(4-hydroxyphenyl)-4*H*-1-benzopyran-4-on; 7-(β-D-Glucopyranosyloxy)-5-hydroxy-2-(4-hydroxyphenyl)-4*H*-chromen-4-on

Schwach gelbliches Pulver; praktisch unlöslich in Wasser, wenig löslich in Ethanol

Smp: 198 bis 201 °C

Dünnschichtchromatographie: 10 µl einer Lösung der Substanz (0,25 g · l^{-1}) in Methanol *R* werden nach den Angaben in der Monographie **Römische Kamille (Chamomillae romanae flos)** geprüft. Das Chromatogramm zeigt im mittleren Drittel eine gelblich fluoreszierende Hauptzone.

Wird die Substanz in der Flüssigchromatographie verwendet, muss sie zusätzlich folgender Anforderung entsprechen:

Gehaltsbestimmung: Die Bestimmung erfolgt mit Hilfe der Flüssigchromatographie (2.2.29) wie in der Monographie **Kamillenblüten (Matricariae flos)** beschrieben.

Untersuchungslösung: 10,0 mg Substanz werden in Methanol *R* zu 100,0 ml gelöst.

Der Gehalt an Apigenin-7-glucosid, berechnet mit Hilfe des Verfahrens „Normalisierung“, muss mindestens 95,0 Prozent betragen.

Aprotinin *R* 1007900

CAS Nr. 9087-70-1

Muss der Monographie **Aprotinin (Aprotininum)** entsprechen

Arabinose *R* 1008000

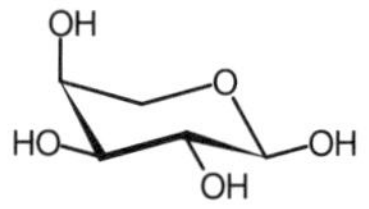

$C_5H_{10}O_5$ M_r 150,1
CAS Nr. 87-72-9
L-(+)-Arabinose; β-L-Arabinopyranose

Weißes, kristallines Pulver; leicht löslich in Wasser

$[\alpha]_D^{20}$: +103 bis +105, an einer Lösung der Substanz (50 g · l^{-1}) bestimmt, die etwa 0,05 Prozent Ammoniak (NH_3) enthält

Arbutin *R* 1008100

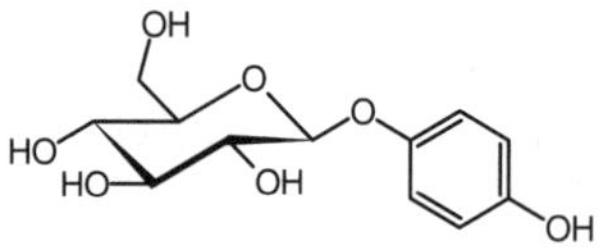

$C_{12}H_{16}O_7$ M_r 272,3
CAS Nr. 497-76-7
Arbutosid; 4-Hydroxyphenyl-β-D-glucopyranosid

Feine, weiße, glänzende Nadeln; leicht löslich in Wasser, sehr leicht löslich in heißem Wasser, löslich in Ethanol

$[\alpha]_D^{20}$: etwa –64, an einer Lösung der Substanz (20 g · l^{-1}) bestimmt

Smp: etwa 200 °C

Dünnschichtchromatographie (2.2.27): Die Prüfung erfolgt wie in der Monographie **Bärentraubenblätter (Uvae ursi folium)** beschrieben; das Chromatogramm zeigt nur eine Hauptzone.

Arbutin für die Arbutinbestimmung in der Monographie ***Bärentraubenblätter*** *muss zusätzlich folgender Anforderung entsprechen:*

Gehaltsbestimmung: Die Bestimmung erfolgt mit Hilfe der Flüssigchromatographie (2.2.29) wie in der Monographie **Bärentraubenblätter** beschrieben. Der Gehalt an Arbutin, berechnet mit Hilfe des Verfahrens „Normalisierung“, muss mindestens 95 Prozent betragen.

Arginin *R* 1103600

CAS Nr. 74-79-3

Muss der Monographie **Arginin (Argininum)** entsprechen

Argon *R* 1008200

Ar A_r 39,95
CAS Nr. 7440-37-1
Mindestens 99,995 Prozent (*V/V*) Ar

Kohlenmonoxid: Werden 10 l Argon *R* bei einer Durchflussrate von 4 l je Stunde unter den bei der Prüfung „Kohlenmonoxid in Gasen“ (2.5.25, Methode I) beschriebenen Bedingungen geprüft, dürfen höchstens 0,05 ml Natriumthiosulfat-Lösung (0,002 mol · l^{-1}) verbraucht werden (0,6 ppm *V/V*).

Aromadendren *R* 1139100

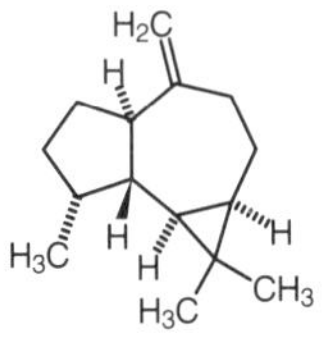

$C_{15}H_{24}$ M_r 204,4
CAS Nr. 489-39-4
(1*R*,2*S*,4*R*,8*R*,11*R*)-3,3,11-Trimethyl-7-methylentricyclo[6.3.0.0^{2,4}]undecan

Klare, fast farblose Flüssigkeit

d_4^{20}: etwa 0,911

n_D^{20}: etwa 1,497

$[\alpha]_D^{20}$: etwa +12

Sdp: etwa 263 °C

Wird die Substanz in der Gaschromatographie verwendet, muss sie zusätzlich folgender Anforderung entsprechen:

Gehaltsbestimmung: Die Bestimmung erfolgt mit Hilfe der Gaschromatographie (2.2.28) wie in der Monographie **Teebaumöl (Melaleucae aetheroleum)** beschrieben.

Der Gehalt an Aromadendren, berechnet mit Hilfe des Verfahrens „Normalisierung“, muss mindestens 92 Prozent betragen.

Arsen(III)-oxid *R* 1008300

As_2O_3 M_r 197,8
CAS Nr. 1327-53-3

Kristallines Pulver oder weiße Masse; schwer löslich in Wasser, löslich in siedendem Wasser

Ascorbinsäure *R* 1008400

CAS Nr. 50-81-7

Muss der Monographie **Ascorbinsäure (Acidum ascorbicum)** entsprechen

Ascorbinsäure-Lösung *R* 1008401

50 mg Ascorbinsäure *R* werden in 0,5 ml Wasser *R* gelöst. Die Lösung wird mit Dimethylformamid *R* zu 50 ml verdünnt.

Asiaticosid *R* 1123500

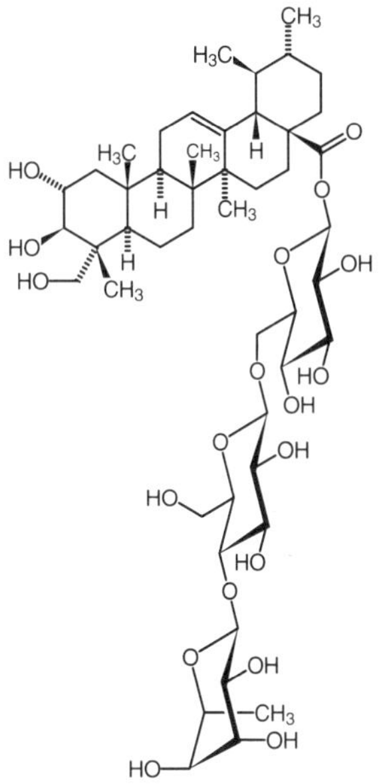

$C_{48}H_{78}O_{19}$ M_r 959
CAS Nr. 16830-15-2
[*O*-6-Desoxy-α-L-mannopyranosyl-(1→4)-*O*-β-D-glucopyranosyl-(1→6)-β-D-glucopyranosyl](2α,3β,23-trihydroxy-4α-urs-12-en-28-oat)

Weißes, hygroskopisches Pulver; löslich in Methanol, schwer löslich in wasserfreiem Ethanol, unlöslich in Acetonitril

Smp: etwa 232 °C, unter Zersetzung

Wasser (2.5.12): 6,0 Prozent

Vor Feuchtigkeit geschützt zu lagern

Wird die Substanz in der Flüssigchromatographie verwendet, muss sie zusätzlich folgender Anforderung entsprechen:

Gehaltsbestimmung: Die Bestimmung erfolgt mit Hilfe der Flüssigchromatographie (2.2.29) wie in der Monographie **Asiatisches Wassernabelkraut (Centellae asiaticae herba)** beschrieben.

Der Gehalt, berechnet mit Hilfe des Verfahrens „Normalisierung“, muss mindestens 97,0 Prozent betragen.

Aspartinsäure *R* 1134100

CAS Nr. 56-84-8

Muss der Monographie **Aspartinsäure (Acidum asparticum)** entsprechen

L-Aspartyl-L-phenylalanin *R* 1008500

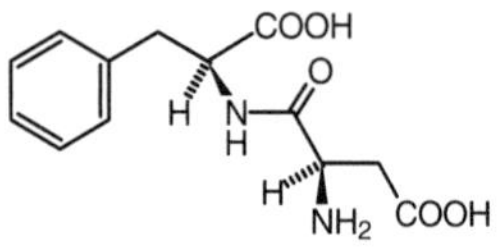

$C_{13}H_{16}N_2O_5$ M_r 280,3
CAS Nr. 13433-09-5
(*S*)-3-Amino-*N*-[(*S*)-1-carboxy-2-phenylethyl]succinamidsäure

Weißes Pulver

Smp: etwa 210 °C, unter Zersetzung

Aucubin *R* 1145200

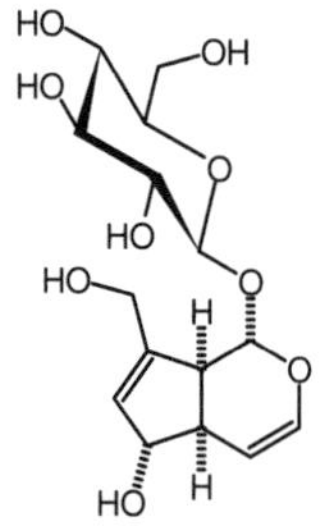

$C_{15}H_{22}O_9$ M_r 346,3
CAS Nr. 479-98-1
(1*S*,4a*R*,5*S*,7a*S*)-5-Hydroxy-7-(hydroxymethyl)-1,4a,5,7a-tetrahydrocyclopenta[*c*]pyran-1-yl-β-D-glucopyranosid

Kristalle; löslich in Wasser, Ethanol und Methanol, praktisch unlöslich in Petroläther

$[\alpha]_D^{20}$: etwa –163

Smp: etwa 181 °C

Azomethin H *R* 1008700

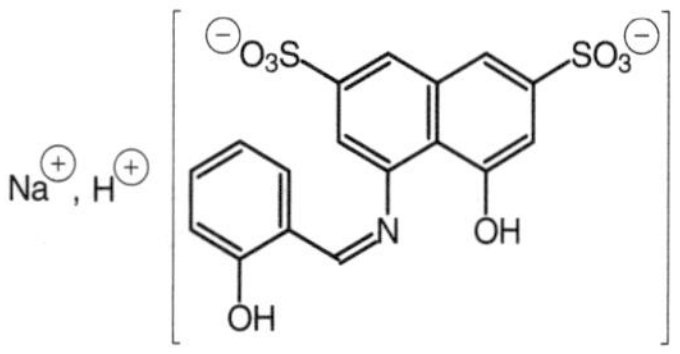

$C_{17}H_{12}NNaO_8S_2$ M_r 445,4
CAS Nr. 5941-07-1
4-Hydroxy-5-(2-hydroxybenzylidenamino)-2,7-naphthalin-2,7-disulfonsäure, Mononatriumsalz

Azomethin-H-Lösung *R* 1008701

0,45 g Azomethin H *R* und 1 g Ascorbinsäure *R* werden unter Erwärmen in Wasser *R* zu 100 ml gelöst.

B

Barbaloin *R*

Siehe Aloin *R*

Barbital *R* 1008900

CAS Nr. 57-44-3

Muss der Monographie **Barbital (Barbitalum)** entsprechen

Barbital-Natrium *R* 1009000

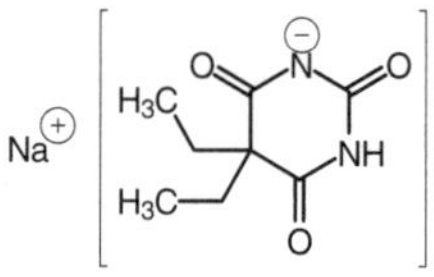

$C_8H_{11}N_2NaO_3$ M_r 206,2
CAS Nr. 144-02-5
5,5-Diethylbarbitursäure, Natriumsalz
Mindestens 98,0 Prozent $C_8H_{11}N_2NaO_3$

Farblose Kristalle oder weißes, kristallines Pulver; leicht löslich in Wasser, schwer löslich in Ethanol, praktisch unlöslich in Ether

Barbitursäure *R* 1009100

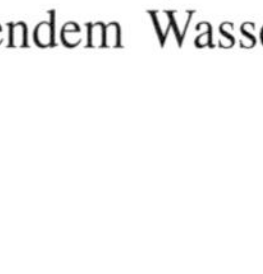

$C_4H_4N_2O_3$ M_r 128,1
CAS Nr. 67-52-7
1*H*,3*H*,5*H*-Pyrimidin-2,4,6-trion

Weißes bis fast weißes Pulver; schwer löslich in Wasser, leicht löslich in siedendem Wasser und in verdünnten Säuren

Smp: etwa 253 °C

Bariumcarbonat *R* 1009200

$BaCO_3$ M_r 197,3
CAS Nr. 513-77-9

Weißes Pulver oder weiße, bröckelige Masse; praktisch unlöslich in Wasser

Bariumchlorid *R* 1009300

$BaCl_2 \cdot 2\,H_2O$ M_r 244,3
CAS Nr. 10326-27-9

Farblose Kristalle; leicht löslich in Wasser, schwer löslich in Ethanol

Bariumchlorid-Lösung *R* 1 1009301

Eine Lösung von Bariumchlorid *R* ($61\ g \cdot l^{-1}$)

Bariumchlorid-Lösung *R* 2 1009302

Eine Lösung von Bariumchlorid *R* ($36{,}5\ g \cdot l^{-1}$)

Bariumhydroxid *R* 1009400

$Ba(OH)_2 \cdot 8\,H_2O$ M_r 315,5
CAS Nr. 12230-71-6

Farblose Kristalle, löslich in Wasser

Bariumhydroxid-Lösung *R* 1009401

Eine Lösung von Bariumhydroxid *R* ($47{,}3\ g \cdot l^{-1}$)

Bariumsulfat *R* 1009500

CAS Nr. 7727-43-7

Muss der Monographie **Bariumsulfat (Barii sulfas)** entsprechen

Benzaldehyd *R* 1009600

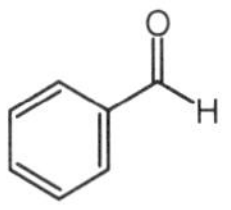

C_7H_6O M_r 106,1
CAS Nr. 100-52-7

Farblose bis schwach gelbe Flüssigkeit; schwer löslich in Wasser, mischbar mit Ethanol und Ether

d_{20}^{20}: etwa 1,05

n_D^{20}: etwa 1,545

Destillationsbereich (2.2.11): Mindestens 95 Prozent müssen zwischen 177 und 180 °C destillieren.

Vor Licht geschützt zu lagern

Benzethoniumchlorid *R* 1009900

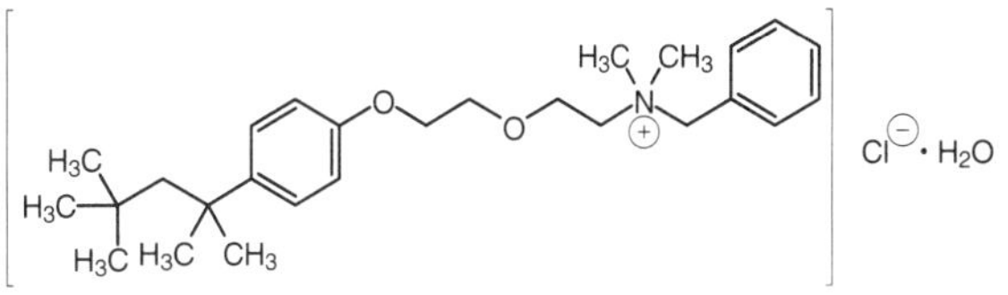

$C_{27}H_{42}ClNO_2 \cdot H_2O$ M_r 466,1
CAS Nr. 121-54-0
Benzyldimethyl-(2-{2-[4-(1,1,3,3-tetramethylbutyl)phenoxy]ethoxy}ethyl)ammoniumchlorid, Monohydrat

Feines, weißes Pulver oder farblose Kristalle; löslich in Wasser und Ethanol, schwer löslich in Ether

Smp: etwa 163 °C

Vor Licht geschützt zu lagern

Benzidin *R* 1145300

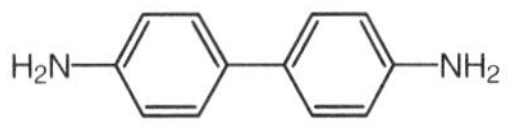

$C_{12}H_{12}N_2$ M_r 184,2
CAS Nr. 92-87-5
Biphenyl-4,4′-diamin; Biphenyl-4,4′-diazan
Mindestens 95 Prozent $C_{12}H_{12}N_2$

Weißes bis schwach gelbliches oder rötliches Pulver, das sich unter Luft- und Lichteinfluss dunkler färbt

Smp: etwa 120 °C

Vor Licht geschützt zu lagern

Benzil *R* 1117800

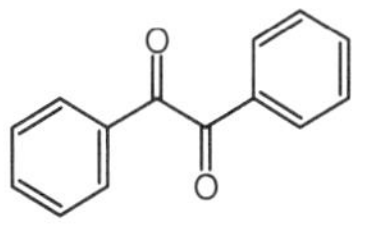

$C_{14}H_{10}O_2$ M_r 210,2
CAS Nr. 134-81-6
Diphenylethandion

Gelbes, kristallines Pulver; praktisch unlöslich in Wasser, löslich in Ethanol, Ethylacetat und Toluol

Smp: 95 °C

Benzocain *R* 1123600

CAS Nr. 94-09-7

Muss der Monographie **Benzocain (Benzocainum)** entsprechen

1,4-Benzochinon *R* 1118500

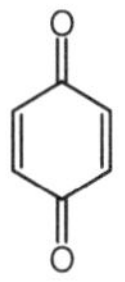

$C_6H_4O_2$ M_r 108,1
CAS Nr. 106-51-4
Cyclohexa-2,5-dien-1,4-dion
Mindestens 98,0 Prozent $C_6H_4O_2$

Benzoesäure *R* 1010100

CAS Nr. 65-85-0

Muss der Monographie **Benzoesäure (Acidum benzoicum)** entsprechen

Benzoin *R* 1010200

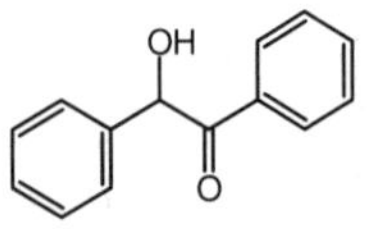

$C_{14}H_{12}O_2$ M_r 212,3
CAS Nr. 579-44-2
2-Hydroxy-1,2-diphenylethanon

Schwach gelbliche Kristalle; sehr schwer löslich in Wasser, leicht löslich in Aceton, löslich in heißem Ethanol, wenig löslich in Ether

Smp: etwa 137 °C

Benzol *R* 1009800

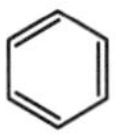

C_6H_6 M_r 78,1
CAS Nr. 71-43-2

Klare, farblose, entflammbare Flüssigkeit; praktisch unlöslich in Wasser, mischbar mit Ethanol und Ether

Sdp: etwa 80 °C

Benzophenon *R* 1010300

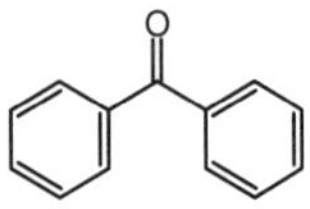

$C_{13}H_{10}O$ M_r 182,2
CAS Nr. 119-61-9
Diphenylmethanon

Prismatische Kristalle; praktisch unlöslich in Wasser, leicht löslich in Ethanol und Ether

Smp: etwa 48 °C

Benzoylargininethylesterhydrochlorid *R* 1010500

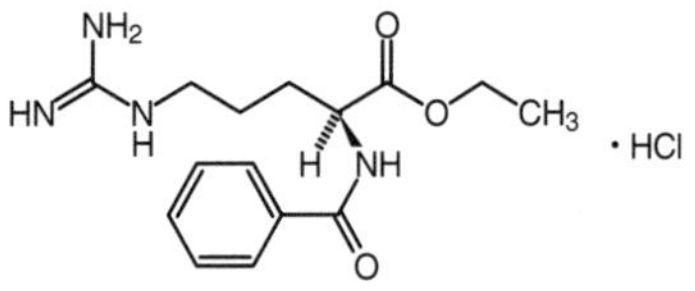

$C_{15}H_{23}ClN_4O_3$ M_r 342,8
CAS Nr. 2645-08-1
Ethyl[(*S*)-2-benzamido-5-guanidinovalerianat]-hydrochlorid

Weißes, kristallines Pulver; sehr leicht löslich in Wasser und wasserfreiem Ethanol, praktisch unlöslich in Ether

$[\alpha]_D^{20}$: –15 bis –18, an einer Lösung der Substanz (10 g · l^{-1}) bestimmt

Smp: etwa 129 °C

$A_{1\,cm}^{1\%}$: 310 bis 340, bei 227 nm mit einer Lösung der Substanz (10 mg · l^{-1}) bestimmt

Benzoylchlorid *R* 1010400

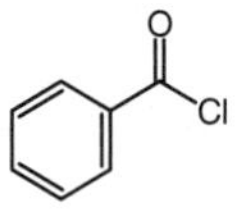

C_7H_5ClO M_r 140,6
CAS Nr. 98-88-4

Farblose, tränenreizende Flüssigkeit; löslich in Ether

Die Substanz zersetzt sich in Gegenwart von Wasser und Ethanol.

d_{20}^{20}: etwa 1,21

Sdp: etwa 197 °C

N*-Benzoyl-L-prolyl-L-phenylalanyl-L-arginin(4-nitroanilid)-acetat *R 1010600

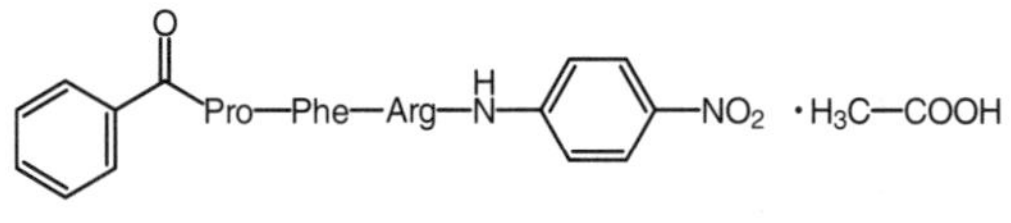

$C_{35}H_{42}N_8O_8$ M_r 703

2-Benzoylpyridin *R* 1134300

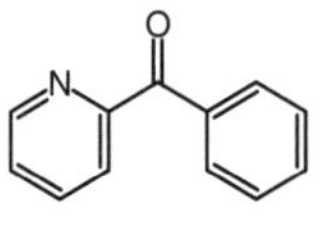

$C_{12}H_9NO$ M_r 183,2
CAS Nr. 91-02-1
Phenyl(pyridin-2-yl)methanon

Farblose Kristalle; löslich in Ethanol

Smp: etwa 43 °C

Benzylalkohol *R* 1010700

CAS Nr. 100-51-6

Muss der Monographie **Benzylalkohol (Alcohol benzylicus)** entsprechen

Benzylbenzoat *R* 1010800

CAS Nr. 120-51-4

Muss der Monographie **Benzylbenzoat (Benzylis benzoas)** und zusätzlich folgender Prüfung entsprechen:

Dünnschichtchromatographie: Die Substanz wird wie in der Monographie **Perubalsam (Balsamum peruvia-**

num) vorgeschrieben geprüft, wobei 20 µl einer 0,3-prozentigen Lösung (*V/V*) der Substanz in Ethylacetat *R* aufgetragen werden. Nach dem Besprühen und Erhitzen zeigt das Chromatogramm eine Hauptzone mit einem R_f-Wert von etwa 0,8.

Benzylcinnamat *R* 1010900

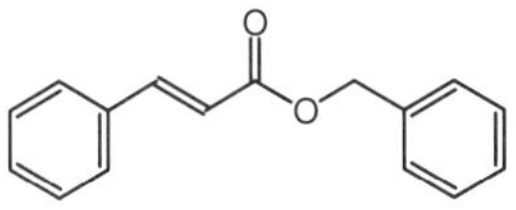

$C_{16}H_{14}O_2$ M_r 238,3
CAS Nr. 103-41-3

Farblose bis gelbliche Kristalle; praktisch unlöslich in Wasser, löslich in Ethanol und Ether

Smp: etwa 39 °C

Dünnschichtchromatographie: Die Substanz wird wie in der Monographie **Perubalsam (Balsamum peruvianum)** vorgeschrieben geprüft, wobei 20 µl einer Lösung der Substanz (3 g · l⁻¹) in Ethylacetat *R* aufgetragen werden. Nach dem Besprühen und Erhitzen zeigt das Chromatogramm eine Hauptzone mit einem R_f-Wert von etwa 0,6.

Benzylether *R* 1140900

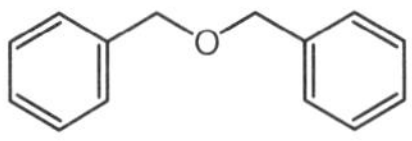

$C_{14}H_{14}O$ M_r 198,3
CAS Nr. 103-50-4
Dibenzylether

Klare, farblose Flüssigkeit; praktisch unlöslich in Wasser, mischbar mit Aceton und wasserfreiem Ethanol

d_{20}^{20}: etwa 1,043

n_D^{20}: etwa 1,562

Sdp: etwa 296 °C, unter Zersetzung

Benzylpenicillin-Natrium *R* 1011000

CAS Nr. 69-57-8

Muss der Monographie **Benzylpenicillin-Natrium (Benzylpenicillinum natricum)** entsprechen

2-Benzylpyridin *R* 1112900

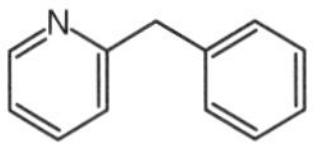

$C_{12}H_{11}N$ M_r 169,2
CAS Nr. 101-82-6
Mindestens 98,0 Prozent $C_{12}H_{11}N$

Gelbe Flüssigkeit

Smp: 13 bis 16 °C

Bergapten *R* 1103700

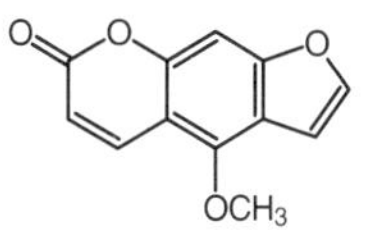

$C_{12}H_8O_4$ M_r 216,2
CAS Nr. 484-20-8
4-Methoxy-7*H*-furo[3,2-*g*]chromen-7-on;
Syn. 5-Methoxypsoralen

Farblose Kristalle; praktisch unlöslich in Wasser, wenig löslich in Ethanol, schwer löslich in Essigsäure 99 %

Smp: etwa 188 °C

Bernsteinsäure *R* 1085600

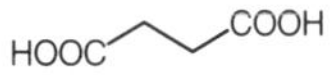

$C_4H_6O_4$ M_r 118,1
CAS Nr. 110-15-6
Butandisäure

Weißes, kristallines Pulver oder farblose Kristalle; löslich in Wasser und Ethanol

Smp: 184 bis 187 °C

Betulin *R* 1011100

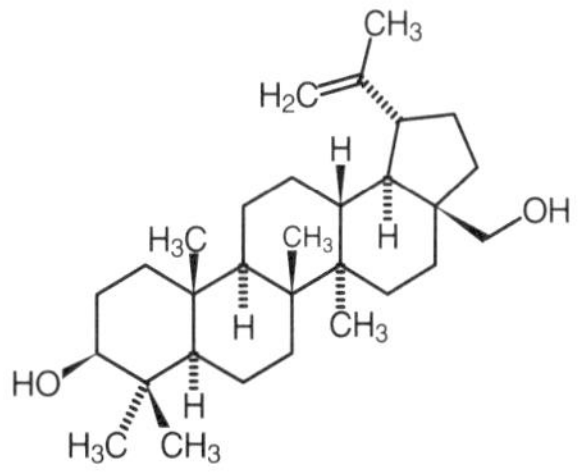

$C_{30}H_{50}O_2$ M_r 442,7
CAS Nr. 473-98-3
Lup-20(39)-en-3β,28-diol

Weißes, kristallines Pulver

Smp: 248 bis 251 °C

Bibenzyl *R* 1011200

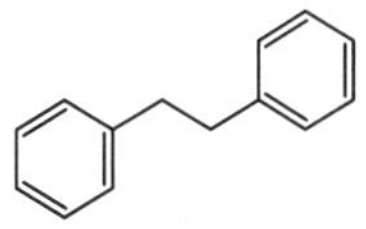

$C_{14}H_{14}$ M_r 182,3
CAS Nr. 103-29-7
1,2-Diphenylethan

Weißes, kristallines Pulver; praktisch unlöslich in Wasser, sehr leicht löslich in Dichlormethan, leicht löslich in Aceton, löslich in Ethanol

Smp: 50 bis 53 °C

Reagenzien

4-Biphenylol *R* 1011300

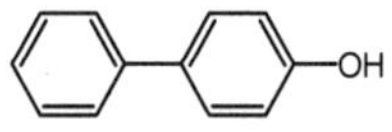

$C_{12}H_{10}O$ M_r 170,2
CAS Nr. 90-43-7
Biphenyl-4-ol; 4-Phenylphenol

Weißes, kristallines Pulver; praktisch unlöslich in Wasser

Smp: 164 bis 167 °C

Bisbenzimid *R* 1103800

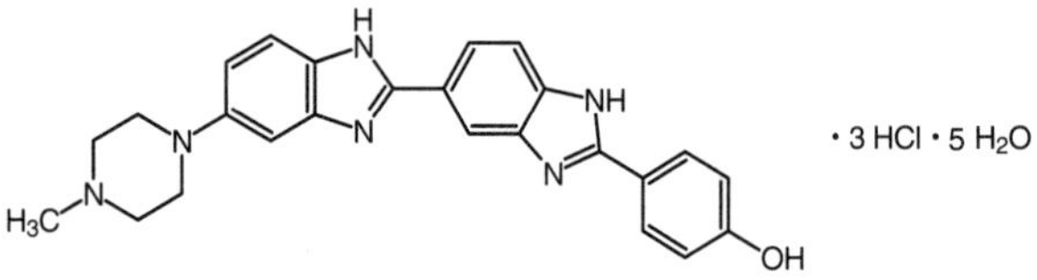

$C_{25}H_{27}Cl_3N_6O \cdot 5\ H_2O$ M_r 624
CAS Nr. 23491-44-3
4-[5-[5-(4-Methylpiperazin-1-yl)benzimidazol-2-yl]=benzimidazol-2-yl]phenol-trihydrochlorid, Pentahydrat

Bisbenzimid-Lösung *R* 1103802

100 µl Bisbenzimid-Stammlösung *R* werden mit natriumchloridhaltiger Phosphat-Pufferlösung pH 7,4 *R* zu 100 ml verdünnt.

Bei Bedarf frisch herzustellen

Bisbenzimid-Stammlösung *R* 1103801

5 mg Bisbenzimid *R* werden in Wasser *R* zu 100 ml gelöst.

Im Dunkeln zu lagern

Bismutnitrat, basisches *R* 1011500

$4\ BiNO_3(OH)_2 \cdot BiO(OH)$ M_r 1462
CAS Nr. 1304-85-4

Weißes Pulver; praktisch unlöslich in Wasser

Bismutnitrat, basisches *R* 1 1011501

Mindestens 71,5 und höchstens 74,0 Prozent Bismut (Bi) sowie mindestens 14,5 und höchstens 16,5 Prozent Nitrat, berechnet als Distickstoffpentoxid (N_2O_5)

Bismutnitrat-Lösung *R* 1011502

5 g basisches Bismutnitrat *R* 1 werden in einer Mischung von 8,4 ml Salpetersäure *R* und 50 ml Wasser *R* gelöst. Die Lösung wird mit Wasser *R* zu 250 ml verdünnt und falls erforderlich filtriert.

Acidität: 10 ml Lösung werden mit 0,05 ml Methylorange-Lösung *R* versetzt. 5,0 bis 6,25 ml Natriumhydroxid-Lösung (1 mol · l^{-1}) müssen bis zum Farbumschlag des Indikators verbraucht werden.

N,O*-Bis(trimethylsilyl)acetamid *R 1093600

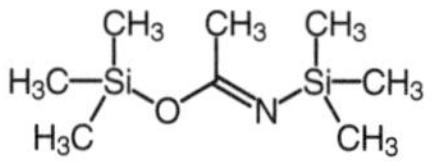

$C_8H_{21}NOSi_2$ M_r 203,4
CAS Nr. 10416-59-8

Farblose Flüssigkeit

d_{20}^{20}: etwa 0,83

N,O*-Bis(trimethylsilyl)trifluoracetamid *R 1133200

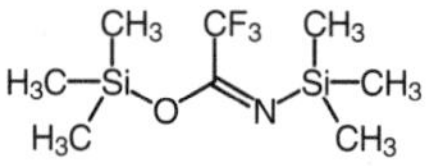

$C_8H_{18}F_3NOSi_2$ M_r 257,4
CAS Nr. 25561-30-2
BSTFA
Trimethylsilyl[2,2,2-trifluor-*N*-(trimethylsilyl)acet=imidat]

Farblose Flüssigkeit

d_{20}^{20}: etwa 0,97

n_D^{20}: etwa 1,38

$Sdp_{12\,mm}$: etwa 40 °C

Biuret *R* 1011600

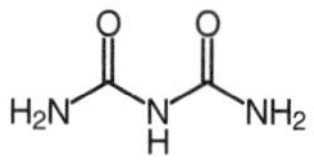

$C_2H_5N_3O_2$ M_r 103,1
CAS Nr. 108-19-0

Weiße, hygroskopische Kristalle; löslich in Wasser, wenig löslich in Ethanol, sehr schwer löslich in Ether

Smp: 188 bis 190 °C, unter Zersetzung

Dicht verschlossen zu lagern

Biuret-Reagenz *R* 1011601

1,5 g Kupfer(II)-sulfat *R* und 6,0 g Kaliumnatriumtartrat *R* werden in 500 ml Wasser *R* gelöst. Nach Zusatz von 300 ml einer kohlendioxidfreien Lösung von Natriumhydroxid *R* (100 g · l^{-1}) wird mit der gleichen Lösung zu 1000 ml verdünnt und gemischt.

Blei(II)-acetat R 1048100

$$Pb^{2\oplus} \left[H_3C-COO^{\ominus} \right]_2 \cdot 3\, H_2O$$

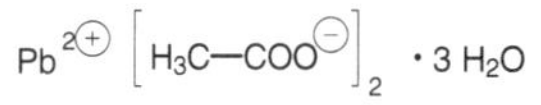

$C_4H_6O_4Pb \cdot 3\, H_2O$ $\quad M_r\ 379{,}3$
CAS Nr. 6080-56-4

Farblose, verwitternde Kristalle; leicht löslich in Wasser, löslich in Ethanol

Blei(II)-acetat-Lösung R 1048103

Eine Lösung von Blei(II)-acetat R (95 g · l^{-1}) in kohlendioxidfreiem Wasser R

Blei(II)-acetat-Lösung, basische R 1048400

CAS Nr. 1335-32-6

Mindestens 16,7 und höchstens 17,4 Prozent (m/m) Pb (A_r 207,2) als Acetat, das etwa folgender Zusammensetzung entspricht: $C_8H_{14}O_{10}Pb_3$

40,0 g Blei(II)-acetat R werden in 90 ml kohlendioxidfreiem Wasser R gelöst. Die Lösung wird mit konzentrierter Natriumhydroxid-Lösung R auf einen pH-Wert von 7,5 eingestellt. Nach dem Zentrifugieren wird die klare, farblose, überstehende Flüssigkeit verwendet.

Dicht verschlossen, bleibt die Lösung klar.

Blei(II)-acetat-Papier R 1048102

Weißes Filterpapier (80 g/m^2) wird in eine Mischung von 1 Volumteil verdünnter Essigsäure R und 10 Volumteilen Blei(II)-acetat-Lösung R eingetaucht. Nach dem Trocknenlassen wird das Filterpapier in Streifen von 15 mm × 40 mm geschnitten.

Blei(II)-acetat-Watte R 1048101

Watte wird in eine Mischung von 1 Volumteil verdünnter Essigsäure R und 10 Volumteilen Blei(II)-acetat-Lösung R eingetaucht. Zur Entfernung der überschüssigen Lösung wird die Watte, ohne sie auszudrücken, auf mehrere Lagen Filterpapier gelegt und an der Luft trocknen gelassen.

Dicht verschlossen zu lagern

Blei(II)-nitrat R 1048300

$Pb(NO_3)_2$ $\quad M_r\ 331{,}2$
CAS Nr. 10099-74-8

Farblose Kristalle oder weißes, kristallines Pulver; leicht löslich in Wasser

Blei(II)-nitrat-Lösung R 1048301

Eine Lösung von Blei(II)-nitrat R (33 g · l^{-1})

Blei(IV)-oxid R 1048200

PbO_2 $\quad M_r\ 239{,}2$
CAS Nr. 1309-60-0
Syn. Bleidioxid

Dunkelbraunes Pulver, das beim Erhitzen Sauerstoff abgibt; praktisch unlöslich in Wasser, löslich in Salzsäure unter Entwicklung von Chlor, löslich in verdünnter Salpetersäure in Gegenwart von Wasserstoffperoxid-Lösung, Oxalsäure oder anderen, reduzierenden Substanzen, löslich in heißen, konzentrierten Alkalihydroxid-Lösungen

Blockier-Lösung R 1122400

Eine 10-prozentige Lösung (V/V) von Essigsäure R

Blutgerinnungsfaktor Xa R 1037300

CAS Nr. 9002-05-5

Blutgerinnungsfaktor Xa ist ein Enzym, das Prothrombin in Thrombin umwandelt. Die nicht vollständig gereinigte Zubereitung wird aus flüssigem Plasma vom Rind gewonnen und kann durch Aktivierung des Proenzyms Blutgerinnungsfaktor X mit Hilfe eines geeigneten Aktivators wie dem Gift der Kettenviper hergestellt werden.

Die gefriergetrocknete Zubereitung ist bei –20 °C und die gefrorene Lösung bei einer Temperatur unterhalb von –20° zu lagern.

Blutgerinnungsfaktor-Xa-Lösung R 1037301

Blutgerinnungsfaktor Xa R wird entsprechend den Angaben des Herstellers mit natriumchloridhaltiger Trometamol-Pufferlösung pH 7,4 R gelöst und verdünnt.

Die Veränderung der Absorption der Lösung (2.2.25), gemessen bei 405 nm gegen die natriumchloridhaltige Trometamol-Pufferlösung als Kompensationsflüssigkeit, darf höchstens 0,15 bis 0,20 je Minute betragen.

Blutplättchen-Ersatz R 1066400

0,5 bis 1 g Phospholipid R werden mit 20 ml Aceton R versetzt. Die Mischung wird unter häufigem Schütteln 2 h lang stehen gelassen und dann 2 min lang zentrifugiert. Die überstehende Flüssigkeit wird verworfen. Der Rückstand wird im Vakuum (Wasserstrahlpumpe) getrocknet, mit 20 ml Chloroform R versetzt und 2 h lang geschüttelt. Die Mischung wird unter Vakuum filtriert und der Rückstand in 5 bis 10 ml einer Lösung von Natriumchlorid R (9 g · l^{-1}) suspendiert.

Die „Allgemeinen Vorschriften" gelten für alle Monographien und sonstigen Texte

Für die Bestimmung von Faktor IX wird eine Verdünnung mit einer Lösung von Natriumchlorid *R* (9 g · l^{-1}) so hergestellt, dass die Differenz der Koagulationszeiten zwischen fortlaufenden Verdünnungen der Referenzzubereitung etwa 10 s beträgt.

Die verdünnten Suspensionen können, bei –30 °C gelagert, bis zu 6 Wochen lang verwendet werden.

BMP-Mischindikator-Lösung *R* 1013000

0,1 g Bromthymolblau *R*, 20 mg Methylrot *R* und 0,2 g Phenolphthalein *R* werden in Ethanol 96 % *R* zu 100 ml gelöst. Die Lösung wird filtriert.

Boldin *R* 1118800

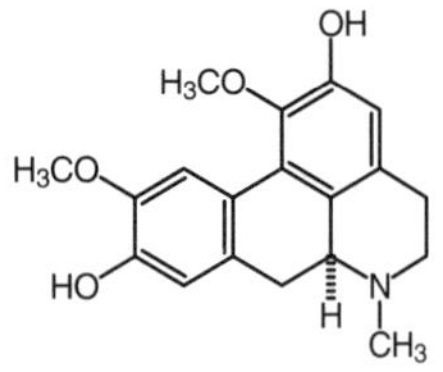

$C_{19}H_{21}NO_4$ M_r 327,3
CAS Nr. 476-70-0
1,10-Dimethoxy-6aα-aporphin-2,9-diol

Weißes, kristallines Pulver, sehr schwer löslich in Wasser, löslich in Ethanol und in verdünnten Säuren

$[\alpha]_D^{25}$: etwa +127, an einer Lösung der Substanz (1 g · l^{-1}) in wasserfreiem Ethanol *R* bestimmt

Smp: etwa 163 °C

Dünnschichtchromatographie: Wird die Substanz wie in der Monographie **Boldoblätter (Boldi folium)** beschrieben geprüft, darf das Chromatogramm nur eine Hauptzone zeigen.

Gehaltsbestimmung: Die Bestimmung erfolgt mit Hilfe der Flüssigchromatographie (2.2.29) wie in der Monographie **Boldoblätter** beschrieben.

Untersuchungslösung: die Substanz

Die Fläche des Hauptpeaks muss mindestens 99,0 Prozent der Summe aller Peakflächen betragen.

Borneol *R* 1011900

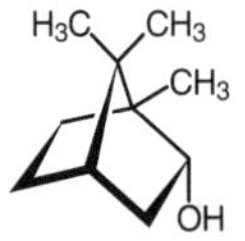

$C_{10}H_{18}O$ M_r 154,3
CAS Nr. 507-70-0
endo-2-Bornanol

Farblose Kristalle, leicht sublimierbar; praktisch unlöslich in Wasser, leicht löslich in Ethanol, Ether und Petroläther

Smp: etwa 208 °C

Dünnschichtchromatographie (2.2.27): Auf eine Schicht von Kieselgel G *R* werden 10 µl einer Lösung der Substanz (1 g · l^{-1}) in Toluol *R* aufgetragen. Die Chromatographie erfolgt über eine Laufstrecke von 10 cm mit Chloroform *R*. Die Platte wird an der Luft trocknen gelassen, mit Anisaldehyd-Reagenz *R* (10 ml für eine 200-mm × 200-mm-Platte) besprüht und 10 min lang bei 100 bis 105 °C erhitzt. Das Chromatogramm darf nur einen Hauptfleck zeigen.

Bornylacetat *R* 1012000

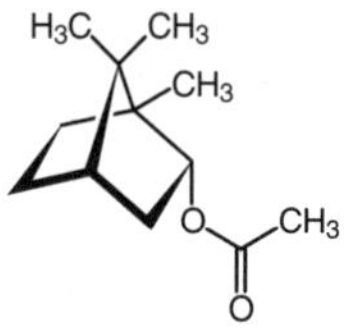

$C_{12}H_{20}O_2$ M_r 196,3
CAS Nr. 5655-61-8
endo-2-Bornylacetat

Farblose Kristalle oder farblose Flüssigkeit; sehr schwer löslich in Wasser, löslich in Ethanol und Ether

Smp: etwa 28 °C

Dünnschichtchromatographie (2.2.27): Auf eine Schicht von Kieselgel G *R* werden 10 µl einer Lösung der Substanz (2 g · l^{-1}) in Toluol *R* aufgetragen. Die Chromatographie erfolgt über eine Laufstrecke von 10 cm mit Chloroform *R*. Die Platte wird an der Luft trocknen gelassen, mit Anisaldehyd-Reagenz *R* (10 ml für eine 200-mm × 200-mm-Platte) besprüht und 10 min lang bei 100 bis 105 °C erhitzt. Das Chromatogramm darf nur einen Hauptfleck zeigen.

Borsäure *R* 1011800

CAS Nr. 10043-35-3

Muss der Monographie **Borsäure (Acidum boricum)** entsprechen

Bortrichlorid *R* 1112000
BCl_3 M_r 117,2
CAS Nr. 10294-34-5

Farbloses Gas; reagiert mit Wasser sehr heftig

Die Substanz ist als Lösung in geeigneten Lösungsmitteln (2-Chlorethanol, Dichlormethan, Heptan, Hexan, Methanol) erhältlich.

Vorsicht: Die Substanz ist toxisch und wirkt ätzend.

n_D^{20}: etwa 1,420

Sdp: etwa 12,6 °C

Bortrichlorid-Lösung, methanolische *R* 1112001

Eine Lösung von Bortrichlorid *R* (120 g · l^{-1}) in Methanol *R*

Die Lösung ist bei –20 °C vor Licht geschützt in Ampullen zu lagern.

Bortrifluorid *R* 1012100

BF_3 M_r 67,8
CAS Nr. 7637-07-2

Farbloses Gas

Bortrifluorid-Lösung, methanolische *R* 1012101

Eine Lösung von Bortrifluorid *R* (140 g · l^{-1}) in Methanol *R*

Brenzcatechin *R* 1073600

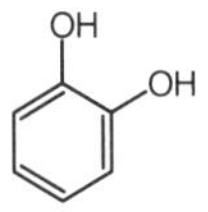

$C_6H_6O_2$ M_r 110,1
CAS Nr. 120-80-9
1,2-Benzoldiol

Farblose bis schwach gelb gefärbte Kristalle; löslich in Wasser, Aceton, Ethanol und Ether

Smp: etwa 102 °C

Vor Licht geschützt zu lagern

Brenztraubensäure *R* 1109300

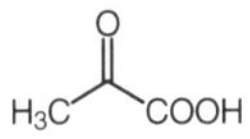

$C_3H_4O_3$ M_r 88,1
CAS Nr. 127-17-3
2-Oxopropansäure

Gelbliche Flüssigkeit; mischbar mit Wasser, wasserfreiem Ethanol und Ether

d_{20}^{20}: etwa 1,267

n_D^{20}: etwa 1,413

Sdp: etwa 165 °C

Brillantblau *R*

Siehe Säureblau 83 *R*

Brom *R* 1012400

Br_2 M_r 159,8
CAS Nr. 7726-95-6

Bräunlich rote, rauchende Flüssigkeit; schwer löslich in Wasser, löslich in Ethanol und Ether

d_{20}^{20}: etwa 3,1

Brom-Lösung *R* 1012401

30 g Brom *R* und 30 g Kaliumbromid *R* werden in Wasser *R* zu 100 ml gelöst.

Bromcresolgrün *R* 1012600

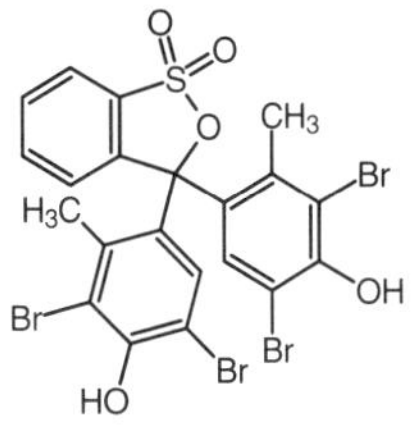

$C_{21}H_{14}Br_4O_5S$ M_r 698
CAS Nr. 76-60-8
4,4′-(3*H*-2,1-Benzoxathiol-3-yliden)bis(2,6-dibrom-3-methylphenol)-*S*,*S*-dioxid

Bräunlich weißes Pulver; schwer löslich in Wasser, löslich in Ethanol und verdünnten Alkalihydroxid-Lösungen

Bromcresolgrün-Lösung *R* 1012601

50 mg Bromcresolgrün *R* werden in 0,72 ml Natriumhydroxid-Lösung (0,1 mol · l^{-1}) und 20 ml Ethanol 96 % *R* gelöst. Die Lösung wird mit Wasser *R* zu 100 ml verdünnt.

Empfindlichkeitsprüfung: Eine Mischung von 0,2 ml der Bromcresolgrün-Lösung und 100 ml kohlendioxidfreiem Wasser *R* muss blau sein. Bis zum Farbumschlag nach Gelb dürfen höchstens 0,2 ml Salzsäure (0,02 mol · l^{-1}) verbraucht werden.

Umschlagsbereich: pH-Wert 3,6 (gelb) bis 5,2 (blau)

Bromcresolgrün-Methylrot-Mischindikator-Lösung *R* 1012602

0,15 g Bromcresolgrün *R* und 0,1 g Methylrot *R* werden in 180 ml wasserfreiem Ethanol *R* gelöst. Die Lösung wird mit Wasser *R* zu 200 ml verdünnt.

Bromcresolpurpur *R* 1012700

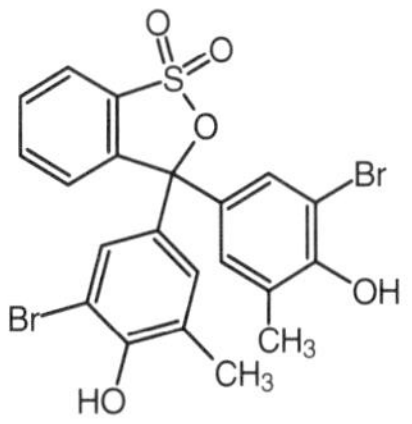

$C_{21}H_{16}Br_2O_5S$ M_r 540,2
CAS Nr. 115-40-2
4,4′-(3*H*-2,1-Benzoxathiol-3-yliden)bis(2-brom-6-methylphenol)-*S*,*S*-dioxid

Rosarotes Pulver; praktisch unlöslich in Wasser, löslich in Ethanol und verdünnten Alkalihydroxid-Lösungen

Bromcresolpurpur-Lösung *R* 1012701

50 mg Bromcresolpurpur *R* werden in 0,92 ml Natriumhydroxid-Lösung (0,1 mol · l^{-1}) und 20 ml Ethanol 96 % *R* gelöst. Die Lösung wird mit Wasser *R* zu 100 ml verdünnt.

Empfindlichkeitsprüfung: Eine Mischung von 0,2 ml der Bromcresolpurpur-Lösung, 100 ml kohlendioxidfreiem Wasser *R* und 0,05 ml Natriumhydroxid-Lösung (0,02 mol · l^{-1}) muss bläulich violett sein. Bis zum Farbumschlag nach Gelb dürfen höchstens 0,2 ml Salzsäure (0,02 mol · l^{-1}) verbraucht werden.

Umschlagsbereich: pH-Wert 5,2 (gelb) bis 6,8 (bläulich violett)

Bromcyan-Lösung *R* 1023700

CAS Nr. 506-68-3

Bromwasser *R* wird tropfenweise und unter Kühlung bis zum Verschwinden der Gelbfärbung mit Ammoniumthiocyanat-Lösung (0,1 mol · l^{-1}) versetzt.

Bei Bedarf frisch herzustellen

Bromdesoxyuridin *R* 1012500

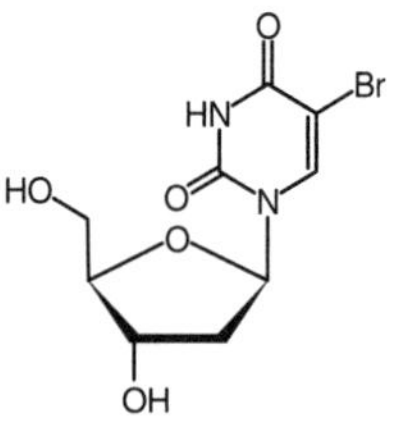

$C_9H_{11}BrN_2O_5$ M_r 307,1
CAS Nr. 59-14-3
5-Brom-2′-desoxyuridin; 5-Brom-1-(2-desoxy-β-D-*erythro*-pentofuranosyl)-1*H*,3*H*-pyrimidin-2,4-dion

Smp: etwa 194 °C

Dünnschichtchromatographie: Wird die Substanz unter den Bedingungen, wie unter **Idoxuridin (Idoxuridinum)** angegeben, geprüft, zeigt das Chromatogramm von 5 µl einer Lösung der Substanz (0,25 g · l^{-1}) nur einen Hauptfleck.

Bromelain *R* 1012300

CAS Nr. 37189-34-7

Konzentrat von proteolytischen Enzymen, die aus *Ananas comosus* Merr. gewonnen werden.

Hellgelbes Pulver

Aktivität: 1 g Substanz setzt innerhalb von 20 min etwa 1,2 g Aminostickstoff aus einer Lösung von Gelatine *R* bei 45 °C und einem pH-Wert von 4,5 frei.

Bromelain-Lösung *R* 1012301

Eine Lösung von Bromelain *R* (10 g · l^{-1}) in einer Mischung von 1 Volumteil Phosphat-Pufferlösung pH 5,5 *R* und 9 Volumteilen einer Lösung von Natriumchlorid *R* (9 g · l^{-1})

Bromophos *R* 1123700

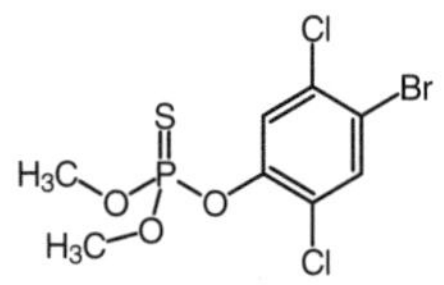

$C_8H_8BrCl_2O_3PS$ M_r 366,0
CAS Nr. 2104-96-3
Bromofos

Eine geeignete, zertifizierte Referenzlösung (10 ng · µl^{-1} in Isooctan) kann verwendet werden.

Bromophos-ethyl *R* 1123800

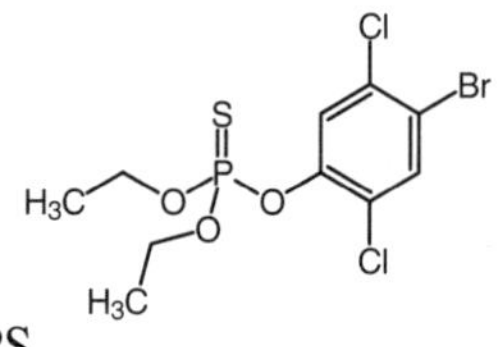

$C_{10}H_{12}BrCl_2O_3PS$ M_r 394,0
CAS Nr. 4824-78-6
Bromofos-ethyl

Eine geeignete, zertifizierte Referenzlösung (10 ng · µl^{-1} in Isooctan) kann verwendet werden.

Bromphenolblau *R* 1012800

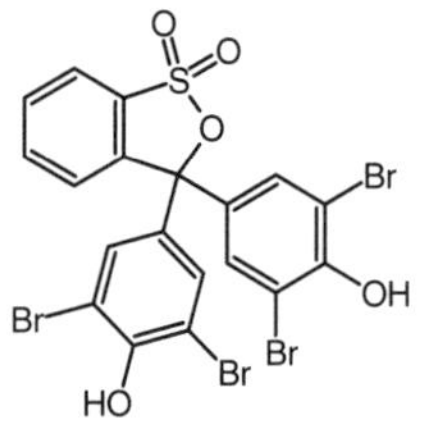

$C_{19}H_{10}Br_4O_5S$ M_r 670
CAS Nr. 115-39-9
4,4′-(3*H*-2,1-Benzoxathiol-3-yliden)bis(2,6-dibromphenol)-*S*,*S*-dioxid

Hellorangegelbes Pulver; sehr schwer löslich in Wasser, schwer löslich in Ethanol, leicht löslich in Alkalihydroxid-Lösungen

Bromphenolblau-Lösung *R* 1012801

0,1 g Bromphenolblau *R* werden in 1,5 ml Natriumhydroxid-Lösung (0,1 mol · l^{-1}) und 20 ml Ethanol 96 % *R* gelöst. Die Lösung wird mit Wasser *R* zu 100 ml verdünnt.

Empfindlichkeitsprüfung: Eine Mischung von 0,05 ml der Bromphenolblau-Lösung, 20 ml kohlendioxidfreiem Wasser *R* und 0,05 ml Salzsäure (0,1 mol · l^{-1}) muss gelb sein. Bis zum Farbumschlag nach Bläulich-Violett dürfen höchstens 0,1 ml Natriumhydroxid-Lösung (0,1 mol · l^{-1}) verbraucht werden.

Umschlagsbereich: pH-Wert 2,8 (gelb) bis 4,4 (bläulich violett)

Bromphenolblau-Lösung *R* 1 1012802

50 mg Bromphenolblau *R* werden unter Erwärmen in 3,73 ml Natriumhydroxid-Lösung (0,02 mol · l^{-1}) gelöst. Die Lösung wird mit Wasser *R* zu 100 ml verdünnt.

Bromphenolblau-Lösung *R* 2 1012803

0,2 g Bromphenolblau *R* werden in einer Mischung von 3 ml Natriumhydroxid-Lösung (0,1 mol · l^{-1}) und 10 ml Ethanol 96 % *R* unter Erwärmen gelöst. Nach dem Abkühlen wird mit Ethanol 96 % *R* zu 100 ml verdünnt.

Bromthymolblau *R* 1012900

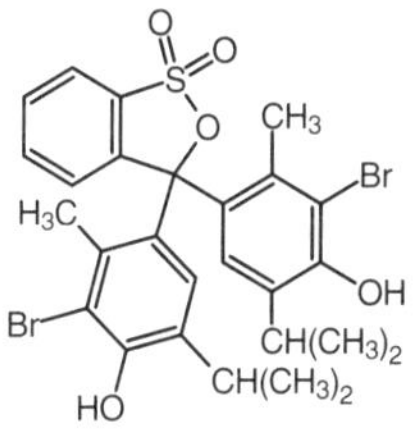

$C_{27}H_{28}Br_2O_5S$ M_r 624
CAS Nr. 76-59-5
4,4′-(3*H*-2,1-Benzoxathiol-3-yliden)bis(2-brom-6-isopropyl-3-methylphenol)-*S*,*S*-dioxid

Rosarotes bis bräunliches Pulver; praktisch unlöslich in Wasser, löslich in Ethanol und verdünnten Alkalihydroxid-Lösungen

Bromthymolblau-Lösung *R* 1 1012901

50 mg Bromthymolblau *R* werden in einer Mischung von 4 ml Natriumhydroxid-Lösung (0,02 mol · l^{-1}) und 20 ml Ethanol 96 % *R* gelöst. Die Lösung wird mit Wasser *R* zu 100 ml verdünnt.

Empfindlichkeitsprüfung: Eine Mischung von 0,3 ml Bromthymolblau-Lösung *R* 1 und 100 ml kohlendioxidfreiem Wasser *R* muss gelb sein. Bis zum Farbumschlag nach Blau dürfen höchstens 0,1 ml Natriumhydroxid-Lösung (0,02 mol · l^{-1}) verbraucht werden.

Umschlagsbereich: pH-Wert 5,8 (gelb) bis 7,4 (blau)

Bromthymolblau-Lösung *R* 2 1012902

Eine Lösung von Bromthymolblau *R* (10 g · l^{-1}) in Dimethylformamid *R*

Bromthymolblau-Lösung *R* 3 1012903

0,1 g Bromthymolblau *R* werden in einer Mischung von 3,2 ml Natriumhydroxid-Lösung (0,05 mol · l^{-1}) und 5 ml Ethanol 90 % *R* unter Erwärmen gelöst. Die Lösung wird mit Ethanol 90 % *R* zu 250 ml verdünnt.

Bromwasser *R* 1012402

3 ml Brom *R* werden mit 100 ml Wasser *R* bis zur Sättigung geschüttelt.

Die Lösung ist über Brom *R* und vor Licht geschützt zu lagern.

Bromwasser *R* 1 1012403

0,5 ml Brom *R* werden mit 100 ml Wasser *R* geschüttelt.

Die Lösung ist vor Licht geschützt zu lagern und höchstens 1 Woche lang haltbar.

Reagenzien

Bromwasserstoffsäure 47 % *R* 1118900

Eine 47-prozentige Lösung (*m/m*) von Bromwasserstoff in Wasser *R*

Bromwasserstoffsäure 30 % *R* 1098700

CAS Nr. 10035-10-6

Eine 30-prozentige Lösung (*m/m*) von Bromwasserstoff in Essigsäure 99 % *R*

Beim Öffnen wird vorsichtig entgast.

Bromwasserstoffsäure, verdünnte *R* 1098701

5,0 ml Bromwasserstoffsäure 30 % *R* werden in Probeflaschen aus Braunglas mit Polyethylenstopfen unter Argon *R* versiegelt und unter Lichtschutz aufbewahrt. Vor Gebrauch werden 5,0 ml Essigsäure 99 % *R* zugesetzt. Nach dem Mischen wird unter Lichtschutz aufbewahrt.

Bromwasserstoffsäure, verdünnte *R* 1 1118901

Enthält 7,9 g · l^{-1} HBr

16,81 g Bromwasserstoffsäure 47 % *R* werden mit Wasser *R* zu 1000 ml verdünnt.

Brucin *R* 1013100

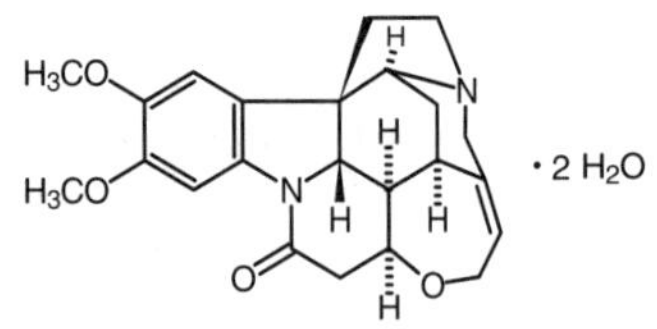

$C_{23}H_{26}N_2O_4 \cdot 2\ H_2O$ M_r 430,5
CAS Nr. 357-57-3
2,3-Dimethoxy-10-strychnidinon, Dihydrat

Farblose Kristalle; schwer löslich in Wasser, leicht löslich in Ethanol und Ether

Smp: etwa 178 °C

Butanal *R* 1134400

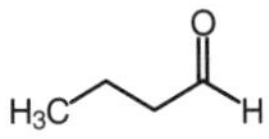

C_4H_8O M_r 72,1
CAS Nr. 123-72-8
Butyraldehyd

d_{20}^{20}: 0,806

n_D^{20}: 1,380

Sdp: 75 °C

1-Butanol *R* 1013200

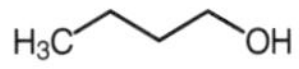

$C_4H_{10}O$ M_r 74,1
CAS Nr. 71-36-3
Syn. *n*-Butanol

Klare, farblose Flüssigkeit; mischbar mit Ethanol

d_{20}^{20}: etwa 0,81

Sdp: 116 bis 119 °C

2-Butanol *R* 1 1013301

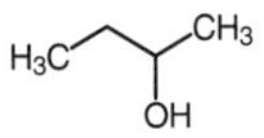

$C_4H_{10}O$ M_r 74,1
CAS Nr. 78-92-2
Mindestens 99,0 Prozent $C_4H_{10}O$

Klare, farblose Flüssigkeit; löslich in Wasser, mischbar mit Ethanol und Ether

d_{20}^{20}: etwa 0,81

Destillationsbereich (2.2.11): Mindestens 95 Prozent müssen zwischen 99 und 100 °C destillieren.

Gehaltsbestimmung: Die Bestimmung erfolgt mit Hilfe der Gaschromatographie (2.2.28) unter den in der Monographie **2-Propanol (Alcohol isopropylicus)** angegebenen Bedingungen.

tert*-Butanol *R 1056500

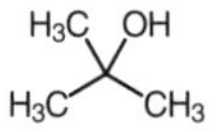

$C_4H_{10}O$ M_r 74,1
CAS Nr. 75-65-0
2-Methyl-2-propanol

Klare, farblose Flüssigkeit oder kristalline Masse; löslich in Wasser, mischbar mit Ethanol und Ether

Destillationsbereich (2.2.11): Mindestens 95 Prozent müssen zwischen 81 und 83 °C destillieren.

Erstarrungspunkt (2.2.18): etwa 25 °C

Butano-4-lacton *R* 1104000

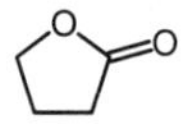

$C_4H_6O_2$ M_r 86,1
CAS Nr. 96-48-0
Tetrahydrofuran-2-on; γ-Butyrolacton

Ölige Flüssigkeit; mischbar mit Wasser, löslich in Ether und Methanol

n_D^{25}: etwa 1,435

Sdp: etwa 204 °C

Buttersäure *R* 1014000

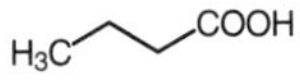

$C_4H_8O_2$ M_r 88,1
CAS Nr. 107-92-6
Butansäure
Mindestens 99,0 Prozent $C_4H_8O_2$

Ölige Flüssigkeit; mischbar mit Wasser und Ethanol

d_{20}^{20}: etwa 0,96

n_D^{20}: etwa 1,398

Sdp: etwa 163 °C

Butylacetat *R* 1013400

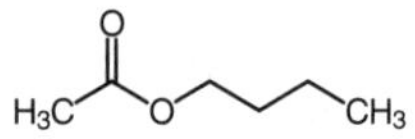

$C_6H_{12}O_2$ M_r 116,2
CAS Nr. 123-86-4

Klare, farblose, entflammbare Flüssigkeit; schwer löslich in Wasser, mischbar mit Ethanol und Ether

d_{20}^{20}: etwa 0,88

n_D^{20}: etwa 1,395

Destillationsbereich (2.2.11): Mindestens 95 Prozent müssen zwischen 123 und 126 °C destillieren.

Butylacetat *R* 1 1013401

Klare, farblose, entflammbare Flüssigkeit; schwer löslich in Wasser, mischbar mit Ethanol und Ether

d_{20}^{20}: etwa 0,883

n_D^{20}: etwa 1,395

Butanol: höchstens 0,2 Prozent, mit Hilfe der Gaschromatographie bestimmt

n-Butylformiat: höchstens 0,1 Prozent, mit Hilfe der Gaschromatographie bestimmt

n-Butylpropionat: höchstens 0,1 Prozent, mit Hilfe der Gaschromatographie bestimmt

Wasser: höchstens 0,1 Prozent

Gehalt: mindestens 99,5 Prozent $C_6H_{12}O_2$, mit Hilfe der Gaschromatographie bestimmt

Butylamin *R* 1013600

$C_4H_{11}N$ M_r 73,1
CAS Nr. 109-73-9

Farblose Flüssigkeit; mischbar mit Wasser, Ethanol und Ether

n_D^{20}: etwa 1,401

Sdp: etwa 78 °C

Vor Gebrauch zu destillieren und innerhalb eines Monats zu verwenden

Butyldihydroxyboran *R* 1013700

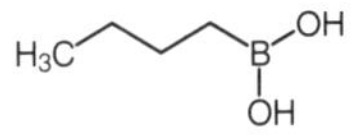

$C_4H_{11}BO_2$ M_r 101,9
CAS Nr. 4426-47-5
Butylboronsäure
Mindestens 98 Prozent $C_4H_{11}BO_2$

Smp: 90 bis 92 °C

tert*-Butylhydroperoxid *R 1118000

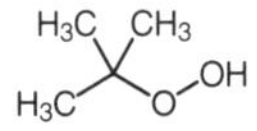

$C_4H_{10}O_2$ M_r 90,1
CAS Nr. 75-91-2
1,1-Dimethylethylhydroperoxid

Entflammbare Flüssigkeit; löslich in organischen Lösungsmitteln

d_{20}^{20}: etwa 0,898

n_D^{20}: etwa 1,401

Sdp: 35 °C

Butyl-4-hydroxybenzoat *R* 1103900

CAS Nr. 94-26-8

Muss der Monographie **Butyl-4-hydroxybenzoat (Butylis parahydroxybenzoas)** entsprechen

Butylhydroxytoluol *R* 1013800

CAS Nr. 128-37-0

Muss der Monographie **Butylhydroxytoluol (Butylhydroxytoluenum)** entsprechen

Butylmethacrylat *R* 1145400

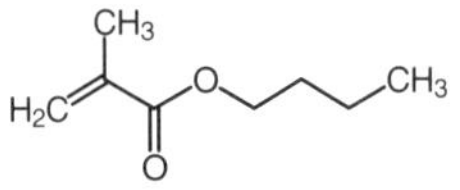

$C_8H_{14}O_2$ M_r 142,2
CAS Nr. 97-88-1
Butyl-2-methylpropenoat

Klare, farblose Flüssigkeit

d_4^{20}: etwa 0,894

n_D^{20}: etwa 1,424

Sdp: etwa 163 °C

tert*-Butylmethylether *R 1013900

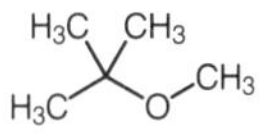

$C_5H_{12}O$ M_r 88,1
CAS Nr. 1634-04-4

Klare, farblose, entflammbare Flüssigkeit

n_D^{20}: etwa 1,376

Die Transmission (2.2.25) der Substanz, gegen Wasser *R* gemessen, muss mindestens betragen:
50 Prozent bei 240 nm
80 Prozent bei 255 nm
98 Prozent bei 280 nm

***tert*-Butylmethylether *R* 1** 1126400

Mindestens 99,5 Prozent $C_5H_{12}O$

d_{20}^{20}: etwa 0,741

n_D^{20}: etwa 1,369

Sdp: etwa 55 °C

C

Cadmium *R* 1014100

Cd A_r 112,4
CAS Nr. 10108-64-2

Silberweißes, glänzendes Metall; praktisch unlöslich in Wasser, leicht löslich in Salpetersäure und heißer Salzsäure

Caesiumchlorid *R* 1014200

CsCl M_r 168,4
CAS Nr. 7647-17-8

Weißes Pulver; sehr leicht löslich in Wasser, leicht löslich in Methanol, praktisch unlöslich in Aceton

Calciumcarbonat *R* 1014500

CAS Nr. 471-34-1

Muss der Monographie **Calciumcarbonat (Calcii carbonas)** entsprechen

Calciumcarbonat *R* 1 1014501

Entspricht Calciumcarbonat *R* mit folgender zusätzlicher Anforderung:

Chlorid (2.4.4): höchstens 50 ppm

Calciumchlorid *R* 1014600

CAS Nr. 10035-04-8

Muss der Monographie **Calciumchlorid (Calcii chloridum)** entsprechen

Calciumchlorid *R* 1 1014700

$CaCl_2 \cdot 4\ H_2O$ M_r 183,1
Calciumchlorid, Tetrahydrat
Höchstens 0,05 ppm Fe

Calciumchlorid, wasserfreies *R* 1014800

$CaCl_2$ M_r 111,0
CAS Nr. 10043-52-4
Mindestens 98,0 Prozent $CaCl_2$, berechnet auf die getrocknete Substanz

Weiße, zerfließliche Körnchen; sehr leicht löslich in Wasser, leicht löslich in Ethanol und Methanol

Trocknungsverlust (2.2.32): höchstens 5,0 Prozent, durch Trocknen im Trockenschrank bei 200 °C bestimmt

Dicht verschlossen, vor Feuchtigkeit geschützt zu lagern

Calciumchlorid-Lösung *R* 1014601

Eine Lösung von Calciumchlorid *R* (73,5 g · l^{-1})

Calciumchlorid-Lösung (0,02 mol · l^{-1}) *R* 1014603

2,94 g Calciumchlorid *R* werden in 900 ml Wasser *R* gelöst. Die Lösung wird auf einen pH-Wert von 6,0 bis 6,2 eingestellt und mit Wasser *R* zu 1000,0 ml verdünnt.

Zwischen 2 und 8 °C zu lagern

Calciumchlorid-Lösung (0,01 mol · l^{-1}) *R* 1014602

0,147 g Calciumchlorid *R* werden in Wasser *R* zu 100,0 ml gelöst.

Calciumhydroxid *R* 1015000

$Ca(OH)_2$ M_r 74,1
CAS Nr. 1305-62-0

Weißes Pulver; fast vollständig löslich in 600 Teilen Wasser

Calciumhydroxid-Lösung *R* 1015001

Frisch hergestellte, gesättigte Lösung von Calciumhydroxid *R*

Calciumlactat *R* 1015100

CAS Nr. 41372-22-9

Muss der Monographie **Calciumlactat-Pentahydrat (Calcii lactas pentahydricus)** entsprechen

Calciumsulfat-Hemihydrat *R* 1015200

$CaSO_4 \cdot 0,5\ H_2O$ M_r 145,1
CAS Nr. 10034-76-1

Weißes Pulver; löslich in etwa 1500 Teilen Wasser, praktisch unlöslich in Ethanol

Wird die Substanz im Verhältnis 2 zu 1 mit Wasser gemischt, erstarrt sie schnell zu einer harten, porösen Masse.

Calciumsulfat-Lösung *R* 1015201

5 g Calciumsulfat-Hemihydrat *R* werden 1 h lang mit 100 ml Wasser *R* geschüttelt; anschließend wird filtriert.

Calconcarbonsäure *R* 1015300

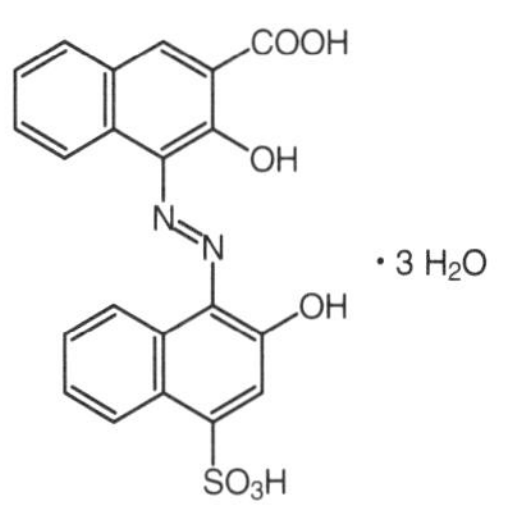

$C_{21}H_{14}N_2O_7S \cdot 3\,H_2O$ *M*r 492,5
CAS Nr. 3737-95-9
3-Hydroxy-4-(2-hydroxy-4-sulfo-1-naphthylazo)-2-naphthoesäure, Trihydrat

Braunschwarzes Pulver; schwer löslich in Wasser, sehr schwer löslich in Aceton und Ethanol, wenig löslich in verdünnten Natriumhydroxid-Lösungen

Calconcarbonsäure-Verreibung *R* 1015301

1 Teil Calconcarbonsäure *R* wird mit 99 Teilen Natriumchlorid *R* verrieben.

Empfindlichkeitsprüfung: 50 mg der Calconcarbonsäure-Verreibung werden in einer Mischung von 2 ml konzentrierter Natriumhydroxid-Lösung *R* und 100 ml Wasser *R* gelöst. Die Lösung muss blau gefärbt sein. Nach Zusatz von 1 ml einer Lösung von Magnesiumsulfat *R* ($10\,g \cdot l^{-1}$) und 0,1 ml einer Lösung von Calciumchlorid *R* ($1{,}5\,g \cdot l^{-1}$) muss sich die Lösung violett und nach Zusatz von 0,15 ml Natriumedetat-Lösung ($0{,}01\,mol \cdot l^{-1}$) rein blau färben.

Camphen *R* 1139200

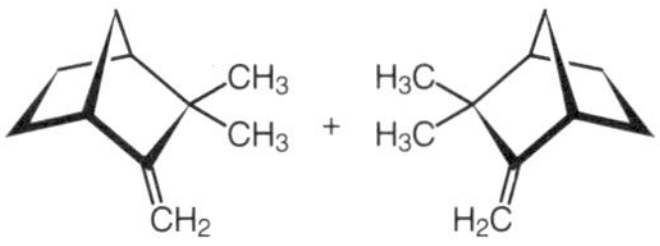

$C_{10}H_{16}$ *M*r 136,2
CAS Nr. 79-92-5
2,2-Dimethyl-3-methylenbicyclo[2.2.1]heptan

Wird die Substanz in der Gaschromatographie verwendet, muss sie zusätzlich folgender Anforderung entsprechen:

Gehaltsbestimmung: Die Bestimmung erfolgt mit Hilfe der Gaschromatographie (2.2.28) wie in der Monographie **Rosmarinöl (Rosmarini aetheroleum)** beschrieben.

Der Gehalt an Camphen, berechnet mit Hilfe des Verfahrens „Normalisierung", muss mindestens 90 Prozent betragen.

Campher *R* 1113000

CAS Nr. 76-22-2

Muss der Monographie **Racemischer Campher (Camphora racemica)** entsprechen

Wird die Substanz in der Gaschromatographie verwendet, muss sie zusätzlich folgender Anforderung entsprechen:

Gehaltsbestimmung: Die Bestimmung erfolgt mit Hilfe der Gaschromatographie (2.2.28) wie in der Monographie **Lavendelöl (Lavandulae aetheroleum)** beschrieben.

Untersuchungslösung: eine Lösung der Substanz ($10\,g \cdot l^{-1}$) in Hexan *R*

Die Fläche des Hauptpeaks muss mindestens 98,0 Prozent der Summe aller Peakflächen mit Ausnahme der des Lösungsmittel-Peaks betragen.

(1*S*)-(+)-10-Camphersulfonsäure *R* 1104100

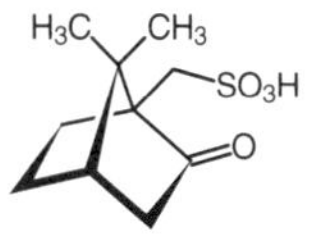

$C_{10}H_{16}O_4S$ *M*r 232,3
CAS Nr. 3144-16-9
[(1*S*)-7,7-Dimethyl-2-oxobicyclo[2.2.1]heptan-1-yl]methansulfonsäure;
Syn. Reychler's Säure; (1*S*,4*R*)-(+)-2-Oxo-10-bornansulfonsäure
Mindestens 99,0 Prozent (1*S*)-(+)-10-Camphersulfonsäure

Prismenförmige, hygroskopische Kristalle; löslich in Wasser

Smp: etwa 194 °C, unter Zersetzung

$[\alpha]_D^{20}$: +20 ± 1, an einer Lösung der Substanz ($43\,g \cdot l^{-1}$) in Wasser *R* bestimmt

ΔA (2.2.41): $10{,}2 \cdot 10^3$, an einer Lösung der Substanz ($1{,}0\,g \cdot l^{-1}$) bei 290,5 nm bestimmt

Caprinalkohol *R* 1024700

Siehe Decanol *R*

ε-Caprolactam *R* 1104200

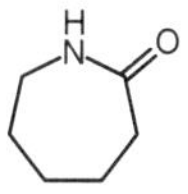

$C_6H_{11}NO$ *M*r 113,2
CAS Nr. 105-60-2
Hexan-6-lactam; Azepan-2-on

Hygroskopische Schuppen; leicht löslich in Wasser, wasserfreiem Ethanol und Methanol

Smp: etwa 70 °C

Reagenzien

Capsaicin *R* 1147900

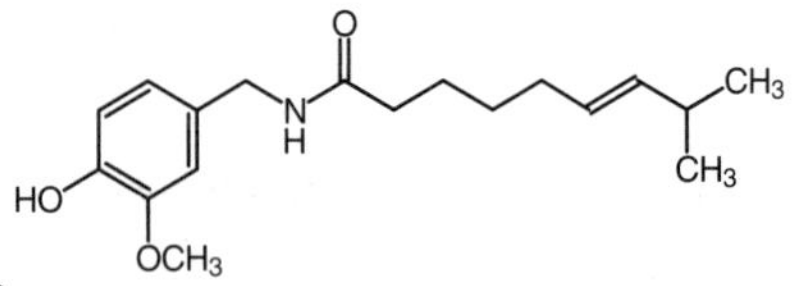

$C_{18}H_{27}NO_3$ M_r 305,4
CAS Nr. 404-86-4
(*E*)-*N*-[(4-Hydroxy-3-methoxyphenyl)methyl]-8-methylnon-6-enamid

Weißes, kristallines Pulver; praktisch unlöslich in Wasser, leicht löslich in wasserfreiem Ethanol

Smp: etwa 65 °C

*Wird die Substanz zur Gehaltsbestimmung in der Monographie **Cayennepfeffer (Capsici fructus)** verwendet, muss sie zusätzlich folgender Anforderung entsprechen:*

Gehaltsbestimmung: Die Bestimmung erfolgt mit Hilfe der Flüssigchromatographie (2.2.29) wie in der Monographie **Cayennepfeffer** beschrieben.

Der Gehalt an Capsaicin, berechnet mit Hilfe des Verfahrens „Normalisierung", muss mindestens 95,0 Prozent betragen.

Carbazol *R* 1015400

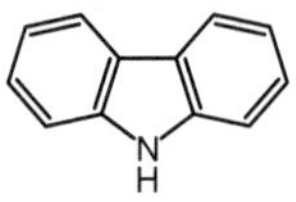

$C_{12}H_9N$ M_r 167,2
CAS Nr. 86-74-8
Dibenzopyrrol

Kristalle; praktisch unlöslich in Wasser, leicht löslich in Aceton, schwer löslich in wasserfreiem Ethanol

Smp: etwa 245 °C

Carbomer *R* 1015500

CAS Nr. 9007-20-9

Ein quer vernetztes Polymer der Acrylsäure; enthält einen hohen Anteil (56 bis 68 Prozent) an Carboxyl-Gruppen, berechnet auf die 1 h lang bei 80 °C getrocknete Substanz

Mittlere relative Molekülmasse etwa $3 \cdot 10^6$

pH-Wert (2.2.3): Der pH-Wert einer Suspension der Substanz ($10 \text{ g} \cdot \text{l}^{-1}$) beträgt etwa 3.

Carbophenothion *R* 1016200

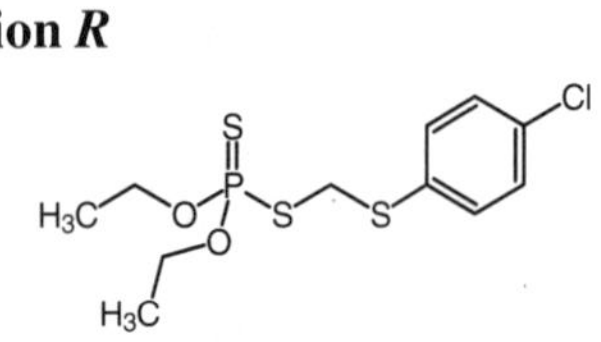

$C_{11}H_{16}ClO_2PS_3$ M_r 342,9
CAS Nr. 786-19-6
Carbofenotion
O,O-Diethyl-*S*-[[(4-chlorphenyl)thio]methyl]phosphorodithioat

Gelbliche Flüssigkeit; praktisch unlöslich in Wasser, mischbar mit organischen Lösungsmitteln

d_4^{25}: etwa 1,27

Für die Monographie **Wollwachs (Adeps lanae)** kann eine geeignete, zertifizierte Referenzlösung ($10 \text{ ng} \cdot \mu\text{l}^{-1}$ in Isooctan) verwendet werden.

Car-3-en *R* 1124000

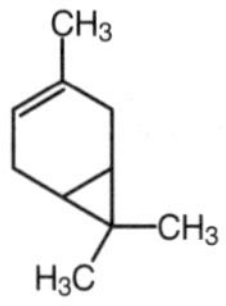

$C_{10}H_{16}$ M_r 136,2
CAS Nr. 498-15-7
3,7,7-Trimethylbicyclo[4.1.0]hept-3-en

Flüssigkeit mit stechendem Geruch; schwer löslich in Wasser, löslich in organischen Lösungsmitteln

d_{20}^{20}: etwa 0,864

n_D^{20}: 1,473 bis 1,474

$[\alpha]_D^{20}$: +15 bis +17

Sdp: 170 bis 172 °C

Wird die Substanz in der Gaschromatographie verwendet, muss sie zusätzlich folgender Anforderung entsprechen:

Gehaltsbestimmung: Die Bestimmung erfolgt mit Hilfe der Gaschromatographie (2.2.28) wie in der Monographie **Muskatöl (Myristicae fragrantis aetheroleum)** beschrieben.

Der Gehalt, berechnet mit Hilfe des Verfahrens „Normalisierung", muss mindestens 95,0 Prozent betragen.

Carvacrol *R* 1016400

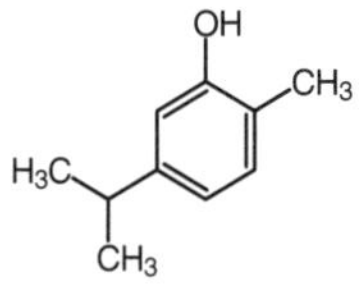

$C_{10}H_{14}O$ M_r 150,2
CAS Nr. 499-75-2
5-Isopropyl-2-methylphenol

Bräunliche Flüssigkeit; praktisch unlöslich in Wasser, sehr leicht löslich in Ethanol und Ether

d_{20}^{20}: etwa 0,975

n_D^{20}: etwa 1,523

Sdp: etwa 237 °C

Wird die Substanz in der Gaschromatographie verwendet, muss sie zusätzlich folgender Anforderung entsprechen:

Gehaltsbestimmung: Die Bestimmung erfolgt mit Hilfe der Gaschromatographie (2.2.28) wie in der Monographie **Pfefferminzöl (Menthae piperitae aetheroleum)** beschrieben.

Untersuchungslösung: 0,1 g Substanz werden in etwa 10 ml Aceton *R* gelöst.

Die Fläche des Hauptpeaks muss mindestens 95,0 Prozent der Summe aller Peakflächen betragen (der Lösungsmittel-Peak wird nicht berücksichtigt).

(+)-Carvon *R* 1016500

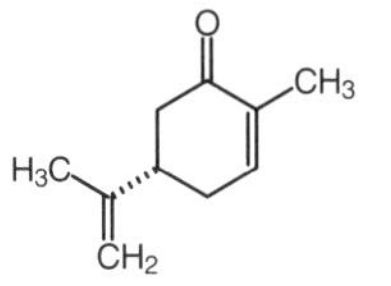

$C_{10}H_{14}O$ M_r 150,2

CAS Nr. 2244-16-8

(*S*)-5-Isopropenyl-2-methylcyclohex-2-enon; (*S*)-*p*-Mentha-6,8-dien-2-on

Flüssigkeit; praktisch unlöslich in Wasser, mischbar mit Ethanol

d_{20}^{20}: etwa 0,965

n_D^{20}: etwa 1,500

$[\alpha]_D^{20}$: etwa +61

Sdp: etwa 230 °C

Wird die Substanz in der Gaschromatographie verwendet, muss sie zusätzlich folgender Anforderung entsprechen:

Gehaltsbestimmung: Die Bestimmung erfolgt mit Hilfe der Gaschromatographie (2.2.28) wie in der Monographie **Pfefferminzöl (Menthae piperitae aetheroleum)** beschrieben.

Untersuchungslösung: die Substanz

Die Fläche des Hauptpeaks muss mindestens 98,0 Prozent der Summe aller Peakflächen betragen.

β-Caryophyllen *R* 1101000

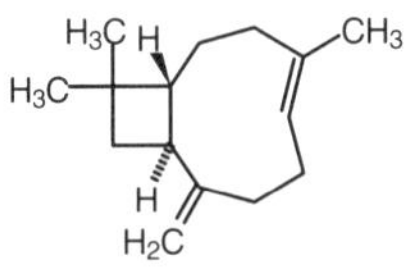

$C_{15}H_{24}$ M_r 204,4

CAS Nr. 87-44-5

(*E*)-(1*R*,9*S*)-4,11,11-Trimethyl-8-methylenbicyclo[7.2.0]undec-4-en

Ölige Flüssigkeit; praktisch unlöslich in Wasser, mischbar mit Ethanol und Ether

d_4^{17}: etwa 0,905

n_D^{20}: etwa 1,492

$[\alpha]_D^{15}$: etwa –5,2

Sdp_{14}: 129 bis 130 °C

Wird die Substanz in der Gaschromatographie verwendet, muss sie zusätzlich folgender Anforderung entsprechen:

Gehaltsbestimmung: Die Bestimmung erfolgt mit Hilfe der Gaschromatographie (2.2.28) wie in der Monographie **Nelkenöl (Caryophylli floris aetheroleum)** beschrieben.

Untersuchungslösung: die Substanz

Die Fläche des Hauptpeaks muss mindestens 98,5 Prozent der Summe aller Peakflächen betragen.

Caryophyllenoxid *R* 1149000

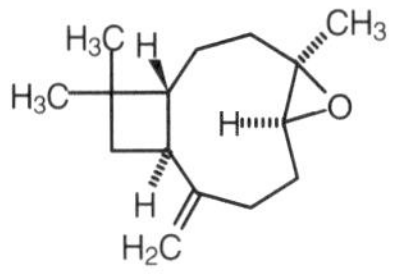

$C_{15}H_{24}O$ M_r 220,4

CAS Nr. 1139-30-6

(–)-β-Caryophyllenepoxid; (1*R*,4*R*,6*R*,10*S*)-4,12,12-Trimethyl-9-methylen-5-oxatricyclo[8.2.0.0^{4,6}]dodecan

Farblose, feine Kristalle mit Klümpchen

Smp: 62 bis 63 °C

Wird die Substanz in der Gaschromatographie verwendet, muss sie zusätzlich folgender Anforderung entsprechen:

Gehaltsbestimmung: Die Bestimmung erfolgt mit Hilfe der Gaschromatographie (2.2.28) wie in der Monographie **Terpentinöl vom Strandkiefer-Typ (Terebinthinae aetheroleum ab pino pinastro)** beschrieben.

Der Gehalt an Caryophyllenoxid, berechnet mit Hilfe des Verfahrens „Normalisierung", muss mindestens 99,0 Prozent betragen.

Casein *R* 1016600

CAS Nr. 9000-71-9

Mischung verwandter Phosphoproteine aus der Milch

Weißes, amorphes Pulver oder weiße Körnchen; sehr schwer löslich in Wasser und unpolaren organischen Lösungsmitteln; löslich in konzentrierter Salzsäure unter Bildung einer schwach violett gefärbten Lösung, bildet Salze mit Säuren und Basen

Der isoelektrische Punkt liegt bei etwa pH 4,7; alkalische Lösungen sind linksdrehend.

Catalpol *R* 1142300

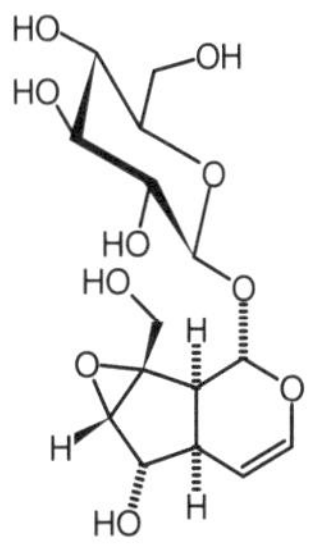

$C_{15}H_{22}O_{10}$ M_r 362,3

CAS Nr. 2415-24-9

[(1a*S*,1b*S*,2*S*,5a*R*,6*S*,6a*S*)-6-Hydroxy-1a-(hydroxymethyl)-1a,1b,2,5a,6,6a-hexahydrooxireno[4,5]cyclopenta[1,2-*c*]pyran-2-yl]β-D-glucopyranosid

Smp: 203 bis 205 °C

Catechin *R* 1119000

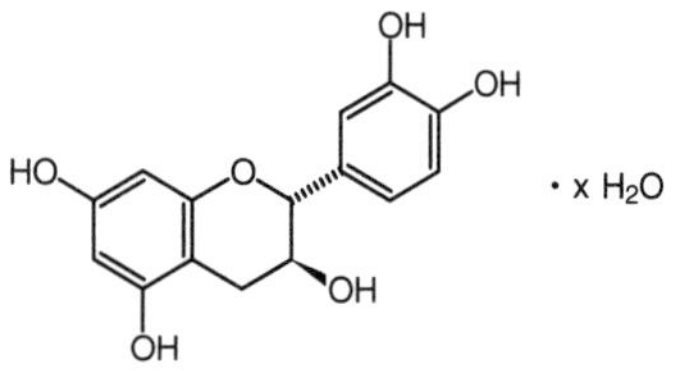

$C_{15}H_{14}O_6 \cdot x\ H_2O$ M_r 290,3 (für die wasserfreie Substanz)
CAS Nr. 154-23-4
(+)-(2*R*,3*S*)-2-(3,4-Dihydroxyphenyl)-3,4-dihydro-2*H*-chromen-3,5,7-triol, x H_2O;
Syn. Catechol, Cianidanol, Cyanidol

Cellulose zur Chromatographie *R* 1016800

CAS Nr. 9004-34-6

Feines, weißes, homogenes Pulver

Die mittlere Korngröße ist kleiner als 30 µm.

Herstellung der Dünnschichtplatten: 15 g Substanz werden in 100 ml Wasser *R* suspendiert und 60 s lang mit einem elektrisch betriebenen Gerät homogenisiert. Die sorgfältig gereinigten Platten werden mittels eines Streichgeräts mit einer 0,1 mm dicken Schicht versehen und an der Luft trocknen gelassen.

Cellulose zur Chromatographie *R* 1 1016900

Feines, weißes, homogenes Pulver (mikrokristalline Cellulose)

Die mittlere Korngröße ist kleiner als 30 µm.

Herstellung der Dünnschichtplatten: 25 g Substanz werden in 90 ml Wasser *R* suspendiert und 60 s lang mit einem elektrisch betriebenen Gerät homogenisiert. Die sorgfältig gereinigten Platten werden mittels eines Streichgeräts mit einer 0,1 mm dicken Schicht versehen und an der Luft trocknen gelassen.

Cellulose zur Chromatographie F_{254} *R* 1017000

Feines, weißes, homogenes Pulver (mikrokristalline Cellulose), das einen Fluoreszenzindikator mit intensivster Anregung der Fluoreszenz bei 254 nm enthält

Die mittlere Korngröße ist kleiner als 30 µm.

Herstellung der Dünnschichtplatten: 25 g Substanz werden in 100 ml Wasser *R* suspendiert und 60 s lang mit einem elektrisch betriebenen Gerät homogenisiert. Die sorgfältig gereinigten Platten werden mittels eines Streichgeräts mit einer 0,1 mm dicken Schicht versehen und an der Luft trocknen gelassen.

Cephalin-Reagenz *R* 1017200

Die zur Herstellung verwendeten Lösungsmittel sollen ein geeignetes Antioxidans enthalten, zum Beispiel Butylhydroxyanisol (0,02 g · l^{-1}).

0,5 bis 1 g getrocknetes Rinderhirn *R* werden mit 20 ml Aceton *R* versetzt. Nach 2 h wird 2 min lang bei 500 *g* zentrifugiert und die überstehende Flüssigkeit dekantiert. Der Rückstand wird im Vakuum getrocknet und mit 20 ml Chloroform *R* versetzt. Unter häufigem Schütteln wird 2 h lang stehen gelassen. Die festen Bestandteile werden durch Filtration oder Zentrifugation abgetrennt. Das Chloroform wird im Vakuum abgedampft und der Rückstand in 5 bis 10 ml einer Lösung von Natriumchlorid *R* (9 g · l^{-1}) suspendiert.

Das Reagenz ist, gefroren oder gefriergetrocknet, innerhalb von 3 Monaten zu verwenden.

Cer(III)-nitrat *R* 1017400

$Ce(NO_3)_3 \cdot 6\ H_2O$ M_r 434,3
CAS Nr. 10294-41-4

Farbloses bis schwach gelbliches, kristallines Pulver; leicht löslich in Wasser und Ethanol

Cer(IV)-sulfat *R* 1017300

$Ce(SO_4)_2 \cdot 4\ H_2O$ M_r 404,3
CAS Nr. 123333-60-8
Cer(IV)-sulfat, Tetrahydrat

Gelbes bis orangegelbes, kristallines Pulver oder Kristalle; sehr schwer löslich in Wasser

Die Substanz löst sich langsam in verdünnten Säuren.

Cetrimid *R* 1017600

CAS Nr. 8044-71-1

Muss der Monographie **Cetrimid (Cetrimidum)** entsprechen

Cetrimoniumbromid *R* 1017700

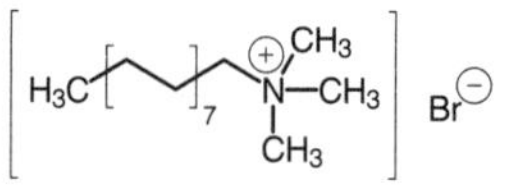

$C_{19}H_{42}BrN$ M_r 364,5
CAS Nr. 57-09-0
Hexadecyltrimethylammoniumbromid

Weißes, kristallines Pulver; löslich in Wasser, leicht löslich in Ethanol

Smp: etwa 240 °C

Cetylstearylalkohol *R* 1017500

CAS Nr. 67762-27-0

Muss der Monographie **Cetylstearylalkohol (Alcohol cetylicus stearylicus)** entsprechen

Chamazulen *R* 1148000

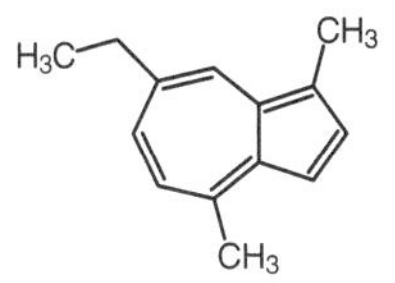

$C_{14}H_{16}$ M_r 184,3
CAS Nr. 529-05-5
7-Ethyl-1,4-dimethylazulen

Blaue Flüssigkeit; sehr schwer löslich in Wasser, löslich in Ethanol, mischbar mit fetten und ätherischen Ölen sowie flüssigem Paraffin, unter Verfärbung löslich in 85-prozentiger *(m/m)* Phosphorsäure und 50-prozentiger *(V/V)* Schwefelsäure

Aussehen der Lösung: 50 mg Substanz werden in 2,5 ml Hexan *R* gelöst. Die blaue Lösung ist klar, wenn sie in dünner Schicht, zum Beispiel durch Schrägstellen des Reagenzglases, betrachtet wird.

Wird die Substanz in der Gaschromatographie verwendet, muss sie zusätzlich folgender Anforderung entsprechen:

Gehaltsbestimmung: Die Bestimmung erfolgt mit Hilfe der Gaschromatographie (2.2.28) wie in der Monographie **Kamillenöl (Matricariae aetheroleum)** beschrieben.

Untersuchungslösung: Lösung der Substanz ($4\ g \cdot l^{-1}$) in Cyclohexan *R*

Der Gehalt an Chamazulen, berechnet mit Hilfe des Verfahrens „Normalisierung", muss mindestens 95,0 Prozent betragen.

Chinaldinrot *R* 1073800

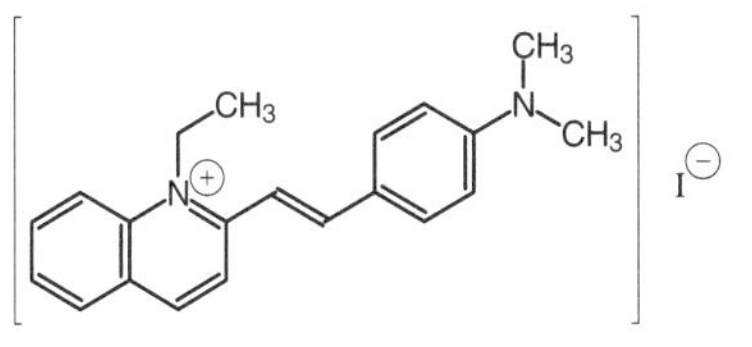

$C_{21}H_{23}IN_2$ M_r 430,3
CAS Nr. 117-92-0
2-(4-Dimethylaminostyryl)-1-ethylchinoliniumiodid

Dunkelblauschwarzes Pulver; wenig löslich in Wasser, leicht löslich in Ethanol

Chinaldinrot-Lösung *R* 1073801

0,1 g Chinaldinrot *R* werden in Methanol *R* zu 100 ml gelöst.

Umschlagsbereich: pH-Wert 1,4 (farblos) bis 3,2 (rot)

Chinhydron *R* 1073900

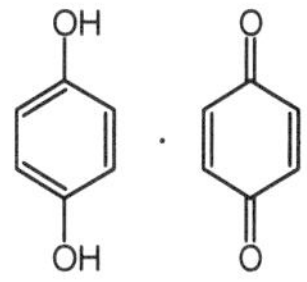

$C_{12}H_{10}O_4$ M_r 218,2
CAS Nr. 106-34-3
Äquimolekularer Komplex aus Hydrochinon und 1,4-Benzochinon

Glänzendes, kristallines Pulver oder glänzende Kristalle, tiefgrün; schwer löslich in Wasser, wenig löslich in heißem Wasser, löslich in Ethanol, Ether und konzentrierter Ammoniak-Lösung

Smp: etwa 170 °C

Chinidin *R* 1074000

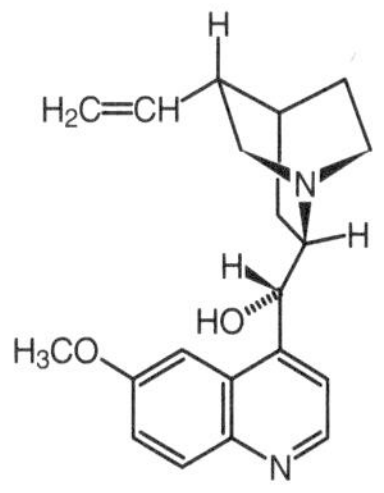

$C_{20}H_{24}N_2O_2$ M_r 324,4
CAS Nr. 56-54-2
(8*R*,9*S*)-6′-Methoxy-9-cinchonanol

Weiße Kristalle; sehr schwer löslich in Wasser, wenig löslich in Ethanol, schwer löslich in Ether und Methanol

$[\alpha]_D^{20}$: etwa +260, an einer Lösung der Substanz ($10\,g \cdot l^{-1}$) in wasserfreiem Ethanol *R* bestimmt

Smp: etwa 172 °C

Vor Licht geschützt zu lagern

Chinidinsulfat *R* 1109500

CAS Nr. 6591-63-5

Muss der Monographie **Chinidinsulfat (Chinidini sulfas)** entsprechen

Chinin *R* 1074100

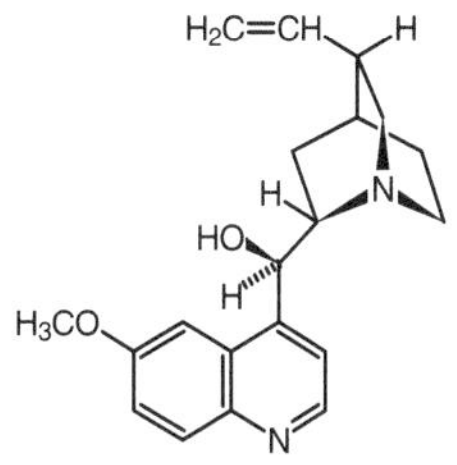

$C_{20}H_{24}N_2O_2$ M_r 324,4
CAS Nr. 130-95-0
(8*S*,9*R*)-6′-Methoxy-9-cinchonanol

Weißes, mikrokristallines Pulver; sehr schwer löslich in Wasser, schwer löslich in siedendem Wasser, sehr leicht löslich in wasserfreiem Ethanol, löslich in Ether

$[\alpha]_D^{20}$: etwa –167, an einer Lösung der Substanz (10 g · l^{-1}) in wasserfreiem Ethanol *R* bestimmt

Smp: etwa 175 °C

Vor Licht geschützt zu lagern

Chininhydrochlorid *R* 1074200

CAS Nr. 6119-47-7

Muss der Monographie **Chininhydrochlorid (Chinini hydrochloridum)** entsprechen

Chininsulfat *R* 1074300

CAS Nr. 6119-70-6

Muss der Monographie **Chininsulfat (Chinini sulfas)** entsprechen

Chloracetanilid *R* 1018100

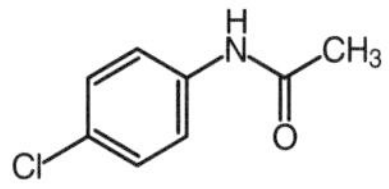

C_8H_8ClNO M_r 169,6
CAS Nr. 539-03-7
4′-Chloracetanilid
Mindestens 95 Prozent C_8H_8ClNO

Kristallines Pulver; praktisch unlöslich in Wasser, löslich in Ethanol

Smp: etwa 178 °C

Chloralhydrat *R* 1017900

CAS Nr. 302-17-0

Muss der Monographie **Chloralhydrat (Chlorali hydras)** entsprechen

Chloralhydrat-Lösung *R* 1017901

80 g Chloralhydrat *R* werden in 20 ml Wasser *R* gelöst.

Chloramin T *R* 1018000

CAS Nr. 7080-50-4

Muss der Monographie **Tosylchloramid-Natrium (Chloraminum)** entsprechen

Chloramin-T-Lösung *R* 1018001

Eine Lösung von Chloramin T *R* (20 g · l^{-1})

Bei Bedarf frisch herzustellen

Chloramin-T-Lösung *R* 1 1018002

Eine Lösung von Chloramin T *R* (0,1 g · l^{-1})

Bei Bedarf frisch herzustellen

Chloramin-T-Lösung *R* 2 1018003

Eine Lösung von Chloramin T *R* (0,2 g · l^{-1})

Bei Bedarf frisch herzustellen

Chloranilin *R* 1018300

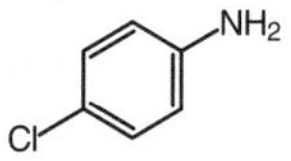

C_6H_6ClN M_r 127,6
CAS Nr. 106-47-8
4-Chloranilin

Kristalle; löslich in heißem Wasser, leicht löslich in Ethanol und Ether

Smp: etwa 71 °C

2-Chlorbenzoesäure *R* 1139300

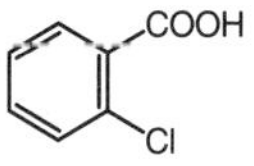

$C_7H_5ClO_2$ M_r 156,6
CAS Nr. 118-91-2

Löslich in Wasser, schwer löslich in wasserfreiem Ethanol

Smp: etwa 140 °C

Sdp: etwa 285 °C

4-Chlorbenzolsulfonamid *R* 1097400

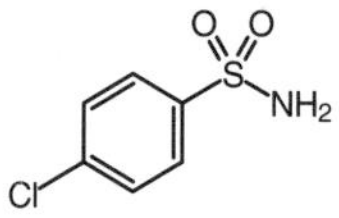

$C_6H_6ClNO_2S$ M_r 191,6
CAS Nr. 98-64-6

Weißes Pulver

Smp: etwa 145 °C

Beachten Sie den Hinweis auf „Allgemeine Monographien" zu Anfang des Bands auf Seite B

Chlordan *R* 1124100

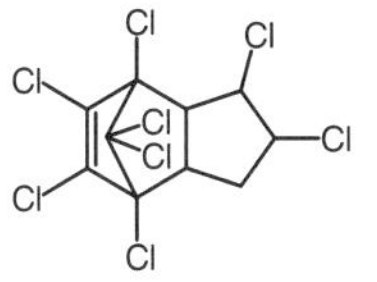

$C_{10}H_6Cl_8$ M_r 409,8
CAS Nr. 12789-03-6

Smp: etwa 106 °C

Sdp: etwa 175 °C

Eine geeignete, zertifizierte Referenzlösung von technischer Qualität (10 ng · μl^{-1} in Isooctan) kann verwendet werden.

2-Chlor-2-desoxy-D-glucose *R* 1134700

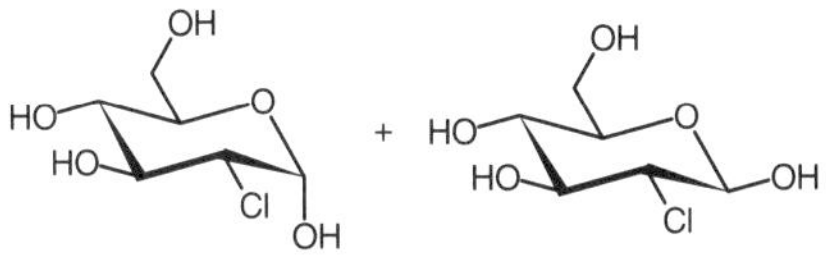

$C_6H_{11}ClO_5$ M_r 198,6
CAS Nr. 14685-79-1

Weißes, kristallines, sehr hygroskopisches Pulver; löslich in Wasser und Dimethylsulfoxid, praktisch unlöslich in Ethanol

Chlordiazepoxid *R* 1113200

CAS Nr. 58-25-3

Muss der Monographie **Chlordiazepoxid (Chlordiazepoxidum)** entsprechen

Chloressigsäure *R* 1018200

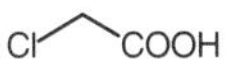

$C_2H_3ClO_2$ M_r 94,5
CAS Nr. 79-11-8

Farblose oder weiße, zerfließende Kristalle; sehr leicht löslich in Wasser, löslich in Ethanol und Ether

Dicht verschlossen zu lagern

2-Chlorethanol *R* 1097500

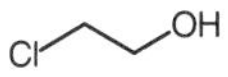

C_2H_5ClO M_r 80,5
CAS Nr. 107-07-3

Farblose Flüssigkeit; löslich in Ethanol

d_{20}^{20}: etwa 1,197

n_D^{20}: etwa 1,442

Smp: etwa –89 °C

Sdp: etwa 130 °C

2-Chlorethanol-Lösung *R* 1097501

0,125 g 2-Chlorethanol *R* werden in 2-Propanol *R* zu 50 ml gelöst. 5 ml Lösung werden mit 2-Propanol *R* zu 50 ml verdünnt.

Chlorethylaminhydrochlorid *R* 1124300

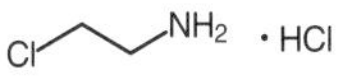

$C_2H_7Cl_2N$ M_r 116,0
CAS Nr. 870-24-6
2-Chlorethanamin-hydrochlorid

Smp: etwa 145 °C

Chlorfenvinphos *R* 1124200

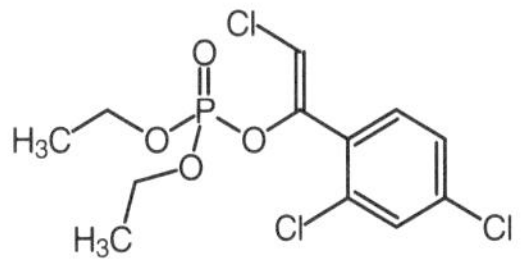

$C_{12}H_{14}Cl_3O_4P$ M_r 359,6
CAS Nr. 470-90-6
Clofenvinfos

Eine geeignete, zertifizierte Referenzlösung (10 ng · μl^{-1} in Cyclohexan) kann verwendet werden.

3-Chlor-2-methylanilin *R* 1139400

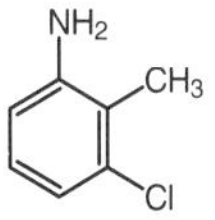

C_7H_8ClN M_r 141,6
CAS Nr. 87-60-5

Nicht mischbar mit Wasser, schwer löslich in wasserfreiem Ethanol

d_{20}^{20}: etwa 1,171

n_D^{20}: etwa 1,587

Smp: etwa 2 °C

Sdp: etwa 115 °C

Chlornitroanilin *R* 1018800

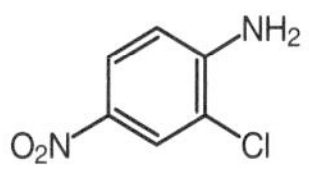

$C_6H_5ClN_2O_2$ M_r 172,6
CAS Nr. 121-87-9
2-Chlor-4-nitroanilin

Gelbes, kristallines Pulver; leicht löslich in Methanol

Smp: etwa 107 °C

Vor Licht geschützt zu lagern

Chlorobutanol *R* 1018400

CAS Nr. 57-15-8

Muss der Monographie **Wasserfreies Chlorobutanol (Chlorobutanolum anhydricum)** entsprechen

Chloroform *R* 1018600

$CHCl_3$ M_r 119,4
CAS Nr. 67-66-3
Trichlormethan

Klare, farblose Flüssigkeit; schwer löslich in Wasser, mischbar mit Ethanol

d_{20}^{20}: 1,475 bis 1,481

Sdp: etwa 60 °C

Enthält 0,4 bis 1,0 Prozent (*m/m*) Ethanol

Ethanol: 1,00 g Substanz wird in einen Erlenmeyerkolben mit Schliffstopfen eingefüllt. Nach Zusatz von 15,0 ml Kaliumdichromat-Salpetersäure-Reagenz *R* wird der Kolben verschlossen, 2 min lang kräftig geschüttelt und 15 min lang stehen gelassen. 100 ml Wasser *R* und 5 ml einer Lösung von Kaliumiodid *R* (200 g · l^{-1}) werden zugesetzt. Nach 2 min wird der Überschuss an Iod mit Natriumthiosulfat-Lösung (0,1 mol · l^{-1}) unter Zusatz von 1 ml Stärke-Lösung *R* titriert, bis eine schwache Grünfärbung erhalten ist (n_1 ml Natriumthiosulfat-Lösung (0,1 mol · l^{-1})). Ein Blindversuch wird durchgeführt (n_2 ml Natriumthiosulfat-Lösung (0,1 mol · l^{-1})).

Der Prozentgehalt an Ethanol wird nach folgender Formel berechnet:

$$\frac{0{,}115\,(n_2 - n_1)}{m}$$

m = Einwaage der Substanz in Gramm

Chloroform, angesäuertes *R* 1018601

100 ml Chloroform *R* werden mit 10 ml Salzsäure *R* geschüttelt und stehen gelassen. Nach dem Entmischen werden die beiden Phasen getrennt.

Chloroform, ethanolfreies *R* 1018602

200 ml Chloroform *R* werden 4-mal mit je 100 ml Wasser *R* ausgeschüttelt und 24 h lang über 20 g wasserfreiem Natriumsulfat *R* getrocknet. Das Filtrat wird über 10 g wasserfreiem Natriumsulfat *R* destilliert. Die ersten 20 ml des Destillats werden verworfen.

Bei Bedarf frisch herzustellen

Chloroform, ethanolfreies *R* 1 1018700

Chloroform, mit 2-Methyl-2-buten stabilisiert

Klare, farblose Flüssigkeit; schwer löslich in Wasser, mischbar mit Ethanol

Die Transmission (2.2.25) der Substanz, gegen Wasser *R* gemessen, muss mindestens betragen:

50 Prozent bei 255 nm
80 Prozent bei 260 nm
98 Prozent bei 300 nm

Wasser: höchstens 0,05 Prozent

Verdampfungsrückstand: höchstens 0,001 Prozent

Gehalt: mindestens 99,8 Prozent $CHCl_3$, mit Hilfe der Gaschromatographie (2.2.28) bestimmt

(D)Chloroform *R* 1025000

$CDCl_3$ M_r 120,4
CAS Nr. 865-49-6
(D)Trichlormethan

Klare, farblose Flüssigkeit; praktisch unlöslich in Wasser, mischbar mit Aceton, Ethanol und Ether

Die Substanz kann mit Hilfe einer Silberfolie stabilisiert werden.

d_{20}^{20}: etwa 1,51

n_D^{20}: etwa 1,445

Sdp: etwa 60 °C

Deuterierungsgrad: mindestens 99,7 Prozent

Wasser und Deuteriumoxid: höchstens 0,05 Prozent

Chlorogensäure *R* 1104700

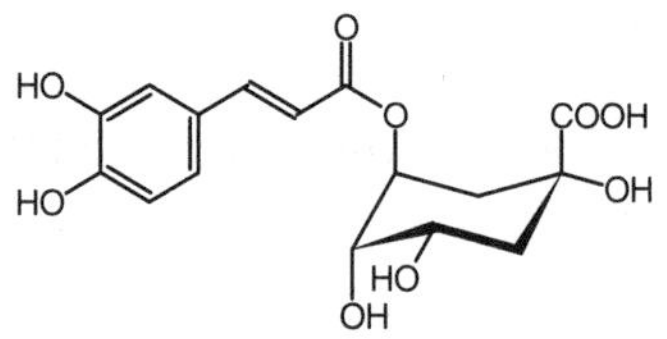

$C_{16}H_{18}O_9$ M_r 354,3
CAS Nr. 327-97-9
(1*S*,3*R*,4*R*,5*R*)-3-[(3,4-Dihydroxycinnamoyl)oxy]-1,4,5-trihydroxycyclohexancarbonsäure

Weißes, kristallines Pulver oder weiße Nadeln; leicht löslich in siedendem Wasser, Aceton und wasserfreiem Ethanol

$[\alpha]_D^{26}$: etwa –35,2

Smp: etwa 208 °C

Chromatographie: Wird die Substanz unter den Bedingungen, wie unter „Prüfung auf Identität, A" der Monographie **Eingestellter Belladonnablättertrockenextrakt (Belladonnae folium extractum siccum normatum)** angegeben, geprüft, darf das Chromatogramm nur eine Hauptzone zeigen.

Chlorothiazid *R* 1112100

CAS Nr. 58-94-6

Muss der Monographie **Chlorothiazid (Chlorothiazidum)** entsprechen

Chlorphenol *R* 1018900

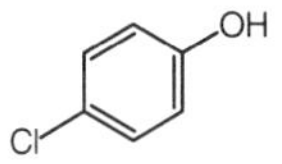

C_6H_5ClO M_r 128,6
CAS Nr. 106-48-9
4-Chlorphenol

Farblose bis fast farblose Kristalle; schwer löslich in Wasser, sehr leicht löslich in Ethanol, Ether und Alkalihydroxid-Lösungen

Smp: etwa 42 °C

3-Chlorpropan-1,2-diol *R* 1097600

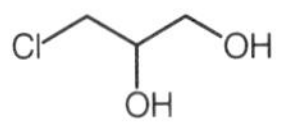

$C_3H_7ClO_2$ M_r 110,5
CAS Nr. 96-24-2

Farblose Flüssigkeit; löslich in Wasser, Ethanol und Ether

d_{20}^{20}: etwa 1,322

n_D^{20}: etwa 1,480

Sdp: etwa 213 °C

Chlorpyriphos *R* 1124400

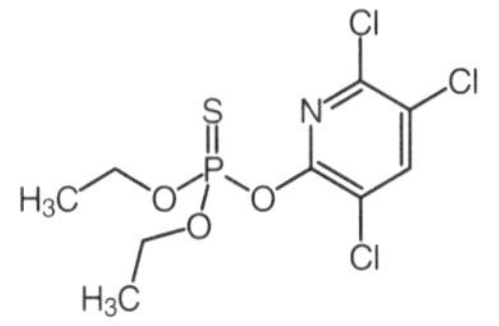

$C_9H_{11}Cl_3NO_3PS$ M_r 350,6
CAS Nr. 2921-88-2
Chlorpyrifos

Smp: 42 bis 44 °C

Sdp: etwa 200 °C

Eine geeignete, zertifizierte Referenzlösung (10 ng · μl^{-1} in Cyclohexan) kann verwendet werden.

Chlorpyriphos-methyl *R* 1124500

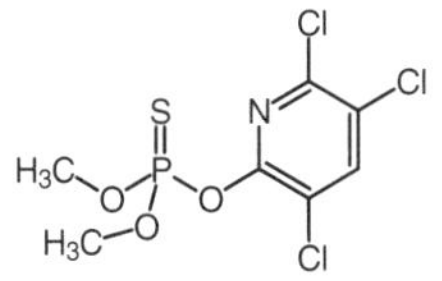

$C_7H_7Cl_3NO_3PS$ M_r 322,5
CAS Nr. 5598-13-0
Chlorpyrifos-methyl

Smp: 45 bis 47 °C

Eine geeignete, zertifizierte Referenzlösung (10 ng · μl^{-1} in Cyclohexan) kann verwendet werden.

Chlorsalicylsäure *R* 1019100

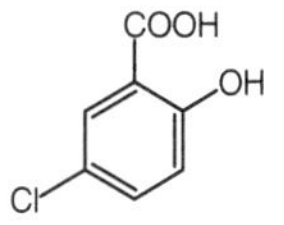

$C_7H_5ClO_3$ M_r 172,6
CAS Nr. 321-14-2
5-Chlor-2-hydroxybenzoesäure

Weißes bis fast weißes, kristallines Pulver; löslich in Methanol

Smp: etwa 173 °C

Chlortetracyclinhydrochlorid *R* 1145500

Muss der Monographie **Chlortetracyclinhydrochlorid (Chlortetracyclini hydrochloridum)** entsprechen

Chlortriethylaminhydrochlorid *R* 1018500

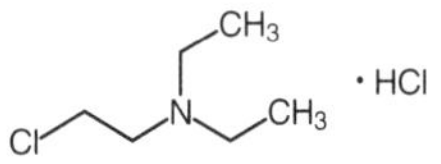

$C_6H_{15}Cl_2N$ M_r 172,1
CAS Nr. 869-24-9
(2-Chlorethyl)diethylamin-hydrochlorid; 2-Chlor-*N*,*N*-diethylethylamin-hydrochlorid

Weißes, kristallines Pulver; sehr leicht löslich in Wasser und Methanol, leicht löslich in Dichlormethan, praktisch unlöslich in Hexan

Smp: etwa 211 °C

Chlortrimethylsilan *R* 1019300

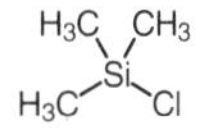

C_3H_9ClSi M_r 108,6
CAS Nr. 75-77-4
Trimethylchlorsilan

Klare, farblose, an der Luft rauchende Flüssigkeit

d_{20}^{20}: etwa 0,86

n_D^{20}: etwa 1,388

Sdp: etwa 57 °C

Cholesterol *R* 1019400

CAS Nr. 57-88-5.

Muss der Monographie **Cholesterol (Cholesterolum)** entsprechen

Cholinchlorid *R* 1019500

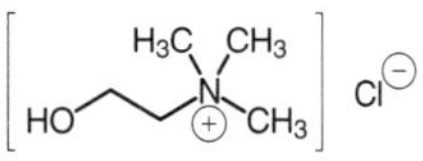

$C_5H_{14}ClNO$ M_r 139,6
CAS Nr. 67-48-1
(2-Hydroxyethyl)trimethylammoniumchlorid

Zerfließende Kristalle; sehr leicht löslich in Wasser und Ethanol

Dünnschichtchromatographie: Wird die Substanz unter den Bedingungen wie in der Monographie **Suxamethoniumchlorid (Suxamethonii chloridum)** angegeben mit 5 µl einer Lösung der Substanz (0,2 g · l^{-1}) in Methanol *R* geprüft, darf das Chromatogramm nur einen Hauptfleck zeigen.

Dicht verschlossen zu lagern

Choriongonadotropin *R* 1041100

CAS Nr. 9002-61-3

Muss der Monographie **Choriongonadotropin (Gonadotropinum chorionicum)** entsprechen

Chromazurol S *R* 1019600

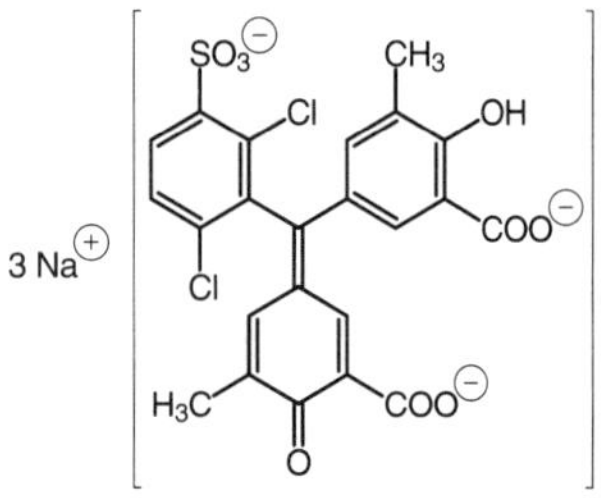

$C_{23}H_{13}Cl_2Na_3O_9S$ M_r 605
CAS Nr. 1667-99-8
C.I. Nr. 43825; Schultz Nr. 841
5-[α-(3-Carboxy-5-methyl-4-oxo-2,5-cyclohexadienyliden)-2,6-dichlor-3-sulfobenzyl]-2-hydroxy-3-methylbenzoesäure, Trinatriumsalz

Bräunlich schwarzes Pulver; löslich in Wasser, schwer löslich in Ethanol

Chrom(III)-chlorid-Hexahydrat *R* 1104800

$[Cr(H_2O)_4Cl_2]Cl \cdot 2\,H_2O$ M_r 266,5
CAS Nr. 10060-12-5

Tiefgrünes, kristallines, hygroskopisches Pulver

Vor Feuchtigkeit und oxidierenden Substanzen geschützt zu lagern

Chrom(III)-kaliumsulfat *R* 1019800

$CrK(SO_4)_2 \cdot 12\,H_2O$ M_r 499,4
CAS Nr. 7788-99-0
Chromalaun

Große, violettrote bis schwarze Kristalle; leicht löslich in Wasser, praktisch unlöslich in Ethanol

Chromophorsubstrat *R* 1 1020000

N-α-Benzyloxycarbonyl-D-arginyl-L-glycyl-L-arginin-*p*-nitroanilid-dihydrochlorid wird in Wasser *R* zu einer Konzentration von 3 mmol · l^{-1} gelöst. Vor Gebrauch wird die Lösung mit Trometamol-Natriumedetat-Pufferlösung pH 8,4 *R* auf eine Konzentration von 0,5 mmol · l^{-1} verdünnt.

Chromophorsubstrat *R* 2 1020100

D-Phenylalanyl-L-pipecolyl-L-arginin-*p*-nitroanilid-dihydrochlorid wird in Wasser *R* zu einer Konzentration von 3 mmol · l^{-1} gelöst. Vor Gebrauch wird die Lösung mit Trometamol-Natriumedetat-Pufferlösung pH 8,4 *R* auf eine Konzentration von 0,5 mmol · l^{-1} verdünnt.

Chromophorsubstrat *R* 3 1149100

D-Valyl-leucyl-lysyl-4-nitroanilid-dihydrochlorid wird in Wasser *R* zu einer Konzentration von 3 mmol · l^{-1} gelöst.

Chromotrop 2B *R* 1020200

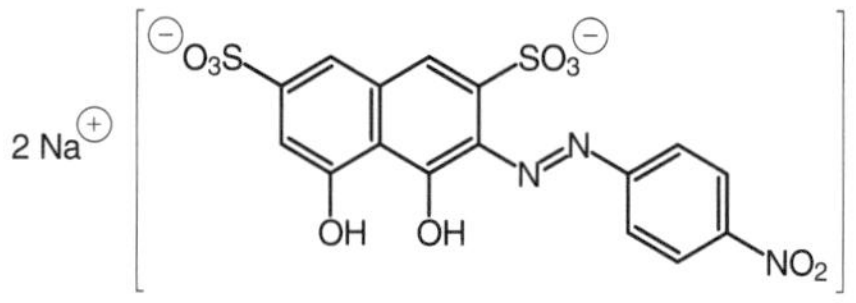

$C_{16}H_9N_3Na_2O_{10}S_2$ M_r 513,4
CAS Nr. 548-80-1
C.I. Nr. 16575; Schultz Nr. 67
4,5-Dihydroxy-3-(4-nitrophenylazo)-2,7-naphthalindisulfonsäure, Dinatriumsalz

Rötlich braunes Pulver; löslich in Wasser unter Bildung einer gelblich roten Lösung, praktisch unlöslich in Ethanol

Chromotrop-2B-Lösung *R* 1020201

Eine Lösung von Chromotrop 2B *R* (50 mg · l^{-1}) in Schwefelsäure *R*

Chromotropsäure-Natrium *R* 1020300

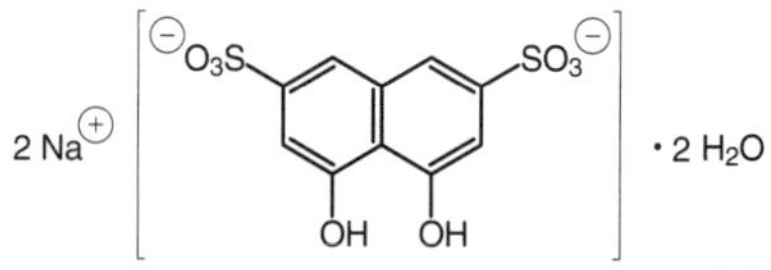

$C_{10}H_6Na_2O_8S_2 \cdot 2\,H_2O$ M_r 400,3
CAS Nr. 5808-22-0
Schultz Nr. 1136
Chromotropsäure, Dinatriumsalz;
4,5-Dihydroxynaphthalin-2,7-disulfonsäure, Dinatriumsalz, Dihydrat; 1,8-Dihydroxynaphthalin-3,6-disulfonsäure, Dinatriumsalz, Dihydrat

Gelblich weißes Pulver; löslich in Wasser, praktisch unlöslich in Ethanol

Chromotropsäure-Natrium-Lösung *R* 1020301

0,60 g Chromotropsäure-Natrium *R* werden in etwa 80 ml Wasser *R* gelöst. Die Lösung wird mit Wasser *R* zu 100 ml verdünnt.

Die Lösung ist innerhalb von 24 h zu verwenden.

Chrom(VI)-oxid *R* 1019900

CrO_3 — M_r 100,0
CAS Nr. 1333-82-0

Dunkle, bräunlich rote, zerfließende Nadeln oder Körnchen; sehr leicht löslich in Wasser

Dicht verschlossen in Glasbehältnissen zu lagern

Chromschwefelsäure *R* 1019700

Gesättigte Lösung von Chrom(VI)-oxid *R* in Schwefelsäure *R*

Chrysanthemin *R* 1134800

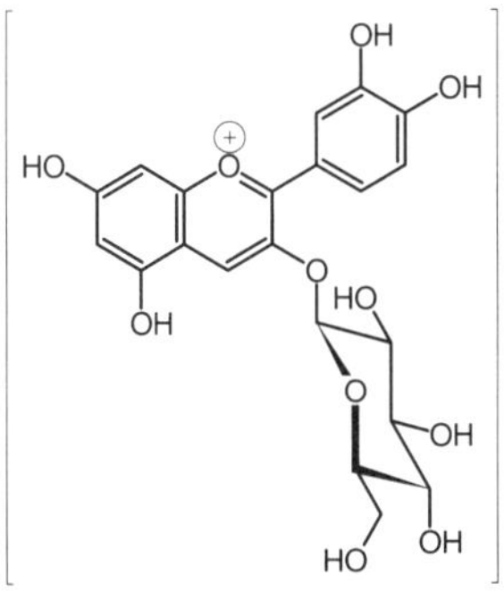

$C_{21}H_{21}ClO_{11}$ — M_r 485,5
CAS Nr. 7084-24-4
2-(3,4-Dihydroxyphenyl)-3-(β-D-glucopyranosyl)oxy-5,7-dihydroxy-1-benzopyryliumchlorid; Kuromaninchlorid

Rötlich braunes, kristallines Pulver; löslich in Wasser und Ethanol

Absorption (2.2.25): Eine Lösung der Substanz (10 mg · l^{-1}) in einer Mischung von 1 Volumteil Salzsäure *R* und 999 Volumteilen Methanol *R* zeigt ein Absorptionsmaximum bei 528 nm.

α-Chymotrypsin zur Peptidmustercharakterisierung *R* 1142400

Behandeltes, hochreines α-Chymotrypsin zur Beseitigung tryptischer Aktivität

Cinchonidin *R* 1020400

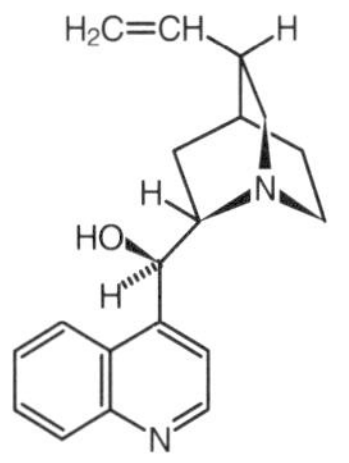

$C_{19}H_{22}N_2O$ — M_r 294,4
CAS Nr. 485-71-2
(8*S*,9*R*)-9-Cinchonanol

Weißes, kristallines Pulver; sehr schwer löslich in Wasser und Petroläther, löslich in Ethanol, schwer löslich in Ether

$[\alpha]_D^{20}$: –105 bis –110, an einer Lösung der Substanz (50 g · l^{-1}) in Ethanol 96 % *R* bestimmt

Smp: etwa 208 °C, unter Zersetzung

Vor Licht geschützt zu lagern

Cinchonin *R* 1020500

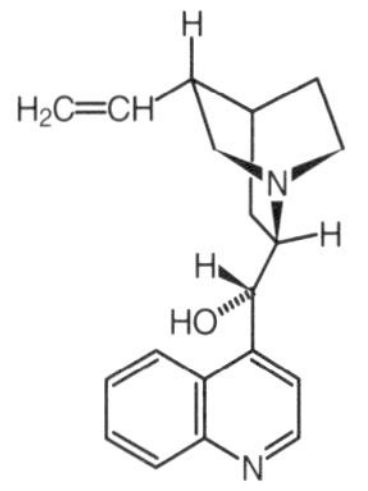

$C_{19}H_{22}N_2O$ — M_r 294,4
CAS Nr. 118-10-5
(8*R*,9*S*)-9-Cinchonanol

Weißes, kristallines Pulver; sehr schwer löslich in Wasser, wenig löslich in Ethanol und Methanol, schwer löslich in Ether

$[\alpha]_D^{20}$: +225 bis +230, an einer Lösung der Substanz (50 g · l^{-1}) in Ethanol 96 % *R* bestimmt

Smp: etwa 263 °C

Vor Licht geschützt zu lagern

Cineol *R* 1020600

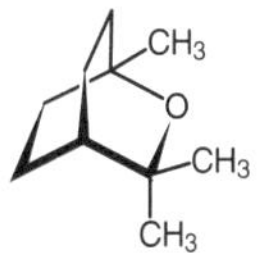

$C_{10}H_{18}O$ — M_r 154,3
CAS Nr. 470-82-6
1,8-Epoxy-*p*-menthan; 1,3,3-Trimethyl-2-oxabicyclo[2.2.2]octan; Syn. Eucalyptol

Farblose Flüssigkeit; praktisch unlöslich in Wasser, mischbar mit wasserfreiem Ethanol und Ether

d_{20}^{20}: 0,922 bis 0,927

n_D^{20}: 1,456 bis 1,459

Erstarrungspunkt (2.2.18): 0 bis 1 °C

Destillationsbereich (2.2.11): 174 bis 177 °C

Phenol: 1 g Substanz wird mit 20 ml Wasser *R* geschüttelt. Werden nach der Phasentrennung 10 ml der wässrigen Phase mit 0,1 ml Eisen(III)-chlorid-Lösung *R* 1 versetzt, darf keine Violettfärbung auftreten.

Terpentinöl: Eine Lösung von 1 g Substanz in 5 ml Ethanol 90 % *R* wird tropfenweise mit frisch hergestelltem Bromwasser *R* versetzt. Höchstens 0,5 ml dürfen für eine 30 min lang anhaltende Gelbfärbung verbraucht werden.

Verdampfungsrückstand: Höchstens 0,5 g · l^{-1}. 10,0 ml Substanz werden mit 25 ml Wasser *R* versetzt. Im Wasserbad wird eingedampft und der Rückstand bis zur Massekonstanz bei 100 bis 105 °C getrocknet.

Wird die Substanz in der Gaschromatographie verwendet, muss sie zusätzlich folgender Anforderung entsprechen:

Gehaltsbestimmung: Die Bestimmung erfolgt mit Hilfe der Gaschromatographie (2.2.28) wie in der Monographie **Pfefferminzöl (Menthae piperitae aetheroleum)** beschrieben.

Untersuchungslösung: die Substanz

Die Fläche des Hauptpeaks muss mindestens 98,0 Prozent der Summe aller Peakflächen betragen.

1,4-Cineol *R* 1142500

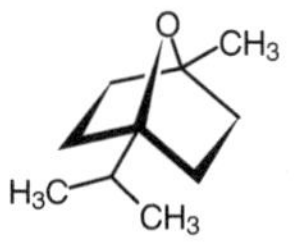

$C_{10}H_{18}O$ M_r 154,3
CAS Nr. 470-67-7
1-Methyl-4-(1-methylethyl)-7-oxabicyclo[2.2.1]heptan; 1-Isopropyl-4-methyl-7-oxabicyclo[2.2.1]heptan

Farblose Flüssigkeit

d_{4}^{20}: etwa 0,900

n_{D}^{20}: etwa 1,445

Sdp: etwa 173 °C

Cinnamylacetat *R* 1124700

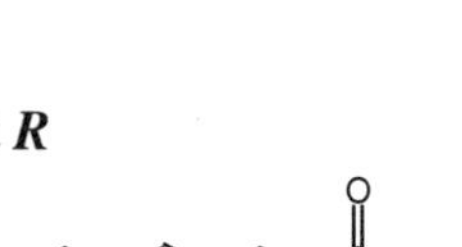

$C_{11}H_{12}O_2$ M_r 176,2
CAS Nr. 103-54-8
3-Phenylprop-2-en-1-ylacetat; 3-Phenylallylacetat

n_{D}^{20}: etwa 1,542

Sdp: etwa 262 °C

Wird die Substanz in der Gaschromatographie verwendet, muss sie zusätzlich folgender Anforderung entsprechen:

Gehaltsbestimmung: Die Bestimmung erfolgt mit Hilfe der Gaschromatographie (2.2.28) wie in der Monographie **Cassiaöl (Cinnamomi cassiae aetheroleum)** beschrieben.

Der Gehalt, berechnet mit Hilfe des Verfahrens „Normalisierung", muss mindestens 99,0 Prozent betragen.

Citral *R* 1020800

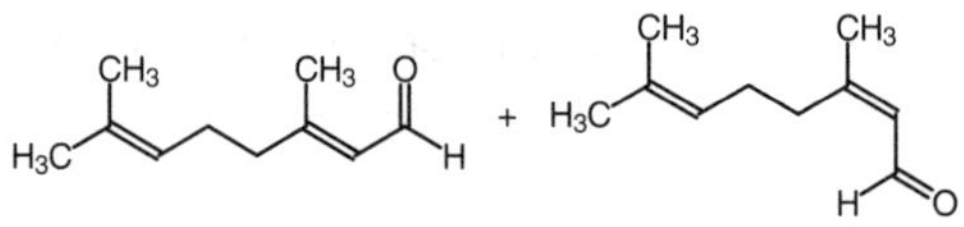

$C_{10}H_{16}O$ M_r 152,2
CAS Nr. 5392-40-5
Ein Gemisch von (2*E*)- und (2*Z*)-3,7-Dimethylocta-2,6-dienal

Hellgelbe Flüssigkeit; praktisch unlöslich in Wasser, mischbar mit Ethanol, Ether und Glycerol

Dünnschichtchromatographie (2.2.27): Auf eine Schicht von Kieselgel GF_{254} *R* werden 10 µl einer Lösung der Substanz (1 g · l^{-1}) in Toluol *R* aufgetragen. Die Chromatographie erfolgt mit einer Mischung von 15 Volumteilen Ethylacetat *R* und 85 Volumteilen Toluol *R* über eine Laufstrecke von 15 cm. Die Platte wird an der Luft trocknen gelassen. Beim Betrachten im ultravioletten Licht bei 254 nm darf das Chromatogramm nur einen Hauptfleck zeigen.

Wird die Substanz in der Gaschromatographie verwendet, muss sie zusätzlich folgender Anforderung entsprechen:

Gehaltsbestimmung: Die Bestimmung erfolgt mit Hilfe der Gaschromatographie (2.2.28) wie in der Monographie **Citronellöl (Citronellae aetheroleum)** beschrieben.

Der Gehalt an Citral (Neral + Geranial), berechnet mit Hilfe des Verfahrens „Normalisierung", muss mindestens 95,0 Prozent betragen.

Citronellal *R* 1113300

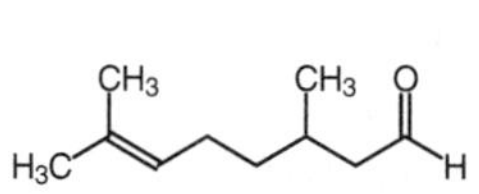

$C_{10}H_{18}O$ M_r 154,3
CAS Nr. 106-23-0
3,7-Dimethyloct-6-enal

Sehr schwer löslich in Wasser, löslich in Ethanol

d_{20}^{20}: 0,848 bis 0,856

n_{D}^{20}: etwa 1,446

$[\alpha]_{D}^{25}$: etwa +11,50

Wird die Substanz in der Gaschromatographie verwendet, muss sie zusätzlich folgender Anforderung entsprechen:

Gehaltsbestimmung: Die Bestimmung erfolgt mit Hilfe der Gaschromatographie (2.2.28) wie in der Monographie **Citronellöl (Citronellae aetheroleum)** beschrieben.

Der Gehalt an Citronellal, berechnet mit Hilfe des Verfahrens „Normalisierung", muss mindestens 95,0 Prozent betragen.

Citronellol *R* 1134900

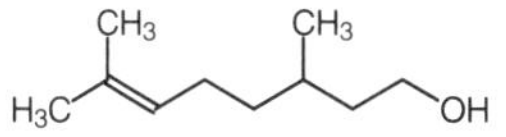

$C_{10}H_{20}O$ M_r 156,3
CAS Nr. 106-22-9
3,7-Dimethyloct-6-en-1-ol

Klare, farblose Flüssigkeit; praktisch unlöslich in Wasser, mischbar mit Ethanol

d_{20}^{20}: 0,857

n_D^{20}: 1,456

Sdp: 220 bis 222 °C

Wird die Substanz in der Gaschromatographie verwendet, muss sie zusätzlich folgender Anforderung entsprechen:

Gehaltsbestimmung: Die Bestimmung erfolgt mit Hilfe der Gaschromatographie (2.2.28) wie in der Monographie **Citronellöl (Citronellae aetheroleum)** beschrieben.

Der Gehalt an Citronellol, berechnet mit Hilfe des Verfahrens „Normalisierung", muss mindestens 95,0 Prozent betragen.

Dicht verschlossen, vor Licht geschützt zu lagern

Citronellylacetat *R* 1135000

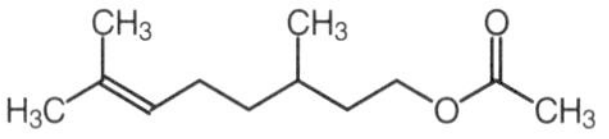

$C_{12}H_{22}O_2$ M_r 198,3
CAS Nr. 150-84-5
3,7-Dimethyloct-6-en-1-ylacetat

d_{20}^{20}: 0,890

n_D^{20}: 1,443

Sdp: 229 °C

Wird die Substanz in der Gaschromatographie verwendet, muss sie zusätzlich folgender Anforderung entsprechen:

Gehaltsbestimmung: Die Bestimmung erfolgt mit Hilfe der Gaschromatographie (2.2.28) wie in der Monographie **Citronellöl (Citronellae aetheroleum)** beschrieben.

Der Gehalt an Citronellylacetat, berechnet mit Hilfe des Verfahrens „Normalisierung", muss mindestens 97,0 Prozent betragen.

Dicht verschlossen, vor Licht geschützt zu lagern

Citronenöl *R* 1101700

Muss der Monographie **Citronenöl (Limonis aetheroleum)** entsprechen

Citronensäure *R* 1021000

CAS Nr. 5949-29-1

Muss der Monographie **Citronensäure-Monohydrat (Acidum citricum monohydricum)** entsprechen

Wenn Citronensäure zur Grenzprüfung auf Eisen verwendet wird, muss sie folgender zusätzlicher Prüfung entsprechen:

0,5 g Substanz werden in 10 ml Wasser *R* gelöst und mit 0,1 ml Thioglycolsäure *R* versetzt. Wird die Lösung mit Ammoniak-Lösung *R* alkalisch gemacht und mit Wasser *R* zu 20 ml verdünnt, darf keine Rosafärbung auftreten.

Citronensäure, wasserfreie *R* 1021200

CAS Nr. 77-92-9

Muss der Monographie **Wasserfreie Citronensäure (Acidum citricum anhydricum)** entsprechen

Citropten *R* 1021300

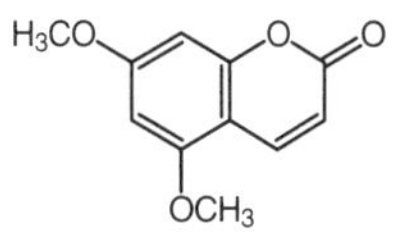

$C_{11}H_{10}O_4$ M_r 206,2
CAS Nr. 487-06-9
5,7-Dimethoxy-2*H*-1-benzopyran-2-on; Syn. Limettin

Nadeln; praktisch unlöslich in Wasser, Ether und Petroläther, leicht löslich in Aceton und Ethanol

Smp: etwa 145 °C

Dünnschichtchromatographie (2.2.27): Auf eine Schicht von Kieselgel GF_{254} *R* werden 10 µl einer Lösung der Substanz (1 g · l^{-1}) in Toluol *R* aufgetragen. Die Chromatographie erfolgt mit einer Mischung von 15 Volumteilen Ethylacetat *R* und 85 Volumteilen Toluol *R* über eine Laufstrecke von 15 cm. Die Platte wird an der Luft trocknen gelassen. Beim Betrachten im ultravioletten Licht bei 254 nm darf das Chromatogramm nur einen Hauptfleck zeigen.

Clobetasolpropionat *R* 1097700

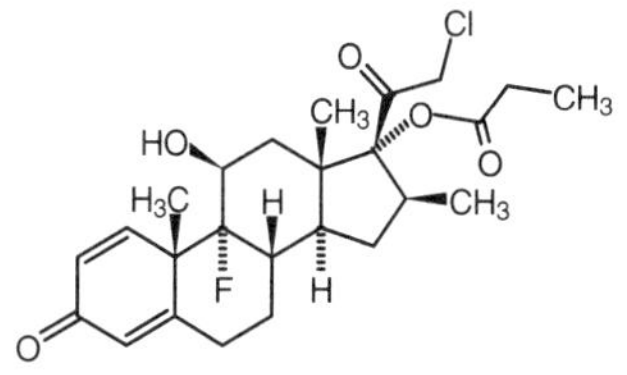

$C_{25}H_{32}ClFO_5$ M_r 467,0
CAS Nr. 25122-46-7
Clobetasol-17-propionat; 21-Chlor-9-fluor-11β-hydroxy-16β-methyl-3,20-dioxopregna-1,4-dien-17-ylpropionat

Weißes, kristallines Pulver; praktisch unlöslich in Wasser, löslich in Aceton und Ethanol

$[\alpha]_D^{20}$: etwa +104 (in Dioxan)

Smp: etwa 196 °C

Cobalt(II)-chlorid *R* 1021600

$CoCl_2 \cdot 6\,H_2O$ M_r 237,9
CAS Nr. 7791-13-1

Tiefrote Kristalle oder rotes, kristallines Pulver; sehr leicht löslich in Wasser, löslich in Ethanol

Cobalt(II)-nitrat *R* 1021700

$Co(NO_3)_2 \cdot 6\,H_2O$ M_r 291,0
CAS Nr. 10026-22-9

Kleine, granatrote Kristalle; sehr leicht löslich in Wasser

Codein *R* 1021800

CAS Nr. 6059-47-8

Muss der Monographie **Codein (Codeinum)** entsprechen

Codeinphosphat *R* 1021900

CAS Nr. 52-28-8

Muss der Monographie **Codeinphosphat-Hemihydrat (Codeini phosphas hemihydricus)** entsprechen

Coffein *R* 1014400

CAS Nr. 58-08-2

Muss der Monographie **Coffein (Coffeinum)** entsprechen

Coomassie-Färbelösung *R* 1012201

Eine Lösung von Säureblau 83 *R* (1,25 g · l^{-1}) in einer Mischung von 1 Volumteil Essigsäure 99 % *R*, 4 Volumteilen Methanol *R* und 5 Volumteilen Wasser *R*

Die Lösung wird filtriert.

Cortisonacetat *R* 1097800

CAS Nr. 50-04-4

Muss der Monographie **Cortisonacetat (Cortisoni acetas)** entsprechen

Coumaphos *R* 1124800

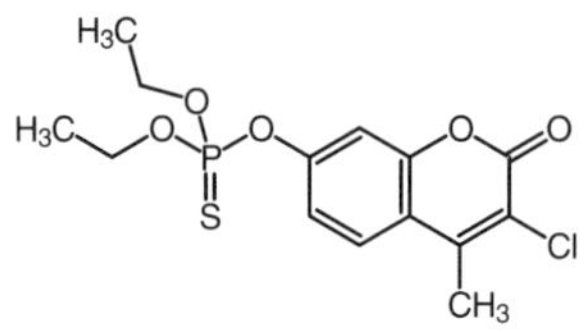

$C_{14}H_{16}ClO_5PS$ M_r 362,8
CAS Nr. 56-72-4
Coumafos

Smp: 91 bis 92 °C

Eine geeignete, zertifizierte Referenzlösung (10 ng · μl^{-1} in Isooctan) kann verwendet werden.

o*-Cresol *R 1022700

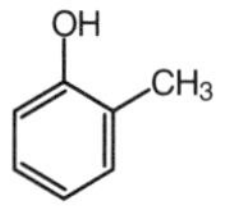

C_7H_8O M_r 108,1
CAS Nr. 95-48-7
2-Methylphenol

Unterkühlte Flüssigkeit oder Kristallmasse, sich an der Luft und im Licht fortschreitend verfärbend; mischbar mit wasserfreiem Ethanol und Ether, löslich in etwa 50 Teilen Wasser und in Alkalihydroxid-Lösungen

d_{20}^{20}: etwa 1,05

n_D^{20}: 1,540 bis 1,550

Sdp: etwa 190 °C

Erstarrungstemperatur (2.2.18): mindestens 30,5 °C

Verdampfungsrückstand: höchstens 0,1 Prozent (*m*/*m*)

Die Substanz wird im Wasserbad zur Trockne eingedampft und der Rückstand im Trockenschrank bei 100 bis 105 °C getrocknet.

Vor Licht, Feuchtigkeit und Sauerstoff geschützt zu lagern

Die Substanz ist vor der Verwendung zu destillieren.

p*-Cresol *R 1153100

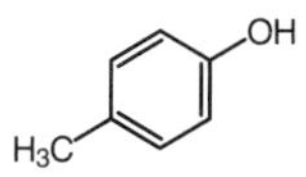

C_7H_8O M_r 108,1
CAS Nr. 106-44-5
4-Methylphenol

Farblose bis weiße Kristalle oder kristalline Masse

d_{20}^{20}: etwa 1,02

Sdp: etwa 202 °C

m-Cresolpurpur R 1121700

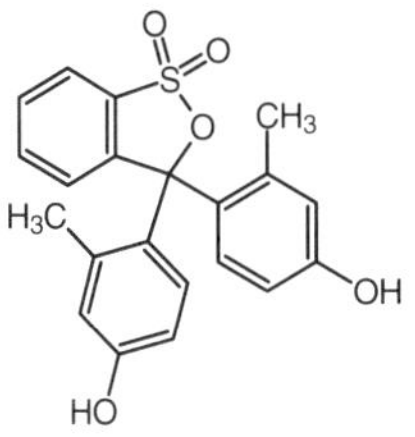

$C_{21}H_{18}O_5S$ M_r 382,4
CAS Nr. 2303-01-7
m-Cresolsulfonphthalein

Olivgrünes, kristallines Pulver; schwer löslich in Wasser, löslich in Essigsäure 99 %, Ethanol und Methanol

m-Cresolpurpur-Lösung R 1121701

0,1 g *m*-Cresolpurpur *R* werden in 13 ml Natriumhydroxid-Lösung (0,01 mol · l^{-1}) gelöst. Die Lösung wird mit Wasser *R* zu 100 ml verdünnt und gemischt.

Umschlagsbereich: pH-Wert 1,2 (rot) bis 2,8 (gelb)
pH-Wert 7,4 (gelb) bis 9,0 (purpur)

Cresolrot R 1022800

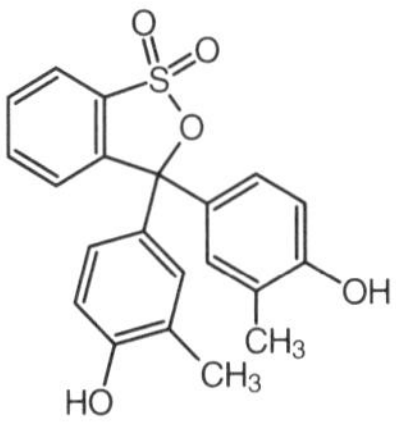

$C_{21}H_{18}O_5S$ M_r 382,4
CAS Nr. 1733-12-6.
4,4′-(3*H*-2,1-Benzoxathiol-3-yliden)bis(2-methylphenol)-*S*,*S*-dioxid

Rötlich braunes, kristallines Pulver; schwer löslich in Wasser, löslich in Ethanol und verdünnten Alkalihydroxid-Lösungen

Cresolrot-Lösung R 1022801

0,1 g Cresolrot *R* werden in einer Mischung von 2,65 ml Natriumhydroxid-Lösung (0,1 mol · l^{-1}) und 20 ml Ethanol 96 % *R* gelöst. Die Lösung wird mit Wasser *R* zu 100 ml verdünnt.

Empfindlichkeitsprüfung: Eine Mischung von 0,1 ml Cresolrot-Lösung, 100 ml kohlendioxidfreiem Wasser *R* und 0,15 ml Natriumhydroxid-Lösung (0,02 mol · l^{-1}) muss purpurrot gefärbt sein. Bis zum Farbumschlag nach Gelb dürfen höchstens 0,15 ml Salzsäure (0,02 mol · l^{-1}) verbraucht werden.

Umschlagsbereich: pH-Wert 7,0 (gelb) bis 8,6 (rot)

Cumarin R 1124900

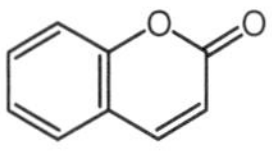

$C_9H_6O_2$ M_r 146,1
CAS Nr. 91-64-5
2*H*-Chromen-2-on; 2*H*-1-Benzopyran-2-on

Farbloses, kristallines Pulver oder orthorhombische bis rechteckige Kristalle; sehr leicht löslich in siedendem Wasser, löslich in Ethanol

Die Substanz löst sich in Alkalihydroxid-Lösungen.

Smp: 68 bis 70 °C

Wird die Substanz in der Gaschromatographie verwendet, muss sie zusätzlich folgender Anforderung entsprechen:

Gehaltsbestimmung: Die Bestimmung erfolgt mit Hilfe der Gaschromatographie (2.2.28) wie in der Monographie **Cassiaöl (Cinnamomi cassiae aetheroleum)** beschrieben.

Der Gehalt, berechnet mit Hilfe des Verfahrens „Normalisierung“, muss mindestens 98,0 Prozent betragen.

Reagenzien

Curcumin R 1023500

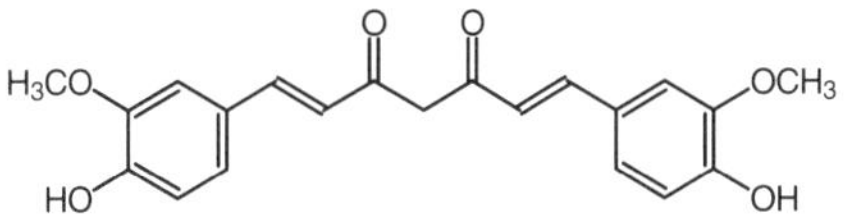

$C_{21}H_{20}O_6$ M_r 368,4
CAS Nr. 458-37-7
1,7-Bis(4-hydroxy-3-methoxyphenyl)-1,6-heptadien-3,5-dion

Orangebraunes, kristallines Pulver; praktisch unlöslich in Wasser, löslich in Essigsäure 99 %, praktisch unlöslich in Ether

Smp: etwa 183 °C

Cyanessigsäure R 1097900

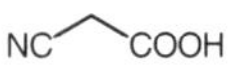

$C_3H_3NO_2$ M_r 85,1
CAS Nr. 372-09-8

Weiße bis gelblich weiße, hygroskopische Kristalle; sehr leicht löslich in Wasser

Dicht verschlossen zu lagern

Cyanessigsäureethylester R 1035500

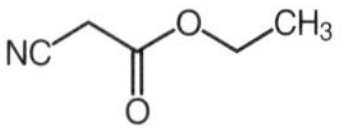

$C_5H_7NO_2$ M_r 113,1
CAS Nr. 105-56-6
Ethyl-2-cyanacetat

Farblose bis blassgelbe Flüssigkeit; schwer löslich in Wasser, mischbar mit Ethanol und Ether

Sdp: 205 bis 209 °C, unter Zersetzung

Cyanguanidin *R* 1023800

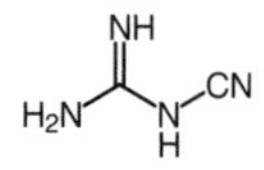

$C_2H_4N_4$ M_r 84,1
CAS Nr. 461-58-5
1-Cyanguanidin, Dicyandiamid

Weißes, kristallines Pulver; wenig löslich in Wasser und Ethanol, praktisch unlöslich in Dichlormethan und Ether

Smp: etwa 210 °C

Cyanocobalamin *R* 1023600

CAS Nr. 68-19-9

Muss der Monographie **Cyanocobalamin (Cyanocobalaminum)** entsprechen

Cyclohexan *R* 1023900

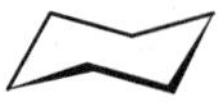

C_6H_{12} M_r 84,2
CAS Nr. 110-82-7

Klare, farblose, entflammbare Flüssigkeit; praktisch unlöslich in Wasser, mischbar mit organischen Lösungsmitteln

d_{20}^{20}: etwa 0,78

Sdp: etwa 80,5 °C

Wird die Substanz in der Spektroskopie verwendet, muss sie zusätzlich folgender Anforderung entsprechen:

Die Transmission (2.2.25) der Substanz, gegen Wasser *R* gemessen, muss mindestens betragen:
45 Prozent bei 220 nm
70 Prozent bei 235 nm
90 Prozent bei 240 nm
98 Prozent bei 250 nm

Cyclohexan *R* 1 1023901

Die Substanz muss Cyclohexan *R* und zusätzlich folgender Prüfung entsprechen:

Die Fluoreszenz der Substanz, mit einer Anregungsstrahlung von 365 nm, in einer Schichtdicke von 1 cm bei 460 nm gemessen, darf nicht größer sein als die einer Lösung, die 0,002 ppm Chinin *R* in Schwefelsäure (0,05 mol · l^{-1}) enthält.

1,2-Cyclohexandinitrilotetraessigsäure *R* 1024100

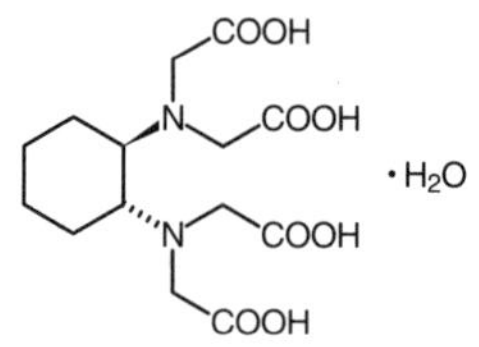

$C_{14}H_{22}N_2O_8 \cdot H_2O$ M_r 364,4
trans-1,2-Cyclohexandiyldinitrilotetraessigsäure, Monohydrat

Weißes, kristallines Pulver

Smp: etwa 204 °C

Cyclohexylamin *R* 1024000

$C_6H_{13}N$ M_r 99,2
CAS Nr. 108-91-8

Farblose Flüssigkeit; löslich in Wasser, mischbar mit den gebräuchlichen organischen Lösungsmitteln

n_D^{20}: etwa 1,460

Sdp: 134 bis 135 °C

Cyclohexylmethanol *R* 1135200

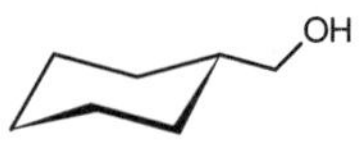

$C_7H_{14}O$ M_r 114,2
CAS Nr. 100-49-2
Cyclohexylcarbinol

Flüssigkeit mit schwachem Geruch nach Campher; löslich in Ethanol

n_D^{25}: etwa 1,464

Sdp: etwa 185 °C

3-Cyclohexylpropansäure *R* 1119200

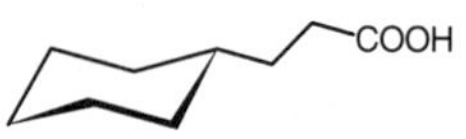

$C_9H_{16}O_2$ M_r 156,2
CAS Nr. 701-97-3

Klare Flüssigkeit

d_{20}^{20}: etwa 0,998

n_D^{20}: etwa 1,4648

Sdp: etwa 130 °C

Cyhalothrin *R* 1125000

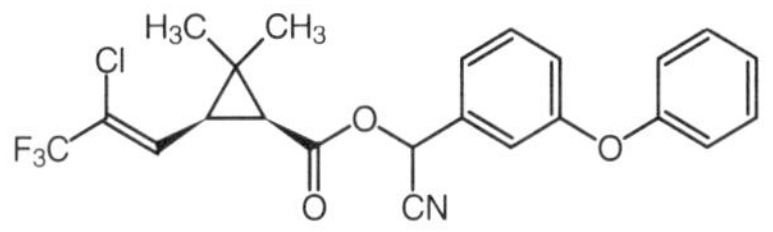

$C_{23}H_{19}ClF_3NO_3$ M_r 449,9
CAS Nr. 91465-08-6
Lambda-Cyhalothrin

Smp: etwa 49 °C

Sdp: 187 bis 190 °C

Eine geeignete, zertifizierte Referenzlösung (10 ng · µl^{-1} in Cyclohexan) kann verwendet werden.

p*-Cymen *R 1113400

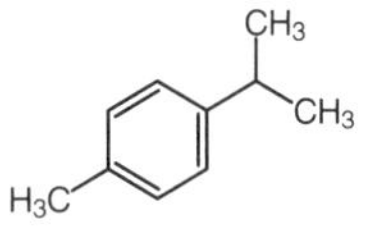

$C_{10}H_{14}$ M_r 134,2
CAS Nr. 99-87-6
1-Isopropyl-4-methylbenzol

Farblose Flüssigkeit; praktisch unlöslich in Wasser, löslich in Ethanol und Ether

d_{20}^{20}: etwa 0,858

n_D^{20}: etwa 1,4895

Sdp: 175 bis 178 °C

Wird die Substanz in der Gaschromatographie verwendet, muss sie zusätzlich folgender Anforderung entsprechen:

Gehaltsbestimmung: Die Bestimmung erfolgt mit Hilfe der Gaschromatographie (2.2.28) wie in der Monographie **Pfefferminzöl (Menthae piperitae aetheroleum)** beschrieben.

Untersuchungslösung: die Substanz

Die Fläche des Hauptpeaks muss mindestens 96,0 Prozent der Summe aller Peakflächen betragen.

Cypermethrin *R* 1125100

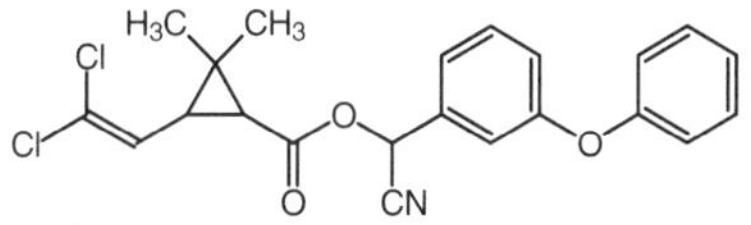

$C_{22}H_{19}Cl_2NO_3$ M_r 416,3
CAS Nr. 52315-07-8

Smp: 60 bis 80 °C

Sdp: 170 bis 195 °C

Eine geeignete, zertifizierte Referenzlösung (10 ng · µl^{-1} in Cyclohexan) kann verwendet werden.

L-Cystein *R* 1024200

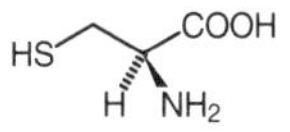

$C_3H_7NO_2S$ M_r 121,1
CAS Nr. 52-90-4
(*R*)-2-Amino-3-sulfanylpropansäure

Pulver; leicht löslich in Wasser, Essigsäure und Ethanol, praktisch unlöslich in Aceton

Cysteinhydrochlorid *R* 1024300

CAS Nr. 7048-04-6

Muss der Monographie **Cysteinhydrochlorid-Monohydrat (Cysteini hydrochloridum monohydricum)** entsprechen

L-Cystin *R* 1024400

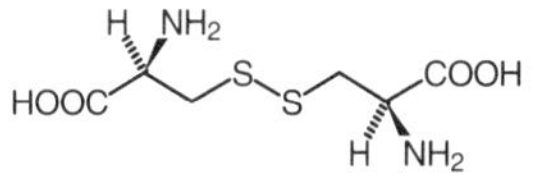

$C_6H_{12}N_2O_4S_2$ M_r 240,3
CAS Nr. 56-89-3
(*R*,*R*)-3,3′-Disulfandiylbis(2-aminopropansäure)

Weißes, kristallines Pulver; praktisch unlöslich in Wasser und Ethanol, löslich in verdünnten Alkalihydroxid-Lösungen

Die Substanz zersetzt sich bei 250 °C.

$[\alpha]_D^{20}$: –218 bis –224, in Salzsäure (1 mol · l^{-1}) bestimmt

Reagenzien

D

Dansylchlorid *R* 1030000

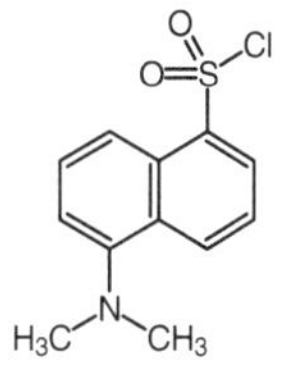

$C_{12}H_{12}ClNO_2S$ M_r 269,8
CAS Nr. 605-65-2
5-Dimethylamino-1-naphthalinsulfonylchlorid

Gelbes, kristallines Pulver; schwer löslich in Wasser, löslich in Methanol

Smp: etwa 70 °C

Kühl zu lagern

Dantron *R* 1024500

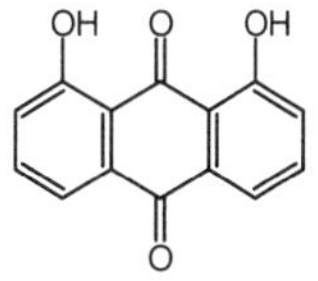

$C_{14}H_8O_4$ M_r 240,2
CAS Nr. 117-10-2
1,8-Dihydroxyanthrachinon; 1,8-Dihydroxyanthracen-9,10-dion

Kristallines, orangefarbenes Pulver; praktisch unlöslich in Wasser, schwer löslich in Ethanol, löslich in Alkalihydroxid-Lösungen

Smp: etwa 195 °C

*Wird die Substanz zur Gehaltsbestimmung der Sesquiterpensäuren in der Monographie **Baldrianwurzel (Valerianae radix)** verwendet, muss sie zusätzlich folgender Anforderung entsprechen:*

$A_{1\,cm}^{1\%}$: 355 bis 375, bei 500 nm in Kaliumhydroxid-Lösung (1 mol · l^{-1}) bestimmt

Gehaltsbestimmung: Die Bestimmung erfolgt mit Hilfe der Flüssigchromatographie (2.2.29) wie in der Monographie **Baldrianwurzel** beschrieben, bei der Konzentration der Referenzlösung.

Der Gehalt an Dantron, berechnet mit Hilfe des Verfahrens „Normalisierung“, muss mindestens 95 Prozent betragen.

DC-Platte mit Kieselgel *R* 1116700

Trägerplatten aus Glas, Metall oder Kunststoff mit einer Schicht von Kieselgel geeigneter Dicke und Teilchengröße (gewöhnlich 2 bis 10 µm für Platten mit feiner Korngröße [Hochleistungsdünnschichtchromatographie, HPTLC] und 5 bis 40 µm für normale DC-Platten). Falls erforderlich wird die Teilchengröße in Klammern nach dem Namen des Reagenzes bei den entsprechenden Prüfungen angegeben.

Die Schicht kann ein organisches Bindemittel enthalten.

Trennvermögen: Ein geeignetes Volumen (10 µl für normale DC-Platten und 1 bis 2 µl für DC-Platten mit feiner Korngröße) der Lösung zur DC-Eignungsprüfung *R* wird auf die DC-Platte aufgetragen. Die Chromatographie erfolgt mit einer Mischung von 20 Volumteilen Methanol *R* und 80 Volumteilen Toluol *R* über eine Laufstrecke, die 2 Dritteln der Platte entspricht. Die DC-Platte ist nur zufrieden stellend, wenn das Chromatogramm deutlich voneinander getrennt 4 Flecke zeigt: den Fleck von Bromcresolgrün mit einem R_f-Wert kleiner als 0,15, den Fleck von Methylorange mit einem R_f-Wert im Bereich von 0,1 bis 0,25, den Fleck von Methylrot mit einem R_f-Wert im Bereich von 0,35 bis 0,55 und den Fleck von Sudanrot G mit einem R_f-Wert im Bereich von 0,75 bis 0,98.

DC-Platte mit Kieselgel F_{254} *R* 1116800

DC-Platte mit Kieselgel *R* mit folgenden zusätzlichen Anforderungen:

Die Schicht enthält einen Fluoreszenzindikator mit einem Absorptionsmaximum bei 254 nm.

Fluoreszenzminderung: Auf die DC-Platte wird eine Lösung von Benzoesäure *R* (1 g · l^{-1}) in einer Mischung von 15 Volumteilen wasserfreiem Ethanol *R* und 85 Volumteilen Cyclohexan *R* auf 5 Startpunkte in steigenden Mengen (1 bis 10 µl für normale DC-Platten und 0,2 bis 2 µl für DC-Platten mit feiner Korngröße) aufgetragen. Die Chromatographie erfolgt mit der gleichen Lösungsmittelmischung als Fließmittel über eine Laufstrecke, die der Hälfte der Platte entspricht. Nach dem Verdunstenlassen des Fließmittels wird das Chromatogramm im UV-Licht bei 254 nm ausgewertet. Auf normalen DC-Platten erscheint die Benzoesäure als dunkle Flecke auf fluoreszierendem Untergrund etwa in der Mitte des Chromatogramms bei Mengen von mindestens 2 µg. Auf DC-Platten mit feiner Korngröße erscheint die Benzoesäure als dunkle Flecke auf fluoreszierendem Untergrund etwa in der Mitte des Chromatogramms bei Mengen von mindestens 0,2 µg.

DC-Platte mit Kieselgel G *R* 1116900

DC-Platte mit Kieselgel *R* mit folgender zusätzlicher Anforderung:

Die Schicht enthält Calciumsulfat-Hemihydrat als Bindemittel.

DC-Platte mit Kieselgel GF_{254} *R* 1117000

DC-Platte mit Kieselgel *R* mit folgenden zusätzlichen Anforderungen:

Die Schicht enthält Calciumsulfat-Hemihydrat als Bindemittel und einen Fluoreszenzindikator mit einem Absorptionsmaximum bei 254 nm.

Fluoreszenzminderung: entspricht der Prüfung unter „DC-Platte mit Kieselgel F_{254} *R*“

DC-Platte mit octadecylsilyliertem Kieselgel *R* 1148600

Trägerplatten aus Glas, Metall oder Kunststoff mit einer Schicht von octadecylsilyliertem Kieselgel

Die Schicht kann ein organisches Bindemittel enthalten.

DC-Platte mit octadecylsilyliertem Kieselgel F_{254} *R* 1146600

Trägerplatten aus Glas, Metall oder Kunststoff mit einer Schicht von octadecylsilyliertem Kieselgel

Die Schicht enthält einen Fluoreszenzindikator mit einem Absorptionsmaximum im ultravioletten Licht bei 254 nm.

DC-Platte mit octadecylsilyliertem Kieselgel zur Trennung chiraler Komponenten *R* 1137700

Trägerplatten aus Glas, Metall oder Kunststoff mit einer Schicht von octadecylsilyliertem Kieselgel, imprägniert mit Cu^{2+}-Ionen und einem reinen Enantiomeren von Hydroxyprolin

Die Platte kann ein organisches Bindemittel enthalten.

DC-Platte mit silanisiertem Kieselgel *R* 1117100

Trägerplatten aus Glas, Metall oder Kunststoff mit einer Schicht von silanisiertem Kieselgel von geeigneter Dicke und Teilchengröße (gewöhnlich 2 bis 10 µm für DC-Platten mit feiner Korngröße [Hochleistungsdünnschichtchromatographie, HPTLC] und 5 bis 40 µm für normale DC-Platten)

Falls erforderlich wird die Teilchengröße in Klammern nach dem Namen des Reagenzes bei den entsprechenden Prüfungen angegeben.

Die Schicht kann ein organisches Bindemittel enthalten.

Trennvermögen: Je 0,1 g Methyllaurat *R*, Methylmyristat *R*, Methylpalmitat *R* und Methylstearat *R* werden 1 h lang in einem 250-ml-Erlenmeyerkolben mit 40 ml ethanolischer Kaliumhydroxid-Lösung *R* im Wasserbad zum Rückfluss erhitzt. Nach dem Erkalten wird die Lösung mit Hilfe von 100 ml Wasser *R* in einen Scheidetrichter überführt, mit verdünnter Salzsäure *R* angesäuert (pH-Wert 2 bis 3) und 3-mal mit je 10 ml Dichlormethan *R* ausgeschüttelt. Die vereinigten Dichlormethanauszüge werden über wasserfreiem Natriumsulfat *R* getrocknet und nach dem Filtrieren auf dem Wasserbad zur Trockne eingedampft. Der Rückstand wird in 50 ml Dichlormethan *R* gelöst. Die Dünnschichtchromatographie (2.2.27) erfolgt mit Hilfe von DC-Platten mit silanisiertem Kieselgel *R*. Auf die DC-Platte wird ein geeignetes Volumen (etwa 10 µl für normale DC-Platten und etwa 1 bis 2 µl für DC-Platten mit feiner Korngröße) der Dichlormethan-Lösung getrennt auf 3 Startpunkte aufgetragen. Die Chromatographie erfolgt mit einer Mischung von 10 Volumteilen Essigsäure 99 % *R*, 25 Volumteilen Wasser *R* und 65 Volumteilen Dioxan *R* über eine Laufstrecke von 2 Dritteln der Platte. Die DC-Platte wird 30 min lang bei 120 °C getrocknet, nach dem Erkalten mit einer Lösung von Molybdatophosphorsäure *R* ($35\ g \cdot l^{-1}$) in 2-Propanol *R* besprüht und bei 150 °C so lange erhitzt, bis Flecke erscheinen. Die DC-Platte wird so lange Ammoniakgas ausgesetzt, bis ein weißer Untergrund erhalten wird. Die Chromatogramme müssen 4 deutlich voneinander getrennte Flecke zeigen.

DC-Platte mit silanisiertem Kieselgel F_{254} *R* 1117200

DC-Platte mit silanisiertem Kieselgel *R* mit folgender zusätzlicher Anforderung:

Die Schicht enthält einen Fluoreszenzindikator mit einem Absorptionsmaximum bei 254 nm.

o,p′*-DDD *R 1125200

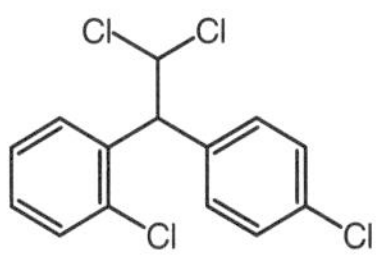

$C_{14}H_{10}Cl_4$ M_r 320,0
CAS Nr. 53-19-0
1-(2-Chlorphenyl)-1-(4-chlorphenyl)-2,2-dichlorethan; Syn. Mitotan

Eine geeignete, zertifizierte Referenzlösung ($10\ ng \cdot \mu l^{-1}$ in Cyclohexan) kann verwendet werden.

p,p′*-DDD *R 1125300

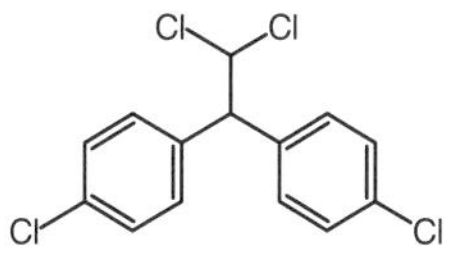

$C_{14}H_{10}Cl_4$ M_r 320,0
CAS Nr. 72-54-8
1,1-Bis(4-chlorphenyl)-2,2-dichlorethan

Smp: etwa 109 °C

Sdp: etwa 193 °C

Eine geeignete, zertifizierte Referenzlösung ($10\ ng \cdot \mu l^{-1}$ in Cyclohexan) kann verwendet werden.

o,p′*-DDE *R 1125400

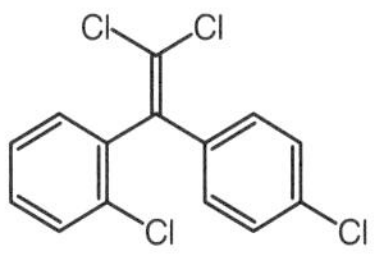

$C_{14}H_8Cl_4$ M_r 318,0
CAS Nr. 3424-82-6
1-(2-Chlorphenyl)-1-(4-chlorphenyl)-2,2-dichlorethylen

Eine geeignete, zertifizierte Referenzlösung ($10\ ng \cdot \mu l^{-1}$ in Cyclohexan) kann verwendet werden.

p,p′*-DDE *R 1125500

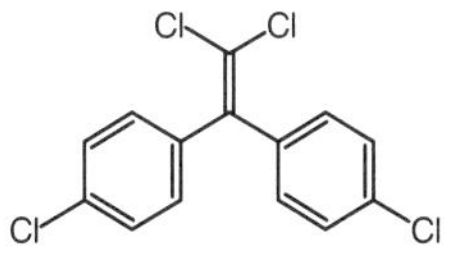

$C_{14}H_8Cl_4$ M_r 318,0
CAS Nr. 72-55-9
1,1-Bis(4-chlorphenyl)-2,2-dichlorethylen

Smp: 88 bis 89 °C

Sdp: 316 bis 317 °C

Eine geeignete, zertifizierte Referenzlösung ($10\ ng \cdot \mu l^{-1}$ in Cyclohexan) kann verwendet werden.

o,p′*-DDT *R 1125600

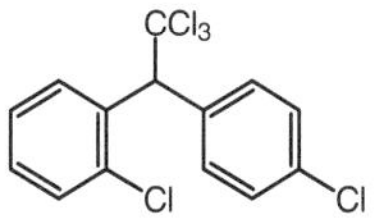

$C_{14}H_9Cl_5$ M_r 354,5
CAS Nr. 789-02-6
1-(2-Chlorphenyl)-1-(4-chlorphenyl)-2,2,2-trichlorethan

Eine geeignete, zertifizierte Referenzlösung ($10\ ng \cdot \mu l^{-1}$ in Cyclohexan) kann verwendet werden.

p,p′-DDT R 1125700

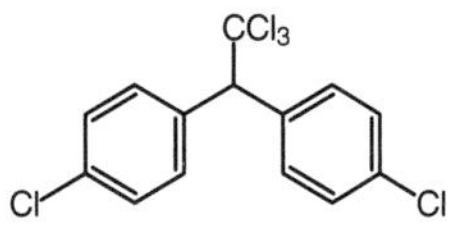

$C_{14}H_9Cl_5$ M_r 354,5
CAS Nr. 50-29-3
1,1-Bis(4-chlorphenyl)-2,2,2-trichlorethan; Syn. Clofenotan

Smp: 108 bis 109 °C

Sdp: etwa 260 °C

Eine geeignete, zertifizierte Referenzlösung (10 ng · μl^{-1} in Cyclohexan) kann verwendet werden.

Decan R 1024600

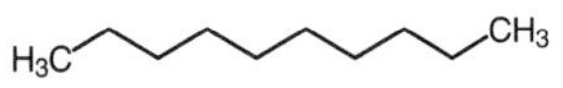

$C_{10}H_{22}$ M_r 142,3
CAS Nr. 124-18-5

Farblose Flüssigkeit; nicht mischbar mit Wasser

n_D^{20}: etwa 1,411

Sdp: etwa 174 °C

Decanal R 1149200

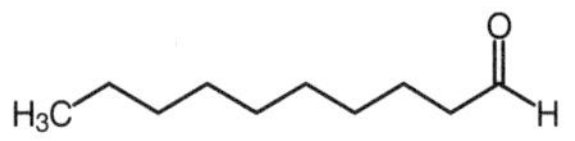

$C_{10}H_{20}O$ M_r 156,3
CAS Nr. 112-31-2
Decylaldehyd

Ölige, farblose Flüssigkeit mit charakteristischem Geruch nach Orangen; praktisch unlöslich in Wasser, löslich in Chloroform

d_4^{20}: 0,825 bis 0,829

n_D^{20}: 1,420 bis 1,430

Sdp: 207 bis 209 °C

Wird die Substanz in der Gaschromatographie verwendet, muss sie zusätzlich folgender Anforderung entsprechen:

Gehaltsbestimmung: Die Bestimmung erfolgt mit Hilfe der Gaschromatographie (2.2.28) wie in der Monographie **Süßorangenschalenöl (Aurantii dulcis aetheroleum)** beschrieben.

Der Gehalt an Decanal, berechnet mit Hilfe des Verfahrens „Normalisierung", muss mindestens 99 Prozent betragen.

Decanol R 1024700

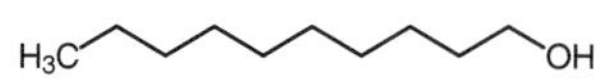

$C_{10}H_{22}O$ M_r 158,3
CAS Nr. 112-30-1
1-Decanol; Syn. Caprinalkohol, Decylalkohol

Viskose Flüssigkeit, bei etwa 6 °C erstarrend; praktisch unlöslich in Wasser, löslich in Ethanol und Ether

n_D^{20}: etwa 1,436

Sdp: etwa 230 °C

Decansäure R 1142000

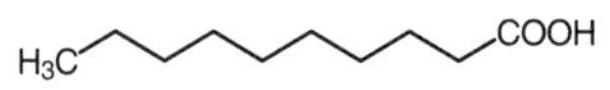

$C_{10}H_{20}O_2$ M_r 172,3
CAS Nr. 334-48-5
Caprinsäure

Kristalliner Feststoff; sehr schwer löslich in Wasser, löslich in wasserfreiem Ethanol

Smp: etwa 31,4 °C

Sdp: etwa 270 °C

Wird die Substanz in der Prüfung „Gesamtfettsäuren" in der Monographie ***Sägepalmenfrüchte (Sabalis serrulatae fructus)*** *verwendet, muss sie zusätzlich folgender Anforderung entsprechen:*

Gehaltsbestimmung: Die Bestimmung erfolgt mit Hilfe der Gaschromatographie (2.2.28) wie in der Monographie **Sägepalmenfrüchte** beschrieben.

Der Gehalt an Decansäure, berechnet mit Hilfe des Verfahrens „Normalisierung", muss mindestens 98 Prozent betragen.

Decylalkohol R 1024700

Siehe Decanol *R*

Deltamethrin R 1125800

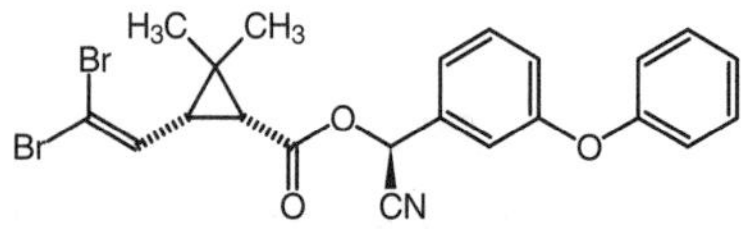

$C_{22}H_{19}Br_2NO_3$ M_r 505,2
CAS Nr. 52918-63-5

Smp: etwa 98 °C

Sdp: etwa 300 °C

Eine geeignete, zertifizierte Referenzlösung (10 ng · μl^{-1} in Cyclohexan) kann verwendet werden.

Demeclocyclinhydrochlorid *R* 1145600

Muss der Monographie **Demeclocyclinhydrochlorid (Demeclocyclini hydrochloridum)** entsprechen

Demethylflumazenil *R* 1149300

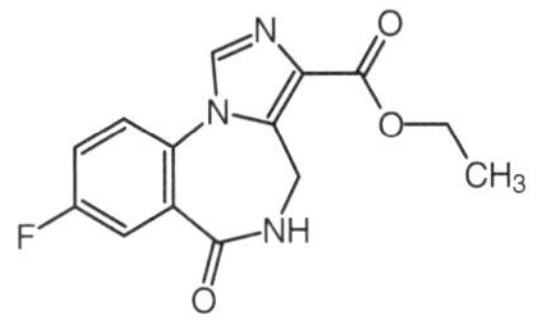

$C_{14}H_{12}FN_3O_3$ M_r 289,3
CAS Nr. 79089-72-8
Ethyl-8-fluor-6-oxo-5,6-dihydro-4*H*-imidazo[1,5-*a*][1,4]benzodiazepin-3-carboxylat

Farblose Nadeln; löslich in Dimethylsulfoxid und warmem Methanol

Smp: etwa 288 °C

Desoxyribonukleinsäure, Natriumsalz *R* 1079900

CAS Nr. 73049-39-5

Weiße, faserige Zubereitung, die aus Kalbsthymus gewonnen wird

Etwa 85 Prozent haben eine relative Molekülmasse von mindestens $2 \cdot 10^7$.

Eignungsprüfung: 10 mg Substanz werden in Imidazol-Pufferlösung pH 6,5 *R* zu 10,0 ml gelöst (Lösung a). 2,0 ml Lösung a werden mit Imidazol-Pufferlösung pH 6,5 *R* zu 50,0 ml verdünnt. Die Absorption (2.2.25) der Lösung, bei 260 nm gemessen, muss zwischen 0,4 und 0,8 liegen.

Werden 0,5 ml Lösung a mit 0,5 ml Imidazol-Pufferlösung pH 6,5 *R* und 3 ml Perchlorsäure-Lösung ($25 g \cdot l^{-1}$ $HClO_4$) versetzt, entsteht ein Niederschlag. Nach dem Zentrifugieren wird die Absorption der überstehenden Flüssigkeit bei 260 nm gegen eine Mischung von 1 ml Imidazol-Pufferlösung pH 6,5 *R* und 3 ml Perchlorsäure-Lösung ($25 g \cdot l^{-1}$ $HClO_4$) gemessen. Sie darf nicht größer als 0,3 sein.

In 2 Reagenzgläser werden je 0,5 ml Lösung a und je 0,5 ml einer Lösung der Referenzzubereitung von Streptodornase gegeben, die 10 I.E. je Milliliter Imidazol-Pufferlösung pH 6,5 *R* enthält. In ein Reagenzglas werden sofort 3 ml Perchlorsäure-Lösung ($25 g \cdot l^{-1}$ $HClO_4$) gegeben. Dabei entsteht ein Niederschlag. Nach dem Zentrifugieren wird die überstehende Flüssigkeit a aufbewahrt. Das andere Reagenzglas wird 15 min lang bei 37 °C erwärmt. Nach Zusatz von 3 ml Perchlorsäure-Lösung ($25 g \cdot l^{-1}$ $HClO_4$) wird zentrifugiert und die überstehende Flüssigkeit b aufbewahrt. Die Absorption der Flüssigkeit b, gemessen bei 260 nm gegen Flüssigkeit a, muss mindestens 0,15 betragen.

Desoxyuridin *R* 1024800

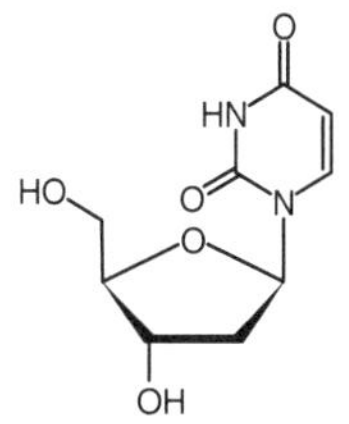

$C_9H_{12}N_2O_5$ M_r 228,2
CAS Nr. 951-78-0
2′-Desoxyuridin; 1-(2-Desoxy-β-D-*erythro*-pentofuranosyl)-1*H*,3*H*-pyrimidin-2,4-dion

Smp: etwa 165 °C

Dünnschichtchromatographie: Wird die Substanz unter den Bedingungen wie unter **Idoxuridin (Idoxuridinum)** angegeben geprüft, darf das Chromatogramm von 5 µl einer Lösung der Substanz ($0,25 g \cdot l^{-1}$) nur einen Hauptfleck zeigen.

Dextran zur Chromatographie, quer vernetztes *R* 2 1025500

Quer vernetztes Dextran in Form von Kügelchen, geeignet zur Trennung von Peptiden und Proteinen mit einer relativen Molekülmasse von 1500 bis 30000

In trockener Form haben die Kügelchen einen Durchmesser von 20 bis 80 µm.

Dextran zur Chromatographie, quer vernetztes *R* 3 1025600

Quer vernetztes Dextran in Form von Kügelchen, geeignet zur Trennung von Peptiden und Proteinen mit einer relativen Molekülmasse von 4000 bis 150000

In trockener Form haben die Kügelchen einen Durchmesser von 40 bis 120 µm.

Dextranblau 2000 *R* 1011700

CAS Nr. 9049-32-5

Die Substanz wird aus Dextran mit einer mittleren relativen Molekülmasse von $2 \cdot 10^6$ durch Einführen von polycyclischen Chromophoren hergestellt, die der Substanz eine Blaufärbung geben. Der Substitutionsgrad beträgt 0,017. Die Substanz ist gefriergetrocknet; sie löst sich schnell und vollständig in Wasser und in wässrigen Salzlösungen.

Eine Lösung der Substanz ($1 g \cdot l^{-1}$) in einer Phosphat-Pufferlösung pH 7,0 *R* zeigt ein Absorptionsmaximum (2.2.25) bei 280 nm.

3,3′-Diaminobenzidin-tetrahydrochlorid *R* 1098000

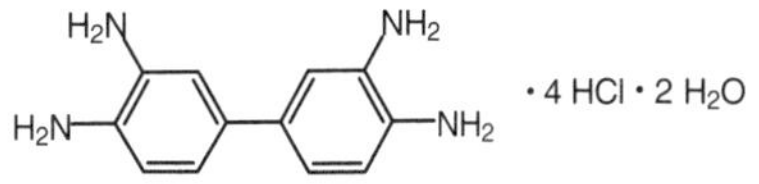

$C_{12}H_{18}Cl_4N_4 \cdot 2 H_2O$ M_r 396,1
CAS Nr. 7411-49-6

Syn. Biphenyl-3,3′,4,4′-tetrayltetrakis(azan)-tetrahydrochlorid, Dihydrat

Fast weißes bis schwach rosafarbenes Pulver; löslich in Wasser

Smp: etwa 280 °C, unter Zersetzung

Diammonium-2,2′-azinobis(3-ethylbenzothiazolin-6-sulfonat) *R* 1153000

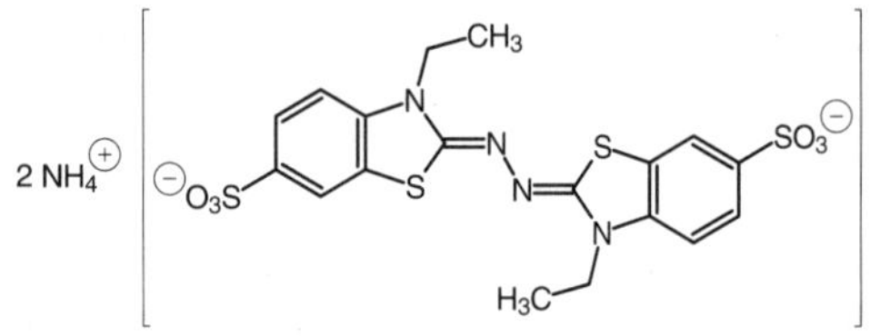

$C_{18}H_{24}N_6O_6S_4$ M_r 548,7
CAS Nr. 30931-67-0
ABTS; Diammonium-2,2′-(diazandiyliden)bis[3-ethyl-2,3-dihydrobenzothiazol-6-sulfonat]

Chromogenes Substrat, das zur Anwendung in ELISA-Techniken geeignet ist

Diazinon *R* 1125900

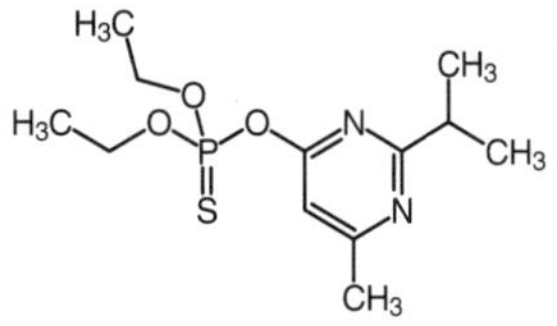

$C_{12}H_{21}N_2O_3PS$ M_r 304,3
CAS Nr. 333-41-5
Syn. Dimpylat

Sdp: etwa 306 °C

Eine geeignete, zertifizierte Referenzlösung (10 ng · µl^{-1} in Isooctan) kann verwendet werden.

Diazobenzolsulfonsäure-Lösung *R* 1 1026500

0,9 g Sulfanilsäure *R* werden in einer Mischung von 30 ml verdünnter Salzsäure *R* und 70 ml Wasser *R* gelöst. 3 ml Lösung werden mit 3 ml einer Lösung von Natriumnitrit *R* (50 g · l^{-1}) versetzt. Die Lösung wird 5 min lang in einer Eis-Wasser-Mischung gekühlt, mit 12 ml der Natriumnitrit-Lösung versetzt und erneut gekühlt. Anschließend wird die Lösung mit Wasser *R* zu 100 ml verdünnt und das Reagenz in einer Eis-Wasser-Mischung aufbewahrt.

Bei Bedarf frisch herzustellen und nach der Herstellung mindestens 15 min lang stehen lassen

Dibutylamin *R* 1126000

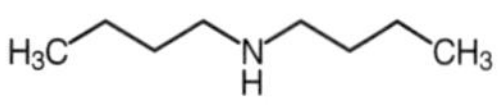

$C_8H_{19}N$ M_r 129,3
CAS Nr. 111-92-2
N-Butylbutan-1-amin

Farblose Flüssigkeit

n_D^{20}: etwa 1,417

Sdp: etwa 159 °C

Dibutylether *R* 1026700

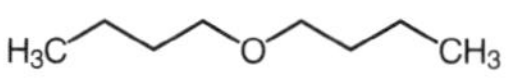

$C_8H_{18}O$ M_r 130,2
CAS Nr. 142-96-1

Farblose, entflammbare Flüssigkeit; praktisch unlöslich in Wasser, mischbar mit wasserfreiem Ethanol und Ether

d_{20}^{20}: etwa 0,77

n_D^{20}: etwa 1,399

Dibutylether, der nicht der Prüfung auf Peroxide entspricht, darf nicht destilliert werden.

Peroxide: In einen 12-ml-Schliffstopfenzylinder von etwa 1,5 cm Durchmesser werden 8 ml Kaliumiodid-Stärke-Lösung *R* eingefüllt. Mit dem Dibutylether wird bis zum Rande aufgefüllt, kräftig geschüttelt und 30 min lang vor Licht geschützt stehen gelassen. Dabei darf keine Färbung auftreten.

Name und Konzentration zugesetzter Stabilisatoren sind anzugeben.

Dibutylphthalat *R* 1026800

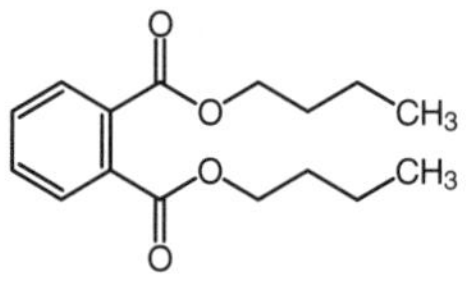

$C_{16}H_{22}O_4$ M_r 278,3
CAS Nr. 84-74-2

Klare, farblose bis schwach gefärbte, ölige Flüssigkeit; sehr schwer löslich in Wasser, mischbar mit Aceton, Ethanol und Ether

d_{20}^{20}: 1,043 bis 1,048

n_D^{20}: 1,490 bis 1,495

Dicarboxidindihydrochlorid *R* 1026900

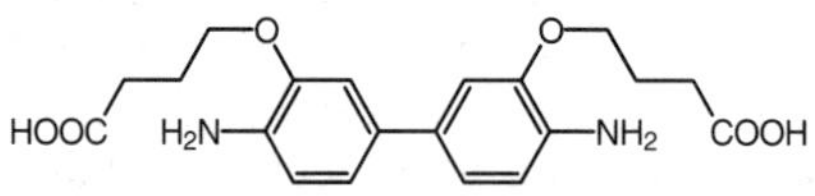

$C_{20}H_{26}Cl_2N_2O_6$ M_r 461,3
CAS Nr. 56455-90-4
4,4′-(4,4′-Diamino-3,3′-biphenyldiyldioxy)dibutansäure-dihydrochlorid

Dichlofenthion *R* 1126100

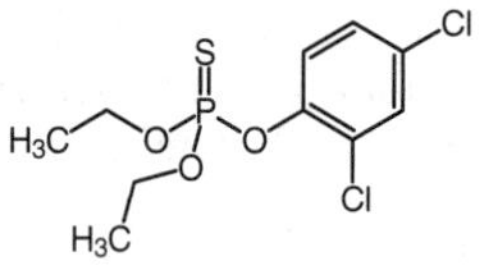

$C_{10}H_{13}Cl_2O_3PS$ M_r 315,2
CAS Nr. 97-17-6

Eine geeignete, zertifizierte Referenzlösung (10 ng · µl^{-1} in Cyclohexan) kann verwendet werden.

Dichlorbenzol *R* 1027100

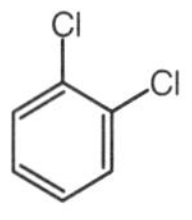

$C_6H_4Cl_2$ M_r 147,0
CAS Nr. 95-50-1
1,2-Dichlorbenzol

Farblose, ölige Flüssigkeit; praktisch unlöslich in Wasser, löslich in wasserfreiem Ethanol und Ether

d_{20}^{20}: etwa 1,31

Sdp: etwa 180 °C

Dichlorchinonchlorimid *R* 1027400

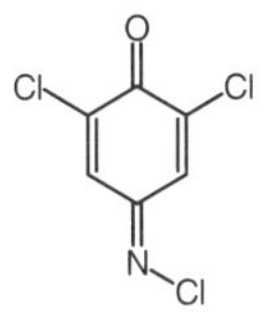

$C_6H_2Cl_3NO$ M_r 210,4
CAS Nr. 101-38-2
N,2,6-Trichlor-1,4-benzochinon-4-imin

Blassgelbes bis grünlich gelbes, kristallines Pulver; praktisch unlöslich in Wasser, löslich in Ethanol und verdünnten Alkalihydroxid-Lösungen

Smp: etwa 66 °C

(*S*)-3,5-Dichlor-2,6-dihydroxy-*N*-[(1-ethylpyrrolidin-2-yl)methyl]benzamidhydrobromid *R* 1142600

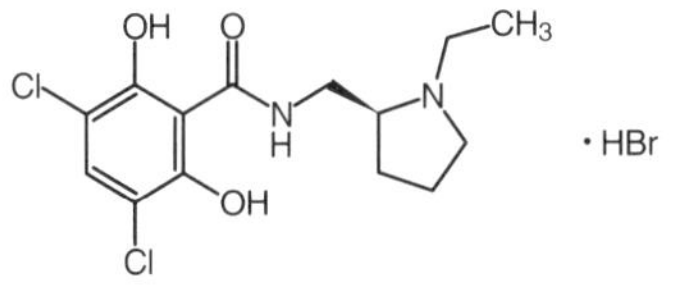

$C_{14}H_{19}BrCl_2N_2O_3$ M_r 414,1
CAS Nr. 113310-88-6

Weißes, kristallines Pulver

$[\alpha]_D^{22}$: +11,4, an einer Lösung der Substanz (15,0 g · l^{-1}) in wasserfreiem Ethanol *R* bestimmt

Smp: etwa 212 °C

Dichloressigsäure *R* 1027000

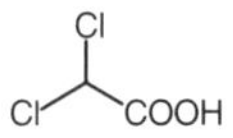

$C_2H_2Cl_2O_2$ M_r 128,9
CAS Nr. 79-43-6

Farblose Flüssigkeit; mischbar mit Wasser, Ethanol und Ether

d_{20}^{20}: etwa 1,566

n_D^{20}: etwa 1,466

Sdp: etwa 193 °C

Dichloressigsäure-Reagenz *R* 1027001

67 ml Dichloressigsäure *R* werden in Wasser *R* zu 300 ml gelöst. Die Lösung wird mit Ammoniak-Lösung *R* gegen blaues Lackmuspapier *R* neutralisiert. Nach dem Abkühlen wird die Lösung mit 33 ml Dichloressigsäure *R* versetzt und mit Wasser *R* zu 600 ml verdünnt.

Dichlorethan *R* 1036000

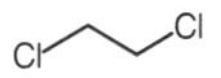

$C_2H_4Cl_2$ M_r 99,0
CAS Nr. 107-06-2
1,2-Dichlorethan

Klare, farblose Flüssigkeit; löslich in etwa 120 Teilen Wasser und in 2 Teilen Ethanol, mischbar mit Ether

d_{20}^{20}: etwa 1,25

Destillationsbereich (2.2.11): Mindestens 95 Prozent müssen zwischen 82 und 84 °C destillieren.

Dichlorfluorescein *R* 1027200

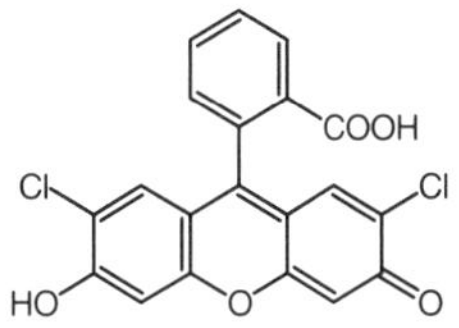

$C_{20}H_{10}Cl_2O_5$ M_r 401,2
CAS Nr. 76-54-0
2-(2,7-Dichlor-6-hydroxy-3-oxo-3*H*-xanthen-9-yl)benzoesäure

Gelblich braunes bis orangegelbes Pulver; schwer löslich in Wasser, leicht löslich in Ethanol und in verdünnten Alkalihydroxid-Lösungen mit gelblich grüner Fluoreszenz, praktisch unlöslich in Ether

Dichlormethan *R* 1055900

CH_2Cl_2 M_r 84,9
CAS Nr. 75-09-2
Syn. Methylenchlorid

Farblose Flüssigkeit; wenig löslich in Wasser, mischbar mit Ethanol und Ether

Sdp: 39 bis 42 °C

Wird die Substanz in der Fluorimetrie verwendet, muss sie zusätzlich folgender Anforderung entsprechen:

Fluoreszenz (2.2.21): Die Fluoreszenz der Substanz, mit einer Anregungsstrahlung von 365 nm in einer Schichtdicke von 1 cm bei 460 nm gemessen, darf nicht größer sein als die einer Lösung, die 0,002 ppm Chinin *R* in Schwefelsäure *R* (0,5 mol · l^{-1}) enthält.

Dichlormethan *R* 1 1055901

100 ml Dichlormethan *R* werden mit 10 ml Salzsäure *R* versetzt. Die Flüssigkeiten werden geschüttelt und stehen gelassen, bis sich 2 Phasen gebildet haben. Die untere Phase wird verwendet.

Dichlorphenolindophenol *R* 1027300

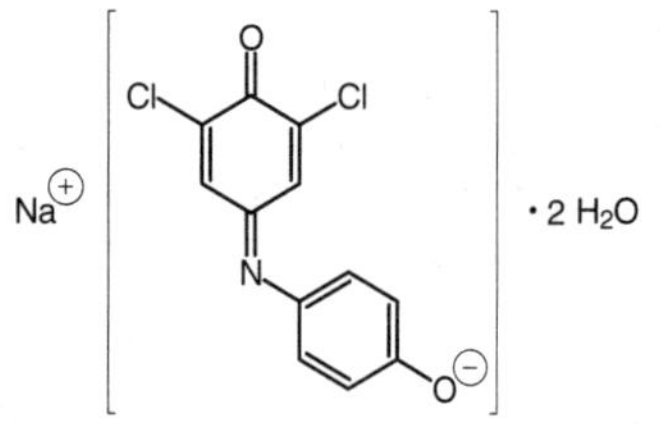

$C_{12}H_6Cl_2NNaO_2 \cdot 2\,H_2O$ M_r 326,1
CAS Nr. 620-45-1
2,6-Dichlor-*N*-(4-hydroxyphenyl)-1,4-benzochinon-4-imin, Natriumsalz, Dihydrat

Dunkelgrünes Pulver; leicht löslich in Wasser und wasserfreiem Ethanol

Die wässrige Lösung ist dunkelblau gefärbt; beim Ansäuern entsteht eine Rosafärbung.

Dichlorphenolindophenol-Lösung, eingestellte *R* 1027301

50,0 mg Dichlorphenolindophenol *R* werden in 100,0 ml Wasser *R* gelöst; die Lösung wird filtriert.

Einstellung: 20,0 mg Ascorbinsäure *R* werden in 10 ml einer frisch hergestellten Lösung von Polyphosphorsäure *R* (200 g · l^{-1}) gelöst und mit Wasser *R* zu 250,0 ml verdünnt. 5,0 ml Lösung werden schnell mit der Dichlorphenolindophenol-Lösung titriert, bis eine 10 s lang bestehen bleibende Rosafärbung erhalten wird (Mikrobürette, Einteilung 0,01 Milliliter). Die Titrationsdauer darf höchstens 2 min betragen. Die Dichlorphenolindophenol-Lösung wird mit Wasser *R* so verdünnt, dass 1 ml Lösung 0,1 mg Ascorbinsäure ($C_6H_8O_6$) entspricht.

Die Lösung ist 3 Tage lang haltbar und muss vor Gebrauch eingestellt werden.

Dichlorvos *R* 1101200

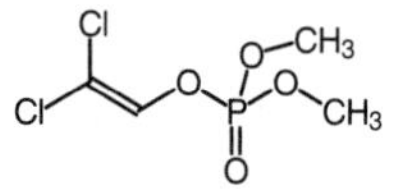

$C_4H_7Cl_2O_4P$ M_r 221
CAS Nr. 62-73-7
(2,2-Dichlorvinyl)dimethylphosphat

Farblose bis bräunlich gelbe Flüssigkeit; löslich in Wasser, mischbar mit den meisten organischen Lösungsmitteln

n_D^{25}: etwa 1,452

Dicyclohexyl *R* 1135300

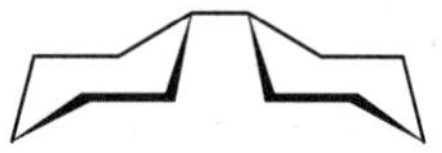

$C_{12}H_{22}$ M_r 166,3
CAS Nr. 92-51-3
Bicyclohexyl

d_{20}^{20}: etwa 0,864

Smp: etwa 4 °C

Sdp: etwa 227 °C

Dicyclohexylamin *R* 1027500

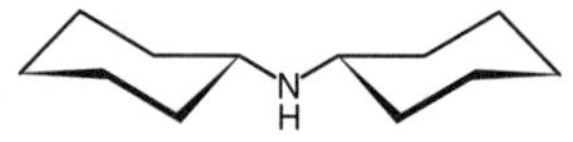

$C_{12}H_{23}N$ M_r 181,3
CAS Nr. 101-83-7

Farblose Flüssigkeit; wenig löslich in Wasser, mischbar mit den gebräuchlichen organischen Lösungsmitteln

n_D^{20}: etwa 1,484

Sdp: etwa 256 °C

Erstarrungstemperatur (2.2.18): 0 bis 1 °C

Dicyclohexylharnstoff *R* 1027600

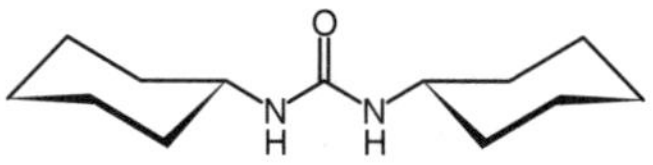

$C_{13}H_{24}N_2O$ M_r 224,4
CAS Nr. 2387-23-7
1,3-Dicyclohexylharnstoff

Weißes, kristallines Pulver

Smp: etwa 232 °C

Didocosahexaenoin *R* 1142700

$C_{47}H_{68}O_5$ M_r 713
CAS Nr. 88315-12-2

Diglycerid von Docosahexaensäure (C22:6); Glycerol=didocosahexaenoat; (all-*Z*)-Docosahexaensäure, Diester mit Propan-1,2,3-triol

Das Reagenz von Nu-Chek Prep, Inc. wurde für geeignet befunden.

Didodecyl(3,3′-thiodipropionat) *R* 1027700

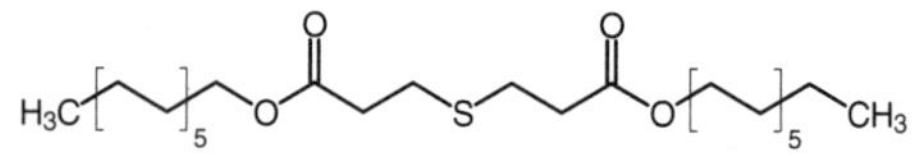

$C_{30}H_{58}O_4S$ M_r 514,8
CAS Nr. 123-28-4

Weißes, kristallines Pulver; praktisch unlöslich in Wasser, leicht löslich in Aceton und Petroläther, schwer löslich in Ethanol

Smp: etwa 39 °C

Dieldrin *R* 1126200

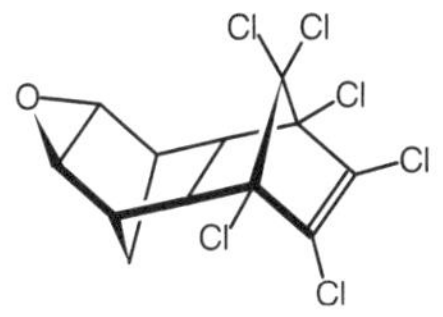

$C_{12}H_8Cl_6O$ M_r 380,9
CAS Nr. 60-57-1

Smp: etwa 176 °C

Sdp: etwa 385 °C

Eine geeignete, zertifizierte Referenzlösung (10 ng · μl^{-1} in Cyclohexan) kann verwendet werden.

Diethanolamin *R* 1027800

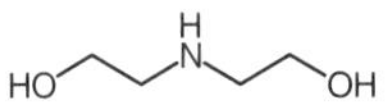

$C_4H_{11}NO_2$ M_r 105,1
CAS Nr. 111-42-2
2,2′-Iminodiethanol

Viskose, klare, schwach gelbliche Flüssigkeit oder zerfließende Kristalle, die bei etwa 28 °C schmelzen; sehr leicht löslich in Wasser, Aceton und Methanol

pH-Wert (2.2.3): 10,0 bis 11,5, an einer Lösung der Substanz (50 g · l^{-1}) bestimmt

d_{20}^{20}: etwa 1,09

Wird die Substanz in einer Prüfung auf alkalische Phosphatase verwendet, muss sie folgender zusätzlicher Prüfung entsprechen:

Ethanolamin: höchstens 1,0 Prozent

Die Bestimmung erfolgt mit Hilfe der Gaschromatographie (2.2.28) unter Verwendung von Aminopropanol *R* als Interner Standard.

Interner-Standard-Lösung: 1,00 g Aminopropanol *R* wird in Aceton *R* zu 10,0 ml gelöst.

Untersuchungslösung a: 5,00 g Substanz werden in Aceton *R* zu 10,0 ml gelöst.

Untersuchungslösung b: 5,00 g Substanz werden in Aceton *R* nach Zusatz von 1,0 ml Interner-Standard-Lösung zu 10,0 ml gelöst.

Referenzlösungen: 0,50 g Aminoethanol *R* werden in Aceton *R* zu 10,0 ml gelöst. 0,5 ml, 1,0 ml und 2,0 ml Lösung werden jeweils mit 1,0 ml Interner-Standard-Lösung versetzt und mit Aceton *R* zu 10,0 ml verdünnt.

Die Chromatographie kann durchgeführt werden mit
- einer Säule von 1 m Länge und 4 mm innerem Durchmesser, gepackt mit Diphenylphenylenoxid-Polymer *R* (180 bis 250 µm)
- Stickstoff zur Chromatographie *R* als Trägergas bei einer Durchflussrate von 40 ml je Minute
- einem Flammenionisationsdetektor.

Die Temperatur der Säule wird 3 min lang bei 125 °C gehalten und dann auf 300 °C erhöht, wobei die Temperaturerhöhung 12 °C je Minute beträgt. Die Temperatur des Probeneinlasses wird bei 250 °C und die des Detektors bei 280 °C gehalten.

Je 1,0 µl der Untersuchungslösungen und der Referenzlösungen werden eingespritzt.

Dicht verschlossen zu lagern

1,1-Diethoxyethan *R* 1112300

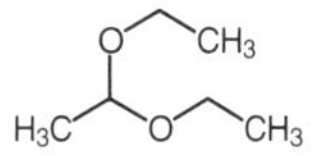

$C_6H_{14}O_2$ M_r 118,2
CAS Nr. 105-57-7
Acetaldehyddiethylacetal; Acetal

Klare, farblose, flüchtige Flüssigkeit; mischbar mit Wasser und Ethanol

d_{20}^{20}: etwa 0,824

n_D^{20}: etwa 1,382

Sdp: etwa 103 °C

Diethoxytetrahydrofuran *R* 1027900

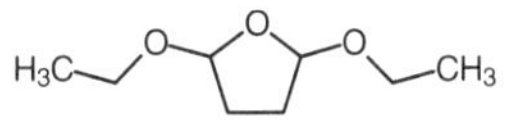

$C_8H_{16}O_3$ M_r 160,2
CAS Nr. 3320-90-9
2,5-Diethoxytetrahydrofuran
Mischung von *cis-* und *trans-*Isomeren

Klare, farblose bis schwach gelbliche Flüssigkeit; praktisch unlöslich in Wasser, löslich in Ethanol, Ether und den meisten organischen Lösungsmitteln

d_{20}^{20}: etwa 0,98

n_D^{20}: etwa 1,418

Diethylamin *R* 1028000

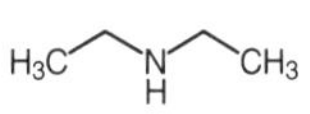

$C_4H_{11}N$ M_r 73,1
CAS Nr. 109-89-7

Klare, farblose, entflammbare Flüssigkeit; stark alkalisch; mischbar mit Wasser und Ethanol

d_{20}^{20}: etwa 0,71

Sdp: etwa 55 °C

Diethylaminoethyldextran *R* 1028200

Anionenaustauscher, der als Hydrochlorid vorliegt

Pulver, das mit Wasser ein Gel bildet

Reagenzien

N,N-Diethylanilin *R* 1028400

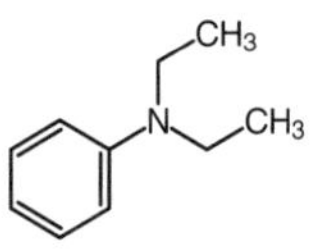

$C_{10}H_{15}N$ M_r 149,2
CAS Nr. 91-66-7

d_{20}^{20}: etwa 0,938

Smp: etwa –38 °C

Sdp: etwa 217 °C

Diethylenglycol *R* 1028300

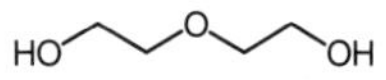

$C_4H_{10}O_3$ M_r 106,1
CAS Nr. 111-46-6
2,2′-Oxydiethanol
Mindestens 99,5 Prozent (*m*/*m*) $C_4H_{10}O_3$

Klare, farblose, hygroskopische Flüssigkeit; mischbar mit Wasser, Aceton und Ethanol

d_{20}^{20}: etwa 1,118

n_D^{20}: etwa 1,447

Sdp: 244 bis 246 °C

Dicht verschlossen zu lagern

Diethylethylendiamin *R* 1028500

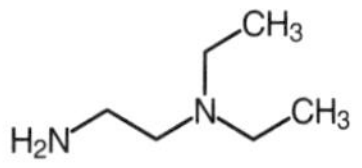

$C_6H_{16}N_2$ M_r 116,2
CAS Nr. 100-36-7
N,N-Diethylethylenbis(azan)
Mindestens 98,0 Prozent $C_6H_{16}N_2$

Farblose bis schwach gelbe, schwach ölige Flüssigkeit; starker Geruch nach Ammoniak, die Haut, Augen und Schleimhaut reizend

d_{20}^{20}: etwa 0,827

Sdp: 145 bis 147 °C

Wasser (2.5.12): höchstens 1,0 Prozent, mit 0,500 g Substanz bestimmt

Diethylhexylphthalat *R* 1028100

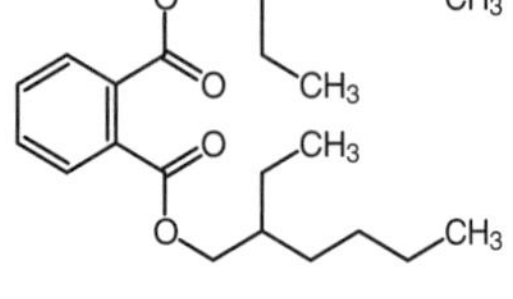

$C_{24}H_{38}O_4$ M_r 390,5
Bis(2-ethylhexyl)phthalat

Farblose, ölige Flüssigkeit; praktisch unlöslich in Wasser, löslich in organischen Lösungsmitteln

d_{20}^{20}: etwa 0,98

n_D^{20}: etwa 1,486

Viskosität (2.2.9): etwa 80 mPa · s

Diethylphenylendiaminsulfat *R* 1028600

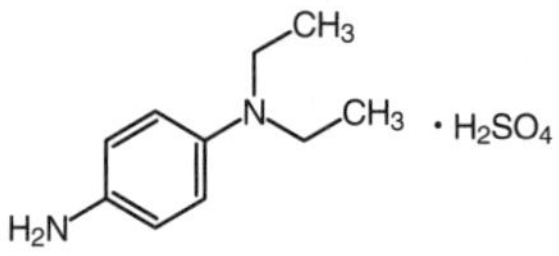

$C_{10}H_{18}N_2O_4S$ M_r 262,3
CAS Nr. 6283-63-2
N,N-Diethyl-*p*-phenylendiaminsulfat

Weißes bis schwach gelbes Pulver; löslich in Wasser

Smp: etwa 185 °C, unter Zersetzung

Vor Licht geschützt zu lagern

Diethylphenylendiaminsulfat-Lösung *R* 1028601

250 ml Wasser *R* werden mit 2 ml Schwefelsäure *R* und 25 ml Natriumedetat-Lösung (0,02 mol · l^{-1}) versetzt. In der Lösung werden 1,1 g Diethylphenylendiaminsulfat *R* gelöst. Die Lösung wird mit Wasser *R* zu 1000 ml verdünnt.

Die Lösung ist vor Wärme und Licht geschützt zu lagern, innerhalb eines Monats zu verwenden und muss farblos sein.

Digitonin *R* 1028700

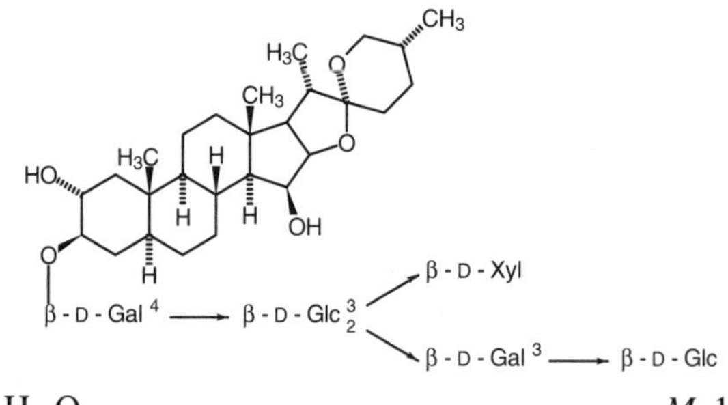

$C_{56}H_{92}O_{29}$ M_r 1229
CAS Nr. 11024-24-1
(25*R*)-3β-{*O*⁴-[*O*²-(*O*³-β-D-Glucopyranosyl-β-D-galactopyranosyl)-*O*³-β-D-xylopyranosyl-β-D-glucopyranosyl]-β-D-galactopyranosyloxy}-5α-spirostan-2α,15β-diol

Kristalle; praktisch unlöslich in Wasser, wenig löslich in wasserfreiem Ethanol, schwer löslich in Ethanol, praktisch unlöslich in Ether

Digitoxin *R* 1028800

CAS Nr. 71-63-6

Muss der Monographie **Digitoxin (Digitoxinum)** entsprechen

Dihydrocapsaicin *R* 1148100

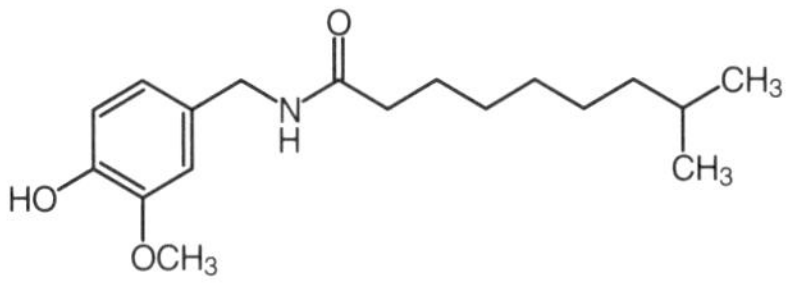

$C_{18}H_{29}NO_3$ M_r 307,4
CAS Nr. 19408-84-5
N-[(4-Hydroxy-3-methoxyphenyl)methyl]-8-methylnonanamid

Weißes, kristallines Pulver; praktisch unlöslich in kaltem Wasser, leicht löslich in wasserfreiem Ethanol

10,11-Dihydrocarbamazepin *R* 1028900

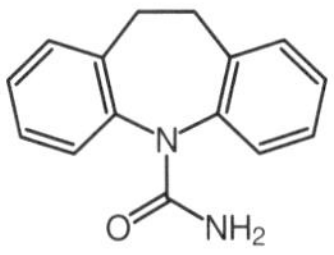

$C_{15}H_{14}N_2O$ M_r 238,3
CAS Nr. 3564-73-6
10,11-Dihydro-5*H*-dibenz[*b*,*f*]azepin-5-carboxamid

Smp: 205 bis 210 °C

2,5-Dihydroxybenzoesäure *R* 1148200

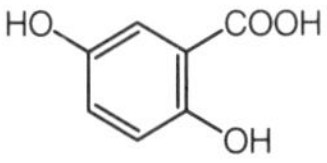

$C_7H_6O_4$ M_r 154,1
CAS Nr. 490-79-9
Gentisinsäure

Blassgelbe Kristalle

Smp: etwa 200 °C

5,7-Dihydroxy-4-methylcumarin *R* 1149400

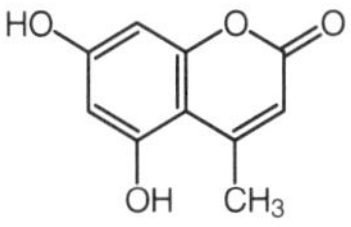

$C_{10}H_8O_4$ M_r 192,2
CAS Nr. 2107-76-8
5,7-Dihydroxy-4-methyl-2*H*-1-benzopyran-2-on;
5,7-Dihydroxy-4-methyl-2*H*-chromen-2-on

Schwach gelbliches Pulver; praktisch unlöslich in Wasser, wenig löslich in Ethanol

Smp: 295 bis 303 °C

Dihydroxynaphthalin *R* 1029000

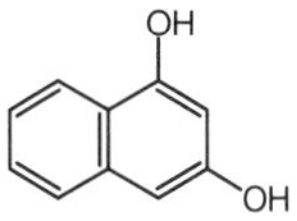

$C_{10}H_8O_2$ M_r 160,2
CAS Nr. 132-86-5
1,3-Naphthalindiol

Kristallines, meist bräunlich violettes Pulver, leicht löslich in Wasser und Ethanol

Smp: etwa 125 °C

2,7-Dihydroxynaphthalin *R* 1029100

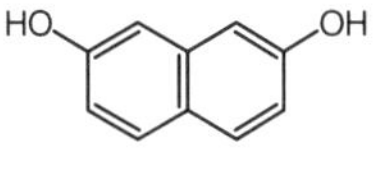

$C_{10}H_8O_2$ M_r 160,2
CAS Nr. 582-17-2
2,7-Naphthalindiol

Nadeln; löslich in Wasser, Ethanol und Ether

Smp: etwa 190 °C

2,7-Dihydroxynaphthalin-Lösung *R* 1029101

10 mg 2,7-Dihydroxynaphthalin *R* werden in 100 ml Schwefelsäure *R* gelöst. Die Lösung wird bis zur Entfärbung stehen gelassen und ist innerhalb von 2 Tagen zu verwenden.

Diisobutylketon *R* 1029200

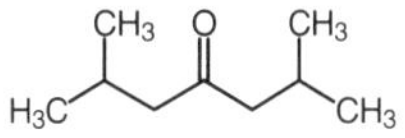

$C_9H_{18}O$ M_r 142,2
CAS Nr. 108-83-8
2,6-Dimethyl-4-heptanon

Klare, farblose Flüssigkeit; schwer löslich in Wasser, mischbar mit den meisten organischen Lösungsmitteln

n_D^{20}: etwa 1,414

Sdp: etwa 168 °C

Diisopropylether *R* 1029300

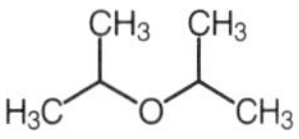

$C_6H_{14}O$ M_r 102,2
CAS Nr. 108-20-3

Klare, farblose Flüssigkeit; sehr schwer löslich in Wasser, mischbar mit Ethanol und Ether

d_{20}^{20}: 0,723 bis 0,728

Sdp: 67 bis 69 °C

Reagenzien

Diisopropylether, der nicht der Prüfung auf Peroxide entspricht, darf nicht destilliert werden.

Peroxide: In einen Schliffstopfenzylinder von 12 ml Fassungsvermögen und etwa 1,5 cm Durchmesser werden 8 ml Kaliumiodid-Stärke-Lösung *R* eingefüllt. Mit dem Diisopropylether wird bis zum Rande aufgefüllt, kräftig geschüttelt und 30 min lang im Dunkeln stehen gelassen. Dabei darf keine Färbung auftreten.

Vor Licht geschützt zu lagern

Namen und Konzentration zugesetzter Stabilisatoren sind anzugeben.

N,N′-Diisopropylethylendiamin *R* 1140600

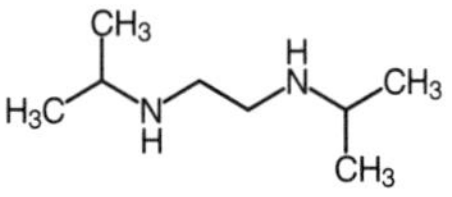

$C_8H_{20}N_2$ M_r 144,3
CAS Nr. 4013-94-9
N,N′-Bis(1-methylethyl)-1,2-ethandiamin; *N,N′*-Diisopropyl(ethan-1,2-diyl)bis(azan)

Farblose bis gelbliche, korrodierend wirkende, entflammbare, hygroskopische Flüssigkeit

d_{20}^{20}: etwa 0,798

n_D^{20}: etwa 1,429

Sdp: etwa 170 °C

4,4′-Dimethoxybenzophenon *R* 1126300

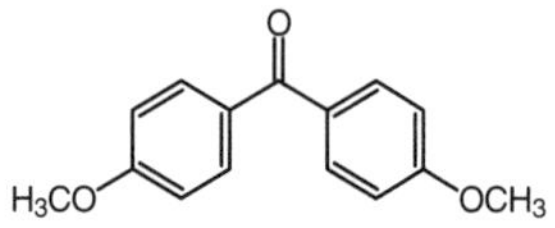

$C_{15}H_{14}O_3$ M_r 242,3
CAS Nr. 90-96-0
Bis(4-methoxyphenyl)methanon

Weißes Pulver; praktisch unlöslich in Wasser, schwer löslich in Ethanol

Smp: etwa 142 °C

Dimethoxypropan *R* 1105200

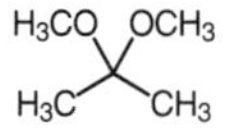

$C_5H_{12}O_2$ M_r 104,1
CAS Nr. 77-76-9
2,2-Dimethoxypropan; Acetondimethylacetal

Farblose Flüssigkeit; zersetzt sich bei Kontakt mit feuchter Luft oder Wasser

d_{20}^{20}: etwa 0,847

n_D^{20}: etwa 1,378

Sdp: etwa 83 °C

Dimethylacetamid *R* 1029700

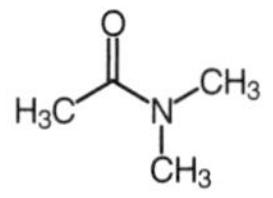

C_4H_9NO M_r 87,1
CAS Nr. 127-19-5
N,N-Dimethylacetamid
Mindestens 99,5 Prozent C_4H_9NO

Farblose Flüssigkeit; mischbar mit Wasser und den meisten organischen Lösungsmitteln

d_{20}^{20}: etwa 0,94

n_D^{20}: etwa 1,437

Sdp: etwa 165 °C

Dimethylaminobenzaldehyd *R* 1029800

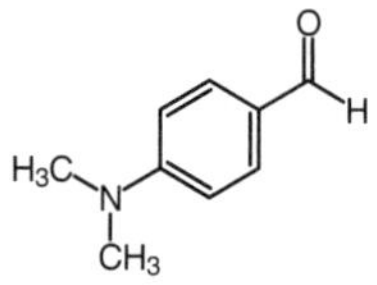

$C_9H_{11}NO$ M_r 149,2
CAS Nr. 100-10-7
4-Dimethylaminobenzaldehyd

Weiße bis gelblich weiße Kristalle; löslich in Ethanol und verdünnten Säuren

Smp: etwa 74 °C

Dimethylaminobenzaldehyd-Lösung *R* 1 1029801

0,2 g Dimethylaminobenzaldehyd *R* werden in 20 ml Ethanol 96 % *R* gelöst. Die Lösung wird mit 0,5 ml Salzsäure *R* versetzt, mit Aktivkohle *R* geschüttelt und anschließend filtriert. Die Lösung muss schwächer gefärbt sein als die Iod-Lösung *R* 3.

Bei Bedarf frisch herzustellen

Dimethylaminobenzaldehyd-Lösung *R* 2 1029802

0,2 g Dimethylaminobenzaldehyd *R* werden ohne Erwärmen in einer Mischung von 4,5 ml Wasser *R* und 5,5 ml Salzsäure *R* gelöst.

Bei Bedarf frisch herzustellen

Dimethylaminobenzaldehyd-Lösung *R* 6 1029803

0,125 g Dimethylaminobenzaldehyd *R* werden in einer abgekühlten Mischung von 35 ml Wasser *R* und 65 ml Schwefelsäure *R* gelöst. Die Lösung wird mit 0,1 ml einer Lösung von Eisen(III)-chlorid *R* ($50 g \cdot l^{-1}$) versetzt und vor Gebrauch 24 h lang, vor Licht geschützt, stehen gelassen.

Wird die Lösung bei Raumtemperatur gelagert, muss sie innerhalb einer Woche verwendet werden; wird sie im Kühlschrank gelagert, ist sie mehrere Monate lang haltbar.

Dimethylaminobenzaldehyd-Lösung *R* 7 1029804

1,0 g Dimethylaminobenzaldehyd *R* wird in 50 ml Salzsäure *R* gelöst. Die Lösung wird mit 50 ml Ethanol 96 % *R* versetzt.

Die Lösung ist vor Licht geschützt zu lagern und innerhalb von 4 Wochen zu verwenden.

Dimethylaminobenzaldehyd-Lösung *R* 8 1029805

0,25 g Dimethylaminobenzaldehyd *R* werden in einer Mischung von 5 g Phosphorsäure 85 % *R*, 45 g Wasser *R* und 50 g wasserfreier Essigsäure *R* gelöst.

Bei Bedarf frisch herzustellen

(2-Dimethylaminoethyl)methacrylat *R* 1147200

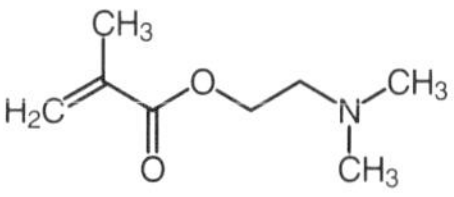

$C_8H_{15}NO_2$ M_r 157,2
CAS Nr. 2867-47-2
(2-Dimethylaminoethyl)-2-methylpropenoat

d_4^{20}: etwa 0,930

Sdp: etwa 187 °C

Dimethylaminozimtaldehyd *R* 1029900

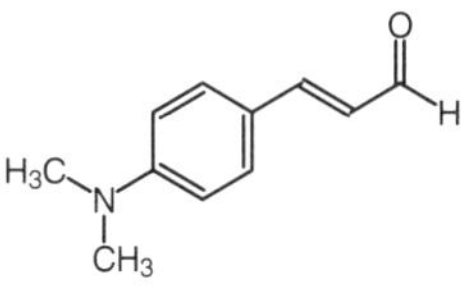

$C_{11}H_{13}NO$ M_r 175,2
CAS Nr. 6203-18-5
(*E*)-3-(4-Dimethylaminophenyl)propenal

Kristalle oder Pulver, orange bis orangebraun; lichtempfindlich

Smp: etwa 138 °C

Dimethylaminozimtaldehyd-Lösung *R* 1029901

2 g Dimethylaminozimtaldehyd *R* werden in einer Mischung von 100 ml Salzsäure *R* 1 und 100 ml wasserfreiem Ethanol *R* gelöst.

Die Lösung ist kühl zu lagern und vor Gebrauch 1:4 mit wasserfreiem Ethanol *R* zu verdünnen.

N,N*-Dimethylanilin *R 1030100

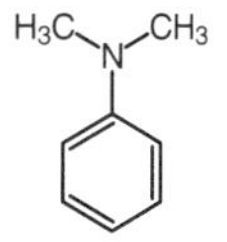

$C_8H_{11}N$ M_r 121,2
CAS Nr. 121-69-7

Klare, ölige Flüssigkeit; fast farblos, wenn sie frisch destilliert ist, sich bei der Lagerung rötlich braun färbend; praktisch unlöslich in Wasser, leicht löslich in Ethanol und Ether

n_D^{20}: etwa 1,558

Destillationsbereich (2.2.11): Mindestens 95 Prozent müssen zwischen 192 und 194 °C destillieren.

2,3-Dimethylanilin *R* 1105300

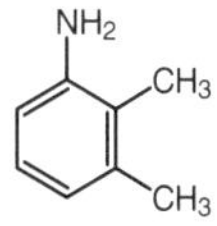

$C_8H_{11}N$ M_r 121,2
CAS Nr. 87-59-2
2,3-Xylidin

Gelbliche Flüssigkeit; wenig löslich in Wasser, löslich in Ethanol

d_{20}^{20}: 0,993 bis 0,995

n_D^{20}: etwa 1,569

Sdp: etwa 224 °C

2,6-Dimethylanilin *R* 1030200

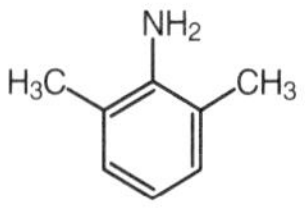

$C_8H_{11}N$ M_r 121,2
CAS Nr. 87-62-7
2,6-Xylidin

Farblose Flüssigkeit; wenig löslich in Wasser, löslich in Ethanol

d_{20}^{20}: etwa 0,98

2,4-Dimethyl-6-*tert*-butylphenol *R* 1126500

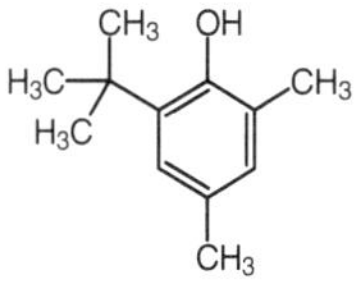

$C_{12}H_{18}O$ M_r 178,3
CAS Nr. 1879-09-0
2-*tert*-Butyl-4,6-dimethylphenol

Dimethylcarbonat *R* 1119300

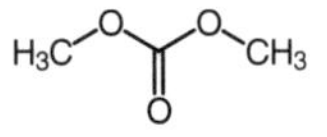

$C_3H_6O_3$ M_r 90,1
CAS Nr. 616-38-6
Kohlensäuredimethylester

Flüssigkeit; unlöslich in Wasser, mischbar mit Ethanol

d_4^{17}: 1,065

n_D^{20}: 1,368

Sdp: etwa 90 °C

Dimethyldecylamin *R* 1113500

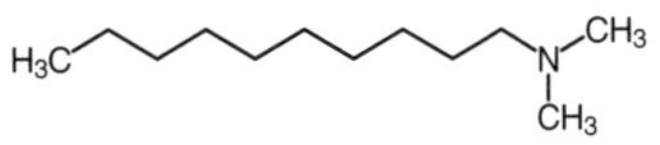

$C_{12}H_{27}N$ M_r 185,4
CAS Nr. 1120-24-7
N,N-Dimethyldecylamin; (Decyl)dimethylazan
Mindestens 98,0 Prozent (*m/m*) $C_{12}H_{27}N$

Sdp: etwa 234 °C

1,1-Dimethylethylamin *R* 1100900

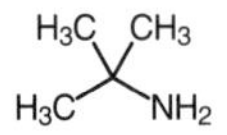

$C_4H_{11}N$ M_r 73,1
CAS Nr. 75-64-9
tert-Butylamin; *tert*-Butylazan

Flüssigkeit; mischbar mit Ethanol

d_{20}^{20}: etwa 0,694

n_D^{20}: etwa 1,378

Sdp: etwa 46 °C

Dimethylformamid *R* 1030300

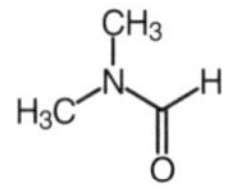

C_3H_7NO M_r 73,1
CAS Nr. 68-12-2

Klare, farblose, neutrale Flüssigkeit; mischbar mit Wasser und Ethanol

d_{20}^{20}: 0,949 bis 0,952

Sdp: etwa 153 °C

Wasser (2.5.12): höchstens 0,1 Prozent

Dimethylformamiddiethylacetal *R* 1113600

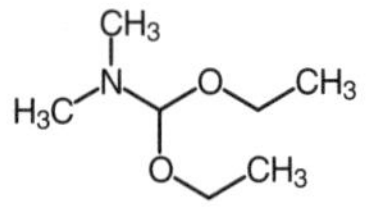

$C_7H_{17}NO_2$ M_r 147,2
CAS Nr. 1188-33-6
N,N-Dimethylformamiddiethylacetal; (Diethoxymethyl)dimethylazan

n_D^{20}: etwa 1,40

Sdp: 128 bis 130 °C

N,N*-Dimethylformamiddimethylacetal *R 1140700

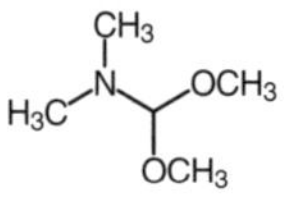

$C_5H_{13}NO_2$ M_r 119,2
CAS Nr. 4637-24-5
1,1-Dimethoxytrimethylamin; (Dimethoxymethyl)dimethylazan

Klare, farblose Flüssigkeit

d_{20}^{20}: etwa 0,896

n_D^{20}: etwa 1,396

Sdp: etwa 103 °C

Dimethylglyoxim *R* 1030400

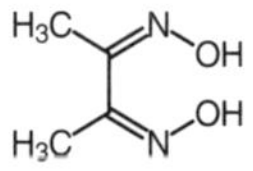

$C_4H_8N_2O_2$ M_r 116,1
CAS Nr. 95-45-4
(*Z,Z*)-2,3-Butandiondioxim; Syn. Biacetyldioxim

Farblose Kristalle oder weißes, kristallines Pulver; praktisch unlöslich in kaltem Wasser, sehr schwer löslich in siedendem Wasser, löslich in Ethanol und Ether

Smp: etwa 240 °C, unter Zersetzung

Sulfatasche (2.4.14): höchstens 0,05 Prozent

1,3-Dimethyl-2-imidazolidinon *R* 1135400

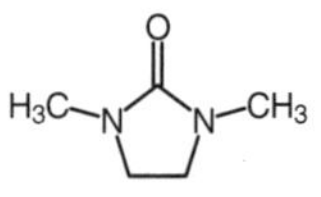

$C_5H_{10}N_2O$ M_r 114,2
CAS Nr. 80-73-9
N,N'-Dimethylethylenharnstoff

n_D^{20}: 1,4720

Sdp: etwa 224 °C

Dimethyloctylamin *R* 1030500

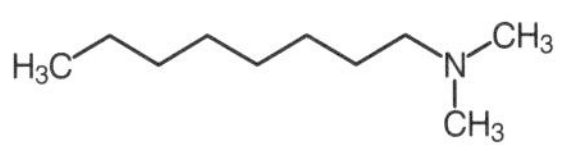

$C_{10}H_{23}N$ M_r 157,3
CAS Nr. 7378-99-6
Dimethyloctylazan

Farblose Flüssigkeit

d_{20}^{20}: etwa 0,765

n_D^{20}: etwa 1,424

Sdp: etwa 195 °C

2,6-Dimethylphenol *R* 1030600

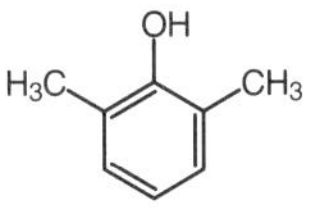

$C_8H_{10}O$ M_r 122,2
CAS Nr. 576-26-1

Farblose Nadeln; schwer löslich in Wasser, sehr leicht löslich in Ethanol und Ether

Smp: 46 bis 48 °C

Sdp: etwa 203 °C

3,4-Dimethylphenol *R* 1098100

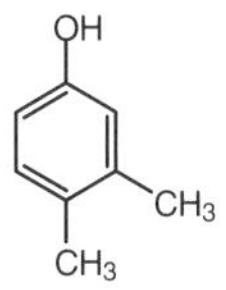

$C_8H_{10}O$ M_r 122,2
CAS Nr. 95-65-8

Weiße bis fast weiße Kristalle; schwer löslich in Wasser, leicht löslich in Ethanol

Smp: 25 bis 27 °C

Sdp: etwa 226 °C

Dimethylpiperazin *R* 1030700

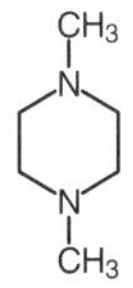

$C_6H_{14}N_2$ M_r 114,2
CAS Nr. 106-58-1
1,4-Dimethylpiperazin

Farblose Flüssigkeit; mischbar mit Wasser und Ethanol

d_{20}^{20}: etwa 0,85

n_D^{20}: etwa 1,446

Sdp: etwa 131 °C

Dimethylstearamid *R* 1030800

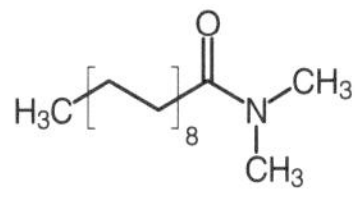

$C_{20}H_{41}NO$ M_r 311,6
N,N-Dimethyloctadecanamid

Weiße bis fast weiße, feste Masse; löslich in den meisten organischen Lösungsmitteln, einschließlich Aceton

Smp: etwa 51 °C

Dimethylsulfon *R* 1030900

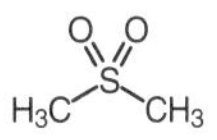

$C_2H_6O_2S$ M_r 94,1
CAS Nr. 67-71-0
Sulfonyldimethan

Weißes, kristallines Pulver; leicht löslich in Wasser, löslich in Aceton und Ethanol

Smp: 108 bis 110 °C

Dimethylsulfoxid *R* 1029500

CAS Nr. 67-68-5

Muss der Monographie **Dimethylsulfoxid (Dimethylis sulfoxidum)** entsprechen

Wird die Substanz in der Spektroskopie verwendet, muss sie zusätzlich folgenden Anforderungen entsprechen:

Die Transmission (2.2.25) der Substanz, gegen Wasser *R* gemessen, muss mindestens betragen:
10 Prozent bei 262 nm
35 Prozent bei 270 nm
70 Prozent bei 290 nm
98 Prozent bei 340 nm und größeren Wellenlängen

Dimethylsulfoxid *R* 1 1029501

Mindestens 99,7 Prozent C_2H_6OS, mit Hilfe der Gaschromatographie (2.2.28) bestimmt

(D_6)Dimethylsulfoxid *R* 1025100

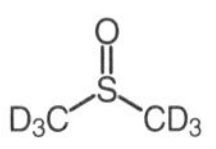

C_2D_6OS M_r 84,2
CAS Nr. 2206-27-1
(D_6)Dimethylsulfoxid

Sehr hygroskopische, viskose, praktisch farblose Flüssigkeit; löslich in Wasser, Aceton, wasserfreiem Ethanol und Ether

d_{20}^{20}: etwa 1,18

Smp: etwa 20 °C

Deuterierungsgrad: mindestens 99,8 Prozent

Wasser und Deuteriumoxid: höchstens 0,1 Prozent

Dicht verschlossen zu lagern

Dimeticon *R* 1105400

CAS Nr. 9016-00-6

Muss der Monographie **Dimeticon (Dimeticonum)** entsprechen

Dimidiumbromid *R* 1031100

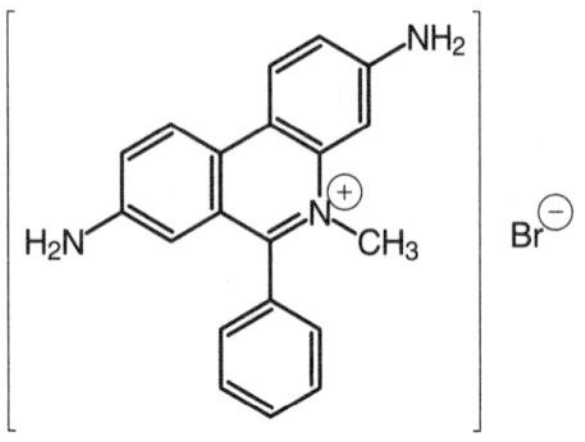

$C_{20}H_{18}BrN_3$ M_r 380,3
CAS Nr. 518-67-2
3,8-Diamino-5-methyl-6-phenylphenanthridiniumbromid

Tiefrote Kristalle; schwer löslich in Wasser von 20 °C, wenig löslich in Wasser von 60 °C und Ethanol, praktisch unlöslich in Ether

Dimidiumbromid-Sulfanblau-Reagenz *R* 1031101

Getrennt werden 0,5 g Dimidiumbromid *R* und 0,25 g Sulfanblau *R* in je 30 ml einer heißen Mischung von 1 Volumteil wasserfreiem Ethanol *R* und 9 Volumteilen Wasser *R* gelöst. Nach Umrühren werden die beiden Lösungen gemischt und mit der gleichen Lösungsmittelmischung zu 250 ml verdünnt. 20 ml Lösung werden zu einer Verdünnung von 20 ml einer 14-prozentigen Lösung (*V/V*) von Schwefelsäure *R* mit etwa 250 ml Wasser *R* gegeben; mit Wasser *R* wird zu 500 ml verdünnt.

Vor Licht geschützt zu lagern

Dinatriumbicinchoninat *R* 1126600

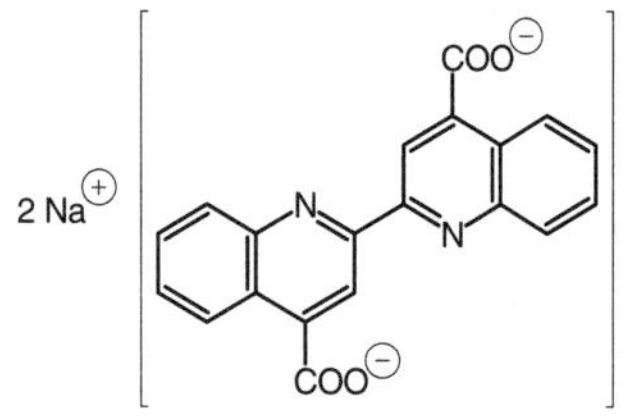

$C_{20}H_{10}N_2Na_2O_4$ M_r 388,3
CAS Nr. 979-88-4
2,2′-Bichinolin-4,4′-dicarbonsäure, Dinatriumsalz

Dinitrobenzoesäure *R* 1031300

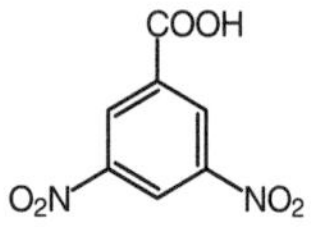

$C_7H_4N_2O_6$ M_r 212,1
CAS Nr. 99-34-3
3,5-Dinitrobenzoesäure

Fast farblose Kristalle; schwer löslich in Wasser, sehr leicht löslich in Ethanol

Smp: etwa 206 °C

Dinitrobenzoesäure-Lösung *R* 1031301

Eine Lösung von Dinitrobenzoesäure *R* (20 g · l^{-1}) in Ethanol 96 % *R*

Dinitrobenzol *R* 1031200

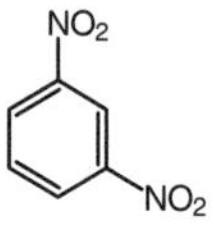

$C_6H_4N_2O_4$ M_r 168,1
CAS Nr. 528-29-0
1,3-Dinitrobenzol

Kristalle oder kristallines Pulver, gelblich; praktisch unlöslich in Wasser, schwer löslich in Ethanol

Smp: etwa 90 °C

Dinitrobenzol-Lösung *R* 1031201

Eine Lösung von Dinitrobenzol *R* (10 g · l^{-1}) in Ethanol 96 % *R*

Dinitrobenzoylchlorid *R* 1031400

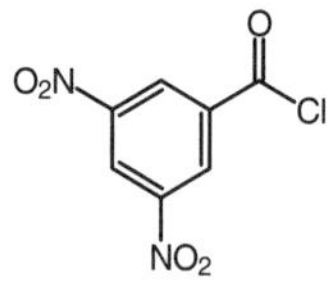

$C_7H_3ClN_2O_5$ M_r 230,6
CAS Nr. 99-33-2
3,5-Dinitrobenzoylchlorid

Durchsichtiges, gelbes bis grünlich gelbes Pulver oder gelbliche Kristalle; löslich in Aceton und Toluol

Smp: etwa 68 °C

Eignungsprüfung: Eine Mischung von 1 ml wasserfreiem Ethanol *R*, 0,1 g Dinitrobenzoylchlorid *R* und 0,05 ml verdünnter Schwefelsäure *R* wird 30 min lang zum Rückfluss erhitzt. Nach dem Eindampfen der Lösung auf dem Wasserbad wird der Rückstand mit 5 ml Heptan *R* versetzt und die Mischung zum Sieden erhitzt. Die heiße Lösung wird filtriert. Die sich beim Abkühlen auf Raumtemperatur bildenden Kristalle werden mit einer kleinen Menge Heptan *R* gewaschen und im Exsikkator getrocknet.

Die Kristalle schmelzen (2.2.14) bei 94 bis 95 °C.

Dinitrophenylhydrazin *R* 1031500

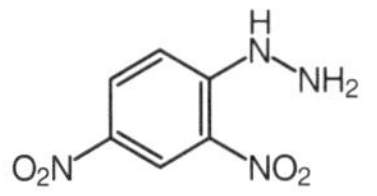

$C_6H_6N_4O_4$ M_r 198,1
CAS Nr. 119-26-6
2,4-Dinitrophenylhydrazin

Orangerote Kristalle; sehr schwer löslich in Wasser, schwer löslich in Ethanol

Smp: etwa 203 °C (Sofortschmelzpunkt)

Dinitrophenylhydrazin-Reagenz *R* 1031501

0,2 g Dinitrophenylhydrazin *R* werden in 20 ml Methanol *R* gelöst. Die Lösung wird mit 80 ml einer Mischung gleicher Volumteile Essigsäure *R* und Salzsäure *R* 1 versetzt.

Bei Bedarf frisch herzustellen

Dinitrophenylhydrazin-Schwefelsäure *R* 1031503

1,5 g Dinitrophenylhydrazin *R* werden in 50 ml einer 20-prozentigen Lösung (*V/V*) von Schwefelsäure *R* gelöst.

Bei Bedarf frisch herzustellen

Dinitrophenylhydrazinhydrochlorid-Lösung *R* 1031502

0,50 g Dinitrophenylhydrazin *R* werden unter Erhitzen in verdünnter Salzsäure *R* gelöst. Die Lösung wird mit verdünnter Salzsäure *R* zu 100 ml verdünnt. Nach dem Erkalten wird filtriert.

Bei Bedarf frisch herzustellen

Dinonylphthalat *R* 1031600

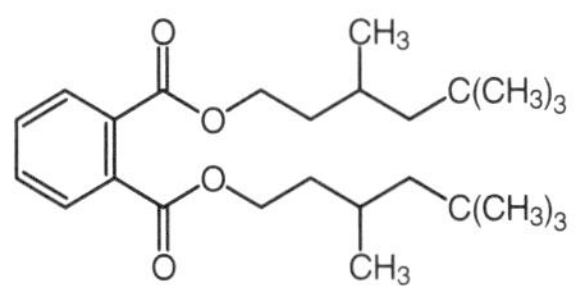

$C_{26}H_{42}O_4$ M_r 418,6
CAS Nr. 28553-12-0
Bis(3,5,5-trimethylhexyl)phthalat

Farblose bis schwach gelb gefärbte, ölige Flüssigkeit

d_{20}^{20}: 0,97 bis 0,98

n_D^{20}: 1,482 bis 1,489

Sauer reagierende Substanzen: 5,0 g Substanz werden 1 min lang mit 25 ml Wasser *R* geschüttelt. Nach der Phasentrennung wird die wässrige Schicht filtriert und mit 0,1 ml Phenolphthalein-Lösung *R* versetzt. Bis zum Umschlag dürfen höchstens 0,3 ml Natriumhydroxid-Lösung (0,1 mol · l^{-1}) verbraucht werden (0,05 Prozent, berechnet als Phthalsäure).

Wasser (2.5.12): höchstens 0,1 Prozent

Dioctadecyldisulfid *R* 1031700

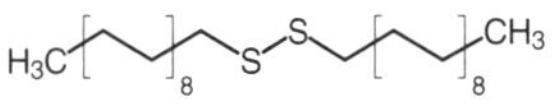

$C_{36}H_{74}S_2$ M_r 571,1
CAS Nr. 1844-09-3

Weißes Pulver; praktisch unlöslich in Wasser

Smp: 53 bis 58 °C

Dioctadecyl(3,3′-thiodipropionat) *R* 1031900

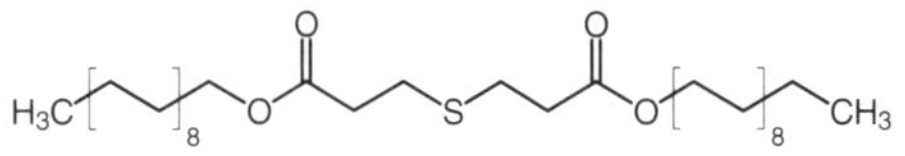

$C_{42}H_{82}O_4S$ M_r 683
CAS Nr. 693-36-7

Weißes, kristallines Pulver; praktisch unlöslich in Wasser, leicht löslich in Dichlormethan, wenig löslich in Aceton, Ethanol und Petroläther

Smp: 58 bis 67 °C

Dioxan *R* 1032000

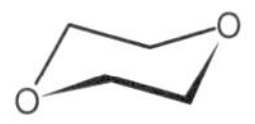

$C_4H_8O_2$ M_r 88,1
CAS Nr. 123-91-1
1,4-Dioxan

Klare, farblose Flüssigkeit; mischbar mit Wasser und den meisten organischen Lösungsmitteln

d_{20}^{20}: etwa 1,03

Erstarrungspunkt (2.2.18): 9 bis 11 °C

Wasser (2.5.12): höchstens 0,5 Prozent

Dioxan, das nicht der Prüfung auf Peroxide entspricht, darf nicht destilliert werden.

Peroxide: In einen Schliffstopfenzylinder von 12 ml Fassungsvermögen und etwa 1,5 cm Durchmesser werden 8 ml Kaliumiodid-Stärke-Lösung *R* gegeben. Mit der Substanz wird bis zum Rande aufgefüllt, kräftig geschüttelt und 30 min lang im Dunkeln stehen gelassen. Dabei darf keine Färbung auftreten.

Dioxan, das in der Szintillationsmessung verwendet wird, muss eine dafür geeignete Qualität haben.

Dioxan-Lösung *R* 1032002

50,0 ml Dioxan-Stammlösung *R* werden mit Wasser *R* zu 100,0 ml verdünnt (0,5 mg · ml^{-1}).

Dioxan-Lösung *R* 1 1032003

10,0 ml Dioxan-Lösung *R* werden mit Wasser *R* zu 50,0 ml verdünnt (0,1 mg · ml^{-1}).

Dioxan-Stammlösung *R* 1032001

1,00 g Dioxan *R* wird in Wasser *R* zu 100,0 ml gelöst. 5,0 ml Lösung werden mit Wasser *R* zu 50,0 ml verdünnt (1,0 mg · ml^{-1}).

Dioxaphosphan *R* 1031800

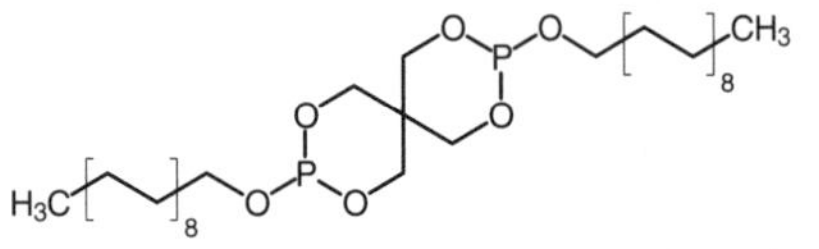

$C_{41}H_{82}O_6P_2$ M_r 733
3,9-Bis(octadecyloxy)-2,4,8,10-tetraoxa-3,9-diphospha=spiro[5.5]undecan

Weiße, wachsartige Substanz; praktisch unlöslich in Wasser, löslich in Kohlenwasserstoffen

Smp: 40 bis 70 °C

Diphenylamin *R* 1032100

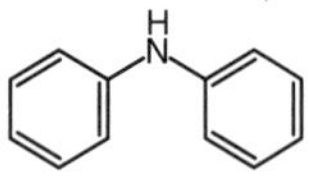

$C_{12}H_{11}N$ M_r 169,2
CAS Nr. 122-39-4

Weiße Kristalle; schwer löslich in Wasser, löslich in Ethanol

Smp: etwa 55 °C

Vor Licht geschützt zu lagern

Diphenylamin-Lösung *R* 1032101

Eine Lösung von Diphenylamin *R* (1 g · l^{-1}) in Schwefelsäure *R*

Vor Licht geschützt zu lagern

Diphenylamin-Lösung *R* 1 1032102

Eine Lösung von Diphenylamin *R* (10 g · l^{-1}) in Schwefelsäure *R*

Die Lösung muss farblos sein.

Diphenylamin-Lösung *R* 2 1032103

1 g Diphenylamin *R* wird in 100 ml Essigsäure 99 % *R* gelöst. Die Lösung wird mit 2,75 ml Schwefelsäure *R* versetzt.

Bei Bedarf frisch herzustellen

Diphenylanthracen *R* 1032200

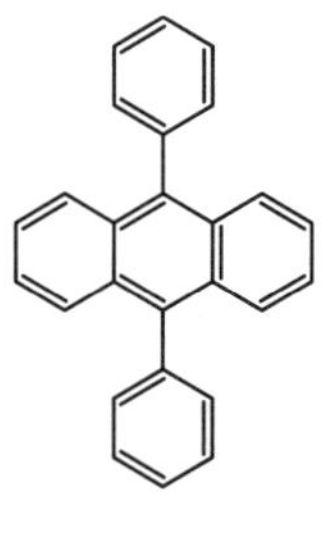

$C_{26}H_{18}$ M_r 330,4
CAS Nr. 1499-10-1
9,10-Diphenylanthracen

Gelbliches bis gelbes, kristallines Pulver; praktisch unlöslich in Wasser, leicht löslich in Ether

Smp: etwa 248 °C

Diphenylbenzidin *R* 1032300

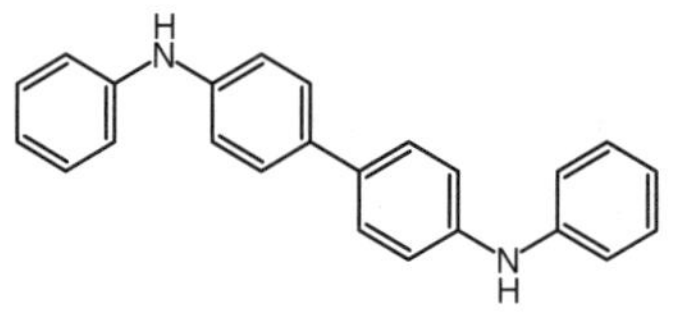

$C_{24}H_{20}N_2$ M_r 336,4
CAS Nr. 531-91-9
N,N′-Diphenylbenzidin

Weißes bis schwach graues, kristallines Pulver; praktisch unlöslich in Wasser, schwer löslich in Aceton und Ethanol

Smp: etwa 248 °C

Nitrat: 8 mg Substanz werden in einer erkalteten Mischung von 5 ml Wasser *R* und 45 ml nitratfreier Schwefelsäure *R* gelöst. Die Lösung muss farblos oder darf höchstens sehr schwach blau gefärbt sein.

Sulfatasche (2.4.14): höchstens 0,1 Prozent

Vor Licht geschützt zu lagern

Diphenylboryloxyethylamin *R* 1032400

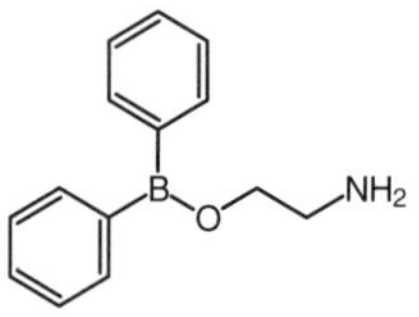

$C_{14}H_{16}BNO$ M_r 225,1
CAS Nr. 524-95-8
2-(Diphenylboryloxy)ethylamin

Weißes bis schwach gelbes, kristallines Pulver; praktisch unlöslich in Wasser, löslich in Ethanol

Smp: etwa 193 °C

Diphenylcarbazid *R* 1032500

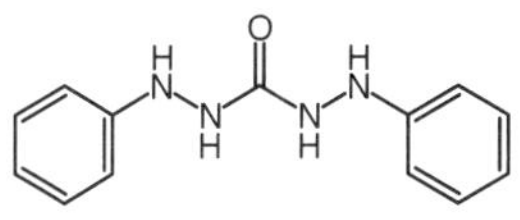

$C_{13}H_{14}N_4O$ M_r 242,3
CAS Nr. 140-22-7
1,5-Diphenylcarbonohydrazid

Weißes, kristallines, an der Luft sich allmählich rosa färbendes Pulver; sehr schwer löslich in Wasser, löslich in Aceton, Essigsäure 99 % und Ethanol

Smp: etwa 170 °C

Sulfatasche (2.4.14): höchstens 0,1 Prozent

Vor Licht geschützt zu lagern

Diphenylcarbazid-Lösung *R* 1032501

0,2 g Diphenylcarbazid *R* werden in 10 ml Essigsäure 99 % *R* gelöst. Die Lösung wird mit wasserfreiem Ethanol *R* zu 100 ml verdünnt.

Bei Bedarf frisch herzustellen

Diphenylcarbazon *R* 1032600

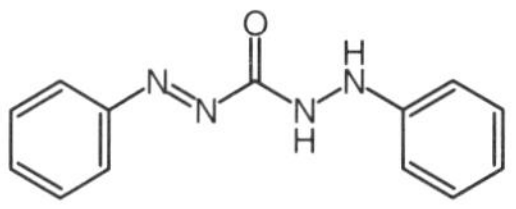

$C_{13}H_{12}N_4O$ M_r 240,3
CAS Nr. 538-62-5
1,5-Diphenylcarbazon

Orangegelbes, kristallines Pulver; praktisch unlöslich in Wasser, leicht löslich in Ethanol

Smp: etwa 157 °C, unter Zersetzung

Diphenylcarbazon-Quecksilber(II)-chlorid-Reagenz *R* 1032601

Lösung I: 0,1 g Diphenylcarbazon *R* werden in wasserfreiem Ethanol *R* zu 50 ml gelöst.

Lösung II: 1 g Quecksilber(II)-chlorid *R* wird in wasserfreiem Ethanol *R* zu 50 ml gelöst.

Gleiche Volumteile der beiden Lösungen werden gemischt.

1,2-Diphenylhydrazin *R* 1140800

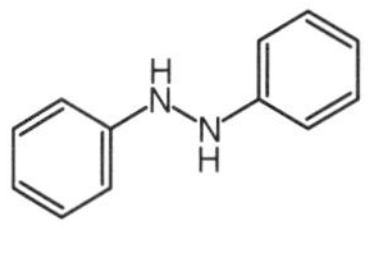

$C_{12}H_{12}N_2$ M_r 184,3
CAS Nr. 122-66-7
Hydrazobenzol; 1,2-Diphenyldiazan

Orangefarbenes Pulver

Smp: etwa 125 °C

Diphenylmethanol *R* 1145700

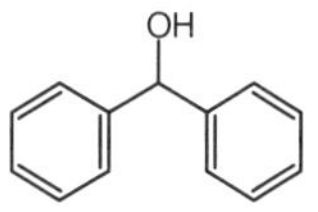

$C_{13}H_{12}O$ M_r 184,2
CAS Nr. 91-01-0
Benzhydrol

Weißes, kristallines Pulver

Smp: etwa 66 °C

Diphenyloxazol *R* 1032700

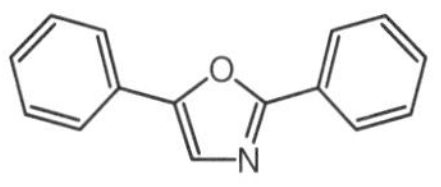

$C_{15}H_{11}NO$ M_r 221,3
CAS Nr. 92-71-7
2,5-Diphenyloxazol

Weißes Pulver; praktisch unlöslich in Wasser, löslich in Methanol, wenig löslich in Dioxan und Essigsäure 99 %

Smp: etwa 70 °C

$A_{1\,cm}^{1\%}$: etwa 1260, bei 305 nm in Methanol *R* bestimmt

Diphenyloxazol, das in der Szintillationsmessung verwendet wird, muss eine dafür geeignete Qualität haben.

Diphenylphenylenoxid-Polymer *R* 1032800

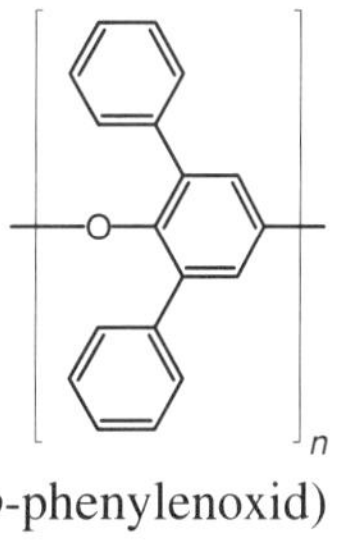

Poly(2,6-diphenyl-*p*-phenylenoxid)

Weiße bis fast weiße, poröse Kügelchen

Die Teilchengröße der Kügelchen wird in Klammern nach dem Namen des Reagenzes bei den entsprechenden Prüfungen angegeben.

Distickstoffmonoxid *R* 1108500

N_2O M_r 44,01
Mindestens 99,99 Prozent (*V/V*) N_2O

Stickstoffmonoxid: höchstens 1 ppm

Kohlenmonoxid: höchstens 1 ppm

Ditalimphos *R* 1126700

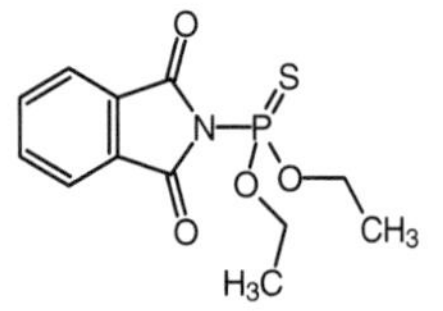

$C_{12}H_{14}NO_4PS$ M_r 299,3
CAS Nr. 5131-24-8
Ditalimfos; *O,O*-Diethyl(1,3-dihydro-1,3-dioxo-2*H*-iso=indol-2-yl)phosphonothioat

Sehr schwer löslich in Wasser, in Ethylacetat und in wasserfreiem Ethanol

Eine geeignete, zertifizierte Referenzlösung kann verwendet werden.

5,5′-Dithiobis(2-nitrobenzoesäure) *R* 1097300

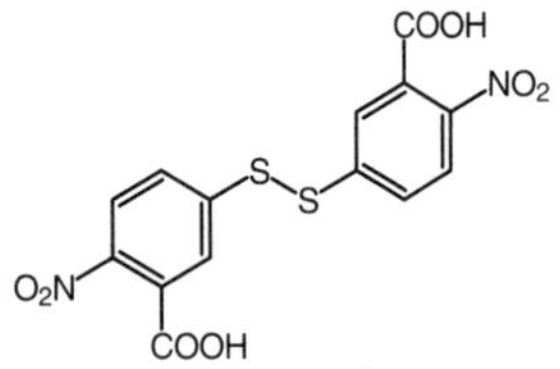

$C_{14}H_8N_2O_8S_2$ M_r 396,4
CAS Nr. 69-78-3
5,5′-Disulfandiylbis(2-nitrobenzoesäure); 3-Carboxy-4-nitrophenyldisulfid; Syn. Ellman's Reagenz

Gelbes Pulver; wenig löslich in Ethanol

Smp: etwa 242 °C

Dithiol *R* 1033800

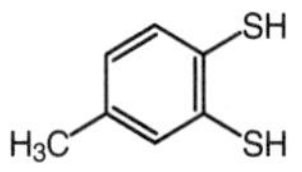

$C_7H_8S_2$ M_r 156,3
CAS Nr. 496-74-2
4-Methyl-1,2-benzoldithiol

Weiße, hygroskopische Kristalle; löslich in Methanol und Alkalihydroxid-Lösungen

Smp: etwa 30 °C

Dicht verschlossen zu lagern

Dithiol-Reagenz *R* 1033801

1 g Dithiol *R* wird nach Zusatz von 2 ml Thioglycolsäure *R* in einer Lösung von Natriumhydroxid *R* (20 g · l^{-1}) zu 250 ml gelöst.

Bei Bedarf frisch herzustellen

Dithiothreitol *R* 1098200

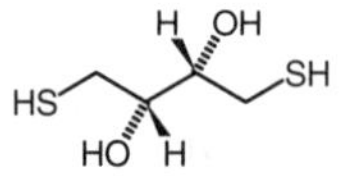

$C_4H_{10}O_2S_2$ M_r 154,2
CAS Nr. 27565-41-9.
Syn. *threo*-1,4-Bis(sulfanyl)butan-2,3-diol

Schwach hygroskopische Nadeln; leicht löslich in Wasser, wasserfreiem Aceton und Ethanol

Dicht verschlossen zu lagern

Dithizon *R* 1033900

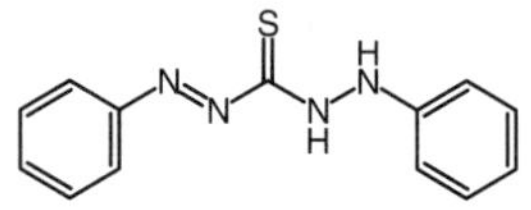

$C_{13}H_{12}N_4S$ M_r 256,3
CAS Nr. 60-10-6
1,5-Diphenylthiocarbazon

Blau- oder braunschwarzes bis schwarzes Pulver; praktisch unlöslich in Wasser, löslich in Ethanol

Vor Licht geschützt zu lagern

Dithizon *R* 1 1105500

$C_{13}H_{12}N_4S$ M_r 256,3
CAS Nr. 60-10-6
1,5-Diphenylthiocarbazon
Mindestens 98,0 Prozent $C_{13}H_{12}N_4S$

Blauschwarzes, schwarzbraunes oder schwarzes Pulver; praktisch unlöslich in Wasser, löslich in Ethanol

Vor Licht geschützt zu lagern

Dithizon-Lösung *R* 1033901

Eine Lösung von Dithizon *R* (0,5 g · l^{-1}) in Chloroform *R*

Bei Bedarf frisch herzustellen

Dithizon-Lösung *R* 2 1033903

40,0 mg Dithizon *R* werden in Chloroform *R* zu 1000,0 ml gelöst. 30,0 ml Lösung werden mit Chloroform *R* zu 100,0 ml verdünnt.

Einstellung: Quecksilber(II)-chlorid *R*, entsprechend 0,1354 g $HgCl_2$, wird in einer Mischung gleicher Volumteile verdünnter Schwefelsäure *R* und Wasser *R* zu 100,0 ml gelöst. 2,0 ml Lösung werden mit der gleichen Lösungsmittelmischung zu 100,0 ml verdünnt. (Diese Lösung enthält 20 ppm Hg.) 1,0 ml der Verdünnung wird in einem Scheidetrichter mit 50 ml verdünnter Schwefelsäure *R*, 140 ml Wasser *R* und 10 ml einer Lösung von Hydroxylaminhydrochlorid *R* (200 g · l^{-1}) versetzt. Die Mischung wird mit der Dithizon-Lösung titriert, wobei die Mischung nach jedem Zusatz 20-mal geschüttelt wird. Gegen Ende der Titration wird zur Trennung der Phasen stehen gelassen und die Chloroformphase verworfen. Die Titration wird bis zum Farbumschlag nach Bläulich-Grün fortgesetzt. Das Äquivalent Quecksilber in Mikrogramm je Milliliter Dithizon-Lösung wird nach der Formel 20/*V* berechnet, in der *V* das bei der Titration verbrauchte Volumen Dithizon-Lösung bedeutet.

Docosahexaensäuremethylester *R* 1142800

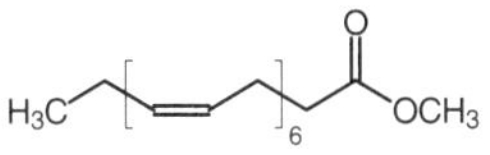

$C_{23}H_{34}O_2$ M_r 342,5
CAS Nr. 301-01-9
DHA-methylester; Cervonsäuremethylester; (all-*Z*)-Docosa-4,7,10,13,16,19-hexaensäuremethylester; (all-*Z*)-Methyldocosa-4,7,10,13,16,19-hexaenoat

Mindestens 90,0 Prozent $C_{23}H_{34}O_2$, mit Hilfe der Gaschromatographie (2.2.28) bestimmt

Docusat-Natrium *R* 1034100

CAS Nr. 577-11-7

Muss der Monographie **Docusat-Natrium (Natrii docusas)** entsprechen

Dodecyltrimethylammoniumbromid *R* 1135500

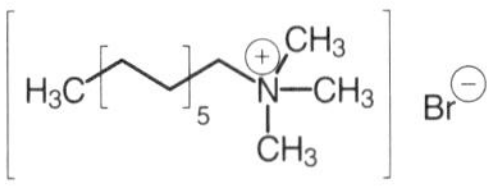

$C_{15}H_{34}BrN$ M_r 308,4
CAS Nr. 1119-94-4
N,N,N-Trimethyldodecan-1-aminiumbromid

Weiße Kristalle

Smp: etwa 246 °C

Dotriacontan *R* 1034200

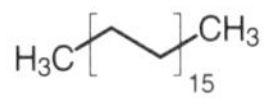

$C_{32}H_{66}$ M_r 450,9
CAS Nr. 544-85-4

Weiße Plättchen; praktisch unlöslich in Wasser, wenig löslich in Hexan, schwer löslich in Ether

Smp: etwa 69 °C

Verunreinigungen: höchstens 0,1 Prozent mit dem gleichen t_R-Wert wie α-Tocopherolacetat, nach der gaschromatographischen Methode wie in der Monographie **α-Tocopherolacetat (α-Tocopheroli acetas)** beschrieben bestimmt

Doxycyclin *R* 1145800

Muss der Monographie **Doxycyclin-Monohydrat (Doxycyclinum monohydricum)** entsprechen

Dragendorffs Reagenz *R* 1070600

Eine Mischung von 0,85 g basischem Bismutnitrat *R*, 40 ml Wasser *R* und 10 ml Essigsäure 99 % *R* wird mit 20 ml einer Lösung von Kaliumiodid *R* (400 g · l^{-1}) versetzt.

Dragendorffs Reagenz *R* 1 1070601

100 g Weinsäure *R* werden in 400 ml Wasser *R* gelöst. Nach Zusatz von 8,5 g basischem Bismutnitrat *R* wird die Lösung 1 h lang geschüttelt, mit 200 ml einer Lösung von Kaliumiodid *R* (400 g · l^{-1}) versetzt, erneut geschüttelt und nach 24 h filtriert.

Vor Licht geschützt zu lagern

Dragendorffs Reagenz *R* 2 1070602

Stammlösung: 1,7 g basisches Bismutnitrat *R* und 20 g Weinsäure *R* werden in 40 ml Wasser *R* suspendiert. Die Suspension wird mit 40 ml einer Lösung von Kaliumiodid *R* (400 g · l^{-1}) versetzt, 1 h lang geschüttelt und filtriert. Die Lösung ist in braunen Gefäßen vor Licht geschützt mehrere Tage lang haltbar.

Sprühlösung: Vor Gebrauch werden 5 ml Stammlösung mit 15 ml Wasser *R* gemischt.

Dragendorffs Reagenz *R* 3 1070604

0,17 g basisches Bismutnitrat *R* werden in einer Mischung von 2 ml Essigsäure 99 % *R* und 18 ml Wasser *R* gelöst. Nach Zusatz von 4 g Kaliumiodid *R* und 1 g Iod *R* wird die Lösung mit verdünnter Schwefelsäure *R* zu 100 ml verdünnt.

Dragendorffs Reagenz *R* 4 1070605

1,7 g basisches Bismutnitrat *R* werden in 20 ml Essigsäure 99 % *R* gelöst. Nach Zusatz von 80 ml destilliertem Wasser *R*, 100 ml einer Lösung von Kaliumiodid *R* (400 g · l^{-1}) und 200 ml Essigsäure 99 % *R* wird die Lösung mit destilliertem Wasser *R* zu 1000 ml verdünnt. 2 Volumteile dieser Lösung werden mit 1 Volumteil einer Lösung von Bariumchlorid *R* (200 g · l^{-1}) gemischt.

Dragendorffs Reagenz, verdünntes *R* 1070603

Eine Lösung von 100 g Weinsäure *R* in 500 ml Wasser *R* wird mit 50 ml Dragendorffs Reagenz *R* 1 versetzt.

Vor Licht geschützt zu lagern

Reagenzien

E

Echtblausalz B *R* 1037400

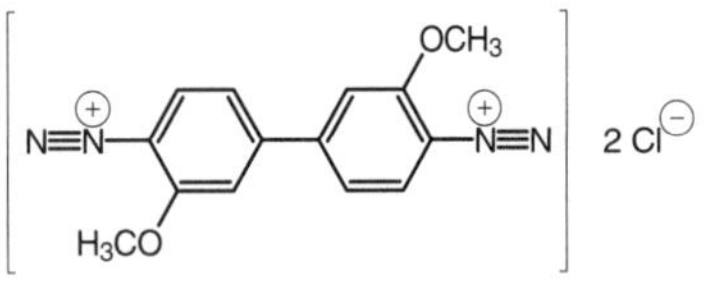

$C_{14}H_{12}Cl_2N_4O_2$ M_r 339,2
CAS Nr. 84633-94-3
C.I. Nr. 37235; Schultz Nr. 490
3,3′-Dimethoxy-4,4′-biphenylbis(diazonium)-dichlorid

Dunkelgrünes Pulver; löslich in Wasser

Die Substanz wird durch Zusatz von Zinkchlorid stabilisiert.

Dicht verschlossen, zwischen 2 und 8 °C zu lagern

Echtrotsalz B *R* 1037500

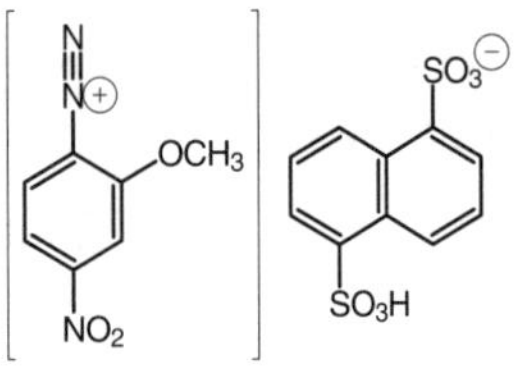

$C_{17}H_{13}N_3O_9S_2$ M_r 467,4
CAS Nr. 56315-29-8
C.I. Nr. 37125; Schultz Nr. 155
2-Methoxy-4-nitrobenzoldiazonium-hydrogen-1,5-naphthalindisulfonat

Orangegelbes Pulver; löslich in Wasser, schwer löslich in Ethanol

Dicht verschlossen, vor Licht geschützt, zwischen 2 und 8 °C zu lagern

Eisen *R* 1046600

Fe A_r 55,85
CAS Nr. 7439-89-6

Graues Pulver oder Draht; löslich in verdünnten Mineralsäuren

Eisen(III)-chlorid *R* 1037800

$FeCl_3 \cdot 6\ H_2O$ A_r 270,3
CAS Nr. 10025-77-1
Eisen(III)-chlorid, Hexahydrat

Gelblich orangefarbene bis bräunliche, zerfließliche, kristalline Stücke; sehr leicht löslich in Wasser, löslich in Ethanol und Ether

Unter Lichteinfluss werden die Substanz und ihre Lösungen teilweise reduziert.

Dicht verschlossen zu lagern

Eisen(III)-chlorid-Lösung *R* 1 1037801

Eine Lösung von Eisen(III)-chlorid *R* (105 g · l^{-1})

Eisen(III)-chlorid-Lösung *R* 2 1037802

Eine Lösung von Eisen(III)-chlorid *R* (13 g · l^{-1})

Eisen(III)-chlorid-Lösung *R* 3 1037803

2,0 g Eisen(III)-chlorid *R* werden in wasserfreiem Ethanol *R* zu 100,0 ml gelöst.

Eisen(III)-chlorid-Kaliumperiodat-Lösung *R* 1070801

1 g Kaliumperiodat *R* wird in 5 ml einer frisch hergestellten Lösung von Kaliumhydroxid *R* (120 g · l^{-1}) gelöst. Nach Zusatz von 20 ml Wasser *R* und 1,5 ml Eisen(III)-chlorid-Lösung *R* 1 wird mit einer frisch hergestellten Lösung von Kaliumhydroxid *R* (120 g · l^{-1}) zu 50 ml verdünnt.

Eisen(III)-chlorid-Sulfaminsäure-Reagenz *R* 1037804

Eine Lösung, die Eisen(III)-chlorid *R* (10 g · l^{-1}) und Sulfaminsäure *R* (16 g · l^{-1}) enthält

Eisen(III)-nitrat *R* 1106100

$Fe(NO_3)_3 \cdot 9\ H_2O$ M_r 404
CAS Nr. 7782-61-8
Mindestens 99,0 Prozent $Fe(NO_3)_3 \cdot 9\ H_2O$

Blassviolette Kristalle oder kristalline Masse; sehr leicht löslich in Wasser

Freie Säure: höchstens 0,3 Prozent (als HNO_3)

Eisen(III)-salicylat-Lösung *R* 1046700

0,1 g Ammoniumeisen(III)-sulfat *R* werden in einer Mischung von 2 ml verdünnter Schwefelsäure *R* und 48 ml Wasser *R* gelöst. Mit Wasser *R* wird zu 100 ml verdünnt. Diese Lösung wird mit 50 ml einer Lösung von Natriumsalicylat *R* (11,5 g · l^{-1}), 10 ml verdünnter Essigsäure *R* und 80 ml einer Lösung von Natriumacetat *R* (136 g · l^{-1}) versetzt und mit Wasser *R* zu 500 ml verdünnt.

Bei Bedarf frisch herzustellen

Dicht verschlossen, vor Licht geschützt zu lagern

Eisen(II)-sulfat *R* 1038300

CAS Nr. 7782-63-0

Muss der Monographie **Eisen(II)-sulfat (Ferrosi sulfas)** entsprechen

Eisen(II)-sulfat-Lösung *R* 2 1038301

0,45 g Eisen(II)-sulfat *R* werden in 50 ml Salzsäure (0,1 mol · l^{-1}) gelöst. Die Lösung wird mit kohlendioxidfreiem Wasser *R* zu 100 ml verdünnt.

Bei Bedarf frisch herzustellen

Eisen(III)-sulfat *R* 1037900

$Fe_2(SO_4)_3 \cdot x\,H_2O$
CAS Nr. 10028-22-5

Gelblich weißes, sehr hygroskopisches, sich an der Luft zersetzendes Pulver; schwer löslich in Wasser und Ethanol

Dicht verschlossen, vor Licht geschützt zu lagern

Elektrolyt-Reagenz zur Mikrobestimmung von Wasser *R* 1113700

Im Handel erhältliches, wasserfreies Reagenz oder eine Mischung von wasserfreien Reagenzien zur coulometrischen Titration von Wasser, die geeignete organische Basen, Schwefeldioxid und Iodid, in einem geeigneten Lösungsmittel gelöst, enthalten

Emetindihydrochlorid *R* 1034300

CAS Nr. 316-42-7

Muss der Monographie **Emetindihydrochlorid-Pentahydrat (Emetini hydrochloridum pentahydricum)** entsprechen

Emodin *R* 1034400

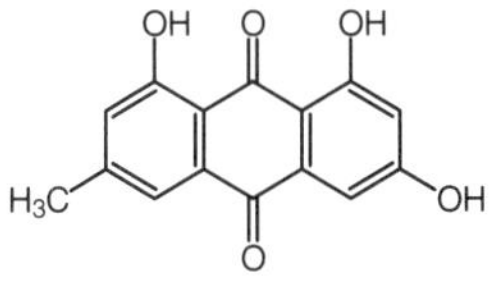

$C_{15}H_{10}O_5$ M_r 270,2
CAS Nr. 518-82-1
1,3,8-Trihydroxy-6-methylanthrachinon;
Syn. Rheum-Emodin

Orangerote Nadeln; praktisch unlöslich in Wasser, schwer löslich in Ether, löslich in Ethanol und Alkalihydroxid-Lösungen

Dünnschichtchromatographie: Wird die Substanz unter den Bedingungen und in der Konzentration, wie unter **Rhabarberwurzel (Rhei radix)** angegeben, geprüft, darf das Chromatogramm nur eine Hauptzone zeigen.

α-Endosulfan *R* 1126800

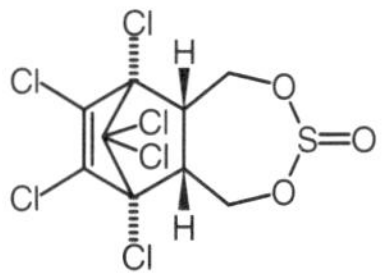

$C_9H_6Cl_6O_3S$ M_r 406,9
CAS Nr. 959-98-8

Smp: etwa 108 °C

Sdp: etwa 200 °C

Eine geeignete, zertifizierte Referenzlösung (10 ng · μl^{-1} in Cyclohexan) kann verwendet werden.

β-Endosulfan *R* 1126900

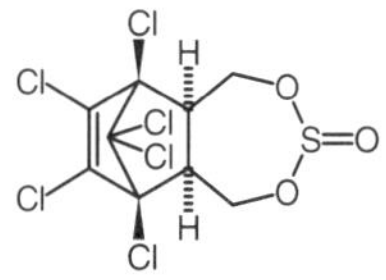

$C_9H_6Cl_6O_3S$ M_r 406,9
CAS Nr. 33213-65-9

Smp: etwa 207 °C

Sdp: etwa 390 °C

Eine geeignete, zertifizierte Referenzlösung (10 ng · μl^{-1} in Cyclohexan) kann verwendet werden.

Endrin *R* 1127000

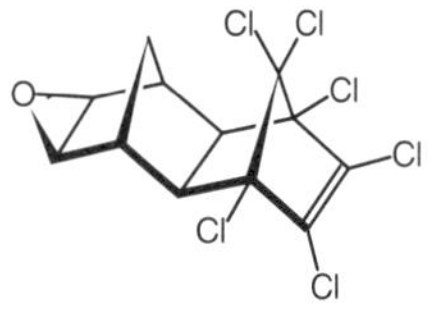

$C_{12}H_8Cl_6O$ M_r 380,9
CAS Nr. 72-20-8

Eine geeignete, zertifizierte Referenzlösung (10 ng · μl^{-1} in Cyclohexan) kann verwendet werden.

Entfärber-Lösung *R* 1012202

Eine Mischung von 1 Volumteil Essigsäure 99 % *R*, 4 Volumteilen Methanol *R* und 5 Volumteilen Wasser *R*

Entwickler-Lösung *R* 1122500

2,5 ml einer Lösung von Citronensäure *R* (20 g · l^{-1}) und 0,27 ml Formaldehyd-Lösung *R* werden mit Wasser *R* zu 500,0 ml verdünnt.

Reagenzien

Eriochromschwarz T *R* 1056800

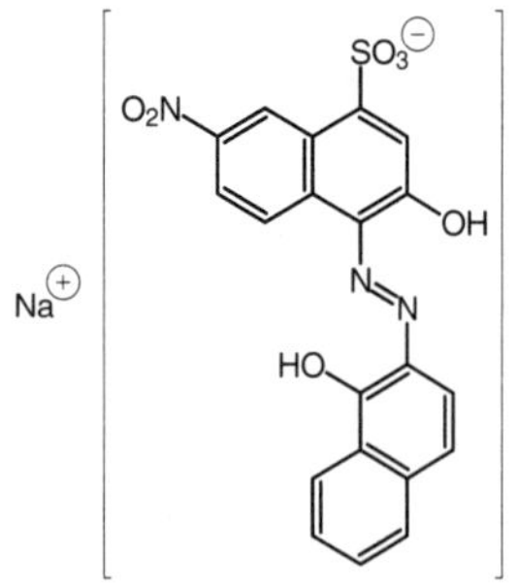

$C_{20}H_{12}N_3NaO_7S$ M_r 461,4
CAS Nr. 1787-61-7
C.I. Nr. 14645; Schultz Nr. 241
3-Hydroxy-4-(1-hydroxy-2-naphthylazo)-7-nitro-1-naphthalinsulfonsäure, Natriumsalz

Bräunlich schwarzes Pulver; löslich in Wasser und Ethanol

Dicht verschlossen, vor Licht geschützt zu lagern

Eriochromschwarz-T-Verreibung *R* 1056801

1 g Eriochromschwarz T *R* wird mit 99 g Natriumchlorid *R* verrieben.

Empfindlichkeitsprüfung: 50 mg Eriochromschwarz-T-Verreibung werden in 100 ml Wasser *R* gelöst. Nach Zusatz von 0,3 ml verdünnter Ammoniak-Lösung *R* 1 muss sich die bräunlich violett gefärbte Lösung blau färben. Auf Zusatz von 0,1 ml einer Lösung von Magnesiumsulfat *R* (10 g · l^{-1}) muss sich die Lösung violett färben.

Dicht verschlossen, vor Licht geschützt zu lagern

Erucamid *R* 1034500

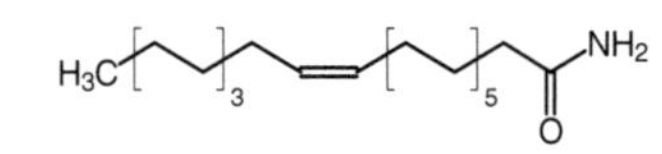

$C_{22}H_{43}NO$ M_r 337,6
CAS Nr. 112-84-5
(*Z*)-13-Docosenamid

Pulver oder Körner, weiß bis gelblich; praktisch unlöslich in Wasser, leicht löslich in Dichlormethan, löslich in wasserfreiem Ethanol

Smp: etwa 70 °C

Erythritol *R* 1113800

CAS Nr. 149-32-6

Muss der Monographie **Erythritol (Erythritolum)** entsprechen

Erythrozyten-Suspension vom Kaninchen *R* 1074500

Eine 1,6-prozentige Suspension (*V/V*) von Kaninchenerythrozyten wird wie folgt hergestellt: 15 ml frisch entnommenes Kaninchenblut wird durch Schütteln mit Glasperlen defibriniert und 10 min lang bei 2000 *g* zentrifugiert. Die Erythrozyten werden 3-mal mit je 30 ml einer Lösung von Natriumchlorid *R* (9 g · l^{-1}) gewaschen. 1,6 ml der Erythrozytensuspension werden mit einer Mischung von 1 Volumteil Phosphat-Pufferlösung pH 7,2 *R* und 9 Volumteilen einer Lösung von Natriumchlorid *R* (9 g · l^{-1}) zu 100 ml verdünnt.

Essigsäure *R* 1000401

Mindestens 290 und höchstens 310 g · l^{-1} $C_2H_4O_2$ (M_r 60,1)

30 g Essigsäure 99 % *R* werden mit Wasser *R* zu 100 ml verdünnt.

Essigsäure 99 % *R* 1000400

$C_2H_4O_2$ M_r 60,1
CAS Nr. 64-19-7

Muss der Monographie **Essigsäure 99 % (Acidum aceticum glaciale)** entsprechen

Essigsäure, verdünnte *R* 1000402

Mindestens 115 und höchstens 125 g · l^{-1} $C_2H_4O_2$ (M_r 60,1)

12 g Essigsäure 99 % *R* werden mit Wasser *R* zu 100 ml verdünnt.

Essigsäure, wasserfreie *R* 1000300

$C_2H_4O_2$ M_r 60,1
CAS Nr. 64-19-7
Mindestens 99,6 Prozent (*m/m*) $C_2H_4O_2$

Farblose Flüssigkeit oder weiße, glänzende, farnblattähnliche Kristalle; mischbar mit oder sehr leicht löslich in Wasser, Ethanol, Ether, Glycerol 85 % und den meisten ätherischen und fetten Ölen

Eine Lösung der Substanz (100 g · l^{-1}) ist stark sauer (2.2.4). Eine Lösung der Substanz (5 g · l^{-1}), neutralisiert mit verdünnter Ammoniak-Lösung *R* 2, gibt die Identitätsreaktion b auf Acetat (2.3.1).

d_{20}^{20}: 1,052 bis 1,053

Sdp: 117 bis 119 °C

Erstarrungspunkt (2.2.18): nicht unter 15,8 °C

Wasser (2.5.12): höchstens 0,4 Prozent

Ist der Wassergehalt größer als 0,4 Prozent, kann er durch Zusatz der berechneten Menge Acetanhydrid *R* herabgesetzt werden.

Vor Licht geschützt zu lagern

(D_4)Essigsäure *R* 1101100

$D_3C{-}COOD$

$C_2D_4O_2$ M_r 64,1
CAS Nr. 1186-52-3
($^2H_4$)Essigsäure

d_{20}^{20}: etwa 1,12

n_D^{20}: etwa 1,368

Smp: etwa 16 °C

Sdp: etwa 115 °C

Deuterierungsgrad: mindestens 99,7 Prozent

Estradiol *R* 1135600

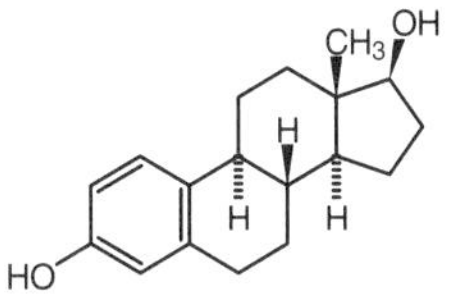

$C_{18}H_{24}O_2$ M_r 272,4
CAS Nr. 50-28-2
Estra-1,3,5(10)-trien-3,17β-diol; β-Estradiol

An der Luft haltbare Prismen; praktisch unlöslich in Wasser, leicht löslich in Ethanol, löslich in Aceton und Dioxan, wenig löslich in pflanzlichen Ölen

Smp: 173 bis 179 °C

17α-Estradiol *R* 1034600

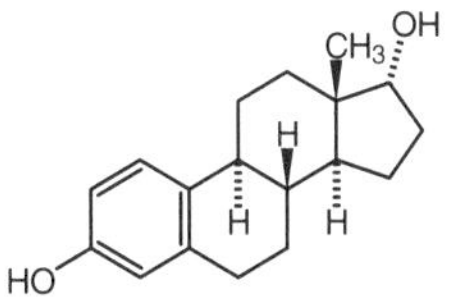

$C_{18}H_{24}O_2$ M_r 272,4
CAS Nr. 57-91-0

Weißes bis fast weißes, kristallines Pulver oder farblose Kristalle

Smp: 220 bis 223 °C

Estragol *R* 1034700

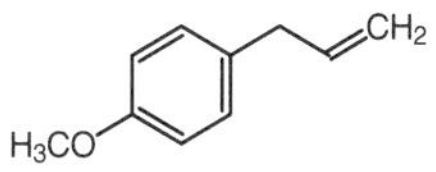

$C_{10}H_{12}O$ M_r 148,2
CAS Nr. 140-67-0
1-Allyl-4-methoxybenzol

Flüssigkeit; mischbar mit Ethanol

n_D^{20}: etwa 1,52

Sdp: etwa 216 °C

Wird die Substanz in der Gaschromatographie verwendet, muss sie zusätzlich folgender Anforderung entsprechen:

Gehaltsbestimmung: Die Bestimmung erfolgt mit Hilfe der Gaschromatographie (2.2.28) wie in der Monographie **Anisöl (Anisi aetheroleum)** beschrieben.

Untersuchungslösung: die Substanz

Die Fläche des Hauptpeaks muss mindestens 98,0 Prozent der Summe aller Peakflächen betragen.

Ethanol x % *R* 1002502

Entsprechende Volumteile Wasser *R* und Ethanol 96 % *R* werden gemischt. Die beim Mischen auftretende Wärmeentwicklung und Volumenkontraktion sind zu berücksichtigen, um einen Ethanolgehalt von x Prozent (*V/V*) in der Lösung zu erhalten.

Ethanol 96 % *R* 1002500

C_2H_6O M_r 46,07
CAS Nr. 64-17-5

Muss der Monographie **Ethanol 96 % (Ethanolum (96 per centum))** entsprechen

Ethanol 96 %, aldehydfreies *R* 1002501

1200 ml Ethanol 96 % *R* werden mit 5 ml einer Lösung von Silbernitrat *R* (400 g · l^{-1}) und 10 ml einer abgekühlten Lösung von Kaliumhydroxid *R* (500 g · l^{-1}) gemischt und einige Tage lang stehen gelassen. Vor Gebrauch wird die Mischung filtriert und destilliert.

Ethanol, wasserfreies *R* 1034800

C_2H_6O M_r 46,07
CAS Nr. 64-17-5

Muss der Monographie **Wasserfreies Ethanol (Ethanolum anhydricum)** entsprechen

Ethanol, wasserfreies *R* 1 1034801

Muss den Anforderungen für wasserfreies Ethanol *R* entsprechen und zusätzlich folgender Prüfung:

Methanol: höchstens 0,005 Prozent (*V/V*), mit Hilfe der Gaschromatographie (2.2.28) bestimmt

Untersuchungslösung: die Substanz

Referenzlösung: 0,50 ml wasserfreies Methanol *R* werden mit der Substanz zu 100,0 ml verdünnt. 1,0 ml Lösung wird mit der Substanz zu 100,0 ml verdünnt.

Die Chromatographie kann durchgeführt werden mit
- einer Säule aus Glas von 2 m Länge und 2 mm innerem Durchmesser, gepackt mit Ethylvinylbenzol-Divinylbenzol-Copolymer *R* (75 bis 100 μm)
- Stickstoff zur Chromatographie *R* als Trägergas bei einer Durchflussrate von 30 ml je Minute
- einem Flammenionisationsdetektor.

Die Temperatur der Säule wird bei 130 °C, die des Probeneinlasses bei 150 °C und die des Detektors bei 200 °C gehalten.

Je 1 µl Untersuchungslösung und Referenzlösung werden abwechselnd 3-mal eingespritzt. Nach jeder Chromatographie wird die Säule 8 min lang bei 230 °C erhitzt. Der dem Methanol entsprechende Peak wird integriert. Der Prozentgehalt an Methanol wird nach folgender Formel berechnet:

$$\frac{a \cdot b}{c - b}$$

a = Prozentgehalt (*V/V*) an Methanol in der Referenzlösung
b = die dem Methanol entsprechende Peakfläche im Chromatogramm der Untersuchungslösung
c = die dem Methanol entsprechende Peakfläche im Chromatogramm der Referenzlösung

Ether *R* 1035000

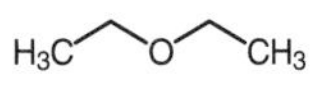

$C_4H_{10}O$ M_r 74,1
CAS Nr. 60-29-7
Diethylether

Klare, farblose, flüchtige, sehr leicht bewegliche und entflammbare, hygroskopische Flüssigkeit; löslich in Wasser, mischbar mit Ethanol

d_{20}^{20}: 0,713 bis 0,715

Sdp: 34 bis 35 °C

Ether, der nicht der Prüfung auf Peroxide entspricht, darf nicht destilliert werden.

Peroxide: In einen 12-ml-Schliffstopfenzylinder von etwa 1,5 cm Durchmesser werden 8 ml Kaliumiodid-Stärke-Lösung *R* gegeben. Mit der Substanz wird bis zum Rande aufgefüllt, kräftig geschüttelt und 30 min lang unter Lichtausschluss stehen gelassen. Dabei darf keine Färbung auftreten.

Name und Konzentration zugesetzter Stabilisatoren sind anzugeben.

Dicht verschlossen, vor Licht geschützt, unterhalb von 15 °C zu lagern

Ether, peroxidfreier *R* 1035100

Muss der Monographie **Ether zur Narkose (Aether anaesthesticus)** entsprechen

Ethion *R* 1127100

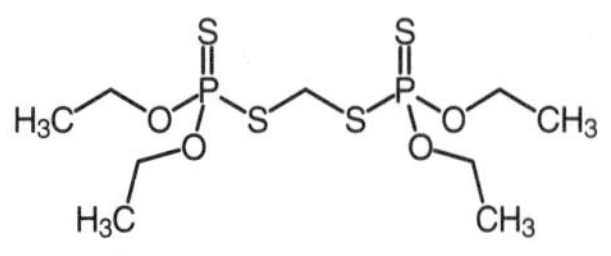

$C_9H_{22}O_4P_2S_4$ M_r 384,5
CAS Nr. 563-12-2

Smp: –24 bis –25 °C

Eine geeignete, zertifizierte Referenzlösung (10 ng · µl^{-1} in Cyclohexan) kann verwendet werden.

Ethoxychrysoidinhydrochlorid *R* 1035200

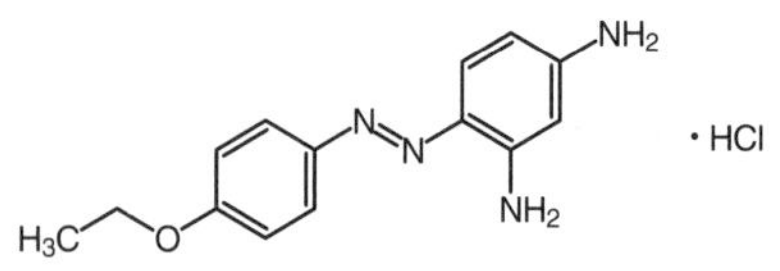

$C_{14}H_{17}ClN_4O$ M_r 292,8
CAS Nr. 2313-87-3
4-(4-Ethoxyphenylazo)-*m*-phenylendiamin-hydrochlorid; Syn. Etoxazenhydrochlorid

Rötliches Pulver; löslich in Ethanol

Ethoxychrysoidinhydrochlorid-Lösung *R* 1035201

Eine Lösung von Ethoxychrysoidinhydrochlorid *R* (1 g · l^{-1}) in Ethanol 96 % *R*

Empfindlichkeitsprüfung: Eine Mischung von 5 ml verdünnter Salzsäure *R* und 0,05 ml Ethoxychrysoidinhydrochlorid-Lösung wird mit 0,05 ml Bromid-Bromat-Lösung (0,0167 mol · l^{-1}) versetzt. Innerhalb von 2 min muss die Färbung von Rot nach Hellgelb umschlagen.

Ethylacetat *R* 1035300

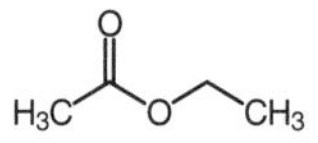

$C_4H_8O_2$ M_r 88,1
CAS Nr. 141-78-6

Klare, farblose Flüssigkeit; löslich in Wasser, mischbar mit Ethanol

d_{20}^{20}: 0,901 bis 0,904

Sdp: 76 bis 78 °C

Ethylacetat-Sulfaminsäure-Reagenz *R* 1035301

200 g Sulfaminsäure *R* werden in Ethylacetat *R* zu 1000 ml suspendiert. Die erhaltene Suspension wird 3 Tage lang gerührt und durch ein Papierfilter filtriert.

Die Lösung sollte innerhalb von einem Monat verwendet werden.

Ethylacrylat *R* 1035400

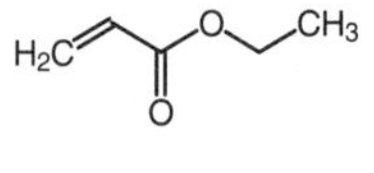

$C_5H_8O_2$ M_r 100,1
CAS Nr. 140-88-5
Ethylpropenoat

Farblose Flüssigkeit

d_{20}^{20}: etwa 0,924

n_D^{20}: etwa 1,406

Smp: etwa –71 °C

Sdp: etwa 99 °C

4-[(Ethylamino)methyl]pyridin *R* 1101300

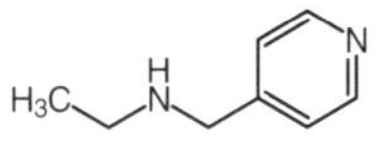

$C_8H_{12}N_2$ M_r 136,2
CAS Nr. 33403-97-3
Ethyl(4-pyridylmethyl)azan

Blassgelbe Flüssigkeit

d_{20}^{20}: etwa 0,98

n_D^{20}: etwa 1,516

Sdp: etwa 98 °C

Ethylbenzoat *R* 1135700

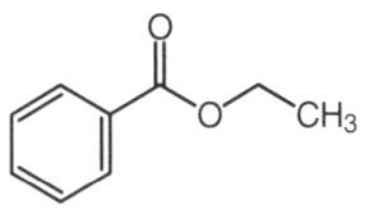

$C_9H_{10}O_2$ M_r 150,2
CAS Nr. 93-89-0

Klare, farblose, lichtbrechende Flüssigkeit; praktisch unlöslich in Wasser, mischbar mit Ethanol und Petroläther

d_4^{25}: etwa 1,050

n_D^{20}: etwa 1,506

Sdp: 211 bis 213 °C

Ethylbenzol *R* 1035800

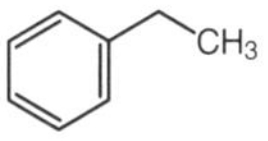

C_8H_{10} M_r 106,2
CAS Nr. 100-41-4
Mindestens 99,5 Prozent (*m/m*) C_8H_{10}, mit Hilfe der Gaschromatographie (2.2.28) bestimmt

Klare, farblose Flüssigkeit; praktisch unlöslich in Wasser, löslich in Aceton und Ethanol

d_{20}^{20}: etwa 0,87

n_D^{20}: etwa 1,496

Sdp: etwa 135 °C

Ethyl-5-bromvalerat *R* 1142900

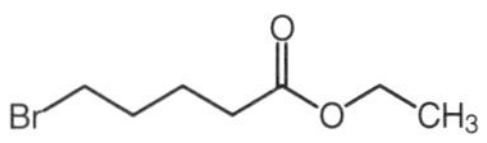

$C_7H_{13}BrO_2$ M_r 209,1
CAS Nr. 14660-52-7
Ethyl-5-brompentanoat

Klare, farblose Flüssigkeit

d_{20}^{20}: etwa 1,321

Sdp: 104 bis 109 °C

Ethylendiamin *R* 1036500

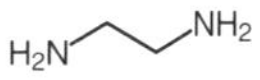

$C_2H_8N_2$ M_r 60,1
CAS Nr. 107-15-3
1,2-Ethandiamin

Klare, farblose, rauchende, stark alkalische Flüssigkeit; mischbar mit Wasser und Ethanol, schwer löslich in Ether

Sdp: etwa 116 °C

(Ethylendinitrilo)tetraessigsäure *R* 1105800

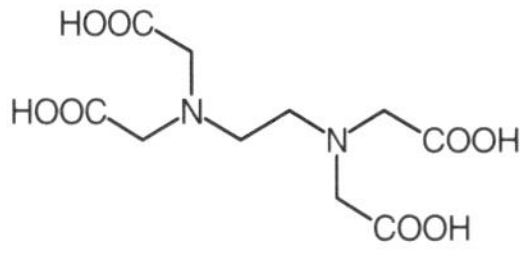

$C_{10}H_{16}N_2O_8$ M_r 292,2
CAS Nr. 60-00-4
N,N′-Ethan-1,2-diylbis[*N*-(carboxymethyl)glycin];
Edetinsäure

Weißes, kristallines Pulver; sehr schwer löslich in Wasser

Smp: etwa 250 °C, unter Zersetzung

Ethylenglycol *R* 1036100

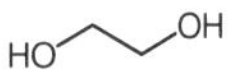

$C_2H_6O_2$ M_r 62,1
CAS Nr. 107-21-1
Ethan-1,2-diol

Farblose, schwach viskose, hygroskopische Flüssigkeit; mischbar mit Wasser und Ethanol, schwer löslich in Ether

d_{20}^{20}: 1,113 bis 1,115

n_D^{20}: etwa 1,432

Smp: etwa –12 °C

Sdp: etwa 198 °C

Sauer reagierende Substanzen: 10 ml Substanz werden mit 20 ml Wasser *R* und 1 ml Phenolphthalein-Lösung *R* versetzt. Bis zum Umschlag nach Rosa dürfen höchstens 0,15 ml Natriumhydroxid-Lösung (0,02 mol · l^{-1}) verbraucht werden.

Wasser (2.5.12): höchstens 0,2 Prozent

Ethylenglycolmonoethylether *R* 1036200

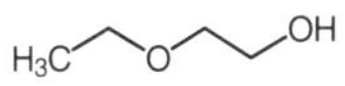

$C_4H_{10}O_2$ M_r 90,1
CAS Nr. 110-80-5
2-Ethoxyethanol

Klare, farblose Flüssigkeit; mischbar mit Wasser, Aceton, Ethanol und Ether

d_{20}^{20}: etwa 0,93

n_D^{25}: etwa 1,406

Sdp: etwa 135 °C

Ethylenglycolmonomethylether *R* 1036300

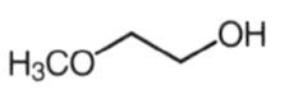

$C_3H_8O_2$ M_r 76,1
CAS Nr. 109-86-4
2-Methoxyethanol

Klare, farblose Flüssigkeit; mischbar mit Wasser, Aceton, Ethanol und Ether

d_{20}^{20}: etwa 0,97

n_D^{20}: etwa 1,403

Sdp: etwa 125 °C

Ethylenoxid *R* 1036400

C_2H_4O M_r 44,05
CAS Nr. 75-21-8
Oxiran

Farbloses, entflammbares Gas; sehr leicht löslich in Wasser und wasserfreiem Ethanol

Verflüssigungstemperatur: etwa 12 °C

Ethylenoxid-Lösung *R* 1036402

Alle Arbeitsgänge bei der Herstellung dieser Lösungen müssen im Abzug durchgeführt werden. Die damit beschäftigte Person muss Polyethylen-Handschuhe und eine geeignete Maske tragen.

Die Lösungen sind in einem dicht verschlossenen Behältnis im Kühlschrank zwischen 4 und 8 °C aufzubewahren. Alle Bestimmungen sind 3-mal durchzuführen.

Eine 2,5 mg Ethylenoxid entsprechende Menge gekühlter Ethylenoxid-Stammlösung *R* wird in einen gekühlten Erlenmeyerkolben eingewogen und mit Macrogol 200 *R* 1 zu 50,0 g verdünnt. Nach sorgfältigem Mischen werden 2,5 g Lösung mit Macrogol 200 *R* 1 zu 25,0 ml verdünnt (5 ppm).

Bei Bedarf frisch herzustellen

Ethylenoxid-Lösung *R* 1 1036403

Alle Arbeitsgänge bei der Herstellung dieser Lösungen müssen im Abzug durchgeführt werden. Die damit beschäftigte Person muss Polyethylen-Handschuhe und eine geeignete Maske tragen.

Die Lösungen sind in einem dicht verschlossenen Behältnis im Kühlschrank zwischen 4 und 8 °C aufzubewahren. Alle Bestimmungen sind 3-mal durchzuführen.

1,0 ml gekühlte Ethylenoxid-Stammlösung *R* (das genaue Volumen wird durch Wägen bestimmt) wird mit Macrogol 200 *R* 1 zu 50,0 ml verdünnt. Nach sorgfältigem Mischen werden 2,5 g dieser Lösung mit Macrogol 200 *R* 1 zu 25,0 ml verdünnt. Die genaue Menge Ethylenoxid in ppm je Milliliter wird aus dem genau gewogenen Volumen und einer Dichte für Macrogol 200 *R* 1 von 1,127 errechnet.

Bei Bedarf frisch herzustellen

Ethylenoxid-Lösung *R* 2 1036404

Alle Arbeitsgänge bei der Herstellung dieser Lösungen müssen im Abzug durchgeführt werden. Die damit beschäftigte Person muss Polyethylen-Handschuhe und eine geeignete Maske tragen.

Die Lösungen sind in einem dicht verschlossenen Behältnis im Kühlschrank zwischen 4 und 8 °C aufzubewahren. Alle Bestimmungen sind 3-mal durchzuführen.

1,00 g kalte Ethylenoxid-Stammlösung *R* (entsprechend 2,5 mg Ethylenoxid) wird in einen kalten Erlenmeyerkolben, der 40,0 g gekühltes Macrogol 200 *R* 1 enthält, eingewogen. Nach dem Mischen wird das genaue Volumen durch Wägen bestimmt und verdünnt, bis eine Lösung erhalten wird, die 50 µg Ethylenoxid je Gramm Lösung enthält. 10,00 g dieser Lösung werden in einen Erlenmeyerkolben, der etwa 30 ml Wasser *R* enthält, eingewogen, gemischt und mit Wasser *R* zu 50,0 ml verdünnt (10 µg · ml^{-1}).

Bei Bedarf frisch herzustellen

Ethylenoxid-Lösung *R* 3 1036405

Alle Arbeitsgänge bei der Herstellung dieser Lösungen müssen im Abzug durchgeführt werden. Die damit beschäftigte Person muss Polyethylen-Handschuhe und eine geeignete Maske tragen.

Die Lösungen sind in einem dicht verschlossenen Behältnis im Kühlschrank zwischen 4 und 8 °C aufzubewahren. Alle Bestimmungen sind 3-mal durchzuführen.

10,0 ml Ethylenoxid-Lösung *R* 2 werden mit Wasser *R* zu 50,0 ml verdünnt (2 µg · ml^{-1}).

Bei Bedarf frisch herzustellen

Ethylenoxid-Lösung *R* 4 1036407

1,0 ml Ethylenoxid-Stammlösung *R* 1 wird mit Wasser *R* zu 100,0 ml verdünnt. 1,0 ml dieser Lösung wird mit Wasser *R* zu 25,0 ml verdünnt.

Ethylenoxid-Lösung *R* 5 1036408

Eine Lösung von Ethylenoxid *R* (50 g · l^{-1}) in Dichlormethan *R*

Die Lösung wird entweder als handelsübliches Reagenz verwendet oder in der vorstehend beschriebenen Zusammensetzung hergestellt.

Ethylenoxid-Stammlösung *R* 1036401

Alle Arbeitsgänge bei der Herstellung dieser Lösungen müssen im Abzug durchgeführt werden. Die damit beschäftigte Person muss Polyethylen-Handschuhe und eine geeignete Maske tragen.

Die Lösungen sind in einem dicht verschlossenen Behältnis im Kühlschrank zwischen 4 und 8 °C aufzubewahren. Alle Bestimmungen sind 3-mal durchzuführen.

In ein sauberes, trockenes Reagenzglas, das in einer Mischung von 1 Teil Natriumchlorid *R* und 3 Teilen zerstoßenem Eis gekühlt wird, wird langsam gasförmiges Ethylenoxid *R* eingeleitet, so dass es an der Innenwand des Reagenzglases kondensiert. Mit einer zuvor auf –10 °C abgekühlten Glasspritze werden etwa 300 µl flüssiges Ethylenoxid *R* (entsprechend etwa 0,25 g) in 50 ml Macrogol 200 *R* 1 eingespritzt. Die Menge absorbiertes Ethylenoxid wird durch Wägen vor und nach dem Einspritzen bestimmt (M_{EO}). Die Lösung wird mit Macrogol 200 *R* 1 zu 100,0 ml verdünnt und sorgfältig gemischt.

Gehaltsbestimmung: 20,0 ml ethanolische Salzsäure ($0{,}1\ mol \cdot l^{-1}$) werden in einer Probeflasche mit 10 ml einer Suspension von Magnesiumchlorid *R* ($500\ g \cdot l^{-1}$) in wasserfreiem Ethanol *R* versetzt. Die Probeflasche wird verschlossen, geschüttelt, um eine gesättigte Lösung zu erhalten, und über Nacht zur Äquilibrierung stehen gelassen. 5,00 g Ethylenoxid-Stammlösung ($2{,}5\ g \cdot l^{-1}$) werden in die Probeflasche eingewogen und 30 min lang stehen gelassen. Mit ethanolischer Kaliumhydroxid-Lösung ($0{,}1\ mol \cdot l^{-1}$) wird titriert. Der Endpunkt wird mit Hilfe der Potentiometrie (2.2.20) bestimmt.

Ein Blindversuch wird durchgeführt, wobei die Substanz durch die gleiche Menge Macrogol 200 *R* 1 ersetzt wird.

Der Gehalt an Ethylenoxid in Milligramm je Gramm wird nach folgender Formel berechnet:

$$\frac{(V_0 - V_1) \cdot f \cdot 4{,}404}{m}$$

V_0 = Verbrauch an ethanolischer Kaliumhydroxid-Lösung ($0{,}1\ mol \cdot l^{-1}$) im Blindversuch in Millilitern

V_1 = Verbrauch an ethanolischer Kaliumhydroxid-Lösung ($0{,}1\ mol \cdot l^{-1}$) bei der Titration der Ethylenoxid-Stammlösung in Millilitern

f = Faktor der ethanolischen Kaliumhydroxid-Lösung ($0{,}1\ mol \cdot l^{-1}$)

m = Einwaage der Substanz in Gramm

Ethylenoxid-Stammlösung *R* 1 1036406

Eine Lösung von Ethylenoxid *R* ($50\ mg \cdot ml^{-1}$) in Methanol *R*

Ethylformiat *R* 1035600

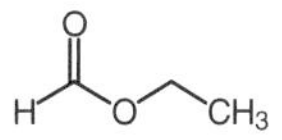

$C_3H_6O_2$ M_r 74,1
CAS Nr. 109-94-4
Ethylmethanoat

Klare, farblose, entflammbare Flüssigkeit; leicht löslich in Wasser, mischbar mit Ethanol und Ether

d_{20}^{20}: etwa 0,919

n_D^{20}: etwa 1,36

Sdp: etwa 54 °C

Ethylhexandiol *R* 1105900

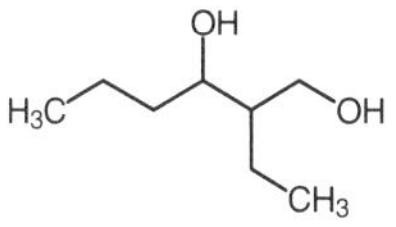

$C_8H_{18}O_2$ M_r 146,2
CAS Nr. 94-96-2
2-Ethylhexan-1,3-diol

Schwach ölige Flüssigkeit; löslich in wasserfreiem Ethanol, 2-Propanol, Propylenglycol und Rizinusöl

d_{20}^{20}: etwa 0,942

n_D^{20}: etwa 1,451

Sdp: etwa 244 °C

2-Ethylhexansäure *R* 1036600

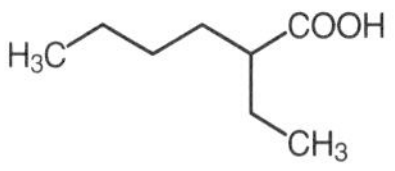

$C_8H_{16}O_2$ M_r 144,2
CAS Nr. 149-57-5

Farblose Flüssigkeit

d_{20}^{20}: etwa 0,91

n_D^{20}: etwa 1,425

Verwandte Substanzen: Die Prüfung erfolgt mit Hilfe der Gaschromatographie (2.2.28).

1 µl der wie folgt hergestellten Lösung wird eingespritzt: 0,2 g Substanz werden in 5 ml Wasser *R* suspendiert. Nach Zusatz von 3 ml verdünnter Salzsäure *R* und 5 ml Hexan *R* wird 1 min lang geschüttelt. Nach Phasentrennung wird die obere Phase verwendet. Die Prüfung wird wie unter „2-Ethylhexansäure“ der Monographie **Amoxicillin-Natrium (Amoxicillinum natricum)** angegeben durchgeführt. Die Summe der Peakflächen, mit Ausnahme der Flächen des Hauptpeaks und des Lösungsmittel-Peaks, darf höchstens 2,5 Prozent der Fläche des Hauptpeaks betragen.

Ethyl-4-hydroxybenzoat *R* 1035700

CAS Nr. 120-47-8

Muss der Monographie **Ethyl-4-hydroxybenzoat (Ethylis parahydroxybenzoas)** entsprechen

Ethylmaleinimid *R* 1036700

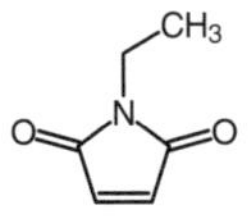

$C_6H_7NO_2$ M_r 125,1
CAS Nr. 128-53-0
1-Ethyl-1*H*-pyrrol-2,5-dion

Farblose Kristalle; wenig löslich in Wasser, leicht löslich in Ethanol

Smp: 41 bis 45 °C

Zwischen 2 und 8 °C zu lagern

2-Ethyl-2-methylbernsteinsäure *R* 1036800

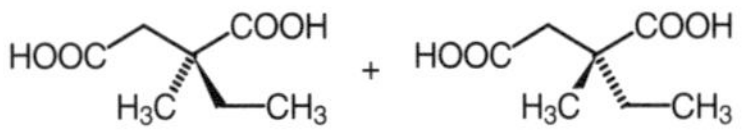

$C_7H_{12}O_4$ M_r 160,2
CAS Nr. 631-31-2
(*RS*)-2-Ethyl-2-methylbutandisäure

Smp: 104 bis 107 °C

Ethylmethylketon *R* 1054100

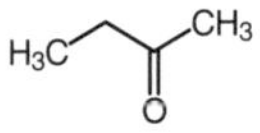

C_4H_8O M_r 72,1
CAS Nr. 78-93-3
2-Butanon; Methylethylketon

Klare, farblose, entflammbare Flüssigkeit; sehr leicht löslich in Wasser, mischbar mit Ethanol und Ether

d_{20}^{20}: etwa 0,81

Sdp: 79 bis 80 °C

2-Ethylpyridin *R* 1133400

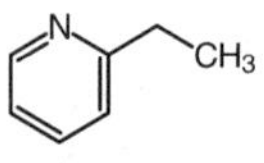

C_7H_9N M_r 107,2
CAS Nr. 100-71-0

Farblose bis bräunliche Flüssigkeit

d_{20}^{20}: etwa 0,939

n_D^{20}: etwa 1,496

Sdp: etwa 149 °C

Ethylvinylbenzol-Divinylbenzol-Copolymer *R* 1036900

Poröse, harte, kugelförmige Partikel aus quer vernetztem Polymer. Im Handel sind verschiedene Arten mit unterschiedlichen Größen der Partikel erhältlich. Die Teilchengröße wird in Klammern nach dem Namen des Reagenzes bei den entsprechenden Prüfungen angegeben.

Ethylvinylbenzol-Divinylbenzol-Copolymer *R* 1 1036901

Poröse, harte, kugelförmige Partikel aus quer vernetztem Polymer mit einer spezifischen Oberfläche zwischen 500 und 600 m^2/g und einem mittleren Porendurchmesser von 7,5 nm. Im Handel sind verschiedene Arten mit unterschiedlichen Größen der Partikel erhältlich. Die Teilchengröße wird in Klammern nach dem Namen des Reagenzes bei den entsprechenden Prüfungen angegeben.

Eugenol *R* 1037000

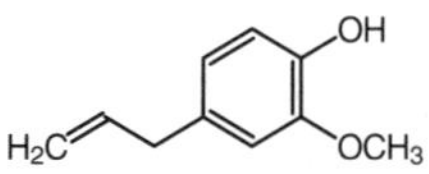

$C_{10}H_{12}O_2$ M_r 164,2
CAS Nr. 97-53-0
4-Allyl-2-methoxyphenol

Farblose bis schwach gelb gefärbte, ölige Flüssigkeit, die sich unter Luft- und Lichteinfluss dunkler färbt und viskoser wird; praktisch unlöslich in Wasser, mischbar mit Ethanol, Ether und fetten sowie ätherischen Ölen

d_{20}^{20}: etwa 1,07

Sdp: etwa 250 °C

Wird die Substanz in der Gaschromatographie verwendet, muss sie zusätzlich folgender Anforderung entsprechen:

Gehaltsbestimmung: Die Prüfung erfolgt mit Hilfe der Gaschromatographie (2.2.28) wie in der Monographie **Nelkenöl (Caryophylli floris aetheroleum)** beschrieben.

Untersuchungslösung: die Substanz

Die Fläche des Hauptpeaks muss mindestens 98,0 Prozent der Summe aller Peakflächen betragen.

Vor Licht geschützt zu lagern

Euglobulin vom Menschen *R* 1037200

Zur Herstellung wird frisches Blut vom Menschen verwendet, das in eine Stabilisatorlösung gegeben wird (zum Beispiel eine Natriumcitrat-Lösung), oder eine Blutkonserve, die gerade das Verfallsdatum erreicht und die sich in Kunststoffbehältnissen befindet. Hämolysiertes Blut wird verworfen. Das Blut wird bei 1500 bis 1800 *g* bei einer Temperatur von 15 °C zentrifugiert, um so ein überstehendes Plasma zu erhalten, das arm an Blutplättchen ist. Plasmen von Iso-Gruppen können gemischt werden.

1 Liter Plasma vom Menschen wird mit 75 g Bariumsulfat *R* versetzt und 30 min lang geschüttelt. Die Mischung wird bei 15 °C mit mindestens 15 000 *g* zentrifugiert und die klare, überstehende Flüssigkeit abgetrennt. Unter Schütteln werden 10 ml einer Lösung hinzugegeben, die 0,2 mg Aprotinin *R* je Milliliter enthält. In ein Behältnis von mindestens 30 l Inhalt, das auf 4 °C temperiert ist, werden 25 l destilliertes Wasser *R* und etwa 500 g festes Kohlendioxid gegeben. Die von dem Plasma erhaltene, überstehende Flüssigkeit wird sofort und unter Umschütteln hinzugegeben. Dabei entsteht ein weißer Niederschlag, der 10 bis 15 h lang bei 4 °C absitzen gelassen wird. Durch Abhebern wird die klare, überstehende Flüssigkeit größtenteils entfernt. Der Niederschlag wird durch Zentrifugieren bei 4 °C gesammelt und unter Rühren in 500 ml destilliertem Wasser *R* bei 4 °C suspendiert. Die Mischung wird 5 min lang geschüttelt und der Niederschlag erneut durch Zentrifugieren bei 4 °C gesammelt. Der Niederschlag wird unter Rühren in 60 ml einer Lösung suspendiert, die Natriumchlorid *R* ($9 g \cdot l^{-1}$) und Natriumcitrat *R* ($0,9 g \cdot l^{-1}$) enthält. Mit einer Lösung von Natriumhydroxid *R* ($10 g \cdot l^{-1}$) wird der pH-Wert auf 7,2 bis 7,4 eingestellt. Die Mischung wird über einen Glassintertiegel filtriert. Mit Hilfe eines geeigneten Geräts werden die Teilchen des Niederschlags zerkleinert, um sie so besser in Lösung zu bringen. Filter und Gerät werden mit 40 ml der vorstehend beschriebenen Chlorid-Citrat-Lösung gewaschen und das Filtrat mit der gleichen Lösung zu 100 ml verdünnt. Die Lösung wird gefriergetrocknet. Die Ausbeute liegt normalerweise zwischen 6 und 8 g Euglobuline je Liter Plasma vom Menschen.

Eignungsprüfung: Die bei dieser Prüfung verwendeten Lösungen werden mit Phosphat-Pufferlösung pH 7,2 R, die Rinderalbumin R ($30 g \cdot l^{-1}$) enthält, hergestellt.

In ein Reagenzglas mit einem Durchmesser von 8 mm, das sich in einem Wasserbad von 37 °C befindet, werden 0,1 ml einer Lösung der Standardzubereitung von Streptokinase, die 10 I.E. Streptokinaseaktivität je Milliliter enthält, und 0,1 ml einer Lösung von Thrombin vom Menschen *R* gegeben, die 20 I.E. je Milliliter enthält. Die Mischung wird schnell mit 1 ml einer Lösung versetzt, die 10 mg Euglobulin vom Menschen je Milliliter enthält. In weniger als 10 s tritt eine Gerinnung ein. Die Zeit zwischen Zusatz der Euglobulin-Lösung und Lyse der Gerinnung darf höchstens 15 min betragen.

Dicht verschlossen bei 4 °C zu lagern; innerhalb von 1 Jahr zu verwenden

Euglobulin vom Rind *R* 1037100

Zur Herstellung wird frisches Blut vom Rind verwendet, das in eine Stabilisatorlösung gegeben wird (zum Beispiel eine Natriumcitrat-Lösung). Hämolysiertes Blut wird verworfen. Das Blut wird bei 1500 bis 1800 *g* bei einer Temperatur von 15 bis 20 °C zentrifugiert, um so ein überstehendes Plasma zu erhalten, das arm an Blutplättchen ist.

1 Liter Plasma vom Rind wird mit 75 g Bariumsulfat *R* versetzt und 30 min lang geschüttelt. Die Mischung wird bei 15 bis 20 °C bei 1500 bis 1800 *g* zentrifugiert und die klare, überstehende Flüssigkeit abgetrennt. Unter Schütteln werden 10 ml einer Lösung hinzugegeben, die 0,2 mg Aprotinin *R* je Milliliter enthält. In ein Behältnis von mindestens 30 l Inhalt, das auf 4 °C temperiert ist, werden 25 l destilliertes Wasser *R* von 4 °C und etwa 500 g festes Kohlendioxid gegeben. Die von dem Plasma erhaltene, überstehende Flüssigkeit wird sofort und unter Umschütteln hinzugegeben. Dabei entsteht ein weißer Niederschlag, der 10 bis 15 h lang bei 4 °C absitzen gelassen wird. Durch Abhebern wird die klare, überstehende Flüssigkeit größtenteils entfernt. Der Niederschlag wird durch Zentrifugieren bei 4 °C gesammelt und unter mechanischem Rühren in 500 ml destilliertem Wasser *R* bei 4 °C suspendiert. Die Mischung wird 5 min lang geschüttelt und der Niederschlag erneut durch Zentrifugieren bei 4 °C gesammelt. Der Niederschlag wird unter Rühren in 60 ml einer Lösung suspendiert, die Natriumchlorid *R* ($9 g \cdot l^{-1}$) und Natriumcitrat *R* ($0,9 g \cdot l^{-1}$) enthält. Mit einer Lösung von Natriumhydroxid *R* ($10 g \cdot l^{-1}$) wird der pH-Wert auf 7,2 bis 7,4 eingestellt. Die Mischung wird über einen Glassintertiegel filtriert. Mit Hilfe eines geeigneten Geräts werden die Teilchen des Niederschlags zerkleinert, um sie so besser in Lösung zu bringen. Filter und Gerät werden mit 40 ml der vorstehend beschriebenen Chlorid-Citrat-Lösung gewaschen und das Filtrat wird mit der gleichen Lösung zu 100 ml verdünnt. Die Lösung wird gefriergetrocknet. Die Ausbeute liegt normalerweise zwischen 6 und 8 g Euglobulin je Liter Plasma vom Rind.

Eignungsprüfung: Die bei dieser Prüfung verwendeten Lösungen werden mit Phosphat-Pufferlösung pH 7,4 R, die Rinderalbumin R ($30 g \cdot l^{-1}$) enthält, hergestellt.

In ein Reagenzglas mit einem Durchmesser von 8 mm, das sich in einem Wasserbad von 37 °C befindet, werden 0,2 ml einer Lösung der Standardzubereitung von Urokinase, die 100 I.E. je Milliliter enthält, und 0,1 ml einer Lösung von Thrombin vom Menschen *R* gegeben, die 20 I.E. je Milliliter enthält. Die Mischung wird rasch mit 0,5 ml einer Lösung versetzt, die 10 mg Euglobulin vom Rind je Milliliter enthält. In weniger als 10 s bildet sich ein Gerinnsel. Die Zeit zwischen Zusatz der Euglobulin-Lösung und Lyse des Gerinnsels darf höchstens 15 min betragen.

Vor Feuchtigkeit geschützt bei 4 °C zu lagern; innerhalb von 1 Jahr zu verwenden

F

Fehling'sche Lösung *R* 1023300

Lösung I: 34,6 g Kupfer(II)-sulfat *R* werden in Wasser *R* zu 500 ml gelöst.

Lösung II: 173 g Kaliumnatriumtartrat *R* und 50 g Natriumhydroxid *R* werden in 400 ml Wasser *R* gelöst. Die Lösung wird zum Sieden erhitzt und nach dem Abkühlen mit kohlendioxidfreiem Wasser *R* zu 500 ml verdünnt.

Vor Gebrauch werden gleiche Volumteile der beiden Lösungen gemischt.

Reagenzien

Fehling'sche Lösung *R* 2 1023302

Gleiche Volumteile einer Lösung von Kupfer(II)-sulfat *R* ($10\ g \cdot l^{-1}$) und einer Lösung von Kaliumtartrat *R* ($20\ g \cdot l^{-1}$) werden gemischt. 1 ml der Mischung wird mit 50 ml Natriumcarbonat-Lösung *R* 1 versetzt.

Bei Bedarf frisch herzustellen

Fehling'sche Lösung *R* 3 1023303

Eine Lösung, die Kupfer(II)-sulfat *R* ($10\ g \cdot l^{-1}$) und Natriumtartrat *R* ($20\ g \cdot l^{-1}$) enthält, wird hergestellt. 1,0 ml Lösung wird mit 50 ml Natriumcarbonat-Lösung *R* 2 versetzt.

Bei Bedarf frisch herzustellen

Fehling'sche Lösung *R* 4 1023304

Lösung I: eine Lösung von Kupfer(II)-sulfat *R* ($150 g \cdot l^{-1}$)

Lösung II: 2,5 g wasserfreies Natriumcarbonat *R*, 2,5 g Kaliumnatriumtartrat *R*, 2,0 g Natriumhydrogencarbonat *R* und 20,0 g wasserfreies Natriumsulfat *R* werden in Wasser *R* zu 100 ml gelöst.

Vor Gebrauch wird 1 Volumteil Lösung I mit 25 Volumteilen Lösung II gemischt.

Fenchlorphos *R* 1127200

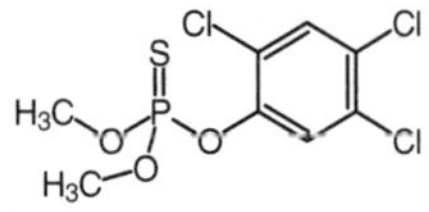

$C_8H_8Cl_3O_3PS$ M_r 321,5
CAS Nr. 299-84-3
Fenclofos

Smp: etwa 35 °C

Eine geeignete, zertifizierte Referenzlösung ($10\ ng \cdot \mu l^{-1}$ in Cyclohexan) kann verwendet werden.

D-Fenchon *R* 1037600

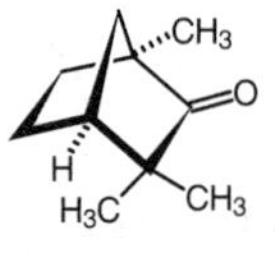

$C_{10}H_{16}O$ M_r 152,2
CAS Nr. 7787-20-4
(1*S*,4*R*)-1,3,3-Trimethylbicyclo[2.2.1]heptan-2-on

Ölige Flüssigkeit; mischbar mit Ethanol und Ether, praktisch unlöslich in Wasser

n_D^{20}: etwa 1,46

$Sdp_{20\ kPa}$: etwa 66 °C

Fenchon zur Gaschromatographie muss folgender Prüfung entsprechen:

Gehaltsbestimmung: Die Prüfung erfolgt mit Hilfe der Gaschromatographie (2.2.28) unter den in der Monographie **Bitterer Fenchel (Foeniculi amari fructus)** angegebenen Bedingungen.

Untersuchungslösung: die Substanz

Die Fläche des Hauptpeaks muss mindestens 98,0 Prozent der Gesamtpeakflächen betragen.

Fenvalerat *R* 1127300

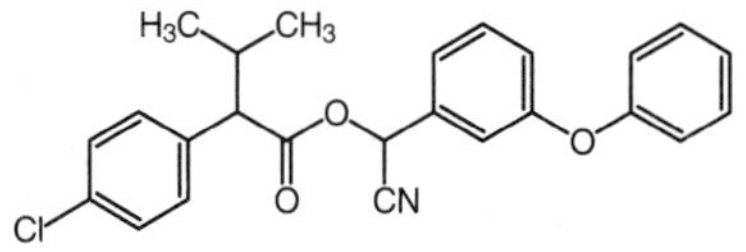

$C_{25}H_{22}ClNO_3$ M_r 419,9
CAS Nr. 51630-58-1

Sdp: etwa 300 °C

Eine geeignete, zertifizierte Referenzlösung ($10\ ng \cdot \mu l^{-1}$ in Cyclohexan) kann verwendet werden.

Ferrocyphen *R* 1038000

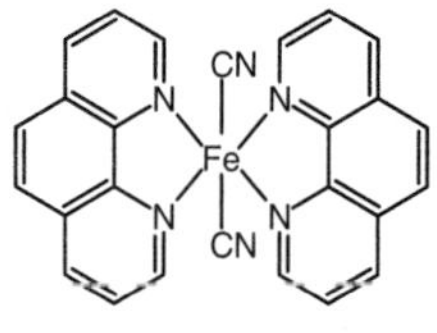

$C_{26}H_{16}FeN_6$ M_r 468,3
CAS Nr. 14768-11-7
Dicyanobis(1,10-phenanthrolin)eisen(II)

Violett-bronzefarbenes, kristallines Pulver; praktisch unlöslich in Wasser und Ethanol

Vor Licht und Feuchtigkeit geschützt zu lagern

Ferroin-Lösung *R* 1038100

CAS Nr. 14634-91-4

0,7 g Eisen(II)-sulfat *R* und 1,76 g Phenanthrolinhydrochlorid *R* werden in 70 ml Wasser *R* gelöst. Die Lösung wird mit Wasser *R* zu 100 ml verdünnt.

Empfindlichkeitsprüfung: 50 ml verdünnte Schwefelsäure *R* werden mit 0,15 ml Osmium(VIII)-oxid-Lösung *R* und 0,1 ml Ferroin-Lösung versetzt. Nach Zusatz von 0,1 ml Ammoniumcer(IV)-nitrat-Lösung ($0,1\ mol \cdot l^{-1}$) muss die Lösung von Rot nach Hellblau umschlagen.

Ferulasäure *R* 1149500

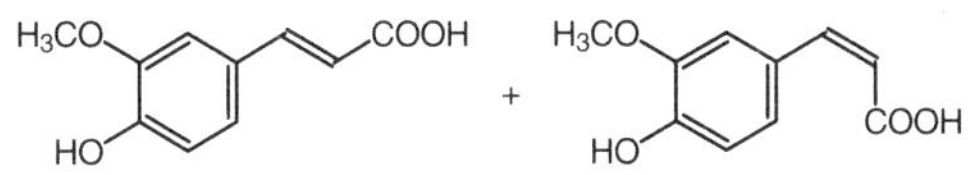

$C_{10}H_{10}O_4$ M_r 194,2
CAS Nr. 1135-24-6
4-Hydroxy-3-methoxyzimtsäure; 3-(4-Hydroxy-3-methoxyphenyl)propensäure

Schwach gelbes Pulver; leicht löslich in Methanol

Smp: 172,9 bis 173,9 °C

*Wird die Substanz in der „Gehaltsbestimmung" der Monographie **Taigawurzel (Eleutherococci radix)** verwendet, muss sie zusätzlich folgender Anforderung entsprechen:*

Gehaltsbestimmung: Die Bestimmung erfolgt mit Hilfe der Flüssigchromatographie (2.2.29) wie in der Monographie **Taigawurzel** beschrieben.

Der Gehalt an Ferulasäure, berechnet mit Hilfe des Verfahrens „Normalisierung", muss mindestens 99 Prozent betragen.

Fibrinblau *R* 1101400

1,5 g Fibrin werden mit 30 ml einer Lösung von Indigocarmin *R* (5 g · l^{-1}) in einer 1-prozentigen Lösung (*V/V*) von verdünnter Salzsäure *R* gemischt. Die Mischung wird auf 80 °C erhitzt und bei dieser Temperatur etwa 30 min lang gerührt. Die Mischung wird erkalten gelassen und filtriert. Der Rückstand wird durch Suspendieren in einer 1-prozentigen Lösung (*V/V*) von verdünnter Salzsäure *R* und 30 min langes Mischen intensiv gewaschen und filtriert. Der Waschvorgang wird 3-mal wiederholt. Die Substanz wird bei 50 °C getrocknet und gemahlen.

Fibrinogen *R* 1038500

CAS Nr. 9001-32-5

Muss der Monographie **Fibrinogen vom Menschen (Fibrinogenum humanum)** entsprechen

Fixier-Lösung *R* 1122600

Zu 250 ml Methanol *R* werden 0,27 ml Formaldehyd-Lösung *R* gegeben. Die Mischung wird mit Wasser *R* zu 500,0 ml verdünnt.

Fixierlösung zur IEF auf Polyacrylamidgel *R* 1138700

Die Lösung enthält 35 g Sulfosalicylsäure *R* und 100 g Trichloressigsäure *R* je 1 Liter Wasser *R*.

Flufenaminsäure *R* 1106200

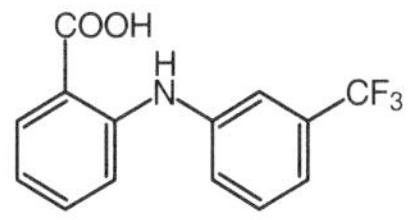

$C_{14}H_{10}F_3NO_2$ M_r 281,2
CAS Nr. 530-78-9
2-[[3-(Trifluormethyl)phenyl]amino]benzoesäure

Schwach gelbes, kristallines Pulver oder Nadeln; praktisch unlöslich in Wasser, leicht löslich in Ethanol

Smp: 132 bis 135 °C

Flumazenil *R* 1149600

CAS Nr. 78755-81-4

Muss der Monographie **Flumazenil (Flumazenilum)** entsprechen

Fluoranthen *R* 1038600

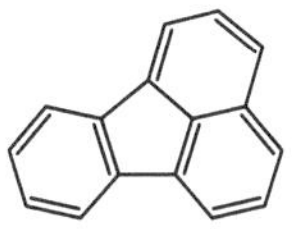

$C_{16}H_{10}$ M_r 202,3
CAS Nr. 206-44-0

Gelbe bis gelblich braune Kristalle

Smp: 109 bis 110 °C

Sdp: etwa 384 °C

2-Fluor-2-desoxy-D-glucose *R* 1113900

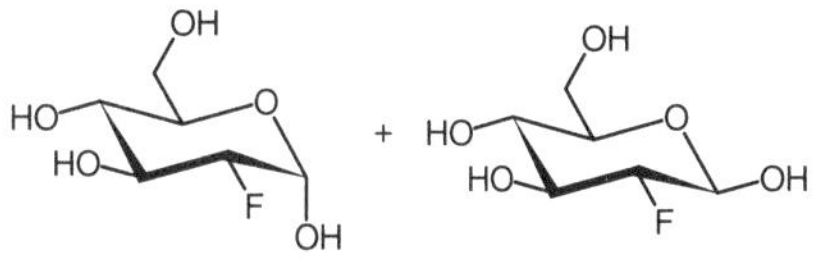

$C_6H_{11}FO_5$ M_r 182,2
CAS Nr. 86783-82-6

Weißes, kristallines Pulver

Smp: 174 bis 176 °C

Fluordinitrobenzol *R* 1038800

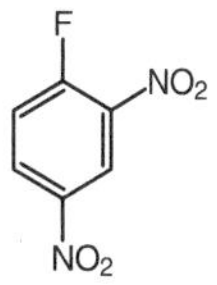

$C_6H_3FN_2O_4$ M_r 186,1
CAS Nr. 70-34-8
1-Fluor-2,4-dinitrobenzol

Blassgelbe Kristalle; löslich in Ether und Propylenglycol

Smp: etwa 29 °C

Reagenzien

Fluoren *R* 1127400

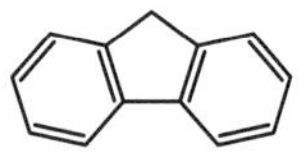

$C_{13}H_{10}$ M_r 166,2
CAS Nr. 86-73-7
Diphenylenmethan

Weiße Kristalle; leicht löslich in wasserfreier Essigsäure, löslich in heißem Ethanol

Smp: 113 bis 115 °C

Fluorescamin *R* 1135800

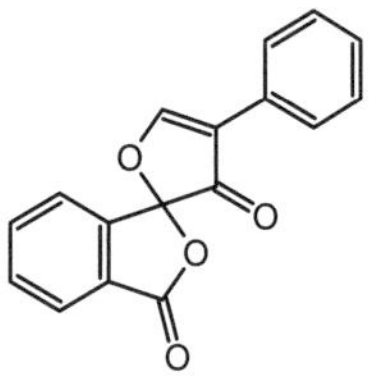

$C_{17}H_{10}O_4$ M_r 278,3
CAS Nr. 38183-12-9
4-Phenylspiro[furan-2-(3*H*),1′(3′*H*)-isobenzofuran]-3,3′-dion

Smp: 154 bis 155 °C

Fluorescein *R* 1106300

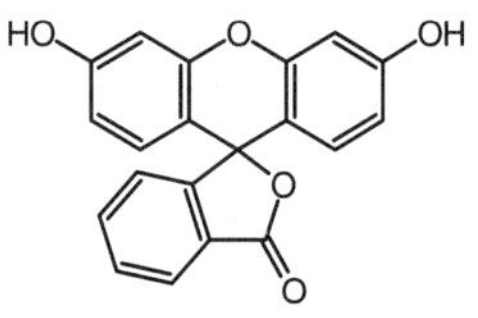

$C_{20}H_{12}O_5$ M_r 332,3
CAS Nr. 2321-07-5
3′,6′-Dihydroxyspiro[isobenzofuran-1(3*H*),9′-[9*H*]xanthen]-3-on

Orangerotes Pulver; praktisch unlöslich in Wasser, löslich in warmem Ethanol, praktisch unlöslich in Ether, löslich in alkalischen Lösungen

Die Substanz zeigt in Lösung eine grüne Fluoreszenz.

Smp: etwa 315 °C

Fluorescein-Natrium *R* 1080700

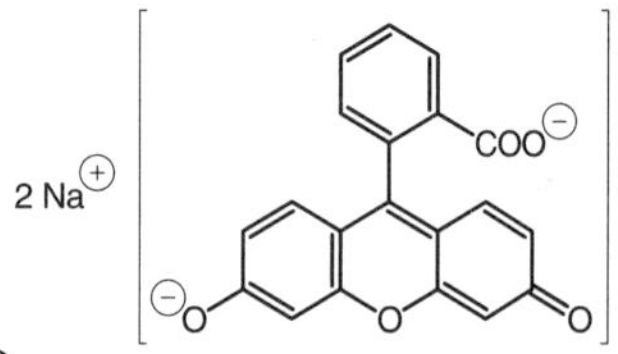

$C_{20}H_{10}Na_2O_5$ M_r 376,3
CAS Nr. 518-47-8
C.I. Nr. 45350; Schultz Nr. 880
2-(6-Hydroxy-3-oxo-3*H*-xanthen-9-yl)benzoesäure, Dinatriumsalz

Orangerotes Pulver; leicht löslich in Wasser

Wässrige Lösungen zeigen eine intensive gelbgrüne Fluoreszenz.

1-Fluor-2-nitro-4-(trifluormethyl)benzol *R* 1038900

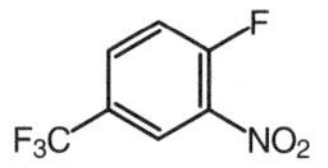

$C_7H_3F_4NO_2$ M_r 209,1
CAS Nr. 367-86-2
α,α,α,4-Tetrafluor-3-nitrotoluol

Smp: etwa 197 °C

Flusssäure *R* 1043600

HF M_r 20,01
CAS Nr. 7664-39-3
Mindestens 40,0 Prozent (*m/m*) HF

Klare, farblose Flüssigkeit

Glührückstand: höchstens 0,05 Prozent (*m/m*)

Die Substanz wird in einem Platintiegel eingedampft und der Rückstand bis zur konstanten Masse schwach geglüht.

Gehaltsbestimmung: Ein Erlenmeyerkolben mit Schliffstopfen, der 50,0 ml Natriumhydroxid-Lösung (1 mol · l^{-1}) enthält, wird genau gewogen. Nach dem Einfüllen von 2 g Substanz wird erneut genau gewogen und unter Zusatz von 0,5 ml Phenolphthalein-Lösung *R* mit Schwefelsäure (0,5 mol · l^{-1}) titriert.

1 ml Natriumhydroxid-Lösung (1 mol · l^{-1}) entspricht 20,01 mg HF.

In Polyethylengefäßen zu lagern

Folsäure *R* 1039000

CAS Nr. 75708-92-8

Muss der Monographie **Folsäure (Acidum folicum)** entsprechen

Formaldehyd-Lösung *R* 1039101

CAS Nr. 50-00-0

Muss der Monographie **Formaldehyd-Lösung (35 %) (Formaldehydi solutio (35 per centum))** entsprechen

Formaldehyd-Schwefelsäure *R* 1086805

2 ml Formaldehyd-Lösung *R* werden mit 100 ml Schwefelsäure *R* gemischt.

Formamid *R* 1039200

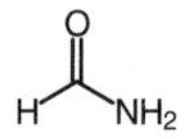

CH_3NO M_r 45,0
CAS Nr. 75-12-7

Klare, farblose, hygroskopische, ölige Flüssigkeit; mischbar mit Wasser und Ethanol

Formamid wird durch Wasser hydrolysiert.

Sdp: etwa 103 °C, bei einem Druck von 2 kPa bestimmt

Dicht verschlossen zu lagern

Formamid *R* 1 1039202

Entspricht Formamid *R* mit folgender zusätzlichen Prüfung:

Wasser (2.5.12): höchstens 0,1 Prozent, bestimmt mit dem gleichen Volumen von wasserfreiem Methanol *R*

Formamid-Sulfaminsäure-Reagenz *R* 1039201

1,0 g Sulfaminsäure *R* wird in 20,0 ml Formamid *R*, das 5 Prozent (*V/V*) Wasser *R* enthält, suspendiert.

Fructose *R* 1106400

CAS Nr. 57-48-7

Muss der Monographie **Fructose (Fructosum)** entsprechen

Fuchsin *R* 1039400

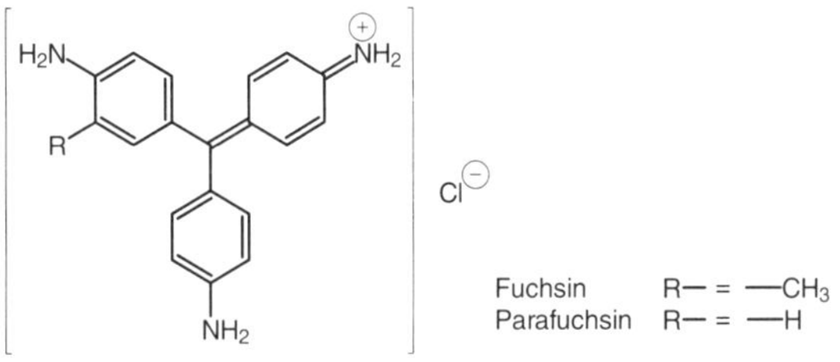

CAS Nr. 632-99-5
Gemisch aus (4-Amino-3-methylphenyl)bis(4-aminophenyl)methyliumchlorid (Rosanilinhydrochlorid, $C_{20}H_{20}ClN_3$, M_r 337,9), C.I. Nr. 42510; Schultz Nr. 780, und Tris(4-aminophenyl)methyliumchlorid (Pararosanilinhydrochlorid, $C_{19}H_{18}ClN_3$, M_r 323,8), C.I. Nr. 42500; Schultz Nr. 779

Metallisch grün glänzende Kristalle; löslich in Wasser und Ethanol

Falls erforderlich kann die Substanz wie folgt gereinigt werden: 1 g Substanz wird in 250 ml verdünnter Salzsäure *R* gelöst. Die Lösung wird nach 2 h filtriert und das Filtrat mit verdünnter Natriumhydroxid-Lösung *R* neutralisiert. 1 bis 2 ml werden im Überschuss hinzugegeben. Der Niederschlag wird in einem Glassintertiegel (40) gesammelt und mit Wasser *R* gewaschen. Der Niederschlag wird in 70 ml zum Sieden erhitzten Methanol *R* gelöst. Die Lösung wird mit 300 ml Wasser *R* von 80 °C versetzt. Nach dem Abkühlen auf Raumtemperatur werden die Kristalle abfiltriert und im Vakuum getrocknet.

Vor Licht geschützt zu lagern

Fucose *R* 1039500

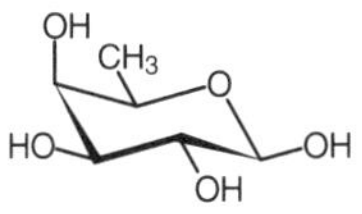

$C_6H_{12}O_5$ M_r 164,2
CAS Nr. 6696-41-9
6-Desoxy-L-galactose

Weißes Pulver; löslich in Wasser und Ethanol

$[\alpha]_D^{20}$: etwa –76, an einer Lösung der Substanz (90 g · l⁻¹) 24 h nach Herstellung bestimmt

Smp: etwa 140 °C

Fumarsäure *R* 1153200

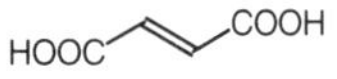

$C_4H_4O_4$ M_r 116,1
CAS Nr. 110-17-8
(*E*)-Butendisäure

Weiße Kristalle; schwer löslich in Wasser und Aceton, löslich in Ethanol

Smp: etwa 300 °C

Furfural *R* 1039600

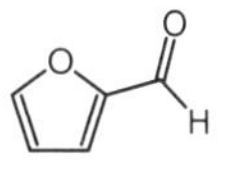

$C_5H_4O_2$ M_r 96,1
CAS Nr. 98-01-1
2-Furaldehyd; 2-Furancarbaldehyd

Klare, farblose bis bräunlich gelbe, ölige Flüssigkeit; löslich in 11 Teilen Wasser, mischbar mit Ethanol und Ether

d_{20}^{20}: 1,155 bis 1,161

Destillationsbereich (2.2.11): Mindestens 95 Prozent müssen zwischen 159 und 163 °C destillieren.

Vor Licht geschützt zu lagern

G

Galactose *R* 1039700

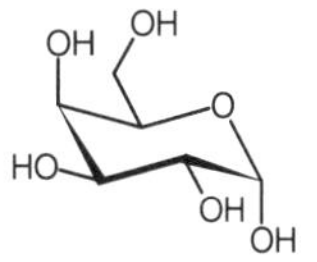

$C_6H_{12}O_6$ M_r 180,2
CAS Nr. 59-23-4
D-(+)-Galactose; α-D-Galactopyranose

Weißes, kristallines Pulver; leicht löslich in Wasser

$[\alpha]_D^{20}$: +79 bis +81, an einer Lösung der Substanz (100 g · l⁻¹) in Wasser *R*, das etwa 0,05 Prozent Ammoniak (NH_3) enthält, bestimmt

Reagenzien

Gallussäure *R* 1039800

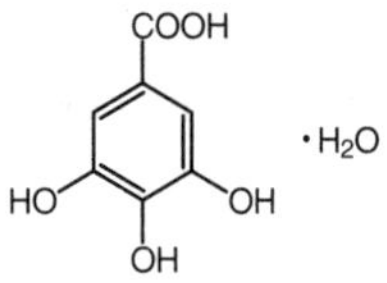

$C_7H_6O_5 \cdot H_2O$ M_r 188,1
CAS Nr. 5995-86-8
3,4,5-Trihydroxybenzoesäure, Monohydrat

Kristallines Pulver oder lange Nadeln, farblos bis schwach gelb; löslich in Wasser, leicht löslich in siedendem Wasser, in Ethanol und Glycerol, wenig löslich in Ether

Die Substanz verliert ihr Kristallwasser bei 120 °C.

Smp: etwa 260 °C, unter Zersetzung

Dünnschichtchromatographie (2.2.27): Wird die Substanz wie in der Monographie **Bärentraubenblätter (Uvae ursi folium)** beschrieben geprüft, darf das Chromatogramm nur einen Hauptfleck zeigen.

Gelatine *R* 1040000

CAS Nr. 9000-70-8

Muss der Monographie **Gelatine (Gelatina)** entsprechen

Gelatine, hydrolysierte *R* 1040100

50 g Gelatine *R* werden in 1000 ml Wasser *R* gelöst. Die Lösung wird im Autoklaven 90 min lang in gesättigtem Wasserdampf bei 121 °C erhitzt und anschließend gefriergetrocknet.

Geraniol *R* 1135900

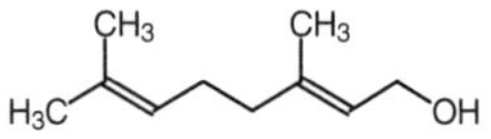

$C_{10}H_{18}O$ M_r 154,2
CAS Nr. 106-24-1
(*E*)-3,7-Dimethylocta-2,6-dien-1-ol

Ölige Flüssigkeit mit schwachem Geruch nach Rosen; praktisch unlöslich in Wasser, mischbar mit Ethanol

d_{20}^{20}: 0,890

n_D^{20}: 1,477

Sdp: 229 bis 230 °C

Wird die Substanz in der Gaschromatographie verwendet, muss sie zusätzlich folgender Anforderung entsprechen:

Gehaltsbestimmung: Die Bestimmung erfolgt mit Hilfe der Gaschromatographie (2.2.28) wie in der Monographie **Citronellöl (Citronellae aetheroleum)** beschrieben.

Der Gehalt an Geraniol, berechnet mit Hilfe des Verfahrens „Normalisierung", muss mindestens 98,5 Prozent betragen.

Dicht verschlossen, vor Licht geschützt zu lagern

Geranylacetat *R* 1106500

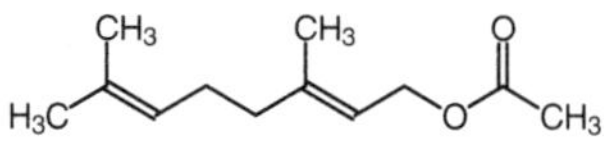

$C_{12}H_{20}O_2$ M_r 196,3
CAS Nr. 105-87-3
(*E*)-3,7-Dimethylocta-2,6-dien-1-ylacetat

Farblose bis schwach gelbe Flüssigkeit mit einem schwachen Geruch nach Rosen und Lavendel

d_{25}^{25}: 0,896 bis 0,913

n_D^{15}: etwa 1,463

Sdp_{25}: etwa 138 °C

Wird die Substanz in der Gaschromatographie verwendet, muss sie zusätzlich folgender Anforderung entsprechen:

Gehaltsbestimmung: Die Bestimmung erfolgt mit Hilfe der Gaschromatographie (2.2.28) wie in der Monographie **Bitterorangenblütenöl (Aurantii amari floris aetheroleum)** beschrieben.

Untersuchungslösung: die Substanz

Die Fläche des Hauptpeaks muss mindestens 99,0 Prozent der Summe aller Peakflächen betragen.

Ginsenosid Rb_1 *R* 1127500

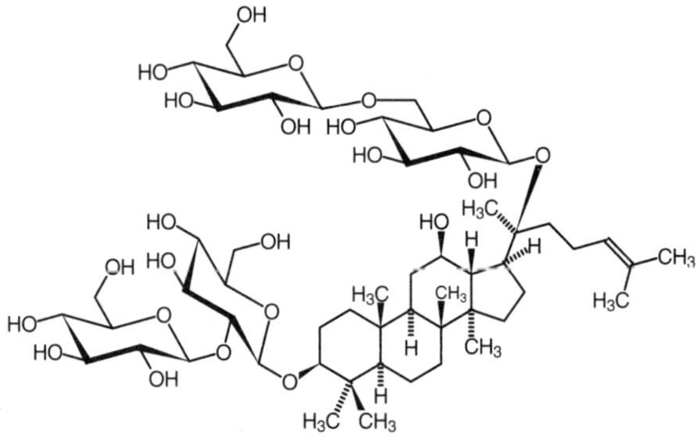

$C_{54}H_{92}O_{23} \cdot 3\ H_2O$ M_r 1163
CAS Nr. 41753-43-9
(20*S*)-3β-Di-D-glucopyranosyl-20-di-D-glucopyranosylprotopanaxadiol;
(20*S*)-3β-[(2-*O*-β-D-Glucopyranosyl-β-D-glucopyranosyl)oxy]-20-[(6-*O*-β-D-glucopyranosyl-β-D-glucopyranosyl)oxy]-5α-dammar-24-en-12β-ol;
(20*S*)-3β-[(2-*O*-β-D-Glucopyranosyl-β-D-glucopyranosyl)oxy]-20-[(6-*O*-β-D-glucopyranosyl-β-D-glucopyranosyl)oxy]-4,4,8,14-tetramethyl-18-nor-5α-cholest-24-en-12β-ol

Farbloser Feststoff; löslich in Wasser, wasserfreiem Ethanol und Methanol

$[\alpha]_D^{20}$: +11,3, an einer Lösung von Ginsenosid Rb_1 ($10\ g \cdot l^{-1}$) in Methanol *R* bestimmt

Smp: etwa 199 °C

Wasser (2.5.12): höchstens 6,8 Prozent

Beachten Sie den Hinweis auf „Allgemeine Monographien" zu Anfang des Bands auf Seite B

Gehaltsbestimmung: Die Bestimmung erfolgt mit Hilfe der Flüssigchromatographie (2.2.29) wie in der Monographie **Ginsengwurzel (Ginseng radix)** beschrieben.

Untersuchungslösung: 3,0 mg Substanz, genau gewogen, werden in 10 ml Methanol *R* gelöst.

Der Gehalt, berechnet mit Hilfe des Verfahrens „Normalisierung", muss mindestens 95,0 Prozent betragen.

Ginsenosid Rf *R* 1127700

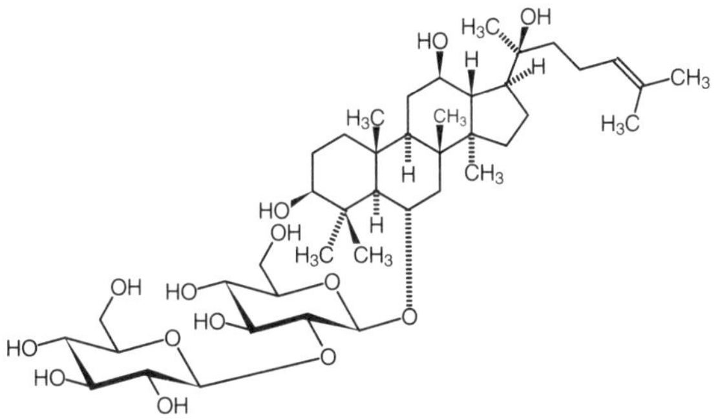

$C_{42}H_{72}O_{14} \cdot 2\,H_2O$ M_r 837

CAS Nr. 52286-58-5

(20*S*)-6-*O*-[β-D-Glucopyranosyl-(1→2)-β-D-glycopyranosid]dammar-24-en-3β,6α,12β,20-tetrol

Farbloser Feststoff; löslich in Wasser, wasserfreiem Ethanol und Methanol

$[\alpha]_D^{20}$: +12,8, an einer Lösung von Ginsenosid Rf ($10\ g \cdot l^{-1}$) in Methanol *R* bestimmt

Smp: etwa 198 °C

Ginsenosid Rg_1 *R* 1127600

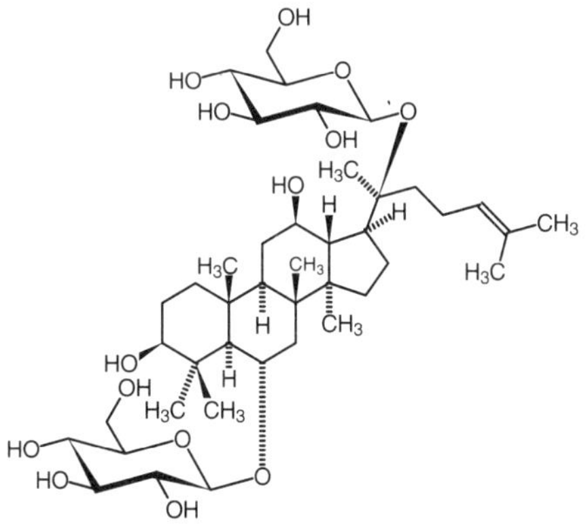

$C_{42}H_{72}O_{14} \cdot 2\,H_2O$ M_r 837

CAS Nr. 22427-39-0

(20*S*)-6β-D-Glucopyranosyl-D-glucopyranosylprotopanaxatriol;

(20*S*)-6α,20-Bis(β-D-glucopyranosyloxy)-5α-dammar-24-en-3β,12β-diol;

(20*S*)-6α,20-Bis(β-D-glucopyranosyloxy)-4,4,8,14-tetramethyl-18-nor-5α-cholest-24-en-3β,12β-diol

Farbloser Feststoff; löslich in Wasser, wasserfreiem Ethanol und Methanol

$[\alpha]_D^{20}$: +31,2, an einer Lösung von Ginsenosid Rg_1 ($10\ g \cdot l^{-1}$) in Methanol *R* bestimmt

Smp: 188 bis 191 °C

Wasser (2.5.12): höchstens 4,8 Prozent

Gehaltsbestimmung: Die Bestimmung erfolgt mit Hilfe der Flüssigchromatographie (2.2.29) wie in der Monographie **Ginsengwurzel (Ginseng radix)** beschrieben.

Untersuchungslösung: 3,0 mg Substanz, genau gewogen, werden in 10 ml Methanol *R* gelöst.

Der Gehalt, berechnet mit Hilfe des Verfahrens „Normalisierung", muss mindestens 95,0 Prozent betragen.

Gitoxin *R* 1040200

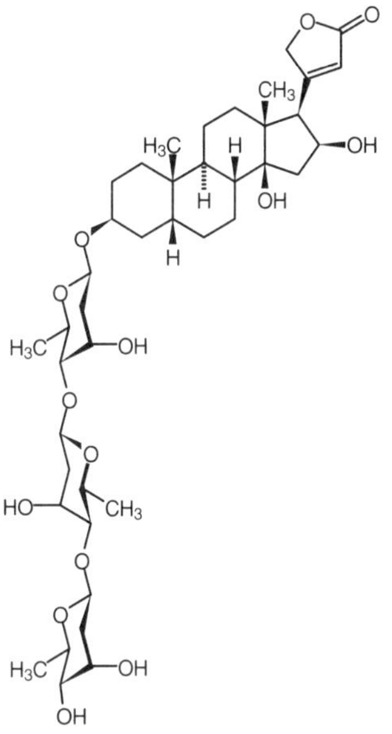

$C_{41}H_{64}O_{14}$ M_r 781

CAS Nr. 4562-36-1

3β-[O^4-(O^4-β-D-Digitoxopyranosyl-β-D-digitoxopyranosyl)-β-D-digitoxopyranosyloxy]-14,16β-dihydroxy-5β,14β-card-20(22)-enolid

Glykosid aus *Digitalis purpurea* L.

Weißes, kristallines Pulver; praktisch unlöslich in Wasser und den meisten gebräuchlichen, organischen Lösungsmitteln, löslich in Pyridin

$[\alpha]_D^{20}$: +20 bis +24, an einer Lösung der Substanz ($5\ g \cdot l^{-1}$) in einer Mischung gleicher Volumteile Chloroform *R* und Methanol *R* bestimmt

Dünnschichtchromatographie: Wird die Substanz unter den Bedingungen wie unter **Digitalis-purpurea-Blätter (Digitalis purpurea folium)** angegeben geprüft, darf das Chromatogramm nur einen Hauptfleck zeigen.

Reagenzien

D-Glucosaminhydrochlorid *R* 1040300

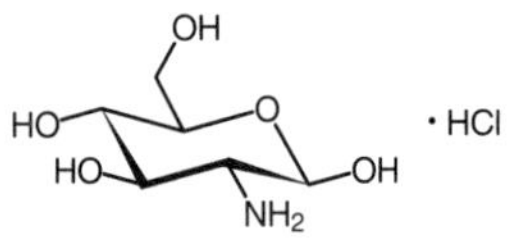

$C_6H_{14}ClNO_5$ M_r 215,6
CAS Nr. 66-84-2
2-Amino-2-desoxy-β-D-glucopyranose-hydrochlorid

Kristalle; löslich in Wasser, praktisch unlöslich in Ether

$[\alpha]_D^{20}$: +100, nach 30 min auf +47,5 abnehmend, an einer Lösung der Substanz (100 g · l⁻¹) in Wasser *R* bestimmt

Glucose *R* 1025700

CAS Nr. 50-99-7

Muss der Monographie **Wasserfreie Glucose (Glucosum anhydricum)** entsprechen

D-Glucuronsäure *R* 1119700

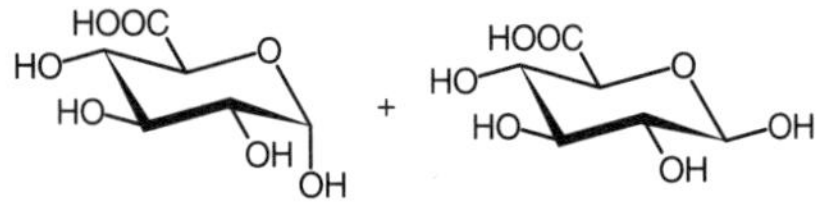

$C_6H_{10}O_7$ M_r 194,1
CAS Nr. 6556-12-3
Mindestens 96,0 Prozent $C_6H_{10}O_7$, berechnet auf die im Vakuum (2.2.32) getrocknete Substanz

Löslich in Wasser und in Ethanol

Die Substanz zeigt Mutarotation: $[\alpha]_D^{24}$: +11,7 → +36,3

Gehaltsbestimmung: 0,150 g Substanz, in Stickstoffatmosphäre unter Rühren in 50 ml wasserfreiem Methanol *R* gelöst, werden mit Tetrabutylammoniumhydroxid-Lösung (0,1 mol · l^{-1}) titriert. Der Endpunkt wird mit Hilfe der Potentiometrie (2.2.20) bestimmt. Während des Lösens und der Titration ist der Zutritt von Kohlendioxid aus der Luft zur Lösung zu vermeiden.

1 ml Tetrabutylammoniumhydroxid-Lösung (0,1 mol · l^{-1}) entspricht 19,41 mg $C_6H_{10}O_7$.

Glutaminsäure *R* 1040400

CAS Nr. 56-86-0

Muss der Monographie **Glutaminsäure (Acidum glutamicum)** entsprechen

Glutaraldehyd *R* 1098300

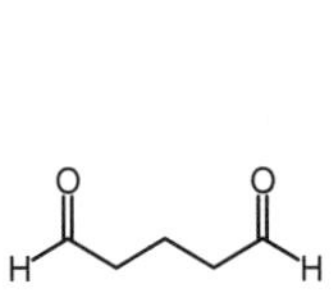

$C_5H_8O_2$ M_r 100,1
CAS Nr. 111-30-8
Pentandial

Ölige Flüssigkeit; löslich in Wasser

n_D^{25}: etwa 1,434

Sdp: etwa 188 °C

Glutarsäure *R* 1149700

$C_5H_8O_4$ M_r 132,1
CAS Nr. 110-94-1
Pentandisäure

Weißes, kristallines Pulver

Glycerol *R* 1040500

CAS Nr. 56-81-5

Muss der Monographie **Glycerol (Glycerolum)** entsprechen

Glycerol *R* 1 1040501

Muss der Monographie **Glycerol (Glycerolum)** entsprechen und frei von Diethylenglycol sein, wenn die Substanz, wie in der Monographie unter „Prüfung auf Reinheit, Verunreinigung A, verwandte Substanzen" beschrieben, geprüft wird

Glycerol 85 % *R* 1040600

Muss der Monographie **Glycerol 85 % (Glycerolum 85 per centum)** entsprechen

Glycerol 85 % *R* 1 1040601

Muss der Monographie **Glycerol 85 % (Glycerolum 85 per centum)** entsprechen und frei von Diethylenglycol sein, wenn die Substanz, wie in der Monographie unter „Prüfung auf Reinheit, Verunreinigung A, verwandte Substanzen" beschrieben, geprüft wird

Glycidol *R* 1127800

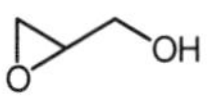

$C_3H_6O_2$ M_r 74,1
CAS Nr. 556-52-5
Oxiranylmethanol

Schwach viskose Flüssigkeit; mischbar mit Wasser

d_4^{20}: etwa 1,115

n_D^{20}: etwa 1,432

Glycin *R* 1040700

CAS Nr. 56-40-6

Muss der Monographie **Glycin (Glycinum)** entsprechen

Glycolsäure *R* 1040800

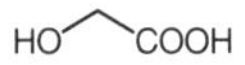

$C_2H_4O_3$ M_r 76,0
CAS Nr. 79-14-1
2-Hydroxyessigsäure

Kristalle; löslich in Wasser, Aceton, Ethanol, Ether und Methanol

Smp: etwa 80 °C

Glycyrrhetinsäure *R* 1040900

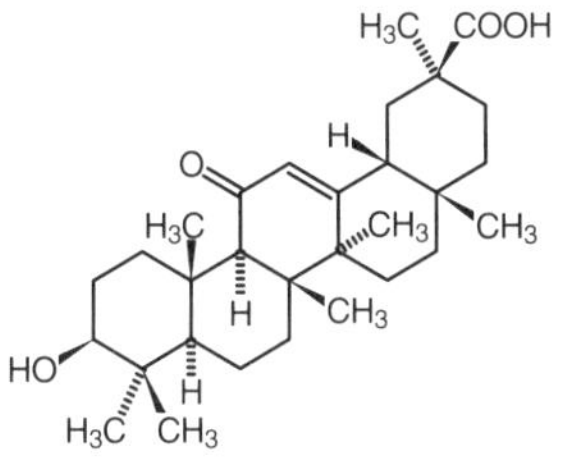

$C_{30}H_{46}O_4$ M_r 470,7
CAS Nr. 471-53-4
3β-Hydroxy-11-oxo-12-oleanen-30-säure;
Syn. Enoxolon
Gemisch aus 18α- und 18β-Glycyrrhetinsäure, in dem das β-Isomere überwiegt

Weißes bis gelblich braunes Pulver; praktisch unlöslich in Wasser, löslich in Essigsäure 99 % und wasserfreiem Ethanol

$[\alpha]_D^{20}$: +145 bis +155, an einer Lösung der Substanz (10,0 g · l^{-1}) in wasserfreiem Ethanol *R* bestimmt

Dünnschichtchromatographie (2.2.27): Die Prüfung erfolgt unter Verwendung einer Schicht von Kieselgel GF_{254} *R*, die anstelle von Wasser mit einer 0,25-prozentigen Lösung (*V/V*) von Phosphorsäure 85 % *R* bereitet wird. Auf die Platte werden 5 µl einer Lösung der Substanz (5 g · l^{-1}) in einer Mischung gleicher Volumteile Chloroform *R* und Methanol *R* aufgetragen. Die Chromatographie erfolgt mit einer Mischung von 5 Volumteilen Methanol *R* und 95 Volumteilen Chloroform *R* über eine Laufstrecke von 10 cm. Das Chromatogramm wird im ultravioletten Licht bei 254 nm ausgewertet und muss bei einem R_f-Wert von etwa 0,3 einen fluoreszenzmindernden Fleck (β-Glycyrrhetinsäure) und bei einem R_f-Wert von etwa 0,5 einen kleineren fluoreszenzmindernden Fleck (α-Glycyrrhetinsäure) zeigen. Die Platte wird mit Anisaldehyd-Reagenz *R* besprüht und 10 min lang bei 100 bis 105 °C erhitzt. Die beiden Substanzen erscheinen auf dem Chromatogramm als blauviolette Flecke. Zwischen ihnen kann noch ein kleinerer, ebenfalls blauvioletter Fleck auftreten.

18α-Glycyrrhetinsäure *R* 1127900

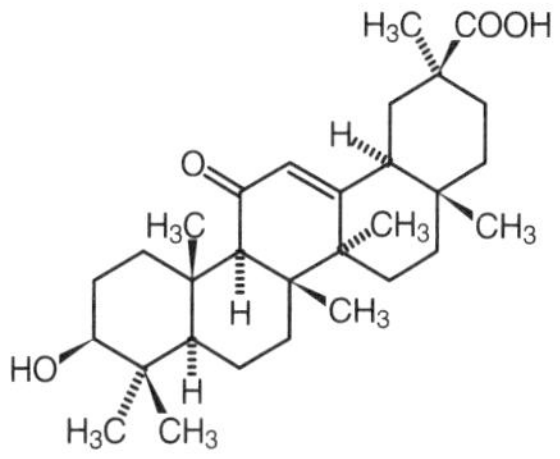

$C_{30}H_{46}O_4$ M_r 470,7
CAS Nr. 1449-05-4
(20β)-3β-Hydroxy-11-oxo-18α-olean-12-en-29-säure

Weißes bis fast weißes, kristallines Pulver; praktisch unlöslich in Wasser, löslich in wasserfreiem Ethanol, wenig löslich in Dichlormethan

Glyoxal-Lösung *R* 1098400

CAS Nr. 107-22-2
Enthält etwa 40 Prozent (*m/m*) Glyoxal

Gehaltsbestimmung: 1,000 g Glyoxal-Lösung wird in einem Erlenmeyerkolben mit Schliffstopfen mit 20 ml einer Lösung von Hydroxylaminhydrochlorid *R* (70 g · l^{-1}) und 50 ml Wasser *R* versetzt. Nach 30 min langem Stehenlassen wird die Mischung mit 1 ml Methylrot-Mischindikator-Lösung *R* versetzt und mit Natriumhydroxid-Lösung (1 mol · l^{-1}) bis zum Farbumschlag von Rot nach Grün titriert.

Ein Blindversuch wird durchgeführt.

1 ml Natriumhydroxid-Lösung (1 mol · l^{-1}) entspricht 29,02 mg Glyoxal ($C_2H_2O_2$).

Glyoxalbishydroxyanil *R* 1041000

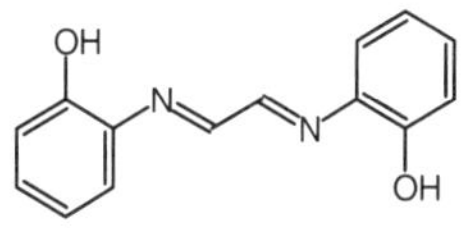

$C_{14}H_{12}N_2O_2$ M_r 240,3
CAS Nr. 1149-16-2
2,2′-(Ethandiylidendinitrilo)diphenol

Weiße Kristalle; löslich in heißem Ethanol

Smp: etwa 200 °C

Guajakharz *R* 1041400

Harz aus dem Kernholz von *Guajacum officinale* L. und *Guajacum sanctum* L.

Rötlich braune bis grünlich braune, harte, spröde Stücke mit glänzendem Bruch

Guajakol *R* 1148300

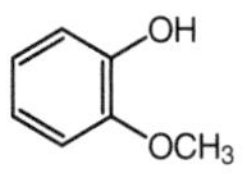

$C_7H_8O_2$ M_r 124,1
CAS Nr. 90-05-1
2-Methoxyphenol; 1-Hydroxy-2-methoxybenzol

Kristalline Masse oder farblose bis gelbliche Flüssigkeit, hygroskopisch; schwer löslich in Wasser, sehr leicht löslich in Dichlormethan, leicht löslich in Ethanol

Smp: etwa 28 °C

Sdp: etwa 205 °C

Guajazulen *R* 1041500

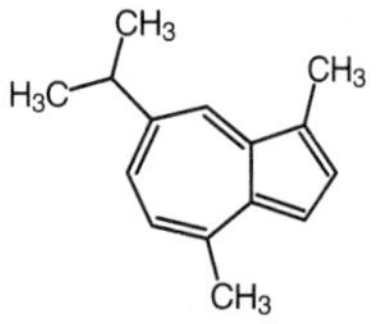

$C_{15}H_{18}$ M_r 198,3
CAS Nr. 489-84-9
7-Isopropyl-1,4-dimethylazulen

Dunkelblaue Kristalle oder blaue Flüssigkeit; sehr schwer löslich in Wasser, mischbar mit fetten und ätherischen Ölen sowie flüssigem Paraffin, wenig löslich in Ethanol, löslich in Phosphorsäure 80 % (*m/m*) und Schwefelsäure (500 g · l^{-1}), wobei eine farblose Lösung entsteht

Smp: etwa 30 °C

Vor Licht und Luft geschützt zu lagern

Guanidinhydrochlorid *R* 1098500

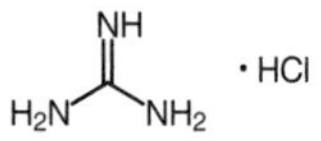

CH_6N_3Cl M_r 95,5
CAS Nr. 50-01-1

Kristallines Pulver; leicht löslich in Wasser und Ethanol

Guanin *R* 1041600

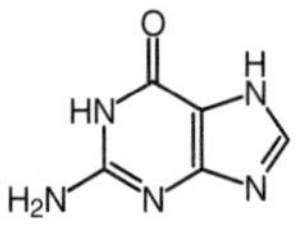

$C_5H_5N_5O$ M_r 151,1
CAS Nr. 73-40-5
2-Amino-1,7-dihydro-6*H*-purin-6-on

Weißes, amorphes Pulver; praktisch unlöslich in Wasser, schwer löslich in Ethanol

Die Substanz löst sich in Ammoniak-Lösung und verdünnten Alkalihydroxid-Lösungen.

Gummi, Arabisches *R* 1000100

Muss der Monographie **Arabisches Gummi (Acaciae gummi)** entsprechen

Gummi-Lösung, Arabisches- *R* 1000101

100 g Arabisches Gummi *R* werden in 1000 ml Wasser *R* gelöst. Die Lösung wird 2 h lang gerührt und 30 min lang bei etwa 2000 *g* zentrifugiert, bis eine klare Lösung erhalten ist.

In Behältnissen aus Polyethylen von etwa 250 ml Inhalt zwischen 0 und –20 °C zu lagern

H

Hämoglobin *R* 1041700

CAS Nr. 9008-02-0

Stickstoff: 15 bis 16 Prozent

Eisen: 0,2 bis 0,3 Prozent

Trocknungsverlust (2.2.32): höchstens 2 Prozent

Sulfatasche (2.4.14): höchstens 1,5 Prozent

Hämoglobin-Lösung *R* 1041701

2 g Hämoglobin *R* werden in einem 250-ml-Erlenmeyerkolben unter Rühren in 75 ml verdünnter Salzsäure *R* 2 vollständig gelöst. Der pH-Wert (2.2.3) der Lösung wird mit Hilfe von Salzsäure (1 mol · l^{-1}) auf 1,6 ± 0,1 eingestellt. Die Lösung wird mit Hilfe von verdünnter Salzsäure *R* 2 in einen 100-ml-Kolben überführt und mit 25 mg Thiomersal *R* versetzt.

Die Lösung ist täglich frisch zu bereiten, bei 2 bis 8 °C zu lagern und vor Verwendung auf einen pH-Wert von 1,6 einzustellen.

Zwischen 2 und 8 °C zu lagern

Harnstoff *R* 1095000

CAS Nr. 57-13-6

Muss der Monographie **Harnstoff (Ureum)** entsprechen

Harpagosid *R* 1098600

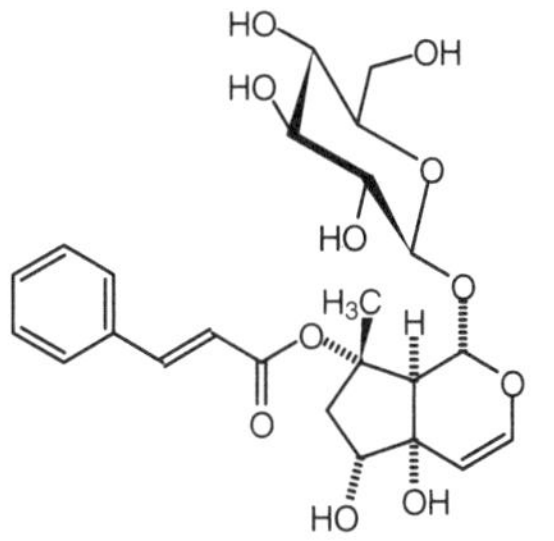

$C_{24}H_{30}O_{11}$ M_r 494,5
(1*S*,4a*S*,5*R*,7*S*,7a*S*)-1-β-D-Glucopyranosyloxy-1,4a,5,6,7,7a-hexahydro-4a,5-dihydroxy-7-methylcyclopenta[*c*]pyran-7-ylcinnamat

Weißes, kristallines, sehr hygroskopisches Pulver; löslich in Wasser und Ethanol

Smp: 117 bis 121 °C

Dicht verschlossen zu lagern

Helium zur Chromatographie *R* 1041800

He A_r 4,003
CAS Nr. 7440-59-7
Mindestens 99,995 Prozent (*V*/*V*) He

Heparin *R* 1041900

CAS Nr. 9041-08-1

Muss der Monographie **Heparin-Natrium (Heparinum natricum)** entsprechen

HEPES *R* 1106800

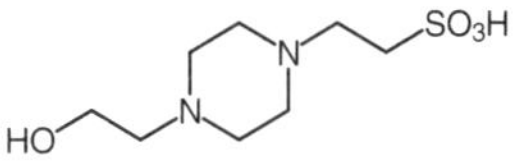

$C_8H_{18}N_2O_4S$ M_r 238,3
CAS Nr. 7365-45-9
2-[4-(2-Hydroxyethyl)piperazin-1-yl]ethansulfonsäure

Weißes Pulver

Smp: etwa 236 °C, unter Zersetzung

Heptachlor *R* 1128000

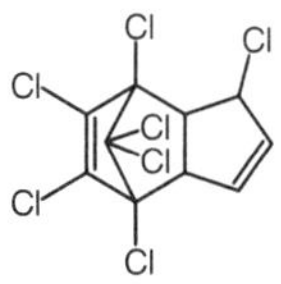

$C_{10}H_5Cl_7$ M_r 373,3
CAS Nr. 76-44-8

Smp: etwa 95 °C

Sdp: etwa 135 °C

Eine geeignete, zertifizierte Referenzlösung (10 ng · µl^{-1} in Cyclohexan) kann verwendet werden.

Heptachlorepoxid *R* 1128100

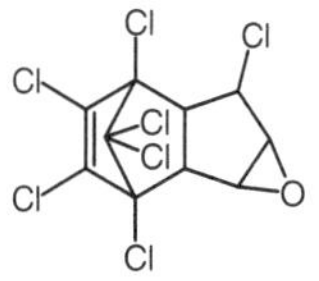

$C_{10}H_5Cl_7O$ M_r 389,3
CAS Nr. 1024-57-3

Smp: etwa 160 °C

Sdp: etwa 200 °C

Eine geeignete, zertifizierte Referenzlösung (10 ng · µl^{-1} in Cyclohexan) kann verwendet werden.

Heptafluor-*N*-methyl-*N*-(trimethylsilyl)butanamid *R* 1139500

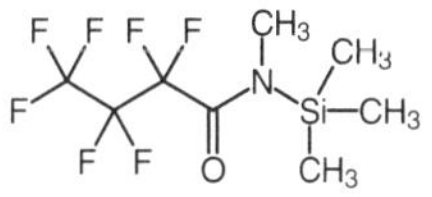

$C_8H_{12}F_7NOSi$ M_r 299,3
CAS Nr. 53296-64-3
2,2,3,3,4,4,4-Heptafluor-*N*-methyl-*N*-(trimethylsilyl)butyramid

Klare, farblose, entflammbare Flüssigkeit

n_D^{20}: etwa 1,351

Sdp: etwa 148 °C

Heptan *R* 1042000

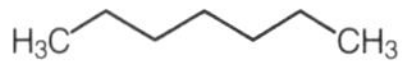

C_7H_{16} M_r 100,2
CAS Nr. 142-82-5

Farblose, entflammbare Flüssigkeit; praktisch unlöslich in Wasser, mischbar mit wasserfreiem Ethanol und Ether

d_{20}^{20}: 0,683 bis 0,686

n_D^{20}: 1,387 bis 1,388

Destillationsbereich (2.2.11): Mindestens 95 Prozent müssen zwischen 97 und 98 °C destillieren.

Hesperidin *R* 1139000

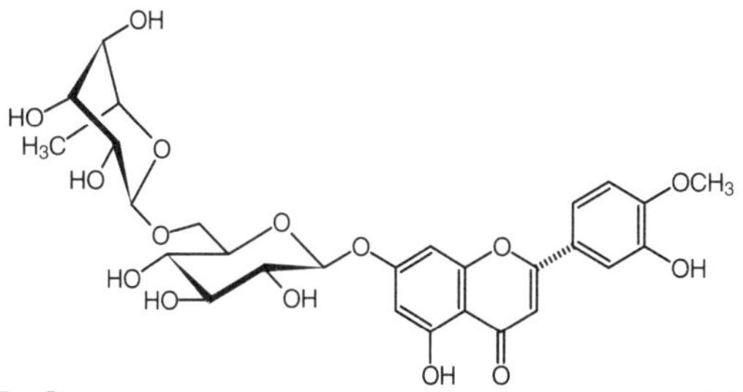

$C_{28}H_{34}O_{15}$ M_r 611
CAS Nr. 520-26-3
(*S*)-7-[[6-*O*-(6-Desoxy-α-L-mannopyranosyl)-β-D-glucopyranosyl]oxy]-5-hydroxy-2-(3-hydroxy-4-methoxyphenyl)-2,3-dihydro-4*H*-1-benzopyran-4-on

Hygroskopisches Pulver; schwer löslich in Wasser und Methanol

Smp: 258 bis 262 °C

Hexachlorbenzol *R* 1128200

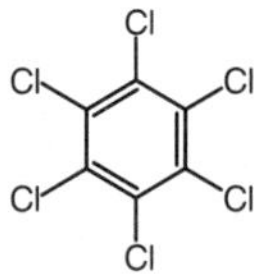

C_6Cl_6 M_r 284,8
CAS Nr. 118-74-1

Smp: etwa 230 °C

Sdp: etwa 332 °C

Eine geeignete, zertifizierte Referenzlösung (10 ng · µl^{-1} in Cyclohexan) kann verwendet werden.

α-Hexachlorcyclohexan *R* 1128300

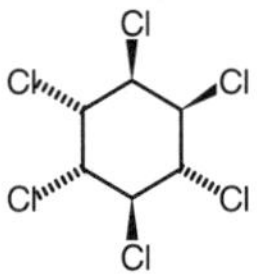

$C_6H_6Cl_6$ M_r 290,8
CAS Nr. 319-84-6
1α,2α,3β,4α,5β,6β-Hexachlorcyclohexan

Smp: etwa 158 °C

Sdp: etwa 288 °C

Eine geeignete, zertifizierte Referenzlösung (10 ng · µl^{-1} in Cyclohexan) kann verwendet werden.

β-Hexachlorcyclohexan *R* 1128400

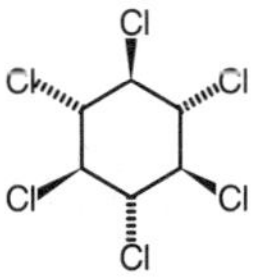

$C_6H_6Cl_6$ M_r 290,8
CAS Nr. 319-85-7
1α,2β,3α,4β,5α,6β-Hexachlorcyclohexan

Eine geeignete, zertifizierte Referenzlösung (10 ng · µl^{-1} in Cyclohexan) kann verwendet werden.

δ-Hexachlorcyclohexan *R* 1128500

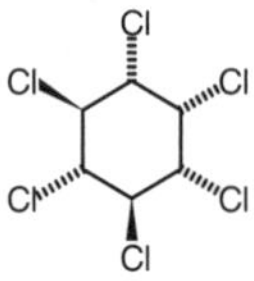

$C_6H_6Cl_6$ M_r 290,8
CAS Nr. 319-86-8
1α,2α,3α,4β,5α,6β-Hexachlorcyclohexan

Eine geeignete, zertifizierte Referenzlösung (10 ng · µl^{-1} in Cyclohexan) kann verwendet werden.

Hexachloroplatin(IV)-säure *R* 1019000

$H_2PtCl_6 \cdot 6\,H_2O$ M_r 517,9
CAS Nr. 18497-13-7
Mindestens 37,0 Prozent (*m/m*) Pt (A_r 195,1)

Bräunlich rote Kristalle oder kristalline Masse; sehr leicht löslich in Wasser, löslich in Ethanol

Gehaltsbestimmung: 0,200 g Substanz werden bei 900 °C bis zur Massekonstanz geglüht und der Rückstand (Platin) gewogen.

Vor Licht geschützt zu lagern

Hexacosan *R* 1042200

$C_{26}H_{54}$ M_r 366,7
CAS Nr. 630-01-3

Farblose bis weiße Flocken

Smp: etwa 57 °C

Hexadimethrinbromid *R* 1042300

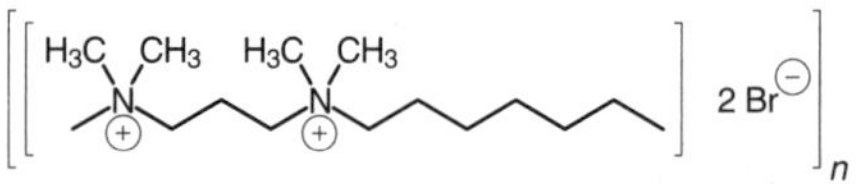

$(C_{13}H_{30}Br_2N_2)_n$
CAS Nr. 28728-55-4

Weißes, amorphes, hygroskopisches Pulver; löslich in Wasser

Dicht verschlossen zu lagern

1,1,1,3,3,3-Hexafluorpropan-2-ol *R* 1136000

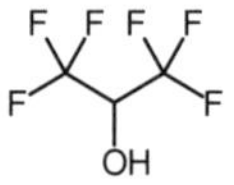

$C_3H_2F_6O$ M_r 168,0
CAS Nr. 920-66-1

Mindestens 99,0 Prozent $C_3H_2F_6O$, mit Hilfe der Gaschromatographie (2.2.28) bestimmt

Klare, farblose Flüssigkeit; mischbar mit Wasser und wasserfreiem Ethanol

d_{20}^{20}: etwa 1,596

Sdp: etwa 59 °C

Hexamethyldisilazan *R* 1042400

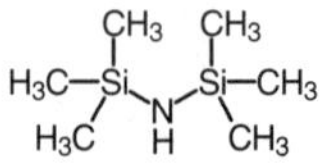

$C_6H_{19}NSi_2$ M_r 161,4
CAS Nr. 999-97-3

Klare, farblose Flüssigkeit

d_{20}^{20}: etwa 0,78

n_D^{20}: etwa 1,408

Sdp: etwa 125 °C

Dicht verschlossen zu lagern

Hexan *R* 1042600

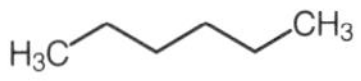

C_6H_{14} M_r 86,2
CAS Nr. 110-54-3

Farblose, entflammbare Flüssigkeit; praktisch unlöslich in Wasser, mischbar mit wasserfreiem Ethanol und Ether

d_{20}^{20}: 0,659 bis 0,663

n_D^{20}: 1,375 bis 1,376

Destillationsbereich (2.2.11): Mindestens 95 Prozent müssen zwischen 67 und 69 °C destillieren.

Wird die Substanz in der Spektroskopie verwendet, muss sie folgender zusätzlicher Prüfung entsprechen:

Die Transmission (2.2.25) der Substanz, gegen Wasser *R* als Kompensationsflüssigkeit gemessen, muss zwischen 260 und 420 nm mindestens 97 Prozent betragen.

Hexansäure *R* 1142100

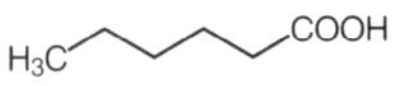

$C_6H_{12}O_2$ M_r 116,2
CAS Nr. 142-62-1
Capronsäure

Ölige Flüssigkeit; wenig löslich in Wasser

d_4^{20}: etwa 0,926

n_D^{20}: etwa 1,417

Sdp: etwa 205 °C

*Wird die Substanz in der Prüfung „Gesamtfettsäuren" in der Monographie **Sägepalmenfrüchte (Sabalis serrulatae fructus)** verwendet, muss sie zusätzlich folgender Anforderung entsprechen:*

Gehaltsbestimmung: Die Bestimmung erfolgt mit Hilfe der Gaschromatographie (2.2.28) wie in der Monographie **Sägepalmenfrüchte** beschrieben.

Der Gehalt an Hexansäure, berechnet mit Hilfe des Verfahrens „Normalisierung", muss mindestens 98 Prozent betragen.

Hexylamin *R* 1042700

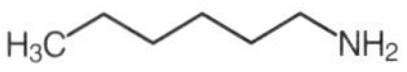

$C_6H_{15}N$ M_r 101,2
CAS Nr. 111-26-2
Hexanamin

Farblose Flüssigkeit; schwer löslich in Wasser, löslich in Ethanol und Ether

d_{20}^{20}: etwa 0,766

n_D^{20}: etwa 1,418

Sdp: 127 bis 131 °C

Histamin-Lösung *R* 1042901

Eine Lösung von Natriumchlorid *R* (9 g · l^{-1}), die je Milliliter 0,1 µg Histaminbase als Dihydrochlorid oder Phosphat enthält

Histamindihydrochlorid *R* 1042800

CAS Nr. 56-92-8

Muss der Monographie **Histamindihydrochlorid (Histamini dihydrochloridum)** entsprechen

Histaminphosphat *R* 1042900

CAS Nr. 23297-93-0

Muss der Monographie **Histaminphosphat (Histamini phosphas)** entsprechen

Histidinmonohydrochlorid *R* 1043000

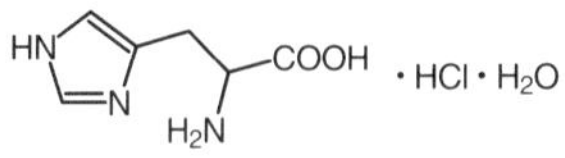

$C_6H_{10}ClN_3O_2 \cdot H_2O$ M_r 209,6
CAS Nr. 123333-71-1
(*RS*)-2-Amino-3-(4-imidazolyl)propionsäurehydrochlorid, Monohydrat

Farblose Kristalle oder kristallines Pulver; löslich in Wasser

Smp: etwa 250 °C, unter Zersetzung

Dünnschichtchromatographie: Wird die Substanz unter den Bedingungen und in der Konzentration, wie in der Monographie **Histamindihydrochlorid (Histamini dihydrochloridum)** angegeben, geprüft, darf das Chromatogramm nur einen Hauptfleck zeigen.

Holmiumoxid *R* 1043100

Ho_2O_3 M_r 377,9
CAS Nr. 12055-62-8

Gelbliches Pulver; praktisch unlöslich in Wasser

Holmiumperchlorat-Lösung *R* 1043101

Eine Lösung von Holmiumoxid *R* (40 g · l^{-1}) in einer Lösung von Perchlorsäure *R* (141 g · l^{-1})

Reagenzien

DL-Homocystein *R* 1136100

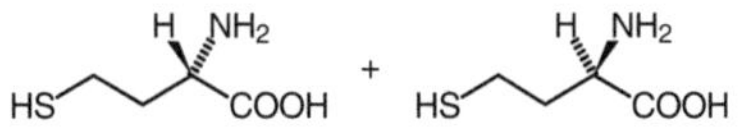

$C_4H_9NO_2S$ M_r 135,2
CAS Nr. 454-29-5
(2*RS*)-2-Amino-4-sulfanylbutansäure

Weißes, kristallines Pulver

Smp: etwa 232 °C

L-Homocysteinthiolactonhydrochlorid *R* 1136200

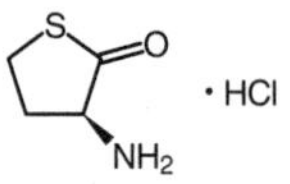

C_4H_8ClNOS M_r 153,6
CAS Nr. 6038-19-3
(3*S*)-3-Aminodihydrothiophen-2(3*H*)-on-hydrochlorid

Weißes, kristallines Pulver

Smp: etwa 202 °C

Hydrazin *R* 1136300

$H_2N—NH_2$

H_4N_2 M_r 32,05
CAS Nr. 302-01-2
Diazan

Farblose, schwach ölige Flüssigkeit mit einem starken Geruch nach Ammoniak; mischbar mit Wasser

Als verdünnte, wässrige Lösung im Handel erhältlich

Achtung: Die Substanz ist giftig und hat korrodierende Wirkung.

n_D^{20}: etwa 1,470

Smp: etwa 1,5 °C

Sdp: etwa 113 °C

Hydrazinsulfat *R* 1043400

$H_2N—NH_2 \cdot H_2SO_4$

$H_6N_2O_4S$ M_r 130,1
CAS Nr. 10034-93-2

Farblose Kristalle; wenig löslich in kaltem Wasser, löslich in Wasser von 50 °C, leicht löslich in siedendem Wasser, praktisch unlöslich in Ethanol

Arsen (2.4.2): 1,0 g Substanz muss der Grenzprüfung A entsprechen (1 ppm).

Sulfatasche (2.4.14): höchstens 0,1 Prozent

Hydrochinon *R* 1044100

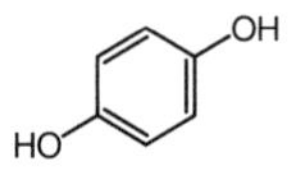

$C_6H_6O_2$ M_r 110,1
CAS Nr. 123-31-9
1,4-Benzoldiol

Feine, farblose oder weiße Nadeln, an Licht und Luft dunkler werdend; löslich in Wasser, Ethanol und Ether

Smp: etwa 173 °C

Vor Licht und Luft geschützt zu lagern

Hydrochinon-Lösung *R* 1044101

0,5 g Hydrochinon *R* werden in Wasser *R* gelöst. Nach Zusatz von 20 µl Schwefelsäure *R* wird die Lösung mit Wasser *R* zu 50 ml verdünnt.

Hydrocortisonacetat *R* 1098800

CAS Nr. 50-03-3

Muss der Monographie **Hydrocortisonacetat (Hydrocortisoni acetas)** entsprechen

4-Hydroxybenzhydrazid *R* 1145900

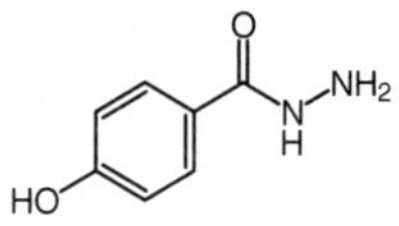

$C_7H_8N_2O_2$ M_r 152,2
CAS Nr. 5351-23-5
p-Hydroxybenzhydrazid

4-Hydroxybenzoesäure *R* 1106700

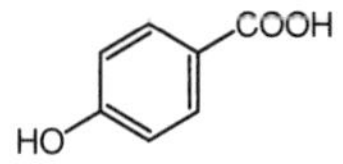

$C_7H_6O_3$ M_r 138,1
CAS Nr. 99-96-7

Kristalle; schwer löslich in Wasser, sehr leicht löslich in Ethanol, löslich in Aceton und Ether

Smp: 214 bis 215 °C

Hydroxychinolin *R* 1044600

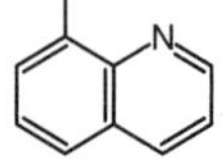

C_9H_7NO M_r 145,2
CAS Nr. 148-24-3
8-Chinolinol

Weißes bis schwach gelbliches, kristallines Pulver; schwer löslich in Wasser, leicht löslich in Aceton, Ethanol und verdünnten Mineralsäuren

Smp: etwa 75 °C

Sulfatasche (2.4.14): höchstens 0,05 Prozent

4-Hydroxyisophthalsäure *R* 1106900

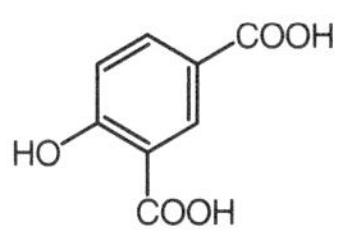

$C_8H_6O_5$ M_r 182,1
CAS Nr. 636-46-4
4-Hydroxybenzol-1,3-dicarbonsäure

Nadeln oder Schuppen; sehr schwer löslich in Wasser, leicht löslich in Ethanol und Ether

Smp: etwa 314 °C, unter Zersetzung

Hydroxylamin-Lösung, alkalische *R* 1044302

Gleiche Volumteile einer Lösung von Hydroxylaminhydrochlorid *R* (139 g · l^{-1}) und einer Lösung von Natriumhydroxid *R* (150 g · l^{-1}) werden gemischt.

Bei Bedarf frisch herzustellen

Hydroxylamin-Lösung, alkalische *R* 1 1044303

Lösung A: 12,5 g Hydroxylaminhydrochlorid *R* werden in Methanol *R* zu 100 ml gelöst.

Lösung B: 12,5 g Natriumhydroxid *R* werden in Methanol *R* zu 100 ml gelöst.

Vor Gebrauch werden gleiche Volumteile beider Lösungen gemischt.

Hydroxylaminhydrochlorid *R* 1044300

$H_2N—OH \cdot HCl$

H_4ClNO M_r 69,5
CAS Nr. 5470-11-1

Weißes, kristallines Pulver; sehr leicht löslich in Wasser, löslich in Ethanol

Hydroxylaminhydrochlorid-Lösung *R* 2 1044304

2,5 g Hydroxylaminhydrochlorid *R* werden in 4,5 ml heißem Wasser *R* gelöst. Nach Zusatz von 40 ml Ethanol 96 % *R* und 0,4 ml Bromphenolblau-Lösung *R* 2 wird die Lösung mit ethanolischer Kaliumhydroxid-Lösung (0,5 mol · l^{-1}) bis zur grünlich gelben Färbung versetzt. Die Lösung wird mit Ethanol 96 % *R* zu 50,0 ml verdünnt.

Hydroxylaminhydrochlorid-Lösung, ethanolische *R* 1044301

3,5 g Hydroxylaminhydrochlorid *R* werden in 95 ml Ethanol 60 % *R* gelöst. Nach Zusatz von 0,5 ml einer Lösung von Methylorange *R* (2 g · l^{-1}) in Ethanol 60 % *R* wird die Lösung mit Kaliumhydroxid-Lösung (0,5 mol · l^{-1}) in Ethanol 60 % bis zur kräftigen Gelbfärbung versetzt. Die Lösung wird mit Ethanol 60 % *R* zu 100 ml verdünnt.

Hydroxymethylfurfural *R* 1044400

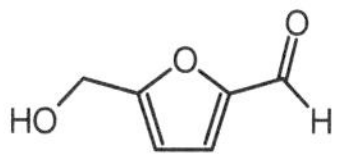

$C_6H_6O_3$ M_r 126,1
CAS Nr. 67-47-0
5-Hydroxymethyl-2-furaldehyd

Nadelförmige Kristalle; leicht löslich in Wasser, Aceton und Ethanol, löslich in Ether

Smp: etwa 32 °C

Hydroxynaphtholblau *R* 1044500

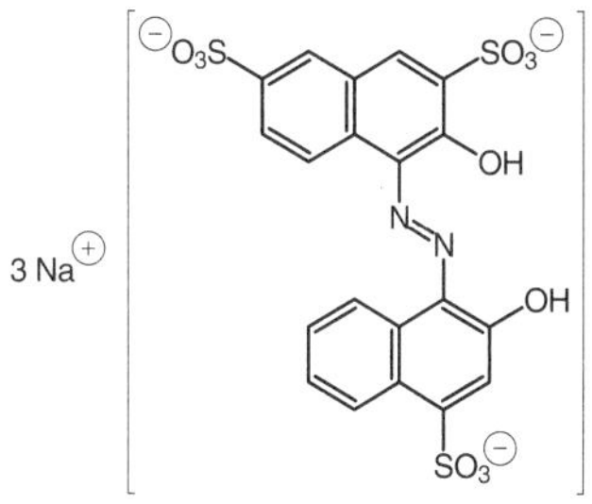

$C_{20}H_{11}N_2Na_3O_{11}S_3$ M_r 620
CAS Nr. 63451-35-4
2,2′-Dihydroxy-1,1′-azonaphthalin-3,4′,6-trisulfonsäure, Trinatriumsalz

2-Hydroxypropylbetadex zur Chromatographie *R* 1146000

Betacyclodextrin, verändert durch Bindung von (*R*)- oder (*RS*)-Propylenoxid-Gruppen an die Hydroxyl-Gruppen

Hydroxypropyl-β-cyclodextrin *R* 1128600

CAS Nr. 94035-02-6

Muss der Monographie **Hydroxypropylbetadex (Hydroxypropylbetadexum)** entsprechen

pH-Wert (2.2.3): 5,0 bis 7,5, an einer Lösung der Substanz (20 g · l^{-1}) bestimmt

12-Hydroxystearinsäure *R* 1099000

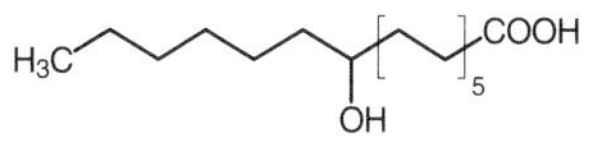

$C_{18}H_{36}O_3$ M_r 300,5
CAS Nr. 106-14-9
12-Hydroxyoctadecansäure

Weißes Pulver

Smp: 71 bis 74 °C

Reagenzien

Hydroxyuracil *R* 1044700

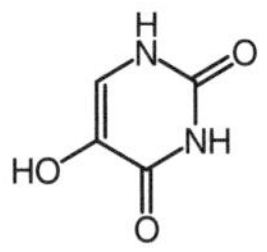

$C_4H_4N_2O_3$ M_r 128,1
CAS Nr. 496-76-4
5-Hydroxy-(1*H*,3*H*)-pyrimidin-2,4-dion

Weißes, kristallines Pulver

Smp: etwa 310 °C, unter Zersetzung

Dünnschichtchromatographie: Wird die Substanz unter den Bedingungen wie unter **Fluorouracil (Fluorouracilum)** angegeben geprüft, zeigt das Chromatogramm nur einen Hauptfleck mit einem R_f-Wert von etwa 0,3.

Dicht verschlossen zu lagern

Hyoscyaminsulfat *R* 1044900

CAS Nr. 620-61-1

Muss der Monographie **Hyoscyaminsulfat (Hyoscyamini sulfas)** entsprechen

Hypericin *R* 1149800

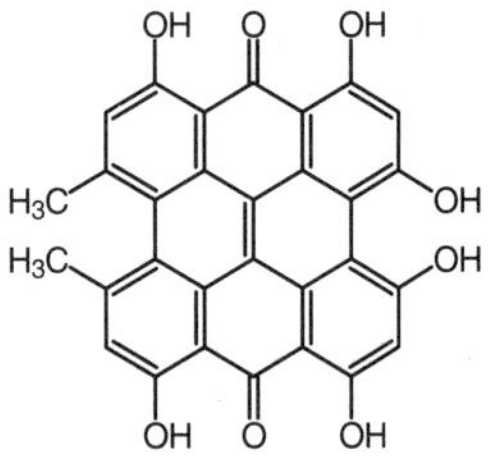

$C_{30}H_{16}O_8$ M_r 504,4
CAS Nr. 548-04-9
1,3,4,6,8,13-Hexahydroxy-10,11-dimethylphenanthro=[1,10,9,8-*opqra*]perylen-7,14-dion

Gehalt: mindestens 85 Prozent $C_{30}H_{16}O_8$

Hyperosid *R* 1045000

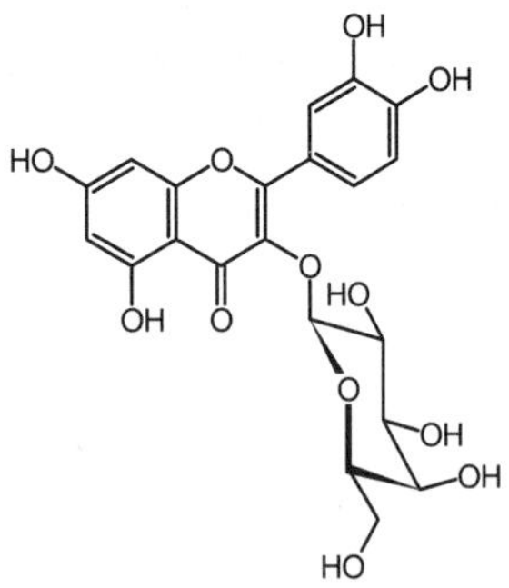

$C_{21}H_{20}O_{12}$ M_r 464,4
2-(3,4-Dihydroxyphenyl)-3-β-D-galactopyranosyloxy-5,7-dihydroxy-4*H*-chromen-4-on

Hellgelbe Nadeln; löslich in Methanol

$[\alpha]_D^{20}$: –8,3, an einer Lösung der Substanz (2 g · l^{-1}) in Pyridin *R* bestimmt

Smp: etwa 240 °C, unter Zersetzung

Absorption (2.2.25): Eine Lösung der Substanz in Methanol *R* zeigt Absorptionsmaxima bei 259 und 364 nm.

Hypophosphit-Reagenz *R* 1045200

10 g Natriumhypophosphit *R* werden unter Erwärmen in 20 ml Wasser *R* gelöst. Die Lösung wird mit Salzsäure *R* zu 100 ml verdünnt und nach dem Absetzen dekantiert oder über Glaswolle filtriert.

Hypoxanthin *R* 1045300

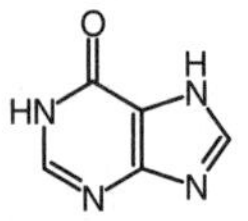

$C_5H_4N_4O$ M_r 136,1
CAS Nr. 68-94-0
Purin-6(1*H*)-on

Weißes, kristallines Pulver; sehr schwer löslich in Wasser, wenig löslich in siedendem Wasser, löslich in verdünnten Säuren und verdünnten Alkalihydroxid-Lösungen

Die Substanz zersetzt sich bei etwa 150 °C, ohne zu schmelzen.

Dünnschichtchromatographie: Wird die Substanz unter den Bedingungen und in der Konzentration, wie unter **Mercaptopurin (Mercaptopurinum)** angegeben, geprüft, darf das Chromatogramm nur einen Hauptfleck zeigen.

I

Imidazol *R* 1045400

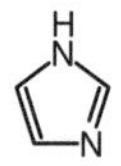

$C_3H_4N_2$ M_r 68,1
CAS Nr. 288-32-4

Weißes, kristallines Pulver; löslich in Wasser und Ethanol

Smp: etwa 90 °C

Iminobibenzyl *R* 1045500

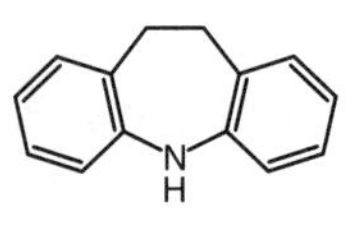

$C_{14}H_{13}N$ M_r 195,3
CAS Nr. 494-19-9
10,11-Dihydro-5*H*-dibenz[*b*,*f*]azepin

Schwach gelb gefärbtes, kristallines Pulver; praktisch unlöslich in Wasser, leicht löslich in Aceton

Smp: etwa 106 °C

Indigocarmin *R* 1045600

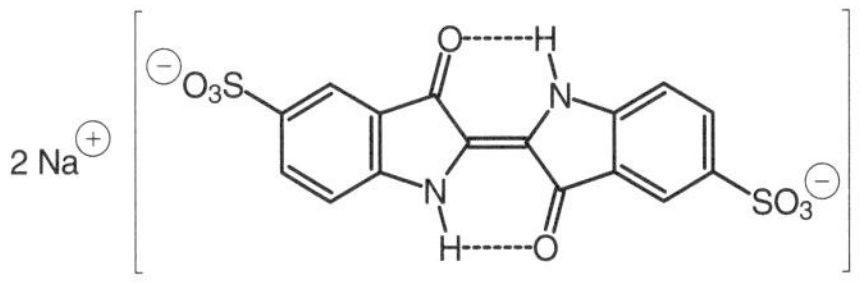

$C_{16}H_8N_2Na_2O_8S_2$ M_r 466,3
CAS Nr. 860-22-0
C.I. Nr. 73015; Schultz Nr. 1309; E 132
3,3′-Dioxo-2,2′-biindolinyliden-5,5′-disulfonsäure, Dinatriumsalz
Die Substanz enthält normalerweise Natriumchlorid.

Blaue Körnchen mit Kupferglanz oder blaues bis blauviolettes Pulver; wenig löslich in Wasser, praktisch unlöslich in Ethanol

Aus wässriger Lösung fällt die Substanz nach Zusatz von Natriumchlorid aus.

Indigocarmin-Lösung *R* 1045601

Eine Mischung von 10 ml Salzsäure *R* und 990 ml einer Lösung von nitratfreier Schwefelsäure *R* (200 g · l^{-1}) wird mit 0,2 g Indigocarmin *R* versetzt.

Die Lösung muss folgender Prüfung entsprechen: Eine Lösung von 1,0 mg Kaliumnitrat *R* in 10 ml Wasser *R* wird mit 10 ml Indigocarmin-Lösung und schnell mit 20 ml nitratfreier Schwefelsäure *R* versetzt. Die Mischung wird zum Sieden erhitzt. Die blaue Färbung muss innerhalb von 1 min verschwinden.

Indigocarmin-Lösung *R* 1 1045602

4 g Indigocarmin *R* werden in etwa 900 ml Wasser *R* gelöst, das in einigen Anteilen zugesetzt wird. Nach Zusatz von 2 ml Schwefelsäure *R* wird mit Wasser *R* zu 1000 ml verdünnt.

Einstellung: In einem 100-ml-Weithalserlenmeyerkolben werden 10,0 ml Nitrat-Lösung (100 ppm NO_3) *R*, 10 ml Wasser *R*, 0,05 ml Indigocarmin-Lösung *R* 1 und vorsichtig, auf einmal, 30 ml Schwefelsäure *R* gegeben. Die Lösung wird sofort mit der Indigocarmin-Lösung *R* 1 titriert, bis eine bestehen bleibende Blaufärbung erhalten wird.

Die verbrauchte Anzahl Milliliter (*n*) entspricht 1 mg NO_3.

Indometacin *R* 1101500

CAS Nr. 53-86-1

Muss der Monographie **Indometacin (Indometacinum)** entsprechen

Iod *R* 1045800

CAS Nr. 7553-56-2

Muss der Monographie **Iod (Iodum)** entsprechen

Iod-Chloroform *R* 1045805

Eine Lösung von Iod *R* (5 g · l^{-1}) in Chloroform *R*

Vor Licht geschützt zu lagern

Iod-Lösung *R* 1070503

Eine Lösung von 2 g Iod *R* und 4 g Kaliumiodid *R* in 10 ml Wasser *R* wird mit Wasser *R* zu 100 ml verdünnt.

Iod-Lösung *R* 1 1045801

10,0 ml Iod-Lösung (0,05 mol · l^{-1}) werden mit 0,6 g Kaliumiodid *R* versetzt und mit Wasser *R* zu 100,0 ml verdünnt.

Bei Bedarf frisch herzustellen

Iod-Lösung *R* 2 1045802

10,0 ml Iod-Lösung (0,05 mol · l^{-1}) werden mit 0,6 g Kaliumiodid *R* versetzt und mit Wasser *R* zu 1000,0 ml verdünnt.

Bei Bedarf frisch herzustellen

Iod-Lösung *R* 3 1045803

2,0 ml Iod-Lösung *R* 1 werden mit Wasser *R* zu 100,0 ml verdünnt.

Bei Bedarf frisch herzustellen

Iod-Lösung *R* 4 1045806

14 g Iod *R* werden in 100 ml einer Lösung von Kaliumiodid *R* (400 g · l^{-1}) gelöst. Nach Zusatz von 1 ml verdünnter Salzsäure *R* wird die Lösung mit Wasser *R* zu 1000 ml verdünnt.

Vor Licht geschützt zu lagern

Iod-Lösung, ethanolische *R* 1045804

Eine Lösung von Iod *R* (10 g · l^{-1}) in Ethanol 96 % *R*

Vor Licht geschützt zu lagern

Reagenzien

2-Iodbenzoesäure *R* 1046100

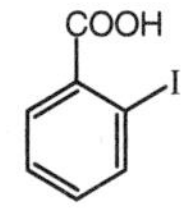

$C_7H_5IO_2$ M_r 248,0
CAS Nr. 88-67-5

Weißes bis schwach gelbes, kristallines Pulver; schwer löslich in Wasser, löslich in Ethanol

Smp: etwa 160 °C

Dünnschichtchromatographie (2.2.27): Auf eine Schicht von Cellulose zur Chromatographie F_{254} *R* werden 20 µl einer Lösung aufgetragen, die durch Lösen von 40 mg Substanz in 4 ml Natriumhydroxid-Lösung (0,1 mol · l^{-1}) und Verdünnen mit Wasser *R* zu 10 ml erhalten wird. Die Chromatographie erfolgt mit der oberen Phase einer Mischung von 20 Volumteilen Wasser *R*, 40 Volumteilen Essigsäure 99 % *R* und 40 Volumteilen Toluol *R* über eine Laufstrecke von 12 cm. Nach dem Trocknen an der Luft wird im ultravioletten Licht bei 254 nm ausgewertet. Das Chromatogramm darf nur einen Hauptfleck zeigen.

Iodessigsäure *R* 1107000

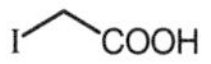

$C_2H_3IO_2$ M_r 185,9
CAS Nr. 64-69-7

Farblose bis weiße Kristalle; löslich in Wasser und Ethanol

Smp: 82 bis 83 °C

Iodethan *R* 1099100

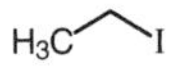

C_2H_5I M_r 155,9
CAS Nr. 75-03-6

Farblose bis schwach gelbliche Flüssigkeit, die sich an der Luft und im Licht braun färbt; mischbar mit Ethanol und den meisten organischen Lösungsmitteln

d_{20}^{20}: etwa 1,95

n_D^{20}: etwa 1,513

Sdp: etwa 72 °C

Dicht verschlossen zu lagern

2-Iodhippursäure *R* 1046200

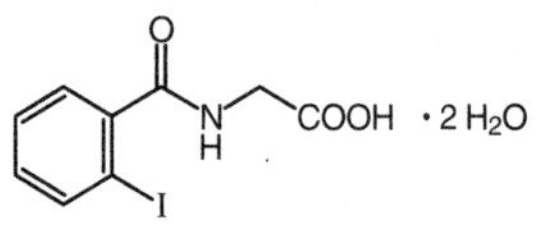

$C_9H_8INO_3 \cdot 2\,H_2O$ M_r 341,1
CAS Nr. 147-58-0
N-(2-Iodbenzoyl)aminoessigsäure, Dihydrat

Weißes bis fast weißes, kristallines Pulver; wenig löslich in Wasser

Smp: etwa 170 °C

Wasser (2.5.12): 9 bis 13 Prozent, mit 1,000 g Substanz bestimmt

Dünnschichtchromatographie (2.2.27): Auf eine Schicht von Cellulose zur Chromatographie F_{254} *R* werden 20 µl einer Lösung aufgetragen, die durch Lösen von 40 mg Substanz in 4 ml Natriumhydroxid-Lösung (0,1 mol · l^{-1}) und Verdünnen mit Wasser *R* zu 10 ml erhalten wird. Die Chromatographie erfolgt mit der oberen Phase einer Mischung von 20 Volumteilen Wasser *R*, 40 Volumteilen Essigsäure 99 % *R* und 40 Volumteilen Toluol *R* über eine Laufstrecke von 12 cm. Nach dem Trocknen an der Luft wird im ultravioletten Licht bei 254 nm ausgewertet. Das Chromatogramm darf nur einen Hauptfleck zeigen.

Iodmonobromid *R* 1045900

IBr M_r 206,8
CAS Nr. 7789-33-5

Bläulich schwarze bis bräunlich schwarze Kristalle; leicht löslich in Wasser, Essigsäure 99 %, Ethanol und Ether

Smp: etwa 40 °C

Sdp: etwa 116 °C

Vor Licht geschützt und kühl zu lagern

Iodmonobromid-Lösung *R* 1045901

20 g Iodmonobromid *R* werden in Essigsäure 99 % *R* zu 1000 ml gelöst.

Vor Licht geschützt zu lagern

Iodmonochlorid *R* 1143000

ICl M_r 162,4
CAS Nr. 7790-99-0

Schwarze Kristalle; löslich in Wasser, Essigsäure und Ethanol

Sdp: etwa 97,4 °C

Iodmonochlorid-Lösung *R* 1143001

1,4 g Iodmonochlorid *R* werden in Essigsäure 99 % *R* zu 100 ml gelöst.

Vor Licht geschützt zu lagern

Iod(V)-oxid, gekörntes *R* 1046000

I_2O_5 M_r 333,8
CAS Nr. 12029-98-0
Diiodpentoxid
Mindestens 99,5 Prozent I_2O_5

Weißes, kristallines Pulver oder weiße bis grauweiße Körnchen, hygroskopisch; sehr leicht löslich in Wasser unter Bildung von HIO_3

Hitzestabilität: 2 g zuvor 1 h lang bei 200 °C getrocknete Substanz werden in 50 ml Wasser *R* gelöst. Die Lösung muss farblos sein.

Gehaltsbestimmung: 0,100 g Substanz werden in 50 ml Wasser *R* gelöst. Die Lösung wird mit 3 g Kaliumiodid *R* und 10 ml verdünnter Salzsäure *R* versetzt. Das ausgeschiedene Iod wird unter Zusatz von 1 ml Stärke-Lösung *R* mit Natriumthiosulfat-Lösung (0,1 mol · l^{-1}) titriert.

1 ml Natriumthiosulfat-Lösung (0,1 mol · l^{-1}) entspricht 2,782 mg I_2O_5

Dicht verschlossen, vor Licht geschützt zu lagern

Iodplatin-Reagenz *R* 1046300

3 ml einer Lösung von Hexachloroplatin(IV)-säure *R* (100 g · l^{-1}) werden mit 97 ml Wasser *R* und 100 ml einer Lösung von Kaliumiodid *R* (60 g · l^{-1}) versetzt.

Vor Licht geschützt zu lagern

Ioduracil *R* 1046500

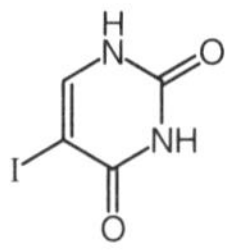

$C_4H_3IN_2O_2$ M_r 238,0
CAS Nr. 696-07-1
5-Ioduracil; 5-Iod-(1*H*,3*H*)-pyrimidin-2,4-dion

Smp: etwa 276 °C, unter Zersetzung

Dünnschichtchromatographie: Wird die Substanz unter den Bedingungen wie unter **Idoxuridin (Idoxuridinum)** angegeben geprüft, darf das Chromatogramm von 5 µl einer Lösung der Substanz (0,25 g · l^{-1}) nur einen Hauptfleck zeigen.

Iodwasserstoffsäure *R* 1098900

HI M_r 127,9
CAS Nr. 10034-85-2

Das Reagenz wird durch Destillation von Iodwasserstoffsäure über rotem Phosphor hergestellt, wobei während der Destillation ein Strom von Kohlendioxid *R* oder Stickstoff *R* durch die Apparatur geleitet wird. Die farblose bis fast farblose Mischung mit konstantem Siedepunkt, die bei einer Temperatur zwischen 126 und 127 °C destilliert, wird als Reagenz verwendet (55 bis 58 Prozent HI).

Das Reagenz wird in kleine, braune Flaschen mit Glasstopfen, in die zuvor Kohlendioxid *R* oder Stickstoff *R* eingeleitet wurde, gegeben. Die Flasche ist mit Paraffin abgedichtet und wird vor Licht geschützt aufbewahrt.

Ionenaustauscher zur Chromatographie *R* 1131000

Austauscherharz mit Sulfonsäure-Gruppen, die an ein Gerüst aus Polystyrol, das mit Divinylbenzol quer vernetzt ist, fixiert sind

Ionenaustauscher zur Umkehrphasen-Chromatographie *R* 1131100

Neutrales, makroporöses Austauscherharz mit einer hochspezifischen, nicht polaren Oberfläche, bestehend aus einem Gerüst aus Polystyrol, das mit Divinylbenzol quer vernetzt ist

Isatin *R* 1046800

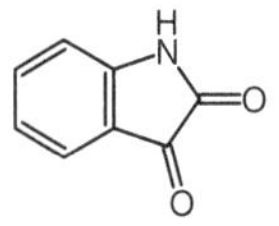

$C_8H_5NO_2$ M_r 147,1
CAS Nr. 91-56-5
2,3-Indolindion

Kleine, gelblich rote Kristalle; schwer löslich in Wasser, löslich in heißem Wasser, Ethanol und Ether

Die Substanz löst sich in Alkalihydroxid-Lösungen unter Violettfärbung, die beim Stehen in Gelb übergeht.

Smp: etwa 200 °C, unter teilweiser Sublimierung

Sulfatasche (2.4.14): höchstens 0,2 Prozent

Isatin-Reagenz *R* 1046801

6 mg Eisen(III)-sulfat *R* werden in 8 ml Wasser *R* gelöst. 50 ml Schwefelsäure *R* werden vorsichtig zugesetzt. Nach Zusatz von 6 mg Isatin *R* wird bis zur Lösung gerührt.

Das Reagenz darf hellgelb, aber nicht orange oder rot gefärbt sein.

Isoamylalkohol *R* 1046900

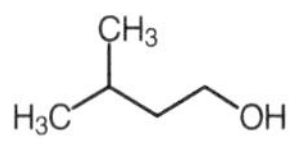

$C_5H_{12}O$ M_r 88,1
CAS Nr. 123-51-3
3-Methylbutan-1-ol

Farblose Flüssigkeit; schwer löslich in Wasser, mischbar mit Ethanol und Ether

Sdp: etwa 130 °C

Isoandrosteron *R* 1107100

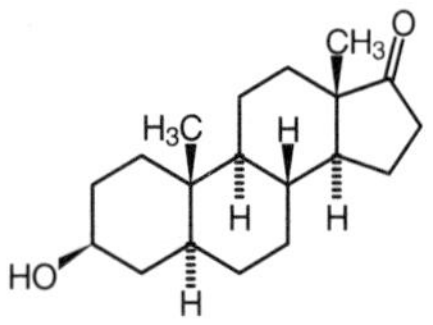

$C_{19}H_{30}O_2$ M_r 290,4
CAS Nr. 481-29-8
3β-Hydroxy-5α-androstan-17-on; Syn. Epiandrosteron

Weißes Pulver; praktisch unlöslich in Wasser, löslich in organischen Lösungsmitteln

Smp: 172 bis 174 °C

$[\alpha]_D^{20}$: +88, an einer Lösung der Substanz (20 g · l^{-1}) in Methanol *R* bestimmt

ΔA (2.2.41): 14,24 · 10^3, an einer Lösung der Substanz (1,25 g · l^{-1}) bei 304 nm bestimmt

Isobutylmethylketon *R* 1054300

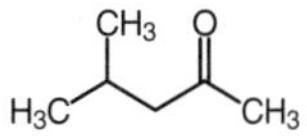

$C_6H_{12}O$ M_r 100,2
CAS Nr. 108-10-1
4-Methyl-2-pentanon

Klare, farblose Flüssigkeit; schwer löslich in Wasser, mischbar mit den meisten organischen Lösungsmitteln

d_{20}^{20}: etwa 0,80

Sdp: etwa 115 °C

Destillationsbereich (2.2.11): 100 ml Substanz werden destilliert. Der Temperaturunterschied darf bei der Destillation im Volumenbereich von 1 bis 95 ml höchstens 4,0 °C betragen.

Verdampfungsrückstand: höchstens 0,01 Prozent

Die Substanz wird im Wasserbad eingedampft und der Rückstand bei 100 bis 105 °C getrocknet.

Isobutylmethylketon *R* 1 1054301

50 ml frisch destilliertes Isobutylmethylketon *R* werden 1 min lang mit 0,5 ml Salzsäure *R* 1 geschüttelt, die Salzsäure wird abgetrennt und verworfen.

Bei Bedarf frisch herzustellen

Isobutylmethylketon *R* 3 1054302

Muss den Anforderungen an Isobutylmethylketon *R* und folgenden Anforderungen entsprechen:

Blei:	höchstens 0,1 ppm
Chrom:	höchstens 0,02 ppm
Kupfer:	höchstens 0,02 ppm
Nickel:	höchstens 0,02 ppm
Zinn:	höchstens 0,1 ppm

Isodrin *R* 1128700

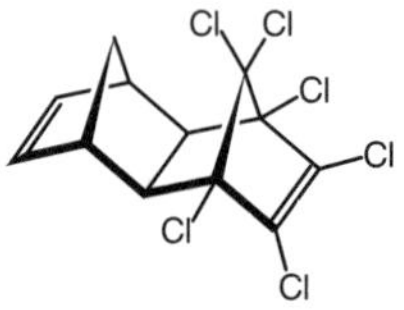

$C_{12}H_8Cl_6$ M_r 364,9
CAS Nr. 465-73-6
1,2,3,4,10,10-Hexachlor-1,4,4a,5,8,8a-hexahydro-*endo,endo*-1,4:5,8-dimethanonaphthalin

Praktisch unlöslich in Wasser, löslich in gebräuchlichen organischen Lösungsmitteln, wie Aceton

Eine geeignete, zertifizierte Referenzlösung kann verwendet werden.

Isomenthol *R* 1047000

$C_{10}H_{20}O$ M_r 156,3
CAS Nr. 23283-97-8

Farblose Kristalle; praktisch unlöslich in Wasser, sehr leicht löslich in Ethanol und Ether

(+)-Isomenthol: (1*R*,3*S*,4*R*)-3-*p*-Menthanol

$[\alpha]_D^{20}$: etwa +24, an einer Lösung der Substanz (100 g · l^{-1}) in Ethanol 96 % *R* bestimmt

Smp: etwa 80 °C

Sdp: etwa 218 °C

(±)-Isomenthol: (1*R*,3*S*,4*R* und 1*S*,3*R*,4*S*)-3-*p*-Menthanol

Smp: etwa 53 °C

Sdp: etwa 218 °C

(+)-Isomenthon *R* 1047100

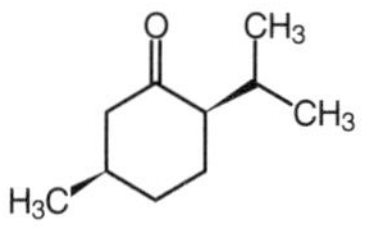

$C_{10}H_{18}O$ M_r 154,2
(2*R*,5*R*)-2-Isopropyl-5-methylcyclohexanon
Enthält wechselnde Mengen Menthon

Farblose Flüssigkeit; sehr leicht löslich in Wasser, löslich in Ethanol und Ether

d_{20}^{20}: etwa 0,904

n_D^{20}: etwa 1,453

$[\alpha]_D^{20}$: etwa +93,2

Wird die Substanz in der Gaschromatographie verwendet, muss sie zusätzlich folgender Anforderung entsprechen:

Gehaltsbestimmung: Die Bestimmung erfolgt mit Hilfe der Gaschromatographie (2.2.28) wie in der Monographie **Pfefferminzöl (Menthae piperitae aetheroleum)** beschrieben.

Untersuchungslösung: die Substanz

Die Fläche des Hauptpeaks muss mindestens 80,0 Prozent der Summe aller Peakflächen betragen.

Isopropylamin *R* 1119800

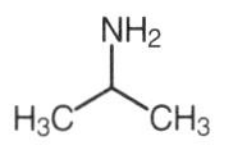

C_3H_9N M_r 59,1
CAS Nr. 75-31-0
Propan-2-amin

Farblose, sehr flüchtige, entflammbare Flüssigkeit

n_D^{20}: etwa 1,374

Sdp: 32 bis 34 °C

Isopropylmyristat *R* 1047200

CAS Nr. 110-27-0

Muss der Monographie **Isopropylmyristat (Isopropylis myristas)** entsprechen

4-Isopropylphenol *R* 1047300

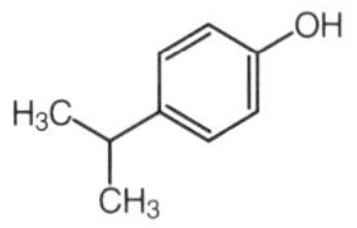

$C_9H_{12}O$ M_r 136,2
CAS Nr. 99-89-8
Mindestens 98 Prozent $C_9H_{12}O$

Smp: 59 bis 61 °C

Sdp: etwa 212 °C

Isopulegol *R* 1139600

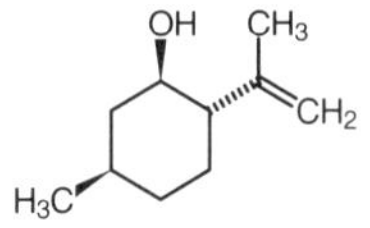

$C_{10}H_{18}O$ M_r 154,2
CAS Nr. 89-79-2
(–)-Isopulegol;
(1*R*,2*S*,5*R*)-2-Isopropenyl-5-methylcyclohexanol

d_4^{20}: etwa 0,911

n_D^{20}: etwa 1,472

Sdp: etwa 91 °C

Wird die Substanz in der Gaschromatographie verwendet, muss sie zusätzlich folgender Anforderung entsprechen:

Gehaltsbestimmung: Die Bestimmung erfolgt mit Hilfe der Gaschromatographie (2.2.28) wie in der Monographie **Minzöl (Menthae arvensis aetheroleum partim mentholi privum)** beschrieben.

Der Gehalt an Isopulegol, berechnet mit Hilfe des Verfahrens „Normalisierung", muss mindestens 99 Prozent betragen.

Isoquercitrosid *R* 1136500

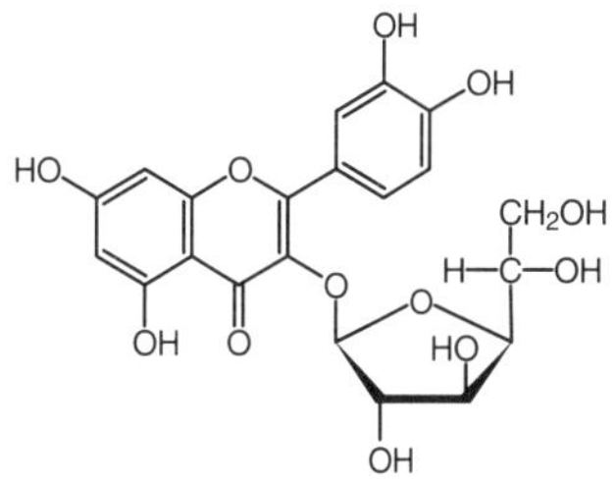

$C_{21}H_{20}O_{12}$ M_r 464,4
CAS Nr. 21637-25-2
2-(3,4-Dihydroxyphenyl)-3-(β-D-glucofuranosyloxy)-5,7-dihydroxy-4*H*-1-benzopyran-4-on; 3,3′,4′,5,7-Pentahydroxyflavon-3-glucosid; Isoquercitrin

Isosilibinin *R* 1149900

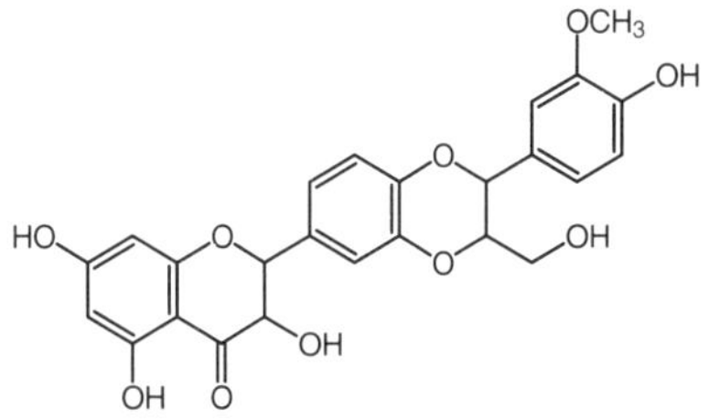

$C_{25}H_{22}O_{10}$ M_r 482,4
CAS Nr. 72581-71-6
3,5,7-Trihydroxy-2-[2-(4-hydroxy-3-methoxyphenyl)-3-hydroxymethyl-2,3-dihydro-1,4-benzodioxin-6-yl]chroman-4-on

Weißes bis gelbliches Pulver; praktisch unlöslich in Wasser, löslich in Aceton und Methanol

J

Johannisbrotkernmehl *R* 1104500

Das Schleimendosperm der Samen von *Ceratonia siliquia* L. Taub.

Weißes Pulver, enthält 70 bis 80 Prozent wasserlösliches Gummi, das vorwiegend aus Galactomannan besteht

K

Kaffeesäure *R* 1014300

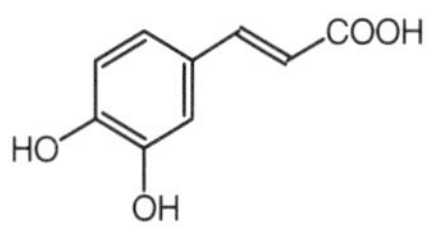

$C_9H_8O_4$ M_r 180,2
CAS Nr. 331-39-5
(*E*)-3-(3,4-Dihydroxyphenyl)propensäure

Kristalle oder Plättchen, weiß bis fast weiß; leicht löslich in heißem Wasser und Ethanol, wenig löslich in kaltem Wasser

Smp: etwa 225 °C, unter Zersetzung

Eine frisch hergestellte und auf einen pH-Wert von 7,6 eingestellte Lösung der Substanz hat Absorptionsmaxima (2.2.25) bei 293 und 329 nm.

Kaliumantimonoxidtartrat *R* 1007600

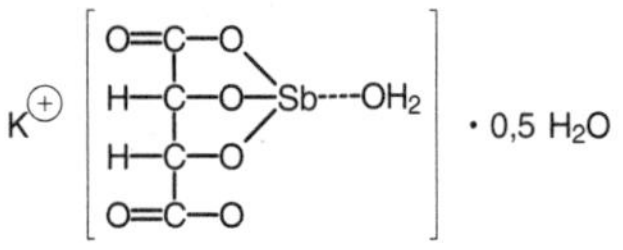

$C_4H_4KO_7Sb \cdot 0,5\ H_2O$ M_r 333,9
Kaliumtartratoantimonat(III), Hemihydrat;
Syn. Brechweinstein

Farblose, durchscheinende Kristalle oder weißes, körniges Pulver; löslich in Wasser und Glycerol, leicht löslich in siedendem Wasser, praktisch unlöslich in Ethanol

Die wässrige Lösung der Substanz reagiert schwach sauer.

Kaliumbromat *R* 1068700

$KBrO_3$ M_r 167,0
CAS Nr. 7758-01-2

Weiße Kristalle oder körniges Pulver; löslich in Wasser, schwer löslich in Ethanol

Kaliumbromid *R* 1068800

CAS Nr. 7758-02-3

Muss der Monographie **Kaliumbromid (Kalii bromidum)** entsprechen

Kaliumbromid für die IR-Spektroskopie (2.2.24) muss folgender zusätzlicher Prüfung entsprechen: Ein 2 mm dicker Pressling, mit der zuvor 1 h lang bei 250 °C getrockneten Substanz hergestellt, hat eine nahezu gerade Basislinie im Bereich von 4000 bis 620 cm^{-1}. Er darf keine Maxima mit Absorptionen größer als 0,02 oberhalb dieser Basislinie zeigen, ausgenommen die Maxima bei 3440 und 1630 cm^{-1} (Wasser).

Kaliumcarbonat *R* 1068900

K_2CO_3 M_r 138,2
CAS Nr. 584-08-7

Weißes, körniges, hygroskopisches Pulver; sehr leicht löslich in Wasser, praktisch unlöslich in wasserfreiem Ethanol

Dicht verschlossen zu lagern

Kaliumchlorat *R* 1069000

$KClO_3$ M_r 122,6
CAS Nr. 3811-04-9

Kristalle, Körnchen oder Pulver, weiß; löslich in Wasser

Kaliumchlorid *R* 1069100

CAS Nr. 7447-40-7

Muss der Monographie **Kaliumchlorid (Kalii chloridum)** entsprechen

Kaliumchlorid für die IR-Spektroskopie (2.2.24) muss folgender zusätzlicher Prüfung entsprechen: Ein 2 mm dicker Pressling, mit der zuvor 1 h lang bei 250 °C getrockneten Substanz hergestellt, hat eine nahezu gerade flache Basislinie im Bereich von 4000 bis 620 cm^{-1}. Er darf keine Maxima mit Absorptionen größer als 0,02 oberhalb dieser Basislinie zeigen, ausgenommen die Maxima bei 3440 und 1630 cm^{-1} (Wasser).

Kaliumchlorid-Lösung (0,1 mol·l⁻¹) *R* 1069101

Kaliumchlorid *R* entsprechend 7,46 g KCl in 1000,0 ml

Kaliumchromat *R* 1069200

K_2CrO_4 M_r 194,2
CAS Nr. 7789-00-6

Gelbe Kristalle; leicht löslich in Wasser

Kaliumchromat-Lösung *R* 1069201

Eine Lösung von Kaliumchromat *R* (50 g · l^{-1})

Kaliumcitrat *R* 1069300

CAS Nr. 6100-05-6

Muss der Monographie **Kaliumcitrat (Kalii citras)** entsprechen

Kaliumcyanid *R* 1069400

KCN M_r 65,1
CAS Nr. 151-50-8

Weißes, kristallines Pulver, weiße Masse oder weiße Körnchen; leicht löslich in Wasser, schwer löslich in Ethanol

Kaliumcyanid-Lösung *R* 1069401

Eine Lösung von Kaliumcyanid *R* (100 g · l^{-1})

Kaliumcyanid-Lösung, bleifreie *R* 1069402

Eine Lösung von 10 g Kaliumcyanid *R* in 90 ml Wasser *R* wird mit 2 ml einer 1 zu 5 verdünnten Wasserstoffperoxid-Lösung 30 % *R* versetzt. Nach 24 h langem Stehenlassen wird die Lösung mit Wasser *R* zu 100 ml verdünnt und filtriert.

Die Lösung muss folgender Prüfung entsprechen: 10 ml Lösung werden mit 10 ml Wasser *R* und 10 ml Schwefelwasserstoff-Lösung *R* versetzt. Auch nach Zusatz von 5 ml verdünnter Salzsäure *R* darf keine Färbung entstehen.

Kaliumdichromat *R* 1069500

$K_2Cr_2O_7$ M_r 294,2
CAS Nr. 7778-50-9

Orangerote Kristalle; löslich in Wasser, praktisch unlöslich in Ethanol

Kaliumdichromat, das für die Kontrolle der Absorption (2.2.25) verwendet wird, muss mindestens 99,9 Prozent $K_2Cr_2O_7$ enthalten, berechnet auf die bei 130 °C getrocknete Substanz.

Gehaltsbestimmung: 1,000 g Substanz wird in Wasser *R* zu 250,0 ml gelöst. 50,0 ml Lösung werden in einem 500-ml-Kolben mit einer frisch hergestellten Lösung von 4 g Kaliumiodid *R*, 2 g Natriumhydrogencarbonat *R* und 6 ml Salzsäure *R* in 100 ml Wasser *R* versetzt. Der Kolben wird verschlossen und 5 min lang unter Lichtschutz stehen gelassen. Das ausgeschiedene Iod wird mit Natriumthiosulfat-Lösung (0,1 mol · l^{-1}) unter Zusatz von 1 ml iodfreier Stärke-Lösung *R* titriert.

1 ml Natriumthiosulfat-Lösung (0,1 mol · l^{-1}) entspricht 4,903 mg $K_2Cr_2O_7$.

Kaliumdichromat-Lösung *R* 1069501

Eine Lösung von Kaliumdichromat *R* (106 g · l^{-1})

Kaliumdichromat-Lösung *R* 1 1069502

Eine Lösung von Kaliumdichromat *R* (5 g · l^{-1})

Kaliumdichromat-Salpetersäure-Reagenz *R* 1059100

0,7 g Kaliumdichromat *R* werden in Salpetersäure *R* zu 100 ml gelöst.

Kaliumdihydrogenphosphat *R* 1069600

CAS Nr. 7778-77-0

Muss der Monographie **Kaliumdihydrogenphosphat (Kalii dihydrogenophosphas)** entsprechen

Kaliumdihydrogenphosphat-Lösung (0,2 mol · l^{-1}) *R* 1069601

Kaliumdihydrogenphosphat *R* entsprechend 27,22 g KH_2PO_4 in 1000,0 ml

Kaliumfluorid *R* 1137800

KF M_r 58,1
CAS Nr. 7789-23-3

Farblose Kristalle oder weißes, kristallines Pulver, zerfließend; löslich in Wasser, praktisch unlöslich in Ethanol

Kaliumhexacyanoferrat(II) *R* 1069800

$K_4[Fe(CN)_6] \cdot 3\ H_2O$ M_r 422,4
CAS Nr. 14459-95-1
Kaliumhexacyanoferrat(II), Trihydrat

Gelbe, durchscheinende Kristalle; leicht löslich in Wasser, praktisch unlöslich in Ethanol

Kaliumhexacyanoferrat(II)-Lösung *R* 1069801

Eine Lösung von Kaliumhexacyanoferrat(II) *R* (53 g · l^{-1})

Kaliumhexacyanoferrat(III) *R* 1069700

$K_3[Fe(CN)_6]$ M_r 329,3
CAS Nr. 13746-66-2

Rote Kristalle; leicht löslich in Wasser

Kaliumhexacyanoferrat(III)-Lösung *R* 1069701

5 g Kaliumhexacyanoferrat(III) *R* werden mit wenig Wasser *R* abgespült und zu 100 ml gelöst.

Bei Bedarf frisch herzustellen

Kaliumhexahydroxoantimonat(V) *R* 1071300

$K[Sb(OH)_6]$ M_r 262,9
CAS Nr. 12208-13-8

Weiße Kristalle oder weißes, kristallines Pulver; wenig löslich in Wasser

Kaliumhexahydroxoantimonat(V)-Lösung *R* 1071301

2 g Kaliumhexahydroxoantimonat(V) *R* werden in 95 ml heißem Wasser *R* gelöst. Anschließend wird die Lösung schnell abgekühlt und eine Lösung von 2,5 g Kaliumhydroxid *R* in 50 ml Wasser *R* und 1 ml verdünnte Natriumhydroxid-Lösung *R* zugesetzt. Nach 24 h wird die Mischung filtriert und das Filtrat mit Wasser *R* zu 150 ml verdünnt.

Kaliumhydrogencarbonat *R* 1069900

$KHCO_3$ M_r 100,1
CAS Nr. 298-14-6

Farblose, durchscheinende Kristalle; leicht löslich in Wasser, praktisch unlöslich in Ethanol

Reagenzien

Kaliumhydrogencarbonat-Lösung, methanolische, gesättigte *R* 1069901

0,1 g Kaliumhydrogencarbonat *R* werden unter Erhitzen im Wasserbad in 0,4 ml Wasser *R* gelöst. Nach Zusatz von 25 ml Methanol *R* wird unter Umrühren bis zur erfolgten Lösung auf dem Wasserbad stehen gelassen.

Bei Bedarf frisch herzustellen

Kaliumhydrogenphthalat *R* 1070000

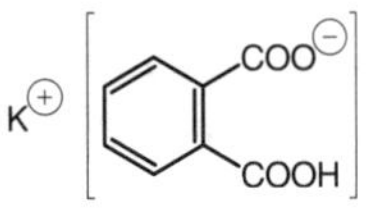

$C_8H_5KO_4$ M_r 204,2
CAS Nr. 877-24-7

Weiße Kristalle; löslich in Wasser, schwer löslich in Ethanol

Kaliumhydrogenphthalat-Lösung (0,2 mol · l⁻¹) *R* 1070001

Kaliumhydrogenphthalat *R* entsprechend 40,84 g $C_8H_5KO_4$ in 1000,0 ml

Kaliumhydrogensulfat *R* 1070100

$KHSO_4$ M_r 136,2
CAS Nr. 7646-93-7

Farblose, durchscheinende, hygroskopische Kristalle; leicht löslich in Wasser mit stark saurer Reaktion

Dicht verschlossen zu lagern

Kaliumhydrogentartrat *R* 1070200

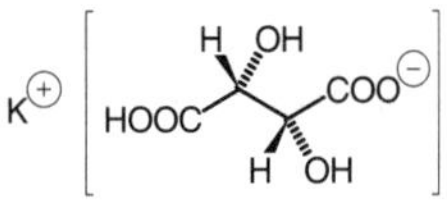

$C_4H_5KO_6$ M_r 188,2
CAS Nr. 868-14-4
Kalium-(2*R*,3*R*)-hydrogentartrat

Farblose bis schwach opake Kristalle oder weißes, kristallines Pulver; schwer löslich in Wasser, löslich in siedendem Wasser, praktisch unlöslich in Ethanol

Kaliumhydroxid *R* 1070300

CAS Nr. 1310-58-3

Muss der Monographie **Kaliumhydroxid (Kalii hydroxidum)** entsprechen

Kaliumhydroxid-Lösung, ethanolische *R* 1070303

3 g Kaliumhydroxid *R* werden in 5 ml Wasser *R* gelöst. Die Lösung wird mit aldehydfreiem Ethanol 96 % *R* zu 100 ml verdünnt und die klare Lösung dekantiert. Die Lösung soll fast farblos sein.

Kaliumhydroxid-Lösung, ethanolische *R* 1 1070304

6,6 g Kaliumhydroxid *R* werden in 50 ml Wasser *R* gelöst. Die Lösung wird mit Ethanol 96 % *R* zu 1000 ml verdünnt.

Kaliumhydroxid-Lösung (2 mol · l^{-1}), ethanolische *R* 1070301

12 g Kaliumhydroxid *R* werden in 10 ml Wasser *R* gelöst. Die Lösung wird mit Ethanol 96 % *R* zu 100 ml verdünnt.

Kaliumhydroxid-Lösung (0,5 mol · l^{-1}) in Ethanol 10 % *R* 1070302

28 g Kaliumhydroxid *R* werden in 100 ml Ethanol 96 % *R* gelöst. Die Lösung wird mit Wasser *R* zu 1000 ml verdünnt.

Kaliumiodat *R* 1070400

KIO_3 M_r 214,0
CAS Nr. 7758-05-6

Weißes, kristallines Pulver; löslich in Wasser

Kaliumiodid *R* 1070500

CAS Nr. 7681-11-0

Muss der Monographie **Kaliumiodid (Kalii iodidum)** entsprechen

Kaliumiodid-Lösung *R* 1070502

Eine Lösung von Kaliumiodid *R* (166 g · l^{-1})

Kaliumiodid-Lösung, gesättigte *R* 1070504

Gesättigte Lösung von Kaliumiodid *R* in kohlendioxidfreiem Wasser *R*

Die Lösung muss gesättigt bleiben (Anwesenheit nicht gelöster Kristalle).

Eignungsprüfung: 0,5 ml Lösung werden mit 30 ml einer Mischung von 2 Volumteilen Chloroform *R* und 3 Volumteilen Essigsäure 99 % *R* sowie mit 0,1 ml Stärke-Lösung *R* versetzt. Höchstens 0,05 ml Natriumthiosulfat-Lösung (0,1 mol · l^{-1}) dürfen bis zum Verschwinden einer eventuell auftretenden Blaufärbung verbraucht werden.

Vor Licht geschützt zu lagern

Kaliumiodid-Stärke-Lösung *R* 1070501

0,75 g Kaliumiodid *R* werden in 100 ml Wasser *R* gelöst. Die Lösung wird zum Sieden erhitzt und unter Rühren mit einer Suspension von 0,5 g löslicher Stärke *R* in 35 ml Wasser *R* versetzt. Die Mischung wird 2 min lang zum Sieden erhitzt und erkalten gelassen.

Empfindlichkeitsprüfung: 15 ml der Kaliumiodid-Stärke-Lösung werden mit 0,05 ml Essigsäure 99 % *R* und 0,3 ml Iod-Lösung *R* 2 versetzt. Die Lösung muss blau gefärbt sein.

Kaliummonohydrogenphosphat *R* 1033000

K_2HPO_4 M_r 174,2
CAS Nr. 7758-11-4

Weißes, kristallines, hygroskopisches Pulver; sehr leicht löslich in Wasser, schwer löslich in Ethanol

Dicht verschlossen zu lagern

Kaliumnatriumtartrat *R* 1083500

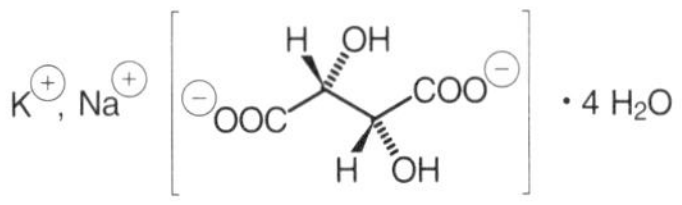

$C_4H_4KNaO_6 \cdot 4H_2O$ M_r 282,2
CAS Nr. 6381-59-5
Kaliumnatrium-(2*R*,3*R*)-tartrat, Tetrahydrat

Farblose, prismatische Kristalle; sehr leicht löslich in Wasser

Kaliumnitrat *R* 1070700

KNO_3 M_r 101,1
CAS Nr. 7757-79-1

Farblose Kristalle; sehr leicht löslich in Wasser

Kaliumperiodat *R* 1070800

KIO_4 M_r 230,0
CAS Nr. 7790-21-8

Weißes, kristallines Pulver oder farblose Kristalle; löslich in Wasser

Kaliumpermanganat *R* 1070900

CAS Nr. 7722-64-7

Muss der Monographie **Kaliumpermanganat (Kalii permanganas)** entsprechen

Kaliumpermanganat-Lösung *R* 1070902

Eine Lösung von Kaliumpermanganat *R* (30 g · l^{-1})

Kaliumpermanganat-Phosphorsäure *R* 1070901

3 g Kaliumpermanganat *R* werden in einer Mischung von 15 ml Phosphorsäure 85 % *R* und 70 ml Wasser *R* gelöst. Die Lösung wird mit Wasser *R* zu 100 ml verdünnt.

Kaliumperrhenat *R* 1071000

$KReO_4$ M_r 289,3
CAS Nr. 10466-65-6

Weißes, kristallines Pulver; löslich in Wasser, schwer löslich in Ethanol, Methanol und Propylenglycol

Kaliumpersulfat *R* 1071100

$K_2S_2O_8$ M_r 270,3
CAS Nr. 7727-21-1

Weißes, kristallines Pulver oder farblose Kristalle; wenig löslich in Wasser, praktisch unlöslich in Ethanol

Wässrige Lösungen zersetzen sich bei Raumtemperatur und schneller beim Erwärmen.

Kühl zu lagern

Kaliumplumbit-Lösung *R* 1071200

1,7 g Blei(II)-acetat *R*, 3,4 g Kaliumcitrat *R* und 50 g Kaliumhydroxid *R* werden in Wasser *R* zu 100 ml gelöst.

Kaliumsulfat *R* 1033100

K_2SO_4 M_r 174,3
CAS Nr. 7778-80-5

Farblose Kristalle; löslich in Wasser

Kaliumtartrat *R* 1071400

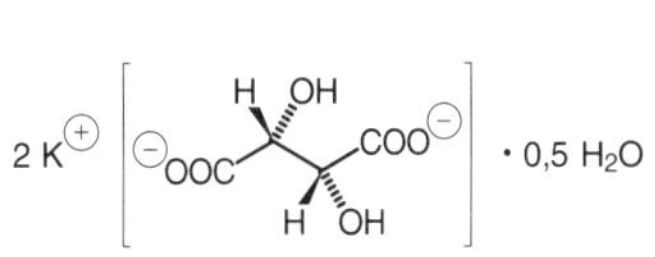

$C_4H_4K_2O_6 \cdot 0,5\ H_2O$ M_r 235,3
CAS Nr. 921-53-9
Kalium-(2*R*,3*R*)-tartrat, Hemihydrat

Weißes, körniges Pulver oder weiße Kristalle; sehr leicht löslich in Wasser, sehr schwer löslich in Ethanol

Reagenzien

Kaliumtetroxalat *R* 1071700

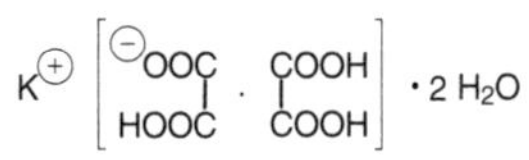

$C_4H_3KO_8 \cdot 2\,H_2O$ M_r 254,2
CAS Nr. 6100-20-5
Kaliumhydrogenoxalat-oxalsäure, Dihydrat

Weißes, kristallines Pulver; wenig löslich in Wasser, löslich in siedendem Wasser, schwer löslich in Ethanol

Kaliumthiocyanat *R* 1071800

KSCN M_r 97,2
CAS Nr. 333-20-0

Farblose, zerfließende Kristalle; sehr leicht löslich in Wasser und Ethanol

Dicht verschlossen zu lagern

Kaliumthiocyanat-Lösung *R* 1071801

Eine Lösung von Kaliumthiocyanat *R* (97 g · l^{-1})

Kaolin, leichtes *R* 1047400

CAS Nr. 1332-58-7

Natürliches, gereinigtes, wasserhaltiges Aluminiumsilicat, das ein geeignetes Dispergierungsmittel enthält

Leichtes, weißes, fettig anzufühlendes Pulver, frei von körnigen Bestandteilen; praktisch unlöslich in Wasser und Mineralsäuren

Grobe Teilchen: höchstens 0,5 Prozent

5,0 g Substanz werden in einem etwa 160 mm langen Messzylinder mit Schliffstopfen von 35 mm Durchmesser mit 60 ml einer Lösung von Natriumdiphosphat *R* (10 g · l^{-1}) kräftig geschüttelt. Nach 5 min langem Stehenlassen werden 50 ml der Flüssigkeit mit Hilfe einer Pipette so entnommen, dass sie 5 cm unter den Flüssigkeitsspiegel eintaucht. Die im Messzylinder verbliebene Flüssigkeit wird mit 50 ml Wasser *R* versetzt. Nach Umschütteln und 5 min langem Stehenlassen werden erneut 50 ml Flüssigkeit wie oben beschrieben entnommen. Dieser Vorgang wird so lange wiederholt, bis insgesamt 400 ml Flüssigkeit entnommen sind. Die im Messzylinder verbleibende Suspension wird in eine Abdampfschale gegeben, im Wasserbad zur Trockne eingedampft und der Rückstand bei 100 bis 105 °C bis zur Massekonstanz getrocknet. Der Rückstand darf höchstens 25 mg betragen.

Feine Teilchen: 5,0 g Substanz werden durch 2 min langes kräftiges Schütteln in 250 ml Wasser *R* verteilt. Die Suspension wird sofort in einen Glaszylinder von 50 mm Durchmesser gegossen; mit Hilfe einer Pipette werden 20 ml in eine Abdampfschale gegeben, die Flüssigkeit wird im Wasserbad zur Trockne eingedampft und der Rückstand bei 100 bis 105 °C bis zur Massekonstanz getrocknet. Die im Glaszylinder verbliebene Suspension wird 4 h lang bei 20 °C stehen gelassen. Mit Hilfe einer Pipette, die genau 5 cm unter den Flüssigkeitsspiegel eintaucht, werden weitere 20 ml Flüssigkeit entnommen, wobei das Sediment nicht aufgewirbelt werden darf. Die Flüssigkeit wird in einer Abdampfschale im Wasserbad zur Trockne eingedampft und der Rückstand bei 100 bis 105 °C bis zur Massekonstanz getrocknet. Die Masse des zweiten Rückstands muss mindestens 70 Prozent der des ersten Rückstands betragen.

Karl-Fischer-Lösung *R* 1046400

Iod-Schwefligsäure-Reagenz

Die Apparatur, die während der Herstellung der Lösung gut verschlossen und vor Feuchtigkeit geschützt zu halten ist, besteht aus einem 3000- bis 4000-ml-Rundkolben mit Einlassstutzen für einen Rührer, ein Thermometer und ein Trocknungsrohr.

700 ml wasserfreies Pyridin *R* werden mit 700 ml Ethylenglycolmonomethylether *R* gemischt und unter stetem Rühren mit 220 g fein pulverisiertem Iod *R* versetzt, das zuvor über Phosphor(V)-oxid *R* getrocknet wurde. Das Rühren wird so lange fortgesetzt, bis alles Iod gelöst ist (etwa 30 min). Die Lösung wird auf –10 °C abgekühlt und schnell unter Rühren mit 190 g flüssigem Schwefeldioxid *R* versetzt. Dabei darf die Temperatur 30 °C nicht überschreiten. Die Lösung wird abgekühlt.

Einstellung: Etwa 20 ml wasserfreies Methanol *R* werden in einem Titrationsgefäß mit der Karl-Fischer-Lösung (2.5.12) bis zum Äquivalenzpunkt titriert. Hierauf wird in geeigneter Weise eine entsprechende Menge Wasser *R*, genau gewogen, zugesetzt und erneut titriert. Der Wirkungswert wird in Milligramm Wasser je Milliliter Lösung berechnet.

1 ml Karl-Fischer-Lösung muss mindestens 3,5 mg Wasser entsprechen.

Der Wirkungswert ist unmittelbar vor Gebrauch zu ermitteln.

Gearbeitet werden muss unter Feuchtigkeitsausschluss.

In einem trockenen Behältnis zu lagern

Katholytlösung zur isoelektrischen Fokussierung pH 3 bis 5 *R* 1113100

8,9 g β-Alanin *R* werden in Wasser *R* zu 1000 ml gelöst.

Kationenaustauscher *R* 1016700

Austauscherharz in protonierter Form in Form von Kügelchen

Die Teilchengröße wird bei den entsprechenden Prüfungen angegeben.

Der Austauscher enthält Sulfonsäure-Gruppen, die an ein Polystyrolgerüst fixiert sind, das mit 8 Prozent Divinylbenzol quer vernetzt ist.

Kationenaustauscher *R* 1 1121900

Austauscherharz in protonierter Form in Form von Kügelchen

Die Teilchengröße wird in Klammern nach dem Namen des Reagenzes bei den entsprechenden Prüfungen angegeben. Der Austauscher enthält Sulfonsäure-Gruppen, die an ein Polystyrolgerüst fixiert sind, das mit 4 Prozent Divinylbenzol quer vernetzt ist.

Kationenaustauscher, schwach saurer *R* 1096000

Schwach saures Polymethacrylharz mit Carboxyl-Gruppen in protonierter Form, in Form von Kügelchen

Die Teilchengröße liegt zwischen 75 und 160 µm.

pH-Bereich der Anwendung: 5 bis 14

Maximale Arbeitstemperatur: 120 °C

Kationenaustauscher, stark saurer *R* 1085400

Austauscherharz in protonierter Form mit Sulfonsäuregruppen, die an ein Gerüst aus Polystyrol, das mit 8 Prozent Divinylbenzol quer vernetzt ist, fixiert sind, in Form von Kügelchen

Die Teilchengröße beträgt, falls nichts anderes vorgeschrieben ist, 0,3 bis 1,2 mm.

Austauschkapazität: 4,5 bis 5 mmol je Gramm bei einem Wassergehalt von 50 bis 60 Prozent

Herstellung der Säule: Falls in der Monographie nichts anderes vorgeschrieben ist, wird in eine Säule von 400 mm Länge und 20 mm innerem Durchmesser mit Glasfritte am unteren Ende und mit einer Füllhöhe von etwa 200 mm eine Anschlämmung der Substanz in Wasser *R* gegeben, wobei darauf zu achten ist, dass keine Luftblasen eingeschlossen sind. Während der Verwendung muss die Oberfläche des Harzes immer mit Flüssigkeit bedeckt sein.

Liegt das Austauscherharz in protonierter Form vor, wird so lange mit Wasser *R* gewaschen, bis 50 ml Eluat nach Zusatz von 0,1 ml Methylorange-Lösung *R* höchstens 0,05 ml Natriumhydroxid-Lösung (0,1 mol · l^{-1}) bis zur Neutralisation verbrauchen. Liegt das Austauscherharz in der Na^+-Form vor oder muss es regeneriert werden, werden 100 ml einer Mischung gleicher Volumteile Salzsäure *R* 1 und Wasser *R* langsam durch die Säule laufen gelassen; diese wird anschließend mit Wasser *R* wie vorstehend angegeben gewaschen.

Kationenaustauscher, Calciumsalz, stark saurer *R* 1104600

Austauscherharz als Calciumsalz mit Sulfonsäure-Gruppen, die an ein Gerüst aus Polymer, das aus Polystyrol, quer vernetzt mit 8 Prozent Divinylbenzol, besteht, fixiert sind

Die Teilchengröße wird in Klammern nach dem Namen des Reagenzes bei den entsprechenden Prüfungen angegeben.

Kieselgel AGP zur chiralen Trennung *R* 1148700

Sehr feines Kieselgel zur Chromatographie, das aus kugelförmigen Partikeln, beschichtet mit saurem α1-Glucoprotein, besteht

Die Teilchengröße wird in Klammern nach dem Namen des Reagenzes bei den entsprechenden Prüfungen angegeben.

Kieselgel G *R* 1076300

CAS Nr. 112926-00-8

Enthält etwa 13 Prozent Gips (Calciumsulfat-Hemihydrat, $CaSO_4 \cdot 0,5\ H_2O$; M_r 145,1)

Feines, weißes, homogenes Pulver

Die mittlere Korngröße beträgt etwa 15 µm.

Gipsgehalt: 0,25 g Substanz werden 30 min lang in einem Erlenmeyerkolben mit Schliffstopfen nach Zusatz von 3 ml verdünnter Salzsäure *R* und 100 ml Wasser *R* kräftig geschüttelt. Anschließend wird durch einen Glassintertiegel filtriert und der Rückstand gewaschen. In den vereinigten Filtraten wird das Calcium nach „Komplexometrische Titrationen" (2.5.11) bestimmt.

1 ml Natriumedetat-Lösung (0,1 mol · l^{-1}) entspricht 14,51 mg $CaSO_4 \cdot 0,5\ H_2O$.

pH-Wert (2.2.3): 1 g Substanz wird 5 min lang mit 10 ml kohlendioxidfreiem Wasser *R* geschüttelt. Der pH-Wert der Suspension beträgt etwa 7.

Kieselgel GF_{254} *R* 1076400

CAS Nr. 112926-00-8

Enthält etwa 13 Prozent Gips (Calciumsulfat-Hemihydrat, $CaSO_4 \cdot 0,5\ H_2O$; M_r 145,1) und etwa 1,5 Prozent eines Fluoreszenzindikators mit intensivster Anregung der Fluoreszenz bei 254 nm

Feines, weißes, homogenes Pulver

Die mittlere Korngröße beträgt etwa 15 µm.

Gipsgehalt: Prüfung siehe „Kieselgel G *R*"

pH-Wert: Prüfung siehe „Kieselgel G *R*"

Fluoreszenzprüfung: 1 bis 10 µl einer Lösung von Benzoesäure *R* (1 g · l^{-1}) in einer Mischung von 1 Volumteil wasserfreier Ameisensäure *R* und 9 Volumteilen 2-Propanol *R* werden auf 10 Startpunkte in steigenden Mengen auf eine Schicht von Kieselgel GF_{254} aufgetragen. Die Chromatographie (2.2.27) erfolgt mit einer Mischung von 10 Volumteilen wasserfreier Ameisensäure *R* und 90 Volumteilen 2-Propanol *R* über eine Laufstrecke von 10 cm. Nach Verdampfen des Fließmittels wird das Chromatogramm im UV-Licht bei 254 nm ausgewertet. Die Benzoesäure erscheint als dunkle Flecke auf fluoreszierendem Untergrund in dem oberen Drittel des Chromatogramms. Dabei muss die Benzoesäure ab 2 µg erkennbar sein.

Reagenzien

Kieselgel H *R* 1076500

CAS Nr. 112926-00-8

Feines, weißes, homogenes Pulver

Die mittlere Korngröße beträgt etwa 15 µm.

pH-Wert: Prüfung siehe „Kieselgel G *R*"

Kieselgel H, silanisiertes *R* 1076600

Feines, weißes, homogenes Pulver, das nach dem Anschütteln mit Wasser wegen seiner hydrophoben Eigenschaften an der Oberfläche schwimmt

Herstellung der Dünnschichtplatten: siehe „silanisiertes Kieselgel HF_{254} *R*"

Trennvermögen: Prüfung siehe „silanisiertes Kieselgel HF_{254} *R*"

Kieselgel HF_{254} *R* 1076700

Enthält etwa 1,5 Prozent eines Fluoreszenzindikators mit intensivster Anregung der Fluoreszenz bei 254 nm

Feines, weißes, homogenes Pulver

Die mittlere Korngröße beträgt etwa 15 µm.

pH-Wert: Prüfung siehe „Kieselgel G *R*"

Fluoreszenzprüfung: Prüfung siehe „Kieselgel GF_{254} *R*"

Kieselgel HF_{254}, silanisiertes *R* 1076800

Feines, weißes, homogenes Pulver, das etwa 1,5 Prozent eines Fluoreszenzindikators mit intensivster Anregung der Fluoreszenz bei 254 nm enthält und das nach dem Anschütteln mit Wasser wegen seiner hydrophoben Eigenschaften an der Oberfläche schwimmt

Herstellung der Dünnschichtplatten: 30 g Substanz werden 2 min lang mit 60 ml einer Mischung von 1 Volumteil Methanol *R* und 2 Volumteilen Wasser *R* kräftig geschüttelt. Die sorgfältig gereinigten Platten werden mit einem Streichgerät mit einer 0,25 mm dicken Schicht versehen und an der Luft trocknen gelassen, danach 30 min lang im Trockenschrank bei 100 bis 105 °C getrocknet.

Trennvermögen: Je 0,1 g Methyllaurat *R*, Methylmyristat *R*, Methylpalmitat *R* und Methylstearat *R* werden 1 h lang in einem 250-ml-Rundkolben mit 40 ml ethanolischer Kaliumhydroxid-Lösung *R* im Wasserbad zum Rückfluss erhitzt. Nach dem Abkühlen wird die Lösung mit Hilfe von 100 ml Wasser *R* in einen Scheidetrichter überführt, mit verdünnter Salzsäure *R* angesäuert (pH-Wert 2 bis 3) und 3-mal mit je 10 ml Chloroform *R* geschüttelt. Die vereinigten Chloroformauszüge werden über wasserfreiem Natriumsulfat *R* getrocknet und nach dem Filtrieren auf dem Wasserbad zur Trockne eingedampft. Der Rückstand wird in 50 ml Chloroform *R* gelöst. Auf die Platte werden 3 Startpunkte mit je 10 µl der Chloroformlösung aufgetragen. Die Chromatographie (2.2.27) erfolgt mit einer Mischung von 10 Volumteilen Essigsäure 99 % *R*, 25 Volumteilen Wasser *R* und 65 Volumteilen Dioxan *R* über eine Laufstrecke von 14 cm. Die Platte wird 30 min lang bei 120 °C getrocknet, nach dem Erkalten mit einer Lösung von Molybdatophosphorsäure *R* (35 g · l^{-1}) in 2-Propanol *R* besprüht und bei 150 °C so lange erhitzt, bis Flecke sichtbar sind. Die Platte wird so lange mit Ammoniakgas behandelt, bis ein weißer Untergrund erhalten ist. Das Chromatogramm muss 4 ausgebildete und gut getrennte Flecke zeigen.

Kieselgel OC zur chiralen Trennung *R* 1146800

Sehr feines Kieselgel zur Chromatographie (5 µm) mit folgendem Derivat belegt:

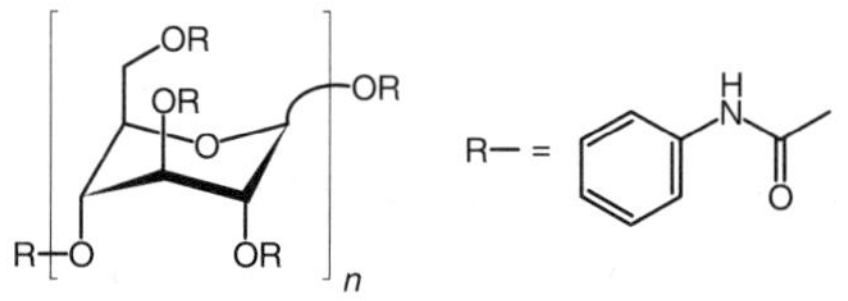

Kieselgel OD zur chiralen Trennung *R* 1110300

Sehr feines Kieselgel zur Chromatographie (5 µm), mit folgendem Derivat belegt:

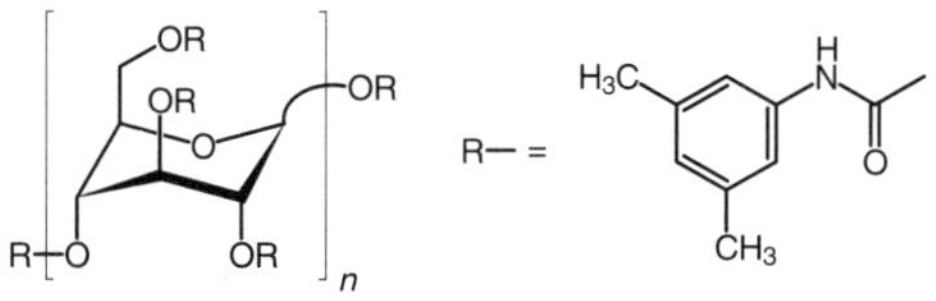

Kieselgel-Anionenaustauscher *R* 1077800

Sehr feines Kieselgel (3 bis 10 µm), dessen Oberfläche durch Einführen von quartären Ammonium-Gruppen chemisch verändert ist

Die Teilchengröße wird in Klammern nach dem Namen des Reagenzes bei den entsprechenden Prüfungen angegeben.

Feines, weißes, homogenes Pulver; praktisch unlöslich in Wasser und Ethanol

pH-Bereich der Anwendung: 2 bis 8

Kieselgel zur Ausschlusschromatographie *R* 1077900

Sehr feines Kieselgel (10 µm) mit hydrophiler Oberfläche

Die mittlere Porengröße beträgt etwa 30 nm.

Die Substanz, die bei wässrigen Lösungen mit einem pH-Wert zwischen 2 und 8 und bei organischen Lösungsmitteln verwendet werden kann, dient zur Trennung von Proteinen mit einer relativen Molekülmasse von 1000 bis 300 000.

Kieselgel zur Chromatographie *R* 1076900

Sehr feines Kieselgel (3 bis 10 µm)

Die Teilchengröße wird in Klammern nach dem Namen des Reagenzes bei den entsprechenden Prüfungen angegeben.

Feines, weißes, homogenes Pulver; praktisch unlöslich in Wasser und Ethanol

Kieselgel zur Chromatographie, aminohexadecylsilyliertes *R* 1138400

Sehr feines Kieselgel (3 bis 10 µm), dessen Oberfläche durch Einführen von Aminohexadecylsilyl-Gruppen chemisch verändert ist

Die Teilchengröße wird in Klammern nach dem Namen des Reagenzes bei den entsprechenden Prüfungen angegeben.

Feines, weißes, homogenes Pulver; praktisch unlöslich in Wasser und Ethanol

Kieselgel zur Chromatographie, aminopropylmethylsilyliertes *R* 1102400

Sehr feines Kieselgel (3 bis 10 µm), dessen Oberfläche durch Einführen von Aminopropylsilyl-Gruppen und Methylsilyl-Gruppen chemisch verändert ist

Die Teilchengröße wird in Klammern nach dem Namen des Reagenzes bei den entsprechenden Prüfungen angegeben.

Feines, weißes, homogenes Pulver; praktisch unlöslich in Wasser und Ethanol

Kieselgel zur Chromatographie, aminopropylsilyliertes *R* 1077000

Sehr feines Kieselgel (3 bis 10 µm), dessen Oberfläche durch Einführen von Aminopropylsilyl-Gruppen chemisch verändert ist

Die Teilchengröße wird in Klammern nach dem Namen des Reagenzes bei den entsprechenden Prüfungen angegeben.

Feines, weißes, homogenes Pulver; praktisch unlöslich in Wasser und Ethanol

Kieselgel zur Chromatographie, Amylosederivat *R* 1109800

Sehr feines Kieselgel (10 µm), dessen Oberfläche durch Einführen von Amylose-Gruppen chemisch verändert ist

Die Teilchengröße wird in Klammern nach dem Namen des Reagenzes bei den entsprechenden Prüfungen angegeben.

Feines, weißes, homogenes Pulver; praktisch unlöslich in Wasser und Ethanol

Kieselgel zur Chromatographie, belegt mit Albumin vom Menschen *R* 1138500

Sehr feines Kieselgel (3 bis 10 µm), dessen Oberfläche durch Einführen von Albumin vom Menschen chemisch verändert ist

Die Teilchengröße wird in Klammern nach dem Namen des Reagenzes bei den entsprechenden Prüfungen angegeben.

Feines, weißes, homogenes Pulver

Kieselgel zur Chromatographie, butylsilyliertes *R* 1076200

Sehr feines Kieselgel (3 bis 10 µm), dessen Oberfläche durch Einführen von Butylsilyl-Gruppen chemisch verändert ist

Die Teilchengröße wird in Klammern nach dem Namen des Reagenzes bei den entsprechenden Prüfungen angegeben.

Feines, weißes, homogenes Pulver; praktisch unlöslich in Wasser und Ethanol

Sphäroidales Kieselgel: 30 nm

Porenvolumen: 0,6 $cm^3 \cdot g^{-1}$

Spezifische Oberfläche: 80 $m^2 \cdot g^{-1}$

Kieselgel zur Chromatographie, cyanopropylsilyliertes *R* 1077300

Sehr feines Kieselgel, dessen Oberfläche durch Einführen von Cyanopropylsilyl-Gruppen chemisch verändert ist

Die Teilchengröße wird in Klammern nach dem Namen des Reagenzes bei den entsprechenden Prüfungen angegeben.

Feines, weißes, homogenes Pulver; praktisch unlöslich in Wasser, Ethanol und Ether

Kieselgel zur Chromatographie, cyanopropylsilyliertes *R* 1 1077400

Sehr feines Kieselgel, das aus porösen kugelförmigen Partikeln mit chemisch gebundenen Nitril-Gruppen besteht

Die Teilchengröße wird in Klammern nach dem Namen des Reagenzes bei den entsprechenden Prüfungen angegeben.

Feines, weißes, homogenes Pulver; praktisch unlöslich in Wasser, Ethanol und Ether

Kieselgel zur Chromatographie, cyanopropylsilyliertes *R* 2 1119500

Hochreines Kieselgel, dessen Oberfläche durch Einführen von Cyanopropylsilyl-Gruppen chemisch verändert ist

Die Substanz enthält höchstens 20 ppm Metalle. Die Teilchengröße wird in Klammern nach dem Namen des Reagenzes bei den entsprechenden Prüfungen angegeben.

Feines, weißes, homogenes Pulver; praktisch unlöslich in Wasser und Ethanol

Kieselgel zur Chromatographie, dihydroxypropylsilyliertes *R* 1110000

Kugelförmige Siliciumdioxid-Partikel, an die Dihydroxypropylsilyl-Gruppen gebunden sind

Porengröße: 10 nm

Kieselgel zur Chromatographie, diisobutyloctadecylsilyliertes *R* 1140000

Sehr feines Kieselgel, dessen Oberfläche durch Einführen von Diisobutyloctadecylsilyl-Gruppen chemisch verändert ist

Die Teilchengröße wird in Klammern nach dem Namen des Reagenzes bei den entsprechenden Prüfungen angegeben.

Kieselgel zur Chromatographie, dimethyloctadecylsilyliertes *R* 1115100

Sehr feines Kieselgel (3 bis 10 µm), dessen Oberfläche durch Einführen von Dimethyloctadecylsilyl-Gruppen chemisch verändert ist

Die Teilchengröße wird in Klammern nach dem Namen des Reagenzes bei den entsprechenden Prüfungen angegeben.

Feines, weißes, homogenes Pulver von unregelmäßiger Teilchengröße; praktisch unlöslich in Wasser und Ethanol

Spezifische Oberfläche: 300 $m^2 \cdot g^{-1}$

Kieselgel zur Chromatographie, hexylsilyliertes *R* 1077100

Sehr feines Kieselgel (3 bis 10 µm), dessen Oberfläche durch Einführen von Hexylsilyl-Gruppen chemisch verändert ist

Die Teilchengröße wird in Klammern nach dem Namen des Reagenzes bei den entsprechenden Prüfungen angegeben.

Feines, weißes, homogenes Pulver; praktisch unlöslich in Wasser und Ethanol

Kieselgel zur Chromatographie, hydrophiles *R* 1077200

Sehr feines Kieselgel (3 bis 10 µm), dessen Oberfläche verändert wurde, um hydrophile Eigenschaften zu erhalten

Die Teilchengröße wird in Klammern nach dem Namen des Reagenzes bei den entsprechenden Prüfungen angegeben.

Kieselgel zur Chromatographie mit eingefügten polaren Gruppen, octylsilyliertes, nachsilanisiertes *R* 1152600

Sehr feines Kieselgel (3 bis 10 µm), dessen Oberfläche durch Einführen polarer Gruppen und endständiger Octyl-Gruppen chemisch verändert ist. Das Material ist zusätzlich nachsilanisiert. Die Teilchengröße wird in Klammern nach dem Namen des Reagenzes bei den entsprechenden Prüfungen angegeben.

Feines, weißes, homogenes Pulver

Kieselgel zur Chromatographie, octadecanoylaminopropylsilyliertes *R* 1115200

Sehr feines Kieselgel (3 bis 10 µm), dessen Oberfläche durch Einführen von Aminopropylsilyl-Gruppen, die mit Octadecanoyl-Gruppen acyliert sind, chemisch verändert ist

Die Teilchengröße wird in Klammern nach dem Namen des Reagenzes bei den entsprechenden Prüfungen angegeben.

Feines, weißes, homogenes Pulver; praktisch unlöslich in Wasser und Ethanol

Kieselgel zur Chromatographie, octadecylsilyliertes *R* 1077500

Sehr feines Kieselgel (3 bis 10 µm), dessen Oberfläche durch Einführen von Octadecylsilyl-Gruppen chemisch verändert ist

Die Teilchengröße wird in Klammern nach dem Namen des Reagenzes bei den entsprechenden Prüfungen angegeben.

Feines, weißes, homogenes Pulver; praktisch unlöslich in Wasser und Ethanol

Kieselgel zur Chromatographie, octadecylsilyliertes *R* 1 1110100

Hochreines, sehr feines Kieselgel, dessen Oberfläche durch Einführen von Octadecylsilyl-Gruppen chemisch verändert ist

Die Teilchengröße, Porengröße und der Kohlenstoffgehalt werden in Klammern nach dem Namen des Reagenzes bei den entsprechenden Prüfungen angegeben. Die Substanz enthält höchstens 20 ppm Metalle.

Kieselgel zur Chromatographie, octadecylsilyliertes *R* 2 1115300

Hochreines, sehr feines Kieselgel (Porengröße 15 nm), dessen Oberfläche durch Einführen von Octadecylsilyl-Gruppen (20 Prozent Kohlenstoff) chemisch verändert ist

Die Substanz ist für die Analyse von polycyclischen, aromatischen Kohlenwasserstoffen optimiert. Die Teilchengröße wird in Klammern nach dem Namen des Reagenzes bei den entsprechenden Prüfungen angegeben.

Feines, weißes, homogenes Pulver; praktisch unlöslich in Wasser und Ethanol

Kieselgel zur Chromatographie, octadecylsilyliertes, desaktiviertes *R* 1077600

Sehr feines Kieselgel (3 bis 10 µm), das durch Waschen und Hydrolysieren zum größten Teil von Siloxan-Brücken an der Oberfläche befreit wurde und dessen Oberfläche durch Einführen von Octadecylsilyl-Gruppen chemisch verändert ist

Die Substanz ist für die Trennung von basischen Substanzen desaktiviert. Die Teilchengröße wird in Klammern nach dem Namen des Reagenzes bei den entsprechenden Prüfungen angegeben.

Feines, weißes, homogenes Pulver; praktisch unlöslich in Wasser und Ethanol

Kieselgel zur Chromatographie, octadecylsilyliertes, nachsilanisiertes *R* 1115400

Sehr feines Kieselgel (3 bis 10 µm), dessen Oberfläche durch Einführen von Octadecylsilyl-Gruppen chemisch verändert ist

Um mögliche Interaktionen mit basischen Verbindungen zu verhindern, ist der größte Teil der verbleibenden Silanol-Gruppen an der Oberfläche sorgfältig nachsilanisiert. Die Teilchengröße wird in Klammern nach dem Namen des Reagenzes bei den entsprechenden Prüfungen angegeben.

Feines, weißes, homogenes Pulver; praktisch unlöslich in Wasser und Ethanol

Kieselgel zur Chromatographie, octadecylsilyliertes, nachsilanisiertes, desaktiviertes *R* 1108600

Sehr feines Kieselgel (3 bis 10 µm) mit einer Porengröße von 10 nm und einem Kohlenstoffgehalt von 16 Prozent, das durch Waschen und Hydrolysieren zum größten Teil von Siloxan-Brücken an der Oberfläche befreit wurde und dessen Oberfläche durch Einführen von Octadecylsilyl-Gruppen chemisch verändert ist

Um mögliche Interaktionen mit basischen Verbindungen zu verhindern, ist der größte Teil der verbleibenden Silanol-Gruppen an der Oberfläche nachsilanisiert. Die Teilchengröße wird in Klammern nach dem Namen des Reagenzes bei den entsprechenden Prüfungen angegeben.

Feines, weißes, homogenes Pulver; praktisch unlöslich in Wasser und Ethanol

Kieselgel zur Chromatographie, octylsilyliertes *R* 1077700

Sehr feines Kieselgel (3 bis 10 µm), dessen Oberfläche durch Einführen von Octylsilyl-Gruppen chemisch verändert ist

Die Teilchengröße wird in Klammern nach dem Namen des Reagenzes bei den entsprechenden Prüfungen angegeben.

Feines, weißes, homogenes Pulver; praktisch unlöslich in Wasser und Ethanol

Kieselgel zur Chromatographie, octylsilyliertes *R* 1 1077701

Sehr feines Kieselgel (3 bis 10 µm), dessen Oberfläche durch Einführen von Octylsilyl-Gruppen und Methylsilyl-Gruppen chemisch verändert ist

Die Teilchengröße wird in Klammern nach dem Namen des Reagenzes bei den entsprechenden Prüfungen angegeben.

Feines, weißes, homogenes Pulver; praktisch unlöslich in Wasser und Ethanol

Kieselgel zur Chromatographie, octylsilyliertes *R* 2 1077702

Hochreines, sehr feines Kieselgel (Porengröße 10 nm), dessen Oberfläche durch Einführen von Octylsilyl-Gruppen chemisch verändert ist (19 Prozent Kohlenstoff)

Die Substanz enthält höchstens 20 ppm Metalle.

Kieselgel zur Chromatographie, octylsilyliertes, desaktiviertes *R* 1131600

Sehr feines Kieselgel (3 bis 10 µm), das durch Waschen und Hydrolysieren zum größten Teil von Siloxan-Brücken an der Oberfläche befreit wurde und dessen Oberfläche durch Einführen von Octylsilyl-Gruppen chemisch verändert ist

Die Substanz ist für die Trennung von basischen Substanzen desaktiviert. Die Teilchengröße wird in Klammern nach dem Namen des Reagenzes bei den entsprechenden Prüfungen angegeben.

Feines, weißes, homogenes Pulver; praktisch unlöslich in Wasser und Ethanol

Kieselgel zur Chromatographie, octylsilyliertes, nachsilanisiertes *R* 1119600

Sehr feines Kieselgel (3 bis 10 µm), dessen Oberfläche durch Einführen von Octylsilyl-Gruppen chemisch verändert ist

Um mögliche Wechselwirkungen mit basischen Verbindungen zu verhindern, ist der größte Teil der verbleibenden Silanol-Gruppen an der Oberfläche sorgfältig nachsilanisiert. Die Teilchengröße wird in Klammern nach dem Namen des Reagenzes bei den entsprechenden Prüfungen angegeben.

Feines, weißes, homogenes Pulver; praktisch unlöslich in Wasser und Ethanol

Reagenzien

Kieselgel zur Chromatographie, octylsilyliertes, nachsilanisiertes, desaktiviertes *R* 1148800

Sehr feines Kieselgel (3 bis 10 µm), das durch Waschen und Hydrolysieren zum größten Teil von Siloxan-Brücken an der Oberfläche befreit wurde und dessen Oberfläche durch Einführen von Octylsilyl-Gruppen chemisch verändert ist

Um mögliche Interaktionen mit basischen Verbindungen zu verhindern, ist der größte Teil der verbleibenden Silanol-Gruppen an der Oberfläche sorgfältig nachsilanisiert.

Die Teilchengröße wird in Klammern nach dem Namen des Reagenzes bei den entsprechenden Prüfungen angegeben.

Feines, weißes, homogenes Pulver; praktisch unlöslich in Wasser und Ethanol

Kieselgel zur Chromatographie, phenylsilyliertes *R* 1110200

Sehr feines Kieselgel (5 bis 10 µm), dessen Oberfläche durch Einführen von Phenylsilyl-Gruppen chemisch verändert ist

Kieselgel zur Chromatographie, phenylsilyliertes *R* 1 1075700

Sehr feines Kieselgel (5 µm), dessen Oberfläche durch Einführen von Phenylsilyl-Gruppen chemisch verändert ist

Die Teilchengröße wird in Klammern nach dem Namen des Reagenzes bei den entsprechenden Prüfungen angegeben.

Feines, weißes, homogenes Pulver; praktisch unlöslich in Wasser, Dichlormethan und Ethanol

Sphäroidales Kieselgel: 8 nm

Spezifische Oberfläche: 180 $m^2 \cdot g^{-1}$

Kohlenstoffgehalt: 5,5 Prozent

Kieselgel zur Chromatographie, trimethylsilyliertes *R* 1115500

Sehr feines Kieselgel (3 bis 10 µm), dessen Oberfläche durch Einführen von Trimethylsilyl-Gruppen chemisch verändert ist

Die Teilchengröße wird in Klammern nach dem Namen des Reagenzes bei den entsprechenden Prüfungen angegeben.

Feines, weißes, homogenes Pulver; praktisch unlöslich in Wasser und Ethanol

Kieselgur *R* 1025900

CAS Nr. 91053-39-3

Weißes bis fast weißes, feinkörniges Pulver, das aus den Kieselpanzern fossiler Diatomeen oder aus deren Bruchstücken besteht; praktisch unlöslich in Wasser, Ethanol und Ether

Die Substanz kann mit Hilfe des Mikroskops (500fache Vergrößerung) identifiziert werden.

Kieselgur G *R* 1047600

Mit Salzsäure gereinigtes und geglühtes Kieselgur, das etwa 15 Prozent Gips (Calciumsulfat, Hemihydrat, $CaSO_4 \cdot 0{,}5\ H_2O$; M_r 145,1) enthält

Feines, grauweißes Pulver, dessen grauer Farbton sich beim Aufschlämmen mit Wasser verstärkt

Die mittlere Korngröße beträgt 10 bis 40 µm.

Gipsgehalt: Prüfung siehe „Kieselgel G *R*"

pH-Wert (2.2.3): 1 g Substanz wird 5 min lang mit 10 ml kohlendioxidfreiem Wasser *R* geschüttelt. Der pH-Wert der Suspension muss zwischen 7 und 8 liegen.

Trennvermögen: Die Kieselgur-G-Schicht wird mit einer Lösung von Natriumacetat *R* (2,7 $g \cdot l^{-1}$) hergestellt. Auf die Platte werden je 5 µl einer Lösung, die je 0,1 $g \cdot l^{-1}$ Lactose, Saccharose, Glucose und Fructose in Pyridin *R* enthält, aufgetragen. Die Chromatographie (2.2.27) erfolgt mit einer Mischung von 12 Volumteilen Wasser *R*, 23 Volumteilen 2-Propanol *R* und 65 Volumteilen Ethylacetat *R* über eine Laufstrecke von 14 cm. Die Laufzeit beträgt etwa 40 min. Nach erfolgter Chromatographie wird die Platte getrocknet, mit etwa 10 ml Anisaldehyd-Reagenz *R* besprüht und 5 bis 10 min lang bei 100 bis 105 °C erhitzt. Auf dem Chromatogramm müssen 4 scharf begrenzte, keine Schwanzbildung zeigende Flecke sichtbar sein, die deutlich voneinander getrennt sind.

Kieselgur-Filtrierhilfsmittel *R* 1047500

Weißes bis gelblich weißes, leichtes Pulver; praktisch unlöslich in Wasser, verdünnten Säuren und organischen Lösungsmitteln

Filtrationsgeschwindigkeit: Ein Chromatographierohr von 0,25 m Länge und 10 mm innerem Durchmesser wird verwendet, dessen unteres Ende mit einer Glassinterplatte (100) verschlossen ist. Im Abstand von 0,10 und 0,20 m von der Platte befinden sich zwei Markierungen. In das Rohr wird so viel Substanz gebracht, bis die erste Markierung erreicht ist. Dann wird mit Wasser *R* bis zur zweiten Markierung aufgefüllt. Sobald der erste Tropfen aus dem Rohr fließt, wird wieder mit Wasser *R* bis zur zweiten Markierung aufgefüllt und die Zeit ermittelt, die zum Ausfließen der ersten 5 ml Eluat erforderlich ist. Die Durchflussrate muss mindestens 1 ml je Minute betragen.

Aussehen des Eluats: Das unter „Filtrationsgeschwindigkeit" erhaltene Eluat muss farblos sein (2.2.2, Methode I).

Sauer oder alkalisch reagierende Substanzen: 1,00 g Substanz wird mit 10 ml Wasser *R* kräftig geschüttelt, 5 min lang stehen gelassen und die Suspension filtriert. Das Filter wird vorher mit heißem Wasser *R* bis zur neutralen Reaktion des Filtrats gewaschen. 2,0 ml Filtrat müssen nach Zusatz von 0,05 ml Methylrot-Lösung *R* gelb gefärbt sein. 2,0 ml Filtrat dürfen sich nach Zusatz von 0,05 ml Phenolphthalein-Lösung *R* 1 höchstens sehr schwach rosa färben.

Wasserlösliche Substanzen: 10,0 g Substanz werden in ein Chromatographierohr von 0,25 m Länge und 10 mm innerem Durchmesser gebracht und mit Wasser *R* eluiert. Die ersten 20 ml Eluat werden zur Trockne eingedampft.

Der Rückstand darf nach dem Trocknen bei 100 bis 105 °C höchstens 10 mg betragen.

Eisen (2.4.9): 0,50 g Substanz werden mit 10 ml einer Mischung gleicher Volumteile Salzsäure *R* 1 und Wasser *R* kräftig geschüttelt. Nach 5 min langem Stehenlassen wird filtriert. 1,0 ml Filtrat muss der Grenzprüfung auf Eisen entsprechen (200 ppm).

Glühverlust: höchstens 0,5 Prozent

Die Substanz darf sich während des Erhitzens bis zur Rotglut (600 °C) nicht braun oder schwarz verfärben.

Kieselgur zur Gaschromatographie *R* 1026000

Weißes bis fast weißes, feinkörniges Pulver, das aus den Kieselpanzern fossiler Diatomeen oder aus deren Bruchstücken besteht; praktisch unlöslich in Wasser, Ethanol und Ether

Die Substanz kann mit Hilfe des Mikroskops (500fache Vergrößerung) identifiziert werden; sie wird durch Behandeln mit Salzsäure *R* und anschließendem Waschen mit Wasser *R* gereinigt.

Teilchengröße: Höchstens 5 Prozent der Substanz dürfen auf einem Sieb Nr. 180 verbleiben. Höchstens 10 Prozent der Substanz dürfen durch ein Sieb Nr. 125 gehen.

Kieselgur zur Gaschromatographie *R* 1 1026100

Weißes bis fast weißes, feinkörniges Pulver, das aus den Kieselpanzern fossiler Diatomeen oder aus deren Bruchstücken besteht; praktisch unlöslich in Wasser, Ethanol und Ether

Die Substanz kann mit Hilfe des Mikroskops (500fache Vergrößerung) identifiziert werden; sie wird durch Behandeln mit Salzsäure *R* und anschließendem Waschen mit Wasser *R* gereinigt.

Teilchengröße: Höchstens 5 Prozent der Substanz dürfen auf einem Sieb Nr. 250 verbleiben. Höchstens 10 Prozent der Substanz dürfen durch ein Sieb Nr. 180 gehen.

Kieselgur zur Gaschromatographie *R* 2 1026200

Weißes bis fast weißes, feinkörniges Pulver, das aus den Kieselpanzern fossiler Diatomeen oder aus deren Bruchstücken besteht; die spezifische Oberfläche beträgt etwa 0,5 $m^2 \cdot g^{-1}$; praktisch unlöslich in Wasser, Ethanol und Ether

Die Substanz kann mit Hilfe des Mikroskops (500fache Vergrößerung) identifiziert werden; sie wird durch Behandeln mit Salzsäure *R* und anschließendem Waschen mit Wasser *R* gereinigt.

Teilchengröße: Höchstens 5 Prozent der Substanz dürfen auf einem Sieb Nr. 180 verbleiben. Höchstens 10 Prozent der Substanz dürfen durch ein Sieb Nr. 125 gehen.

Kieselgur zur Gaschromatographie, silanisiertes *R* 1026300

Kieselgur zur Gaschromatographie *R*, das mit Dimethyldichlorsilan oder mit einer anderen geeigneten Silanisierungssubstanz silanisiert wurde

Kieselgur zur Gaschromatographie, silanisiertes *R* 1 1026400

Hergestellt aus zermahlenem, rosafarbenem Schamottestein und mit Dimethyldichlorsilan oder mit einer anderen geeigneten Silanisierungssubstanz silanisiert

Die Substanz wird durch Behandeln mit Salzsäure *R* und anschließendem Waschen mit Wasser *R* gereinigt.

Koagulationsfaktor-V-Lösung *R* 1021400

Die Lösung kann nach folgender Methode oder nach jeder anderen Methode hergestellt werden, die den Faktor VIII abtrennt.

Die Lösung wird aus frischem, oxalsäurehaltigem Plasma vom Rind durch fraktionierte Fällung bei 4 °C mit einer bei 4 °C bereiteten, gesättigten Lösung von Ammoniumsulfat *R* hergestellt. Die Fraktion, die zwischen 38 und 50 Prozent Sättigung ausfällt, wird abgetrennt. Sie enthält Faktor V ohne signifikante Verunreinigung mit Faktor VIII. Das Ammoniumsulfat wird durch Dialyse dieser Fraktion entfernt und die Lösung mit einer Lösung von Natriumchlorid *R* (9 $g \cdot l^{-1}$) so verdünnt, bis eine Lösung erhalten ist, die zwischen 10 und 20 Prozent der Menge an Faktor V enthält, die normalerweise in frischem Plasma vom Menschen enthalten ist.

Faktor-V-Gehalt: 2 Verdünnungen der Koagulationsfaktor-V-Lösung in Imidazol-Pufferlösung pH 7,3 *R* werden hergestellt, wobei die eine 1 Volumteil in 10 Volumteilen Pufferlösung, die andere 1 Volumteil in 20 Volumteilen Pufferlösung enthält. Jede Verdünnung wird wie folgt geprüft: 0,1 ml Faktor-V-freies Plasmasubstrat *R*, 0,1 ml der zu untersuchenden Verdünnung, 0,1 ml Thromboplastin-Reagenz *R* und 0,1 ml einer Lösung von Calciumchlorid *R* (3,5 $g \cdot l^{-1}$) werden gemischt. Die Koagulationszeiten werden bestimmt, das heißt die Zeitspanne zwischen dem Zusatz der Calciumchlorid-Lösung und dem ersten Anzeichen einer Fibrinbildung, die entweder visuell oder mit Hilfe einer geeigneten Apparatur beobachtet werden kann.

In gleicher Weise wird die Koagulationszeit (in einem Doppelversuch) von 4 Verdünnungen von Plasma vom Menschen in Imidazol-Pufferlösung pH 7,3 *R* bestimmt. Die Verdünnungen enthalten jeweils 1 Volumteil Plasma in 10 Volumteilen Pufferlösung (entsprechend 100 Prozent Faktor V), 1 Volumteil Plasma in 50 Volumteilen Pufferlösung (entsprechend 20 Prozent Faktor V), 1 Volumteil Plasma in 100 Volumteilen Pufferlösung (entsprechend 10 Prozent Faktor V) und 1 Volumteil Plasma in 1000 Volumteilen Pufferlösung (entsprechend 1 Prozent Faktor V). Die Mittelwerte der Koagulationszeiten für jede Plasmaverdünnung werden auf logarithmisches Papier aufgetragen gegen den entsprechenden Prozentgehalt an Faktor V. Der Prozentgehalt der 2 Verdünnungen der Koagulationsfaktor-V-Lösung wird durch Interpolation ermittelt. Der Mittelwert der beiden Ergeb-

Reagenzien

nisse ergibt den Prozentgehalt an Faktor V in der zu prüfenden Lösung.

Tiefgefroren, bei einer –20 °C nicht überschreitenden Temperatur zu lagern

Kohlendioxid *R* 1015600

CAS Nr. 124-38-9

Muss der Monographie **Kohlendioxid (Carbonei dioxidum)** entsprechen

Kohlendioxid *R* 1 1015700

CO_2 M_r 44,01
Mindestens 99,995 Prozent (*V/V*) CO_2

Kohlenmonoxid: höchstens 5 ppm

Sauerstoff: höchstens 25 ppm

Stickstoffmonoxid: höchstens 1 ppm

Kohlendioxid *R* 2 1134500

CO_2 M_r 44,01
Mindestens 99 Prozent (*V/V*) CO_2

Kohlenmonoxid *R* 1016000

CO M_r 28,01
CAS Nr. 630-08-0
Mindestens 99,97 Prozent (*V/V*) CO

Kohlenmonoxid *R* 1 1134600

CO M_r 28,01
CAS Nr. 630-08-0
Mindestens 99 Prozent (*V/V*) CO

Kohlenwasserstoffe zur Gaschromatographie *R* 1049400

Sich fettig anfühlende Masse, löslich in Benzol und Toluol

Kongorot *R* 1022000

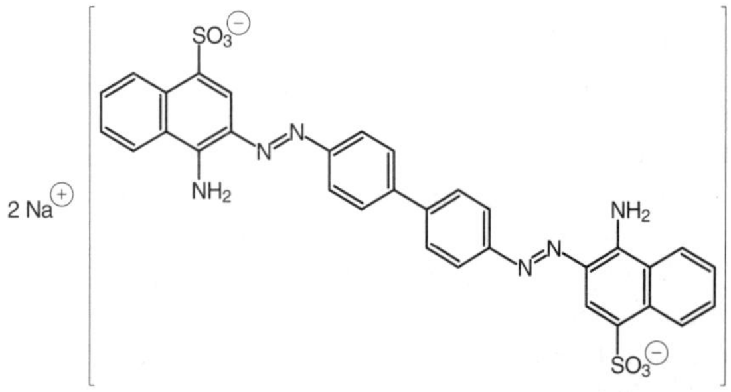

$C_{32}H_{22}N_6Na_2O_6S_2$ M_r 697
CAS Nr. 573-58-0
C.I. Nr. 22120; Schultz Nr. 360
3,3′-(4,4′-Biphenyldiylbisazo)bis(4-amino-1-naphthalinsulfonsäure), Dinatriumsalz

Bräunlich rotes Pulver; löslich in Wasser

Kongorot-Fibrin *R* 1038400

1,5 g Fibrin werden über Nacht in 50 ml einer Lösung von Kongorot *R* (20 g · l^{-1}) in Ethanol 90 % *R* eingelegt. Nach dem Abfiltrieren wird das Fibrin mit Wasser *R* gewaschen und unter Ether *R* gelagert.

Kongorot-Lösung *R* 1022001

0,1 g Kongorot *R* werden in einer Mischung von 20 ml Ethanol 96 % *R* und Wasser *R* gelöst. Die Lösung wird mit Wasser *R* zu 100 ml verdünnt.

Empfindlichkeitsprüfung: Eine Mischung von 0,2 ml der Kongorot-Lösung, 100 ml kohlendioxidfreiem Wasser *R* und 0,3 ml Salzsäure (0,1 mol · l^{-1}) muss blau gefärbt sein. Bis zum Farbumschlag nach Rosa dürfen höchstens 0,3 ml Natriumhydroxid-Lösung (0,1 mol · l^{-1}) verbraucht werden.

Umschlagsbereich: pH-Wert 3,0 (blau) und 5,0 (rosa)

Kongorot-Papier *R* 1022002

Filterpapierstreifen werden einige Minuten lang in Kongorot-Lösung *R* getaucht und anschließend trocknen gelassen.

Konzentrische Säule für die Gaschromatographie *R* 1135100

Im Handel erhältliches System, bestehend aus 2 konzentrisch angeordneten Rohren

Das äußere Rohr ist mit Molekularsieben, das innere Rohr mit einer Mischung von porösen Polymeren gepackt. Hauptanwendungsbereich ist die Trennung von Gasen.

Kristallviolett *R* 1022900

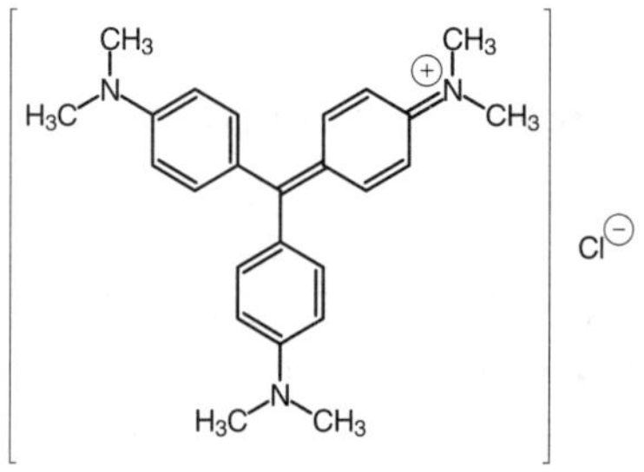

$C_{25}H_{30}ClN_3$ M_r 408,0
CAS Nr. 548-62-9
C.I. Nr. 42555; Schultz Nr. 78
Tris(4-dimethylaminophenyl)methyliumchlorid;
Syn. Methylrosaniliniumchlorid (INN)

Kristalle oder Pulver, tiefgrün; löslich in Wasser und Ethanol

Kristallviolett-Lösung *R* 1022901

0,5 g Kristallviolett *R* werden in wasserfreier Essigsäure *R* zu 100 ml gelöst.

Empfindlichkeitsprüfung: Eine Mischung von 50 ml wasserfreier Essigsäure *R* und 0,1 ml der Kristallviolett-Lösung muss violett sein. Bis zum Farbumschlag nach Blaugrün dürfen höchstens 0,1 ml Perchlorsäure (0,1 mol·l^{-1}) verbraucht werden.

Kupfer *R* 1022100

Cu A_r 63,55
CAS Nr. 7440-50-8

Gereinigte Folien, Späne, Drähte oder Pulver des reinen Metalls mit der Reinheit von Elektrolysekupfer

Kupfer(II)-acetat *R* 1022200

$Cu^{2+} [H_3C-COO^-]_2 \cdot H_2O$

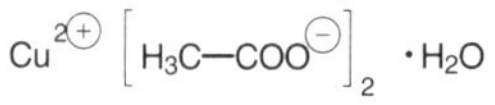

$C_4H_6CuO_4 \cdot H_2O$ M_r 199,7
CAS Nr. 142-71-2

Pulver oder Kristalle, blaugrün; leicht löslich in siedendem Wasser, löslich in Wasser und Ethanol, schwer löslich in Ether und Glycerol 85 %

Kupfer(II)-chlorid *R* 1023000

$CuCl_2 \cdot 2 H_2O$ M_r 170,5
CAS Nr. 10125-13-0

Pulver oder Kristalle, grünlich blau, zerfließend in feuchter Luft, verwitternd in trockener Luft; leicht löslich in Wasser, Ethanol und Methanol, wenig löslich in Aceton, schwer löslich in Ether

Dicht verschlossen zu lagern

Kupfer(II)-citrat-Lösung *R* 1023100

25 g Kupfer(II)-sulfat *R*, 50 g Citronensäure *R* und 144 g wasserfreies Natriumcarbonat *R* werden in Wasser *R* zu 1000 ml gelöst.

Kupfer(II)-citrat-Lösung *R* 1 1023200

25 g Kupfer(II)-sulfat *R*, 50 g Citronensäure *R* und 144 g wasserfreies Natriumcarbonat *R* werden in Wasser *R* zu 1000 ml gelöst. Die Lösung wird so eingestellt, dass sie folgenden Prüfungen entspricht:

a) 25,0 ml der Lösung werden mit 3 g Kaliumiodid *R* und vorsichtig mit 25 ml einer 25-prozentigen Lösung (*m/m*) von Schwefelsäure *R* versetzt. Die Lösung wird mit Natriumthiosulfat-Lösung (0,1 mol · l^{-1}) titriert, wobei gegen Ende der Titration 0,5 ml Stärke-Lösung *R* zugesetzt werden.

24,5 bis 25,5 ml Natriumthiosulfat-Lösung (0,1 mol·l^{-1}) dürfen bei dieser Titration verbraucht werden.

b) 10,0 ml der Lösung werden mit Wasser *R* zu 100,0 ml verdünnt und gemischt. 10,0 ml dieser Lösung werden nach Zusatz von 25,0 ml Salzsäure (0,1 mol · l^{-1}) 1 h lang im Wasserbad erhitzt. Nach dem Abkühlen wird die Mischung mit Wasser *R* auf das ursprüngliche Volumen verdünnt und nach Zusatz von 0,1 ml Phenolphthalein-Lösung *R* 1 mit Natriumhydroxid-Lösung (0,1 mol · l^{-1}) titriert.

5,7 bis 6,3 ml Natriumhydroxid-Lösung (0,1 mol · l^{-1}) dürfen bei dieser Titration verbraucht werden.

c) 10,0 ml der Lösung werden mit Wasser *R* zu 100,0 ml verdünnt und gemischt. 10,0 ml dieser Lösung werden nach Zusatz von 0,1 ml Phenolphthalein-Lösung *R* 1 mit Salzsäure (0,1 mol · l^{-1}) titriert.

6,0 bis 7,5 ml Salzsäure (0,1 mol · l^{-1}) dürfen bei dieser Titration verbraucht werden.

Kupferedetat-Lösung *R* 1022300

2 ml einer Lösung von Kupfer(II)-acetat *R* (20 g · l^{-1}) werden mit 2 ml Natriumedetat-Lösung (0,1 mol · l^{-1}) gemischt und mit Wasser *R* zu 50 ml verdünnt.

Kupfer(II)-Ethylendiaminhydroxid-Lösung *R* 3008700

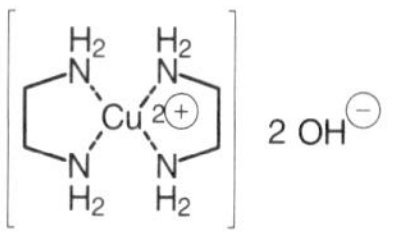

CAS Nr. 14552-35-3

Das molare Verhältnis zwischen Ethylendiamin und Kupfer beträgt 2,00 ± 0,04.

Die Lösung ist im Handel erhältlich.

Kupfer(II)-nitrat *R* 1022400

$Cu(NO_3)_2 \cdot 3 H_2O$ M_r 241,6
CAS Nr. 10031-43-3

Tiefblaue, hygroskopische Kristalle; sehr leicht löslich in Wasser, leicht löslich in Ethanol und verdünnter Salpetersäure

Die wässrige Lösung reagiert stark sauer.

Dicht verschlossen zu lagern

Kupfer(II)-sulfat *R* 1022500

$CuSO_4 \cdot 5 H_2O$ M_r 249,7
CAS Nr. 7758-99-8

Tiefblaue Kristalle oder blaues Pulver, schwach verwitternd; sehr leicht löslich in Wasser, schwer löslich in Ethanol

Kupfer(II)-sulfat-Lösung *R* 1022501

Eine Lösung von Kupfer(II)-sulfat *R* (125 g · l^{-1})

Kupfer(II)-tetrammin-Reagenz *R* 1022600

34,5 g Kupfer(II)-sulfat *R* werden in 100 ml Wasser *R* gelöst. Unter Rühren wird tropfenweise so viel konzentrierte Ammoniak-Lösung *R* hinzugefügt, bis sich der entstandene Niederschlag wieder löst. 30 ml konzentrierte Natriumhydroxid-Lösung *R* werden tropfenweise unter ständigem Schütteln zugesetzt, wobei die Temperatur unterhalb von 20 °C gehalten wird. Der Niederschlag wird durch einen Glassintertiegel (40) filtriert, mit Wasser *R* so lange gewaschen, bis das Filtrat klar ist, und dann in 200 ml konzentrierter Ammoniak-Lösung *R* aufgenommen. Erneut wird über einen Glassintertiegel filtriert; dieser Vorgang wird wiederholt, um den Niederschlag so weit wie möglich zu lösen.

L

Lackmus *R* 1049300

CAS Nr. 1393-92-6
Schultz Nr. 1386

Abbauprodukte des indigoblauen Farbstoffs, der aus verschiedenen *Rocella-*, *Lecanora-* oder anderen Flechten-Arten gewonnen wird

Der Farbstoff ist löslich in Wasser und praktisch unlöslich in Ethanol.

Umschlagsbereich: pH-Wert 5 (rot) bis 8 (blau)

Lackmuspapier, blaues *R* 1049301

10 Teile grob pulverisiertes Lackmus *R* werden 1 h lang mit 100 Teilen Ethanol 96 % *R* zum Sieden erhitzt. Das Ethanol wird abgegossen und der Rückstand mit einer Mischung von 45 Teilen Ethanol 96 % *R* und 55 Teilen Wasser *R* versetzt. Nach 2 Tagen wird die klare Flüssigkeit abgegossen. Filterpapierstreifen werden mit dieser Lösung imprägniert und anschließend getrocknet.

Empfindlichkeitsprüfung: Ein Streifen von 10 mm × 60 mm wird in eine Mischung von 10 ml Salzsäure (0,02 mol · l^{-1}) und 90 ml Wasser *R* gegeben. Unter dauerndem Rühren muss sich das Papier innerhalb 45 s rot färben.

Lackmuspapier, rotes *R* 1049302

Blauer Lackmus-Auszug wird so lange tropfenweise mit verdünnter Salzsäure *R* versetzt, bis eine Rotfärbung eintritt. Filterpapierstreifen werden mit dieser Lösung imprägniert und anschließend getrocknet.

Empfindlichkeitsprüfung: Ein Streifen von 10 mm × 60 mm wird in eine Mischung von 10 ml Natriumhydroxid-Lösung (0,02 mol · l^{-1}) und 90 ml Wasser *R* gegeben. Unter dauerndem Rühren muss sich das Papier innerhalb von 45 s blau färben.

Lactobionsäure *R* 1101600

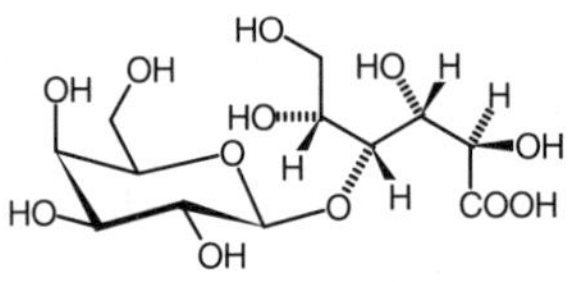

$C_{12}H_{22}O_{12}$ M_r 358,3
CAS Nr. 96-82-2

Weißes, kristallines Pulver; leicht löslich in Wasser, praktisch unlöslich in Ethanol

Smp: etwa 115 °C

Lactose *R* 1047900

CAS Nr. 5989-81-1

Muss der Monographie **Lactose-Monohydrat (Lactosum monohydricum)** entsprechen

α-Lactose-Monohydrat *R* 1150000

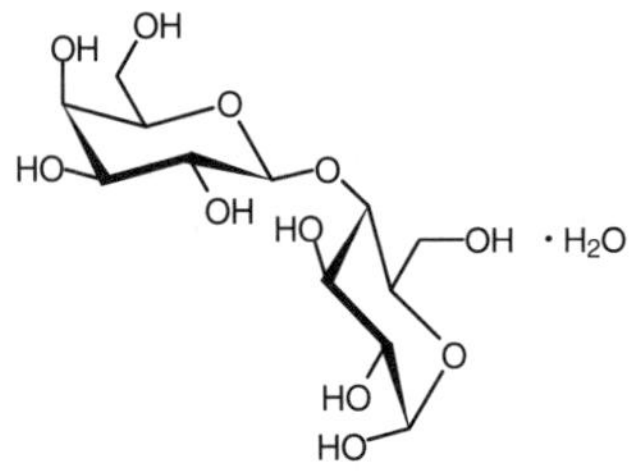

$C_{12}H_{22}O_{11} \cdot H_2O$ M_r 360,3
CAS Nr. 5989-81-1
α-D-Lactose-Monohydrat

Weißes Pulver

Der Gehalt an β-D-Lactose muss kleiner als 3 Prozent sein.

Gehaltsbestimmung: Gaschromatographie (2.2.28), mit Hilfe des Verfahrens „Normalisierung"

Eine geeignete derivatisierte Probe wird eingespritzt.

Säule
- Größe: *l* = 30 m, ∅ = 0,25 mm
- Stationäre Phase: Polydimethylsiloxan *R* (Filmdicke 1 µm)

Trägergas: Helium zur Chromatographie *R*

Temperatur

	Zeit (min)	**Temperatur (°C)**
Säule	0 – 12,5	230 → 280
Probeneinlass		250
Detektor		280

Detektion: Flammenionisation

Die Fläche des α-Lactose-Peaks muss mindestens 97 Prozent der Summe aller Peakflächen betragen.

β-Lactose *R* 1150100

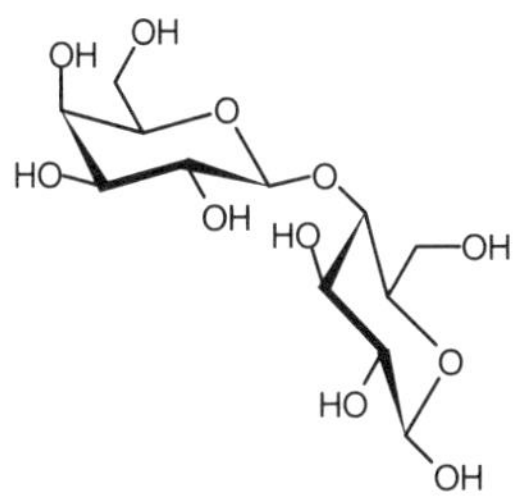

$C_{12}H_{22}O_{11}$ M_r 342,3
CAS Nr. 5965-66-2
β-D-Lactose

Weißes bis schwach gelbliches Pulver

Der Gehalt an α-D-Lactose darf höchstens 35 Prozent betragen.

Gehaltsbestimmung: Gaschromatographie (2.2.28), mit Hilfe des Verfahrens „Normalisierung"

Eine geeignete derivatisierte Probe wird eingespritzt.

Säule
- Größe: *l* = 30 m, ∅ = 0,25 mm
- Stationäre Phase: Poly[(cyanopropyl)(phenyl)][dimethyl]siloxan *R* (Filmdicke 1 μm)

Trägergas: Helium zur Chromatographie *R*

Temperatur

	Zeit (min)	Temperatur (°C)
Säule	0 – 32,5	20 → 280
Probeneinlass		250
Detektor		250

Detektion: Flammenionisation

Die Fläche des β-Lactose-Peaks muss mindestens 99 Prozent der Summe aller Peakflächen betragen.

Lanthan(III)-chlorid-Lösung *R* 1114001

58,65 g Lanthan(III)-oxid *R* werden langsam mit 100 ml Salzsäure *R* versetzt. Die Lösung wird zum Sieden erhitzt, erkalten gelassen und mit Wasser *R* zu 1000,0 ml verdünnt.

Lanthannitrat *R* 1048000

$La(NO_3)_3 \cdot 6\,H_2O$ M_r 433,0
CAS Nr. 10277-43-7

Farblose, zerfließende Kristalle; leicht löslich in Wasser

Dicht verschlossen zu lagern

Lanthannitrat-Lösung *R* 1048001

Eine Lösung von Lanthannitrat *R* (50 g · l^{-1})

Lanthan(III)-oxid *R* 1114000

La_2O_3 M_r 325,8
CAS Nr. 1312-81-8

Fast weißes, amorphes Pulver; praktisch unlöslich in Wasser

Die Substanz löst sich in verdünnten Mineralsäuren und absorbiert Kohlendioxid aus der Luft.

Calcium: höchstens 5 ppm

Laurinsäure *R* 1143100

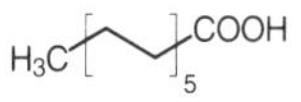

$C_{12}H_{24}O_2$ M_r 200,3
CAS Nr. 143-07-7
Dodecansäure

Weißes, kristallines Pulver; praktisch unlöslich in Wasser, leicht löslich in Ethanol

Smp: etwa 44 °C

*Wird die Substanz in der Prüfung „Gesamtfettsäuren" in der Monographie **Sägepalmenfrüchte (Sabalis serrulatae fructus)** verwendet, muss sie zusätzlich folgender Anforderung entsprechen:*

Gehaltsbestimmung: Die Bestimmung erfolgt mit Hilfe der Gaschromatographie (2.2.28) wie in der Monographie **Sägepalmenfrüchte** beschrieben.

Der Gehalt an Laurinsäure, berechnet mit Hilfe des Verfahrens „Normalisierung", muss mindestens 98 Prozent betragen.

Laurylalkohol *R* 1119900

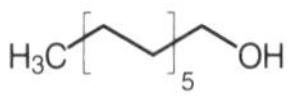

$C_{12}H_{26}O$ M_r 186,3
CAS Nr. 112-53-8
Dodecan-1-ol

d_{20}^{20}: etwa 0,820

Smp: 24 bis 27 °C

Lavandulol *R* 1114100

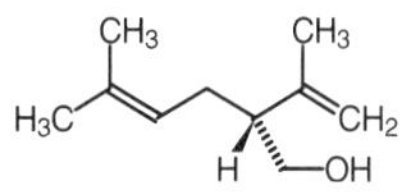

$C_{10}H_{18}O$ M_r 154,2
CAS Nr. 498-16-8
(*R*)-5-Methyl-2-(1-methylethenyl)hex-4-en-1-ol

Ölige Flüssigkeit mit charakteristischem Geruch

d_{20}^{20}: etwa 0,875

n_D^{20}: etwa 1,407

$[\alpha]_D^{20}$: etwa −10,2

Sdp_{13}: etwa 94 °C

Wird die Substanz in der Gaschromatographie verwendet, muss sie zusätzlich folgender Anforderung entsprechen:

Gehaltsbestimmung: Die Bestimmung erfolgt mit Hilfe der Gaschromatographie (2.2.28) wie in der Monographie **Lavendelöl (Lavandulae aetheroleum)** beschrieben.

Untersuchungslösung: die Substanz

Die Fläche des Hauptpeaks muss mindestens 98,0 Prozent der Summe aller Peakflächen betragen.

Lavandulylacetat *R* 1114200

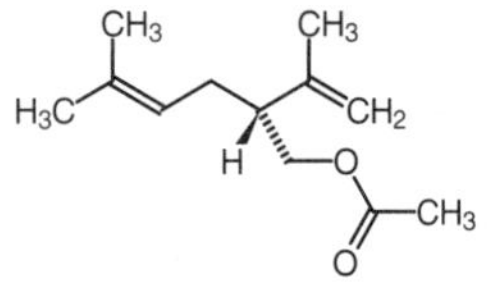

$C_{12}H_{20}O_2$ M_r 196,3
CAS Nr. 50373-59-6
(*R*)-2-Isopropenyl-5-methylhex-4-en-1-ylacetat

Farblose Flüssigkeit mit charakteristischem Geruch

d_{20}^{20}: etwa 0,911

n_D^{20}: etwa 1,454

Sdp_{13}: 106 bis 107 °C

Wird die Substanz in der Gaschromatographie verwendet, muss sie zusätzlich folgender Anforderung entsprechen:

Gehaltsbestimmung: Die Bestimmung erfolgt mit Hilfe der Gaschromatographie (2.2.28) wie in der Monographie **Lavendelöl (Lavandulae aetheroleum)** beschrieben.

Untersuchungslösung: die Substanz

Die Fläche des Hauptpeaks muss mindestens 93,0 Prozent der Summe aller Peakflächen betragen.

Leiocarposid *R* 1150200

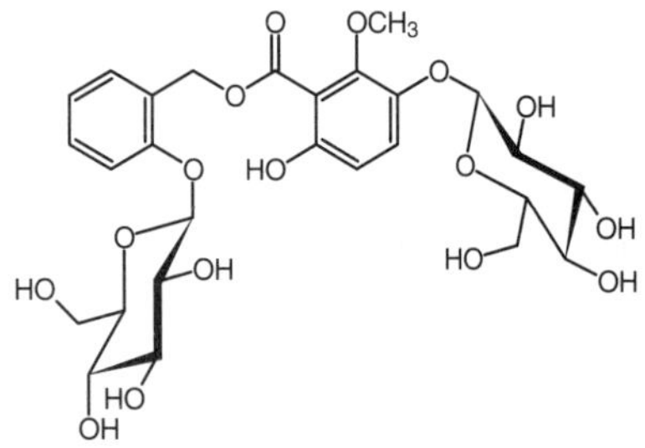

$C_{27}H_{34}O_{16}$ M_r 615
CAS Nr. 71953-77-0
2-(β-D-Glucopyranosyloxy)benzyl-3-(β-D-glucopyranosyloxy)-6-hydroxy-2-methoxybenzoat; 2-[[[3-(β-D-Glucopyranosyloxy)-6-hydroxy-2-methoxybenzoyl]oxy]methyl]phenyl-β-D-glucopyranosid

Weißes Pulver; löslich in Wasser, leicht löslich in Methanol, schwer löslich in Ethanol

Smp: 190 bis 193 °C

Leucin *R* 1048500

CAS Nr. 61-90-5

Muss der Monographie **Leucin (Leucinum)** entsprechen

Levomenol *R* 1128800

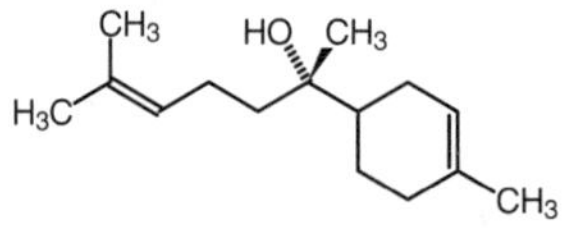

$C_{15}H_{26}O$ M_r 222,4
CAS Nr. 23089-26-1
(2*S*)-6-Methyl-2-[(1*S*)-4-methylcyclohex-3-enyl]hept-5-en-2-ol; (–)-α-Bisabolol

Farblose, viskose Flüssigkeit mit schwachem, charakteristischem Geruch; praktisch unlöslich in Wasser, leicht löslich in Ethanol, Methanol, Toluol, fetten und ätherischen Ölen

d_{20}^{20}: 0,925 bis 0,935

n_D^{20}: 1,492 bis 1,500

$[\alpha]_D^{20}$: –54,5 bis –58,0, an einer Lösung von Levomenol ($50\ mg \cdot ml^{-1}$) in Ethanol 96 % *R* bestimmt

Wird die Substanz in der Gaschromatographie verwendet, muss sie zusätzlich folgender Anforderung entsprechen:

Gehaltsbestimmung: Die Bestimmung erfolgt mit Hilfe der Gaschromatographie (2.2.28) wie in der Monographie **Kamillenöl (Matricariae aetheroleum)** beschrieben.

Untersuchungslösung: Lösung der Substanz ($4\ g \cdot l^{-1}$) in Cyclohexan *R*

Der Gehalt an Levomenol, berechnet mit Hilfe des Verfahrens „Normalisierung“, muss mindestens 95,0 Prozent betragen.

Limonen *R* 1048600

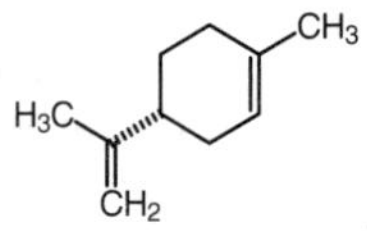

$C_{10}H_{16}$ M_r 136,2
CAS Nr. 5989-27-5
(*R*)-4-Isopropenyl-1-methylcyclohex-1-en

Farblose Flüssigkeit; praktisch unlöslich in Wasser, löslich in Ethanol

d_{20}^{20}: etwa 0,84

n_D^{20}: 1,471 bis 1,474

$[\alpha]_D^{20}$: +96 bis +106

Sdp: 175 bis 177 °C

Wird die Substanz in der Gaschromatographie verwenddet, muss sie zusätzlich folgender Anforderung entsprechen:

Gehaltsbestimmung: Die Bestimmung erfolgt mit Hilfe der Gaschromatographie (2.2.28) wie in der Monographie **Pfefferminzöl (Menthae piperitae aetheroleum)** beschrieben.

Untersuchungslösung: die Substanz

Die Fläche des Hauptpeaks muss mindestens 99,0 Prozent der Summe aller Peakflächen betragen.

Linalool *R* 1048700

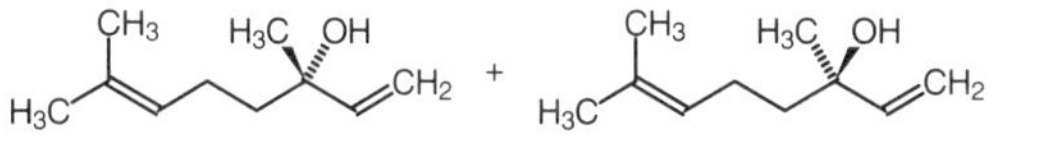

$C_{10}H_{18}O$ M_r 154,2
CAS Nr. 78-70-6
(*RS*)-3,7-Dimethyl-1,6-octadien-3-ol

Mischung von 2 Stereoisomeren (Licareol und Coriandrol)

Flüssigkeit; praktisch unlöslich in Wasser, mischbar mit Ether

d_{20}^{20}: etwa 0,860

n_D^{20}: etwa 1,462

Sdp: etwa 200 °C

Wird die Substanz in der Gaschromatographie verwendet, muss sie zusätzlich folgender Anforderung entsprechen:

Gehaltsbestimmung: Die Bestimmung erfolgt mit Hilfe der Gaschromatographie (2.2.28) wie in der Monographie **Anisöl (Anisi aetheroleum)** beschrieben.

Untersuchungslösung: die Substanz

Die Fläche des Hauptpeaks muss mindestens 98,0 Prozent der Summe aller Peakflächen betragen.

Linalylacetat *R* 1107200

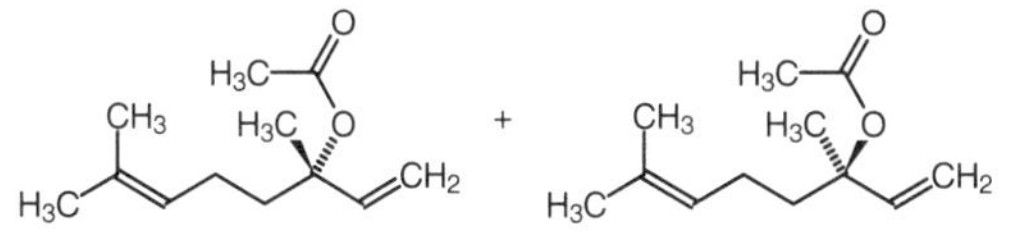

$C_{12}H_{20}O_2$ M_r 196,3
CAS Nr. 115-95-7
(*RS*)-1,5-Dimethyl-1-vinylhex-4-enylacetat

Farblose bis schwach gelbe Flüssigkeit; mit einem starken Geruch nach Bergamotte und Lavendel

d_{25}^{25}: 0,895 bis 0,912

n_D^{20}: 1,448 bis 1,451

Sdp: etwa 215 °C

Wird die Substanz in der Gaschromatographie verwendet, muss sie zusätzlich folgender Anforderung entsprechen:

Gehaltsbestimmung: Die Bestimmung erfolgt mit Hilfe der Gaschromatographie (2.2.28) wie in der Monographie **Bitterorangenblütenöl (Aurantii amari floris aetheroleum)** beschrieben.

Untersuchungslösung: die Substanz

Die Fläche des Hauptpeaks muss mindestens 95,0 Prozent der Summe aller Peakflächen betragen.

Lindan *R* 1128900

$C_6H_6Cl_6$ M_r 290,8
CAS Nr. 58-89-9
γ-Hexachlorcyclohexan

Muss der Monographie **Lindan (Lindanum)** entsprechen

Für die Monographie **Wollwachs (Adeps lanae)** kann eine geeignete, zertifizierte Referenzlösung (10 ng · μl^{-1} in Cyclohexan) verwendet werden.

Linolensäure *R* 1143300

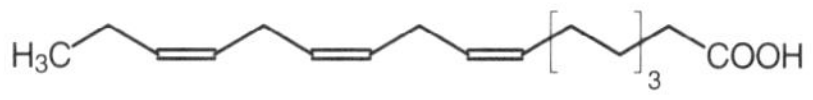

$C_{18}H_{30}O_2$ M_r 278,4
CAS Nr. 463-40-1
(9*Z*,12*Z*,15*Z*)-Octadeca-9,12,15-triensäure

Farblose Flüssigkeit; praktisch unlöslich in Wasser, löslich in organischen Lösungsmitteln

d_4^{20}: etwa 0,915

n_D^{20}: etwa 1,480

*Wird die Substanz in der Prüfung „Gesamtfettsäuren" in der Monographie **Sägepalmenfrüchte (Sabalis serrulatae fructus)** verwendet, muss sie zusätzlich folgender Anforderung entsprechen:*

Gehaltsbestimmung: Die Bestimmung erfolgt mit Hilfe der Gaschromatographie (2.2.28) wie in der Monographie **Sägepalmenfrüchte** beschrieben.

Der Gehalt an Linolensäure, berechnet mit Hilfe des Verfahrens „Normalisierung", muss mindestens 98 Prozent betragen.

Linolsäure *R* 1143200

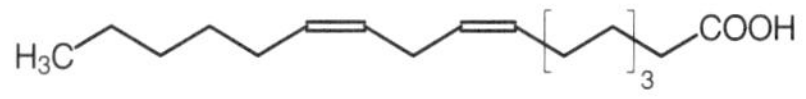

$C_{18}H_{32}O_2$ M_r 280,5
CAS Nr. 60-33-3
(9*Z*,12*Z*)-Octadeca-9,12-diensäure

Farblose, ölige Flüssigkeit

d_4^{20}: etwa 0,903

n_D^{20}: etwa 1,470

*Wird die Substanz in der Prüfung „Gesamtfettsäuren" in der Monographie **Sägepalmenfrüchte (Sabalis serrula-***

tae fructus) *verwendet, muss sie zusätzlich folgender Anforderung entsprechen:*

Gehaltsbestimmung: Die Bestimmung erfolgt mit Hilfe der Gaschromatographie (2.2.28) wie in der Monographie **Sägepalmenfrüchte** beschrieben.

Der Gehalt an Linolsäure, berechnet mit Hilfe des Verfahrens „Normalisierung", muss mindestens 98 Prozent betragen.

Lithium *R* 1048800

Li A_r 6,94
CAS Nr. 7439-93-2

Weiches Metall, dessen frisch geschnittene Oberfläche ein silbergraues Aussehen hat

An der Luft wird es schnell glanzlos. Mit Wasser reagiert es heftig unter Wasserstoffentwicklung und Bildung einer Lösung von Lithiumhydroxid; löslich in Methanol unter Wasserstoffentwicklung und Bildung einer Lösung von Lithiummethanolat; praktisch unlöslich in Ether und Petroläther.

Unter Petroläther oder flüssigem Paraffin zu lagern

Lithiumcarbonat *R* 1048900

Li_2CO_3 M_r 73,9
CAS Nr. 554-13-2

Weißes, leichtes Pulver; wenig löslich in Wasser, sehr schwer löslich in Ethanol

Eine bei 20 °C gesättigte Lösung enthält etwa 13 g · l^{-1} Li_2CO_3.

Lithiumchlorid *R* 1049000

LiCl M_r 42,39
CAS Nr. 7447-41-8

Kristallines Pulver, Körnchen oder kubische Kristalle, zerfließlich; leicht löslich in Wasser, löslich in Aceton und Ethanol

Wässrige Lösungen sind neutral oder schwach alkalisch.

Dicht verschlossen zu lagern

Lithiumhydroxid *R* 1049100

LiOH · H_2O M_r 41,96
CAS Nr. 1310-66-3

Weißes, körniges Pulver; stark alkalische Reaktion, absorbiert leicht Wasser und Kohlendioxid; löslich in Wasser, wenig löslich in Ethanol

Dicht verschlossen zu lagern

Lithiummetaborat *R* 1120000

$LiBO_2$ M_r 49,75
CAS Nr. 13453-69-5

Lithiumsulfat *R* 1049200

$Li_2SO_4 \cdot H_2O$ M_r 128,0
CAS Nr. 10102-25-7

Farblose Kristalle; leicht löslich in Wasser, praktisch unlöslich in Ethanol

Lösung zur DC-Eignungsprüfung *R* 1116600

Von je 1,0 ml der folgenden Lösungen wird eine Mischung hergestellt und mit Aceton *R* zu 10,0 ml verdünnt: einer Lösung von Sudanrot G *R* (0,5 g · l^{-1}) in Toluol *R*, einer frisch hergestellten Lösung von Methylorange *R* (0,5 g · l^{-1}) in wasserfreiem Ethanol *R*, einer Lösung von Bromcresolgrün *R* (0,5 g · l^{-1}) in Aceton *R* und einer Lösung von Methylrot *R* (0,25 g · l^{-1}) in Aceton *R*.

Lösungen zur Papierchromatographie-Eignungsprüfung *R* 1150800

Untersuchungslösung a:
Natrium[^{99m}Tc]pertechnetat-Injektionslösung aus Kernspaltprodukten (Natrii pertechnetatis[^{99m}Tc] fissione formati solutio iniectabilis) oder **Natrium[^{99m}Tc]pertechnetat-Injektionslösung nicht aus Kernspaltprodukten (Natrii pertechnetatis[^{99m}Tc] sine fissione formati solutio iniectabilis)**

Untersuchungslösung b:
In einer verschlossenen Probeflasche werden 100 µl einer Lösung von Zinn(II)-chlorid *R* (5 g · l^{-1}) in Salzsäure (0,05 mol · l^{-1}) und 100 bis 200 MBq **Natrium[^{99m}Tc]pertechnetat-Injektionslösung aus Kernspaltprodukten** oder **Natrium[^{99m}Tc]pertechnetat-Injektionslösung nicht aus Kernspaltprodukten**, in einem Volumen von höchstens 2 ml, gemischt.

Loganin *R* 1136700

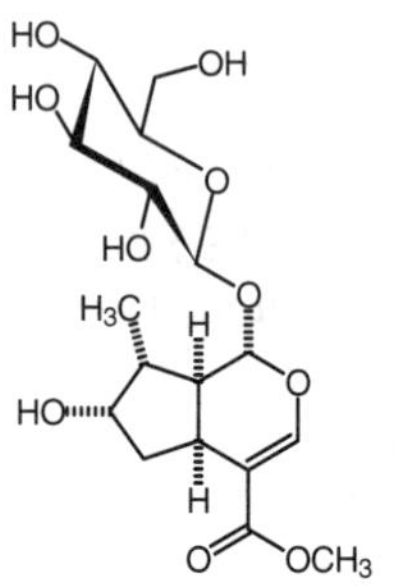

$C_{17}H_{26}O_{10}$ M_r 390,4
CAS Nr. 18524-94-2
Methyl(1*S*,4a*S*,6*S*,7*R*,7a*S*)-1-(β-D-glucopyranosyloxy)-6-hydroxy-7-methyl-1,4a,5,6,7,7a-hexahydrocyclopenta[*c*]pyran-4-carboxylat

Smp: 220 bis 221 °C

Longifolen *R* 1150300

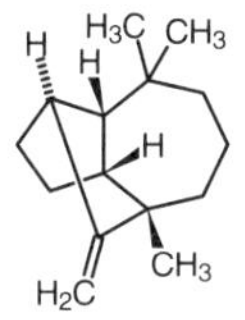

$C_{15}H_{24}$ M_r 204,4
CAS Nr. 475-20-7
(1*S*,3a*R*,4*S*,8a*S*)-4,8,8-Trimethyl-9-methylendecahydro-1,4-methanoazulen

Ölige, farblose Flüssigkeit; praktisch unlöslich in Wasser, mischbar mit Ethanol

d_4^{18}: 0,9319

n_D^{20}: 1,5050

$[\alpha]_D^{20}$: +42,7

Sdp: 254 bis 256 °C

Wird die Substanz in der Gaschromatographie verwendet, muss sie zusätzlich folgender Anforderung entsprechen:

Gehaltsbestimmung: Die Prüfung erfolgt mit Hilfe der Gaschromatographie (2.2.28) wie in der Monographie **Terpentinöl vom Strandkiefer-Typ (Terebinthinae aetheroleum ab pino pinastro)** beschrieben.

Der Gehalt an Longifolen, berechnet mit Hilfe des Verfahrens „Normalisierung", muss mindestens 98,0 Prozent betragen.

Lumiflavin *R* 1141000

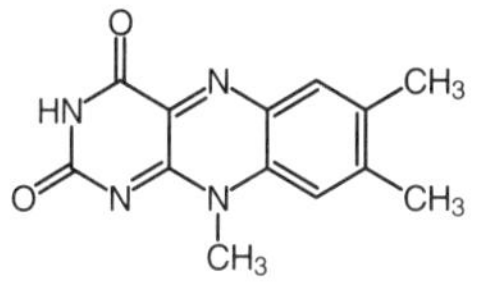

$C_{13}H_{12}N_4O_2$ M_r 256,3
CAS Nr. 1088-56-8
7,8,10-Trimethylbenzo[*g*]pteridin-2,4(3*H*,10*H*)-dion

Gelbes Pulver oder orangefarbene Kristalle; sehr schwer löslich in Wasser, leicht löslich in Dichlormethan

M

Macrogol 200 *R* 1099200

CAS Nr. 25322-68-3
Syn. Polyethylenglycol 200

Klare, farblose bis fast farblose, viskose Flüssigkeit; sehr leicht löslich in Aceton und Ethanol, praktisch unlöslich in Ether und fetten Ölen

d_{20}^{20}: etwa 1,127

n_D^{20}: etwa 1,450

Macrogol 200 *R* 1 1099201

500 ml Macrogol 200 *R* werden in einen 1000-ml-Rundkolben gegeben. Flüchtige Bestandteile werden 6 h lang bei einer Temperatur von 60 °C und einem Druck zwischen 1,5 und 2,5 kPa im Rotationsverdampfer entfernt.

Macrogol 300 *R* 1067100

CAS Nr. 25322-68-3
Polyethylenglycol 300

Muss der Monographie **Macrogole (Macrogola)** entsprechen

Macrogol 400 *R* 1067200

CAS Nr. 25322-68-3
Polyethylenglycol 400

Muss der Monographie **Macrogole (Macrogola)** entsprechen

Macrogol 1000 *R* 1067300

CAS Nr. 25322-68-3
Polyethylenglycol 1000

Muss der Monographie **Macrogole (Macrogola)** entsprechen

Macrogol 1500 *R* 1067400

CAS Nr. 25322-68-3
Polyethylenglycol 1500

Muss der Monographie **Macrogole (Macrogola)** entsprechen

Macrogol 20000 *R* 1067600

Polyethylenglycol 20000

Muss der Monographie **Macrogole (Macrogola)** entsprechen

Macrogoladipat *R* 1067700

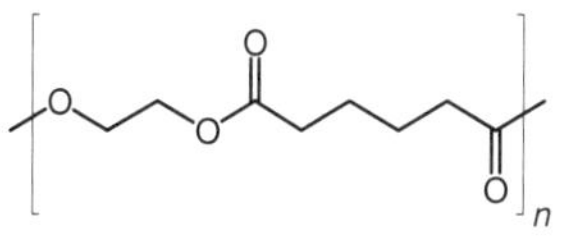

$(C_8H_{12}O_4)_n$ M_r $(172,2)_n$
Poly(oxyethylenoxyadipoyl)

Weiße Masse von wachsartigem Aussehen; praktisch unlöslich in Wasser, löslich in Chloroform

Smp: etwa 43 °C

Reagenzien

Macrogol-23-laurylether *R* 1129000

Muss der Monographie **Macrogollaurylether (Macrogoli aetherum laurilicum)** entsprechen

Der Nominalwert für die Menge Ethylenoxid, die mit Laurylalkohol reagiert hat, beträgt 23.

Macrogol-20 000-nitroterephthalat *R* 1067601

Macrogol-20 000-(2-nitroterephthalat);
Syn. Polyethylenglycol-20 000-nitroterephthalat

Macrogol 20 000 *R*, das durch Behandlung mit 2-Nitroterephthalsäure modifiziert ist

Harte, weiße bis fast weiße, wachsartige Masse; löslich in Aceton

Macrogolsuccinat *R* 1067800

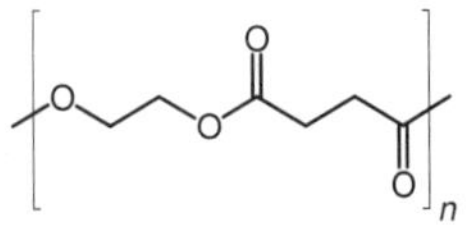

$(C_6H_8O_4)_n$ M_r $(144,1)_n$
Poly(oxyethylenoxysuccinyl)

Weißes, kristallines Pulver; praktisch unlöslich in Wasser, löslich in Chloroform

Smp: etwa 102 °C

Magensaft, künstlicher *R* 1039900

2,0 g Natriumchlorid *R* und 3,2 g Pepsin *R* werden in Wasser *R* gelöst. Die Lösung wird mit 80 ml Salzsäure (1 mol · l^{-1}) versetzt und mit Wasser *R* zu 1000 ml verdünnt.

Magnesium *R* 1049500

Mg A_r 24,30
CAS Nr. 7439-95-4

Silberweißes Band, Späne, Draht oder graues Pulver

Magnesiumacetat *R* 1049600

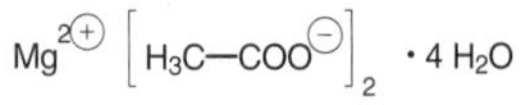

$C_4H_6MgO_4 \cdot 4\ H_2O$ M_r 214,5
CAS Nr. 16674-78-5

Farblose, zerfließende Kristalle; leicht löslich in Wasser und Ethanol

Dicht verschlossen zu lagern

Magnesiumchlorid *R* 1049700

CAS Nr. 7791-18-6

Muss der Monographie **Magnesiumchlorid-Hexahydrat (Magnesii chloridum hexahydricum)** entsprechen

Magnesiumnitrat *R* 1049800

$Mg(NO_3)_2 \cdot 6\ H_2O$ M_r 256,4
CAS Nr. 13446-18-9
Magnesiumnitrat-Hexahydrat

Farblose, durchscheinende, zerfließende Kristalle; sehr leicht löslich in Wasser, leicht löslich in Ethanol

Dicht verschlossen zu lagern

Magnesiumnitrat-Lösung *R* 1049801

17,3 g Magnesiumnitrat *R* werden unter Erwärmen in 5 ml Wasser *R* gelöst. Die Lösung wird mit 80 ml Ethanol 96% *R* versetzt und nach dem Abkühlen mit Ethanol 96 % *R* zu 100,0 ml verdünnt.

Magnesiumoxid *R* 1049900

CAS Nr. 1309-48-4

Muss der Monographie **Leichtes Magnesiumoxid (Magnesii oxidum leve)** entsprechen

Magnesiumoxid *R* 1 1049901

Magnesiumoxid *R*, das folgenden zusätzlichen Prüfungen entspricht:

Arsen (2.4.2): 0,5 g Substanz werden in einer Mischung von 5 ml Wasser *R* und 5 ml Salzsäure *R* 1 gelöst. Die Lösung muss der Grenzprüfung A entsprechen (2 ppm).

Eisen (2.4.9): 0,2 g Substanz werden in 6 ml verdünnter Salzsäure *R* gelöst. Die mit Wasser *R* zu 10 ml verdünnte Lösung muss der Grenzprüfung auf Eisen entsprechen (50 ppm).

Schwermetalle (2.4.8): 1,0 g Substanz wird in einer Mischung von 3 ml Wasser *R* und 7 ml Salzsäure *R* 1 gelöst. Nach Zusatz von 0,05 ml Phenolphthalein-Lösung *R* wird mit konzentrierter Ammoniak-Lösung *R* bis zur auftretenden Rosafärbung versetzt. Der Überschuss an Ammoniak wird mit Hilfe von Essigsäure 99 % *R* neutralisiert. Nach Zusatz von 0,5 ml im Überschuss wird mit Wasser *R* zu 20 ml verdünnt und die Lösung, falls erforderlich, filtriert. 12 ml Lösung müssen der Grenzprüfung A entsprechen (10 ppm). Zur Herstellung der Referenzlösung wird eine Mischung von 5 ml Blei-Lösung (1 ppm Pb) *R* und 5 ml Wasser *R* verwendet.

Magnesiumoxid, schweres *R* 1050000

CAS Nr. 1309-48-4

Muss der Monographie **Schweres Magnesiumoxid (Magnesii oxidum ponderosum)** entsprechen

Magnesiumsilicat zur Pestizid-Rückstandsanalyse *R* 1129100

CAS Nr. 1343-88-0

Magnesiumsilicat zur Chromatographie (Maschenweite 60–100)

Magnesiumsulfat *R* 1050200

CAS Nr. 10034-99-8

Muss der Monographie **Magnesiumsulfat-Heptahydrat (Magnesii sulfas heptahydricus)** entsprechen

Maisöl *R* 1050400

Muss der Monographie **Raffiniertes Maisöl (Maydis oleum raffinatum)** entsprechen

Malachitgrün *R* 1050500

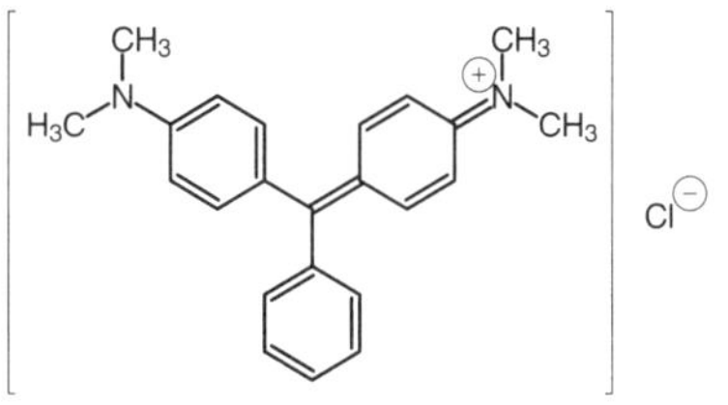

$C_{23}H_{25}ClN_2$ M_r 364,9
CAS Nr. 123333-61-9
C.I. Nr. 42000; Schultz Nr. 754
Bis(4-dimethylaminophenyl)phenylmethyliumchlorid

Grüne Kristalle mit metallischem Glanz; sehr leicht löslich in Wasser mit bläulich grüner Farbe; löslich in Ethanol und Methanol

Eine Lösung der Substanz ($0{,}01\ g \cdot l^{-1}$) in Ethanol 96 % *R* zeigt ein Absorptionsmaximum (2.2.25) bei 617 nm.

Malachitgrün-Lösung *R* 1050501

Eine Lösung von Malachitgrün *R* ($5\ g \cdot l^{-1}$) in wasserfreier Essigsäure *R*

Malathion *R* 1129200

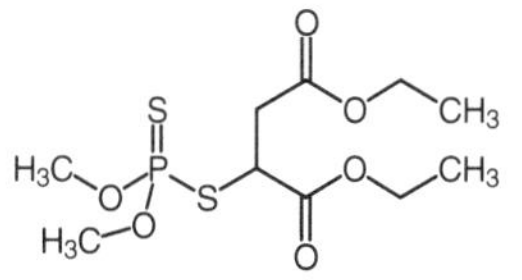

$C_{10}H_{19}O_6PS_2$ M_r 330,3
CAS Nr. 121-75-5

Sdp: etwa 156 °C

Eine geeignete, zertifizierte Referenzlösung ($10\ ng \cdot \mu l^{-1}$ in Isooctan) kann verwendet werden.

Maleinsäure *R* 1050600

CAS Nr. 110-16-7

Muss der Monographie **Maleinsäure (Acidum maleicum)** entsprechen

Maleinsäureanhydrid *R* 1050700

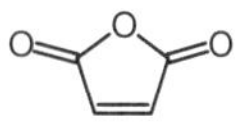

$C_4H_2O_3$ M_r 98,1
CAS Nr. 108-31-6
2,5-Furandion

Weiße Kristalle; löslich in Wasser unter Bildung von Maleinsäure, sehr leicht löslich in Aceton und Ethylacetat, leicht löslich in Toluol, löslich in Ethanol unter Esterbildung, sehr schwer löslich in Petroläther

Smp: etwa 52 °C

Der in Toluol unlösliche Rückstand darf höchstens 5 Prozent betragen (Maleinsäure).

Maleinsäureanhydrid-Lösung *R* 1050701

Eine Lösung von Maleinsäureanhydrid *R* ($50\ g \cdot l^{-1}$) in Toluol *R*

1 Monat lang haltbar

Wird die Lösung trübe, ist sie zu filtrieren.

Maltitol *R* 1136800

CAS Nr. 585-88-6

Muss der Monographie **Maltitol (Maltitolum)** entsprechen

Mangan-Silber-Papier *R* 1078200

Streifen von langsam filtrierendem Filterpapier werden einige Minuten lang in eine Lösung eingetaucht, die Mangan(II)-sulfat *R* ($8{,}5\ g \cdot l^{-1}$) und Silbernitrat *R* ($8{,}5\ g \cdot l^{-1}$) enthält. Die Streifen werden über Phosphor(V)-oxid *R* getrocknet und vor sauren und alkalischen Dämpfen geschützt gelagert.

Mangan(II)-sulfat *R* 1050900

$MnSO_4 \cdot H_2O$ M_r 169,0
CAS Nr. 10034-96-5

Schwach rosa gefärbte Kristalle oder kristallines Pulver; leicht löslich in Wasser, praktisch unlöslich in Ethanol

Glühverlust: 10,0 bis 12,0 Prozent, mit 1,000 g Substanz durch Glühen bei 500 °C bestimmt

Mannitol *R* 1051000

CAS Nr. 69-65-8

Muss der Monographie **Mannitol (Mannitolum)** entsprechen

Mannose *R* 1051100

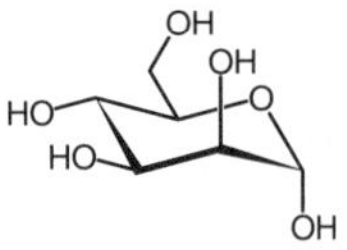

$C_6H_{12}O_6$ M_r 180,2
CAS Nr. 3458-28-4
D-(+)-Mannose; α-D-Mannopyranose

Weißes, kristallines Pulver oder kleine, weiße Kristalle; sehr leicht löslich in Wasser, schwer löslich in wasserfreiem Ethanol

$[\alpha]_D^{20}$: +13,7 bis +14,7, an einer Lösung der Substanz (200 g · l^{-1}) in Wasser *R* bestimmt, das etwa 0,05 Prozent Ammoniak (NH_3) enthält

Smp: etwa 132 °C, unter Zersetzung

Mayers Reagenz *R* 1071500

Kaliumquecksilberiodid-Lösung

1,35 g Quecksilber(II)-chlorid *R* werden in 50 ml Wasser *R* gelöst. Die Lösung wird mit 5 g Kaliumiodid *R* versetzt und mit Wasser *R* zu 100 ml verdünnt.

Meclozindihydrochlorid *R* 1051200

CAS Nr. 1104-22-9

Muss der Monographie **Meclozindihydrochlorid (Meclozini hydrochloridum)** entsprechen

Melamin *R* 1051300

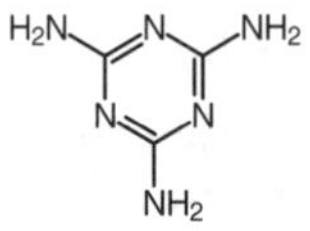

$C_3H_6N_6$ M_r 126,1
CAS Nr. 108-78-1
1,3,5-Triazin-2,4,6-triamin; 1,3,5-Triazin-2,4,6-triyl=tris(azan)

Weißes, amorphes Pulver; sehr schwer löslich in Wasser und Ethanol

Menadion *R* 1051400

CAS Nr. 58-27-5

Muss der Monographie **Menadion (Menadionum)** entsprechen

Menthofuran *R* 1051500

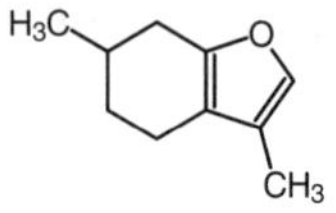

$C_{10}H_{14}O$ M_r 150,2
CAS Nr. 17957-94-7
3,6-Dimethyl-4,5,6,7-tetrahydro-1-benzofuran

Schwach bläuliche Flüssigkeit; sehr schwer löslich in Wasser, löslich in Ethanol

d_{15}^{20}: etwa 0,965

n_D^{20}: etwa 1,480

$[\alpha]_D^{20}$: etwa +93

Sdp: 196 °C

Wird die Substanz in der Gaschromatographie verwendet, muss sie zusätzlich folgender Anforderung entsprechen:

Gehaltsbestimmung: Die Bestimmung erfolgt mit Hilfe der Gaschromatographie (2.2.28) wie in der Monographie **Pfefferminzöl (Menthae piperitae aetheroleum)** beschrieben.

Untersuchungslösung: dic Substanz

Die Fläche des Hauptpeaks muss mindestens 97,0 Prozent der Summe aller Peakflächen betragen.

Menthol *R* 1051600

CAS Nr. 2216-51-5

Muss der Monographie **Menthol (Levomentholum)** oder **Racemisches Menthol (Mentholum racemicum)** entsprechen

Wird die Substanz in der Gaschromatographie verwendet, muss sie zusätzlich folgender Anforderung entsprechen:

Gehaltsbestimmung: Die Bestimmung erfolgt mit Hilfe der Gaschromatographie (2.2.28) wie in der Monographie **Racemisches Menthol** beschrieben.

Untersuchungslösung: die Substanz

Die Fläche des Hauptpeaks muss mindestens 98,0 Prozent der Summe aller Peakflächen betragen. Lösungsmittelpeaks werden nicht berücksichtigt.

Menthon *R* 1051700

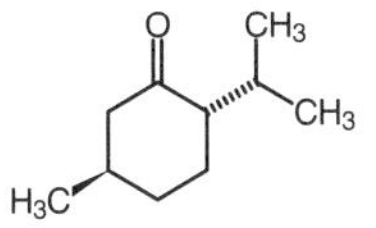

$C_{10}H_{18}O$ M_r 154,2
CAS Nr. 14073-97-3
(2*S*,5*R*)-2-Isopropyl-5-methylcyclohexanon

Die Substanz enthält unterschiedliche Mengen Isomenthon.

Farblose Flüssigkeit; sehr schwer löslich in Wasser, sehr leicht löslich in Ethanol und Ether

d_{20}^{20}: etwa 0,897

n_D^{20}: etwa 1,450

Wird die Substanz in der Gaschromatographie verwendet, muss sie zusätzlich folgender Anforderung entsprechen:

Gehaltsbestimmung: Die Bestimmung erfolgt mit Hilfe der Gaschromatographie (2.2.28) wie in der Monographie **Pfefferminzöl (Menthae piperitae aetheroleum)** beschrieben.

Untersuchungslösung: die Substanz

Die Fläche des Hauptpeaks muss mindestens 90,0 Prozent der Summe aller Peakflächen betragen.

Menthylacetat *R* 1051800

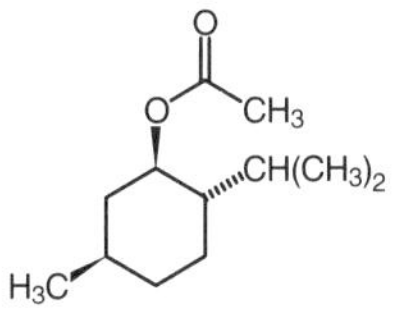

$C_{12}H_{22}O_2$ M_r 198,3
CAS Nr. 2623-23-6
2-Isopropyl-5-methylcyclohexylacetat

Farblose Flüssigkeit; schwer löslich in Wasser, mischbar mit Ethanol und Ether

d_{20}^{20}: etwa 0,92

n_D^{20}: etwa 1,447

Sdp: etwa 228 °C

Wird die Substanz in der Gaschromatographie verwendet, muss sie zusätzlich folgender Anforderung entsprechen:

Gehaltsbestimmung: Die Prüfung erfolgt mit Hilfe der Gaschromatographie (2.2.28) wie in der Monographie **Pfefferminzöl (Menthae piperitae aetheroleum)** beschrieben.

Untersuchungslösung: die Substanz

Die Fläche des Hauptpeaks muss mindestens 97,0 Prozent der Summe aller Peakflächen betragen.

2-Mercaptoethanol *R* 1099300

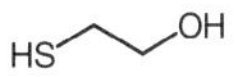

C_2H_6OS M_r 78,1
CAS Nr. 60-24-2
Syn. 2-Sulfanylethanol

Flüssigkeit; mischbar mit Wasser

d_{20}^{20}: etwa 1,116

Sdp: etwa 157 °C

Mercaptopurin *R* 1051900

CAS Nr. 6112-76-1

Muss der Monographie **Mercaptopurin (Mercaptopurinum)** entsprechen

Mesityloxid *R* 1120100

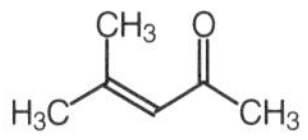

$C_6H_{10}O$ M_r 98,1
CAS Nr. 141-79-7
4-Methylpent-3-en-2-on

Farblose, ölige Flüssigkeit; löslich in 30 Teilen Wasser, mischbar mit den meisten organischen Lösungsmitteln

d_{20}^{20}: etwa 0,858

Sdp: 129 bis 130 °C

Metanilgelb *R* 1052900

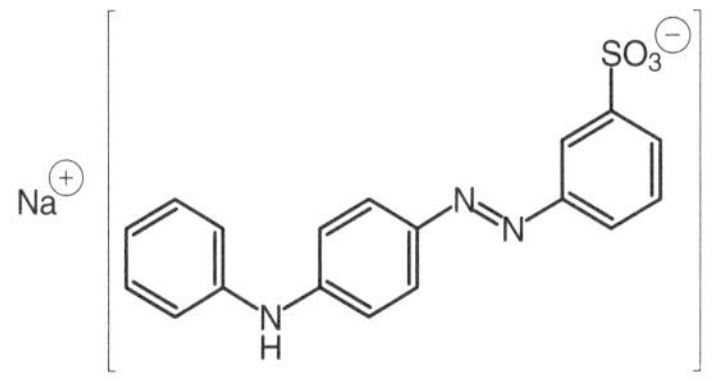

$C_{18}H_{14}N_3NaO_3S$ M_r 375,4
CAS Nr. 587-98-4
C.I. Nr. 13065; Schultz Nr. 169
3-(4-Anilinophenylazo)benzolsulfonsäure, Natriumsalz

Bräunlich gelbes Pulver; löslich in Wasser und Ethanol, sehr schwer löslich in Ether

Metanilgelb-Lösung *R* 1052901

Eine Lösung von Metanilgelb *R* ($1\ g \cdot l^{-1}$) in Methanol *R*

Empfindlichkeitsprüfung: 50 ml wasserfreie Essigsäure *R* werden mit 0,1 ml der Metanilgelb-Lösung versetzt. Nach Zusatz von 0,05 ml Perchlorsäure ($0,1\ mol \cdot l^{-1}$) muss die rötliche Färbung nach Violett umschlagen.

Umschlagsbereich: pH-Wert 1,2 (rot) bis 2,3 (gelborange)

Methacrylsäure *R* 1101800

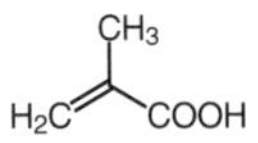

$C_4H_6O_2$ M_r 86,1
CAS Nr. 79-41-4
2-Methylpropensäure

Farblose Flüssigkeit

n_D^{20}: etwa 1,431

Smp: etwa 16 °C

Sdp: etwa 160 °C

Methanol *R* 1053200

CH_3OH M_r 32,04
CAS Nr. 67-56-1

Klare, farblose, entflammbare Flüssigkeit; mischbar mit Wasser und Ethanol

d_{20}^{20}: 0,791 bis 0,793

Sdp: 64 bis 65 °C

Methanol *R* 1 1053201

Muss Methanol *R* mit folgender zusätzlicher Anforderung entsprechen:

Die Transmission (2.2.25) der Substanz, gegen Wasser *R* gemessen, muss mindestens betragen:
20 Prozent bei 210 nm
50 Prozent bei 220 nm
75 Prozent bei 230 nm
95 Prozent bei 250 nm
98 Prozent bei 260 nm und größeren Wellenlängen

Methanol *R* 2 1053202

Wird die Substanz in der Flüssigchromatographie verwendet, muss sie folgenden zusätzlichen Anforderungen entsprechen:

mindestens 99,8 Prozent CH_3OH (M_r 32,04)

Absorption (2.2.25): höchstens 0,17 bei 225 nm, mit Wasser *R* als Kompensationsflüssigkeit bestimmt

Methanol, aldehydfreies *R* 1053300

Enthält höchstens 0,001 Prozent Aldehyde und Ketone

Herstellung: Eine Lösung von 25 g Iod *R* in 1 l Methanol *R* wird unter dauerndem Rühren in 400 ml Natriumhydroxid-Lösung (1 mol · l^{-1}) eingegossen. Nach Zusatz von 150 ml Wasser *R* wird 16 h lang stehen gelassen. Nach dem Filtrieren wird so lange zum Rückfluss erhitzt, bis der Geruch nach Iodoform verschwunden ist. Die Lösung wird der fraktionierten Destillation unterworfen.

Methanol, wasserfreies *R* 1053400

1000 ml Methanol *R* werden mit 5 g Magnesium *R* versetzt. Falls erforderlich wird die Reaktion durch Zusatz von 0,1 ml Quecksilber(II)-chlorid-Lösung *R* eingeleitet. Nach Abklingen der Gasentwicklung wird die Flüssigkeit destilliert und das Destillat, vor Feuchtigkeit geschützt, in einem trockenen Gefäß aufgefangen.

Wasser (2.5.12): höchstens 0,3 g · l^{-1}

(D_4)Methanol *R* 1025200

CD_3OD

CD_4O M_r 36,1
CAS Nr. 811-98-3
($^2H_4$)Methanol

Klare, farblose Flüssigkeit; mischbar mit Wasser, Dichlormethan und Ethanol

Deuterierungsgrad: mindestens 99,8 Prozent

d_{20}^{20}: etwa 0,888

n_D^{20}: etwa 1,326

Sdp: 65,4 °C

Methansulfonsäure *R* 1053100

$H_3C—SO_3H$

CH_4O_3S M_r 96,1
CAS Nr. 75-75-2

Klare, farblose Flüssigkeit; bei etwa 20 °C erstarrend; mischbar mit Wasser, schwer löslich in Toluol, praktisch unlöslich in Hexan

d_{20}^{20}: etwa 1,48

n_D^{20}: etwa 1,430

Methenamin *R* 1042500

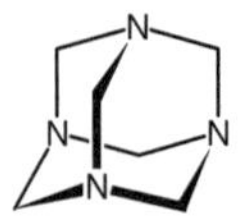

$C_6H_{12}N_4$ M_r 140,2
CAS Nr. 100-97-0
1,3,5,7-Tetraazaadamantan; Hexamethylentetramin

Farbloses, kristallines Pulver; sehr leicht löslich in Wasser

L-Methionin *R* 1053500

CAS Nr. 63-68-3

Muss der Monographie **Methionin (Methioninum)** entsprechen

Methionin, racemisches *R* 1129400

CAS Nr. 59-51-8
DL-Methionin

Muss der Monographie **Racemisches Methionin** (**DL-Methioninum**) entsprechen

(*RS*)-Methotrexat *R* 1120200

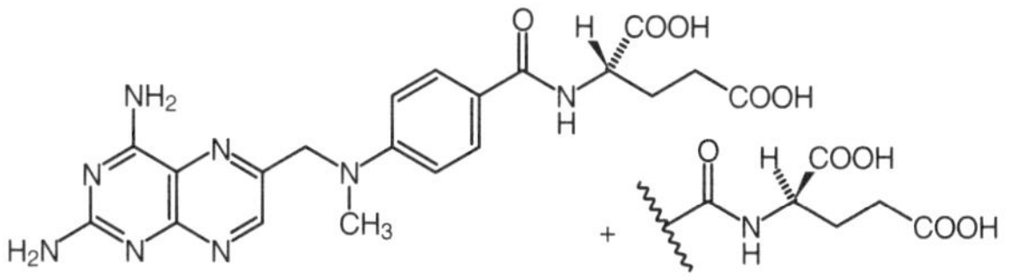

CAS Nr. 60388-53-6
(*RS*)-2-[4-[[(2,4-Diaminopteridin-6-yl)methyl]methyl=amino]benzoylamino]pentandicarbonsäure
Mindestens 96,0 Prozent $C_{20}H_{22}N_8O_5$

Smp: etwa 195 °C

Methoxychlor *R* 1129300

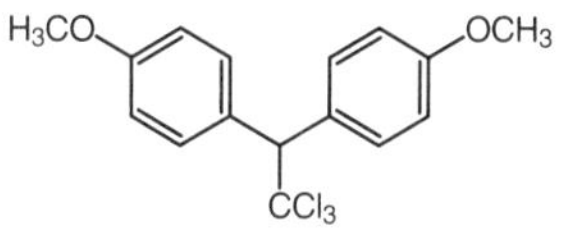

$C_{16}H_{15}Cl_3O_2$ M_r 345,7
CAS Nr. 72-43-5
1,1-(2,2,2-Trichlorethyliden)bis(4-methoxybenzol);
1,1,1-Trichlor-2,2-bis(4-methoxyphenyl)ethan

Praktisch unlöslich in Wasser, leicht löslich in den meisten organischen Lösungsmitteln

Smp: 78 bis 86 °C

Sdp: etwa 346 °C

Eine geeignete, zertifizierte Referenzlösung (10 ng · μl^{-1} in Isooctan) kann verwendet werden.

Methoxyphenylessigsäure *R* 1053600

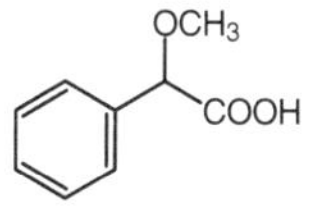

$C_9H_{10}O_3$ M_r 166,2
CAS Nr. 7021-09-2
(*RS*)-2-Methoxy-2-phenylessigsäure

Weißes, kristallines Pulver oder weiße bis fast weiße Kristalle; wenig löslich in Wasser, leicht löslich in Ethanol und Ether

Smp: etwa 70 °C

Kühl zu lagern

Methoxyphenylessigsäure-Reagenz *R* 1053601

2,7 g Methoxyphenylessigsäure *R* werden in 6 ml Tetramethylammoniumhydroxid-Lösung *R* gelöst. Die Lösung wird mit 20 ml wasserfreiem Ethanol *R* versetzt.

In einem Behältnis aus Polyethylen zu lagern

trans*-2-Methoxyzimtaldehyd *R 1129500

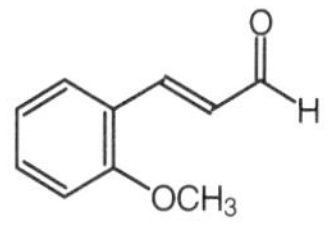

$C_{10}H_{10}O_2$ M_r 162,2
CAS Nr. 60125-24-8
(*E*)-3-(2-Methoxyphenyl)propenal

Smp: 44 bis 46 °C

Wird die Substanz in der Gaschromatographie verwendet, muss sie zusätzlich folgender Anforderung entsprechen:

Gehaltsbestimmung: Die Bestimmung erfolgt mit Hilfe der Gaschromatographie (2.2.28) wie in der Monographie **Cassiaöl (Cinnamomi cassiae aetheroleum)** beschrieben.

Der Gehalt, berechnet mit Hilfe des Verfahrens „Normalisierung", muss mindestens 96,0 Prozent betragen.

Methylacetat *R* 1053700

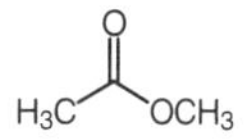

$C_3H_6O_2$ M_r 74,1
CAS Nr. 79-20-9

Klare, farblose Flüssigkeit; löslich in Wasser, mischbar mit Ethanol

d_{20}^{20}: etwa 0,933

n_D^{20}: etwa 1,361

Sdp: etwa 56 bis 58 °C

4-(Methylamino)phenolsulfat *R* 1053800

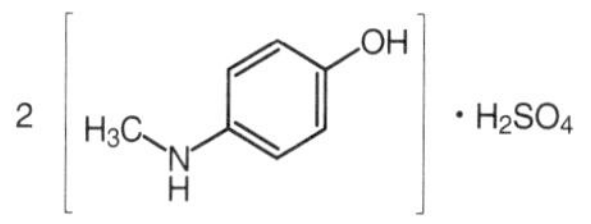

$C_{14}H_{20}N_2O_6S$ M_r 344,4
CAS Nr. 55-55-0
4-(Methylamino)phenol-sulfat (2:1)

Farblose Kristalle; sehr leicht löslich in Wasser, schwer löslich in Ethanol, praktisch unlöslich in Ether

Smp: etwa 260 °C

Methylanthranilat *R* 1107300

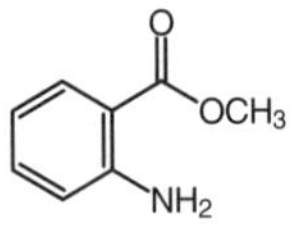

$C_8H_9NO_2$ M_r 151,2
CAS Nr. 134-20-3
Methyl(2-aminobenzoat)

Farblose Kristalle oder farblose bis gelbliche Flüssigkeit; löslich in Wasser, leicht löslich in Ethanol und in Ether

Smp: 24 bis 25 °C

Sdp: 134 bis 136 °C

Wird die Substanz in der Gaschromatographie verwendet, muss sie zusätzlich folgender Anforderung entsprechen:

Gehaltsbestimmung: Die Bestimmung erfolgt mit Hilfe der Gaschromatographie (2.2.28) wie in der Monographie **Bitterorangenblütenöl (Aurantii amari floris aetheroleum)** beschrieben.

Untersuchungslösung: die Substanz

Die Fläche des Hauptpeaks muss mindestens 95,0 Prozent der Summe aller Peakflächen betragen.

Methylarachidat *R* 1053900

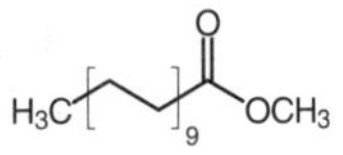

$C_{21}H_{42}O_2$ M_r 326,6
CAS Nr. 1120-28-1
Methyleicosanoat
Mindestens 98,0 Prozent $C_{21}H_{42}O_2$, mit Hilfe der Gaschromatographie (2.4.22) bestimmt

Weiße bis gelbliche, kristalline Masse; löslich in Ethanol und Petroläther

Smp: etwa 46 °C

Methylbehenat *R* 1107500

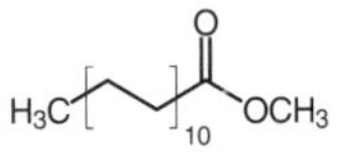

$C_{23}H_{46}O_2$ M_r 354,6
CAS Nr. 929-77-1
Methyldocosanoat

Smp: 54 bis 55 °C

Methylbenzothiazolonhydrazonhydrochlorid *R* 1055300

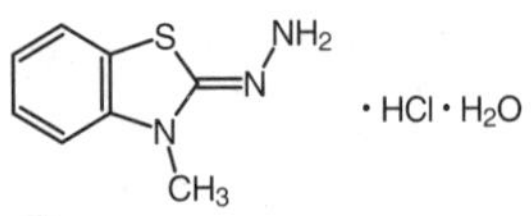

$C_8H_{10}ClN_3S \cdot H_2O$ M_r 233,7
CAS Nr. 38894-11-0
3-Methyl-2(3*H*)-benzothiazolon-hydrazon-hydrochlorid, Monohydrat

Fast weißes bis gelbliches, kristallines Pulver

Smp: etwa 270 °C

Eignungsprüfung auf Aldehyde: 2 ml aldehydfreies Methanol *R* werden mit 60 µl einer Lösung von Propionaldehyd *R* (1 g · l^{-1}) in aldehydfreiem Methanol *R* und 5 ml einer Lösung der Substanz (4 g · l^{-1}) versetzt. Nach dem Mischen wird 30 min lang stehen gelassen. Eine Blindlösung ohne Zusatz von Propionaldehyd-Lösung wird hergestellt. Die Untersuchungslösung und die Blindlösung werden mit je 25,0 ml einer Lösung von Eisen(III)-chlorid *R* (2 g · l^{-1}) versetzt, mit Aceton *R* zu 100,0 ml verdünnt und gemischt. Die Absorption (2.2.25) der Untersuchungslösung, bei 660 nm gegen die Blindlösung gemessen, muss mindestens 0,62 betragen.

2-Methylbutan *R* 1099500

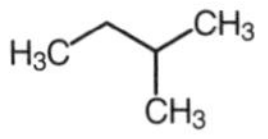

C_5H_{12} M_r 72,2
CAS Nr. 78-78-4
Isopentan
Mindestens 99,5 Prozent C_5H_{12}

Farblose Flüssigkeit, sehr leicht entflammbar

d_{20}^{20}: etwa 0,621

n_D^{20}: etwa 1,354

Sdp: etwa 29 °C

Wasser (2.5.12): höchstens 0,02 Prozent

Verdampfungsrückstand: höchstens 0,0003 Prozent

Die *Transmission* (2.2.25) der Substanz, gegen Wasser *R* gemessen, muss mindestens betragen:
50 Prozent bei 210 nm
85 Prozent bei 220 nm
98 Prozent bei 240 nm und größeren Wellenlängen

2-Methylbut-2-en *R* 1055400

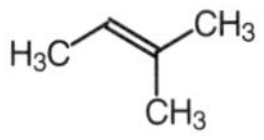

C_5H_{10} M_r 70,1
CAS Nr. 513-35-9

Sehr leicht entflammbare Flüssigkeit; praktisch unlöslich in Wasser, mischbar mit Ethanol und Ether

Sdp: 37,5 bis 38,5 °C

Methylcaprat *R* 1054000

Siehe Methyldecanoat *R*

Methylcaproat *R* 1120300

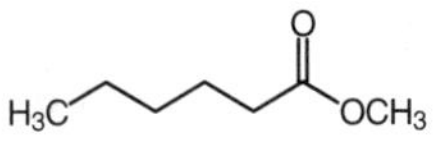

$C_7H_{14}O_2$ M_r 130,2
CAS Nr. 106-70-7
Methylhexanoat

d_{20}^{20}: etwa 0,885

n_D^{20}: etwa 1,405

Sdp: 150 bis 151 °C

Methylcaprylat *R* 1120400

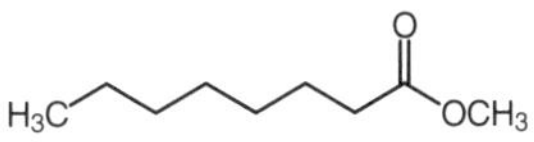

$C_9H_{18}O_2$ M_r 158,2
CAS Nr. 111-11-5
Methyloctanoat

d_{20}^{20}: etwa 0,876

n_D^{20}: etwa 1,417

Sdp: 193 bis 194 °C

Methylcellulose 450 *R* 1055500

CAS Nr. 9004-67-5

Muss der Monographie **Methylcellulose (Methylcellulosum)** entsprechen

Die Viskosität beträgt 450 mPa · s.

Methylcinnamat *R* 1099400

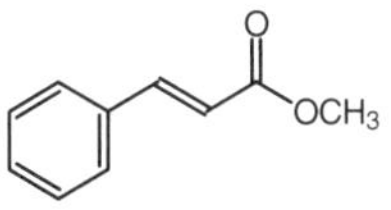

$C_{10}H_{10}O_2$ M_r 162,2
CAS Nr. 103-26-4
Methyl[(*E*)-3-phenylpropenoat]

Farblose Kristalle; praktisch unlöslich in Wasser, leicht löslich in Ethanol und Ether

n_D^{20}: etwa 1,56

Smp: 34 bis 36 °C

Sdp: etwa 260 °C

Methyldecanoat *R* 1054000

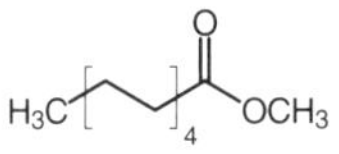

$C_{11}H_{22}O_2$ M_r 186,3
CAS Nr. 110-42-9
Methyl-*n*-decanoat; Syn. Methylcaprat
Mindestens 99,0 Prozent $C_{11}H_{22}O_2$

Klare, farblose bis gelbe Flüssigkeit; löslich in Petroläther

d_{20}^{20}: 0,871 bis 0,876

n_D^{20}: 1,425 bis 1,426

Fremde Substanzen: Die Prüfung erfolgt mit Hilfe der Gaschromatographie (2.2.28), wobei gleiche Volumteile der folgenden Lösungen injiziert werden: (1) eine Lösung der Substanz (20 mg · l^{-1}) in Schwefelkohlenstoff *R*, (2) eine Lösung der Substanz (2 g · l^{-1}) in Schwefelkohlenstoff *R* und (3) Schwefelkohlenstoff *R*. Die Prüfung erfolgt wie in der Monographie **Wollwachs (Adeps lanae)**, Prüfung auf Butylhydroxytoluol, angegeben. Die Gesamtfläche der Peaks, mit Ausnahme der Lösungsmittelpeaks und des Hauptpeaks, im Chromatogramm der Lösung (2) muss kleiner sein als die Fläche des Hauptpeaks im Chromatogramm der Lösung (1).

3-*O*-Methyldopaminhydrochlorid *R* 1055600

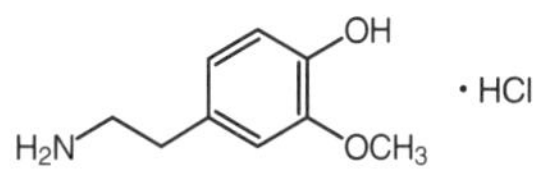

$C_9H_{14}ClNO_2$ M_r 203,7
CAS Nr. 1477-68-5
4-(2-Aminoethyl)-2-methoxyphenol-hydrochlorid

Smp: 213 bis 215 °C

Dünnschichtchromatographie: Wird die Substanz unter den Bedingungen, wie unter **Dopaminhydrochlorid (Dopamini hydrochloridum)** angegeben, geprüft, zeigt das Chromatogramm von 10 µl einer Lösung der Substanz (75 mg · l^{-1}) in Methanol *R* nur einen Fleck.

4-*O*-Methyldopaminhydrochlorid *R* 1055700

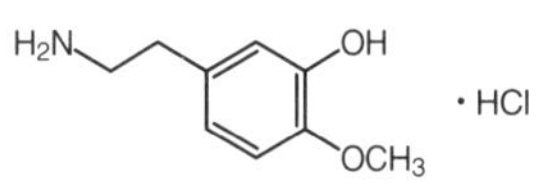

$C_9H_{14}ClNO_2$ M_r 203,7
CAS Nr. 645-33-0
5-(2-Aminoethyl)-2-methoxyphenol-hydrochlorid

Smp: 207 bis 208 °C

Dünnschichtchromatographie: Wird die Substanz unter den Bedingungen, wie unter **Dopaminhydrochlorid (Dopamini hydrochloridum)** angegeben, geprüft, zeigt das Chromatogramm von 10 µl einer Lösung der Substanz (75 mg · l^{-1}) in Methanol *R* nur einen Fleck.

Methyleicosenoat *R* 1120500

Siehe Methylgadoleinoat *R*

Methylenbisacrylamid *R* 1056000

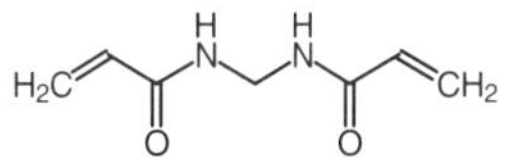

$C_7H_{10}N_2O_2$ M_r 154,2
CAS Nr. 110-26-9
N,N'-Methylendipropenamid

Feines, weißes bis fast weißes Pulver; schwer löslich in Wasser, löslich in Ethanol

Die Substanz schmilzt unter Zersetzung oberhalb 300 °C.

Methylenblau *R* 1055800

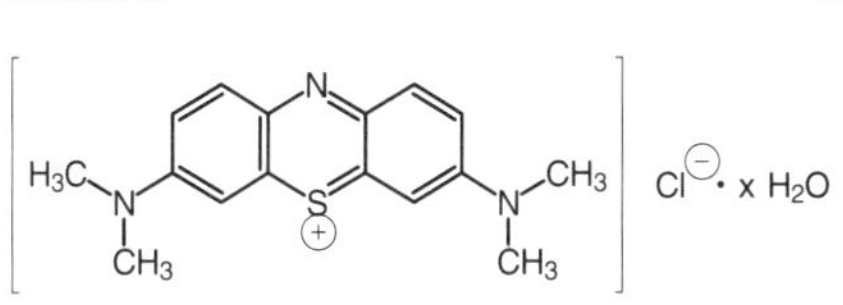

$C_{16}H_{18}ClN_3S \cdot x\ H_2O$ M_r 319,9
für die wasserfreie Substanz
CAS Nr. 7220-79-3
C.I. Nr. 52015; Schultz Nr. 1038
3,7-Bis(dimethylamino)phenothiazinyliumchlorid, Hydrat; Syn. Methylthioniniumchlorid

Die Substanz kommt in verschiedenen Hydratformen vor und kann bis zu 22 Prozent Wasser enthalten.

Dunkelgrünes bis bronzefarbiges, kristallines Pulver; leicht löslich in Wasser, löslich in Ethanol

Methylerucat *R* 1146100

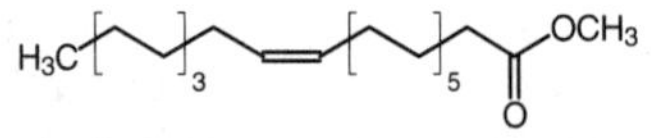

$C_{23}H_{44}O_2$ M_r 352,6
CAS Nr. 1120-34-9
Methyl-*cis*-13-docosenoat; (*Z*)-Methyldocos-13-enoat

d_{20}^{20}: etwa 0,871

n_D^{20}: etwa 1,456

3-*O*-Methylestron *R* 1137000

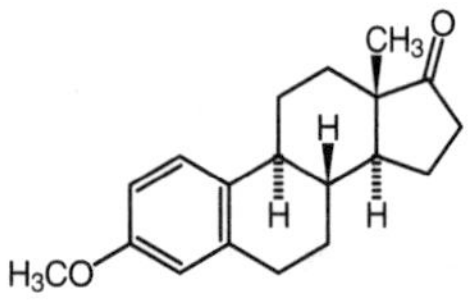

$C_{19}H_{24}O_2$ M_r 284,4
CAS Nr. 1624-62-0
3-Methoxy-1,3,5(10)-estratrien-17-on

Weißes bis gelblich weißes Pulver

$[\alpha]_D^{20}$: etwa +157

Smp: etwa 173 °C

Methylgadoleinoat *R* 1120500

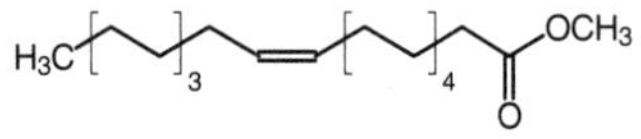

$C_{21}H_{40}O_2$ M_r 324,5
CAS Nr. 2390-09-2
Methyl-11*Z*-eicos-11-enoat; Syn. Methyleicosenoat

Methylgrün *R* 1054200

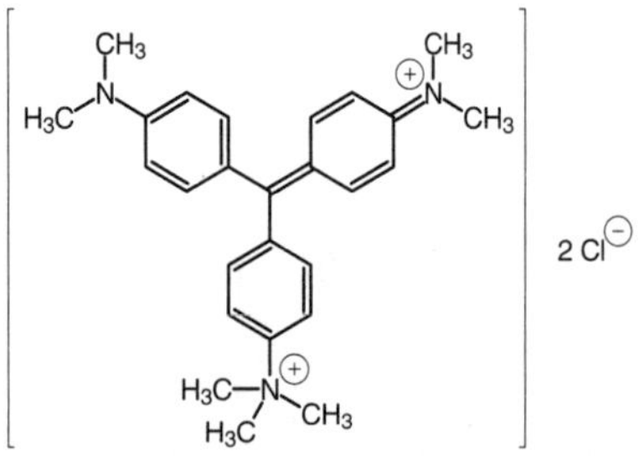

$C_{26}H_{33}Cl_2N_3$ M_r 458,5
CAS Nr. 7114-03-6
C.I. Nr. 42585; Schultz Nr. 788
α,α-Bis(4-dimethylaminophenyl)-4-(trimethylammo= nio)benzyliumdichlorid

Grünes Pulver; löslich in Wasser, löslich in Schwefelsäure mit gelber Farbe, die beim Verdünnen mit Wasser nach Grün umschlägt

Methylgrün-Papier *R* 1054201

Dünne Streifen eines geeigneten Filtrierpapiers werden mit einer Lösung von Methylgrün *R* (40 g · l^{-1}) imprägniert und an der Luft trocknen gelassen. Die Streifen werden 1 h lang mit einer Lösung imprägniert, die 140 g · l^{-1} Kaliumiodid *R* und 200 g · l^{-1} Quecksilber(II)-iodid *R* enthält. Die Streifen werden mit destilliertem Wasser *R* so lange abgewaschen, bis die Waschflüssigkeit fast farblos ist, und an der Luft trocknen gelassen.

Vor Licht geschützt zu lagern und innerhalb von 48 h zu verwenden

Methyl-4-hydroxybenzoat *R* 1055000

CAS Nr. 99-76-3

Muss der Monographie **Methyl-4-hydroxybenzoat (Methylis parahydroxybenzoas)** entsprechen

1-Methylimidazol *R* 1139700

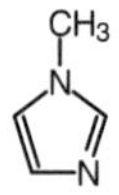

$C_4H_6N_2$ M_r 82,1
CAS Nr. 616-47-7
1-Methyl-1*H*-imidazol

Farblose bis schwach gelbliche Flüssigkeit

n_D^{20}: etwa 1,495

Sdp: 195 bis 197 °C

Dicht verschlossen, vor Licht geschützt zu lagern

1-Methylimidazol *R* 1 1139701

Entspricht 1-Methylimidazol *R* mit folgender zusätzlicher Anforderung:

Gehalt: mindestens 95,0 Prozent

2-Methylimidazol *R* 1143400

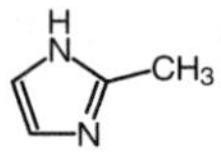

$C_4H_6N_2$ M_r 82,1
CAS Nr. 693-98-1

Weißes, kristallines Pulver

Smp: etwa 145 °C

Beachten Sie den Hinweis auf „Allgemeine Monographien" zu Anfang des Bands auf Seite B

Methyllaurat *R* 1054400

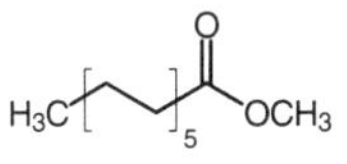

$C_{13}H_{26}O_2$ M_r 214,4
CAS Nr. 111-82-0
Methyldodecanoat
Mindestens 98,0 Prozent $C_{13}H_{26}O_2$, mit Hilfe der Gaschromatographie (2.4.22) bestimmt

Farblose bis gelblich gefärbte Flüssigkeit; löslich in Ethanol und Petroläther

d_{20}^{20}: etwa 0,87

n_D^{20}: etwa 1,431

Smp: etwa 5 °C

Methyllignocerat *R* 1120600

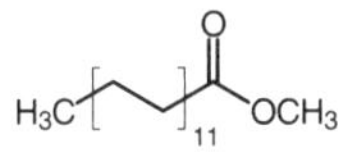

$C_{25}H_{50}O_2$ M_r 382,7
CAS Nr. 2442-49-1
Methyltetracosanoat

Plättchen

Smp: etwa 58 °C

Methyllinoleat *R* 1120700

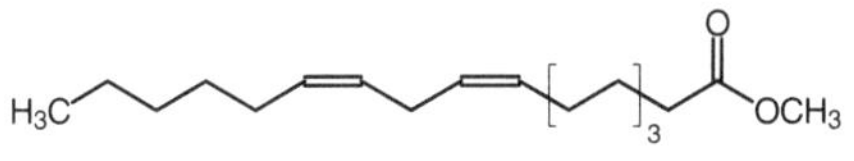

$C_{19}H_{34}O_2$ M_r 294,5
CAS Nr. 112-63-0
Methyl-(9*Z*,12*Z*)-octadeca-9,12-dienoat

d_{20}^{20}: etwa 0,888

n_D^{20}: etwa 1,466

Sdp: 207 bis 208 °C

Methyllinolenat *R* 1120800

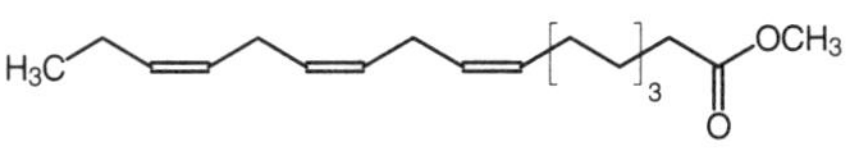

$C_{19}H_{32}O_2$ M_r 292,5
CAS Nr. 301-00-8
Methyl-(9*Z*,12*Z*,15*Z*)-octadeca-9,12,15-trienoat

d_{20}^{20}: etwa 0,901

n_D^{20}: etwa 1,471

Sdp: etwa 207 °C

Methylmargarat *R* 1120900

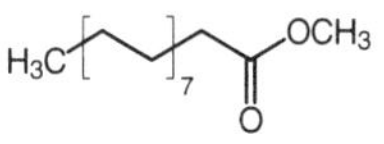

$C_{18}H_{36}O_2$ M_r 284,5
CAS Nr. 1731-92-6
Methylheptadecanoat

Weißes bis fast weißes Pulver

Smp: 32 bis 34 °C

Wird die Substanz in der Prüfung „Gesamtfettsäuren" in der Monographie ***Sägepalmenfrüchte (Sabalis serrulatae fructus)*** *verwendet, muss sie zusätzlich folgender Anforderung entsprechen:*

Gehaltsbestimmung: Die Bestimmung erfolgt mit Hilfe der Gaschromatographie (2.2.28) wie in der Monographie **Sägepalmenfrüchte** beschrieben.

Der Gehalt an Methylmargarat, berechnet mit Hilfe des Verfahrens „Normalisierung", muss mindestens 97 Prozent betragen.

Methylmethacrylat *R* 1054500

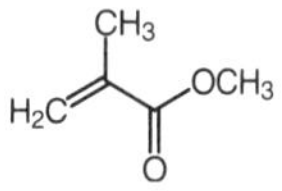

$C_5H_8O_2$ M_r 100,1
CAS Nr. 80-62-6
Methyl-2-methylpropenoat

Farblose Flüssigkeit

n_D^{20}: etwa 1,414

Smp: etwa –48 °C

Sdp: etwa 100 °C

Enthält einen geeigneten Stabilisator

Methylmyristat *R* 1054600

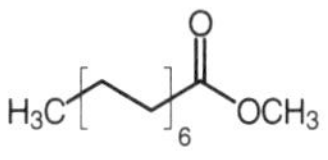

$C_{15}H_{30}O_2$ M_r 242,4
CAS Nr. 124-10-7
Methyltetradecanoat

Mindestens 98,0 Prozent $C_{15}H_{30}O_2$, mit Hilfe der Gaschromatographie (2.4.22) bestimmt

Farblose bis schwach gelbliche Flüssigkeit; löslich in Ethanol und Petroläther

d_{20}^{20}: etwa 0,87

n_D^{20}: etwa 1,437

Smp: etwa 20 °C

2-Methyl-5-nitroimidazol *R* 1056100

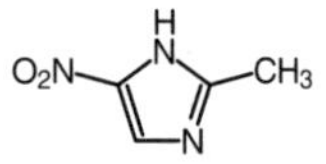

$C_4H_5N_3O_2$ M_r 127,1
CAS Nr. 88054-22-2
Mindestens 98,0 Prozent $C_4H_5N_3O_2$

Weißes bis hellgelbes Pulver

Smp: 252 bis 254 °C

Methyloleat *R* 1054700

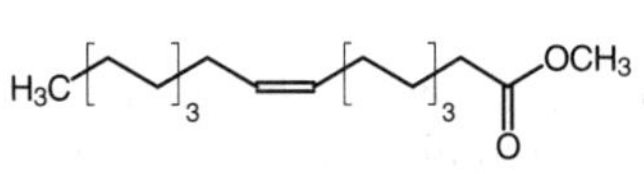

$C_{19}H_{36}O_2$ M_r 296,4
CAS Nr. 112-62-9
(*Z*)-Methyl-9-octadecenoat
Mindestens 98,0 Prozent $C_{19}H_{36}O_2$, mit Hilfe der Gaschromatographie (2.4.22) bestimmt

Farblose bis schwach gelbliche Flüssigkeit; löslich in Ethanol und Petroläther

d_{20}^{20}: etwa 0,88

n_D^{20}: etwa 1,452

Methylorange *R* 1054800

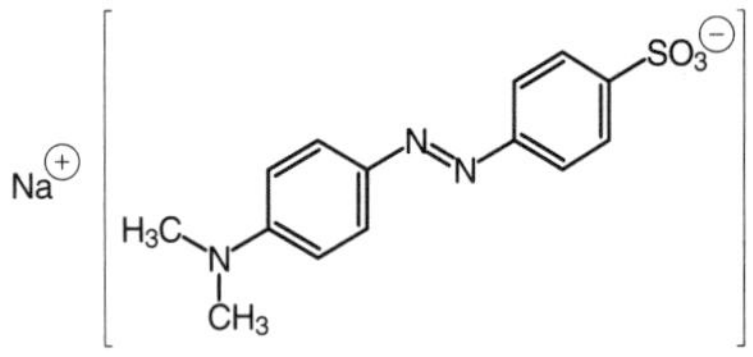

$C_{14}H_{14}N_3NaO_3S$ M_r 327,3
CAS Nr. 547-58-0
C.I. Nr. 13025; Schultz Nr. 176
4-(4-Dimethylaminophenylazo)benzolsulfonsäure, Natriumsalz

Orangegelbes, kristallines Pulver; schwer löslich in Wasser, praktisch unlöslich in Ethanol

Methylorange-Lösung *R* 1054802

0,1 g Methylorange *R* werden in 80 ml Wasser *R* gelöst. Die Lösung wird mit Ethanol 96 % *R* zu 100 ml verdünnt.

Empfindlichkeitsprüfung: Eine Mischung von 0,1 ml der Methylorange-Lösung und 100 ml kohlendioxidfreiem Wasser *R* muss gelb gefärbt sein. Bis zum Farbumschlag nach Rot dürfen höchstens 0,1 ml Salzsäure (1 mol · l^{-1}) verbraucht werden.

Umschlagsbereich: pH-Wert 3,0 (rot) bis 4,4 (gelb)

Methylorange-Mischindikator-Lösung *R* 1054801

20 mg Methylorange *R* und 0,1 g Bromcresolgrün *R* werden in 1 ml Natriumhydroxid-Lösung (0,2 mol · l^{-1}) gelöst. Die Lösung wird mit Wasser *R* zu 100 ml verdünnt.

Umschlagsbereich: pH-Wert 3,0 (orange) bis 4,4 (olivgrün)

Methylpalmitat *R* 1054900

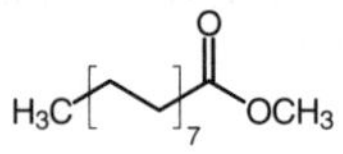

$C_{17}H_{34}O_2$ M_r 270,5
CAS Nr. 112-39-0
Methylhexadecanoat
Mindestens 98,0 Prozent $C_{17}H_{34}O_2$, mit Hilfe der Gaschromatographie (2.4.22) bestimmt

Weiße bis gelbliche, kristalline Masse; löslich in Ethanol und Petroläther

Smp: etwa 30 °C

Methylpalmitoleat *R* 1121000

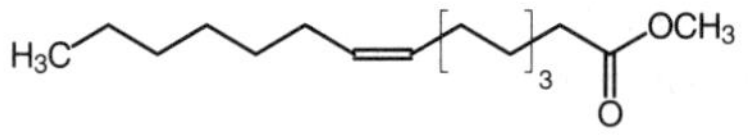

$C_{17}H_{32}O_2$ M_r 268,4
CAS Nr. 1120-25-8
Methyl-(9*Z*)-hexadec-9-enoat

d_{20}^{20}: etwa 0,876

n_D^{20}: etwa 1,451

Methylpelargonat *R* 1143500

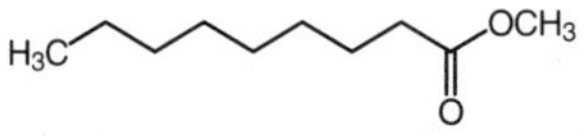

$C_{10}H_{20}O_2$ M_r 172,3
CAS Nr. 1731-84-6
Methylnonanoat

Klare, farblose Flüssigkeit

d_4^{20}: etwa 0,873

n_D^{20}: etwa 1,422

Sdp: 91 bis 92 °C

Wird die Substanz in der Prüfung „Gesamtfettsäuren“ in der Monographie ***Sägepalmenfrüchte (Sabalis serrulatae fructus)*** *verwendet, muss sie zusätzlich folgender Anforderung entsprechen:*

Gehaltsbestimmung: Die Bestimmung erfolgt mit Hilfe der Gaschromatographie (2.2.28) wie in der Monographie **Sägepalmenfrüchte** beschrieben.

Der Gehalt an Methylpelargonat, berechnet mit Hilfe des Verfahrens „Normalisierung“, muss mindestens 98 Prozent betragen.

4-Methylpentan-2-ol *R* 1114300

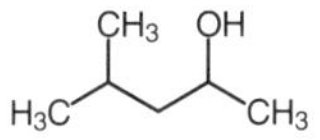

$C_6H_{14}O$ M_r 102,2
CAS Nr. 108-11-2

Klare, farblose, flüchtige Flüssigkeit

d_{4}^{20}: etwa 0,802

n_{D}^{20}: etwa 1,411

Sdp: etwa 132 °C

3-Methylpentan-2-on *R* 1141100

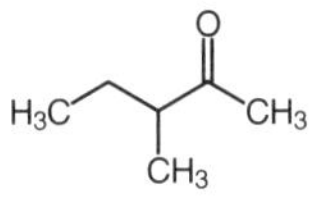

$C_6H_{12}O$ M_r 100,2
CAS Nr. 565-61-7

Farblose, entflammbare Flüssigkeit

d_{20}^{20}: etwa 0,815

n_{D}^{20}: etwa 1,400

Sdp: etwa 118 °C

Methylphenyloxazolylbenzol *R* 1056200

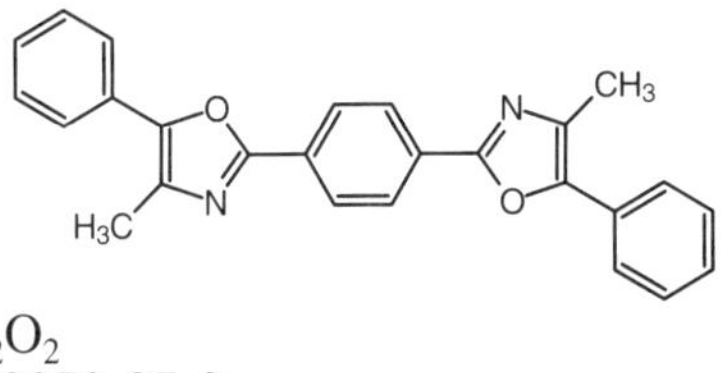

$C_{26}H_{20}N_2O_2$ M_r 392,5
CAS Nr. 3073-87-8
2,2′-*p*-Phenylenbis(4-methyl-5-phenyloxazol)

Feines, grünlich gelbes Pulver mit blauer Fluoreszenz oder kleine Kristalle; löslich in Ethanol, wenig löslich in Xylol

Smp: etwa 233 °C

Methylphenyloxazolylbenzol, das in der Szintillationsmessung verwendet wird, muss eine dafür geeignete Qualität haben.

1-Methyl-4-phenyl-1,2,3,6-tetrahydropyridin *R* 1137100

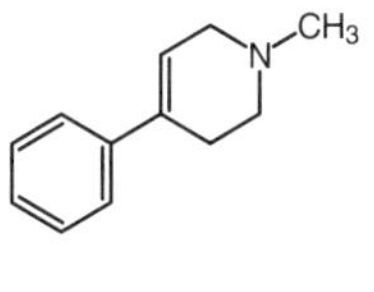

$C_{12}H_{15}N$ M_r 173,3
CAS Nr. 28289-54-5
Methylphenyltetrahydropyridin; MPTP

Weißes bis fast weißes, kristallines Pulver; schwer löslich in Wasser

Smp: etwa 41 °C

Methylpiperazin *R* 1056300

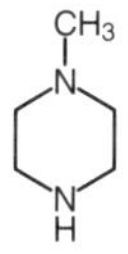

$C_5H_{12}N_2$ M_r 100,2
CAS Nr. 74879-18-8
1-Methylpiperazin

Farblose Flüssigkeit; mischbar mit Wasser und Ethanol

d_{20}^{20}: etwa 0,90

n_{D}^{20}: etwa 1,466

Sdp: etwa 138 °C

4-(4-Methylpiperidino)pyridin *R* 1114400

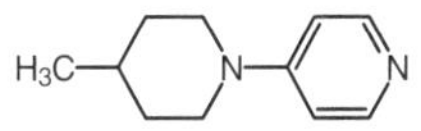

$C_{11}H_{16}N_2$ M_r 176,3
CAS Nr. 80965-30-6

Klare Flüssigkeit

n_{D}^{20}: etwa 1,565

2-Methyl-1-propanol *R* 1056400

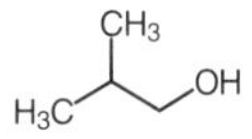

$C_4H_{10}O$ M_r 74,1
CAS Nr. 78-83-1
Isobutylalkohol

Farblose Flüssigkeit; löslich in Wasser, mischbar mit Ethanol und Ether

d_{20}^{20}: etwa 0,80

n_{D}^{15}: 1,397 bis 1,399

Sdp: etwa 107 °C

Destillationsbereich (2.2.11): Mindestens 96 Prozent müssen zwischen 107 und 109 °C destillieren.

Methylrot *R* 1055100

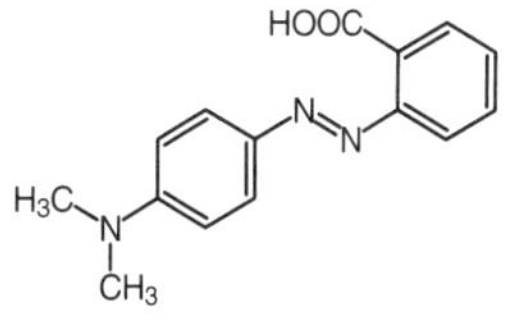

$C_{15}H_{15}N_3O_2$ M_r 269,3
CAS Nr. 493-52-7
C.I. Nr. 13020; Schultz Nr. 250
2-(4-Dimethylaminophenylazo)benzoesäure

Dunkelrotes Pulver oder violette Kristalle; praktisch unlöslich in Wasser, löslich in Ethanol

Methylrot-Lösung *R* 1055102

50 mg Methylrot *R* werden in einer Mischung von 1,86 ml Natriumhydroxid-Lösung (0,1 mol · l^{-1}) und 50 ml Ethanol 96 % *R* gelöst. Die Lösung wird mit Wasser *R* zu 100 ml verdünnt.

Empfindlichkeitsprüfung: Eine Mischung von 0,1 ml der Methylrot-Lösung, 100 ml kohlendioxidfreiem Wasser *R* und 0,05 ml Salzsäure (0,02 mol · l^{-1}) muss rot gefärbt sein. Bis zum Farbumschlag nach Gelb dürfen höchstens 0,1 ml Natriumhydroxid-Lösung (0,02 mol · l^{-1}) verbraucht werden.

Umschlagsbereich: pH-Wert 4,4 (rot) bis 6,0 (gelb)

Methylrot-Mischindikator-Lösung *R* 1055101

0,1 g Methylrot *R* und 50 mg Methylenblau *R* werden in 100 ml Ethanol 96 % *R* gelöst.

Umschlagsbereich: pH-Wert 5,2 (rotviolett) bis 5,6 (grün)

Methylsalicylat *R* 1146200

CAS Nr. 119-36-8

Muss der Monographie **Methylsalicylat (Methylis salicylas)** entsprechen

Methylstearat *R* 1055200

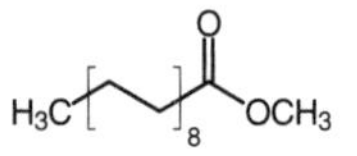

$C_{19}H_{38}O_2$ M_r 298,5
CAS Nr. 112-61-8
Methyloctadecanoat
Mindestens 98,0 Prozent $C_{19}H_{38}O_2$, mit Hilfe der Gaschromatographie (2.4.22) bestimmt

Weiße bis gelbliche, kristalline Masse; löslich in Ethanol und Petroläther

Smp: etwa 38 °C

Methyltricosanoat *R* 1111500

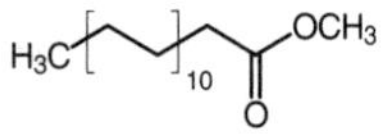

$C_{24}H_{48}O_2$ M_r 368,6
CAS Nr. 2433-97-8
Tricosansäuremethylester
Mindestens 99,0 Prozent $C_{24}H_{48}O_2$

Weiße Kristalle; praktisch unlöslich in Wasser, löslich in Hexan

Smp: 55 bis 56 °C

Methyltridecanoat *R* 1121100

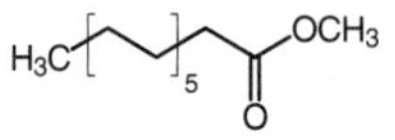

$C_{14}H_{28}O_2$ M_r 228,4
CAS Nr. 1731-88-0

Farblose bis schwach gelbe Flüssigkeit; löslich in Ethanol und Petroläther

d_{20}^{20}: etwa 0,86

n_D^{20}: etwa 1,441

Smp: etwa 6 °C

N*-Methyltrimethylsilyltrifluoracetamid *R 1129600

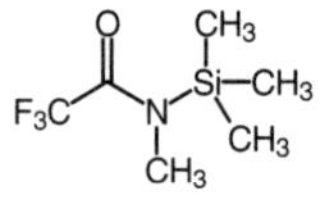

$C_6H_{12}F_3NOSi$ M_r 199,3
CAS Nr. 24589-78-4
2,2,2-Trifluor-*N*-methyl-*N*-(trimethylsilyl)acetamid

n_D^{20}: etwa 1,380

Sdp: 130 bis 132 °C

Milchsäure *R* 1047800

CAS Nr. 50-21-5

Muss der Monographie **Milchsäure (Acidum lacticum)** entsprechen

Milchsäure-Reagenz *R* 1047801

Lösung A: Zu 60 ml Milchsäure *R* werden 45 ml einer zuvor filtrierten, ohne Erhitzen mit Sudanrot G *R* gesättigten Milchsäure *R* gegeben; da die Sättigung der Milchsäure ohne Erhitzen nur langsam erfolgt, ist stets ein Überschuss an Farbstoff erforderlich.

Lösung B: 10 ml einer gesättigten Lösung von Anilin *R* werden hergestellt und filtriert.

Lösung C: 75 mg Kaliumiodid *R* werden in Wasser *R* zu 70 ml gelöst. Der Lösung werden 10 ml Ethanol 96 % *R* und 0,1 g Iod *R* unter Schütteln zugesetzt.

Die Lösungen A und B werden gemischt; Lösung C wird zugesetzt.

Millons Reagenz *R* 1052801

Quecksilbernitrat-Lösung

3 ml Quecksilber *R* werden vorsichtig in 27 ml rauchender Salpetersäure *R* gelöst.

Die Lösung wird mit dem gleichen Volumen Wasser *R* verdünnt.

Vor Licht geschützt zu lagern; höchstens 2 Monate lang haltbar

Minocyclinhydrochlorid *R* 1146300

Muss der Monographie **Minocyclinhydrochlorid (Minocyclini hydrochloridum)** entsprechen

Molekularsieb *R* 1056600

Kugelförmige Partikel, bestehend aus Natriumaluminiumsilicat, mit einem Durchmesser von 2 mm und einer Porengröße von 0,4 nm

Molekularsieb zur Chromatographie *R* 1129700

Molekularsieb, bestehend aus Natriumaluminiumsilicat

Die Porengröße wird in Klammern nach dem Namen des Reagenzes bei den entsprechenden Prüfungen angegeben. Falls erforderlich wird die Teilchengröße ebenfalls angegeben.

Molybdänschwefelsäure *R* 2 1086400

Etwa 50 mg Ammoniummolybdat *R* werden in 10 ml Schwefelsäure *R* gelöst.

Molybdänschwefelsäure *R* 3 1086500

Unter Erhitzen werden 2,5 g Ammoniummolybdat *R* in 20 ml Wasser *R* gelöst. Getrennt werden 28 ml Schwefelsäure *R* mit 50 ml Wasser *R* gemischt. Die Mischung wird abgekühlt. Beide Lösungen werden gemischt und mit Wasser *R* zu 100 ml verdünnt.

In einem Behältnis aus Polyethylen zu lagern

Molybdatophosphorsäure *R* 1064900

$12\ MoO_3 \cdot H_3PO_4 \cdot x\ H_2O$
CAS Nr. 51429-74-4

Feine, orangegelbe Kristalle; leicht löslich in Wasser, löslich in Ethanol und Ether

Molybdatophosphorsäure-Lösung *R* 1064901

4 g Molybdatophosphorsäure *R* werden in Wasser *R* zu 40 ml gelöst. Vorsichtig und unter Kühlung werden 60 ml Schwefelsäure *R* hinzugegeben.

Bei Bedarf frisch herzustellen

Molybdat-Vanadat-Reagenz *R* 1056700

In einem 150-ml-Becherglas werden 4 g fein pulverisiertes Ammoniummolybdat *R* und 0,1 g fein pulverisiertes Ammoniumvanadat *R* gemischt. Nach Zusatz von 70 ml Wasser *R* werden die Kristalle mit Hilfe eines Glasstabs zerstoßen. Die innerhalb von einigen Minuten erhaltene klare Lösung wird nach Zusatz von 20 ml Salpetersäure *R* mit Wasser *R* zu 100 ml verdünnt.

Molybdat-Vanadat-Reagenz *R* 2 1060100

Lösung I: 10 g Ammoniummolybdat *R* werden in Wasser *R* gelöst. Nach Zusatz von 1 ml Ammoniak-Lösung *R* wird die Lösung mit Wasser *R* zu 100 ml verdünnt.

Lösung II: 2,5 g Ammoniumvanadat *R* werden in heißem Wasser *R* gelöst. Nach Zusatz von 14 ml Salpetersäure *R* wird die Lösung mit Wasser *R* zu 500 ml verdünnt.

96 ml Salpetersäure *R* werden mit 100 ml Lösung I und 100 ml Lösung II gemischt und mit Wasser *R* zu 500 ml verdünnt.

Molybdat-Wolframat-Reagenz *R* 1065000

100 g Natriumwolframat *R* und 25 g Natriummolybdat *R* werden in 700 ml Wasser *R* gelöst. Nach Zusatz von 100 ml Salzsäure *R* und 50 ml Phosphorsäure 85 % *R* wird die Mischung 10 h lang in einer Glasapparatur zum Rückfluss erhitzt. Nach Zusatz von 150 g Lithiumsulfat *R* und 50 ml Wasser *R* werden einige Tropfen Brom *R* hinzugefügt. Die Mischung wird zum Entfernen des Überschusses an Brom im Sieden gehalten (15 min lang), abgekühlt, mit Wasser *R* zu 1000 ml verdünnt und filtriert. Das Reagenz sollte gelb gefärbt sein. Hat es eine grünliche Färbung, ist es für den Gebrauch ungeeignet; durch Erhitzen zum Sieden mit einigen Tropfen Brom *R* kann es aber wieder regeneriert werden, dabei muss aber der Überschuss an Brom durch Erhitzen zum Sieden entfernt werden.

Bei 2 bis 8 °C zu lagern

Molybdat-Wolframat-Reagenz, verdünntes *R* 1065001

1 Volumteil Molybdat-Wolframat-Reagenz *R* wird mit 2 Volumteilen Wasser *R* verdünnt.

Monodocosahexaenoin *R* 1143600

$C_{25}H_{38}O_4$ M_r 402,6
CAS Nr. 124516-13-8

Monoglycerid von Docosahexaensäure (C22:6); (all-*Z*)-Docosa-4,7,10,13,16,19-hexaensäure, Monoester mit Propan-1,2,3-triol

Das Reagenz von Nu-Chek Prep, Inc. wurde für geeignet befunden.

Morphinhydrochlorid *R* 1056900

Muss der Monographie **Morphinhydrochlorid (Morphini hydrochloridum)** entsprechen

Morpholin *R* 1057000

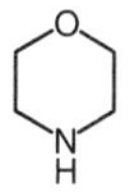

C_4H_9NO M_r 87,1
CAS Nr. 110-91-8

Farblose, hygroskopische, entflammbare Flüssigkeit; löslich in Wasser und Ethanol

d_{20}^{20}: etwa 1,01

Destillationsbereich (2.2.11): Mindestens 95 Prozent müssen zwischen 126 und 130 °C destillieren.

Dicht verschlossen zu lagern

Morpholin zur Chromatographie *R* 1057001

Entspricht Morpholin *R* mit folgender zusätzlichen Anforderung:

Mindestens 99,5 Prozent C_4H_9NO

Murexid *R* 1137200

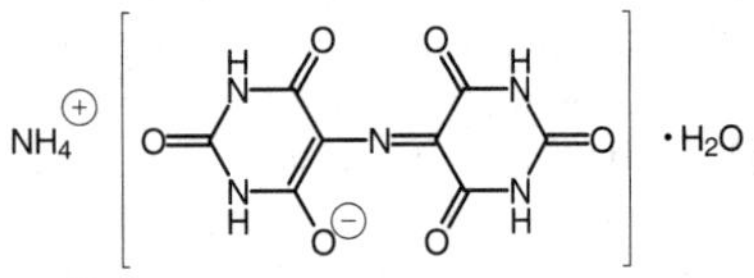

$C_8H_8N_6O_6 \cdot H_2O$ M_r 302,2
5,5′-Nitrilobis(pyrimidin-2,4,6(1*H*,3*H*,5*H*)-trion), Monoammoniumsalz, Monohydrat

Bräunlich rotes, kristallines Pulver; wenig löslich in kaltem Wasser, löslich in heißem Wasser, praktisch unlöslich in Ethanol, löslich in Lösungen von Kaliumhydroxid oder Natriumhydroxid unter Blaufärbung

Myosmin *R* 1121200

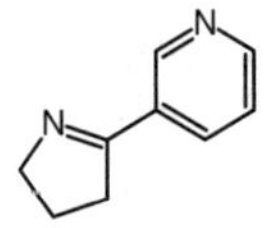

$C_9H_{10}N_2$ M_r 146,2
CAS Nr. 532-12-7
3-(4,5-Dihydro-3*H*-pyrrol-2-yl)pyridin

Farblose Kristalle

Smp: etwa 45 °C

β-Myrcen *R* 1114500

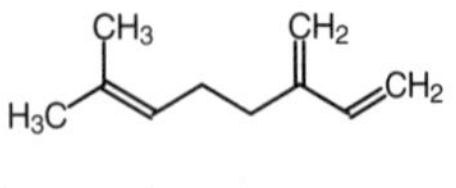

$C_{10}H_{16}$ M_r 136,2
CAS Nr. 123-35-3
7-Methyl-3-methylenocta-1,6-dien

Ölige Flüssigkeit mit einem angenehmen Geruch; praktisch unlöslich in Wasser, mischbar mit Ethanol, löslich in Essigsäure 99 % und Ether

Die Substanz löst sich in Alkalihydroxid-Lösungen.

d_{4}^{20}: etwa 0,794

n_{D}^{20}: etwa 1,470

Wird die Substanz in der Gaschromatographie verwendet, muss sie zusätzlich folgender Anforderung entsprechen:

Gehaltsbestimmung: Die Bestimmung erfolgt mit Hilfe der Gaschromatographie (2.2.28) wie in der Monographie **Pfefferminzöl (Menthae piperitae aetheroleum)** beschrieben.

Untersuchungslösung: die Substanz

Die Fläche des Hauptpeaks muss mindestens 90,0 Prozent der Summe aller Peakflächen betragen.

Myristicin *R* 1099600

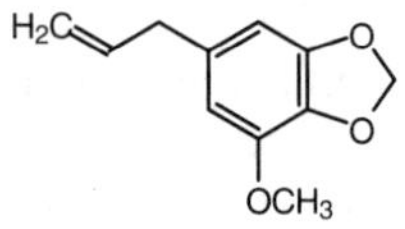

$C_{11}H_{12}O_3$ M_r 192,2
CAS Nr. 607-91-0
6-Allyl-4-methoxy-1,3-benzodioxol; 5-Allyl-1-methoxy-2,3-methylendioxybenzol; 4-Methoxy-6-(prop-2-enyl)-1,3-benzodioxol

Ölige, farblose Flüssigkeit; praktisch unlöslich in Wasser, schwer löslich in wasserfreiem Ethanol, löslich in Ether, mischbar mit Toluol und Xylol

d_{20}^{20}: etwa 1,144

n_{D}^{20}: etwa 1,540

Smp: etwa 173 °C

Sdp: 276 bis 277 °C

Dünnschichtchromatographie: Die Substanz wird wie unter **Sternanis (Anisi stellati fructus)** angegeben geprüft. Das Chromatogramm zeigt nur eine Hauptzone.

Wird die Substanz in der Gaschromatographie verwendet, muss sie zusätzlich folgender Anforderung entsprechen:

Gehaltsbestimmung: Die Bestimmung erfolgt mit Hilfe der Gaschromatographie (2.2.28) wie in der Monographie **Muskatöl (Myristicae fragrantis aetheroleum)** beschrieben.

Der Gehalt, berechnet mit Hilfe des Verfahrens „Normalisierung", muss mindestens 95,0 Prozent betragen.

Kühl und vor Licht geschützt zu lagern

Myristinsäure *R* 1143700

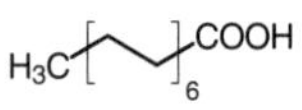

$C_{14}H_{28}O_2$ M_r 228,4
CAS Nr. 544-63-8
Tetradecansäure

Farblose bis weiße Blättchen

Smp: etwa 58,5 °C

*Wird die Substanz in der Prüfung „Gesamtfettsäuren" in der Monographie **Sägepalmenfrüchte (Sabalis serrula-***

tae fructus) *verwendet, muss sie zusätzlich folgender Anforderung entsprechen:*

Gehaltsbestimmung: Die Bestimmung erfolgt mit Hilfe der Gaschromatographie (2.2.28) wie in der Monographie **Sägepalmenfrüchte** beschrieben.

Der Gehalt an Myristinsäure, berechnet mit Hilfe des Verfahrens „Normalisierung", muss mindestens 97 Prozent betragen.

Myristylalkohol *R* 1121300

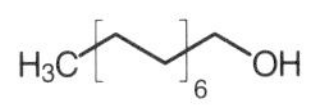

$C_{14}H_{30}O$ M_r 214,4
CAS Nr. 112-72-1
1-Tetradecanol

d_{20}^{20}: etwa 0,823

Smp: 38 bis 40 °C

N

Naphthalin *R* 1057100

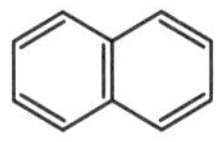

$C_{10}H_8$ M_r 128,2
CAS Nr. 91-20-3

Weiße Kristalle; praktisch unlöslich in Wasser, leicht löslich in Ether, löslich in Ethanol

Smp: etwa 80 °C

Naphthalin, das in der Szintillationsmessung verwendet wird, muss eine dafür geeignete Qualität haben.

Naphtharson *R* 1121400

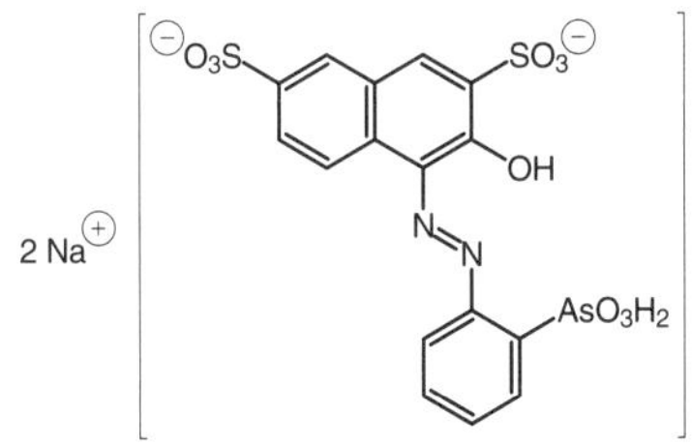

$C_{16}H_{11}AsN_2Na_2O_{10}S_2$ M_r 576,3
CAS Nr. 132-33-2
Thorin; 4-[(2-Arsonophenyl)azo]-3-hydroxynaphthalin-2,7-disulfonsäure, Dinatriumsalz

Rotes Pulver; löslich in Wasser

Naphtharson-Lösung *R* 1121401

Eine Lösung von Naphtharson *R* (0,58 g · l^{-1})

Empfindlichkeitsprüfung: Zu 50 ml Ethanol 96 % *R* werden 20 ml Wasser *R*, 1 ml Schwefelsäure (0,05 mol · l^{-1}) und 1 ml Naphtharson-Lösung gegeben. Die Lösung wird mit Bariumperchlorat-Lösung (0,025 mol · l^{-1}) bis zum Farbumschlag von Orangegelb nach Orangerosa titriert.

Vor Licht geschützt aufbewahrt, ist die Lösung innerhalb von 1 Woche zu verwenden.

1-Naphthol *R* 1057300

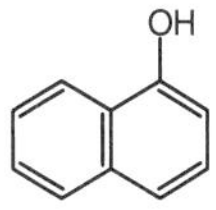

$C_{10}H_8O$ M_r 144,2
CAS Nr. 90-15-3
Syn. α-Naphthol

Weißes, kristallines Pulver oder farblose bis weiße Kristalle, färbt sich am Licht dunkel; schwer löslich in Wasser, leicht löslich in Ethanol und Ether

Smp: etwa 95 °C

Vor Licht geschützt zu lagern

1-Naphthol-Lösung *R* 1057301

0,10 g 1-Naphthol *R* werden in 3 ml einer Lösung von Natriumhydroxid *R* (150 g · l^{-1}) gelöst. Die Lösung wird mit Wasser *R* zu 100 ml verdünnt.

Bei Bedarf frisch herzustellen

2-Naphthol *R* 1057400

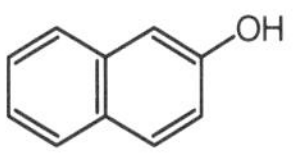

$C_{10}H_8O$ M_r 144,2
CAS Nr. 135-19-3
Syn. β-Naphthol

Weiße bis schwach rosa gefärbte Kristalle oder Plättchen; sehr schwer löslich in Wasser, sehr leicht löslich in Ethanol

Smp: etwa 122 °C

Vor Licht geschützt zu lagern

2-Naphthol-Lösung *R* 1057401

5 g frisch umkristallisiertes 2-Naphthol *R* werden in 40 ml verdünnter Natriumhydroxid-Lösung *R* gelöst. Die Lösung wird mit Wasser *R* zu 100 ml verdünnt.

Bei Bedarf frisch herzustellen

2-Naphthol-Lösung *R* 1 1057402

3,0 mg 2-Naphthol *R* werden in 50 ml Schwefelsäure *R* gelöst. Die Lösung wird mit Schwefelsäure *R* zu 100,0 ml verdünnt.

Bei Bedarf frisch herzustellen

Naphtholbenzein *R* 1057600

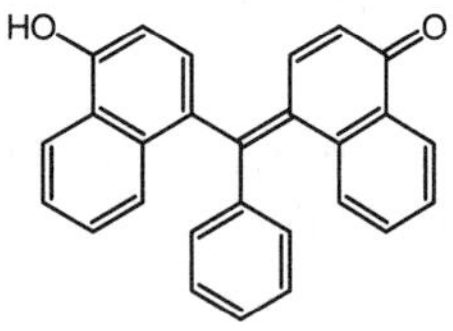

$C_{27}H_{18}O_2$ M_r 374,5
CAS Nr. 6948-88-5
(*E*/*Z*)-4-[(4-Hydroxy-1-naphthyl)phenylmethylen]naphthalin-1(4*H*)-on

Bräunlich rotes Pulver oder bräunlich schwarze, glänzende Kristalle; praktisch unlöslich in Wasser, löslich in Essigsäure 99 % und Ethanol

Weißes, kristallines Pulver, färbt sich an Licht und Luft rötlich; schwer löslich in Wasser, leicht löslich in Ethanol und Ether

Smp: etwa 51 °C

Vor Licht geschützt zu lagern

Naphtholbenzein-Lösung *R* 1057601

Eine Lösung von Naphtholbenzein *R* (2 g · l^{-1}) in wasserfreier Essigsäure *R*

Empfindlichkeitsprüfung: 50 ml Essigsäure 99 % *R* werden mit 0,25 ml der Naphtholbenzein-Lösung versetzt. Die Lösung muss bräunlich gelb gefärbt sein. Bis zum Farbumschlag nach Grün dürfen höchstens 0,05 ml Perchlorsäure (0,1 mol · l^{-1}) verbraucht werden.

Naphtholgelb *R* 1136600

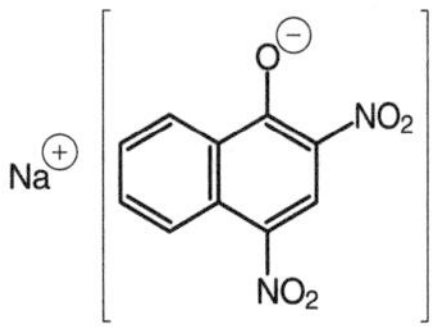

$C_{10}H_5N_2NaO_5$ M_r 256,2
2,4-Dinitro-1-naphthol, Natriumsalz

Pulver oder Kristalle, orangegelb; leicht löslich in Wasser, schwer löslich in wasserfreiem Ethanol

Naphtholgelb S *R* 1143800

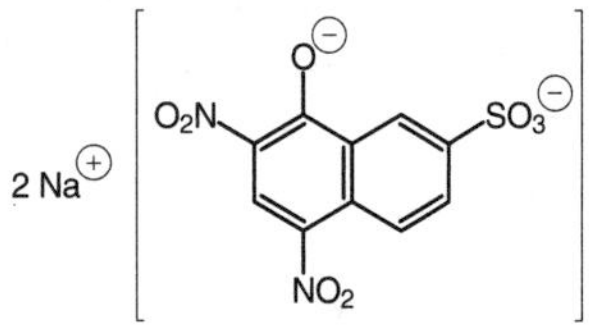

$C_{10}H_4N_2Na_2O_8S$ M_r 358,2
CAS Nr. 846-70-8
C.I. Nr. 10316
8-Hydroxy-5,7-dinitro-2-naphthalinsulfonsäure, Dinatriumsalz;
Dinatrium-5,7-dinitro-8-oxidonaphthalin-2-sulfonat

Gelbes bis orangegelbes Pulver; leicht löslich in Wasser

1-Naphthylamin *R* 1057700

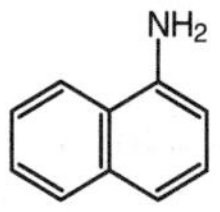

$C_{10}H_9N$ M_r 143,2
CAS Nr. 134-32-7
Syn. α-Naphthylamin

1-Naphthylessigsäure *R* 1148400

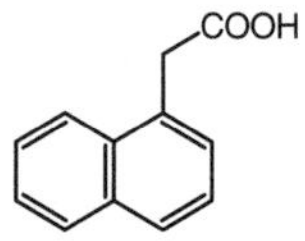

$C_{12}H_{10}O_2$ M_r 186,2
CAS Nr. 86-87-3
(Naphthalin-1-yl)essigsäure

Weißes bis gelbes, kristallines Pulver; sehr schwer löslich in Wasser, leicht löslich in Aceton

Smp: etwa 135 °C

Naphthylethylendiamindihydrochlorid *R* 1057800

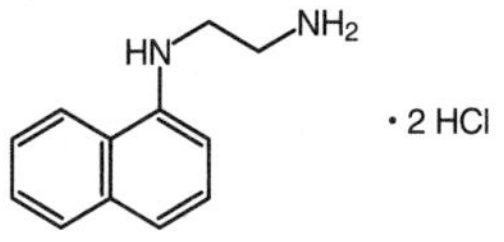

$C_{12}H_{16}Cl_2N_2$ M_r 259,2
CAS Nr. 1465-25-4
N-(1-Naphthyl)ethylendiamin-dihydrochlorid

Weißes bis gelblich weißes Pulver; löslich in Wasser, schwer löslich in Ethanol

Die Substanz kann Kristallmethanol enthalten.

Naphthylethylendiamindihydrochlorid-Lösung *R* 1057801

0,1 g Naphthylethylendiamindihydrochlorid *R* werden in Wasser *R* zu 100 ml gelöst.

Bei Bedarf frisch herzustellen

Naringin *R* 1137300

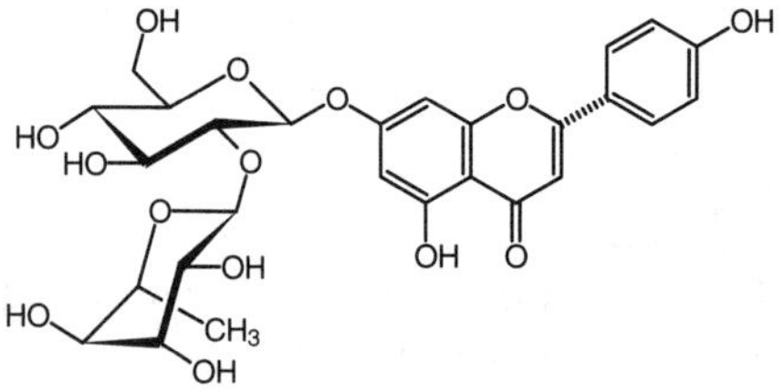

$C_{27}H_{32}O_{14}$ M_r 580,5
CAS Nr. 10236-47-2
7-[[2-*O*-(6-Desoxy-α-L-mannopyranosyl)-β-D-glucopyranosyl]oxy]-5-hydroxy-2-(4-hydroxyphenyl)-2,3-dihydro-4*H*-chromen-4-on

Weißes bis fast weißes, kristallines Pulver; schwer löslich in Wasser, löslich in Dimethylformamid und Methanol

Smp: etwa 171 °C

Beachten Sie den Hinweis auf „Allgemeine Monographien" zu Anfang des Bands auf Seite B

Absorption (2.2.25): Naringin, in einer Lösung von Dimethylformamid *R* (5 g · l^{-1}) in Methanol *R* gelöst, zeigt ein Absorptionsmaximum bei 283 nm.

Natrium *R* 1078500

Na A_r 22,99
CAS Nr. 7440-23-5

Metall, dessen frisch geschnittene Oberfläche glänzendes, silbergraues Aussehen hat

An der Luft wird die Oberfläche schnell glanzlos, oxidiert vollständig zu Natriumhydroxid und geht in Natriumcarbonat über. Mit Wasser reagiert es heftig unter Wasserstoffentwicklung und Bildung einer Lösung von Natriumhydroxid.

Löslich in wasserfreiem Methanol unter Wasserstoffentwicklung und Bildung einer Lösung von Natriummethanolat; praktisch unlöslich in Ether und Petroläther

Dicht verschlossen, unter Petroläther oder flüssigem Paraffin zu lagern

Natriumacetat *R* 1078600

CAS Nr. 6131-90-4

Muss der Monographie **Natriumacetat (Natrii acetas)** entsprechen

Natriumacetat, wasserfreies *R* 1078700

$C_2H_3NaO_2$ M_r 82,0
CAS Nr. 127-09-3

Kristalle oder Körnchen, farblos; sehr leicht löslich in Wasser, wenig löslich in Ethanol

Trocknungsverlust (2.2.32): höchstens 2,0 Prozent, durch Trocknen im Trockenschrank bei 100 bis 105 °C bestimmt

Natriumarsenit-Lösung *R* 1008301

0,50 g Arsen(III)-oxid *R* werden in 5 ml verdünnter Natriumhydroxid-Lösung *R* gelöst. Nach Zusatz von 2,0 g Natriumhydrogencarbonat *R* wird mit Wasser *R* zu 100,0 ml verdünnt.

Natriumascorbat-Lösung *R* 1078800

CAS Nr. 134-03-2

3,5 g Ascorbinsäure *R* werden in 20 ml Natriumhydroxid-Lösung (1 mol · l^{-1}) gelöst.

Bei Bedarf frisch herzustellen

Natriumazid *R* 1078900

NaN_3 M_r 65,0
CAS Nr. 26628-22-8

Weißes, kristallines Pulver oder Kristalle; leicht löslich in Wasser, schwer löslich in Ethanol, praktisch unlöslich in Ether

Natriumbismutat *R* 1079000

$NaBiO_3$ M_r 280,0
CAS Nr. 12232-99-4
Mindestens 85,0 Prozent $NaBiO_3$

Gelbes bis gelblich braunes Pulver, sich langsam in feuchter Atmosphäre oder bei höherer Temperatur zersetzend; praktisch unlöslich in kaltem Wasser

Gehaltsbestimmung: 0,200 g Substanz werden in 10 ml einer Lösung von Kaliumiodid *R* (200 g · l^{-1}) suspendiert. Nach Zusatz von 20 ml verdünnter Schwefelsäure *R* und 1 ml Stärke-Lösung *R* wird mit Natriumthiosulfat-Lösung (0,1 mol · l^{-1}) bis zur Orangefärbung titriert.

1 ml Natriumthiosulfat-Lösung (0,1 mol · l^{-1}) entspricht 14,00 mg $NaBiO_3$.

Natriumbutansulfonat *R* 1115600

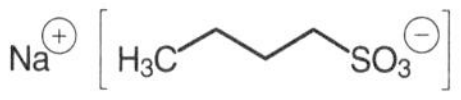

$C_4H_9NaO_3S$ M_r 160,2
CAS Nr. 2386-54-1
Butan-1-sulfonsäure, Natriumsalz

Weißes, kristallines Pulver; löslich in Wasser

Smp: oberhalb von 300 °C

Natriumcarbonat *R* 1079200

CAS Nr. 6132-02-1

Muss der Monographie **Natriumcarbonat-Decahydrat (Natrii carbonas decahydricus)** entsprechen

Natriumcarbonat, wasserfreies *R* 1079300

Na_2CO_3 M_r 106,0
CAS Nr. 497-19-8

Weißes, hygroskopisches Pulver; leicht löslich in Wasser

Wird die Substanz auf etwa 300 °C erhitzt, darf der Masseverlust höchstens 1 Prozent betragen.

Dicht verschlossen zu lagern

Natriumcarbonat-Lösung *R* 1079301

Eine Lösung von wasserfreiem Natriumcarbonat *R* (106 g · l^{-1})

Natriumcarbonat-Lösung *R* 1 1079302

Eine Lösung von wasserfreiem Natriumcarbonat *R* (20 g · l^{-1}) in Natriumhydroxid-Lösung (0,1 mol · l^{-1})

Natriumcarbonat-Lösung *R* 2 1079303

Eine Lösung von wasserfreiem Natriumcarbonat *R* (40 g · l^{-1}) in Natriumhydroxid-Lösung (0,2 mol · l^{-1})

Natriumcarbonat-Monohydrat *R* 1131700

CAS Nr. 5968-11-6

Muss der Monographie **Natriumcarbonat-Monohydrat (Natrii carbonas monohydricus)** entsprechen

Natriumcetylstearylsulfat *R* 1079400

Muss der Monographie **Natriumcetylstearylsulfat (Natrii cetylo- et stearylosulfas)** entsprechen

Natriumchlorid *R* 1079500

CAS Nr. 7647-14-5

Muss der Monographie **Natriumchlorid (Natrii chloridum)** entsprechen

Natriumchlorid-Lösung *R* 1079502

Eine 20-prozentige Lösung (*m/m*) von Natriumchlorid *R*

Natriumchlorid-Lösung, gesättigte *R* 1079503

1 Teil Natriumchlorid *R* wird mit 2 Teilen Wasser *R* gemischt und unter gelegentlichem Schütteln stehen gelassen. Vor Gebrauch wird dekantiert und die Lösung falls erforderlich filtriert.

Natriumcitrat *R* 1079600

CAS Nr. 6132-04-3

Muss der Monographie **Natriumcitrat (Natrii citras)** entsprechen

Natriumdecansulfonat *R* 1079800

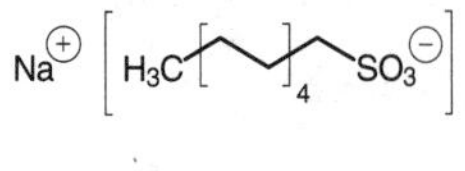

$C_{10}H_{21}NaO_3S$ M_r 244,3
CAS Nr. 13419-61-9
Decan-1-sulfonsäure, Natriumsalz

Kristallines Pulver oder Schuppen, weiß bis fast weiß; leicht löslich in Wasser, löslich in Methanol

Natriumdecylsulfat *R* 1138600

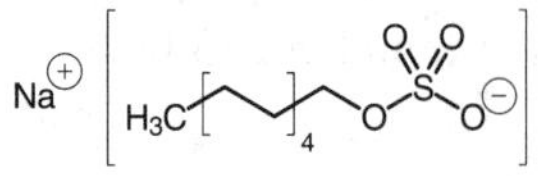

$C_{10}H_{21}NaO_4S$ M_r 260,3
CAS Nr. 142-87-0
Mindestens 95,0 Prozent $C_{10}H_{21}NaO_4S$

Weißes bis fast weißes Pulver; leicht löslich in Wasser

Natriumdesoxycholat *R* 1131800

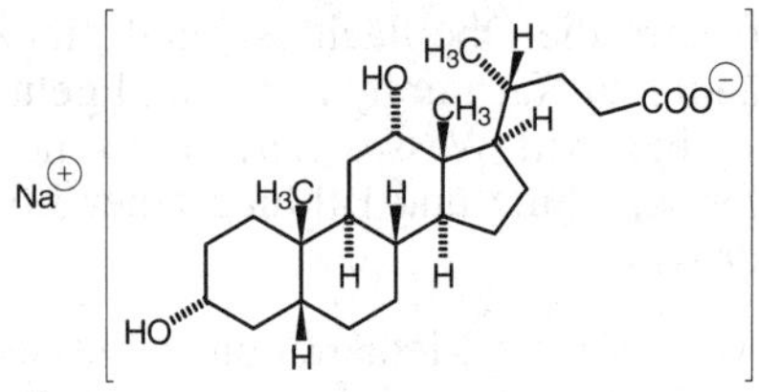

$C_{24}H_{39}NaO_4$ M_r 414,6
CAS Nr. 302-95-4
Natrium-3α,12α-dihydroxy-5β-cholan-24-oat

Natriumdiethyldithiocarbamat *R* 1080000

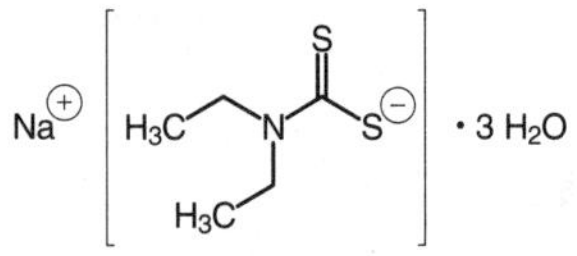

$C_5H_{10}NNaS_2 \cdot 3\,H_2O$ M_r 225,3
CAS Nr. 20624-25-3

Weiße bis farblose Kristalle; leicht löslich in Wasser, löslich in Ethanol

Die wässrige Lösung ist farblos.

Natriumdihydrogenphosphat *R* 1080100

CAS Nr. 13472-35-0

Muss der Monographie **Natriumdihydrogenphosphat-Dihydrat (Natrii dihydrogenophosphas dihydricus)** entsprechen

Natriumdihydrogenphosphat, wasserfreies *R* 1080200

NaH_2PO_4 M_r 120,0
CAS Nr. 7558-80-7

Weißes, hygroskopisches Pulver

Dicht verschlossen zu lagern

Natriumdihydrogenphosphat-Monohydrat *R* 1080300

$NaH_2PO_4 \cdot H_2O$ M_r 138,0
CAS Nr. 10049-21-5

Weiße, leicht zerfließende Kristalle oder Körnchen; leicht löslich in Wasser, praktisch unlöslich in Ethanol

Dicht verschlossen zu lagern

Natriumdiphosphat *R* 1083600

$Na_4P_2O_7 \cdot 10\ H_2O$ M_r 446,1
CAS Nr. 13472-36-1
Natriumdiphosphat, Decahydrat

Farblose, schwach verwitternde Kristalle; leicht löslich in Wasser

Natriumdisulfit *R* 1082000

CAS Nr. 7681-57-4

Muss der Monographie **Natriummetabisulfit (Natrii metabisulfis)** entsprechen

Natriumdithionit *R* 1080400

$Na_2S_2O_4$ M_r 174,1
CAS Nr. 7775-14-6

Weißes bis grauweißes, kristallines Pulver; an der Luft oxidierend; sehr leicht löslich in Wasser, schwer löslich in Ethanol

Dicht verschlossen zu lagern

Natriumdodecylsulfat *R* 1080500

CAS Nr. 151-21-3

Muss der Monographie **Natriumdodecylsulfat (Natrii laurilsulfas)** entsprechen, mit Ausnahme des Gehalts, der mindestens 99,0 Prozent betragen sollte

Natriumedetat *R* 1080600

CAS Nr. 6381-92-6

Muss der Monographie **Natriumedetat (Natrii edetas)** entsprechen

Natriumfluorid *R* 1080800

CAS Nr. 7681-49-4

Muss der Monographie **Natriumfluorid (Natrii fluoridum)** entsprechen

Natriumformiat *R* 1122200

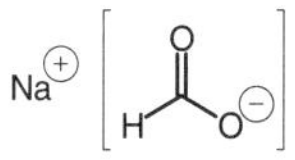

$CHNaO_2$ M_r 68,0
CAS Nr. 141-53-7
Natriummethanoat

Kristallines Pulver oder zerfließliches Granulat, weiß; löslich in Wasser und Glycerol, schwer löslich in Ethanol

Smp: etwa 253 °C

Natriumglucuronat *R* 1080900

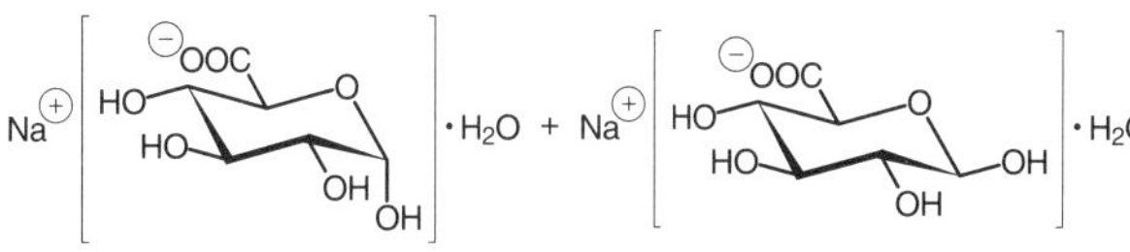

$C_6H_9NaO_7 \cdot H_2O$ M_r 234,1
D-Glucuronsäure, Natriumsalz, Monohydrat

$[\alpha]_D^{20}$: etwa +21,5, an einer Lösung der Substanz ($20\ g \cdot l^{-1}$) bestimmt

Natriumheptansulfonat *R* 1081000

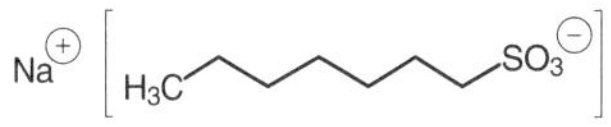

$C_7H_{15}NaO_3S$ M_r 202,3
CAS Nr. 22767-50-6
Heptan-1-sulfonsäure, Natriumsalz

Weiße bis fast weiße, kristalline Masse; leicht löslich in Wasser, löslich in Methanol

Natriumheptansulfonat-Monohydrat *R* 1081100

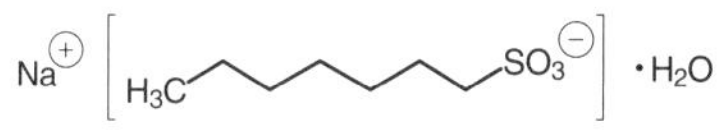

$C_7H_{15}NaO_3S \cdot H_2O$ M_r 220,3
Mindestens 96 Prozent $C_7H_{15}NaO_3S$, berechnet auf die wasserfreie Substanz

Weißes, kristallines Pulver; löslich in Wasser, sehr schwer löslich in Ethanol, praktisch unlöslich in Ether

Wasser (2.5.12): höchstens 8 Prozent, mit 0,300 g Substanz bestimmt

Gehaltsbestimmung: 0,150 g Substanz, in 50 ml wasserfreier Essigsäure *R* gelöst, werden mit Perchlorsäure ($0,1\ mol \cdot l^{-1}$) titriert. Der Endpunkt wird mit Hilfe der Potentiometrie (2.2.20) bestimmt.

1 ml Perchlorsäure ($0,1\ mol \cdot l^{-1}$) entspricht 20,22 mg $C_7H_{15}NaO_3S$.

Natriumhexanitrocobaltat(III) *R* 1079700

$Na_3[Co(NO_2)_6]$ M_r 403,9
CAS Nr. 13600-98-1

Orangegelbes Pulver; leicht löslich in Wasser, schwer löslich in Ethanol

Natriumhexanitrocobaltat(III)-Lösung *R* 1079701

Eine Lösung von Natriumhexanitrocobaltat(III) *R* ($100\ g \cdot l^{-1}$)

Bei Bedarf frisch herzustellen

Natriumhexansulfonat *R* 1081200

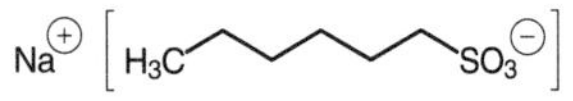

$C_6H_{13}NaO_3S$ M_r 188,2
CAS Nr. 2832-45-3
Hexan-1-sulfonsäure, Natriumsalz

Weißes bis fast weißes Pulver; leicht löslich in Wasser

Natriumhydrogencarbonat *R* 1081300

CAS Nr. 144-55-8

Muss der Monographie **Natriumhydrogencarbonat (Natrii hydrogenocarbonas)** entsprechen

Natriumhydrogencarbonat-Lösung *R* 1081301

Eine Lösung von Natriumhydrogencarbonat *R* ($42 g \cdot l^{-1}$)

Natriumhydrogensulfat *R* 1131900

$NaHSO_4$ M_r 120,1
CAS Nr. 7681-38-1
Natriumbisulfat

Leicht löslich in Wasser, sehr leicht löslich in siedendem Wasser

Die Substanz zersetzt sich in Gegenwart von Ethanol in Natriumsulfat und freie Schwefelsäure.

Smp: etwa 315 °C

Natriumhydrogensulfit *R* 1115700

$NaHSO_3$ M_r 104,1
CAS Nr. 7631-90-5

Weißes, kristallines Pulver; leicht löslich in Wasser, wenig löslich in Ethanol

Unter Lufteinfluss gibt die Substanz etwas Schwefeldioxid ab und wird allmählich zum Sulfat oxidiert.

Natriumhydroxid *R* 1081400

CAS Nr. 1310-73-2

Muss der Monographie **Natriumhydroxid (Natrii hydroxidum)** entsprechen

Natriumhydroxid-Lösung *R* 1081401

20,0 g Natriumhydroxid *R* werden in Wasser *R* zu 100,0 ml gelöst. Mit Hilfe von Salzsäure ($1 mol \cdot l^{-1}$) und unter Verwendung von Methylorange-Lösung *R* wird die Konzentration bestimmt und falls erforderlich auf $200 g \cdot l^{-1}$ eingestellt.

Natriumhydroxid-Lösung, carbonatfreie *R* 1081406

Natriumhydroxid *R* wird in kohlendioxidfreiem Wasser *R* bis zu einer Konzentration von $500 g \cdot l^{-1}$ gelöst.

Die Mischung wird stehen gelassen und die klare, überstehende Flüssigkeit abgegossen. Dabei sind Sicherheitsvorkehrungen zu treffen, die einen Zutritt von Kohlendioxid verhindern.

Natriumhydroxid-Lösung, konzentrierte *R* 1081404

42 g Natriumhydroxid *R* werden in Wasser *R* zu 100 ml gelöst.

Natriumhydroxid-Lösung, methanolische *R* 1081403

40 mg Natriumhydroxid *R* werden in 50 ml Wasser *R* gelöst. Nach dem Abkühlen werden 50 ml Methanol *R* zugesetzt.

Natriumhydroxid-Lösung, methanolische *R* 1 1081405

0,200 g Natriumhydroxid *R* werden in 50 ml Wasser *R* gelöst. Nach dem Abkühlen werden 50 ml Methanol *R* zugesetzt.

Natriumhydroxid-Lösung, verdünnte *R* 1081402

8,5 g Natriumhydroxid *R* werden in Wasser *R* zu 100 ml gelöst.

Natriumhypobromit-Lösung *R* 1081500

Unter Kühlung in einer Eis-Wasser-Mischung werden 20 ml konzentrierte Natriumhydroxid-Lösung *R* und 500 ml Wasser *R* gemischt. Nach Zusatz von 5 ml Brom-Lösung *R* wird bis zur Lösung vorsichtig umgerührt.

Bei Bedarf frisch herzustellen

Natriumhypochlorit-Lösung *R* 1081600

Enthält zwischen 25 und $30 g \cdot l^{-1}$ aktives Chlor

Gelbliche Lösung, alkalische Reaktion

Gehaltsbestimmung: In einen Erlenmeyerkolben werden nacheinander 50 ml Wasser *R*, 1 g Kaliumiodid *R* und 12,5 ml verdünnter Essigsäure *R* gegeben. 10,0 ml der Substanz werden mit Wasser *R* zu 100,0 ml verdünnt. 10,0 ml der Verdünnung werden in den Kolben gegeben. Das ausgeschiedene Iod wird mit Natriumthiosulfat-Lösung ($0,1 mol \cdot l^{-1}$) unter Zusatz von 1 ml Stärke-Lösung *R* titriert.

1 ml Natriumthiosulfat-Lösung ($0,1 mol \cdot l^{-1}$) entspricht 3,546 mg aktivem Chlor.

Vor Licht geschützt zu lagern

Natriumhypophosphit *R* 1081700

$NaH_2PO_2 \cdot H_2O$ M_r 106,0
CAS Nr. 10039-56-2
Natriumphosphinat, Monohydrat

Farblose Kristalle oder weißes, kristallines Pulver, hygroskopisch; leicht löslich in Wasser, löslich in Ethanol

Dicht verschlossen zu lagern

Natriumiodid *R* 1081800

CAS Nr. 7681-82-5

Muss der Monographie **Natriumiodid (Natrii iodidum)** entsprechen

Natriumlaurylsulfonat zur Chromatographie *R* 1132000

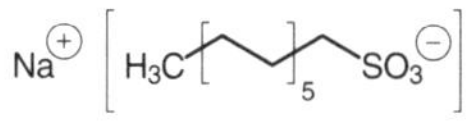

$C_{12}H_{25}NaO_3S$ M_r 272,4
CAS Nr. 2386-53-0
Dodecan-1-sulfonsäure, Natriumsalz

Weißes bis fast weißes Pulver oder Kristalle; leicht löslich in Wasser

Absorption (2.2.25):

$A_{1\,cm}^{5\%}$: etwa 0,05 bei 210 nm
etwa 0,03 bei 220 nm
etwa 0,02 bei 230 nm
etwa 0,02 bei 500 nm, an einer Lösung der Substanz in Wasser *R* bestimmt

Natriummethansulfonat *R* 1082100

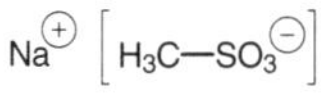

CH_3NaO_3S M_r 118,1
CAS Nr. 2386-57-4
Methansulfonsäure, Natriumsalz

Weißes, kristallines, hygroskopisches Pulver

Dicht verschlossen zu lagern

Natriummolybdat *R* 1082200

$Na_2MoO_4 \cdot 2\ H_2O$ M_r 242,0
CAS Nr. 10102-40-6

Weißes, kristallines Pulver oder farblose Kristalle; leicht löslich in Wasser

Natriummonohydrogenarsenat *R* 1102500

$Na_2HAsO_4 \cdot 7\ H_2O$ M_r 312,0
CAS Nr. 10048-95-0
Dinatriumarsenat(V)-Heptahydrat;
Arsensäure, Dinatriumsalz-Heptahydrat

Kristalle, in warmer Luft verwitternd; leicht löslich in Wasser, löslich in Glycerol, schwer löslich in Ethanol

Eine Lösung der Substanz reagiert alkalisch gegen Lackmus *R*.

d_{20}^{20}: etwa 1,87

Smp: etwa 57 °C, beim schnellen Erhitzen

Natriummonohydrogencitrat *R* 1033200

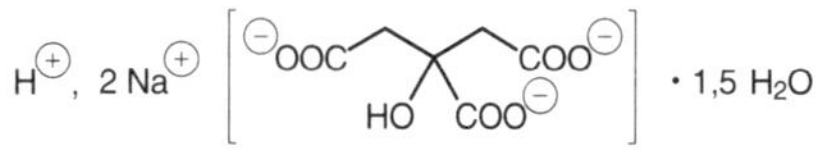

$C_6H_6Na_2O_7 \cdot 1{,}5\ H_2O$ M_r 263,1
CAS Nr. 144-33-2
Natriummonohydrogencitrat-Sesquihydrat;
Citronensäure, Dinatriumsalz, Sesquihydrat

Weißes Pulver; löslich in weniger als 2 Teilen Wasser, praktisch unlöslich in Ethanol

Natriummonohydrogenphosphat *R* 1033300

CAS Nr. 10039-32-4

Muss der Monographie **Natriummonohydrogenphosphat-Dodecahydrat (Dinatrii phosphas dodecahydricus)** entsprechen

Natriummonohydrogenphosphat, wasserfreies *R* 1033400

Na_2HPO_4 M_r 142,0
CAS Nr. 7558-79-4

Natriummonohydrogenphosphat-Dihydrat *R* 1033500

CAS Nr. 10028-24-7

Muss der Monographie **Natriummonohydrogenphosphat-Dihydrat (Dinatrii phosphas dihydricus)** entsprechen

Natriummonohydrogenphosphat-Lösung *R* 1033301

Eine Lösung von Natriummonohydrogenphosphat *R* (90 g · l^{-1})

Natriumnaphthochinonsulfonat *R* 1082300

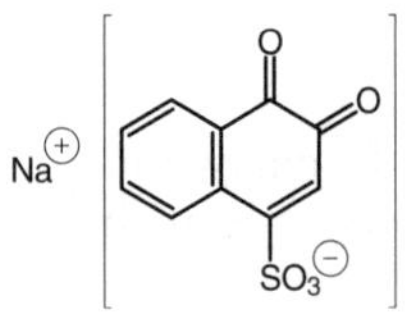

$C_{10}H_5NaO_5S$ — M_r 260,2
CAS Nr. 521-24-4
1,2-Naphthochinon-4-sulfonsäure, Natriumsalz

Gelbes bis orangegelbes, kristallines Pulver; leicht löslich in Wasser, praktisch unlöslich in Ethanol

Natriumnitrat *R* 1082400

$NaNO_3$ — M_r 85,0
CAS Nr.7631-99-4

Weißes Pulver oder Körnchen oder farblose, durchscheinende Kristalle, zerfließend in feuchter Atmosphäre; leicht löslich in Wasser, schwer löslich in Ethanol

Dicht verschlossen zu lagern

Natriumnitrit *R* 1082500

$NaNO_2$ — M_r 69,0
CAS Nr. 7632-00-0
Mindestens 97,0 Prozent $NaNO_2$

Weißes, körniges Pulver oder schwach gelbes, kristallines Pulver; leicht löslich in Wasser

Gehaltsbestimmung: 0,100 g Substanz werden in Wasser *R* zu 50 ml gelöst. Die Lösung wird mit 50,0 ml Kaliumpermanganat-Lösung (0,02 mol · l^{-1}), 15 ml verdünnter Schwefelsäure *R* und 3 g Kaliumiodid *R* versetzt und mit Natriumthiosulfat-Lösung (0,1 mol · l^{-1}) titriert, wobei gegen Ende der Titration 1,0 ml Stärke-Lösung *R* zugesetzt wird.

1 ml Kaliumpermanganat-Lösung (0,02 mol · l^{-1}) entspricht 3,450 mg $NaNO_2$.

Natriumnitrit-Lösung *R* 1082501

Eine Lösung von Natriumnitrit *R* (100 g · l^{-1})

Bei Bedarf frisch herzustellen

Natriumoctansulfonat *R* 1082700

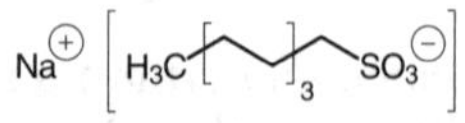

$C_8H_{17}NaO_3S$ — M_r 216,3
CAS Nr. 5324-84-5
Mindestens 98,0 Prozent $C_8H_{17}NaO_3S$

Kristallines Pulver oder Schuppen, weiß bis fast weiß; leicht löslich in Wasser, löslich in Methanol

Absorption (2.2.25): Die Absorption einer Lösung der Substanz (54 g · l^{-1}) darf höchstens 0,10 bei 200 nm und höchstens 0,01 bei 250 nm betragen.

Natriumoctylsulfat *R* 1082800

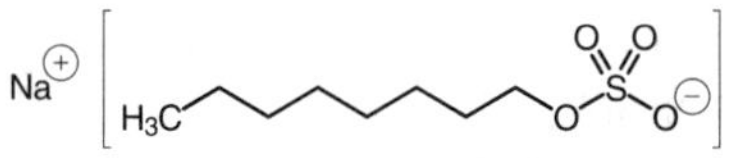

$C_8H_{17}NaO_4S$ — M_r 232,3
CAS Nr. 142-31-4
Octylhydrogensulfat, Natriumsalz

Kristallines Pulver oder Schuppen, weiß bis fast weiß; leicht löslich in Wasser, löslich in Methanol

Natriumoxalat *R* 1082900

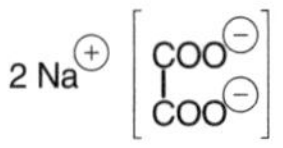

$C_2Na_2O_4$ — M_r 134,0
CAS Nr. 62-76-0

Weißes, kristallines Pulver; löslich in Wasser, praktisch unlöslich in Ethanol und Ether

Natriumpentansulfonat *R* 1083000

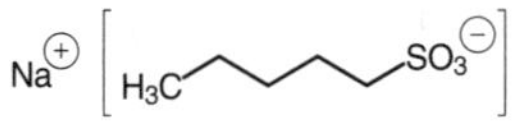

$C_5H_{11}NaO_3S$ — M_r 174,2
CAS Nr. 22767-49-3
Pentan-1-sulfonsäure, Natriumsalz

Weiße, kristalline Masse; löslich in Wasser

Natriumpentansulfonat-Monohydrat *R* 1132100

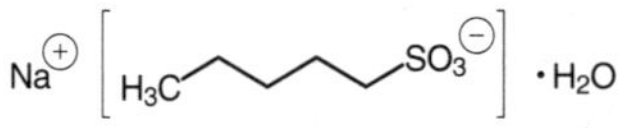

$C_5H_{11}NaO_3S \cdot H_2O$ — M_r 192,2
Pentan-1-sulfonsäure, Natriumsalz, Monohydrat

Weiße, kristalline Masse; löslich in Wasser

Natriumperchlorat *R* 1083100

$NaClO_4 \cdot H_2O$ — M_r 140,5
CAS Nr. 7791-07-3
Mindestens 99,0 Prozent $NaClO_4 \cdot H_2O$

Weiße, zerfließende Kristalle; sehr leicht löslich in Wasser

Gut verschlossen zu lagern

Natriumperiodat *R* 1083200

$NaIO_4$ — M_r 213,9
CAS Nr. 7790-28-5
Mindestens 99,0 Prozent $NaIO_4$

Weißes, kristallines Pulver oder weiße Kristalle; löslich in Wasser und Mineralsäuren

Natriumperiodat-Lösung *R* 1083201

1,07 g Natriumperiodat *R* werden in Wasser *R* gelöst. Nach Zusatz von 5 ml verdünnter Schwefelsäure *R* wird mit Wasser *R* zu 100,0 ml verdünnt.

Bei Bedarf frisch herzustellen

Natriumphosphat *R* 1094300

$Na_3PO_4 \cdot 12\,H_2O$ M_r 380,1
CAS Nr. 10101-89-0

Farblose bis weiße Kristalle; leicht löslich in Wasser

Natriumphosphit-Pentahydrat *R* 1132200

$Na_2HPO_3 \cdot 5\,H_2O$ M_r 216,0
CAS Nr. 13517-23-2
Dinatriumphosphonat-Pentahydrat

Weißes, kristallines, hygroskopisches Pulver; leicht löslich in Wasser

Dicht verschlossen zu lagern

Natriumpikrat-Lösung, alkalische *R* 1083300

20 ml Pikrinsäure-Lösung *R* und 10 ml einer Lösung von Natriumhydroxid *R* (50 g · l^{-1}) werden gemischt. Die Mischung wird mit Wasser *R* zu 100 ml verdünnt.

Die Lösung ist innerhalb von 2 Tagen zu verwenden.

Natriumrhodizonat *R* 1122300

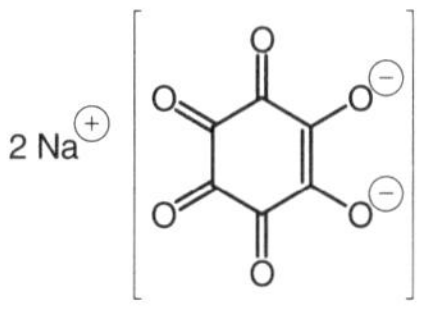

$C_6Na_2O_6$ M_r 214,0
CAS Nr. 523-21-7
[(3,4,5,6-Tetraoxocyclohex-1-en-1,2-ylen)dioxy]dinatrium

Violette Kristalle; löslich in Wasser unter Bildung einer orangegelben Lösung

Lösungen der Substanz sind nicht stabil und müssen am Tag der Herstellung verbraucht werden.

Natriumsalicylat *R* 1083700

CAS Nr. 54-21-7

Muss der Monographie **Natriumsalicylat (Natrii salicylas)** entsprechen

Natriumsulfat, wasserfreies *R* 1083800

CAS Nr. 7757-82-6

Wasserfreies Natriumsulfat, das der Monographie **Wasserfreies Natriumsulfat (Natrii sulfas anhydricus)** entspricht, wird bei 600 bis 700 °C geglüht.

Trocknungsverlust (2.2.32): höchstens 0,5 Prozent, durch Trocknen im Trockenschrank bei 130 °C bestimmt

Natriumsulfat-Decahydrat *R* 1132300

CAS Nr. 7727-73-3

Muss der Monographie **Natriumsulfat-Decahydrat (Natrii sulfas decahydricus)** entsprechen

Natriumsulfid *R* 1083900

$Na_2S \cdot 9\,H_2O$ M_r 240,2
CAS Nr. 1313-84-4

Farblose, sich schnell gelb färbende, zerfließende Kristalle; sehr leicht löslich in Wasser

Dicht verschlossen zu lagern

Natriumsulfid-Lösung *R* 1083901

12 g Natriumsulfid *R* werden unter Erwärmen in 45 ml einer Mischung von 10 Volumteilen Wasser *R* und 29 Volumteilen Glycerol 85 % *R* gelöst. Die Lösung wird nach dem Erkalten mit der gleichen Mischung zu 100 ml verdünnt.

Die Lösung sollte farblos sein.

Natriumsulfit *R* 1084000

CAS Nr. 10102-15-5

Muss der Monographie **Natriumsulfit-Heptahydrat (Natrii sulfis heptahydricus)** entsprechen

Natriumsulfit, wasserfreies *R* 1084100

CAS Nr. 7757-83-7

Muss der Monographie **Wasserfreies Natriumsulfit (Natrii sulfis anhydricus)** entsprechen

Natriumtartrat *R* 1084200

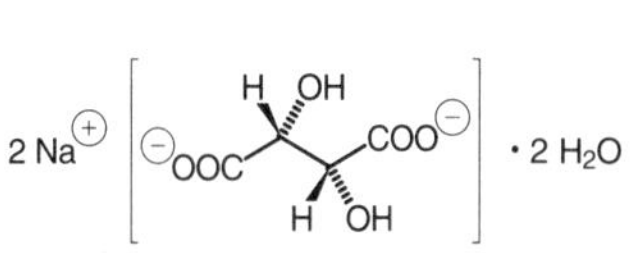

$C_4H_4Na_2O_6 \cdot 2\,H_2O$ M_r 230,1
CAS Nr. 6106-24-7
(*R*,*R*)-2,3-Dihydroxybutandisäure, Dinatriumsalz, Dihydrat; (*R*,*R*)-Weinsäure, Dinatriumsalz, Dihydrat

Weiße Kristalle oder Körner; sehr leicht löslich in Wasser, praktisch unlöslich in Ethanol

Natriumtetraborat *R* 1033600

CAS Nr. 1303-96-4

Muss der Monographie **Natriumtetraborat (Borax)** entsprechen

Natriumtetraborat-Lösung *R* 1033601

9,55 g Natriumtetraborat *R* werden in Schwefelsäure *R* gelöst. Die Lösung wird im Wasserbad erhitzt und mit der gleichen Säure zu 1000 ml verdünnt.

Natriumtetrahydroborat *R* 1146900

$NaBH_4$ M_r 37,83
CAS Nr. 16940-66-2

Hygroskopische Kristalle; leicht löslich in Wasser, löslich in wasserfreiem Ethanol

Natriumtetraphenylborat *R* 1084400

$Na[B(C_6H_5)_4]$ M_r 342,2
CAS Nr. 143-66-8

Weißes bis schwach gelbliches, voluminöses Pulver; leicht löslich in Wasser und Aceton

Natriumtetraphenylborat-Lösung *R* 1084401

Eine Lösung von Natriumtetraphenylborat *R* ($10\ g \cdot l^{-1}$)

1 Woche lang haltbar; falls erforderlich, vor Gebrauch zu filtrieren

Natriumthioglycolat *R* 1084500

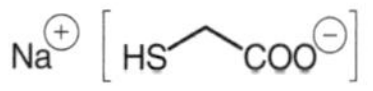

$C_2H_3NaO_2S$ M_r 114,1
CAS Nr. 367-51-1
Mercaptoessigsäure, Natriumsalz

Weißes, körniges Pulver oder Kristalle, hygroskopisch; leicht löslich in Wasser und Methanol, schwer löslich in Ethanol

Dicht verschlossen zu lagern

Natriumthiosulfat *R* 1084600

CAS Nr. 10102-17-7

Muss der Monographie **Natriumthiosulfat (Natrii thiosulfas)** entsprechen

Natriumtrimethylsilyl-(D_4)propionat *R* 1084300

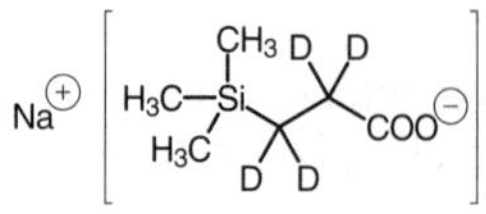

$C_6H_9D_4NaO_2Si$ M_r 172,3
3-(Trimethylsilyl)(D_4)propionsäure, Natriumsalz

Weißes, kristallines Pulver; leicht löslich in Wasser, wasserfreiem Ethanol und Methanol

Smp: etwa 300 °C

Deuterierungsgrad: mindestens 99 Prozent

Wasser und Deuteriumoxid: höchstens 0,5 Prozent

Natriumwolframat *R* 1084700

$Na_2WO_4 \cdot 2\ H_2O$ M_r 329,9
CAS Nr. 10213-10-2

Weißes, kristallines Pulver oder farblose Kristalle; leicht löslich in Wasser, wobei eine klare Lösung entsteht, praktisch unlöslich in Ethanol

trans*-Nerolidol *R 1107900

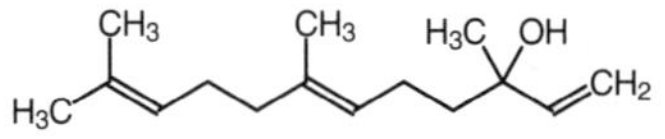

$C_{15}H_{26}O$ M_r 222,4
CAS Nr. 40716-66-3
3,7,11-Trimethyldodeca-1,6,10-trien-3-ol

Schwach gelbe Flüssigkeit mit einem schwachen Geruch nach Lilie und Maiglöckchen; praktisch unlöslich in Wasser und Glycerol, mischbar mit Ethanol

d_{20}^{20}: etwa 0,876

n_D^{20}: etwa 1,479

Sdp_{12}: 145 bis 146 °C

Wird die Substanz in der Gaschromatographie verwendet, muss sie zusätzlich folgender Anforderung entsprechen:

Gehaltsbestimmung: Die Bestimmung erfolgt mit Hilfe der Gaschromatographie (2.2.28) wie in der Monographie **Bitterorangenblütenöl (Aurantii amari floris aetheroleum)** beschrieben.

Untersuchungslösung: die Substanz

Die Fläche des Hauptpeaks muss mindestens 90,0 Prozent der Summe aller Peakflächen betragen.

Nerylacetat *R* 1108000

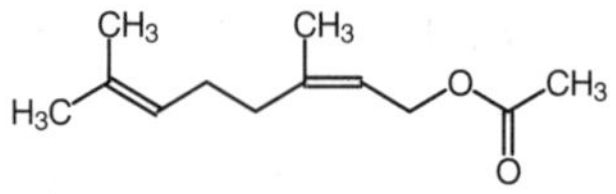

$C_{12}H_{20}O_2$ M_r 196,3
CAS Nr. 141-12-8
(*Z*)-3,7-Dimethylocta-2,6-dienylacetat

Farblose, ölige Flüssigkeit

d_{20}^{20}: etwa 0,907

n_D^{20}: etwa 1,460

Sdp_{25}: etwa 134 °C

Wird die Substanz in der Gaschromatographie verwendet, muss sie zusätzlich folgender Anforderung entsprechen:

Gehaltsbestimmung: Die Bestimmung erfolgt mit Hilfe der Gaschromatographie (2.2.28) wie in der Monographie **Bitterorangenblütenöl (Aurantii amari floris aetheroleum)** beschrieben.

Untersuchungslösung: die Substanz

Die Fläche des Hauptpeaks muss mindestens 93,0 Prozent der Summe aller Peakflächen betragen.

Neßlers Reagenz *R* 1071600

Alkalische Kaliumquecksilberiodid-Lösung

11 g Kaliumiodid *R* und 15 g Quecksilber(II)-iodid *R* werden in Wasser *R* gelöst. Die Lösung wird mit Wasser *R* zu 100 ml verdünnt. Bei Bedarf wird 1 Volumteil dieser Lösung mit 1 Volumteil einer Lösung von Natriumhydroxid *R* (250 g · l^{-1}) gemischt.

Nickel(II)-chlorid *R* 1057900

$NiCl_2$ M_r 129,6
CAS Nr. 7718-54-9
Wasserfreies Nickel(II)-chlorid

Gelbes, kristallines Pulver; sehr leicht löslich in Wasser, löslich in Ethanol

Die Substanz sublimiert in Abwesenheit von Luft und absorbiert leicht Ammoniak. Eine wässrige Lösung der Substanz reagiert sauer.

Nickel(II)-sulfat *R* 1058000

$NiSO_4 \cdot 7\ H_2O$ M_r 280,9
CAS Nr. 10101-98-1

Grünes, kristallines Pulver oder Kristalle; leicht löslich in Wasser, schwer löslich in Ethanol

Nicotinamid-Adenin-Dinukleotid *R* 1108100

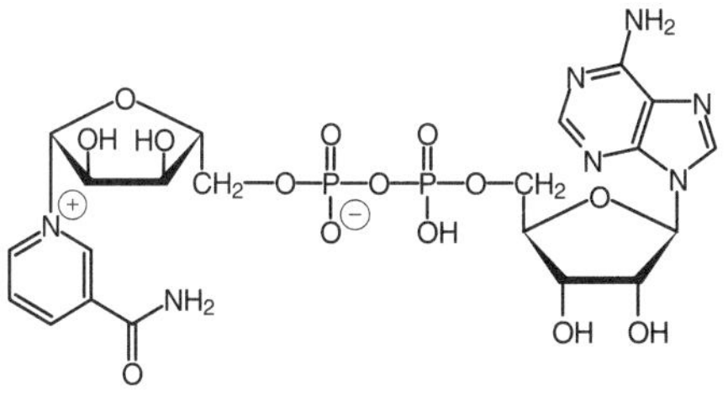

$C_{21}H_{27}N_7O_{14}P_2$ M_r 663
CAS Nr. 53-84-9
Nadid; NAD^+

Weißes, sehr hygroskopisches Pulver; leicht löslich in Wasser

Nicotinamid-Adenin-Dinukleotid-Lösung *R*
1108101

40 mg Nicotinamid-Adenin-Dinukleotid *R* werden in Wasser *R* zu 10 ml gelöst.

Bei Bedarf frisch herzustellen

Nilblau A *R* 1058200

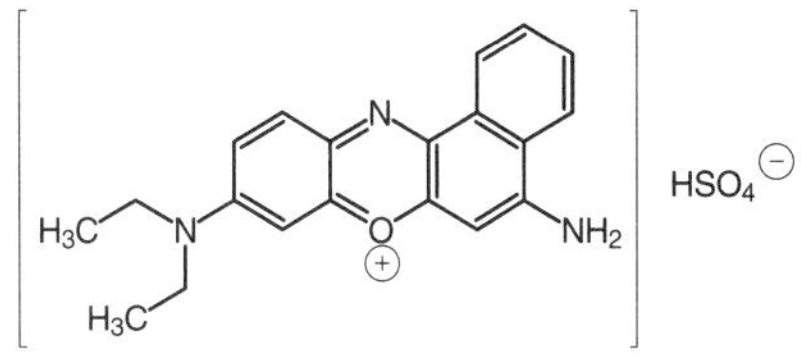

$C_{20}H_{21}N_3O_5S$ M_r 415,5
CAS Nr. 3625-57-8
C.I. Nr. 51180; Schultz Nr. 1029
5-Amino-9-(diethylamino)benzo[*a*]phenoxazinylium-hydrogensulfat

Grünes, bronzeglänzendes, kristallines Pulver; wenig löslich in Essigsäure 99 %, Ethanol und Pyridin

Eine Lösung der Substanz (5 mg · l^{-1}) in Ethanol 50 % *R* hat ein Absorptionsmaximum (2.2.25) bei 640 nm.

Nilblau-A-Lösung *R* 1058201

Eine Lösung von Nilblau A *R* (10 g · l^{-1}) in wasserfreier Essigsäure *R*

Empfindlichkeitsprüfung: 50 ml wasserfreie Essigsäure *R* werden mit 0,25 ml der Nilblau-A-Lösung versetzt. Die Lösung muss blau sein. Nach Zusatz von 0,1 ml Perchlorsäure (0,1 mol · l^{-1}) muss die Farbe nach Blaugrün umschlagen.

Umschlagsbereich: pH-Wert 9,0 (blau) bis 13,0 (rot)

Ninhydrin *R* 1058300

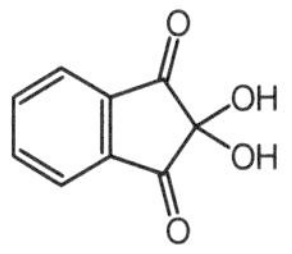

$C_9H_6O_4$ M_r 178,1
CAS Nr. 485-47-2
2,2-Dihydroxy-1,3-indandion

Weißes bis sehr schwach gelbes, kristallines Pulver; löslich in Wasser und Ethanol, schwer löslich in Ether

Vor Licht geschützt zu lagern

Ninhydrin-Lösung *R* 1058303

Eine Lösung von Ninhydrin *R* (2 g · l^{-1}) in einer Mischung von 5 Volumteilen verdünnter Essigsäure *R* und 95 Volumteilen 1-Butanol *R*

Ninhydrin-Lösung *R* 1 1058304

Eine Lösung von 1,0 g Ninhydrin *R* in 50 ml Ethanol 96 % *R* wird mit 10 ml Essigsäure 99 % *R* versetzt.

Ninhydrin-Lösung *R* 2 1058305

3 g Ninhydrin *R* werden in 100 ml einer Lösung von Natriumdisulfit *R* (45,5 g · l^{-1}) gelöst.

Ninhydrin-Lösung *R* 3 1058306

Eine Lösung von Ninhydrin *R* (4 g · l^{-1}) in einer Mischung von 5 Volumteilen wasserfreier Essigsäure *R* und 95 Volumteilen 1-Butanol *R*

Ninhydrin-Reagenz *R* 1058301

0,2 g Ninhydrin *R* werden in 4 ml heißem Wasser *R* gelöst. Nach Zusatz von 5 ml einer Lösung von Zinn(II)-chlorid *R* (1,6 g · l^{-1}) wird die Lösung 30 min lang stehen gelassen, filtriert und bei 2 bis 8 °C gelagert. Vor Gebrauch werden 2,5 ml Lösung mit 5 ml Wasser *R* und 45 ml 2-Propanol *R* verdünnt.

Ninhydrin-Reagenz *R* 1 1058302

4 g Ninhydrin *R* werden in 100 ml Ethylenglycolmonomethylether *R* gelöst. Die Lösung wird schwach mit 1 g Kationenaustauscher *R* (300 bis 840 µm) geschüttelt und filtriert (Lösung a). Getrennt werden 0,16 g Zinn(II)-chlorid *R* in 100 ml Pufferlösung pH 5,5 *R* gelöst (Lösung b). Vor Gebrauch werden gleiche Volumteile beider Lösungen gemischt.

Nitranilin *R* 1058600

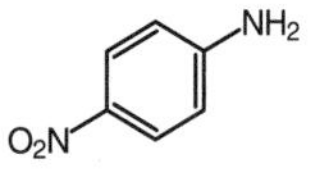

$C_6H_6N_2O_2$ M_r 138,1
CAS Nr. 100-01-6
4-Nitroanilin

Kräftig gelbes, kristallines Pulver; sehr schwer löslich in Wasser, wenig löslich in siedendem Wasser, löslich in Ethanol und Ether; bildet mit konzentrierten Mineralsäuren wasserlösliche Salze

Smp: etwa 147 °C

Nitrazepam *R* 1143900

CAS Nr. 146-22-5

Muss der Monographie **Nitrazepam (Nitrazepamum)** entsprechen

Nitrilotriessigsäure *R* 1137400

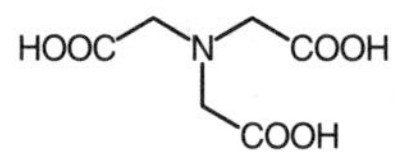

$C_6H_9NO_6$ M_r 191,1
CAS Nr. 139-13-9

Weißes, kristallines Pulver; praktisch unlöslich in Wasser und den meisten organischen Lösungsmitteln

Smp: etwa 240 °C, unter Zersetzung

Nitrobenzaldehyd *R* 1058700

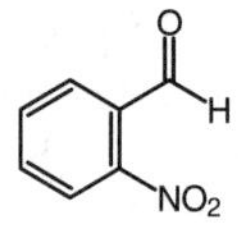

$C_7H_5NO_3$ M_r 151,1
CAS Nr. 552-89-6
2-Nitrobenzaldehyd

Gelbe Nadeln, wasserdampfflüchtig; schwer löslich in Wasser, leicht löslich in Ethanol, löslich in Ether

Smp: etwa 42 °C

Nitrobenzaldehyd-Lösung *R* 1058702

0,12 g pulverisierter Nitrobenzaldehyd *R* werden zu 10 ml verdünnter Natriumhydroxid-Lösung *R* gegeben. 10 min lang wird häufig geschüttelt und dann filtriert.

Bei Bedarf frisch herzustellen

Nitrobenzaldehyd-Papier *R* 1058701

0,2 g Nitrobenzaldehyd *R* werden in 10 ml einer Lösung von Natriumhydroxid *R* (200 g · l^{-1}) gelöst. Diese Lösung ist innerhalb 1 h zu verwenden.

Die untere Hälfte eines Filtrierpapierstreifens aus hartem Papier von 100 mm Länge und 8 bis 10 mm Breite wird in die Lösung eingetaucht und der Überschuss an Lösung durch Ausdrücken zwischen 2 Filtrierpapieren entfernt. Das Papier muss innerhalb einiger Minuten nach Herstellung verwendet werden.

4-Nitrobenzoesäure *R* 1144000

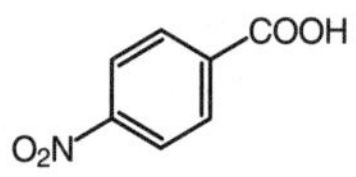

$C_7H_5NO_4$ M_r 167,1
CAS Nr. 62-23-7

Gelbe Kristalle

Smp: etwa 240 °C

Nitrobenzol *R* 1058800

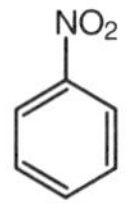

$C_6H_5NO_2$ M_r 123,1
CAS Nr. 98-95-3

Farblose oder sehr schwach gelb gefärbte Flüssigkeit; praktisch unlöslich in Wasser, mischbar mit Ethanol und Ether

Sdp: etwa 211 °C

Dinitrobenzol: 0,1 ml Substanz werden mit 5 ml Aceton *R*, 5 ml Wasser *R* und 5 ml konzentrierter Natriumhydroxid-Lösung *R* versetzt. Nach dem Umschütteln und Stehenlassen muss die obere Schicht fast farblos sein.

Nitrobenzoylchlorid *R* 1058900

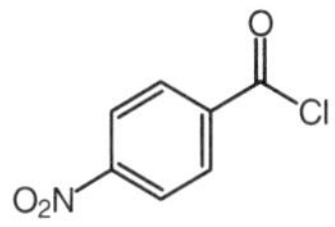

$C_7H_4ClNO_3$ M_r 185,6
CAS Nr. 122-04-3
4-Nitrobenzoylchlorid

Kristalle oder kristalline Masse, gelb, zersetzt sich an feuchter Luft; vollständig löslich in Natriumhydroxid-Lösung mit orangegelber Farbe

Smp: etwa 72 °C

Nitrobenzylchlorid *R* 1059000

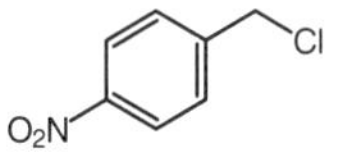

$C_7H_6ClNO_2$ M_r 171,6
CAS Nr. 100-14-1
4-Nitrobenzylchlorid

Blassgelbe Kristalle, tränenreizend; praktisch unlöslich in Wasser, sehr leicht löslich in Ethanol und Ether

4-(4-Nitrobenzyl)pyridin *R* 1101900

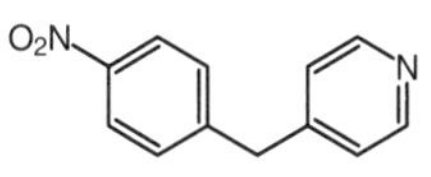

$C_{12}H_{10}N_2O_2$ M_r 214,2
CAS Nr. 1083-48-3

Gelbes Pulver

Smp: etwa 70 °C

Nitroethan *R* 1059200

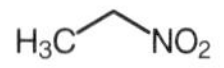

$C_2H_5NO_2$ M_r 75,1
CAS Nr. 79-24-3

Klare, farblose, ölige Flüssigkeit

Sdp: etwa 114 °C

Nitrofurantoin *R* 1099700

CAS Nr. 67-20-9

Muss der Monographie **Nitrofurantoin (Nitrofurantoinum)** entsprechen

(5-Nitro-2-furyl)methylendiacetat *R* 1099800

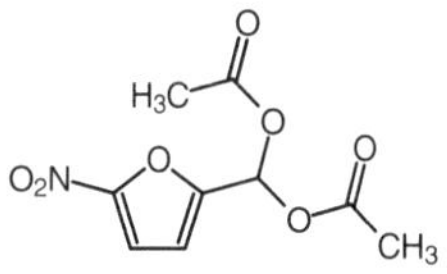

$C_9H_9NO_7$ M_r 243,2
CAS Nr. 92-55-7
5-Nitrofurfurylidendiacetat

Gelbe Kristalle

Smp: etwa 90 °C

Nitromethan *R* 1059700

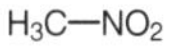

CH_3NO_2 M_r 61,0
CAS Nr. 75-52-5

Klare, farblose, ölige Flüssigkeit; schwer löslich in Wasser, mischbar mit Ethanol und Ether

d_{20}^{20}: 1,132 bis 1,134

n_D^{20}: 1,381 bis 1,383

Destillationsbereich (2.2.11): Mindestens 95 Prozent müssen zwischen 100 und 103 °C destillieren.

4-Nitrophenol *R* 1146400

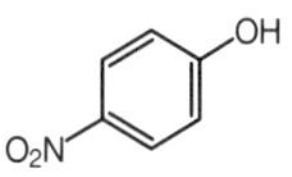

$C_6H_5NO_3$ M_r 139,1
CAS Nr. 100-02-7
p-Nitrophenol
Mindestens 95 Prozent $C_6H_5NO_3$

Farbloses bis schwach gelbes Pulver; wenig löslich in Wasser und Methanol

Smp: etwa 114 °C

Nitroprussidnatrium *R* 1082600

$Na_2[Fe(CN)_5(NO)] \cdot 2\ H_2O$ M_r 298,0
CAS Nr. 13755-38-9
Natriumpentacyanonitrosylferrat, Dihydrat

Rötlich braunes Pulver oder Kristalle; leicht löslich in Wasser, schwer löslich in Ethanol

N-Nitrosodiethanolamin *R* 1129800

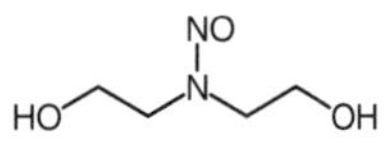

$C_4H_{10}N_2O_3$ M_r 134,1
CAS Nr. 1116-54-7
2,2′-(Nitrosoimino)diethanol

Gelbe Flüssigkeit; mischbar mit wasserfreiem Ethanol

n_D^{20}: etwa 1,485

Sdp: etwa 125 °C

Nitrosodipropylamin *R* 1099900

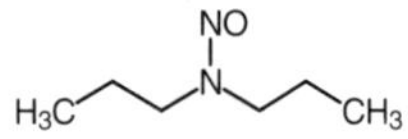

$C_6H_{14}N_2O$ M_r 130,2
CAS Nr. 621-64-7
Nitrosodipropylazan; Dipropylnitrosamin

Flüssigkeit; löslich in wasserfreiem Ethanol, Ether und in starken Säuren

d_{20}^{20}: etwa 0,915

Sdp: etwa 78 °C

Geeignete Qualität zur Chemolumineszenz-Bestimmung

Nitrosodipropylamin-Lösung *R* 1099901

78,62 g wasserfreies Ethanol *R* werden durch das Septum einer Durchstechflasche, die 1 g Nitrosodipropylamin *R* enthält, eingespritzt. Diese Lösung wird 1 zu 100 mit wasserfreiem Ethanol *R* verdünnt. Aliquote von 0,5 ml werden in zugebördelten Probeflaschen aufbewahrt.

Im Dunkeln bei 5 °C zu lagern

Nitrotetrazolblau *R* 1060000

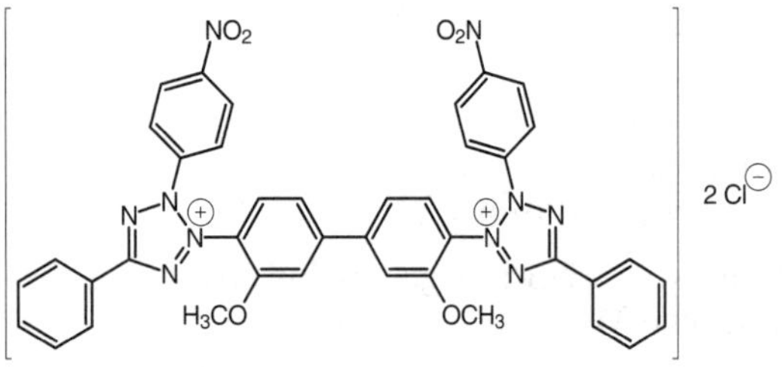

$C_{40}H_{30}Cl_2N_{10}O_6$ M_r 818
CAS Nr. 298-83-9
3,3′-(3,3′-Dimethoxybiphenyl-4,4′-diyl)bis[2-(4-nitrophenyl)-5-phenyl-2*H*-tetrazoliumchlorid]

Kristalle; löslich in Methanol unter Bildung einer klaren, gelben Lösung

Smp: etwa 189 °C, unter Zersetzung

Nonivamid *R* 1148500

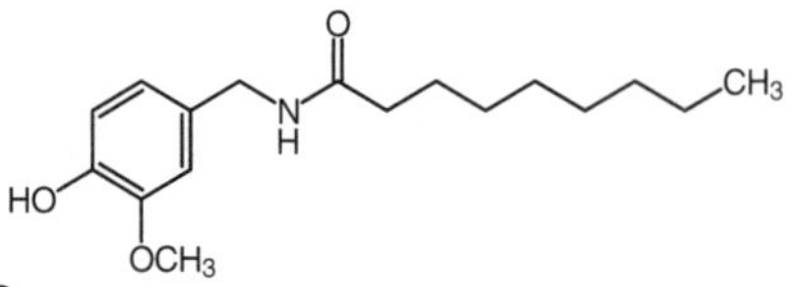

$C_{17}H_{27}NO_3$ M_r 293,4
CAS Nr. 2444-46-4
N-[(4-Hydroxy-3-methoxyphenyl)methyl]nonanamid

Weißes, kristallines Pulver; praktisch unlöslich in kaltem Wasser, leicht löslich in wasserfreiem Ethanol

Wird die Substanz in der Prüfung „Nonivamid" in der Monographie ***Cayennepfeffer (Capsici fructus)*** *verwendet, muss sie zusätzlich folgender Anforderung entsprechen:*

Gehaltsbestimmung: Die Bestimmung erfolgt mit Hilfe der Flüssigchromatographie (2.2.29) wie in der Monographie **Cayennepfeffer** beschrieben.

Der Gehalt an Nonivamid, berechnet mit Hilfe des Verfahrens „Normalisierung", muss mindestens 98,0 Prozent betragen.

Nonylamin *R* 1139800

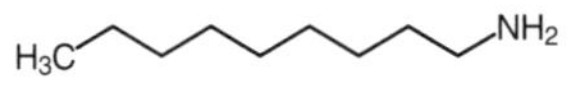

$C_9H_{21}N$ M_r 143,3
CAS Nr. 112-20-9
1-Aminononan, Nonylazan

Korrodierend wirkende, farblose, klare Flüssigkeit

d_4^{20}: etwa 0,788

n_D^{20}: etwa 1,433

Nordazepam *R* 1060200

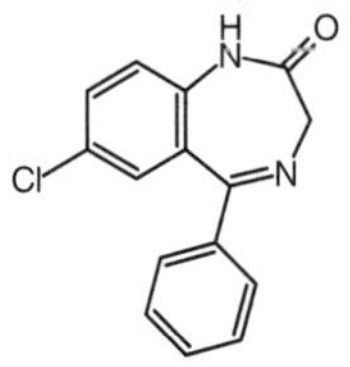

$C_{15}H_{11}ClN_2O$ M_r 270,7
CAS Nr. 340-57-8

7-Chlor-5-phenyl-1,3-dihydro-1,4-benzodiazepin-2-on

Weißes bis fast weißes, kristallines Pulver; praktisch unlöslich in Wasser, schwer löslich in Ethanol

Smp: etwa 216 °C

DL-Norleucin *R* 1060300

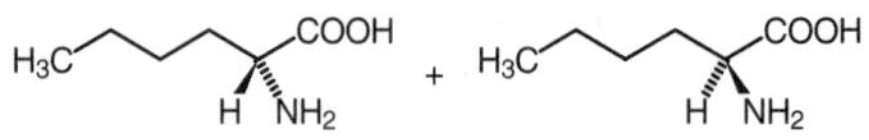

$C_6H_{13}NO_2$ M_r 131,2
CAS Nr. 616-06-8
(*RS*)-2-Aminohexansäure

Glänzende Kristalle; wenig löslich in Wasser und Ethanol, löslich in Säuren

Noscapinhydrochlorid *R* 1060500

CAS Nr. 912-60-7

Die Substanz muss der Monographie **Noscapinhydrochlorid-Monohydrat (Noscapini hydrochloridum)** entsprechen.

O

Octanal *R* 1150400

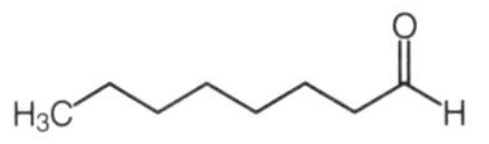

$C_8H_{16}O$ M_r 128,2
CAS Nr. 124-13-0
Octylaldehyd

Ölige, farblose Flüssigkeit; praktisch unlöslich in Wasser

d_4^{20}: 0,822

n_D^{20}: 1,419

Sdp: 171 °C

Wird die Substanz in der Gaschromatographie verwendet, muss sie zusätzlich folgender Anforderung entsprechen:

Gehaltsbestimmung: Die Prüfung erfolgt mit Hilfe der Gaschromatographie (2.2.28) wie in der Monographie **Süßorangenschalenöl (Aurantii dulcis aetheroleum)** beschrieben.

Der Gehalt an Octanal, berechnet mit Hilfe des Verfahrens „Normalisierung", muss mindestens 99 Prozent betragen.

Octanol *R* 1060700

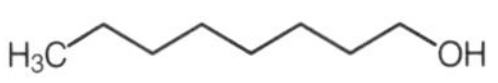

$C_8H_{18}O$ M_r 130,2
CAS Nr. 111-87-5
Octan-1-ol; Caprylalkohol

Farblose Flüssigkeit; praktisch unlöslich in Wasser, mischbar mit Ethanol und Ether

d_{20}^{20}: etwa 0,828

Sdp: etwa 195 °C

3-Octanon *R* 1114600

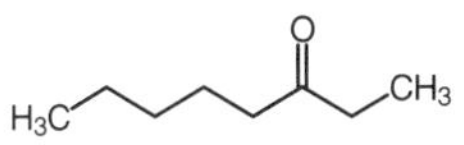

$C_8H_{16}O$ M_r 128,2
CAS Nr. 106-68-3
Ethylpentylketon; Octan-3-on

Farblose Flüssigkeit mit charakteristischem Geruch

d_{20}^{20}: etwa 0,822

n_D^{20}: etwa 1,415

Sdp: etwa 167 °C

Wird die Substanz in der Gaschromatographie verwendet, muss sie zusätzlich folgender Anforderung entsprechen:

Gehaltsbestimmung: Die Bestimmung erfolgt mit Hilfe der Gaschromatographie (2.2.28) wie in der Monographie **Lavendelöl (Lavandulae aetheroleum)** beschrieben.

Untersuchungslösung: die Substanz

Die Fläche des Hauptpeaks muss mindestens 98,0 Prozent der Summe aller Peakflächen betragen.

Octansäure *R* 1142200

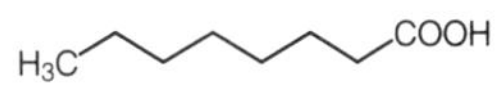

$C_8H_{16}O_2$ M_r 144,2
CAS Nr. 124-07-2
Caprylsäure

Schwach gelbe, ölige Flüssigkeit

d_4^{20}: etwa 0,910

n_D^{20}: etwa 1,428

Smp: etwa 16,7 °C

Sdp: etwa 239,7 °C

*Wird die Substanz in der Prüfung „Gesamtfettsäuren" in der Monographie **Sägepalmenfrüchte (Sabalis serrulatae fructus)** verwendet, muss sie zusätzlich folgender Anforderung entsprechen:*

Gehaltsbestimmung: Die Bestimmung erfolgt mit Hilfe der Gaschromatographie (2.2.28) wie in der Monographie **Sägepalmenfrüchte** beschrieben.

Der Gehalt an Octansäure, berechnet mit Hilfe des Verfahrens „Normalisierung", muss mindestens 98 Prozent betragen.

Octoxinol 10 *R* 1060800

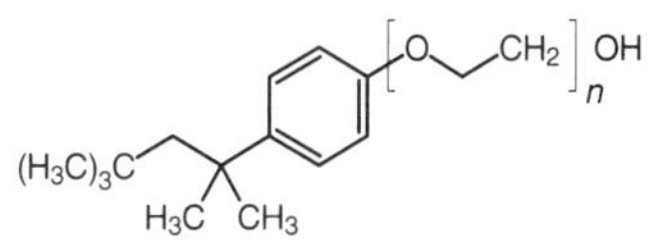

$C_{34}H_{62}O_{11}$ M_r 647
(mittlere Zusammensetzung)
CAS Nr. 9002-93-1
α-[4-(1,1,3,3-Tetramethylbutyl)phenyl]-ω-hydroxypoly(oxyethylen)

Klare, schwach gelb gefärbte, viskose Flüssigkeit; mischbar mit Wasser, Aceton und Ethanol, löslich in Toluol

Dicht verschlossen zu lagern

Octylamin *R* 1150500

$C_8H_{19}N$ M_r 129,2
CAS Nr. 111-86-4
Octan-1-amin

Farblose Flüssigkeit

d_{20}^{20}: etwa 0,782

Sdp: 175 bis 179 °C

Ölsäure *R* 1144100

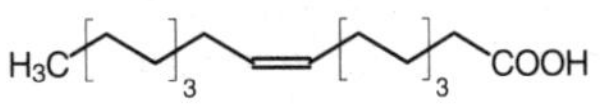

$C_{18}H_{34}O_2$ M_r 282,5
CAS Nr. 112-80-1
(9*Z*)-Octadec-9-ensäure

Klare, farblose Flüssigkeit; praktisch unlöslich in Wasser

d_4^{20}: etwa 0,891

n_D^{20}: etwa 1,459

Smp: 13 bis 14 °C

Wird die Substanz in der Prüfung „Gesamtfettsäuren" in der Monographie **Sägepalmenfrüchte (Sabalis serrulatae fructus)** verwendet, muss sie zusätzlich folgender Anforderung entsprechen:

Gehaltsbestimmung: Die Bestimmung erfolgt mit Hilfe der Gaschromatographie (2.2.28) wie in der Monographie **Sägepalmenfrüchte** beschrieben.

Der Gehalt an Ölsäure, berechnet mit Hilfe des Verfahrens „Normalisierung", muss mindestens 98 Prozent betragen.

Oleamid *R* 1060900

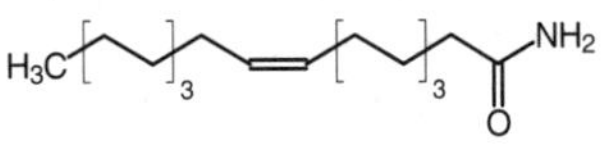

$C_{18}H_{35}NO$ M_r 281,5
(*Z*)-9-Octadecenamid

Pulver oder Körner, gelblich bis weiß; praktisch unlöslich in Wasser, sehr leicht löslich in Dichlormethan, löslich in Ethanol

Smp: etwa 80 °C

Oleuropein *R* 1152900

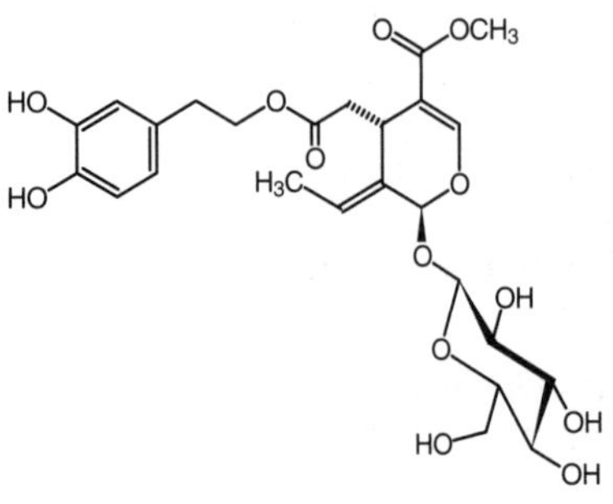

$C_{25}H_{32}O_{13}$ M_r 540,5
CAS Nr. 32619-42-4

2-(3,4-Dihydroxyphenyl)ethyl[[(2*S*,3*E*,4*S*)-3-ethyliden-2-(β-D-glucopyranosyloxy)-5-(methoxycarbonyl)-3,4-dihydro-2*H*-pyran-4-yl]acetat]

Pulver, löslich in Methanol

*Wird die Substanz in der Monographie **Ölbaumblätter (Oleae folium)** verwendet, muss sie zusätzlich folgender Anforderung entsprechen:*

Gehaltsbestimmung: Die Bestimmung erfolgt mit Hilfe der Flüssigchromatographie (2.2.29) wie in der Monographie **Ölbaumblätter** beschrieben.

Der Gehalt an Oleuropein, berechnet mit Hilfe des Verfahrens „Normalisierung", muss mindestens 80 Prozent betragen.

Olivenöl *R* 1061000

CAS Nr. 8001-25-0

Muss der Monographie **Natives Olivenöl (Olivae oleum virginum)** entsprechen

Oracetblau 2R *R* 1061100

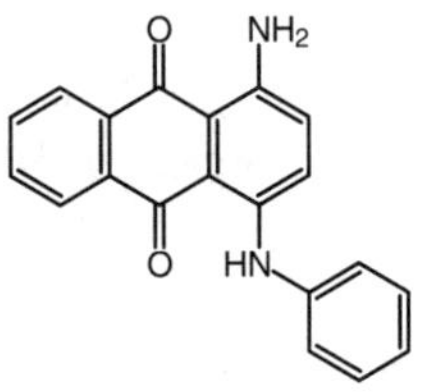

$C_{20}H_{14}N_2O_2$ M_r 314,3
CAS Nr. 4395-65-7
C.I. Nr. 61110
1-Amino-4-anilinoanthrachinon

Smp: etwa 194 °C

Orcin *R* 1108700

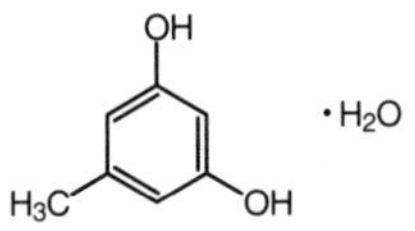

$C_7H_8O_2 \cdot H_2O$ M_r 142,2
CAS Nr. 6153-39-5
5-Methylbenzol-1,3-diol, Monohydrat

Kristallines Pulver; lichtempfindlich

Smp: 58 bis 61 °C

Sdp: etwa 290 °C

Osmium(VIII)-oxid *R* 1061200

OsO_4 M_r 254,2
CAS Nr. 20816-12-0
Syn. Osmiumtetroxid

Hellgelbe, nadelförmige Kristalle oder gelbe, kristalline Masse, hygroskopisch, lichtempfindlich; löslich in Wasser, Ethanol und Ether

Dicht verschlossen zu lagern

Osmium(VIII)-oxid-Lösung *R* 1061201

Eine Lösung von Osmium(VIII)-oxid *R* (2,5 g · l^{-1}) in Schwefelsäure (0,05 mol · l^{-1})

Oxalsäure *R* 1061400

$C_2H_2O_4 \cdot 2\,H_2O$ M_r 126,1
CAS Nr. 6153-56-6

Weiße Kristalle; löslich in Wasser, leicht löslich in Ethanol

Oxalsäure-Schwefelsäure-Lösung *R* 1061401

Eine Lösung von Oxalsäure *R* (50 g · l^{-1}) in einer erkalteten Mischung gleicher Volumteile Schwefelsäure *R* und Wasser *R*

Oxazepam *R* 1144300

CAS Nr. 604-75-1

Muss der Monographie **Oxazepam (Oxazepamum)** entsprechen

2,2′-Oxybis(*N*,*N*-dimethylethylamin) *R* 1141200

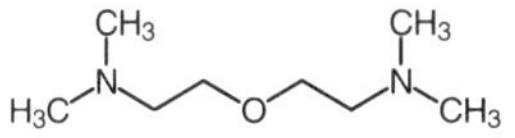

$C_8H_{20}N_2O$ M_r 160,3
CAS Nr. 3033-62-3
Bis(2-dimethylaminoethyl)ether; (2,2′-Oxydiethyl)bis(dimethylazan)

Farblose, korrodierend wirkende Flüssigkeit

d_{20}^{20}: etwa 0,85

n_D^{20}: etwa 1,430

Oxytetracyclinhydrochlorid *R* 1146500

Muss der Monographie **Oxytetracyclinhydrochlorid (Oxytetracyclini hydrochloridum)** entsprechen

P

Palladium *R* 1114700

Pd A_r 106,4
CAS Nr. 7440-05-3

Grauweißes Metall; löslich in Salzsäure

Palladium(II)-chlorid *R* 1061500

$PdCl_2$ M_r 177,3
CAS Nr. 7647-10-1

Rote Kristalle

Smp: 678 bis 680 °C

Palladium(II)-chlorid-Lösung *R* 1061501

1 g Palladium(II)-chlorid *R* wird in 10 ml warmer Salzsäure *R* gelöst. Die Lösung wird mit einer Mischung gleicher Volumteile verdünnter Salzsäure *R* und Wasser *R* zu 250 ml verdünnt. Diese Lösung wird unmittelbar vor Gebrauch mit 2 Volumteilen Wasser *R* verdünnt.

Palmitinsäure *R* 1061600

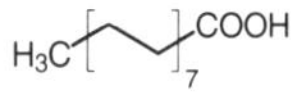

$C_{16}H_{32}O_2$ M_r 256,4
CAS Nr. 57-10-3
Hexadecansäure

Weiße, kristalline Schuppen; praktisch unlöslich in Wasser, leicht löslich in heißem Ethanol

Smp: etwa 63 °C

Dünnschichtchromatographie: Wird die Substanz unter den in der Monographie **Chloramphenicolpalmitat (Chloramphenicoli palmitas)** angegebenen Bedingungen geprüft, darf das Chromatogramm nur einen Hauptfleck zeigen.

*Wird die Substanz in der Prüfung „Gesamtfettsäuren" in der Monographie **Sägepalmenfrüchte (Sabalis serrulatae fructus)** verwendet, muss sie zusätzlich folgender Anforderung entsprechen:*

Gehaltsbestimmung: Die Bestimmung erfolgt mit Hilfe der Gaschromatographie (2.2.28) wie in der Monographie **Sägepalmenfrüchte** beschrieben.

Der Gehalt an Palmitinsäure, berechnet mit Hilfe des Verfahrens „Normalisierung", muss mindestens 98 Prozent betragen.

Palmitoleinsäure *R* 1144400

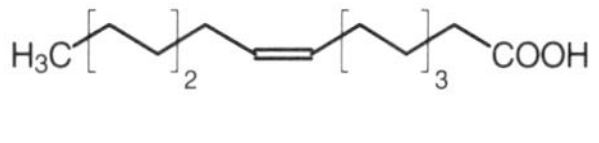

$C_{16}H_{30}O_2$ M_r 254,4
CAS Nr. 373-49-9
(9*Z*)-Hexadec-9-ensäure

Klare, farblose Flüssigkeit

Sdp: etwa 162 °C

*Wird die Substanz in der Prüfung „Gesamtfettsäuren" in der Monographie **Sägepalmenfrüchte (Sabalis serrulatae fructus)** verwendet, muss sie zusätzlich folgender Anforderung entsprechen:*

Gehaltsbestimmung: Die Bestimmung erfolgt mit Hilfe der Gaschromatographie (2.2.28) wie in der Monographie **Sägepalmenfrüchte** beschrieben.

Der Gehalt an Palmitoleinsäure, berechnet mit Hilfe des Verfahrens „Normalisierung", muss mindestens 98 Prozent betragen.

Pankreas-Pulver *R* 1061700

Muss der Monographie **Pankreas-Pulver (Pancreatis pulvis)** entsprechen

Papain *R* 1150700

CAS Nr. 9001-73-4

Proteolytisches Enzym, das aus dem Milchsaft der grünen Früchte und Blätter von *Carica papaya* L. gewonnen wird

Papaverinhydrochlorid *R* 1061800

CAS Nr. 61-25-6

Muss der Monographie **Papaverinhydrochlorid (Papaverini hydrochloridum)** entsprechen

Papier zur Chromatographie *R* 1150900

Dünnes Papier aus reiner Cellulose mit glatter Oberfläche und einer Stärke von etwa 0,2 mm

Trennvermögen: Auf 2 Streifen Papier zu Chromatographie *R* werden jeweils 2 bis 5 µl Untersuchungslösung a und b der Lösungen zur Papierchromatographie-Eignungsprüfung *R* aufgetragen. Die Chromatographie erfolgt mit einer Mischung gleicher Volumteile Methanol *R* und Wasser *R* über 3/4 der Papierlänge. Die Papierstreifen werden trocknen gelassen. Die Verteilung der Radioaktivität wird mit einem geeigneten Detektor gemessen. Das Papier ist geeignet, wenn das Chromatogramm der Untersuchungslösung a einen einzigen Radioaktivitätsfleck mit einem R_f-Wert zwischen 0,8 und 1,0 und das Chromatogramm der Untersuchungslösung b einen einzigen Radioaktivitätsfleck am Auftragspunkt (R_f-Wert zwischen 0,0 und 0,1) zeigt.

Paracetamol *R* 1061900

CAS Nr. 103-90-2

Muss der Monographie **Paracetamol (Paracetamolum)** entsprechen

Paracetamol, 4-aminophenolfreies *R* 1061901

Paracetamol *R* wird so oft aus Wasser *R* umkristallisiert und im Vakuum bei 70 °C getrocknet, bis es folgender Prüfung entspricht: 5 g getrocknete Substanz werden in einer Mischung gleicher Volumteile Methanol *R* und Wasser *R* zu 100 ml gelöst. Die Lösung wird mit 1 ml einer frisch hergestellten Lösung versetzt, die Nitroprussidnatrium *R* (10 g · l^{-1}) und wasserfreies Natriumcarbonat *R* (10 g · l^{-1}) enthält. Nach dem Mischen wird 30 min lang vor Licht geschützt stehen gelassen. Dabei darf keine Blau- oder Grünfärbung entstehen.

Paraffin, flüssiges *R* 1062000

CAS Nr. 8042-47-5

Muss der Monographie **Dickflüssiges Paraffin (Paraffinum liquidum)** entsprechen

Paraldehyd *R* 1151000

CAS Nr. 123-63-7

Muss der Monographie **Paraldehyd (Paraldehydum)** entsprechen

Pararosaniliniumchlorid *R* 1062200

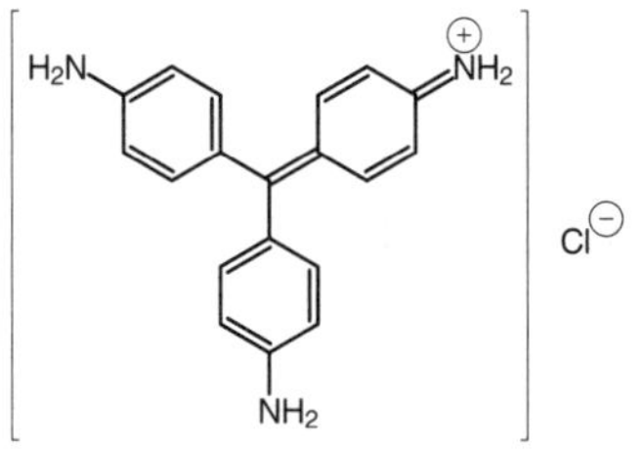

$C_{19}H_{18}ClN_3$ M_r 323,8
CAS Nr. 569-61-9
C.I. Nr. 42500; Schultz Nr. 779
Tris(4-aminophenyl)methyliumchlorid

Bläulich rotes, kristallines Pulver; schwer löslich in Wasser, löslich in wasserfreiem Ethanol, praktisch unlöslich in Ether

Wässrige und ethanolische Lösungen sind tiefrot gefärbt, Lösungen in Schwefelsäure und Salzsäure sind gelb gefärbt.

Smp: etwa 270 °C, unter Zersetzung

Pararosaniliniumchlorid-Reagenz *R* 1062201

0,1 g Pararosaniliniumchlorid *R* werden in einem Erlenmeyerkolben mit Schliffstopfen mit 60 ml Wasser *R* versetzt. Nach Zusatz einer Lösung von 1,0 g wasserfreiem Natriumsulfit *R* oder 2,0 g Natriumsulfit *R* oder 0,75 g Natriumdisulfit *R* in 10 ml Wasser *R* werden langsam und unter Umschütteln 6 ml verdünnter Salzsäure *R* zugesetzt. Der Kolben wird verschlossen und die Mischung bis zu erfolgter Lösung umgeschüttelt. Die Lösung wird mit Wasser *R* zu 100 ml verdünnt und 12 h lang vor Gebrauch stehen gelassen.

Vor Licht geschützt zu lagern

Parthenolid *R* 1129900

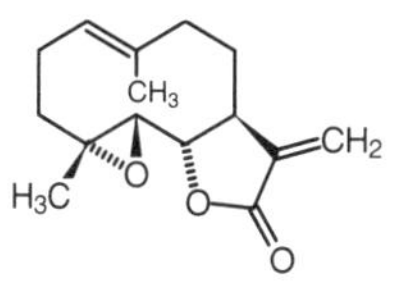

$C_{15}H_{20}O_3$ M_r 248,3
CAS Nr. 20554-84-1
(4*E*)-(1a*R*,7a*S*,10a*S*,10b*S*)-1a,5-Dimethyl-8-methylen-2,3,6,7,7a,8,10a,10b-octahydrooxireno[9,10]cyclodeca[1,2-*b*]furan-9(1a*H*)-on; (*E*)-(5*S*,6*S*)-4,5-Epoxygermacra-1(10),11(13)-dieno-12(6)-lacton

Weißes, kristallines Pulver; sehr schwer löslich in Wasser, sehr leicht löslich in Dichlormethan, löslich in Methanol

$[\alpha]_D^{22}$: –71,4, an einer Lösung von Parthenolid (2,2 g · l^{-1}) in Dichlormethan *R* bestimmt

Smp: 115 bis 116 °C

Absorption (2.2.25): Eine Lösung von Parthenolid (10 mg · l^{-1}) in Ethanol 96 % *R* zeigt ein Absorptionsmaximum bei 214 nm.

Gehaltsbestimmung: Die Bestimmung erfolgt mit Hilfe der Flüssigchromatographie (2.2.29) wie in der Monographie **Mutterkraut (Tanaceti parthenii herba)** bei der Konzentration der Referenzlösung beschrieben.

Der Gehalt an Parthenolid, berechnet mit Hilfe des Verfahrens „Normalisierung", muss mindestens 90 Prozent betragen.

Penicillinase-Lösung *R* 1062300

10 g Casein-Hydrolysat, 2,72 g Kaliumdihydrogenphosphat *R* und 5,88 g Natriumcitrat *R* werden in 200 ml Wasser *R* gelöst. Die Lösung wird mit Hilfe einer Lösung von Natriumhydroxid *R* (200 g · l^{-1}) auf einen pH-Wert von 7,2 eingestellt und mit Wasser *R* zu 1000 ml verdünnt. 0,41 g Magnesiumsulfat *R* werden in 5 ml Wasser *R* gelöst; diese Lösung wird mit 1 ml einer Lösung von Ammoniumeisen(II)-sulfat *R* (1,6 g · l^{-1}) versetzt und mit Wasser *R* zu 10 ml verdünnt. Die beiden Lösungen werden im Autoklaven sterilisiert und nach dem Abkühlen gemischt. Die Mischung wird in nicht allzu dicker Schicht in Erlenmeyerkolben gefüllt und mit *Bacillus cereus* (Nr. 9946 NCTC) beimpft. Die Kolben werden bei 18 bis 37 °C bis zum ersten Zeichen eines Wachstums stehen gelassen und 16 h lang bei 35 bis 37 °C gehalten, wobei andauernd geschüttelt wird, um eine maximale Belüftung zu gewährleisten. Nach dem Zentrifugieren wird die überstehende Flüssigkeit durch Membranfiltration keimfrei gemacht.

1,0 ml Penicillinase-Lösung muss bei 30 °C und einem pH-Wert von 7 mindestens 0,4 Mikrokatal enthalten (entsprechend einer Hydrolyse von 500 mg Benzylpenicillin zu Benzylpenicillosäure je Stunde), vorausgesetzt, dass die Benzylpenicillin-Konzentration nicht unter die erforderliche Konzentration der enzymatischen Sättigung fällt. Die Michaelis-Konstante für Benzylpenicillin der Penicillinase in der Lösung beträgt etwa 12 µg je Milliliter.

Sterilität (2.6.1): Die Lösung muss der Prüfung entsprechen.

Zwischen 0 und 2 °C zu lagern und innerhalb von 2 bis 3 Tagen zu verwenden

Die gefriergetrocknete Lösung kann in zugeschmolzenen Ampullen mehrere Monate lang gelagert werden.

Pentafluorpropansäure *R* 1151100

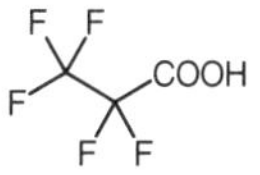

$C_3HF_5O_2$ M_r 164,0
CAS Nr. 422-64-0

Klare, farblose Flüssigkeit

d_{20}^{20}: etwa 1,561

n_D^{20}: etwa 1,284

Sdp: etwa 97 °C

Pentan *R* 1062500

C_5H_{12} M_r 72,2
CAS Nr. 109-66-0

Klare, farblose, entflammbare Flüssigkeit; sehr schwer löslich in Wasser, mischbar mit Aceton, wasserfreiem Ethanol und Ether

d_{20}^{20}: etwa 0,63

n_D^{20}: etwa 1,359

Sdp: etwa 36 °C

Wird die Substanz in der Spektroskopie verwendet, muss sie noch folgender Prüfung entsprechen:

Die *Transmission* (2.2.25) der Substanz, gegen Wasser *R* als Kompensationsflüssigkeit gemessen, muss mindestens betragen:
20 Prozent bei 200 nm
50 Prozent bei 210 nm
85 Prozent bei 220 nm
93 Prozent bei 230 nm
98 Prozent bei 240 nm

Pentanol *R* 1062600

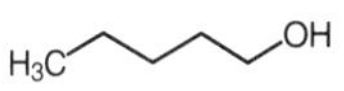

$C_5H_{12}O$ M_r 88,1
CAS Nr. 71-41-0
1-Pentanol

Farblose Flüssigkeit; wenig löslich in Wasser, mischbar mit Ethanol und Ether

n_D^{20}: etwa 1,410

Sdp: etwa 137 °C

tert-Pentylalkohol R

Siehe *tert*-Amylalkohol

Pepsin R 1062800

CAS Nr. 9001-75-6

Muss der Monographie **Pepsin (Pepsini pulvis)** entsprechen

Perchlorsäure R 1062900

$HClO_4$ M_r 100,5
CAS Nr. 7601-90-3
Mindestens 70,0 und höchstens 73,0 Prozent (*m/m*) $HClO_4$

Klare, farblose Flüssigkeit; mischbar mit Wasser

d_{20}^{20}: etwa 1,7

Gehaltsbestimmung: 2,50 g Substanz werden mit 50 ml Wasser *R* versetzt. Nach Zusatz von 0,1 ml Methylrot-Lösung *R* wird die Lösung mit Natriumhydroxid-Lösung (1 mol · l^{-1}) titriert.

1 ml Natriumhydroxid-Lösung (1 mol · l^{-1}) entspricht 100,5 mg $HClO_4$.

Perchlorsäure-Lösung R 1062901

8,5 ml Perchlorsäure *R* werden mit Wasser *R* zu 100 ml verdünnt.

Periodat-Essigsäure-Reagenz R 1063000

0,446 g Natriumperiodat *R* werden in 2,5 ml einer 25-prozentigen Lösung (*V/V*) von Schwefelsäure *R* gelöst. Die Lösung wird mit Essigsäure 99 % *R* zu 100,0 ml verdünnt.

Periodsäure R 1108900

$HIO_4 \cdot 2\,H_2O$ M_r 227,9
CAS Nr. 10450-60-9

Kristalle; leicht löslich in Wasser, löslich in Ethanol

Smp: etwa 122 °C

Permethrin R 1130000

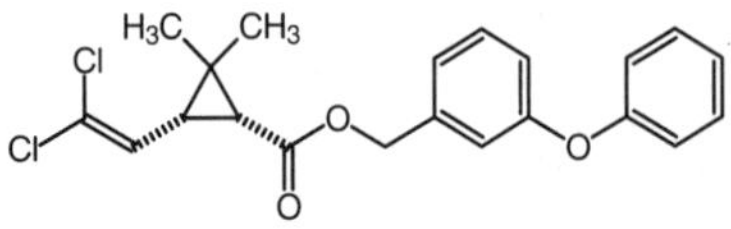

$C_{21}H_{20}Cl_2O_3$ M_r 391,3
CAS Nr. 52645-53-1

Smp: 34 bis 35 °C

Eine geeignete, zertifizierte Referenzlösung (10 ng · μl^{-1} in Cyclohexan) kann verwendet werden.

Peroxid-Teststreifen R 1147800

Handelsübliche Teststreifen mit einer geeigneten Skala im Konzentrationsbereich von 0 bis 25 ppm Peroxid sind zu verwenden.

Perylen R 1130100

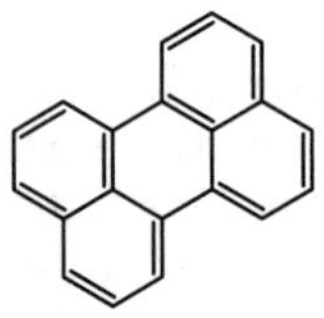

$C_{20}H_{12}$ M_r 252,3
CAS Nr. 198-55-0
Dibenz[*de,kl*]anthracen

Orangefarbenes Pulver

Smp: etwa 279 °C

Petroläther R 1063100

CAS Nr. 8032-32-4

Klare, farblose, entflammbare, nicht fluoreszierende Flüssigkeit; praktisch unlöslich in Wasser, mischbar mit Ethanol

d_{20}^{20}: 0,661 bis 0,664

Destillationsbereich (2.2.11): 50 bis 70 °C

Petroläther R 1 1063101

Entspricht Petroläther *R* mit den folgenden Änderungen:

d_{20}^{20}: 0,630 bis 0,656

Destillationsbereich (2.2.11): 40 bis 60 °C

Die Substanz darf sich bei 0 °C nicht trüben.

Petroläther R 2 1063102

Entspricht Petroläther *R* mit den folgenden Änderungen:

d_{20}^{20}: 0,620 bis 0,630

Destillationsbereich (2.2.11): 30 bis 40 °C

Die Substanz darf sich bei 0 °C nicht trüben.

Petroläther R 3 1063103

Entspricht Petroläther *R* mit folgenden Änderungen:

d_{20}^{20}: 0,659 bis 0,671

Destillationsbereich (2.2.11): 40 bis 80 °C

α-Phellandren R 1130400

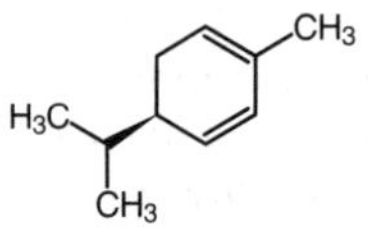

$C_{10}H_{16}$ M_r 136,2
CAS Nr. 4221-98-1
(*R*)-5-Isopropyl-2-methylcyclohexa-1,3-dien;
(–)-*p*-Mentha-1,5-dien

d_{20}^{20}: etwa 0,839

n_D^{20}: etwa 1,471

$[\alpha]_D^{20}$: etwa –217

Sdp: 171 bis 174 °C

Wird die Substanz in der Gaschromatographie verwendet, muss sie zusätzlich folgender Anforderung entsprechen:

Gehaltsbestimmung: Die Bestimmung erfolgt mit Hilfe der Gaschromatographie (2.2.28) wie in der Monographie **Eucalyptusöl (Eucalypti aetheroleum)** beschrieben.

Untersuchungslösung: die Substanz

Die Fläche des Hauptpeaks muss mindestens 98,0 Prozent der Summe aller Peakflächen betragen.

Phenanthren *R* 1063200

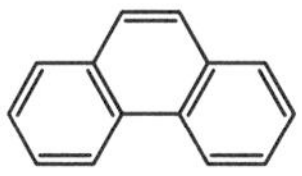

$C_{14}H_{10}$ M_r 178,2
CAS Nr. 85-01-8

Weiße Kristalle; praktisch unlöslich in Wasser, leicht löslich in Ether, wenig löslich in Ethanol

Smp: etwa 100 °C

Phenanthrolinhydrochlorid *R* 1063300

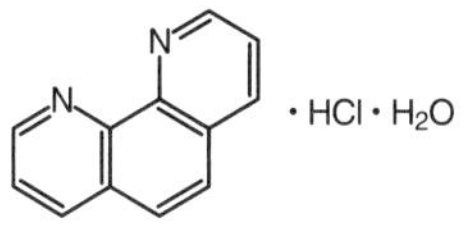

$C_{12}H_9ClN_2 \cdot H_2O$ M_r 234,7
CAS Nr. 3829-86-5
1,10-Phenanthrolin-hydrochlorid, Monohydrat

Weißes bis fast weißes, kristallines Pulver; leicht löslich in Wasser, löslich in Ethanol

Smp: etwa 215 °C, unter Zersetzung

Phenazon *R* 1063400

CAS Nr. 60-80-0

Muss der Monographie **Phenazon (Phenazonum)** entsprechen

Phenol *R* 1063500

CAS Nr. 108-95-2

Muss der Monographie **Phenol (Phenolum)** entsprechen

Phenolphthalein *R* 1063700

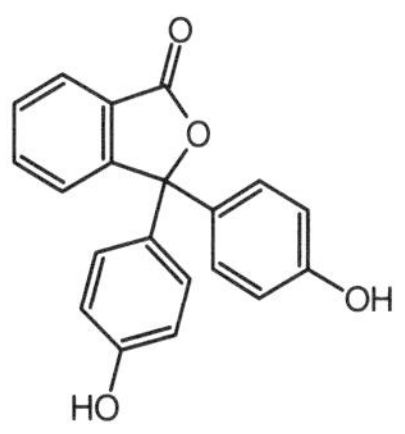

$C_{20}H_{14}O_4$ M_r 318,3
CAS Nr. 77-09-8
3,3-Bis(4-hydroxyphenyl)phthalid

Weißes bis gelbliches Pulver; praktisch unlöslich in Wasser, löslich in Ethanol

Phenolphthalein-Lösung *R* 1063702

0,1 g Phenolphthalein *R* werden in 80 ml Ethanol 96 % *R* gelöst. Die Lösung wird mit Wasser *R* zu 100 ml verdünnt.

Empfindlichkeitsprüfung: Eine Mischung von 0,1 ml der Phenolphthalein-Lösung und 100 ml kohlendioxidfreiem Wasser *R* muss farblos sein. Bis zum Umschlag nach Rosa dürfen höchstens 0,2 ml Natriumhydroxid-Lösung ($0{,}02\ mol \cdot l^{-1}$) verbraucht werden.

Umschlagsbereich: pH-Wert 8,2 (farblos) bis 10,0 (rot)

Phenolphthalein-Lösung *R* 1 1063703

Eine Lösung von Phenolphthalein *R* ($10\ g \cdot l^{-1}$) in Ethanol 96 % *R*

Phenolphthalein-Papier *R* 1063704

Filterpapierstreifen werden einige Minuten lang in Phenolphthalein-Lösung *R* getaucht und anschließend trocknen gelassen.

Phenolrot *R* 1063600

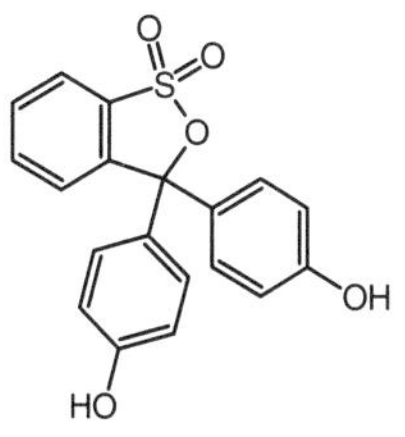

$C_{19}H_{14}O_5S$ M_r 354,4
CAS Nr. 143-74-8

Leuchtend rotes bis dunkelrotes, kristallines Pulver; sehr schwer löslich in Wasser, schwer löslich in Ethanol

Phenolrot-Lösung *R* 1063601

0,1 g Phenolrot *R* werden in 2,82 ml Natriumhydroxid-Lösung (0,1 mol · l^{-1}) und 20 ml Ethanol 96 % *R* gelöst. Die Lösung wird mit Wasser *R* zu 100 ml verdünnt.

Empfindlichkeitsprüfung: Eine Mischung von 0,1 ml der Phenolrot-Lösung und 100 ml kohlendioxidfreiem Wasser *R* muss gelb gefärbt sein. Bis zum Farbumschlag nach Rötlich-Violett dürfen höchstens 0,1 ml Natriumhydroxid-Lösung (0,02 mol · l^{-1}) verbraucht werden.

Umschlagsbereich: pH-Wert 6,8 (gelb) bis 8,4 (rötlich violett)

Phenolrot-Lösung *R* 2 1063603

Lösung I: 33 mg Phenolrot *R* werden in 1,5 ml verdünnter Natriumhydroxid-Lösung *R* gelöst. Die Lösung wird mit Wasser *R* zu 100 ml verdünnt.

Lösung II: 25 mg Ammoniumsulfat *R* werden in 235 ml Wasser *R* gelöst. Die Lösung wird mit 105 ml verdünnter Natriumhydroxid-Lösung *R* und 135 ml verdünnter Essigsäure *R* versetzt.

25 ml Lösung I werden der Lösung II zugesetzt. Falls erforderlich wird der pH-Wert (2.2.3) der Mischung auf 4,7 eingestellt.

Phenolrot-Lösung *R* 3 1063604

Lösung I: 33 mg Phenolrot *R* werden in 1,5 ml verdünnter Natriumhydroxid-Lösung *R* gelöst. Die Lösung wird mit Wasser *R* zu 50 ml verdünnt.

Lösung II: 50 mg Ammoniumsulfat *R* werden in 235 ml Wasser *R* gelöst. Die Lösung wird mit 105 ml verdünnter Natriumhydroxid-Lösung *R* und 135 ml verdünnter Essigsäure *R* versetzt.

25 ml Lösung I werden der Lösung II zugesetzt. Falls erforderlich wird der pH-Wert (2.2.3) der Mischung auf 4,7 eingestellt.

Phenoxybenzaminhydrochlorid *R* 1063900

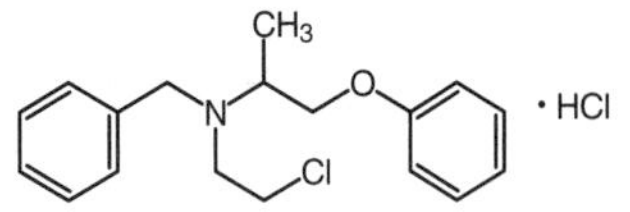

$C_{18}H_{23}Cl_2NO$ M_r 340,3
N-(2-Chlorethyl)-*N*-(1-methyl-2-phenoxyethyl)benzyl=amin-hydrochlorid
Mindestens 97,0 und höchstens 103,0 Prozent $C_{18}H_{23}Cl_2NO$, berechnet auf die getrocknete Substanz

Weißes bis fast weißes, kristallines Pulver; wenig löslich in Wasser, leicht löslich in Ethanol

Smp: etwa 138 °C

Trocknungsverlust (2.2.32): höchstens 0,5 Prozent, durch 24 h langes Trocknen über Phosphor(V)-oxid *R* unterhalb 670 Pa bestimmt

Gehaltsbestimmung: 0,500 g Substanz werden in 50,0 ml ethanolfreiem Chloroform *R* gelöst. Die Lösung wird 3-mal mit je 20 ml Salzsäure (0,01 mol · l^{-1}) ausgeschüttelt. Die sauren Lösungen werden verworfen. Die Chloroformphase wird durch Watte filtriert. 5,0 ml des Filtrats werden mit ethanolfreiem Chloroform *R* zu 500,0 ml verdünnt. Die Absorption wird im Maximum bei 272 nm in einer geschlossenen Küvette gemessen.

Der Gehalt an $C_{18}H_{23}Cl_2NO$ wird mit Hilfe der spezifischen Absorption berechnet ($A_{1\,cm}^{1\,\%}$ = 56,3).

Vor Licht geschützt zu lagern

Phenoxyessigsäure *R* 1063800

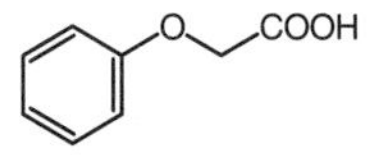

$C_8H_8O_3$ M_r 152,1
CAS Nr. 122-59-8

Fast weiße Kristalle; wenig löslich in Wasser, leicht löslich in Essigsäure 99 %, Ethanol und Ether

Smp: etwa 98 °C

Dünnschichtchromatographie: Wird die Substanz unter den Bedingungen, wie in der Monographie **Phenoxymethylpenicillin (Phenoxymethylpenicillinum)** angegeben, geprüft, darf das Chromatogramm nur einen Hauptfleck zeigen.

Phenoxyethanol *R* 1064000

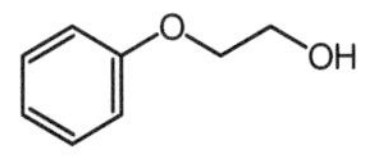

$C_8H_{10}O_2$ M_r 138,2
CAS Nr. 122-99-6
2-Phenoxyethanol

Klare, farblose, ölige Flüssigkeit; schwer löslich in Wasser, leicht löslich in Ethanol und Ether

d_{20}^{20}: etwa 1,11

n_D^{20}: etwa 1,537

Erstarrungstemperatur (2.2.18): mindestens 12 °C

Phenylalanin *R* 1064100

CAS Nr. 63-91-2

Muss der Monographie **Phenylalanin (Phenylalaninum)** entsprechen

p-Phenylendiamindihydrochlorid *R* 1064200

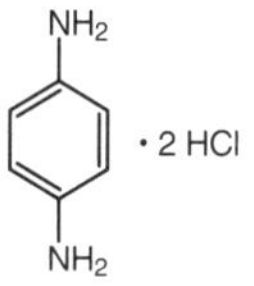

$C_6H_{10}Cl_2N_2$ M_r 181,1
CAS Nr. 615-28-1
1,4-Diaminobenzol-dihydrochlorid; *p*-Phenylendiamin-dihydrochlorid

Kristallines Pulver oder weiße bis schwach gefärbte Kristalle, an der Luft rötlich werdend; leicht löslich in Wasser, schwer löslich in Ethanol und Ether

Phenylglycin *R* 1064300

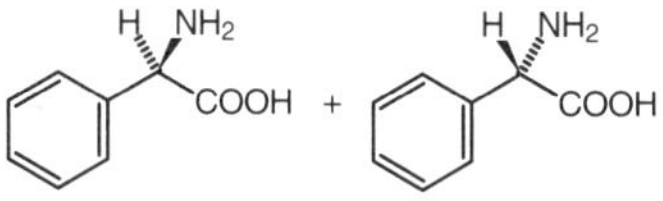

$C_8H_9NO_2$ M_r 151,2
CAS Nr. 2835-06-5
(*RS*)-2-Amino-2-phenylessigsäure

D-Phenylglycin *R* 1144500

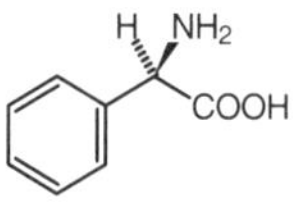

$C_8H_9NO_2$ M_r 151,2
CAS Nr. 875-74-1
(2*R*)-2-Amino-2-phenylessigsäure

Mindestens 99 Prozent $C_8H_9NO_2$

Weißes bis fast weißes, kristallines Pulver

Phenylhydrazinhydrochlorid *R* 1064500

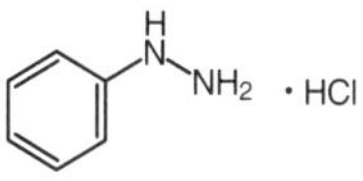

$C_6H_9ClN_2$ M_r 144,6
CAS Nr. 59-88-1

Weißes bis fast weißes, kristallines Pulver, das sich an der Luft braun färbt; löslich in Wasser und Ethanol

Smp: etwa 245 °C, unter Zersetzung

Vor Licht geschützt zu lagern

Phenylhydrazinhydrochlorid-Lösung *R* 1064501

0,9 g Phenylhydrazinhydrochlorid *R* werden in 50 ml Wasser *R* gelöst. Die Lösung wird mit Aktivkohle *R* entfärbt und filtriert. Das Filtrat wird nach Zusatz von 30 ml Salzsäure *R* mit Wasser *R* zu 250 ml verdünnt.

Phenylhydrazin-Schwefelsäure *R* 1064502

65 mg Phenylhydrazinhydrochlorid *R*, zuvor aus Ethanol 85 % *R* umkristallisiert, werden in einer Mischung von 80 Volumteilen Wasser *R* und 170 Volumteilen Schwefelsäure *R* gelöst. Die Lösung wird mit der Schwefelsäure-Wasser-Mischung zu 100 ml verdünnt.

Bei Bedarf frisch herzustellen

Phenylisothiocyanat *R* 1121500

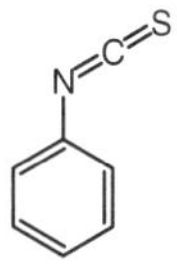

C_7H_5NS M_r 135,2
CAS Nr. 103-72-0

Flüssigkeit; unlöslich in Wasser, löslich in Ethanol

d_{20}^{20}: etwa 1,13

n_D^{20}: etwa 1,65

Smp: etwa –21 °C

Sdp: etwa 221 °C

Eine zur Proteinsequenzierung geeignete Qualität ist zu verwenden.

1-Phenylpiperazin *R* 1130500

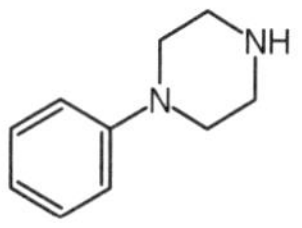

$C_{10}H_{14}N_2$ M_r 162,2
CAS Nr. 92-54-6

Schwach viskose, gelbe Flüssigkeit; nicht mischbar mit Wasser

d_4^{20}: etwa 1,07

n_D^{20}: etwa 1,588

Phloroglucin *R* 1064600

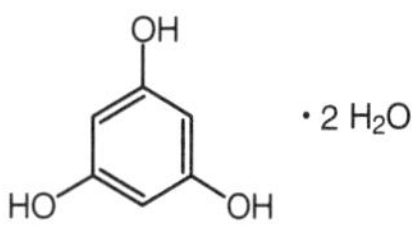

$C_6H_6O_3 \cdot 2\,H_2O$ M_r 162,1
CAS Nr. 6099-90-7
1,3,5-Benzoltriol, Dihydrat

Weiße bis gelbliche Kristalle; schwer löslich in Wasser, löslich in Ethanol

Smp: etwa 223 °C (Sofortschmelzpunkt)

Phloroglucin-Lösung *R* 1064601

1 ml einer Lösung von Phloroglucin *R* (100 g · l^{-1}) in Ethanol 96 % *R* wird mit 9 ml Salzsäure *R* versetzt.

Vor Licht geschützt zu lagern

Phosalon *R* 1130200

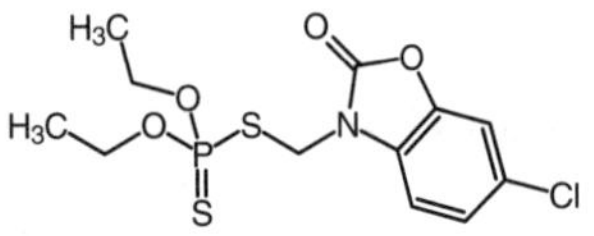

$C_{12}H_{15}ClNO_4PS_2$ M_r 367,8
CAS Nr. 2310-17-0

Smp: 45 bis 48 °C

Eine geeignete, zertifizierte Referenzlösung (10 ng · μl^{-1} in Isooctan) kann verwendet werden.

Phospholipid *R* 1064800

Hirn vom Menschen oder vom Rind wird gewaschen, von Haut und Blutgefäßen befreit und in einem geeigneten Gerät homogenisiert. Das Volumen (*V*) von 1000 bis 1300 g des Homogenisats wird bestimmt. Das Homogenisat wird 3-mal mit je dem 4fachen Volumen Aceton *R* extrahiert. Nach dem Abfiltrieren im Vakuum wird der Rückstand 18 h lang bei 37 °C getrocknet. Der Rückstand wird 2-mal mit je 2 *V* ml einer Mischung von 2 Volumteilen Petroläther *R* 2 und 3 Volumteilen Petroläther *R* 1 extrahiert. Jeder Auszug wird durch ein Papierfilter filtriert, das mit der Lösungsmittelmischung befeuchtet ist. Die vereinigten Auszüge werden bei 45 °C bei einem 670 Pa nicht überschreitenden Druck zur Trockne eingedampft. Der Rückstand wird in 0,2 *V* ml Ether *R* gelöst und die Lösung bei 4 °C stehen gelassen, bis ein Niederschlag entsteht. Nach Zentrifugieren wird die klare, überstehende Flüssigkeit im Vakuum bis auf ein Volumen von 100 ml je Kilogramm ursprünglich eingewogenen Homogenisats eingeengt. Die Lösung wird bei 4 °C stehen gelassen (12 bis 24 h), bis ein Niederschlag entsteht. Nach dem Zentrifugieren wird die klare, überstehende Flüssigkeit mit der 5fachen Menge ihres Volumens an Aceton *R* versetzt, erneut zentrifugiert und die überstehende Flüssigkeit verworfen. Der Niederschlag wird getrocknet.

Im Vakuum, im Exsikkator, vor Licht geschützt zu lagern

Phosphorige Säure *R* 1130600

H_3PO_3 M_r 82,0
CAS Nr. 13598-36-2
Phosphonsäure

Weiße, sehr hygroskopische, zerfließliche, kristalline Masse; durch Luftsauerstoff langsam oxidierbar zu H_3PO_4

Instabile orthorhombische Kristalle; löslich in Wasser, in Ethanol und in einer Mischung von 3 Volumteilen Ether und 1 Volumteil Ethanol

d_4^{21}: 1,651

Smp: etwa 73 °C

Phosphor(V)-oxid *R* 1032900

P_2O_5 M_r 141,9
CAS Nr. 1314-56-3

Weißes, amorphes, zerfließendes Pulver

Die Substanz hydratisiert mit Wasser unter Wärmeentwicklung.

Dicht verschlossen zu lagern

Phosphorsäure 85 % *R* 1065100

CAS Nr. 7664-38-2

Muss der Monographie **Phosphorsäure 85 % (Acidum phosphoricum concentratum)** entsprechen

Phosphorsäure 10 % *R* 1065101

Muss der Monographie **Phosphorsäure 10 % (Acidum phosphoricum dilutum)** entsprechen

Phosphorsäure, verdünnte *R* 1 1065102

93 ml Phosphorsäure 10 % *R* werden mit Wasser *R* zu 1000 ml verdünnt.

Phthalaldehyd *R* 1065300

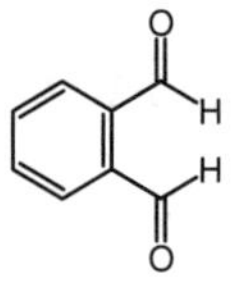

$C_8H_6O_2$ M_r 134,1
CAS Nr. 643-79-8
Benzol-1,2-dicarbaldehyd

Gelbes, kristallines Pulver

Smp: etwa 55 °C

Vor Licht und Luft geschützt zu lagern

Phthalaldehyd-Reagenz *R* 1065301

2,47 g Borsäure *R* werden in 75 ml Wasser *R* gelöst. Der pH-Wert der Lösung wird mit Hilfe einer Lösung von Kaliumhydroxid *R* (450 g · l^{-1}) auf 10,4 eingestellt und die Lösung mit Wasser *R* zu 100 ml verdünnt. 1,0 g Phthalaldehyd *R* wird in 5 ml Methanol *R* gelöst. Die Lösung wird mit 95 ml der Borsäure-Lösung und 2 ml

Thioglycolsäure *R* versetzt und mit Hilfe einer Lösung von Kaliumhydroxid *R* (450 g · l^{-1}) auf einen pH-Wert von 10,4 eingestellt.

Vor Licht geschützt zu lagern und innerhalb von 3 Tagen zu verwenden

Phthalazin *R* 1065400

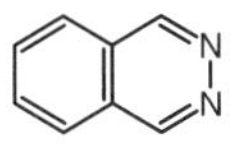

$C_8H_6N_2$ M_r 130,1
CAS Nr. 253-52-1

Schwach gelb gefärbte Kristalle; leicht löslich in Wasser, löslich in wasserfreiem Ethanol, Ethylacetat und Methanol, wenig löslich in Ether

Smp: 89 bis 92 °C

Phthaleinpurpur *R* 1065500

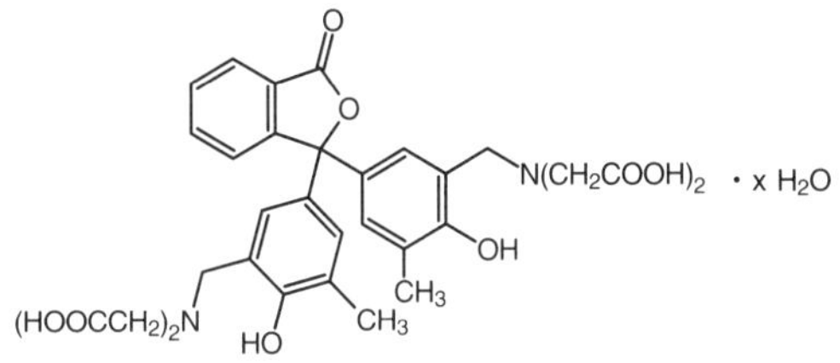

$C_{32}H_{32}N_2O_{12} \cdot x\ H_2O$ M_r 637
für die wasserfreie Substanz
CAS Nr. 2411-89-4
N,N′-[3,3′-(Phthalidyliden)bis(6-hydroxy-5-methylbenzyl)]bis(iminodiessigsäure), Hydrat

Gelblich weißes bis bräunliches Pulver; praktisch unlöslich in Wasser, löslich in Ethanol

Die Substanz ist auch als Natriumsalz erhältlich: gelblich weißes bis rosafarbenes Pulver; löslich in Wasser, praktisch unlöslich in Ethanol.

Empfindlichkeitsprüfung: 10 mg Substanz werden nach Lösen in 1 ml konzentrierter Ammoniak-Lösung *R* mit Wasser *R* zu 100 ml verdünnt. 5 ml Lösung werden mit 95 ml Wasser *R*, 4 ml konzentrierter Ammoniak-Lösung *R*, 50 ml Ethanol 96 % *R* und 0,1 ml Bariumchlorid-Lösung (0,1 mol · l^{-1}) versetzt. Die Lösung muss blauviolett gefärbt sein. Nach Zusatz von 0,15 ml Natriumedetat-Lösung (0,1 mol · l^{-1}) muss sich die Lösung entfärben.

Phthalsäure *R* 1065600

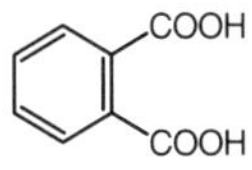

$C_8H_6O_4$ M_r 166,1
CAS Nr. 88-99-3

Weißes, kristallines Pulver; löslich in heißem Wasser und Ethanol

Phthalsäureanhydrid *R* 1065700

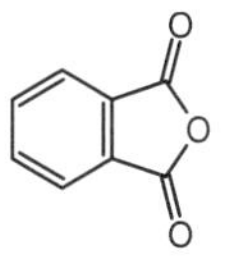

$C_8H_4O_3$ M_r 148,1
CAS Nr. 85-44-9
1,3-Isobenzofurandion
Mindestens 99,0 Prozent $C_8H_4O_3$

Weiße Schuppen

Smp: 130 bis 132 °C

Gehalt: 2,000 g Substanz werden in 100 ml Wasser *R* gelöst und 30 min lang zum Rückfluss erhitzt. Nach dem Abkühlen wird mit Natriumhydroxid-Lösung (1 mol·l^{-1}) unter Zusatz von Phenolphthalein-Lösung *R* titriert.

1 ml Natriumhydroxid-Lösung (1 mol · l^{-1}) entspricht 74,05 mg $C_8H_4O_3$.

Phthalsäureanhydrid-Lösung *R* 1065701

42 g Phthalsäureanhydrid *R* werden in 300 ml wasserfreiem Pyridin *R* gelöst. Die Lösung wird 16 h lang stehen gelassen.

Vor Licht geschützt zu lagern und innerhalb einer Woche zu verwenden

Reagenzien

Picein *R* 1130700

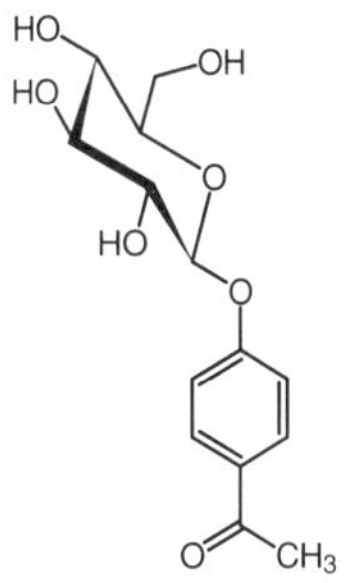

$C_{14}H_{18}O_7$ M_r 298,3
CAS Nr. 530-14-3
1-[4-(β-D-Glucopyranosyloxy)phenyl]ethanon;
p-(Acetylphenyl)-β-D-glucopyranosid

Smp: 194 bis 195 °C

Pikrinsäure *R* 1065800

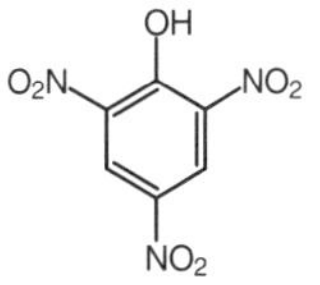

$C_6H_3N_3O_7$ M_r 229,1
CAS Nr. 88-89-1
2,4,6-Trinitrophenol

Gelbe Kristalle oder Prismen; löslich in Wasser und Ethanol

Mit Wasser *R* befeuchtet zu lagern

Pikrinsäure-Lösung *R* 1065801

Eine Lösung von Pikrinsäure *R* (10 g · l^{-1})

Pikrinsäure-Lösung *R* 1 1065802

100 ml einer gesättigten Lösung von Pikrinsäure *R* werden mit 0,25 ml konzentrierter Natriumhydroxid-Lösung *R* versetzt.

α-Pinen *R* 1130800

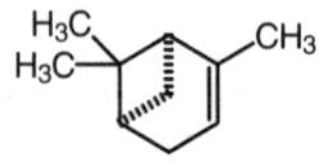

$C_{10}H_{16}$ M_r 136,2
CAS Nr. 7785-70-8
(1*R*,5*R*)-2,6,6-Trimethylbicyclo[3.1.1]hept-2-en

Mit Wasser nicht mischbare Flüssigkeit

d_{20}^{20}: etwa 0,859

n_D^{20}: etwa 1,466

Sdp: 154 bis 156 °C

Wird die Substanz in der Gaschromatographie verwendet, muss sie zusätzlich folgender Anforderung entsprechen:

Gehaltsbestimmung: Die Bestimmung erfolgt mit Hilfe der Gaschromatographie (2.2.28) wie in der Monographie **Bitterorangenblütenöl (Aurantii amari floris aetheroleum)** beschrieben.

Die Fläche des Hauptpeaks muss mindestens 99,0 Prozent aller Peakflächen betragen.

β-Pinen *R* 1109000

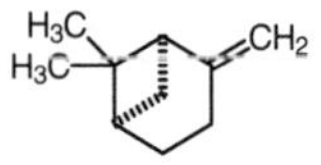

$C_{10}H_{16}$ M_r 136,2
CAS Nr. 19902-08-0
6,6-Dimethyl-2-methylenbicyclo[3.1.1]heptan

Farblose, ölige Flüssigkeit mit terpentinähnlichem Geruch; praktisch unlöslich in Wasser, mischbar mit Ethanol und Ether

d_{20}^{20}: etwa 0,867

n_D^{20}: etwa 1,474

Sdp: 164 bis 166 °C

Wird die Substanz in der Gaschromatographie verwendet, muss sie zusätzlich folgender Anforderung entsprechen:

Gehaltsbestimmung: Die Bestimmung erfolgt mit Hilfe der Gaschromatographie (2.2.28) wie in der Monographie **Bitterorangenblütenöl (Aurantii amari floris aetheroleum)** beschrieben.

Untersuchungslösung: die Substanz

Die Fläche des Hauptpeaks muss mindestens 99,0 Prozent der Summe aller Peakflächen betragen.

Piperazin-Hexahydrat *R* 1065900

CAS Nr. 142-63-2

Muss der Monographie **Piperazin-Hexahydrat (Piperazinum hydricum)** entsprechen

Piperidin *R* 1066000

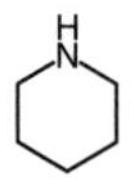

$C_5H_{11}N$ M_r 85,2
CAS Nr. 110-89-4

Farblose bis schwach gelbe, alkalisch reagierende Flüssigkeit; mischbar mit Wasser, Ethanol, Ether und Petroläther

Sdp: etwa 106 °C

Piperiton *R* 1151200

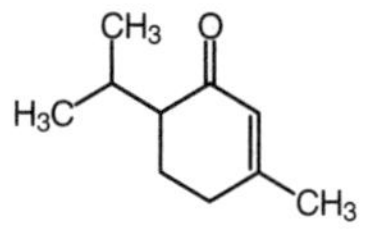

$C_{10}H_{16}O$ M_r 152,2
CAS Nr. 89-81-6
6-Isopropyl-3-methylcyclohex-2-en-1-on

Pirimiphos-ethyl *R* 1130300

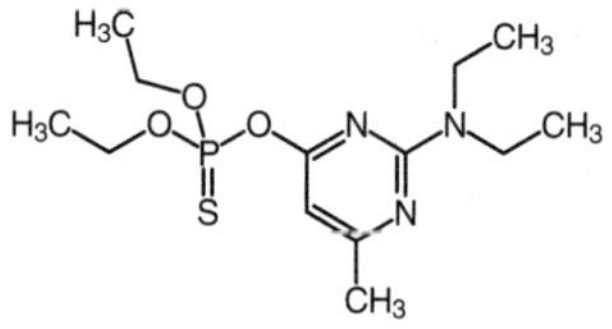

$C_{13}H_{24}N_3O_3PS$ M_r 333,4
CAS Nr. 23505-41-1

Smp: 15 bis 18 °C

Eine geeignete, zertifizierte Referenzlösung (10 ng · μl^{-1} in Cyclohexan) kann verwendet werden.

Plasma, blutplättchenarmes *R* 1066100

45 ml Blut vom Menschen werden mit einer 50-ml-Kunststoffspritze entnommen, die 5 ml einer sterilen Lösung von Natriumcitrat *R* (38 g · l^{-1}) enthält. Sofort wird 30 min lang bei 4 °C zentrifugiert (1500 *g*). Mit Hilfe einer Kunststoffspritze werden zwei Drittel des überstehenden Plasmas entnommen, das sofort 30 min lang bei 4 °C zentrifugiert wird (3500 *g*). Zwei Drittel der überstehenden Flüssigkeit werden entnommen und schnell in geeigneten Mengen in Kunststoffröhrchen bei −40 °C oder tiefer eingefroren.

Bei der Herstellung sind Geräte aus Kunststoff zu verwenden oder Glas, das mit Silicon behandelt ist.

Plasma vom Kaninchen *R* 1020900

Mit Hilfe einer Kunststoffspritze mit Kanüle Nr. 1 wird durch intrakardiale Punktur einem Kaninchen, dem 12 h lang die Nahrung entzogen wurde, Blut entnommen. Die Spritze enthält ein geeignetes Volumen einer Lösung von Natriumcitrat *R* ($38 g \cdot l^{-1}$), so dass das Verhältnis zwischen Natriumcitrat-Lösung und Blut 1 zu 9 beträgt. Durch 30 min langes Zentrifugieren bei 15 bis 20 °C mit 1500 bis 1800 *g* wird das Plasma abgetrennt. Das Plasma muss innerhalb von 4 h nach Herstellung verwendet werden und ist bei 0 bis 6 °C zu lagern.

Plasmasubstrat *R* 1066200

Das Plasma von Blut vom Menschen oder vom Rind, das in einem Neuntel seines Volumens einer Lösung von Natriumcitrat *R* ($38 g \cdot l^{-1}$) oder in zwei Siebteln seines Volumens einer Lösung, die Natriummonohydrogencitrat *R* ($20 g \cdot l^{-1}$) und Glucose *R* ($25 g \cdot l^{-1}$) enthält, aufgefangen wurde, wird abgetrennt. Im ersten Fall sollte das Plasmasubstrat am Tag der Blutentnahme hergestellt werden, im zweiten Fall kann es bis zu 2 Tage nach der Blutentnahme hergestellt werden.

Bei –20 °C zu lagern

Plasmasubstrat *R* 1 1066201

Zur Blutentnahme und zur Behandlung des Bluts sind Wasser abstoßende Geräte zu verwenden, die entweder aus geeignetem Kunststoff bestehen oder aus Glas, das mit Silicon behandelt ist.

Ein geeignetes Volumen Blut von einer angemessenen Anzahl an Schafen wird gesammelt, wobei das Blut entweder dem lebenden Tier oder dem eben geschlachteten Tier entnommen wird. Ein Volumen von 285 ml Blut (das zu 15 ml Stabilisatorlösung für Blutkonserven gegeben wird) wird als geeignet angesehen; kleinere Volummengen können auch entnommen werden. Unabhängig von der Volummenge sollten mindestens 5 Schafe verwendet werden. Dabei ist eine Nadel zu verwenden, die mit einer geeigneten Kanüle verbunden ist, und die so lang ist, dass sie bis auf den Boden des Behältnisses zur Blutentnahme reicht. Die ersten Milliliter Blut werden verworfen und nur Blut, das frei ausfließt, wird verwendet. Das Blut wird in einer geeigneten Menge Stabilisatorlösung für Blutkonserven gesammelt, die 8,7 g Natriumcitrat *R* und 4 mg Aprotinin *R* je 100 ml Wasser enthält, wobei das Verhältnis Blut zu Stabilisatorlösung 19 zu 1 beträgt. Während und unmittelbar nach der Blutentnahme wird das Behältnis schwach geschwenkt, um ein gleichmäßiges Mischen des Bluts zu erhalten; eine Schaumbildung darf dabei nicht auftreten. Ist die Blutentnahme beendet, wird das Behältnis verschlossen und auf 10 bis 15 °C abgekühlt. Das so abgekühlte Blut aller Behältnisse wird gepoolt, mit Ausnahme des Bluts, das eine offensichtliche Hämolyse zeigt oder das geronnenes Blut enthält. Das gepoolte Blut wird bei 10 bis 15 °C gelagert.

So bald wie möglich und auf jeden Fall innerhalb von 4 h nach der Blutentnahme wird das gepoolte Blut 30 min lang bei 10 bis 15 °C bei 1000 bis 2000 *g* zentrifugiert. Die überstehende Flüssigkeit wird abgetrennt und 30 min lang bei 5000 *g* zentrifugiert. Ein schnelleres Zentrifugieren zum Klären des Plasmas ist auch möglich, zum Beispiel 30 min lang bei 20000 *g*, jedoch darf nicht filtriert werden. Die überstehende Flüssigkeit wird abgetrennt und sofort gut durchgemischt. Das Plasmasubstrat wird in kleine, mit Stopfen verschließbare Behältnisse solcher Größe gegeben, dass die Menge für eine Wertbestimmung von Heparin ausreichend ist (zum Beispiel 10 bis 30 ml). Diese Behältnisse werden sofort auf eine Temperatur von weniger als –70 °C, zum Beispiel durch Eintauchen in flüssigen Stickstoff, abgekühlt und bei einer Temperatur von weniger als –30 °C gelagert.

Das Plasma ist zur Verwendung als Plasmasubstrat bei der Wertbestimmung von Heparin geeignet, wenn es unter den Prüfungsbedingungen eine der verwendeten Nachweismethode angemessene Gerinnungszeit hat und sich eine reproduzierbare, steile lg-Dosis-Wirkungskurve erstellen lässt.

Zum Gebrauch wird ein Teil des Plasmasubstrats in einem Wasserbad von 37 °C aufgetaut, wobei das Behältnis bis zum vollständigen Auftauen leicht geschwenkt wird. Ein einmal aufgetautes Substrat sollte bei 10 bis 20 °C gehalten und sofort verwendet werden. Falls erforderlich kann das aufgetaute Plasmasubstrat schwach zentrifugiert werden; es sollte aber nicht filtriert werden.

Plasmasubstrat *R* 2 1066202

Das Plasma wird von Blut vom Menschen abgetrennt, das in einem Neuntel seines Volumens einer Lösung von Natriumcitrat *R* ($38 g \cdot l^{-1}$) aufgefangen wurde und das weniger als 1 Prozent der normalen Menge an Faktor IX enthält.

In kleinen Mengen, in Kunststoffröhrchen bei –30 °C oder tieferer Temperatur zu lagern

Plasmasubstrat *R* 3 1066203

Das Plasma wird von Blut vom Menschen abgetrennt, das in einem Neuntel seines Volumens einer Lösung von Natriumcitrat *R* ($38 g \cdot l^{-1}$) aufgefangen wurde und das weniger als 1 Prozent der normalen Menge an Faktor XI enthält.

In kleinen Mengen, in Kunststoffröhrchen bei –30 °C oder tieferer Temperatur zu lagern

Plasmasubstrat, Faktor-V-freies *R* 1066300

Vorzugsweise ist ein Plasma von Individuen zu verwenden, die einen ererbten Mangel an Faktor V aufweisen, oder es wird wie folgt hergestellt: Das Plasma wird von Blut vom Menschen abgetrennt, das in einem Zehntel seines Volumens in einer Lösung von Natriumoxalat *R* ($13,4 g \cdot l^{-1}$) aufgefangen wurde. 24 bis 36 h lang wird bei 37 °C inkubiert. Die Koagulationszeit, wie unter „Koagulationsfaktor-V-Lösung *R*" bestimmt, sollte zwischen 70 und 100 s liegen. Beträgt die Koagulationszeit weniger als 70 s, wird erneut 12 bis 24 h lang inkubiert.

In kleinen Mengen, bei –20 °C oder tieferer Temperatur zu lagern

Plasminogen vom Menschen *R* 1109100

CAS Nr. 9001-91-6

Eine im Blut befindliche Substanz, die zu Plasmin aktiviert werden kann, einem Enzym, das Fibrin in Blutgerinnseln lysiert

Poly[(cyanopropyl)methylphenylmethyl]siloxan *R* 1066500

Enthält 25 Prozent Cyanopropyl-Gruppen, 25 Prozent Phenyl-Gruppen und 50 Prozent Methyl-Gruppen (mittlere relative Molekülmasse: 8000); sehr viskose Flüssigkeit (etwa 9000 mPa · s)

d_{25}^{25}: etwa 1,10

n_D^{25}: etwa 1,502

Poly[(cyanopropyl)(phenyl)][dimethyl]siloxan *R* 1114800

Stationäre Phase für die Gaschromatographie

Enthält 6 Prozent (Cyanopropyl)(phenyl)-Gruppen und 94 Prozent Methyl-Gruppen

Poly(cyanopropyl)(phenylmethyl)siloxan *R* 1066600

Enthält 90 Prozent Cyanopropyl-Gruppen und 10 Prozent Phenylmethyl-Gruppen

Stationäre Phase für die Gaschromatographie

Poly[cyanopropyl(7)phenyl(7)methyl(86)]siloxan *R* 1109200

Polysiloxan, das 7 Prozent Cyanopropyl-Gruppen, 7 Prozent Phenyl-Gruppen und 86 Prozent Methyl-Gruppen enthält

Stationäre Phase zur Gaschromatographie

Poly(cyanopropyl)siloxan *R* 1066700

Enthält 100 Prozent Cyanopropyl-Gruppen

Poly(*O*-2-diethylaminoethyl)agarose zur Ionenaustauschchromatographie *R* 1002100

CAS Nr. 57407-08-6

Quer vernetzte Agarose, die mit Diethylaminoethyl-Gruppen substituiert ist, in Form von Kügelchen

Poly(dimethyl)(diphenyl)(divinyl)siloxan *R* 1100000

Syn. Poly[methyl(94)phenyl(5)vinyl(1)]siloxan *R*

Enthält 94 Prozent Methyl-Gruppen, 5 Prozent Phenyl-Gruppen und 1 Prozent Vinyl-Gruppen

SE 54

Stationäre Phase für die Gaschromatographie

Poly(dimethyl)(diphenyl)siloxan *R* 1066900

Syn. Poly[methyl(95)phenyl(5)]siloxan

Enthält 95 Prozent Methyl-Gruppen und 5 Prozent Phenyl-Gruppen

DB-5, SE 52

Stationäre Phase für die Gaschromatographie

Polydimethylsiloxan *R* 1066800

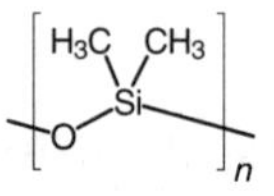

Poly[oxy(dimethylsilandiyl)]; Syn. Dimeticon

Farbloses, siliciumorganisches Polymer mit der Konsistenz eines halbflüssigen, farblosen Gummis

Das IR-Spektrum (2.2.24) der Substanz, als Film zwischen Natriumchlorid-Platten aufgenommen, falls erforderlich nach Dispersion in einigen Tropfen Tetrachlorkohlenstoff *R*, darf bei 3053 cm^{-1} keine Absorption zeigen (Vinyl-Gruppen).

Grenzviskositätszahl: etwa 115 ml je Gramm Substanz, bestimmt nach der folgenden Methode:

Je 1,5 g, 1 g und 0,3 g Substanz werden in 100-ml-Messkolben auf 0,1 mg genau eingewogen. Nach Zusatz von je 40 bis 50 ml Toluol *R* wird bis zur vollständigen Lösung geschüttelt und mit dem gleichen Lösungsmittel zu je 100,0 ml verdünnt. Die Viskosität (2.2.9) jeder Lösung wird bestimmt. Unter gleichen Bedingungen wird die Viskosität von Toluol *R* ermittelt.

Die Konzentration jeder Lösung wird auf die Hälfte reduziert, indem gleiche Volumteile der ursprünglichen Lösung und von Toluol *R* gemischt werden.

Die Viskosität der verdünnten Lösungen wird bestimmt. Hierbei bedeuten:

c = Konzentration der Substanz in Gramm je 100 ml
t_1 = Ausflusszeit der zu untersuchenden Lösung
t_2 = Ausflusszeit von Toluol
η_1 = Viskosität der zu untersuchenden Lösung in Millipascal je Sekunde
η_2 = Viskosität von Toluol in Millipascal je Sekunde
d_1 = Relative Dichte der zu untersuchenden Lösung
d_2 = Relative Dichte von Toluol

Als Dichte werden die folgenden Werte verwendet:

Konzentration in Gramm/100 ml	Relative Dichte (d_1)
0 – 0,5	1,000
0,5 – 1,25	1,001
1,25 – 2,20	1,002
2,20 – 2,75	1,003
2,75 – 3,20	1,004
3,20 – 3,75	1,005
3,75 – 4,50	1,006

Die spezifische Viskosität wird nach folgender Gleichung berechnet:

$$\eta_{sp.} = \frac{\eta_1 - \eta_2}{\eta_2} = \frac{t_1 d_1}{t_2 d_2} - 1$$

Die Viskositätszahl wird nach folgender Gleichung berechnet:

$$\eta_{red.} = \frac{\eta_{sp.}}{c}$$

Die Grenzviskositätszahl (η) wird durch Extrapolieren der vorhergehenden Gleichung $c = 0$ erhalten. Hierzu wird die Kurve

$$\frac{\eta_{sp.}}{c} \text{ oder } \lg \frac{\eta_{sp.}}{c}$$

als Funktion von c gezeichnet. Die Extrapolation $c = 0$ ergibt η.

Die Grenzviskositätszahl wird in Milliliter je Gramm Substanz ausgedrückt. Hierzu muss der erhaltene Wert mit 100 multipliziert werden.

Trocknungsverlust (2.2.32): höchstens 2,0 Prozent, mit 1,000 g Substanz durch 15 min langes Trocknen im Vakuum bei 350 °C bestimmt; höchstens 0,8 Prozent, mit 2,000 g Substanz durch 2 h langes Trocknen bei 200 °C bestimmt

Polyetherhydroxidgel zur Chromatographie *R* 1067000

Gel mit einer kleinen Teilchengröße, das eine hydrophile Oberfläche mit Hydroxyl-Gruppen besitzt

Das Gel hat eine Ausschlussgrenze für Dextrane mit einer relativen Molekülmasse zwischen $2 \cdot 10^5$ und $2{,}5 \cdot 10^6$.

Polymer mit eingefügten polaren Gruppen, siliciumorganisches, amorphes, octadecylsilyliertes, nachsilanisiertes *R* 1150600

Synthetische, kugelförmige Hybrid-Partikel, die sowohl anorganische (Siliciumdioxid) als auch organische (Organosiloxane) Komponenten enthalten. Die Oberfläche des Polymers ist durch Einführen von Octadecylsilyl-Gruppen, in die polare Gruppen eingebettet sind, verändert.

Um mögliche Wechselwirkungen mit basischen Verbindungen zu verhindern, ist der größte Teil der verbleibenden Silanol-Gruppen an der Oberfläche sorgfältig nachsilanisiert.

Die Teilchengröße ist in Klammern nach dem Namen des Reagenzes bei den entsprechenden Prüfungen angegeben.

Polymer, siliciumorganisches, amorphes, octadecylsilyliertes *R* 1144200

Synthetische, kugelförmige Hybrid-Partikel, die sowohl anorganische (Siliciumdioxid) als auch organische (Organosiloxane) Komponenten enthalten. Durch Einführen von 3fach gebundenen Octadecylsilyl-Gruppen wird die Oberfläche verändert.

Polymethacrylatgel, hydroxyliertes *R* 1151300

Gel auf der Basis von hydroxyliertem Methacrylsäure-Polymer; stationäre Phase für die Ausschlusschromatographie

Poly[methyl(50)phenyl(50)]siloxan *R* 1067900

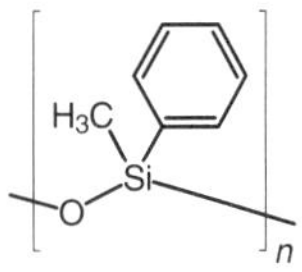

Poly[oxy(methylphenylsilandiyl)]

Enthält 50 Prozent Phenyl-Gruppen und 50 Prozent Methyl-Gruppen (mittlere relative Molekülmasse: 4000); sehr viskose Flüssigkeit (etwa 1300 mPa · s)

Stationäre Phase für die Gaschromatographie

d_{25}^{25}: etwa 1,09

n_D^{25}: etwa 1,540

Poly[methyl(95)phenyl(5)]siloxan *R* 1068000

Siehe Poly(dimethyl)(diphenyl)siloxan *R*

Poly[methyl(94)phenyl(5)vinyl(1)]siloxan *R* 1068100

Siehe Poly(dimethyl)(diphenyl)(divinyl)siloxan *R*

Polyphosphorsäure *R* 1053000

$(HPO_3)_n$
CAS Nr. 37267-86-0

Stücke oder Stäbchen mit einem gewissen Anteil an Natriumpolyphosphat, glasartig und hygroskopisch; sehr leicht löslich in Wasser

Nitrat: 1,0 g Substanz wird mit 10 ml Wasser *R* zum Sieden erhitzt. Die Lösung wird abgekühlt, mit 1 ml Indigocarmin-Lösung *R* und 10 ml nitratfreier Schwefelsäure *R* versetzt und erneut zum Sieden erhitzt. Eine schwache Blaufärbung muss bestehen bleiben.

Reduzierende Substanzen: höchstens 0,01 Prozent, berechnet als H_3PO_3

35,0 g Substanz werden in 50 ml Wasser *R* gelöst. Die Lösung wird nach Zusatz von 5 ml einer Lösung von Schwefelsäure *R* ($200\ g \cdot l^{-1}$), 50 mg Kaliumbromid *R* und 5,0 ml Kaliumbromat-Lösung ($0{,}02\ mol \cdot l^{-1}$) 30 min lang im Wasserbad erhitzt. Nach dem Erkalten werden 0,5 g Kaliumiodid *R* zugesetzt. Unter Zusatz von 1 ml Stärke-Lösung *R* wird das ausgeschiedene Iod mit Natriumthiosulfat-Lösung ($0{,}1\ mol \cdot l^{-1}$) titriert.

Eine Blindtitration wird durchgeführt.

1 ml Kaliumbromat-Lösung ($0{,}02\ mol \cdot l^{-1}$) entspricht 4,10 mg H_3PO_3.

Dicht verschlossen zu lagern

Reagenzien

Polysorbat 20 *R* 1068300

CAS Nr. 9005-64-5

Muss der Monographie **Polysorbat 20 (Polysorbatum 20)** entsprechen

Polysorbat 80 *R* 1068400

CAS Nr. 9005-65-6

Muss der Monographie **Polysorbat 80 (Polysorbatum 80)** entsprechen

Polystyrol 900–1000 *R* 1112200

CAS Nr. 9003-53-6

Organische Referenzsubstanz zur Kalibrierung in der Gaschromatographie

M_w: etwa 950

M_w/M_n: etwa 1,10

Povidon *R* 1068500

CAS Nr. 9003-39-8

Muss der Monographie **Povidon (Povidonum)** entsprechen

Procainhydrochlorid *R* 1109400

Muss der Monographie **Procainhydrochlorid (Procaini hydrochloridum)** entsprechen

Prolin *R* 1152200

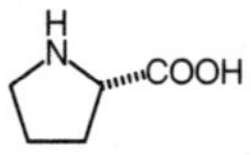

$C_5H_9NO_2$ M_r 115,1
CAS Nr. 147-85-3
L-Prolin; (*S*)-Pyrrolidin-2-carbonsäure

Weißes bis fast weißes, feinkristallines Pulver; leicht löslich in Wasser und Mineralsäuren, löslich in Ethanol

Gehalt: mindestens 99,0 Prozent $C_5H_9NO_2$

$[\alpha]_D^{22}$: −51 bis −53, an einer Lösung der Substanz ($50\ g \cdot l^{-1}$) in Salzsäure ($1\ mol \cdot l^{-1}$) bestimmt

D-Prolyl-L-phenylalanyl-L-arginin(4-nitroanilid)-dihydrochlorid *R* 1072800

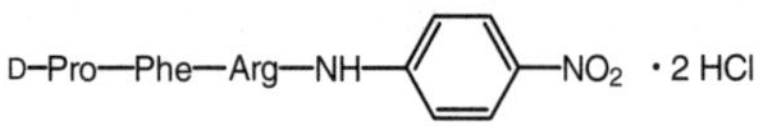

$C_{26}H_{36}Cl_2N_8O_5$ M_r 612

1-Propanol *R* 1072000

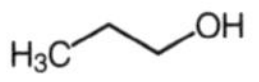

C_3H_8O M_r 60,1
CAS Nr. 71-23-8

Klare, farblose Flüssigkeit; mischbar mit Wasser und Ethanol

d_{20}^{20}: 0,802 bis 0,806

Sdp: etwa 97,2 °C

Destillationsbereich (2.2.11): Mindestens 95 Prozent müssen zwischen 96 und 99 °C destillieren.

2-Propanol *R* 1072100

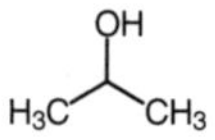

C_3H_8O M_r 60,1
CAS Nr. 67-63-0
Isopropylalkohol

Klare, farblose, entflammbare Flüssigkeit; mischbar mit Wasser und Ethanol

d_{20}^{20}: etwa 0,785

Sdp: 81 bis 83 °C

2-Propanol *R* 1 1072101

2-Propanol *R*, das folgenden zusätzlichen Prüfungen entspricht:

n_D^{20}: etwa 1,378

Wasser (2.5.12): höchstens 0,05 Prozent, mit 10 g Substanz bestimmt

Die *Transmission* (2.2.25) der Substanz, gegen Wasser *R* als Kompensationsflüssigkeit gemessen, muss mindestens betragen:
25 Prozent bei 210 nm
55 Prozent bei 220 nm
75 Prozent bei 230 nm
95 Prozent bei 250 nm
98 Prozent bei 260 nm

Propetamphos *R* 1130900

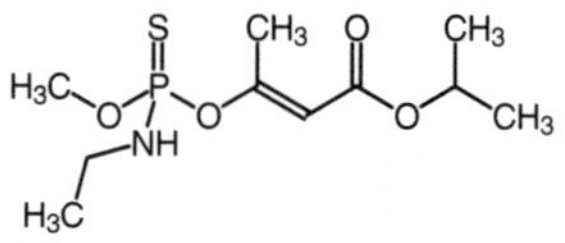

$C_{10}H_{20}NO_4PS$ M_r 281,3
CAS Nr. 31218-83-4

Eine geeignete, zertifizierte Referenzlösung ($10\ ng \cdot \mu l^{-1}$ in Cyclohexan) kann verwendet werden.

Propionaldehyd *R* 1072300

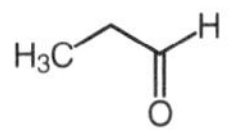

C_3H_6O M_r 58,1
CAS Nr. 123-38-6
Propanal

Flüssigkeit; leicht löslich in Wasser, mischbar mit Ethanol und Ether

d_{20}^{20}: etwa 0,81

n_D^{20}: etwa 1,365

Smp: etwa –81 °C

Sdp: etwa 49 °C

Propionsäure *R* 1072400

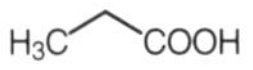

$C_3H_6O_2$ M_r 74,1
CAS Nr. 79-09-4

Ölige Flüssigkeit; löslich in Ethanol und Ether, mischbar mit Wasser

d_{20}^{20}: etwa 0,993

n_D^{20}: etwa 1,387

Smp: etwa –21 °C

Sdp: etwa 141 °C

Propionsäureanhydrid *R* 1072500

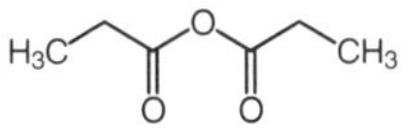

$C_6H_{10}O_3$ M_r 130,1
CAS Nr. 123-62-6

Klare, farblose Flüssigkeit; löslich in Ethanol und Ether

d_{20}^{20}: etwa 1,01

Sdp: etwa 167 °C

Propionsäureanhydrid-Reagenz *R* 1072501

1 g 4-Toluolsulfonsäure *R* wird in 30 ml Essigsäure 99 % *R* gelöst und die Lösung mit 5 ml Propionsäureanhydrid *R* versetzt.

Das Reagenz ist erst nach 15 min zu verwenden und darf nur 24 h lang aufbewahrt werden.

Propylacetat *R* 1072600

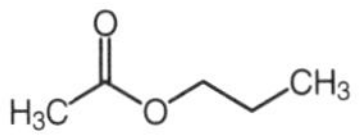

$C_5H_{10}O_2$ M_r 102,1
CAS Nr. 109-60-4

d_{20}^{20}: etwa 0,888

Smp: etwa –95 °C

Sdp: etwa 102 °C

Propylenglycol *R* 1072900

CAS Nr. 57-55-6

Muss der Monographie **Propylenglycol (Propylenglycolum)** entsprechen

Propylenoxid *R* 1121800

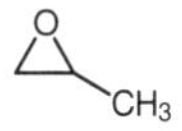

C_3H_6O M_r 58,1
CAS Nr. 75-56-9

Farblose Flüssigkeit; mischbar mit Ethanol

Propyl-4-hydroxybenzoat *R* 1072700

CAS Nr. 94-13-3

Muss der Monographie **Propyl-4-hydroxybenzoat (Propylis parahydroxybenzoas)** entsprechen

Protaminsulfat *R* 1073000

CAS Nr. 53597-25-4 (*Salmonidae*)
9007–31-2 (*Clupeidae*)

Muss der Monographie **Protaminsulfat (Protamini sulfas)** entsprechen

Pteroinsäure *R* 1144600

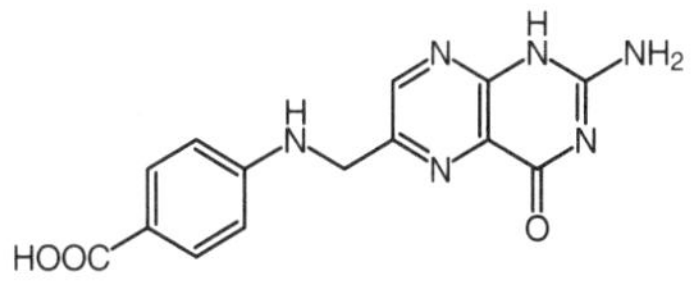

$C_{14}H_{12}N_6O_3$ M_r 312,3
CAS Nr. 119-24-4
4-[[(2-Amino-4-oxo-1,4-dihydropteridin-6-yl)methyl]amino]benzoesäure

Kristalle; löslich in Alkalihydroxid-Lösungen

Pulegon *R* 1073100

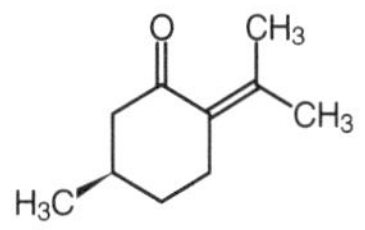

$C_{10}H_{16}O$ M_r 152,2
CAS Nr. 89-82-7
(*R*)-2-Isopropyliden-5-methylcyclohexanon

Ölige, farblose Flüssigkeit; praktisch unlöslich in Wasser, mischbar mit Ethanol und Ether

d_{15}^{20}: etwa 0,936

n_D^{20}: 1,485 bis 1,489

$[\alpha]_D^{20}$: +19,5 bis +22,5

Sdp: 222 bis 224 °C

Wird die Substanz in der Gaschromatographie verwendet, muss sie zusätzlich folgender Anforderung entsprechen:

Gehaltsbestimmung: Die Bestimmung erfolgt mit Hilfe der Gaschromatographie (2.2.28) wie in der Monographie **Pfefferminzöl (Menthae piperitae aetheroleum)** beschrieben.

Untersuchungslösung: die Substanz

Die Fläche des Hauptpeaks muss mindestens 98,0 Prozent der Summe aller Peakflächen betragen.

Putrescin *R* 1137900

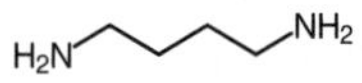

$C_4H_{12}N_2$ M_r 88,15
CAS Nr. 110-60-1
1,4-Butandiamin; Tetramethylendiamin

Farblose, ölige Flüssigkeit, stark nach Piperidin riechend; sehr leicht löslich in Wasser

Smp: etwa 23 °C

Sdp: etwa 159 °C

Pyridin *R* 1073200

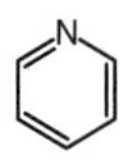

C_5H_5N M_r 79,1
CAS Nr. 110-86-1

Klare, farblose, hygroskopische Flüssigkeit; mischbar mit Wasser und Ethanol

Sdp: etwa 115 °C

Dicht verschlossen zu lagern

Pyridin, wasserfreies *R* 1073300

Pyridin *R* wird über wasserfreiem Natriumcarbonat *R* getrocknet, abfiltriert und destilliert.

Wasser (2.5.12): höchstens 0,01 Prozent (*m/m*)

2-Pyridylamin *R* 1073400

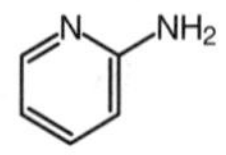

$C_5H_6N_2$ M_r 94,1
CAS Nr. 504-29-0
2-Pyridylazan

Große Kristalle; löslich in Wasser, Ethanol und Ether

Smp: etwa 58 °C

Sdp: etwa 210 °C

Pyridylazonaphthol *R* 1073500

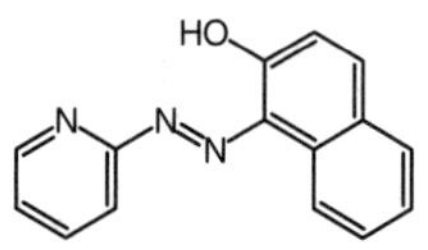

$C_{15}H_{11}N_3O$ M_r 249,3
CAS Nr. 85-85-8
1-(2-Pyridylazo)-2-naphthol

Ziegelrotes Pulver; praktisch unlöslich in Wasser, löslich in Ethanol, Methanol und heißen, verdünnten Alkalihydroxid-Lösungen

Smp: etwa 138 °C

Pyridylazonaphthol-Lösung *R* 1073501

Eine Lösung von Pyridylazonaphthol *R* (1 g · l^{-1}) in wasserfreiem Ethanol *R*

Empfindlichkeitsprüfung: 50 ml Wasser *R* werden mit 10 ml Acetat-Pufferlösung pH 4,4 *R*, 0,10 ml Natriumedetat-Lösung (0,02 mol · l^{-1}) und 0,25 ml der Pyridylazonaphthol-Lösung versetzt. Nach Zusatz von 0,15 ml einer Lösung von Kupfer(II)-sulfat *R* (5 g · l^{-1}) muss die Farbe der Lösung von Hellgelb nach Violett umschlagen.

4-(2-Pyridylazo)resorcin-Mononatriumsalz *R* 1131500

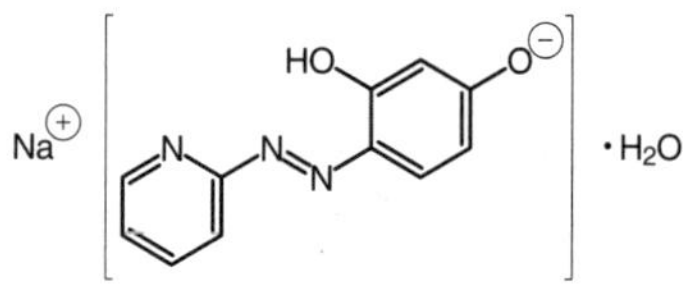

$C_{11}H_8N_3NaO_2 \cdot H_2O$ M_r 255,2
CAS Nr. 16593-81-0
4-(2-Pyridyldiazenyl)benzol-1,3-diol, Mononatriumsalz, Monohydrat

Orangefarbenes, kristallines Pulver

Pyrogallol *R* 1073700

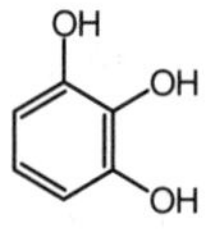

$C_6H_6O_3$ M_r 126,1
CAS Nr. 87-66-1
1,2,3-Benzoltriol

Weiße Kristalle, die an Licht und Luft bräunlich werden; sehr leicht löslich in Wasser, Ethanol und Ether, schwer löslich in Schwefelkohlenstoff

Wässrige Lösungen und, noch schneller, alkalische Lösungen färben sich an der Luft durch Absorption von Sauerstoff braun.

Smp: etwa 131 °C

Vor Licht geschützt zu lagern

Beachten Sie den Hinweis auf „Allgemeine Monographien" zu Anfang des Bands auf Seite B

Pyrogallol-Lösung, alkalische *R* 1073701

0,5 g Pyrogallol *R* werden in 2 ml kohlendioxidfreiem Wasser *R* gelöst. Getrennt werden 12 g Kaliumhydroxid *R* in 8 ml kohlendioxidfreiem Wasser *R* gelöst. Beide Lösungen werden vor Gebrauch gemischt.

2-Pyrrolidon *R* 1138000

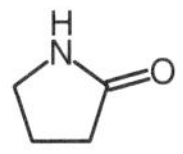

C_4H_7NO M_r 85,1
CAS Nr. 616-45-5
Pyrrolidin-2-on

Oberhalb von 25 °C flüssig; mischbar mit Wasser, wasserfreiem Ethanol und Ethylacetat

d_4^{25}: 1,116

Q

Quecksilber *R* 1052800

Hg A_r 200,6
CAS Nr. 7439-97-6

Silberweiße Flüssigkeit, die sich beim Verreiben auf Papier in kleine Kügelchen zerteilt und keine metallische Spur zurücklässt

d_{20}^{20}: etwa 13,5

Sdp: etwa 357 °C

Quecksilber(II)-acetat *R* 1052000

$$Hg^{2+} \left[H_3C{-}COO^{-} \right]_2$$

$C_4H_6HgO_4$ M_r 318,7
CAS Nr. 1600-27-7

Weiße Kristalle; leicht löslich in Wasser, löslich in Ethanol

Quecksilber(II)-acetat-Lösung *R* 1052001

3,19 g Quecksilber(II)-acetat *R* werden in wasserfreier Essigsäure *R* zu 100 ml gelöst. Falls erforderlich wird die Lösung mit Perchlorsäure (0,1 mol · l^{-1}) unter Verwendung von 0,05 ml Kristallviolett-Lösung *R* neutralisiert.

Quecksilber(II)-bromid *R* 1052100

$HgBr_2$ M_r 360,4
CAS Nr. 7789-47-1

Kristallines Pulver oder weiße bis schwach gelbe Kristalle; schwer löslich in Wasser, löslich in Ethanol

Quecksilber(II)-bromid-Papier *R* 1052101

In eine rechteckige Schale wird eine Lösung von Quecksilber(II)-bromid *R* (50 g · l^{-1}) in wasserfreiem Ethanol *R* gefüllt und in die Lösung weißes, doppelt gefaltetes Filtrierpapier (15 mm × 200 mm), das 80 g · m^{-2} wiegt (Filtrationsgeschwindigkeit: Filtrationszeit in Sekunden für 100 ml Wasser von 20 °C bei einer Filtrieroberfläche von 10 cm^2 und einem konstanten Druck von 6,7 kPa: 40 bis 60 s), eingelegt. Der Überschuss an Lösung wird abtropfen gelassen und das Papier über einen nichtmetallischen Faden gehängt und unter Lichtschutz getrocknet. Die Faltkante wird in einer Breite von 1 cm abgeschnitten und in gleicher Weise der äußere Rand. Das verbleibende Papier wird in Stücke (15 mm × 15 mm) oder Rundfilter (15 mm Durchmesser) geschnitten.

In einem Glasstopfenbehältnis, das mit schwarzem Papier umhüllt ist, zu lagern

Quecksilber(II)-chlorid *R* 1052200

CAS Nr. 7487-94-7

Muss der Monographie **Quecksilber(II)-chlorid (Hydrargyri dichloridum)** entsprechen

Quecksilber(II)-chlorid-Lösung *R* 1052201

Eine Lösung von Quecksilber(II)-chlorid *R* (54 g · l^{-1})

Quecksilber(II)-iodid *R* 1052300

HgI_2 M_r 454,4
CAS Nr. 7774-29-0

Schweres, scharlachrotes, kristallines Pulver; schwer löslich in Wasser, wenig löslich in Aceton, Ethanol und Ether, löslich in einem Überschuss von Kaliumiodid-Lösung *R*

Vor Licht geschützt zu lagern

Quecksilber(II)-nitrat *R* 1052400

$Hg(NO_3)_2 \cdot H_2O$ M_r 342,6
CAS Nr. 7782-86-7

Farblose bis schwach gefärbte, hygroskopische Kristalle; löslich in Wasser in Gegenwart einer geringen Menge Salpetersäure

Dicht verschlossen, vor Licht geschützt zu lagern

Quecksilber(II)-oxid *R* 1052500

HgO M_r 216,6
CAS Nr. 21908-53-2
Gelbes Quecksilberoxid

Gelbes bis orangegelbes Pulver; praktisch unlöslich in Wasser und Ethanol

Vor Licht geschützt zu lagern

Quecksilber(II)-sulfat-Lösung *R* 1052600

CAS Nr. 7783-35-9

1 g Quecksilber(II)-oxid *R* wird in einer Mischung von 20 ml Wasser *R* und 4 ml Schwefelsäure *R* gelöst.

Quecksilber(II)-thiocyanat *R* 1052700

$Hg(SCN)_2$ M_r 316,7
CAS Nr. 592-85-8
Syn. Quecksilber(II)-rhodanid

Weißes, kristallines Pulver; sehr schwer löslich in Wasser, schwer löslich in Ethanol und Ether, löslich in Natriumchlorid-Lösungen

Quecksilber(II)-thiocyanat-Lösung *R* 1052701

0,3 g Quecksilber(II)-thiocyanat *R* werden in wasserfreiem Ethanol *R* zu 100 ml gelöst.

Etwa 1 Woche lang haltbar

Quercetin-Dihydrat *R* 1138100

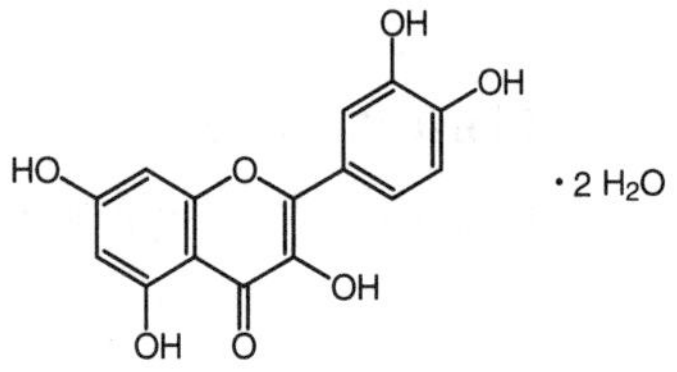

$C_{15}H_{10}O_7 \cdot 2\,H_2O$ M_r 338,2
2-(3,4-Dihydroxyphenyl)-3,5,7-trihydroxy-4*H*-1-benzopyran-4-on, Dihydrat

Gelbe Kristalle oder gelbliches Pulver; praktisch unlöslich in Wasser, löslich in Aceton und Methanol

Wasser (2.5.12): höchstens 12,0 Prozent, mit 0,100 g Substanz bestimmt

Gehaltsbestimmung: Die Bestimmung erfolgt mit Hilfe der Flüssigchromatographie (2.2.29) wie in der Monographie **Ginkgoblätter (Ginkgo folium)** beschrieben. Der Gehalt, berechnet mit Hilfe des Verfahrens „Normalisierung", muss mindestens 90 Prozent (wasserfreie Substanz) betragen.

Vor Licht geschützt zu lagern

Quercitrin *R* 1138200

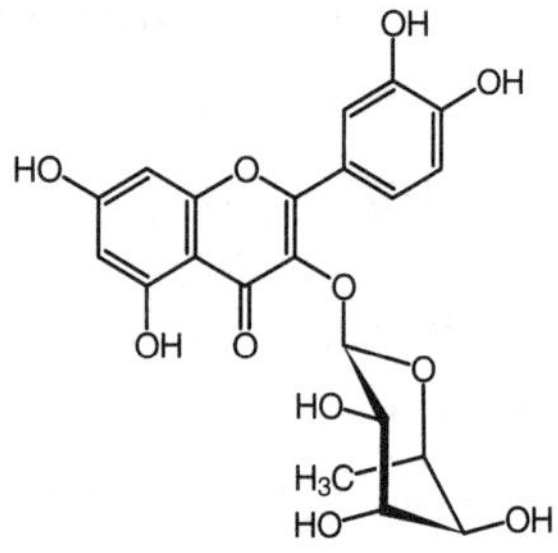

$C_{21}H_{20}O_{11}$ M_r 448,4
CAS Nr. 522-12-3

Quercetin-3-L-rhamnopyranosid; 3-[(6-Desoxy-α-L-mannopyranosyl)oxy]-2-(3,4-dihydroxyphenyl)-5,7-dihydroxy-4*H*-1-benzopyran-4-on; Quercitrosid

Gelbe Kristalle; praktisch unlöslich in kaltem Wasser, löslich in Ethanol

Smp: 176 bis 179 °C

Dünnschichtchromatographie: Die Prüfung erfolgt nach den Angaben in der Monographie **Goldrutenkraut (Solidaginis herba)**, wobei 20 µl der Lösung aufgetragen werden. Nach dem Besprühen zeigt das Chromatogramm eine gelblich braun fluoreszierende Zone mit einem R_f-Wert von etwa 0,6.

Bei 2 bis 8 °C zu lagern

R

Raclopridtartrat *R* 1144700

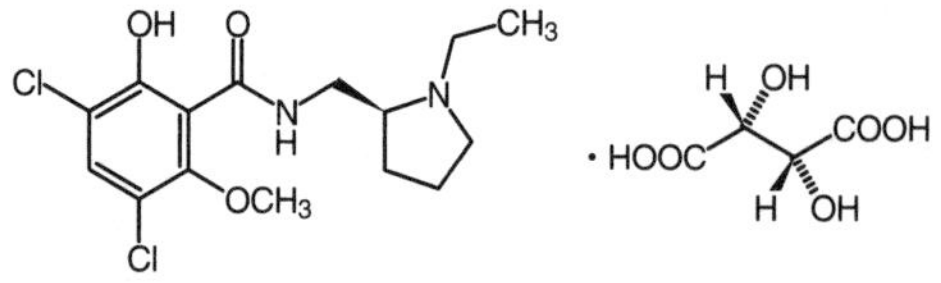

$C_{19}H_{26}Cl_2N_2O_9$ M_r 497,3
CAS Nr. 98185-20-7
Racloprid-L-tartrat; Racloprid[(*R*,*R*)-tartrat]

Weißer Feststoff, lichtempfindlich; löslich in Wasser

$[\alpha]_D^{25}$: +0,3, an einer Lösung der Substanz ($3\ g \cdot l^{-1}$) bestimmt

Smp: etwa 141 °C

Raney-Nickel *R* 1058100

Mindestens 48 und höchstens 52 Prozent Aluminium (Al; A_r 26,98) und mindestens 48 und höchstens 52 Prozent Nickel (Ni; A_r 58,70)

Die Substanz ist praktisch unlöslich in Wasser, löslich in Mineralsäuren.

Vor Gebrauch zu pulverisieren (180)

Raney-Nickel, halogenfreies *R* 1118100

Mindestens 48 und höchstens 52 Prozent Aluminium (Al; A_r 26,98) und mindestens 48 und höchstens 52 Prozent Nickel (Ni; A_r 58,70)

Feines, graues Pulver; praktisch unlöslich in Wasser, löslich in Mineralsäuren unter Bildung von Salzen

Chlorid: höchstens 10 ppm

0,400 g Substanz werden in 40 ml einer Mischung von 67 Volumteilen Schwefelsäure *R* und 33 Volumteilen verdünnter Salpetersäure *R* gelöst. Die Lösung wird bis fast zur Trockne eingedampft und der Rückstand in Wasser *R* zu 20,0 ml gelöst (Prüflösung). 10 ml Prüflösung werden mit 1,0 ml Silbernitrat-Lösung ($0,1\ mol \cdot l^{-1}$) versetzt. Nach 15 min wird die Mischung filtriert und das Filtrat mit 0,2 ml einer Natriumchlorid-Lösung, die

10 µg Chlorid je Milliliter enthält, versetzt. Nach 5 min muss die Lösung stärker opaleszieren als eine Mischung von 10 ml Prüflösung und 1,0 ml Silbernitrat-Lösung (0,1 mol · l^{-1}).

Rapsöl *R* 1074600

Muss der Monographie **Raffiniertes Rapsöl (Rapae oleum raffinatum)** entsprechen

Reduktionsgemisch *R* 1074700

Die Substanzen werden in der angegebenen Reihenfolge zu einer homogenen Mischung verrieben: 20 mg Kaliumbromid *R*, 0,5 g Hydrazinsulfat *R* und 5 g Natriumchlorid *R*.

Reineckesalz *R* 1006300

$NH_4[Cr(NH_3)_2(NCS)_4] \cdot H_2O$ *M*r 354,4
CAS Nr. 13573-16-5
Ammoniumdiammintetrakis(isothiocyanato)chromat(III), Monohydrat

Rote Kristalle oder rotes Pulver; wenig löslich in kaltem Wasser, löslich in heißem Wasser und Ethanol

Reineckesalz-Lösung *R* 1006301

Eine Lösung von Reineckesalz *R* (10 g · l^{-1})

Bei Bedarf frisch herzustellen

Resorcin *R* 1074800

CAS Nr. 108-46-3

Muss der Monographie **Resorcin (Resorcinolum)** entsprechen

Resorcin-Reagenz *R* 1074801

80 ml Salzsäure *R* 1 werden mit 10 ml einer Lösung von Resorcin *R* (20 g · l^{-1}) und 0,25 ml einer Lösung von Kupfer(II)-sulfat *R* (25 g · l^{-1}) versetzt. Die Mischung wird mit Wasser *R* zu 100,0 ml verdünnt.

Das Reagenz ist mindestens 4 h vor Gebrauch herzustellen, bei 2 bis 8 °C zu lagern und innerhalb einer Woche zu verwenden.

Rhamnose *R* 1074900

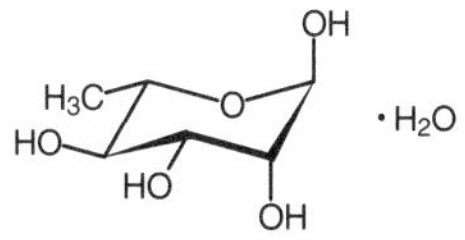

$C_6H_{12}O_5 \cdot H_2O$ *M*r 182,2
CAS Nr. 6155-35-7
L-(+)-Rhamnose; α-L-Rhamnopyranose, Monohydrat

Weißes, kristallines Pulver; leicht löslich in Wasser

$[\alpha]_D^{20}$: +7,8 bis +8,3, an einer Lösung der Substanz (50 g · l^{-1}) in Wasser *R* bestimmt, das etwa 0,05 Prozent Ammoniak (NH_3) enthält

Rhaponticin *R* 1075000

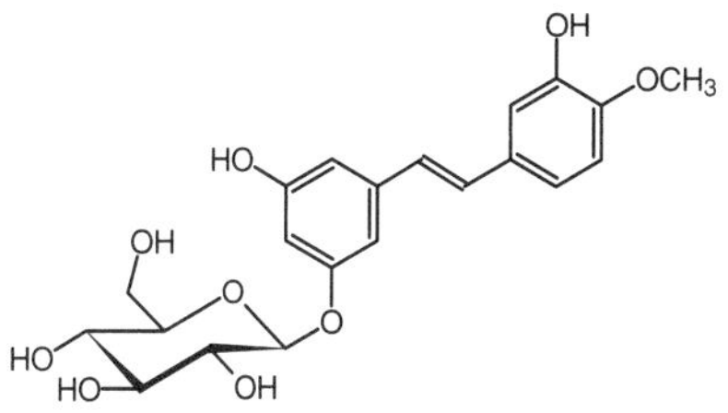

$C_{21}H_{24}O_9$ *M*r 420,4
CAS Nr. 155-58-8
(*E*)-5′-β-D-Glucopyranosyloxy-4-methoxy-3,3′-stilbendiol

Gelblich graues, kristallines Pulver; löslich in Ethanol und Methanol

Dünnschichtchromatographie: Wird die Substanz unter den Bedingungen und in der Konzentration, wie in der Monographie **Rhabarberwurzel (Rhei radix)** angegeben, geprüft, darf das Chromatogramm nur eine Hauptzone zeigen.

Rhodamin B *R* 1075100

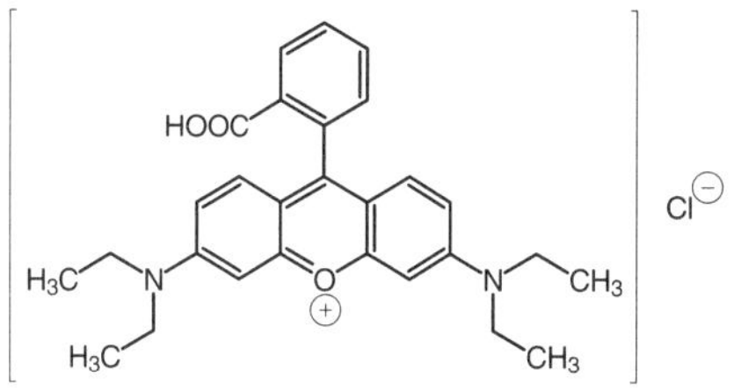

$C_{28}H_{31}ClN_2O_3$ *M*r 479,0
CAS Nr. 81-88-9
C.I. Nr. 45170; Schultz Nr. 864
9-(2-Carboxyphenyl)-3,6-bis(diethylamino)-xanthenyliumchlorid

Grüne Kristalle oder rötlich violettes Pulver; sehr leicht löslich in Wasser und Ethanol

Rhodamin 6 G *R* 1153300

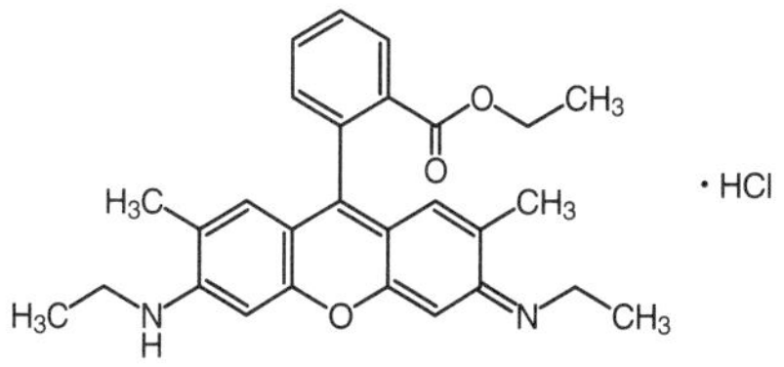

$C_{28}H_{31}ClN_2O_3$ *M*r 479,0
CAS Nr. 989-38-8
C.I. Nr. 45160

9-[2-(Ethoxycarbonyl)phenyl]-3,6-bis(ethylamino)-2,7-dimethylxanthenyliumchlorid

Bräunlich rotes Pulver

Ribose *R* 1109600

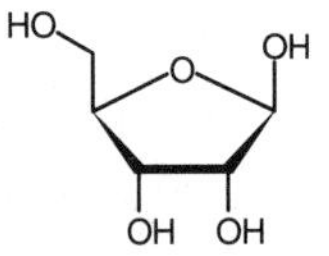

$C_5H_{10}O_5$ M_r 150,1
CAS Nr. 50-69-1
D-Ribose

Löslich in Wasser, schwer löslich in Ethanol

Smp: 88 bis 92 °C

Ricinolsäure *R* 1100100

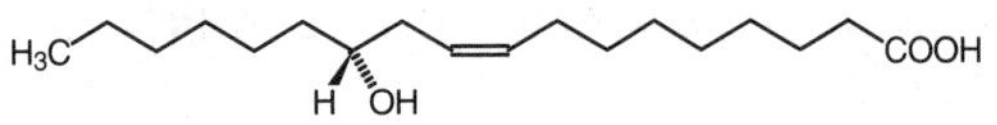

$C_{18}H_{34}O_3$ M_r 298,5
CAS Nr. 141-22-0
(*Z*-*R*)-12-Hydroxyoctadec-9-ensäure

Gelbe bis gelblich braune, viskose Flüssigkeit; Mischung von Fettsäuren, die durch Hydrolyse von Rizinusöl erhalten wird; praktisch unlöslich in Wasser, sehr leicht löslich in wasserfreiem Ethanol, löslich in Ether

d_{20}^{20}: etwa 0,942

n_D^{20}: etwa 1,472

Sdp: etwa 285 °C, unter Zersetzung

Rinderalbumin *R* 1002300

CAS Nr. 9048-46-8
Rinderserumalbumin, das etwa 96 Prozent Protein enthält

Weißes bis hell gelblich braunes Pulver

Wasser (2.5.12): höchstens 3,0 Prozent, mit 0,800 g Substanz bestimmt

Rinderalbumin R, das in der Wertbestimmung von Tetracosactid verwendet wird, muss frei sein von Pyrogenen, frei von proteolytischer Aktivität – mit Hilfe einer geeigneten Methode bestimmt, zum Beispiel unter Verwendung eines chromogenen Substrats – und frei sein von corticosteroider Aktivität, bestimmt durch Fluoreszenzmessung, wie in der Wertbestimmung von ***Tetracosactid (Tetracosactidum)*** *beschrieben.*

Rinderhirn, getrocknetes *R* 1061300

Frisches, von Gefäßen und anhängendem Gewebe befreites Rinderhirn wird in kleine Stücke geschnitten und zur Entwässerung in Aceton *R* eingelegt. 30 g Substanz werden zur weiteren Entwässerung im Mörser mehrmals mit je 75 ml Aceton *R* zerstoßen, bis nach Filtration ein trockenes Pulver erhalten wird. Anschließend wird 2 h lang bei 37 °C oder bis zum Verschwinden des Geruchs nach Aceton getrocknet.

Rinderthrombin *R* 1090200

CAS Nr. 9002-04-4

Zubereitung des Enzyms, gewonnen aus Plasma vom Rind, das Fibrinogen in Fibrin umwandelt

Gelblich weißes Pulver

Unter 0 °C zu lagern

Rizinusöl, polyethoxyliertes *R* 1068200

Hellgelbe Flüssigkeit

Die Flüssigkeit wird oberhalb von 26 °C klar.

Rosmarinsäure *R* 1138300

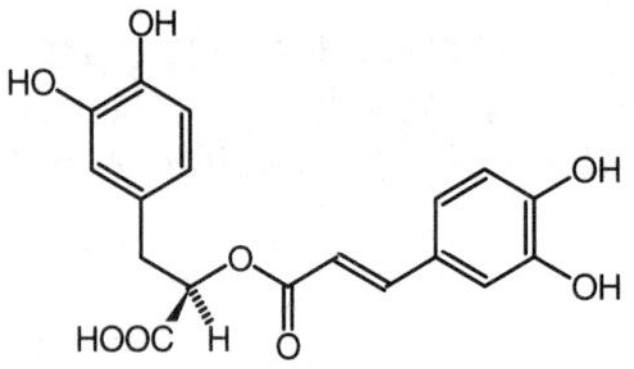

$C_{18}H_{16}O_8$ M_r 360,3
CAS Nr. 20283-92-5

Smp: 170 bis 174 °C

Ruscogenine *R* 1141300

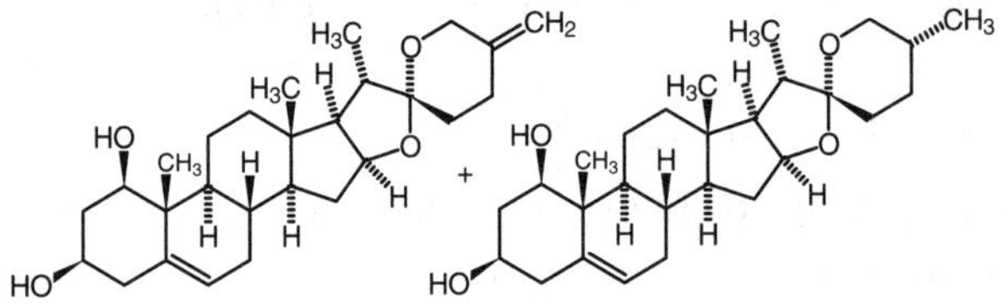

Ein Gemisch aus Neoruscogenin ($C_{27}H_{40}O_4$; M_r 428,6) und Ruscogenin ($C_{27}H_{42}O_4$; M_r 430,6)

Weißes Pulver; sehr schwer löslich in Wasser, löslich in Ethanol

Wird die Substanz in der Flüssigchromatographie verwendet, muss sie zusätzlich folgender Anforderung entsprechen:

Gehaltsbestimmung: Die Bestimmung erfolgt mit Hilfe der Flüssigchromatographie (2.2.29) wie in der Monographie **Mäusedornwurzelstock (Rusci rhizoma)** beschrieben.

Der mit Hilfe des Verfahrens „Normalisierung" berechnete Gehalt an Ruscogeninen muss mindestens 90 Prozent betragen, davon mindestens 60 Prozent Neoruscogenin.

Das Reagenz des Vinyal-Laboratoriums wurde für geeignet befunden.

Ruß zur Gaschromatographie, graphitierter *R* 1015900

Kohlenstoffketten größer als C_9, mit einer Korngröße zwischen 400 und 850 µm

Dichte: 0,72

Oberfläche: 10 $m^2 \cdot g^{-1}$

Die Temperatur der Säule sollte nicht höher als 400 °C gewählt werden.

Rutheniumrot *R* 1075200

$[(NH_3)_5RuORu(NH_3)_4ORu(NH_3)_5]Cl_6 \cdot 4\ H_2O$ M_r 858
CAS Nr. 11103-72-3
Tetradecaammindioxotriruthenium(6+)-chlorid, Tetrahydrat

Rötlich braunes Pulver; löslich in Wasser

Rutheniumrot-Lösung *R* 1075201

Lösung von 80 mg Rutheniumrot *R* in 100 ml Blei(II)-acetat-Lösung *R*

Rutosid *R* 1075300

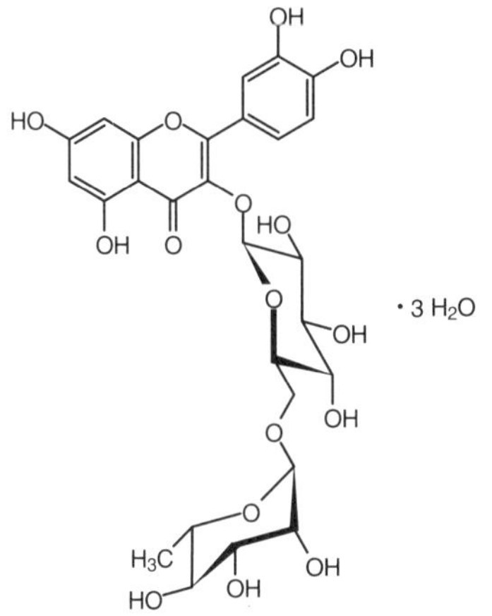

$C_{27}H_{30}O_{16} \cdot 3\ H_2O$ M_r 665
CAS Nr. 153-18-4
2-(3,4-Dihydroxyphenyl)-5,7-dihydroxy-3-(6-*O*-α-L-rhamnopyranosyl-β-D-glucopyranosyloxy)-4-chromenon, Trihydrat; Syn. Rutin

Gelbes, kristallines Pulver, unter Lichteinfluss dunkler werdend; sehr schwer löslich in Wasser, löslich in etwa 400 Teilen siedendem Wasser, schwer löslich in Ethanol, praktisch unlöslich in Ether, löslich in Alkalihydroxid-Lösungen und Ammoniak-Lösungen

Smp: etwa 210 °C, unter Zersetzung

Die Lösung der Substanz in Ethanol 96 % *R* hat Absorptionsmaxima (2.2.25) bei 259 und 362 nm.

Vor Licht geschützt zu lagern

S

Sabinen *R* 1109700

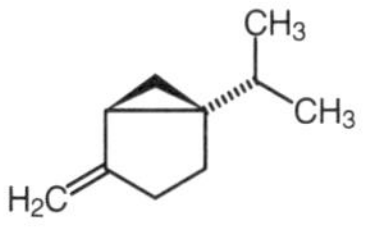

$C_{10}H_{16}$ M_r 136,2
CAS Nr. 2009-00-9
4-Methylen-1-isopropylbicyclo[3.1.0]hexan; Syn. Thuj-4(10)-en

Farblose, ölige Flüssigkeit

d_{25}^{25}: etwa 0,843

n_D^{20}: etwa 1,468

Sdp: 163 bis 165 °C

Wird die Substanz in der Gaschromatographie verwendet, muss sie zusätzlich folgender Anforderung entsprechen:

Gehaltsbestimmung: Die Bestimmung erfolgt mit Hilfe der Gaschromatographie (2.2.28) wie in der Monographie **Bitterorangenblütenöl (Aurantii amari floris aetheroleum)** beschrieben.

Untersuchungslösung: die Substanz

Die Fläche des Hauptpeaks muss mindestens 99,0 Prozent der Summe aller Peakflächen betragen.

Saccharose *R* 1085700

CAS Nr. 57-50-1

Muss der Monographie **Saccharose (Saccharum)** entsprechen

Saccharose, die zur Kontrolle des Polarimeters verwendet wird, ist trocken in einer zugeschmolzenen Ampulle zu lagern.

Saccharin-Natrium *R* 1131400

CAS Nr. 128-44-9

Muss der Monographie **Saccharin-Natrium (Saccharinum natricum)** entsprechen

Säureblau 83 *R* 1012200

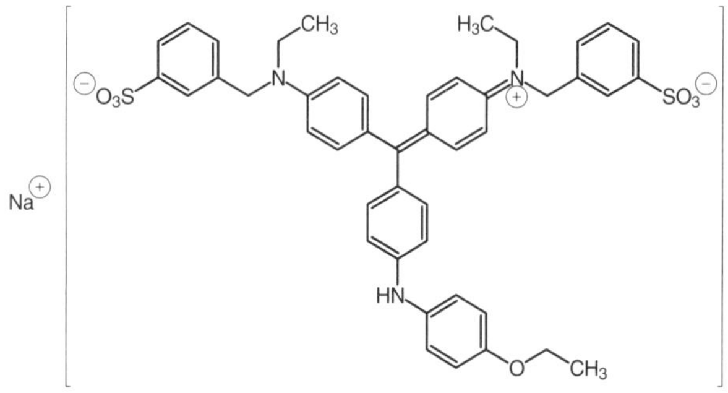

$C_{45}H_{44}N_3NaO_7S_2$ M_r 826
CAS Nr. 6104-59-2
C.I. Nr. 42660
3-[[4-([4-(4-Ethoxyanilino)phenyl][4-[ethyl(3-sulfobenzyl)amino]phenyl]methylen)cyclohexa-2,5-dienyliden](ethyl)ammoniomethyl]benzolsulfonat, Natriumsalz; Syn. Brillantblau

Braunes Pulver, praktisch unlöslich in kaltem Wasser, schwer löslich in siedendem Wasser und wasserfreiem Ethanol, löslich in Essigsäure 99 %, Schwefelsäure und verdünnten Alkalihydroxid-Lösungen

Reagenzien

Säureblau 90 *R* 1001300

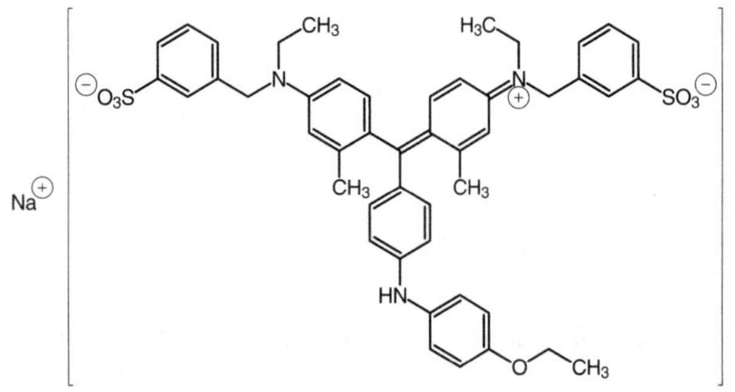

$C_{47}H_{48}N_3NaO_7S_2$ M_r 854
CAS Nr. 6104-58-1
C.I. Nr. 42655
α-[4-[[4-(4-Ethoxyanilino)phenyl][4-(*N*-ethyl-3-sulfo=benzylamino)-*o*-tolyl]methylio]-*N*-ethyl-*m*-tolylamino]-*m*-toluolsulfonat, Natriumsalz

Dunkelbraunes Pulver mit violettem Schein und einigen Teilchen, die einen metallischen Glanz haben; löslich in Wasser und wasserfreiem Ethanol

$A_{1\,cm}^{1\,\%}$: größer als 500, bei 577 nm an einer Lösung der Substanz (10 mg · l^{-1}) in Pufferlösung pH 7,0 bestimmt und berechnet auf die getrocknete Substanz

Trocknungsverlust (2.2.32): höchstens 5,0 Prozent, mit 0,500 g Substanz durch Trocknen im Trockenschrank bei 100 bis 105 °C bestimmt

Säureblau 92 *R* 1001400

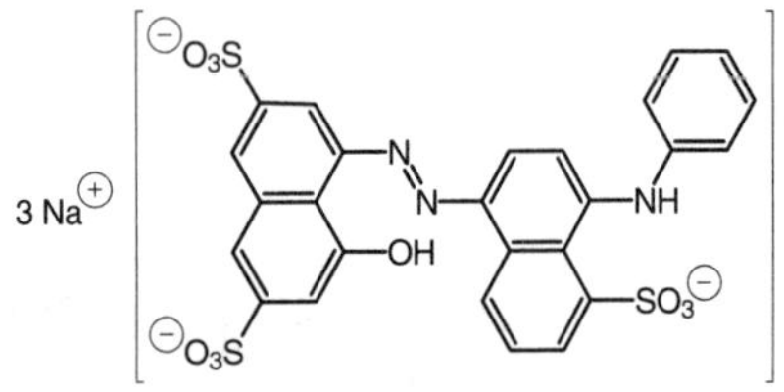

$C_{26}H_{16}N_3Na_3O_{10}S_3$ M_r 696
CAS Nr. 3861-73-2
C.I. Nr. 13390
Anazolen-Natrium
8′-Anilino-4,5′-diazendiyl-5-hydroxydinaphthalin-1′,2,7′-trisulfonsäure, Trinatriumsalz

Dunkelblaue Kristalle, löslich in Wasser, Aceton und Ethylenglycolmonoethylether, schwer löslich in Ethanol

Säureblau-92-Lösung *R* 1001401

0,5 g Säureblau 92 *R* werden in einer Mischung von 10 ml Essigsäure 99 % *R*, 45 ml Ethanol 96 % *R* und 45 ml Wasser *R* gelöst.

Säureblau 93 *R* 1134200

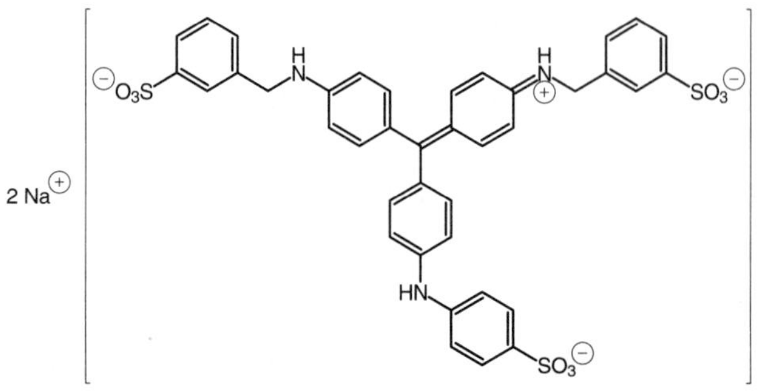

$C_{37}H_{27}N_3Na_2O_9S_3$ M_r 800
CAS Nr. 28983-56-4
C.I. Nr. 42780

Methylblau; Poirrier-Blau

Mischung von Triphenylrosanilindi- und -trisulfonat und Triphenylpararosanilin

Dunkelblaues Pulver

Umschlagsbereich: pH 9,4 bis 14,0

Säureblau-93-Lösung *R* 1134201

0,2 g Säureblau 93 *R* werden in Wasser *R* zu 100 ml gelöst.

Safrol *R* 1131200

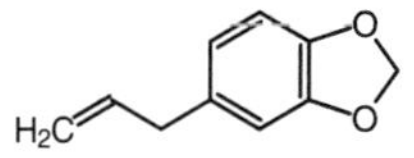

$C_{10}H_{10}O_2$ M_r 162,2
CAS Nr. 94-59-7
5-(Prop-2-enyl)-1,3-benzodioxol;
4-Allyl-1,2-(methylendioxy)benzol

Farblose bis schwach gelbe, ölige Flüssigkeit, nach Sassafras riechend; unlöslich in Wasser, sehr leicht löslich in Ethanol, mischbar mit Hexan

d_{20}^{20}: 1,095 bis 1,096

n_D^{20}: 1,537 bis 1,538

Sdp: 232 bis 234 °C

Erstarrungstemperatur: etwa 11 °C

Wird die Substanz in der Gaschromatographie verwendet, muss sie zusätzlich folgender Anforderung entsprechen:

Gehaltsbestimmung: Die Bestimmung erfolgt mit Hilfe der Gaschromatographie (2.2.28) wie in der Monographie **Zimtöl (Cinnamomi zeylanicii corticis aetheroleum)** beschrieben.

Der Gehalt, berechnet mit Hilfe des Verfahrens „Normalisierung“, muss mindestens 96,0 Prozent betragen.

Salicin *R* 1131300

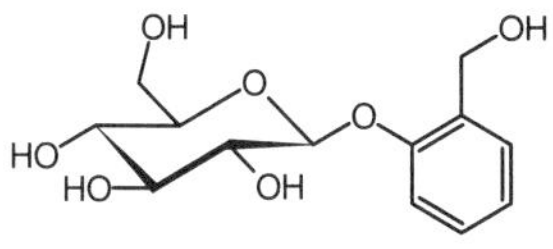

$C_{13}H_{18}O_7$ M_r 286,3
CAS Nr. 138-52-3
2-(Hydroxymethyl)phenyl-β-D-glucopyranosid; Salicosid

$[\alpha]_D^{20}$: –62,5 ± 2

Smp: 199 bis 201 °C

Gehaltsbestimmung: Die Bestimmung erfolgt mit Hilfe der Flüssigchromatographie (2.2.29) unter den in der Monographie **Weidenrinde (Salicis cortex)** angegebenen Bedingungen bei der Konzentration der Referenzlösung.

Der Gehalt, berechnet mit Hilfe des Verfahrens „Normalisierung", muss mindestens 99,0 Prozent betragen.

Salicylaldazin *R* 1075500

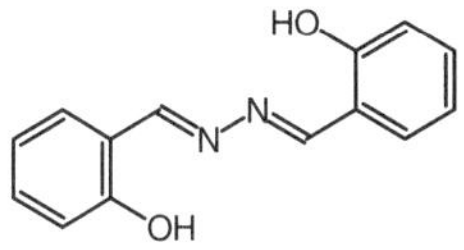

$C_{14}H_{12}N_2O_2$ M_r 240,3
2,2′-(Azinodimethyl)diphenol

Herstellung: 0,30 g Hydrazinsulfat *R* werden in 5 ml Wasser *R* gelöst. Nach Zusatz von 1 ml Essigsäure 99 % *R* und 2 ml einer frisch hergestellten 20-prozentigen Lösung (*V/V*) von Salicylaldehyd *R* in 2-Propanol *R* wird gemischt und so lange stehen gelassen, bis ein gelber Niederschlag entstanden ist. Die Mischung wird 2-mal mit je 15 ml Dichlormethan *R* ausgeschüttelt. Die organischen Phasen werden vereinigt und über wasserfreiem Natriumsulfat *R* getrocknet. Die Lösung wird dekantiert oder filtriert und zur Trockne eingedampft. Der Rückstand wird aus einer Mischung von 40 Volumteilen Methanol *R* und 60 Volumteilen Toluol *R* unter Kühlen umkristallisiert. Die Kristalle werden im Vakuum getrocknet.

Smp: etwa 213 °C

Dünnschichtchromatographie: Wird die Substanz unter den Bedingungen, wie unter **Povidon (Povidonum)**, Prüfung auf „Hydrazin" angegeben, geprüft, zeigt das Chromatogramm nur einen Hauptfleck.

Salicylaldehyd *R* 1075400

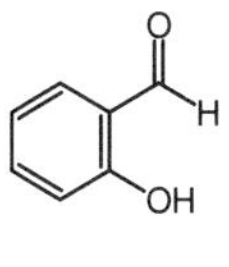

$C_7H_6O_2$ M_r 122,1
CAS Nr. 90-02-8
2-Hydroxybenzaldehyd

Klare, farblose, ölige Flüssigkeit

d_{20}^{20}: etwa 1,167

n_D^{20}: etwa 1,574

Smp: etwa –7 °C

Sdp: etwa 196 °C

Salicylsäure *R* 1075600

CAS Nr. 69-72-7

Muss der Monographie **Salicylsäure (Acidum salicylicum)** entsprechen

Salpetersäure *R* 1058400

HNO_3 M_r 63,0
CAS Nr. 7697-37-2
Mindestens 63,0 und höchstens 70,0 Prozent (*m/m*) HNO_3

Klare, farblose bis fast farblose Flüssigkeit; mischbar mit Wasser

d_{20}^{20}: 1,384 bis 1,416

Eine Lösung der Substanz (10 g · l^{-1}) ist stark sauer und gibt die Identitätsreaktion auf Nitrat (2.3.1).

Aussehen der Lösung: Die Substanz muss klar (2.2.1) und darf nicht stärker gefärbt sein als die Farbvergleichslösung G_6 (2.2.2, Methode II).

Arsen (2.4.2): 50 g Substanz werden nach Zusatz von 0,5 ml Schwefelsäure *R* bis zum Auftreten weißer Dämpfe eingeengt. Der Rückstand wird mit 1 ml einer Lösung von Hydroxylaminhydrochlorid *R* (100 g · l^{-1}) versetzt und mit Wasser *R* zu 2 ml verdünnt. Die Lösung muss der Grenzprüfung A entsprechen (0,02 ppm). Zur Herstellung der Referenzlösung wird 1,0 ml Arsen-Lösung (1 ppm As) *R* verwendet.

Eisen (2.4.9): Der bei der Bestimmung der Sulfatasche erhaltene Rückstand wird in 1 ml verdünnter Salzsäure *R* gelöst und die Lösung mit Wasser *R* zu 50 ml verdünnt. 5 ml dieser Lösung, mit Wasser *R* zu 10 ml verdünnt, müssen der Grenzprüfung auf Eisen entsprechen (1 ppm).

Schwermetalle (2.4.8): 10 ml der bei der Grenzprüfung auf Eisen erhaltenen Lösung werden mit Wasser *R* zu 20 ml verdünnt. 12 ml dieser Lösung müssen der Grenzprüfung A entsprechen (2 ppm). Zur Herstellung der Referenzlösung wird die Blei-Lösung (2 ppm Pb) *R* verwendet.

Chlorid (2.4.4): 5 g Substanz werden mit 10 ml Wasser *R* und 0,3 ml Silbernitrat-Lösung *R* 2 versetzt. Eine Opaleszenz darf nicht stärker sein als die einer Mischung von 13 ml Wasser *R*, 0,5 ml Salpetersäure *R*, 0,5 ml Chlorid-Lösung (5 ppm Cl) *R* und 0,3 ml Silbernitrat-Lösung *R* 2. Beide Lösungen werden 2 min lang im Dunkeln aufbewahrt und dann verglichen (0,5 ppm).

Sulfat (2.4.13): 10 g Substanz werden nach Zusatz von 0,2 g Natriumcarbonat *R* zur Trockne eingedampft. Der

Rückstand wird in 15 ml destilliertem Wasser *R* aufgenommen. Die Lösung muss der Grenzprüfung auf Sulfat entsprechen (2 ppm). Zur Herstellung der Referenzlösung wird eine Mischung von 2 ml Sulfat-Lösung (10 ppm SO_4) *R* und 13 ml destilliertem Wasser *R* verwendet.

Sulfatasche: höchstens 0,001 Prozent

100 g Substanz werden vorsichtig zur Trockne eingedampft. Der Rückstand wird mit einigen Tropfen Schwefelsäure *R* versetzt und bis zur Rotglut erhitzt.

Gehaltsbestimmung: 1,50 g Substanz werden mit 50 ml Wasser *R* versetzt. Nach Zusatz von 0,1 ml Methylrot-Lösung *R* wird mit Natriumhydroxid-Lösung (1 mol · l^{-1}) titriert.

1 ml Natriumhydroxid-Lösung (1 mol · l^{-1}) entspricht 63,0 mg HNO_3.

Vor Licht geschützt zu lagern

Salpetersäure, bleifreie *R* 1058403

Salpetersäure *R*, die folgender zusätzlicher Prüfung entsprechen muss: 100 g Substanz werden mit 0,1 g wasserfreiem Natriumcarbonat *R* versetzt und zur Trockne eingedampft. Der Rückstand wird unter Erwärmen in Wasser *R* zu 50,0 ml gelöst. Der Bleigehalt wird mit Hilfe der Atomabsorptionsspektroskopie (2.2.23, Methode II) bestimmt, wobei die Absorption bei 283,3 oder 217,0 nm gemessen wird unter Verwendung einer Blei-Hohlkathodenlampe und einer Luft-Acetylen-Flamme.

Die Substanz darf höchstens 0,1 ppm Blei (Pb) enthalten.

Salpetersäure, blei- und cadmiumfreie *R* 1058401

Salpetersäure *R*, die zusätzlich folgenden Prüfungen entsprechen muss:

Untersuchungslösung: 100 g Substanz werden mit 0,1 g wasserfreiem Natriumcarbonat *R* versetzt und zur Trockne eingedampft. Der Rückstand wird unter Erwärmen in Wasser *R* gelöst. Mit Wasser *R* wird zu 50,0 ml verdünnt.

Cadmium: höchstens 0,1 ppm, mit Hilfe der Atomabsorptionsspektroskopie (2.2.23, Methode II) bestimmt

Die Absorption wird bei 228,8 nm gemessen unter Verwendung einer Cadmium-Hohlkathodenlampe und einer Flamme aus Luft-Acetylen oder Luft-Propan.

Blei: höchstens 0,1 ppm, mit Hilfe der Atomabsorptionsspektroskopie (2.2.23, Methode II) bestimmt

Die Absorption wird bei 283,3 nm oder 217,0 nm gemessen unter Verwendung einer Blei-Hohlkathodenlampe und einer Luft-Acetylen-Flamme.

Salpetersäure, rauchende *R* 1058500

CAS Nr. 52583-42-3

Klare, schwach gelbliche, an der Luft rauchende Flüssigkeit

d_{20}^{20}: etwa 1,5

Salpetersäure, schwermetallfreie *R* 1058404

Salpetersäure *R*, zusätzlich mit folgenden oberen Grenzwerten für Schwermetalle:

Arsen:	0,005 ppm
Blei:	0,001 ppm
Cadmium:	0,005 ppm
Eisen:	0,02 ppm
Kupfer:	0,001 ppm
Nickel:	0,005 ppm
Quecksilber:	0,002 ppm
Zink:	0,01 ppm

Salpetersäure, verdünnte *R* 1058402

Eine Lösung von Salpetersäure *R* (etwa 125 g · l^{-1}) (M_r 63,0)

20 g Salpetersäure *R* werden mit Wasser *R* zu 100 ml verdünnt.

Salzsäure *R* 1043500

CAS Nr. 7647-01-0

Muss der Monographie **Salzsäure 36% (Acidum hydrochloridum concentratum)** entsprechen

Salzsäure *R* 1 1043501

Enthält 250 g · l^{-1} HCl

Herstellung: 70 g Salzsäure *R* werden mit Wasser *R* zu 100 ml verdünnt.

Salzsäure, bleifreie *R* 1043508

Salzsäure *R*, die zusätzlich folgender Prüfung entsprechen muss:

Blei: höchstens 20 ppb Pb, mit Hilfe der Atomemissionsspektroskopie (2.2.22, Methode I) bestimmt

Untersuchungslösung: 200 g Substanz werden in einem Quarztiegel bis fast zur Trockne eingedampft. Der Rückstand wird in 5 ml Salpetersäure, hergestellt aus Salpetersäure *R* durch Destillation unterhalb des Siedepunkts, aufgenommen. Die Lösung wird zur Trockne eingedampft. Der Rückstand wird in 5 ml Salpetersäure, hergestellt aus Salpetersäure *R* durch Destillation unterhalb des Siedepunkts, aufgenommen.

Referenzlösungen: Die Referenzlösungen werden aus der Blei-Lösung (0,1 ppm Pb) *R* durch Verdünnen mit Salpetersäure, hergestellt aus Salpetersäure *R* durch Destillation unterhalb des Siedepunkts, hergestellt.

Die Emissionsintensität wird bei 220,35 nm gemessen.

Salzsäure, bromhaltige *R* 1043507

1 ml Brom-Lösung *R* und 100 ml Salzsäure *R* werden gemischt.

Salzsäure, ethanolische *R* 1043506

5,0 ml Salzsäure (1 mol · l^{-1}) werden mit Ethanol 96 % *R* zu 500,0 ml verdünnt.

Salzsäure, methanolische *R* 1053203

1,0 ml Salzsäure *R* 1 wird mit Methanol *R* zu 100,0 ml verdünnt.

Salzsäure, schwermetallfreie *R* 1043510

Salzsäure *R*, zusätzlich mit folgenden oberen Grenzwerten für Schwermetalle:

Arsen:	0,005 ppm
Blei:	0,001 ppm
Cadmium:	0,003 ppm
Eisen:	0,05 ppm
Kupfer:	0,003 ppm
Nickel:	0,004 ppm
Quecksilber:	0,005 ppm
Zink:	0,005 ppm

Salzsäure, verdünnte *R* 1043503

Enthält 73 g · l^{-1} HCl

Herstellung: 20 g Salzsäure *R* werden mit Wasser *R* zu 100 ml verdünnt.

Salzsäure, verdünnte *R* 1 1043504

Enthält 0,37 g · l^{-1} HCl

1,0 ml verdünnte Salzsäure *R* wird mit Wasser *R* zu 200,0 ml verdünnt.

Salzsäure, verdünnte *R* 2 1043505

30 ml Salzsäure (1 mol · l^{-1}) werden mit Wasser *R* zu 1000 ml verdünnt. Der pH-Wert wird auf 1,6 ± 0,1 eingestellt.

Salzsäure, verdünnte, schwermetallfreie *R* 1043509

Salzsäure, verdünnte *R*, zusätzlich mit folgenden oberen Grenzwerten für Schwermetalle:

Arsen:	0,005 ppm
Blei:	0,001 ppm
Cadmium:	0,003 ppm
Eisen:	0,05 ppm
Kupfer:	0,003 ppm
Nickel:	0,004 ppm
Quecksilber:	0,005 ppm
Zink:	0,005 ppm

Sand *R* 1075800

Weiße bis schwach graue Körner aus Kieselerde mit einer Teilchengröße von 150 bis 300 µm

Santonin *R* 1122000

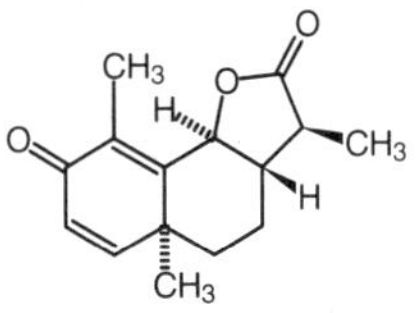

$C_{15}H_{18}O_3$ M_r 246,3
CAS Nr. 481-06-1
(–)-α-Santonin; 3,5a,9-Trimethyl-3a,5,5a,9b-tetrahydro-3*H*,4*H*-naphtho[1,2]furan-2,8-dion

Farblose, glänzende Kristalle, die sich am Licht gelb färben; sehr schwer löslich in Wasser, leicht löslich in heißem, wasserfreiem Ethanol, wenig löslich in wasserfreiem Ethanol

Smp: 174 bis 176 °C

$[\alpha]_D^{18}$: –173 (in wasserfreiem Ethanol)

Dünnschichtchromatographie (2.2.27): Wird die Substanz wie unter „Prüfung auf Identität, C" der Monographie **Arnikablüten (Arnicae flos)** angegeben geprüft, zeigt das mit 10 µl Lösung aufgenommene Chromatogramm eine Fluoreszenz mindernde Zone bei einem R_f-Wert von etwa 0,5. Mit Anisaldehyd-Reagenz *R* besprüht und während 5 bis 10 min langem Erhitzen bei 105 °C ausgewertet, erscheint die Fluoreszenz mindernde Zone bei Betrachten im Tageslicht zunächst als gelbe Zone, die sich rasch violettrot färbt.

Sauerstoff *R* 1108800

O_2 M_r 32,00
Mindestens 99,99 Prozent (*V/V*) O_2

Stickstoff und Argon: höchstens 100 ppm

Kohlendioxid: höchstens 10 ppm

Kohlenmonoxid: höchstens 5 ppm

Sauerstoff *R* 1 1137600

O_2 M_r 32,00
Mindestens 99 Prozent (*V/V*) O_2

Schiffs Reagenz *R* 1039401

Fuchsin-Schwefligsäure-Reagenz

0,1 g Fuchsin *R* werden in 60 ml Wasser *R* gelöst. Nach Zusatz einer Lösung von 1 g wasserfreiem Natriumsulfit *R* oder 2 g Natriumsulfit *R* in 10 ml Wasser *R* werden 2 ml Salzsäure *R* langsam unter stetigem Umschütteln zugesetzt. Die Lösung wird, mit Wasser *R* zu 100 ml verdünnt, mindestens 12 h lang vor Licht geschützt stehen gelassen, mit Aktivkohle *R* entfärbt und filtriert.

Wird die Lösung trübe, ist sie vor Gebrauch zu filtrieren. Färbt sich die Lösung bei der Lagerung violett, wird sie erneut durch Aktivkohle *R* entfärbt.

Empfindlichkeitsprüfung: 1,0 ml Reagenz wird mit 1,0 ml Wasser *R* und 0,1 ml aldehydfreiem Ethanol *R* versetzt. Nach Zusatz von 0,2 ml einer Lösung von Formaldehyd (0,1 g · l^{-1} CH_2O; M_r 30,0) enthält, muss sich die Mischung innerhalb von 5 min schwach rosa färben.

Vor Licht geschützt zu lagern

Schiffs Reagenz *R* 1 1039402

1 g Fuchsin *R* wird mit 100 ml Wasser *R* versetzt. Die Mischung wird auf 50 °C erhitzt, unter gelegentlichem Umschütteln abkühlen gelassen, nach 48 h erneut umgeschüttelt und filtriert. 4 ml Filtrat werden mit 6 ml Salzsäure *R* versetzt, gemischt und mit Wasser *R* zu 100 ml verdünnt.

Die Lösung muss vor Gebrauch mindestens 1 h lang stehen gelassen werden.

Schwefel *R* 1110800

CAS Nr. 7704-34-9

Muss der Monographie **Schwefel zum äußerlichen Gebrauch (Sulfur ad usum externum)** entsprechen

Schwefeldioxid *R* 1086700

SO_2 M_r 64,1
CAS Nr. 7446-09-5

Farbloses Gas, das sich zu einer farblosen Flüssigkeit verdichten lässt

Schwefeldioxid *R* 1 1110900

SO_2 M_r 64,1
Mindestens 99,9 Prozent (*V/V*) SO_2

Schwefelkohlenstoff *R* 1015800

CS_2 M_r 76,1
CAS Nr. 75-15-0

Farblose bis gelbliche, entflammbare Flüssigkeit; praktisch unlöslich in Wasser, mischbar mit wasserfreiem Ethanol und Ether

d_{20}^{20}: etwa 1,26

Sdp: 46 bis 47 °C

Schwefelsäure *R* 1086800

H_2SO_4 M_r 98,1
CAS Nr. 7664-93-9
Mindestens 95,0 und höchstens 97,0 Prozent (*m/m*) H_2SO_4

Farblose, ätzende Flüssigkeit von öliger Konsistenz, sehr hygroskopisch; mischbar mit Wasser und Ethanol unter starker Wärmeentwicklung

d_{20}^{20}: 1,834 bis 1,837

Eine Lösung der Substanz (10 g · l^{-1}) ist stark sauer und gibt die Identitätsreaktionen auf Sulfat (2.3.1).

Aussehen der Lösung: Die Substanz muss klar (2.2.1) und farblos (2.2.2, Methode II) sein.

Oxidierbare Substanzen: 20 g Substanz werden vorsichtig unter Kühlung in 40 ml Wasser *R* gegossen und mit 0,5 ml Kaliumpermanganat-Lösung (0,002 mol · l^{-1}) versetzt. Die Violettfärbung muss mindestens 5 min lang bestehen bleiben.

Ammonium: 2,5 g Substanz werden vorsichtig unter Kühlung mit Wasser *R* zu 20 ml verdünnt. Nach dem Abkühlen wird die Lösung tropfenweise mit 10 ml einer Lösung von Natriumhydroxid *R* (200 g · l^{-1}) und 1 ml Neßlers Reagenz *R* versetzt. Die Lösung darf nicht stärker gefärbt sein als eine Mischung von 5 ml Ammonium-Lösung (1 ppm NH_4) *R*, 15 ml Wasser *R*, 10 ml einer Lösung von Natriumhydroxid *R* (200 g · l^{-1}) und 1 ml Neßlers Reagenz *R* (2 ppm).

Arsen (2.4.2): 50 g Substanz werden nach Zusatz von 3 ml Salpetersäure *R* vorsichtig auf etwa 10 ml eingedampft. Nach dem Abkühlen wird mit 20 ml Wasser *R* versetzt und die Lösung auf 5 ml eingeengt. Diese Lösung muss der Grenzprüfung A entsprechen (0,02 ppm). Zur Herstellung der Referenzlösung wird 1,0 ml Arsen-Lösung (1 ppm As) *R* verwendet.

Eisen (2.4.9): Der unter der Prüfung „Glührückstand" erhaltene Rückstand wird unter Erwärmen in 1 ml verdünnter Salzsäure *R* gelöst und die Lösung mit Wasser *R* zu 50,0 ml verdünnt. 5 ml dieser Lösung, mit Wasser *R* zu 10 ml verdünnt, müssen der Grenzprüfung entsprechen (1 ppm).

Schwermetalle (2.4.8): 10 ml der unter Grenzprüfung auf Eisen erhaltenen Lösung werden mit Wasser *R* zu 20 ml verdünnt. 12 ml dieser Lösung müssen der Grenzprüfung A entsprechen (2 ppm). Zur Herstellung der Referenzlösung wird die Blei-Lösung (2 ppm Pb) *R* verwendet.

Chlorid: 10 g Substanz werden unter starker Kühlung in 10 ml Wasser *R* eingetragen. Die Mischung wird mit Wasser *R* zu 20 ml verdünnt. Nach dem Abkühlen wird die Lösung mit 0,5 ml Silbernitrat-Lösung *R* 2 versetzt und im Dunkeln aufbewahrt. Nach 2 min darf die Untersuchungslösung nicht stärker getrübt sein als eine Referenzlösung, die gleichzeitig aus 1 ml Chlorid-Lösung (5 ppm Cl) *R*, 19 ml Wasser *R* und 0,5 ml Silbernitrat-Lösung *R* 2 hergestellt wird (0,5 ppm).

Nitrat: 50 g oder 27,2 ml Substanz werden unter Kühlung in 15 ml Wasser *R* eingetragen. Die Lösung wird mit 0,2 ml einer frisch hergestellten Lösung von Brucin *R* (50 g · l^{-1}) in Essigsäure 99 % *R* versetzt. Nach 5 min darf die Untersuchungslösung nicht stärker rot gefärbt sein als eine Referenzlösung, die gleichzeitig aus 12,5 ml Wasser *R*, 50 g nitratfreier Schwefelsäure *R*, 2,5 ml Nitrat-Lösung (10 ppm NO_3) *R* und 0,2 ml einer Lösung von

Brucin *R* ($50 g \cdot l^{-1}$) in Essigsäure 99 % *R* hergestellt wird (0,5 ppm).

Glührückstand: höchstens 0,001 Prozent

100 g Substanz werden vorsichtig in einem Tiegel eingedampft. Der Rückstand wird bis zur Rotglut erhitzt.

Gehaltsbestimmung: Ein Erlenmeyerkolben mit Glasstopfen, der 30 ml Wasser *R* enthält, wird genau gewogen. 0,8 ml Substanz werden eingefüllt; nach dem Abkühlen wird erneut genau gewogen. Nach Zusatz von 0,1 ml Methylrot-Lösung *R* wird mit Natriumhydroxid-Lösung ($1 mol \cdot l^{-1}$) titriert.

1 ml Natriumhydroxid-Lösung ($1 mol \cdot l^{-1}$) entspricht 49,04 mg H_2SO_4.

Die Substanz ist in einem mit Schliffstopfen verschlossenen Gefäß aus Glas oder einem anderen Material, das gegen Schwefelsäure inert ist, zu lagern.

Schwefelsäure, ethanolische *R* 1086803

Unter Kühlung werden vorsichtig 20 ml Schwefelsäure *R* in 60 ml Ethanol 96 % *R* gegeben. Nach dem Erkalten wird mit Ethanol 96 % *R* zu 100 ml verdünnt.

Bei Bedarf frisch herzustellen

Schwefelsäure ($2,5 mol \cdot l^{-1}$), ethanolische *R* 1086801

Unter Kühlung werden 14 ml Schwefelsäure *R* vorsichtig zu 60 ml wasserfreiem Ethanol *R* gegeben. Nach dem Erkalten wird mit wasserfreiem Ethanol *R* zu 100 ml verdünnt.

Bei Bedarf frisch herzustellen

Schwefelsäure ($0,25 mol \cdot l^{-1}$), ethanolische *R* 1086802

10 ml ethanolische Schwefelsäure ($2,5 mol \cdot l^{-1}$) *R* werden mit wasserfreiem Ethanol *R* zu 100 ml verdünnt.

Bei Bedarf frisch herzustellen

Schwefelsäure, nitratfreie *R* 1086806

Schwefelsäure *R*, die zusätzlich folgender Prüfung entsprechen muss:

Nitrat: 5 ml Wasser *R* werden vorsichtig mit 45 ml der Säure versetzt. Nach dem Erkalten auf 40 °C werden 8 mg Diphenylbenzidin *R* zugesetzt. Die Lösung darf nur schwach rosa oder sehr schwach hellblau gefärbt sein.

Schwefelsäure, schwermetallfreie *R* 1086807

Schwefelsäure *R*, zusätzlich mit folgenden oberen Grenzwerten für Schwermetalle:

Arsen:	0,005 ppm
Blei:	0,001 ppm
Cadmium:	0,002 ppm
Eisen:	0,05 ppm
Kupfer:	0,001 ppm
Nickel:	0,002 ppm
Quecksilber:	0,005 ppm
Zink:	0,005 ppm

Schwefelsäure, verdünnte *R* 1086804

Enthält 98 $g \cdot l^{-1}$ H_2SO_4

Herstellung: 60 ml Wasser *R* werden mit 5,5 ml Schwefelsäure *R* versetzt und nach dem Erkalten mit Wasser *R* zu 100 ml verdünnt.

Gehaltsbestimmung: In einen Erlenmeyerkolben mit Schliffstopfen, der 30 ml Wasser *R* enthält, werden 10,0 ml verdünnte Schwefelsäure eingefüllt. Nach Zusatz von 0,1 ml Methylrot-Lösung *R* wird mit Natriumhydroxid-Lösung ($1 mol \cdot l^{-1}$) titriert.

1 ml Natriumhydroxid-Lösung ($1 mol \cdot l^{-1}$) entspricht 49,04 mg H_2SO_4.

Schwefelwasserstoff *R* 1044000

H_2S M_r 34,08
CAS Nr. 7783-06-4

Gas; schwer löslich in Wasser

Schwefelwasserstoff *R* 1 1106600

H_2S M_r 34,08
Mindestens 99,7 Prozent (*V/V*) H_2S

Schwefelwasserstoff-Lösung *R* 1136400

Eine frisch hergestellte Lösung von Schwefelwasserstoff *R* in Wasser *R*

Die gesättigte Lösung enthält bei 20 °C etwa 0,4 bis 0,5 Prozent H_2S.

Sclareol *R* 1139900

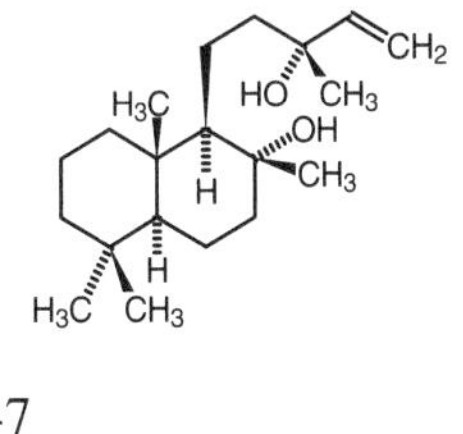

$C_{20}H_{36}O_2$ M_r 308,5
CAS Nr. 515-03-7
(1*R*,2*R*,4a*S*,8a*S*)-1-[(3*R*)-3-Hydroxy-3-methylpent-4-enyl]-2,5,5,8a-tetramethyldecahydronaphthalin-2-ol; Labd-14-en-8,13-diol

Geruchlose Kristalle

$[\alpha]_D^{20}$: 6,7, in wasserfreiem Ethanol

Smp: 96 bis 98 °C

$Sdp_{19 mm}$: 218 bis 220 °C

Reagenzien

*Wird die Substanz in der Prüfung „Chromatographisches Profil“ in der Monographie **Muskatellersalbeiöl (Salviae sclareae aetheroleum)** verwendet, muss sie zusätzlich folgender Anforderung entsprechen:*

Gehaltsbestimmung: Die Bestimmung erfolgt mit Hilfe der Gaschromatographie (2.2.28) wie in der Monographie **Muskatellersalbeiöl** beschrieben.

Der Gehalt an Sclareol, berechnet mit Hilfe des Verfahrens „Normalisierung“, muss mindestens 97 Prozent betragen.

Scopolaminhydrobromid *R* 1044800

CAS Nr. 6533-68-2

Muss der Monographie **Scopolaminhydrobromid (Scopolamini hydrobromidum, Hyoscini hydrobromidum)** entsprechen

SDS-PAGE-Lösung, gepufferte *R* 1114900

151,4 g Trometamol *R*, 721,0 g Glycin *R* und 50,0 g Natriumdodecylsulfat *R* werden in Wasser *R* zu 5000 ml gelöst.

Vor Gebrauch wird die Lösung 1 zu 10 mit Wasser *R* verdünnt und gemischt. Der pH-Wert (2.2.3) der verdünnten Lösung wird gemessen und muss zwischen 8,1 und 8,8 liegen.

Selen *R* 1075900

Se A_r 79,0
CAS Nr. 7782-49-2

Pulver oder Körnchen, braunrot bis schwarz; praktisch unlöslich in Wasser und Ethanol, löslich in Salpetersäure

Smp: etwa 220 °C

Selenige Säure *R* 1100200

H_2SeO_3 M_r 129,0
CAS Nr. 7783-00-8

Zerfließende Kristalle; leicht löslich in Wasser

Dicht verschlossen zu lagern

Serin *R* 1076000

CAS Nr. 56-45-1

Muss der Monographie **Serin (Serinum)** entsprechen

Serumgonadotropin *R* 1041200

Muss der Monographie **Pferdeserum-Gonadotropin für Tiere (Gonadotropinum sericum equinum ad usum veterinarium)** entsprechen

Sialinsäure *R* 1001100

CAS Nr. 131-48-6

Siehe *N*-Acetylneuraminsäure *R*

Silberdiethyldithiocarbamat *R* 1110400

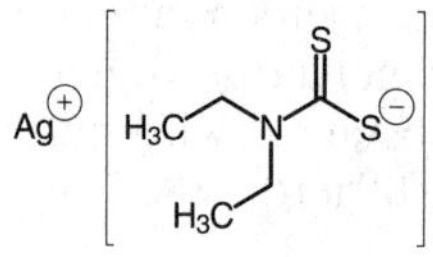

$C_5H_{10}AgNS_2$ M_r 256,1
CAS Nr. 1470-61-7

Hellgelbes bis graugelbes Pulver; praktisch unlöslich in Wasser, löslich in Pyridin

Die Substanz kann wie folgt hergestellt werden: 1,7 g Silbernitrat *R* werden in 100 ml Wasser *R* gelöst. Getrennt werden 2,3 g Natriumdiethyldithiocarbamat *R* in 100 ml Wasser *R* gelöst. Die beiden Lösungen werden auf 10 °C abgekühlt und unter Rühren gemischt. Der gelbe Niederschlag wird auf einem Glassintertiegel gesammelt, mit 200 ml kaltem Wasser *R* gewaschen und 2 bis 3 h lang im Vakuum getrocknet.

Die Substanz kann verwendet werden, solange sie sich nicht verfärbt hat und kein starker Geruch auftritt.

Silbernitrat *R* 1078300

CAS Nr. 7761-88-8

Muss der Monographie **Silbernitrat (Argenti nitras)** entsprechen

Silbernitrat-Lösung *R* 1 1078301

Eine Lösung von Silbernitrat *R* (42,5 g · l^{-1})

Vor Licht geschützt zu lagern

Silbernitrat-Lösung *R* 2 1078302

Eine Lösung von Silbernitrat *R* (17 g · l^{-1})

Vor Licht geschützt zu lagern

Silbernitrat-Lösung, ammoniakalische *R* 1078303

2,5 g Silbernitrat *R* werden in 80 ml Wasser *R* gelöst. Die Lösung wird tropfenweise unter Schütteln mit verdünnter Ammoniak-Lösung *R* 1 versetzt, bis sich der Niederschlag wieder gelöst hat, und anschließend mit Wasser *R* zu 100 ml verdünnt.

Bei Bedarf frisch herzustellen

Silbernitrat-Pyridin *R* 1078304

Eine Lösung von Silbernitrat *R* (85 g · l^{-1}) in Pyridin *R*

Vor Licht geschützt zu lagern

Silbernitrat-Reagenz *R* 1078305

Einer Mischung von 3 ml konzentrierter Ammoniak-Lösung *R* und 40 ml Natriumhydroxid-Lösung (1 mol · l^{-1}) werden tropfenweise und unter Schütteln 8 ml einer Lösung von Silbernitrat *R* (200 g · l^{-1}) zugesetzt. Die Mischung wird mit Wasser *R* zu 200 ml verdünnt.

Silberoxid *R* 1078400

Ag_2O A_r 231,7
CAS Nr. 20667-12-3

Bräunlich schwarzes Pulver; praktisch unlöslich in Wasser und Ethanol, leicht löslich in verdünnter Salpetersäure und Ammoniak-Lösung

Vor Licht geschützt zu lagern

Silibinin *R* 1151400

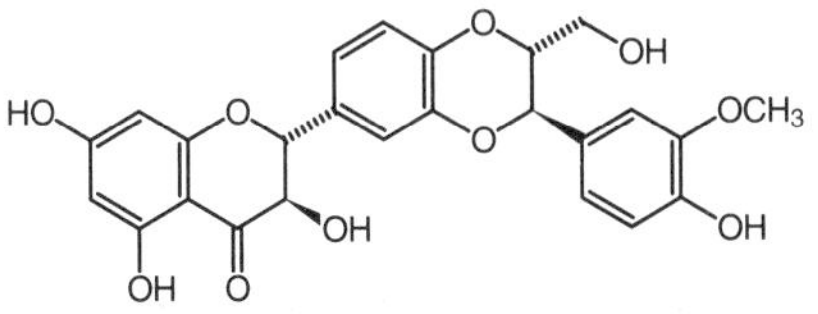

$C_{25}H_{22}O_{10}$ M_r 482,4
CAS Nr. 22888-70-6
Silybin; (2*R*,3*R*)-3,5,7-Trihydroxy-2-[(2*R*,3*R*)-3-(4-hydroxy-3-methoxyphenyl)-2-(hydroxymethyl)-2,3-dihydro-1,4-benzodioxin-6-yl]-2,3-dihydro-4*H*-1-benzopyran-4-on; (2*R*,3*R*)-3,5,7-Trihydroxy-2-[(2*R*,3*R*)-3-(4-hydroxy-3-methoxyphenyl)-2-(hydroxymethyl)-2,3-dihydro-1,4-benzodioxin-6-yl]chroman-4-on

Weißes bis gelbliches Pulver; praktisch unlöslich in Wasser, löslich in Aceton und Methanol

Wird die Substanz zur Gehaltsbestimmung wie in der Monographie ***Mariendistelfrüchte (Silybi marianae fructus)*** *beschrieben verwendet, muss sie folgender Anforderung entsprechen:*

Gehaltsbestimmung: Die Bestimmung erfolgt mit Hilfe der Flüssigchromatographie (2.2.29) wie in der Monographie **Mariendistelfrüchte** beschrieben.

Untersuchungslösung: 5,0 mg Substanz, zuvor im Vakuum getrocknet, werden in Methanol *R* zu 50,0 ml gelöst.

Der Gehalt an Silibinin A und Silibinin B, berechnet mit Hilfe des Verfahrens „Normalisierung", muss mindestens 95,0 Prozent betragen.

Silicagel *R* 1076100

CAS Nr. 112926-00-8

Teilweise entwässerte, polymerisierte, amorphe Kieselsäure, die bei 20 °C etwa 30 Prozent ihrer Masse an Wasser aufnimmt

Die Substanz enthält Cobalt(II)-chlorid als Indikator; praktisch unlöslich in Wasser, teilweise löslich in Natriumhydroxid-Lösungen.

Silicristin *R* 1151500

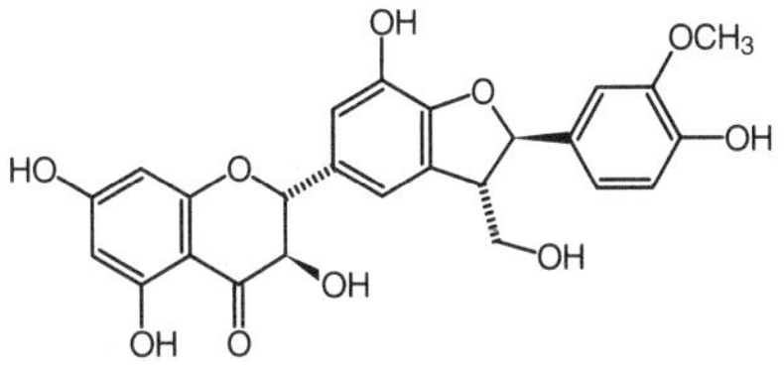

$C_{25}H_{22}O_{10}$ M_r 482,4
CAS Nr. 33889-69-9
(2*R*,3*R*)-3,5,7-Trihydroxy-2-[(2*R*,3*S*)-7-hydroxy-2-(4-hydroxy-3-methoxyphenyl)-3-hydroxymethyl-2,3-dihydro-1-benzofuran-5-yl]chroman-4-on

Weißes bis gelbliches Pulver; praktisch unlöslich in Wasser, löslich in Aceton und Methanol

Silidianin *R* 1151600

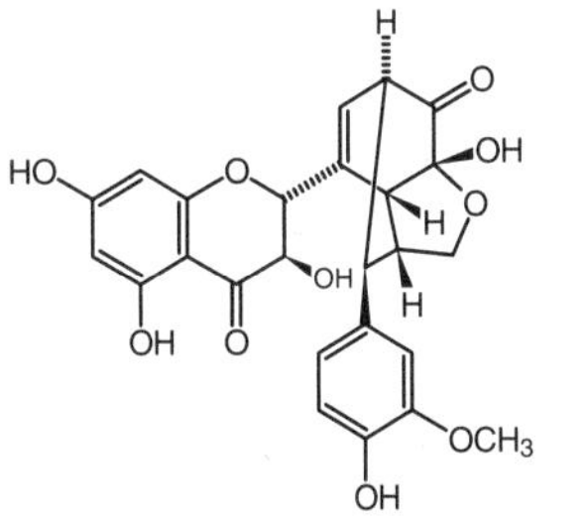

$C_{25}H_{22}O_{10}$ M_r 482,4
CAS Nr. 29782-68-1
(3*R*,3a*R*,6*R*,7a*R*,8*R*)-7a-Hydroxy-8-(4-hydroxy-3-methoxyphenyl)-4-[(2*R*,3*R*)-3,5,7-trihydroxy-4-oxochroman-2-yl]-2,3,3a,7a-tetrahydro-3,6-methano-1-benzofuran-7(6*H*)-on

Weißes bis gelbliches Pulver; praktisch unlöslich in Wasser, löslich in Aceton und Methanol

Sinensetin *R* 1110500

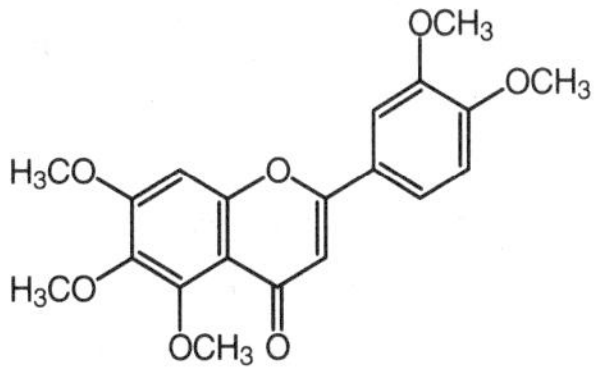

$C_{20}H_{20}O_7$ M_r 372,4
CAS Nr. 2306-27-6
3′,4′,5,6,7-Pentamethoxyflavon

Weißes, kristallines Pulver; praktisch unlöslich in Wasser, löslich in Ethanol

Smp: etwa 177 °C

Reagenzien

Absorption (2.2.25): Eine Lösung der Substanz in Methanol *R* zeigt Absorptionsmaxima bei 243, 268 und 330 nm.

Gehaltsbestimmung: Die Bestimmung erfolgt mit Hilfe der Flüssigchromatographie (2.2.29) wie in der Monographie **Orthosiphonblätter (Orthosiphonis folium)** beschrieben.

Der Gehalt, berechnet mit Hilfe des Verfahrens „Normalisierung", muss mindestens 95 Prozent betragen.

Sitostanol *R* 1140100

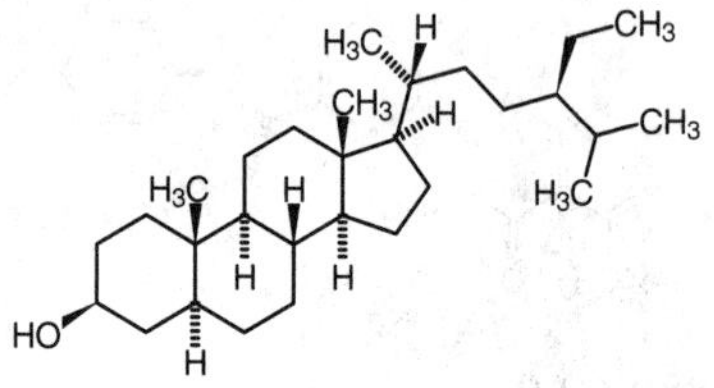

$C_{29}H_{52}O$ M_r 416,7
CAS Nr. 19466-47-8
Stigmastan-3β-ol

Mindestens 95,0 Prozent $C_{29}H_{52}O$

β-Sitosterol *R* 1140200

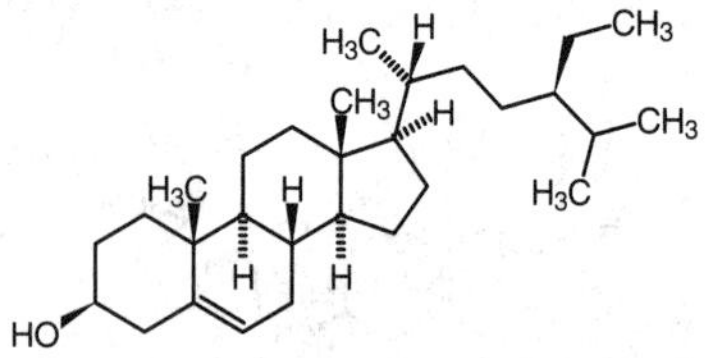

$C_{29}H_{50}O$ M_r 414,7
CAS Nr. 83-46-5
Stigmast-5-en-3β-ol; 22,23-Dihydrostigmasterol

Weißes Pulver; praktisch unlöslich in Wasser, wenig löslich in Tetrahydrofuran

Mindestens 75,0 Prozent (*m/m*) $C_{29}H_{50}O$, berechnet auf die getrocknete Substanz

Gehaltsbestimmung: Die Bestimmung erfolgt mit Hilfe der Gaschromatographie (2.2.28) wie in der Monographie **Phytosterol (Phytosterolum)** beschrieben.

Untersuchungslösung: 0,100 g Substanz werden in Tetrahydrofuran *R* zu 10,0 ml gelöst. 100 µl Lösung werden in einem 3-ml-Kolben unter Stickstoff *R* zur Trockne eingedampft. Der Rückstand wird mit 100 µl einer frisch hergestellten Mischung von 50 µl 1-Methylimidazol *R* und 1,0 ml Heptafluor-*N*-methyl-*N*-(trimethylsilyl)butanamid *R* versetzt. Der Kolben wird fest verschlossen, 15 min lang bei 100 °C erhitzt und anschließend erkalten gelassen. 1 µl Untersuchungslösung wird eingespritzt.

Sonnenblumenöl *R* 1086900

Muss der Monographie **Raffiniertes Sonnenblumenöl (Helianthi annui oleum raffinatum)** entsprechen

Sorbitol *R* 1084800

CAS Nr. 50-70-4

Muss der Monographie **Sorbitol (Sorbitolum)** entsprechen

Squalan *R* 1084900

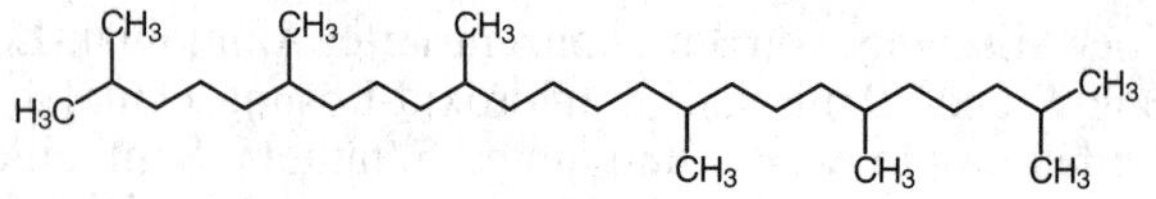

$C_{30}H_{62}$ M_r 422,8
CAS Nr. 111-01-3
2,6,10,15,19,23-Hexamethyltetracosan

Farblose, ölige Flüssigkeit; leicht löslich in Ether und fetten Ölen, schwer löslich in Aceton, Essigsäure 99 %, Ethanol und Methanol

d_{20}^{20}: 0,811 bis 0,813

n_D^{20}: 1,451 bis 1,453

Stärke, lösliche *R* 1085100

CAS Nr. 9005-84-9

Weißes Pulver

Eine Lösung der Substanz (20 g · l^{-1}) in heißem Wasser *R* ist höchstens schwach opaleszierend und bleibt nach dem Abkühlen flüssig.

Stärke-Lösung *R* 1085103

1,0 g lösliche Stärke *R* wird mit 5 ml Wasser *R* angerieben und die Mischung unter Umrühren in 100 ml siedendes Wasser *R* gegeben, das 10 mg Quecksilber(II)-iodid *R* enthält.

Empfindlichkeitsprüfung: Eine Mischung von 1 ml der Stärke-Lösung, 20 ml Wasser *R*, etwa 50 mg Kaliumiodid *R* und 0,05 ml Iod-Lösung *R* 1 muss blau gefärbt sein.

Die Prüfung ist vor jedem Gebrauch durchzuführen.

Stärke-Lösung *R* 1 1085105

Eine Mischung von 1 g löslicher Stärke *R* und einer geringen Menge kaltem Wasser *R* wird unter Rühren mit 200 ml siedendem Wasser *R* versetzt. Nach Zusatz von 0,250 g Salicylsäure *R* wird die Mischung 3 min lang zum Sieden erhitzt. Das Erhitzen wird sofort beendet und die Lösung abgekühlt. Falls eine längere Lagerung vorgesehen ist, muss diese zwischen 4 und 10 °C erfolgen. Wenn beim Endpunkt einer Titration der Umschlag von Blau nach Farblos nicht genügend scharf ist, muss eine frisch hergestellte Stärke-Lösung verwendet werden. Bei Lagerung im Kühlschrank ist die Stärke-Lösung etwa 2 bis 3 Wochen lang stabil.

Empfindlichkeitsprüfung: Eine Mischung von 2 ml Stärke-Lösung *R* 1, 20 ml Wasser *R*, etwa 50 mg Kaliumiodid *R* und 0,05 ml Iod-Lösung *R* 1 muss blau gefärbt sein.

Stärke-Lösung *R* 2 1085107

1,0 g lösliche Stärke wird mit 5 ml Wasser *R* angerieben und die Mischung unter ständigem Rühren in 100 ml siedendes Wasser *R* gegeben. Eine frisch hergestellte Lösung ist zu verwenden.

Empfindlichkeitsprüfung: Eine Mischung von 1 ml Stärke-Lösung *R* 2, 20 ml Wasser *R*, etwa 50 mg Kaliumiodid *R* und 0,05 ml Iod-Lösung *R* 1 muss blau gefärbt sein.

Stärke-Lösung, iodidfreie *R* 1085104

Die Lösung wird wie Stärke-Lösung *R*, aber ohne Zusatz von Quecksilber(II)-iodid hergestellt.

Bei Bedarf frisch herzustellen

Stärke-Papier, iodathaltiges *R* 1085101

Kaliumiodat-Stärke-Papier

Filterpapierstreifen werden in 100 ml iodidfreie Stärke-Lösung *R*, die 0,1 g Kaliumiodat *R* enthält, eingetaucht und anschließend vor Licht geschützt getrocknet.

Stärke-Papier, iodidhaltiges *R* 1085106

Kaliumiodid-Stärke-Papier

Filterpapierstreifen werden in 100 ml Stärke-Lösung *R*, die 0,5 g Kaliumiodid *R* enthält, getaucht, anschließend abtropfen und vor Licht geschützt trocknen gelassen.

Empfindlichkeitsprüfung: 0,05 ml Natriumnitrit-Lösung (0,1 mol · l^{-1}) werden mit 4 ml Salzsäure *R* gemischt. Die Mischung wird mit Wasser *R* zu 100 ml verdünnt. Wird ein Tropfen der Lösung auf iodidhaltiges Stärke-Papier gegeben, muss ein blauer Fleck erscheinen.

Staphylococcus-aureus*-Stamm-V8-Protease *R 1115800

Typ XVII-B
CAS Nr. 66676-43-5

Extrazelluläres, proteolytisches Enzym aus Mikroorganismen; gefriergetrocknetes Pulver, das 500 bis 1000 Einheiten je Milligramm Festsubstanz enthält

Stearinsäure *R* 1085200

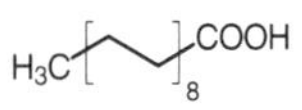

$C_{18}H_{36}O_2$ M_r 284,5
CAS Nr. 57-11-4
Octadecansäure

Weißes Pulver oder weiße Flocken, sich fettig anfühlend; praktisch unlöslich in Wasser, löslich in heißem Ethanol

Smp: etwa 70 °C

Wird die Substanz in der Prüfung „Gesamtfettsäuren" in der Monographie ***Sägepalmenfrüchte (Sabalis serrulatae fructus)*** *verwendet, muss sie zusätzlich folgender Anforderung entsprechen:*

Gehaltsbestimmung: Die Bestimmung erfolgt mit Hilfe der Gaschromatographie (2.2.28) wie in der Monographie **Sägepalmenfrüchte** beschrieben.

Der Gehalt an Stearinsäure, berechnet mit Hilfe des Verfahrens „Normalisierung", muss mindestens 98 Prozent betragen.

Stickstoff *R* 1059300

N_2 M_r 28,01
CAS Nr. 7727-37-9

Stickstoff, gewaschen und getrocknet

Stickstoff *R* 1 1059400

Mindestens 99,999 Prozent (*V/V*) N_2

Kohlenmonoxid: höchstens 5 ppm

Sauerstoff: höchstens 5 ppm

Stickstoff, sauerstofffreier *R* 1059600

Stickstoff *R* wird durch alkalische Pyrogallol-Lösung *R* geleitet.

Stickstoff zur Chromatographie *R* 1059500

Mindestens 99,95 Prozent (*V/V*) N_2

Stickstoff-Gas-Mischung *R* 1136900

Stickstoff *R* mit je 1 Prozent (*V/V*) Kohlendioxid *R* 2, Kohlenmonoxid *R* 1 und Sauerstoff *R* 1

Stickstoffmonoxid *R* 1108300

NO M_r 30,01
Mindestens 98,0 Prozent (*V/V*) NO

Stigmasterol *R* 1141400

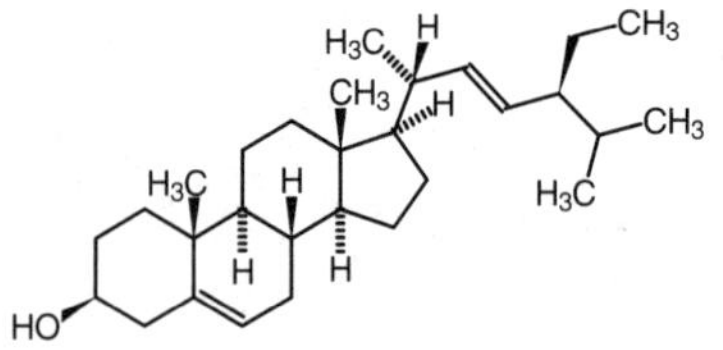

$C_{29}H_{48}O$ M_r 412,7
CAS Nr. 83-48-7
(22*E*)-Stigmasta-5,22-dien-3β-ol; (22*E*,24*S*)-24-Ethyl=cholesta-5,22-dien-3β-ol

Weißes Pulver; praktisch unlöslich in Wasser

Smp: etwa 170 °C

$[\alpha]_D^{22}$: etwa –51 (*c* = 2 in Chloroform)

Streptomycinsulfat *R* 1085300

CAS Nr. 3810-74-0

Muss der Monographie **Streptomycinsulfat (Streptomycini sulfas)** entsprechen

Strontiumcarbonat *R* 1122700

$SrCO_3$ M_r 147,6
CAS Nr. 1633-05-2
Mindestens 99,5 Prozent $SrCO_3$

Weißes, kristallines Pulver

Styrol *R* 1151700

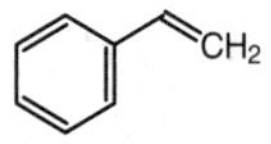

C_8H_8 M_r 104,2
CAS Nr. 100-42-5
Ethenylbenzol; Vinylbenzol

Farblose, ölige Flüssigkeit; sehr schwer löslich in Wasser

Sdp: etwa 145 °C

Styrol-Divinylbenzol-Copolymer *R* 1085500

Poly(styrol, divinylbenzol)

Poröse, harte Kügelchen aus quervernetztem Polymer

Im Handel sind verschiedene Arten mit unterschiedlicher Größe der Kügelchen erhältlich. Die Teilchengröße der Kügelchen wird in Klammern nach dem Namen des Reagenzes bei den entsprechenden Prüfungen angegeben.

Sudanorange *R* 1110700

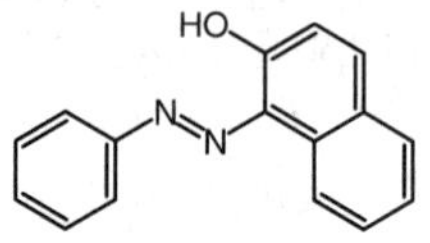

$C_{16}H_{12}N_2O$ M_r 248,3
CAS Nr. 842-07-9
C.I. Nr. 12055
1-(Phenylazo)naphth-2-ol; Syn. Sudan I

Orangerotes Pulver; praktisch unlöslich in Wasser, löslich in Dichlormethan

Smp: etwa 131 °C

Sudanrot G *R* 1085800

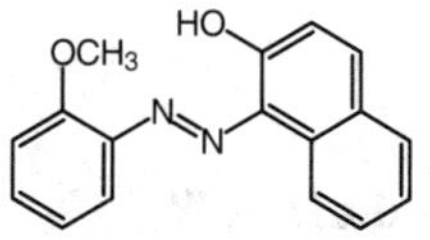

$C_{17}H_{14}N_2O_2$ M_r 278,3
C.I. Nr. 12150; Schultz Nr. 149
1-(2-Methoxyphenylazo)-2-naphthol

Rötlich braunes Pulver; praktisch unlöslich in Wasser

Dünnschichtchromatographie (2.2.27): Auf eine Schicht von Kieselgel G *R* werden 10 µl einer Lösung der Substanz (0,1 g · l^{-1}) in Dichlormethan *R* aufgetragen. Die Chromatographie erfolgt über eine Laufstrecke von 10 cm mit dem gleichen Lösungsmittel. Das Chromatogramm darf nur einen Hauptfleck zeigen.

Sulfaminsäure *R* 1085900

$H_2N—SO_3H$

H_3NO_3S M_r 97,1
CAS Nr. 5329-14-6
Sulfamidsäure, Amidoschwefelsäure; Syn. Amidosulfonsäure

Weißes, kristallines Pulver oder weiße Kristalle; leicht löslich in Wasser, wenig löslich in Aceton, Ethanol und Methanol, praktisch unlöslich in Ether

Smp: etwa 205 °C, unter Zersetzung

Sulfanblau *R* 1086000

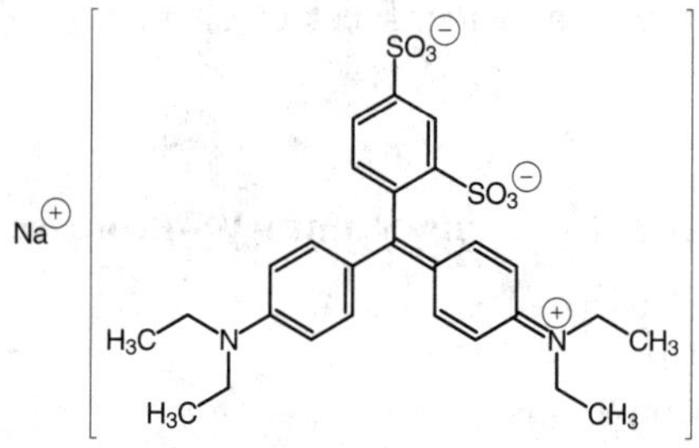

$C_{27}H_{31}N_2NaO_6S_2$ M_r 566,6
CAS Nr. 129-17-9
C.I. Nr. 42045; Schultz Nr. 769

Säureblau 1; Patentblau VF; Disulfinblau; Blau VS; Natrium[[[(4-diethylamino)phenyl](2,4-disulfonatophe=nyl)methylen]cyclohexa-2,5-dien-1-yliden]diethylam=monium

Violettes Pulver; löslich in Wasser

Verdünnte Lösungen der Substanz sind blau gefärbt und werden auf Zusatz von konzentrierter Salzsäure gelb.

Sulfanilamid *R* 1086100

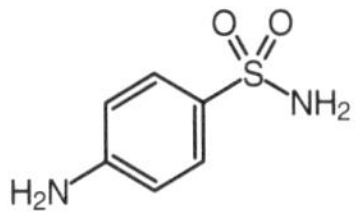

$C_6H_8N_2O_2S$ M_r 172,2
CAS Nr. 63-74-1
4-Aminobenzolsulfonamid

Weißes Pulver; schwer löslich in Wasser, leicht löslich in siedendem Wasser, Aceton, verdünnten Säuren und Alkalihydroxid-Lösungen, wenig löslich in Ethanol, praktisch unlöslich in Ether und Petroläther

Smp: etwa 165 °C

Sulfanilsäure *R* 1086200

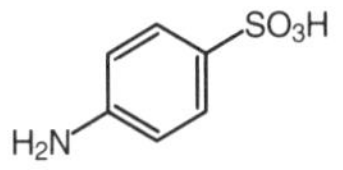

$C_6H_7NO_3S$ M_r 173,2
CAS Nr. 121-57-3
4-Aminobenzolsulfonsäure

Farblose Kristalle; wenig löslich in Wasser, praktisch unlöslich in Ethanol

Sulfanilsäure-Lösung *R* 1086203

0,33 g Sulfanilsäure *R* werden falls erforderlich unter Erwärmen in 75 ml Wasser *R* gelöst. Die Lösung wird mit Essigsäure 99 % *R* zu 100 ml verdünnt.

Sulfanilsäure-Lösung *R* 1 1086201

0,5 g Sulfanilsäure *R* werden in einer Mischung von 75 ml verdünnter Essigsäure *R* und 75 ml Wasser *R* gelöst.

Sulfanilsäure-Lösung, diazotierte *R* 1086202

0,9 g Sulfanilsäure *R* werden unter Erwärmen in 9 ml Salzsäure *R* gelöst. Die Lösung wird mit Wasser *R* zu 100 ml verdünnt. 10 ml Lösung werden in einer Eis-Wasser-Mischung abgekühlt und mit 10 ml einer eiskalten Lösung von Natriumnitrit *R* ($45\ g \cdot l^{-1}$) versetzt. Nach 15 min langem Stehenlassen bei 0 °C (bei dieser Temperatur ist die Lösung 3 Tage haltbar) werden unmittelbar vor Gebrauch 20 ml einer Lösung von Natriumcarbonat *R* ($100\ g \cdot l^{-1}$) zugesetzt.

Sulfathiazol *R* 1086300

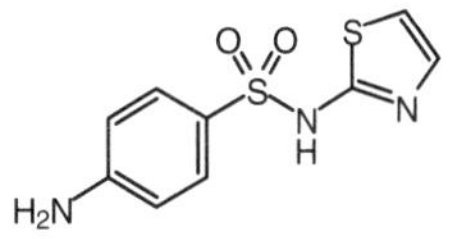

$C_9H_9N_3O_2S_2$ M_r 255,3
CAS Nr. 72-14-0
N^1-(2-Thiazolyl)sulfanilamid

Kristalle oder Pulver, weiß bis gelblich weiß; sehr schwer löslich in Wasser, löslich in Aceton, schwer löslich in Ethanol

Die Substanz löst sich in verdünnten Mineralsäuren, Alkalihydroxid- und Alkalicarbonat-Lösungen.

Smp: etwa 200 °C

Sulfosalicylsäure *R* 1086600

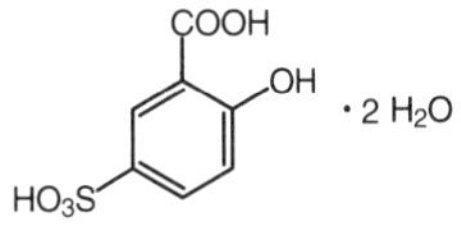

$C_7H_6O_6S \cdot 2\ H_2O$ M_r 254,2
CAS Nr. 5965-83-3
2-Hydroxy-5-sulfobenzoesäure, Dihydrat

Weißes, kristallines Pulver oder weiße Kristalle; sehr leicht löslich in Wasser und Ethanol, löslich in Ether

Smp: etwa 109 °C

T

Tagatose *R* 1111000

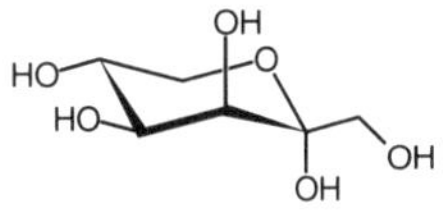

$C_6H_{12}O_6$ M_r 180,16
CAS Nr. 87-81-0
D-*lyxo*-Hexulose; D-Tagatose

Weißes Pulver

$[\alpha]_D^{20}$: –2,3, an einer Lösung der Substanz ($21,9\ g \cdot l^{-1}$) in Wasser *R* bestimmt

Smp: 134 bis 135 °C

Talkum *R* 1087000

CAS Nr. 14807-96-6

Muss der Monographie **Talkum (Talcum)** entsprechen

Tannin *R* 1087100

CAS Nr. 1401-55-4

Glitzernde Schuppen oder amorphes Pulver, gelblich bis hellbraun; sehr leicht löslich in Wasser, leicht löslich in Ethanol, löslich in Aceton, praktisch unlöslich in Ether

Vor Licht geschützt zu lagern

Reagenzien

Taxifolin *R* 1151800

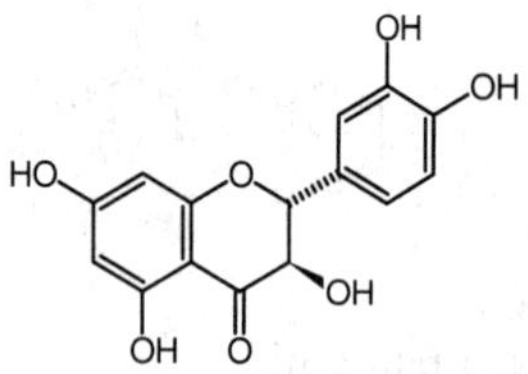

$C_{15}H_{12}O_7$ M_r 304,3
CAS Nr. 480-18-2
(2*R*,3*R*)-2-(3,4-Dihydroxyphenyl)-3,5,7-trihydroxy-2,3-dihydro-4*H*-1-benzopyran-4-on; (2*R*,3*R*)-2-(3,4-Dihydroxyphenyl)-3,5,7-trihydroxychroman-4-on

Weißes bis fast weißes Pulver; schwer löslich in wasserfreiem Ethanol

Eine Lösung der Substanz in wasserfreiem Ethanol *R* zeigt ein Absorptionsmaximum (2.2.25) bei 290 nm.

Tecnazen *R* 1132400

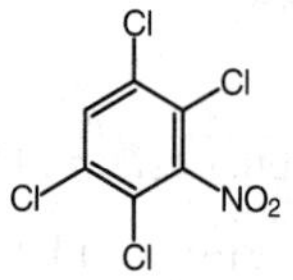

$C_6HCl_4NO_2$ M_r 260,9
CAS Nr. 117-18-0

Smp: 99 bis 100 °C

Sdp: etwa 304 °C

Eine geeignete, zertifizierte Referenzlösung (10 ng · μl^{-1} in Cyclohexan) kann verwendet werden.

α-Terpinen *R* 1140300

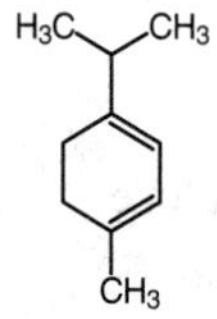

$C_{10}H_{16}$ M_r 136,2
CAS Nr. 99-86-5
1-Isopropyl-4-methylcyclohexa-1,3-dien

Klare, fast farblose Flüssigkeit

d_4^{20}: etwa 0,837

n_D^{20}: etwa 1,478

Sdp: etwa 174 °C

Wird die Substanz in der Gaschromatographie verwendet, muss sie zusätzlich folgender Anforderung entsprechen:

Gehaltsbestimmung: Die Bestimmung erfolgt mit Hilfe der Gaschromatographie (2.2.28) wie in der Monographie **Teebaumöl (Melaleucae aetheroleum)** beschrieben.

Der Gehalt an α-Terpinen, berechnet mit Hilfe des Verfahrens „Normalisierung", muss mindestens 95 Prozent betragen.

γ-Terpinen *R* 1115900

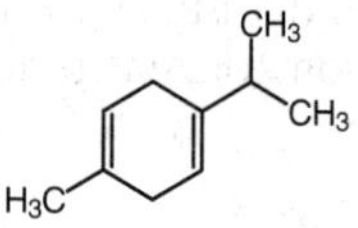

$C_{10}H_{16}$ M_r 136,2
CAS Nr. 99-85-4
1-Isopropyl-4-methylcyclohexa-1,4-dien

Ölige Flüssigkeit

d_4^{15}: etwa 0,850

n_D^{15}: 1,474 bis 1,475

Sdp: 183 bis 186 °C

Wird die Substanz in der Gaschromatographie verwendet, muss sie zusätzlich folgender Anforderung entsprechen:

Gehaltsbestimmung: Die Bestimmung erfolgt mit Hilfe der Gaschromatographie (2.2.28) wie in der Monographie **Pfefferminzöl (Menthae piperitae aetheroleum)** beschrieben.

Untersuchungslösung: die Substanz

Die Fläche des Hauptpeaks muss mindestens 93,0 Prozent der Summe aller Peakflächen betragen.

Terpinen-4-ol *R* 1116000

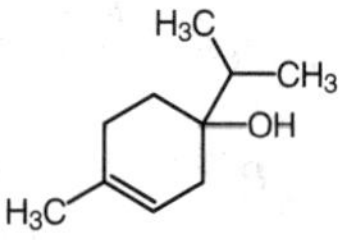

$C_{10}H_{18}O$ M_r 154,2
CAS Nr. 562-74-3
4-Methyl-1-(1-methylethyl)cyclohex-3-en-1-ol; 1-Isopropyl-4-methylcyclohex-3-enol; *p*-Menth-1-en-4-ol

Farblose, ölige Flüssigkeit

d_{20}^{20}: etwa 0,934

n_D^{20}: etwa 1,477

Sdp: 209 bis 212 °C

Wird die Substanz in der Gaschromatographie verwendet, muss sie zusätzlich folgender Anforderung entsprechen:

Gehaltsbestimmung: Die Bestimmung erfolgt mit Hilfe der Gaschromatographie (2.2.28) wie in der Monographie **Lavendelöl (Lavandulae aetheroleum)** beschrieben.

Untersuchungslösung: die Substanz

Die Fläche des Hauptpeaks muss mindestens 98,0 Prozent der Summe aller Peakflächen betragen.

α-Terpineol *R* 1087300

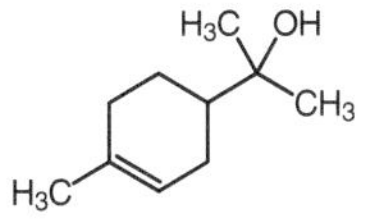

$C_{10}H_{18}O$ M_r 154,2
CAS Nr. 98-55-5
(*RS*)-2-(4-Methyl-3-cyclohexenyl)-2-propanol
Die Substanz kann 1 bis 3 Prozent β-Terpineol enthalten.

Farblose Kristalle; praktisch unlöslich in Wasser, löslich in Ethanol und Ether

d_{20}^{20}: etwa 0,935

$[\alpha]_D^{20}$: etwa 92,5

n_D^{20}: etwa 1,483

Smp: etwa 35 °C

Wird die Substanz in der Gaschromatographie verwendet, muss sie zusätzlich folgender Anforderung entsprechen:

Gehaltsbestimmung: Die Bestimmung erfolgt mit Hilfe der Gaschromatographie (2.2.28) wie in der Monographie **Anisöl (Anisi aetheroleum)** beschrieben.

Untersuchungslösung: eine Lösung der Substanz (100 g · l^{-1}) in Hexan *R*

Die Fläche des Hauptpeaks muss mindestens 97,0 Prozent der Summe aller Peakflächen, mit Ausnahme der Fläche des Lösungsmittelpeaks, betragen.

Terpinolen *R* 1140400

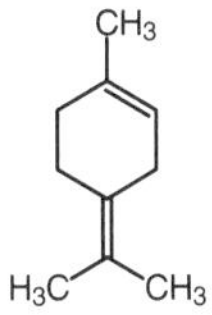

$C_{10}H_{16}$ M_r 136,2
CAS Nr. 586-62-9
p-Mentha-1,4(8)-dien; 4-Isopropyliden-1-methylcyclohexen

Klare, fast farblose Flüssigkeit

d_4^{20}: etwa 0,863

n_D^{20}: etwa 1,488

Sdp: etwa 184 °C

Wird die Substanz in der Gaschromatographie verwendet, muss sie zusätzlich folgender Anforderung entsprechen:

Gehaltsbestimmung: Die Bestimmung erfolgt mit Hilfe der Gaschromatographie (2.2.28) wie in der Monographie **Teebaumöl (Melaleucae aetheroleum)** beschrieben.

Der Gehalt an Terpinolen, berechnet mit Hilfe des Verfahrens „Normalisierung", muss mindestens 90 Prozent betragen.

Testosteron *R* 1116100

CAS Nr. 58-22-0

Muss der Monographie **Testosteron (Testosteronum)** entsprechen

Testosteronpropionat *R* 1087400

CAS Nr. 57-85-2

Muss der Monographie **Testosteronpropionat (Testosteroni propionas)** entsprechen

Tetrabutylammoniumbromid *R* 1087500

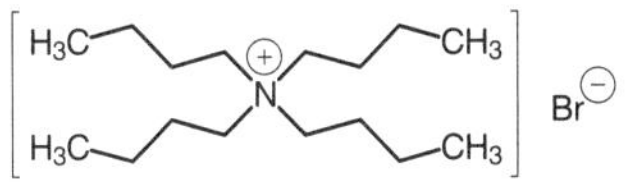

$C_{16}H_{36}BrN$ M_r 322,4
CAS Nr. 1643-19-2

Weiße bis fast weiße Kristalle

Smp: 102 bis 104 °C

Tetrabutylammoniumdihydrogenphosphat *R* 1087600

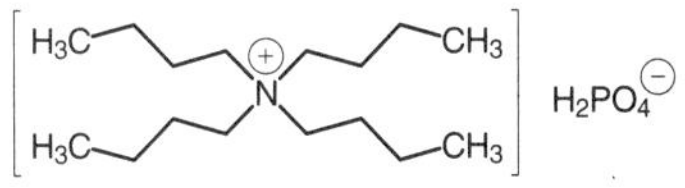

$C_{16}H_{38}NO_4P$ M_r 339,5
CAS Nr. 5574-97-0

Weißes, hygroskopisches Pulver

pH-Wert (2.2.3): Der pH-Wert einer Lösung der Substanz (170 g · l^{-1}) muss bei etwa 7,5 liegen.

Absorption (2.2.25): etwa 0,10, bei 210 nm an einer Lösung der Substanz (170 g · l^{-1}) bestimmt

Dicht verschlossen zu lagern

Tetrabutylammoniumhydrogensulfat *R* 1087700

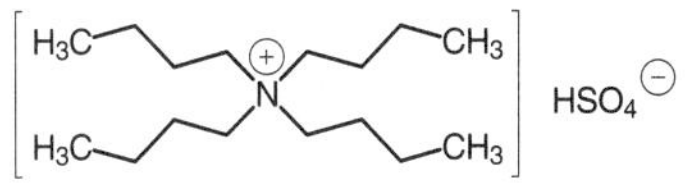

$C_{16}H_{37}NO_4S$ M_r 339,5
CAS Nr. 32503-27-8

Farblose Kristalle oder kristallines Pulver; leicht löslich in Wasser und Methanol

Smp: 169 bis 173 °C

Absorption (2.2.25): Die Absorption einer Lösung der Substanz (50 g · l^{-1}), zwischen 240 und 300 nm gemessen, darf höchstens 0,05 betragen.

Reagenzien

Tetrabutylammoniumhydrogensulfat *R* 1 1087701

Muss den Anforderungen an Tetrabutylammoniumhydrogensulfat *R* und folgender Anforderung entsprechen:

Absorption (2.2.25): Die Absorption einer Lösung der Substanz (50 g · l^{-1}), zwischen 215 und 300 nm gemessen, darf höchstens 0,02 betragen.

Tetrabutylammoniumhydroxid *R* 1087800

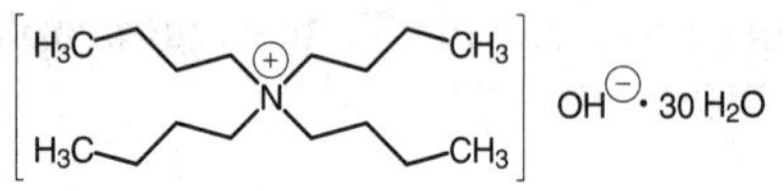

$C_{16}H_{37}NO \cdot 30\ H_2O$ M_r 800
CAS Nr. 2052-49-5
Mindestens 98,0 Prozent $C_{16}H_{37}NO \cdot 30\ H_2O$

Weiße bis fast weiße Kristalle; löslich in Wasser

Gehaltsbestimmung: 1,000 g Substanz, in 100 ml Wasser *R* gelöst, wird sofort mit Salzsäure (0,1 mol · l^{-1}) titriert. Der Endpunkt wird mit Hilfe der Potentiometrie (2.2.20) bestimmt. Ein Blindversuch wird durchgeführt.

1 ml Salzsäure (0,1 mol · l^{-1}) entspricht 80,0 mg $C_{16}H_{37}NO \cdot 30\ H_2O$.

Tetrabutylammoniumhydroxid-Lösung *R* 1087802

Eine Lösung von Tetrabutylammoniumhydroxid *R* (400 g · l^{-1}) geeigneter Qualität ($C_{16}H_{37}NO$; M_r 259,5)

Tetrabutylammoniumhydroxid-Lösung *R* 1 1087801

Eine Lösung von Tetrabutylammoniumhydroxid *R* (104 g · l^{-1}) geeigneter Qualität ($C_{16}H_{37}NO$; M_r 259,5)

Tetrabutylammoniumiodid *R* 1087900

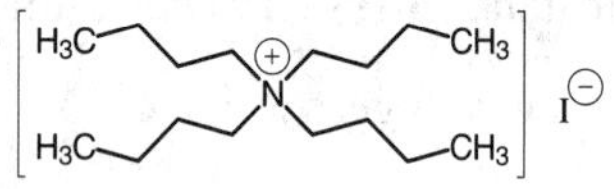

$C_{16}H_{36}IN$ M_r 369,4
CAS Nr. 311-28-4
Mindestens 98,0 Prozent $C_{16}H_{36}IN$

Kristallines Pulver oder Kristalle, weiß bis schwach gefärbt; löslich in Ethanol

Sulfatasche (2.4.14): höchstens 0,02 Prozent

Gehaltsbestimmung: 1,200 g Substanz werden in 30 ml Wasser *R* gelöst. Nach Zusatz von 50,0 ml Silbernitrat-Lösung (0,1 mol · l^{-1}) und 5 ml verdünnter Salpetersäure *R* wird der Überschuss an Silbernitrat mit Ammoniumthiocyanat-Lösung (0,1 mol · l^{-1}) unter Zusatz von 2 ml Ammoniumeisen(III)-sulfat-Lösung *R* 2 titriert.

1 ml Silbernitrat-Lösung (0,1 mol · l^{-1}) entspricht 36,94 mg $C_{16}H_{36}IN$.

Tetrachlorethan *R* 1088000

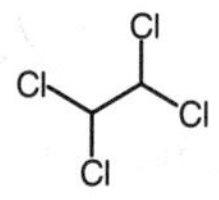

$C_2H_2Cl_4$ M_r 167,9
CAS Nr. 79-34-5
1,1,2,2-Tetrachlorethan

Klare, farblose Flüssigkeit; schwer löslich in Wasser, mischbar mit Ethanol und Ether

d_{20}^{20}: etwa 1,59

n_D^{20}: etwa 1,495

Destillationsbereich (2.2.11): Mindestens 95 Prozent müssen zwischen 145 und 147 °C destillieren.

Tetrachlorkohlenstoff *R* 1016100

CCl_4 M_r 153,8
CAS Nr. 56-23-5
Tetrachlormethan

Klare, farblose Flüssigkeit; praktisch unlöslich in Wasser, mischbar mit Ethanol

d_{20}^{20}: 1,595 bis 1,598

Sdp: 76 bis 77 °C

Tetrachlorvinphos *R* 1132500

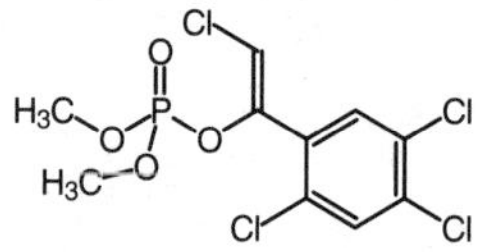

$C_{10}H_9Cl_4O_4P$ M_r 366,0
CAS Nr. 22248-79-9

Smp: etwa 95 °C

Eine geeignete, zertifizierte Referenzlösung (10 ng · μl^{-1} in Isooctan) kann verwendet werden.

Tetracos-15-ensäuremethylester *R* 1144800

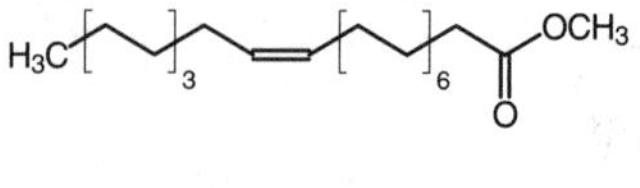

$C_{25}H_{48}O_2$ M_r 380,7
CAS Nr. 2733-88-2
(*Z*)-15-Tetracosaensäuremethylester; (*Z*)-Methyltetracos-15-enoat; Nervonsäuremethylester

Mindestens 99,0 Prozent $C_{25}H_{48}O_2$, mit Hilfe der Gaschromatographie (2.4.22) bestimmt

Flüssigkeit

Tetracyclinhydrochlorid *R* 1147000

Muss der Monographie **Tetracyclinhydrochlorid (Tetracyclini hydrochloridum)** entsprechen

Tetradecan *R* 1088200

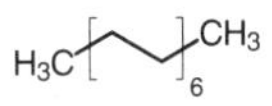

$C_{14}H_{30}$ M_r 198,4
CAS Nr. 629-59-4
Die Substanz enthält mindestens 99,5 Prozent $C_{14}H_{30}$.

Farblose Flüssigkeit

d_{20}^{20}: etwa 0,76

n_D^{20}: etwa 1,429

Smp: etwa –5 °C

Sdp: etwa 252 °C

Tetraethylammoniumhydrogensulfat *R* 1116200

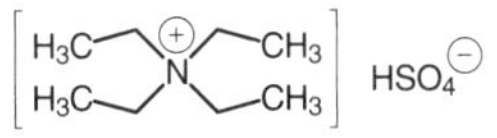

$C_8H_{21}NO_4S$ M_r 227,3
CAS Nr. 16873-13-5

Hygroskopisches Pulver

Smp: etwa 245 °C

Tetraethylammoniumhydroxid-Lösung *R* 1100300

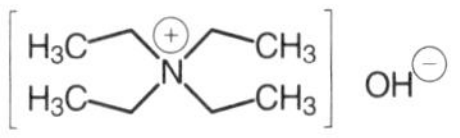

$C_8H_{21}NO$ M_r 147,3
CAS Nr. 77-98-5
Eine Lösung von Tetraethylammoniumhydroxid (200 g · l^{-1})

Farblose, stark alkalische Flüssigkeit

d_{20}^{20}: etwa 1,01

n_D^{20}: etwa 1,372

HPLC-Qualität

Tetraethylenpentamin *R* 1102000

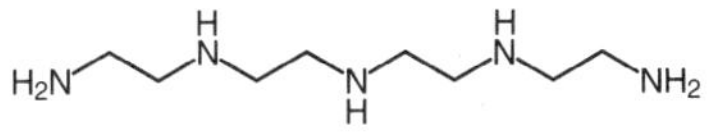

$C_8H_{23}N_5$ M_r 189,3
CAS Nr. 112-57-2
3,6,9-Triazaundecan-1,11-diamin; 3,6,9-Triazaundecan-1,11-diylbis(azan)

Farblose Flüssigkeit; löslich in Aceton

n_D^{20}: etwa 1,506

Vor Wärme und Feuchtigkeit geschützt zu lagern

Tetraheptylammoniumbromid *R* 1088400

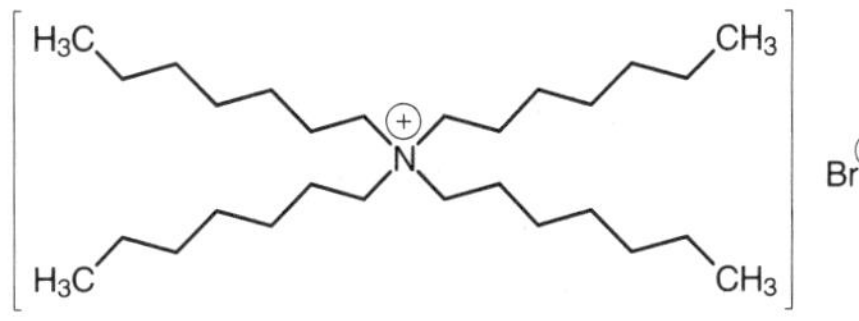

$C_{28}H_{60}BrN$ M_r 490,7
CAS Nr. 4368-51-8

Weißes bis schwach gefärbtes, kristallines Pulver oder Kristalle

Smp: 89 bis 91 °C

Tetrahexylammoniumbromid *R* 1152500

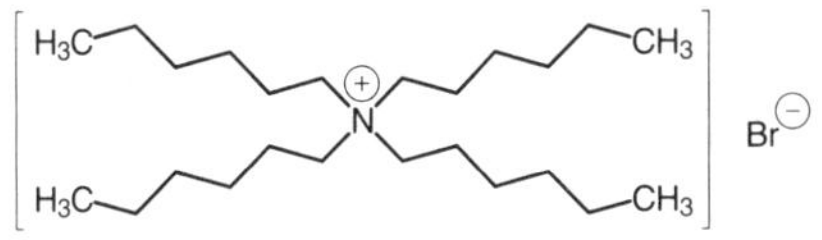

$C_{24}H_{52}BrN$ M_r 434,6
CAS Nr. 4328-13-6
N,N,N-Trihexylhexan-1-aminiumbromid

Weißes, kristallines, hygroskopisches Pulver

Smp: etwa 100 °C

Tetrahexylammoniumhydrogensulfat *R* 1116300

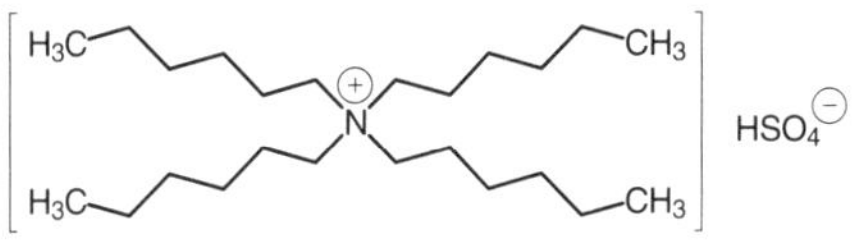

$C_{24}H_{53}NO_4S$ M_r 451,8
CAS Nr. 32503-34-7
N,N,N-Trihexylhexan-1-aminiumhydrogensulfat

Weiße Kristalle

Smp: 100 bis 102 °C

Tetrahydrofuran *R* 1088500

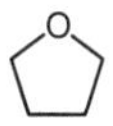

C_4H_8O M_r 72,1
CAS Nr. 109-99-9

Klare, farblose, entflammbare Flüssigkeit; mischbar mit Wasser, Ethanol und Ether

d_{20}^{20}: etwa 0,89

Tetrahydrofuran, das nicht der Prüfung auf Peroxide entspricht, darf nicht destilliert werden.

Peroxide: In einen Schliffstopfenzylinder von 12 ml Fassungsvermögen und etwa 1,5 cm Durchmesser werden 8 ml Kaliumiodid-Stärke-Lösung *R* eingefüllt. Mit der Substanz wird bis zum Rande aufgefüllt, kräftig geschüttelt und 30 min lang vor Licht geschützt stehen gelassen. Dabei darf keine Färbung auftreten.

Reagenzien

Wird die Substanz in der Spektroskopie verwendet, muss sie folgender zusätzlicher Anforderung entsprechen:

Die *Transmission* (2.2.25) der Substanz, gegen Wasser *R* gemessen, muss mindestens betragen:
20 Prozent bei 255 nm
80 Prozent bei 270 nm
98 Prozent bei 310 nm

Tetrahydrofuran zur Chromatographie *R* 1147100

Tetrahydrofuran *R* mit folgenden zusätzlichen Anforderungen:

d_4^{20}: 0,8892

Sdp: etwa 66 °C

Mindestens 99,8 Prozent C_4H_8O

Tetrakis(decyl)ammoniumbromid *R* 1088300

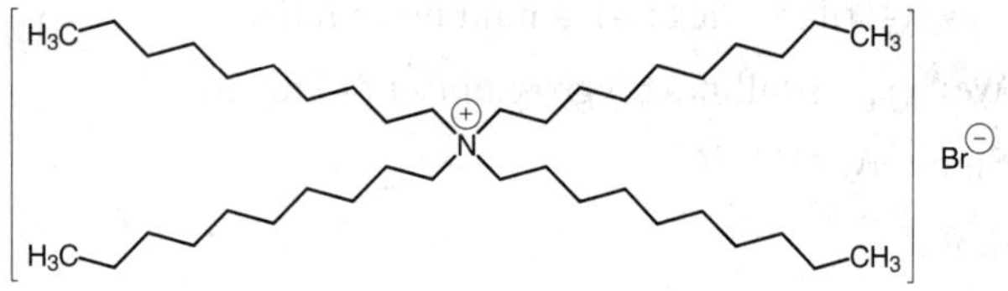

$C_{40}H_{84}BrN$ M_r 659
CAS Nr. 14937-42-9

Weißes bis schwach gefärbtes, kristallines Pulver oder Kristalle

Smp: 88 bis 89 °C

Tetramethylammoniumchlorid *R* 1100400

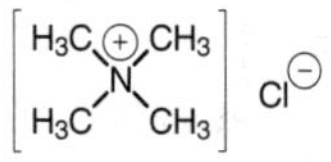

$C_4H_{12}ClN$ M_r 109,6
CAS Nr. 75-57-0

Farblose Kristalle; löslich in Wasser und Ethanol

Smp: etwa 300 °C, unter Zersetzung

Tetramethylammoniumhydrogensulfat *R* 1116400

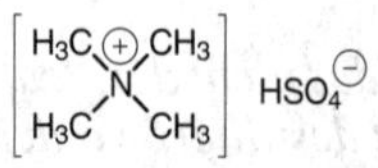

$C_4H_{13}NO_4S$ M_r 171,2
CAS Nr. 80526-82-5

Hygroskopisches Pulver

Smp: etwa 295 °C

Tetramethylammoniumhydroxid *R* 1122800

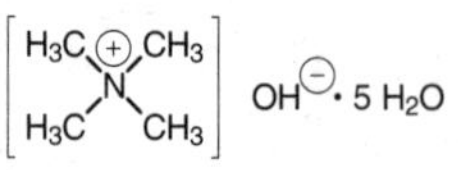

$C_4H_{13}NO \cdot 5\ H_2O$ M_r 181,2
CAS Nr. 10424-65-4
Tetramethylammoniumhydroxid, Pentahydrat

HPLC-Qualität

Tetramethylammoniumhydroxid-Lösung *R* 1088600

CAS Nr. 75-59-2
Mindestens 10,0 Prozent (*m/m*) $C_4H_{13}NO$ (M_r 91,2)

Klare, farblose bis sehr schwach gelb gefärbte Flüssigkeit; mischbar mit Wasser und Ethanol

Gehaltsbestimmung: 1,000 g Substanz wird mit 50 ml Wasser *R* versetzt. Nach Zusatz von 0,1 ml Methylrot-Lösung *R* wird mit Schwefelsäure (0,05 mol · l^{-1}) titriert.

1 ml Schwefelsäure (0,05 mol · l^{-1}) entspricht 9,12 mg $C_4H_{13}NO$.

Tetramethylammoniumhydroxid-Lösung, verdünnte *R* 1088601

10 ml Tetramethylammoniumhydroxid-Lösung *R* werden mit aldehydfreiem Ethanol 96 % *R* zu 100 ml verdünnt.

Bei Bedarf frisch herzustellen

Tetramethylbenzidin *R* 1132600

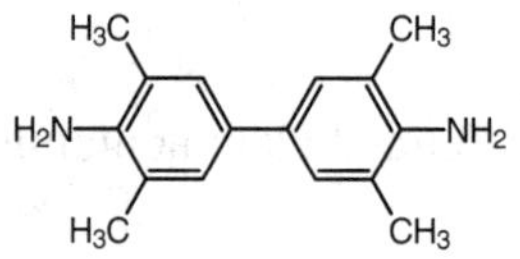

$C_{16}H_{20}N_2$ M_r 240,3
CAS Nr. 54827-17-7
3,3′,5,5′-Tetramethylbiphenyl-4,4′-diamin

Pulver; praktisch unlöslich in Wasser, sehr leicht löslich in Methanol

Smp: etwa 169 °C

1,1,3,3-Tetramethylbutylamin *R* 1141500

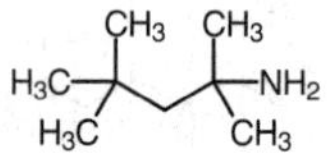

$C_8H_{19}N$ M_r 129,3
CAS Nr. 107-45-9
2-Amino-2,4,4-trimethylpentan

Klare, farblose Flüssigkeit

d_{20}^{20}: etwa 0,805

n_D^{20}: etwa 1,424

Sdp: etwa 140 °C

Beachten Sie den Hinweis auf „Allgemeine Monographien" zu Anfang des Bands auf Seite B

Tetramethyldiaminodiphenylmethan *R* 1088700

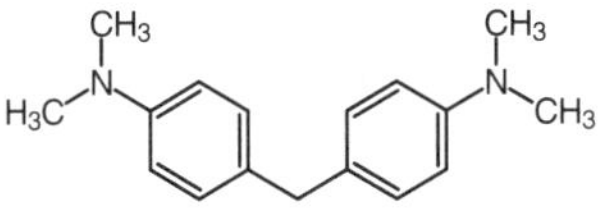

$C_{17}H_{22}N_2$ M_r 254,4
CAS Nr. 101-61-1
4,4′-Methylenbis(*N,N*-dimethylanilin)

Weiße bis bläulich weiße Kristalle oder Plättchen, praktisch unlöslich in Wasser, schwer löslich in Ethanol, löslich in Mineralsäuren, leicht löslich in Ether

Smp: etwa 90 °C

Tetramethyldiaminodiphenylmethan-Reagenz *R* 1088701

Lösung A: 2,5 g Tetramethyldiaminodiphenylmethan *R* werden in 10 ml Essigsäure 99 % *R* und 50 ml Wasser *R* gelöst.

Lösung B: 5 g Kaliumiodid *R* werden in 100 ml Wasser *R* gelöst.

Lösung C: 0,30 g Ninhydrin *R* werden in 10 ml Essigsäure 99 % *R* gelöst. Die Lösung wird mit 90 ml Wasser *R* versetzt.

Die Lösungen A, B und 1,5 ml Lösung C werden gemischt.

Tetramethylethylendiamin *R* 1088800

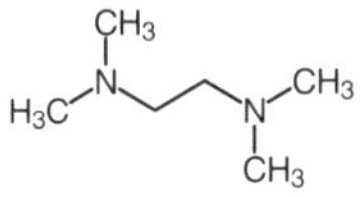

$C_6H_{16}N_2$ M_r 116,2
CAS Nr. 110-18-9
N,N,N′,N′-Tetramethylethylendiamin

Farblose Flüssigkeit; mischbar mit Wasser, Ethanol und Ether

d_{20}^{20}: etwa 0,78

n_D^{20}: etwa 1,418

Sdp: etwa 121 °C

Tetramethylsilan *R* 1088900

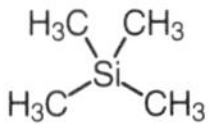

$C_4H_{12}Si$ M_r 88,2
CAS Nr. 75-76-3

Klare, farblose Flüssigkeit; sehr schwer löslich in Wasser, löslich in Aceton und Ethanol

d_{20}^{20}: etwa 0,64

n_D^{20}: etwa 1,358

Sdp: etwa 26 °C

Wird die Substanz in der Kernresonanzspektroskopie verwendet, muss sie zusätzlich folgender Anforderung entsprechen:

Im Spektrum einer etwa 10-prozentigen Lösung (*V/V*) der Substanz in (D) Chloroform *R* darf die Intensität eines Fremdsignals nicht größer sein als die Intensität der C-13-Satellitensignale, die im Abstand von 59,1 Hz beiderseits des Tetramethylsignals auftreten. Ausgenommen sind davon die Signale der Rotationsseitenbanden und des Chloroforms.

Tetrapropylammoniumchlorid *R* 1151900

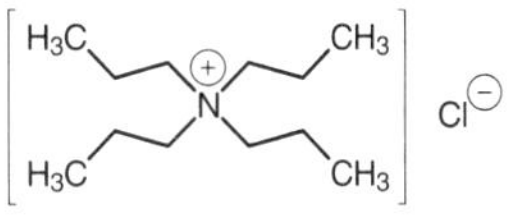

$C_{12}H_{28}ClN$ M_r 221,8
CAS Nr. 5810-42-4

Weißes, kristallines Pulver; wenig löslich in Wasser

Smp: etwa 241 °C

Tetrazolblau *R* 1089000

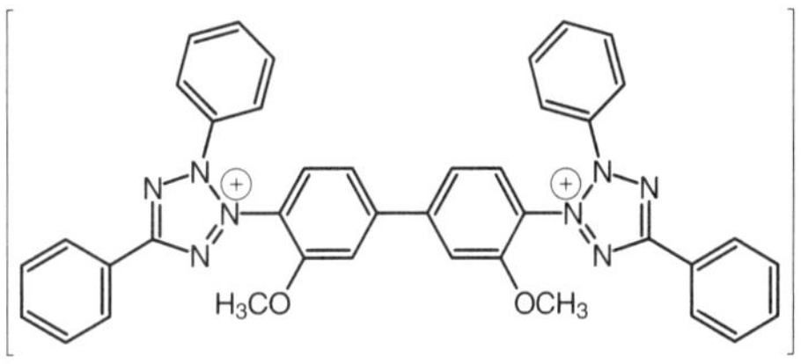

$C_{40}H_{32}Cl_2N_8O_2$ M_r 728
CAS Nr. 1871-22-3
3,3′-(3,3′-Dimethoxy-4,4′-biphenyldiyl)bis(2,5-diphenyltetrazolium)chlorid

Gelbe Kristalle; schwer löslich in Wasser, leicht löslich in Ethanol und Methanol, praktisch unlöslich in Aceton und Ether

Smp: etwa 245 °C, unter Zersetzung

Tetrazoliumbromid *R* 1152700

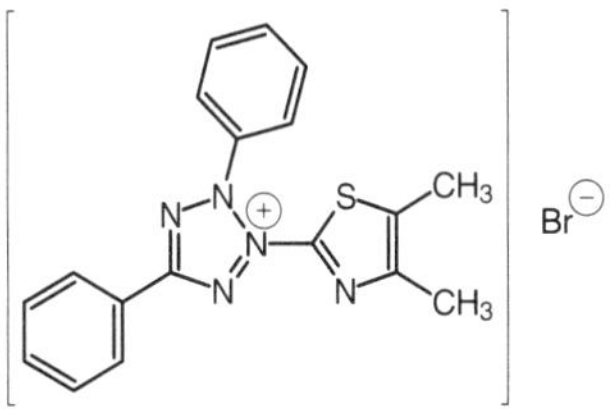

$C_{18}H_{16}BrN_5S$ M_r 414,3
CAS Nr. 298-93-1
3-(4,5-Dimethyl-1,3-thiazol-2-yl)-2,5-diphenyltetrazoliumbromid; MTT

Thallium(I)-sulfat *R* 1089100

Tl_2SO_4 M_r 504,8
CAS Nr. 7446-18-6

Weiße, rhomboide Prismen; schwer löslich in Wasser, praktisch unlöslich in Ethanol

Thebain *R* 1089200

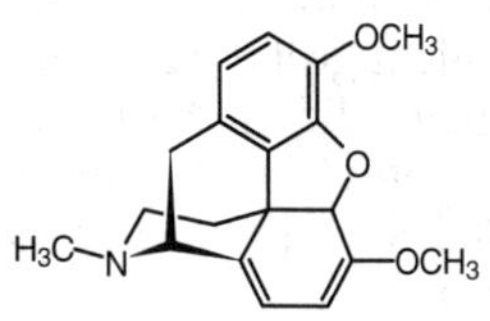

$C_{19}H_{21}NO_3$ M_r 311,4
CAS Nr. 115-37-7
4,5α-Epoxy-3,6-dimethoxy-17-methyl-6,8-morphinadien

Weißes bis gelbliches, kristallines Pulver; sehr schwer löslich in Wasser, löslich in heißem Ethanol und Toluol, schwer löslich in Ether

Smp: etwa 193 °C

Dünnschichtchromatographie (2.2.27): Die Chromatographie erfolgt nach der unter „Prüfung auf Identität, B" in der Monographie **Opium (Opium crudum)** angegebenen Vorschrift.

Zur Chromatographie werden 20 µl einer Lösung der Substanz (0,5 g · l^{-1}) bandförmig (20 mm × 3 mm) aufgetragen. Das Chromatogramm muss nach Detektion eine orangerot bis rot gefärbte Hauptzone mit einem R_f-Wert von etwa 0,5 zeigen.

Theobromin *R* 1138800

CAS Nr. 83-67-0

Muss der Monographie **Theobromin (Theobrominum)** entsprechen

Theophyllin *R* 1089300

CAS Nr. 58-55-9

Muss der Monographie **Theophyllin (Theophyllinum)** entsprechen

Thiamazol *R* 1089400

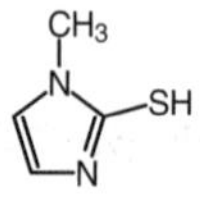

$C_4H_6N_2S$ M_r 114,2
CAS Nr. 60-56-0
Methimazol; 1-Methyl-1*H*-imidazol-2-thiol

Weißes bis fast weißes, kristallines Pulver; leicht löslich in Wasser, löslich in Dichlormethan und Ethanol, wenig löslich in Ether

Smp: etwa 145 °C

(2-Thienyl)essigsäure *R* 1089500

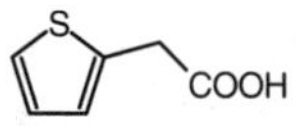

$C_6H_6O_2S$ M_r 142,1
CAS Nr. 1918-77-0

Braunes Pulver

Smp: etwa 65 °C

Thioacetamid *R* 1089600

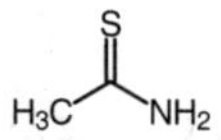

C_2H_5NS M_r 75,1
CAS Nr. 62-55-5

Farblose Kristalle oder kristallines Pulver; leicht löslich in Wasser und Ethanol

Smp: etwa 113 °C

Thioacetamid-Lösung *R* 1089602

Eine Lösung von Thioacetamid *R* (40 g · l^{-1})

Thioacetamid-Reagenz *R* 1089601

0,2 ml Thioacetamid-Lösung *R* werden mit 1 ml einer Mischung von 5 ml Wasser *R*, 15 ml Natriumhydroxid-Lösung (1 mol · l^{-1}) und 20 ml Glycerol 85 % *R* versetzt. Die Mischung wird 20 s lang im Wasserbad erhitzt.

Bei Bedarf frisch herzustellen

Thiobarbitursäure *R* 1111200

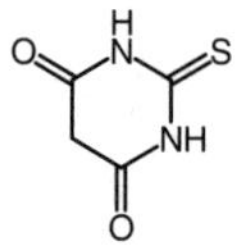

$C_4H_4N_2O_2S$ M_r 144,2
CAS Nr. 504-17-6
4,6-Dihydroxy-2-sulfanylpyrimidin;
Syn. 2-Thioxo-2,5-dihydropyrimidin-4,6(1*H*,3*H*)-dion

Thiodiethylenglycol *R* 1122900

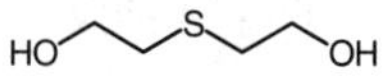

$C_4H_{10}O_2S$ M_r 122,2
CAS Nr. 111-48-8
Di(2-hydroxyethyl)sulfid
Mindestens 99,0 Prozent $C_4H_{10}O_2S$

Farblose bis gelbe, viskose Flüssigkeit

d_{20}^{20}: etwa 1,18

Beachten Sie den Hinweis auf „Allgemeine Monographien" zu Anfang des Bands auf Seite B

Thioglycolsäure *R* 1089700

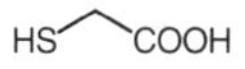

$C_2H_4O_2S$ M_r 92,1
CAS Nr. 68-11-1
Mercaptoessigsäure

Farblose Flüssigkeit; mischbar mit Wasser, löslich in Ethanol

Thioharnstoff *R* 1089900

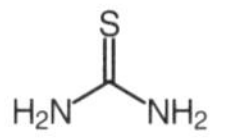

CH_4N_2S M_r 76,1
CAS Nr. 62-56-6

Weißes, kristallines Pulver oder weiße Kristalle; löslich in Wasser und Ethanol

Smp: etwa 178 °C

Thiomersal *R* 1089800

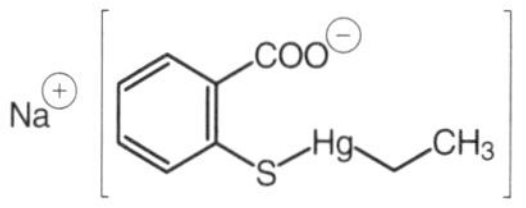

$C_9H_9HgNaO_2S$ M_r 404,8
CAS Nr. 54-64-8
2-(Ethylmercuriothio)benzoesäure, Natriumsalz

Leichtes, gelblich weißes, kristallines Pulver; sehr leicht löslich in Wasser, leicht löslich in Ethanol, praktisch unlöslich in Ether

Threonin *R* 1090000

CAS Nr. 72-19-5

Muss der Monographie **Threonin (Threoninum)** entsprechen

Thrombin vom Menschen *R* 1090100

CAS Nr. 9002-04-4

Getrocknetes Thrombin vom Menschen

Zubereitung eines Enzyms, das Fibrinogen vom Menschen in Fibrin umwandelt

Es wird aus Plasma vom Menschen gewonnen durch Fällung mit geeigneten Salzen und organischen Lösungsmitteln unter Kontrolle des pH-Werts, der Ionenkonzentration und der Temperatur.

Gelblich weißes Pulver; leicht löslich in einer Natriumchlorid-Lösung ($9\ g \cdot l^{-1}$) unter Bildung einer trüben, schwach gelben Lösung

In zugeschmolzenen, sterilen Behältnissen unter Stickstoff, vor Licht geschützt und unterhalb von 25 °C zu lagern

Thrombin-vom-Menschen-Lösung *R* 1090101

Thrombin vom Menschen *R* wird entsprechend den Angaben des Herstellers gelöst und mit natriumchloridhaltiger Trometamol-Pufferlösung pH 7,4 *R* auf einen Gehalt von 5 I.E. je Milliliter verdünnt.

Thromboplastin-Reagenz *R* 1090300

1,5 g getrocknetes Rinderhirn *R* werden 10 bis 15 min lang mit 60 ml Wasser *R* von 50 °C extrahiert. Nach 2 min langem Zentrifugieren bei 1500 $U \cdot min^{-1}$ wird die überstehende Flüssigkeit dekantiert. Der Extrakt, der $3\ g \cdot l^{-1}$ *o*-Cresol *R* als Konservierungsmittel enthalten darf, behält seine Aktivität mehrere Tage lang, wenn er im Kühlschrank gelagert wird.

Thujon *R* 1116500

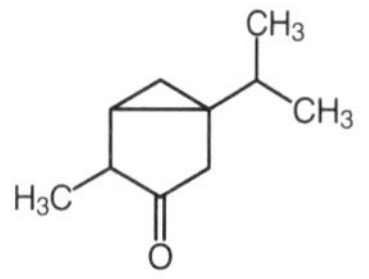

$C_{10}H_{16}O$ M_r 152,2
CAS Nr. 546-80-5
4-Methyl-1-(1-methylethyl)bicyclo[3.1.0]hexan-3-on

Farblose bis fast farblose Flüssigkeit; praktisch unlöslich in Wasser, löslich in Ethanol und in vielen anderen organischen Lösungsmitteln

d_{20}^{20}: etwa 0,925

n_D^{20}: etwa 1,455

$[\alpha]_D^{20}$: etwa –15

Sdp: etwa 200 °C

Thymin *R* 1090400

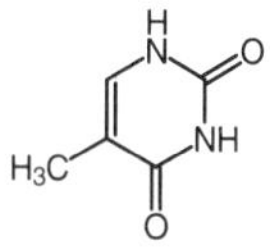

$C_5H_6N_2O_2$ M_r 126,1
CAS Nr. 65-71-4
5-Methylpyrimidin-2,4(1*H*,3*H*)-dion

Kurze Nadeln oder Plättchen; schwer löslich in kaltem Wasser, löslich in heißem Wasser

Die Substanz löst sich in verdünnten Alkalihydroxid-Lösungen.

Thymol *R* 1090500

CAS Nr. 89-83-8

Muss der Monographie **Thymol (Thymolum)** entsprechen

Wird die Substanz in der Gaschromatographie verwendet, muss sie zusätzlich folgender Anforderung entsprechen:

Gehaltsbestimmung: Die Bestimmung erfolgt mit Hilfe der Gaschromatographie (2.2.28) wie in der Monographie **Pfefferminzöl (Menthae piperitae aetheroleum)** beschrieben.

Untersuchungslösung: 0,1 g Substanz werden in etwa 10 ml Aceton *R* gelöst.

Die Fläche des Hauptpeaks muss mindestens 95,0 Prozent der Summe aller Peakflächen betragen (der Lösungsmittel-Peak wird nicht berücksichtigt).

Thymolblau *R* 1090600

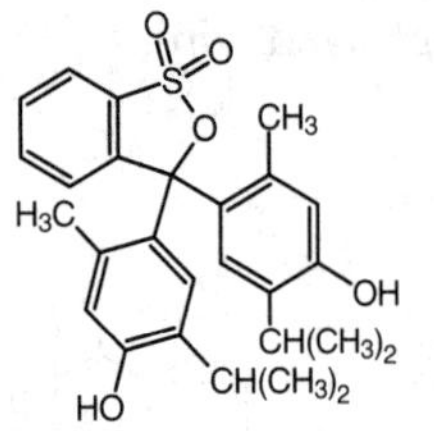

$C_{27}H_{30}O_5S$ M_r 466,6
CAS Nr. 76-61-9
4,4′-(3*H*-2,1-Benzoxathiol-3-yliden)bis(2-isopropyl-5-methylphenol)-*S*,*S*-dioxid

Bräunlich grünes bis grünlich blaues, kristallines Pulver; schwer löslich in Wasser, löslich in Ethanol und verdünnten Alkalihydroxid-Lösungen

Thymolblau-Lösung *R* 1090601

0,1 g Thymolblau *R* werden in einer Mischung von 2,15 ml Natriumhydroxid-Lösung (0,1 mol · l^{-1}) und 20 ml Ethanol 96 % *R* gelöst. Die Lösung wird mit Wasser *R* zu 100 ml verdünnt.

Empfindlichkeitsprüfung: Eine Mischung von 0,1 ml der Thymolblau-Lösung, 100 ml kohlendioxidfreiem Wasser *R* und 0,2 ml Natriumhydroxid-Lösung (0,02 mol · l^{-1}) muss blau gefärbt sein. Bis zum Farbumschlag nach Gelb dürfen höchstens 0,15 ml Salzsäure (0,02 mol · l^{-1}) verbraucht werden.

Umschlagsbereich: pH-Wert 1,2 (rot) bis 2,8 (gelb); pH-Wert 8,0 (olivgrün) bis 9,6 (blau)

Thymolphthalein *R* 1090700

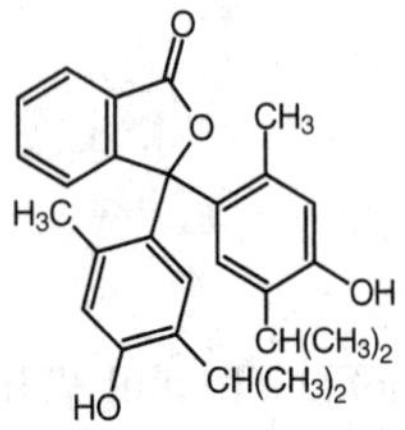

$C_{28}H_{30}O_4$ M_r 430,5
CAS Nr. 125-20-2
3,3-Bis(4-hydroxy-5-isopropyl-2-methylphenyl)=phthalid

Weißes bis gelblich weißes Pulver; praktisch unlöslich in Wasser, löslich in Ethanol und verdünnten Alkalihydroxid-Lösungen

Thymolphthalein-Lösung *R* 1090701

Eine Lösung von Thymolphthalein *R* (1 g · l^{-1}) in Ethanol 96 % *R*

Empfindlichkeitsprüfung: Eine Mischung von 0,2 ml Thymolphthalein-Lösung und 100 ml kohlendioxidfreiem Wasser *R* muss farblos sein. Bis zum Farbumschlag nach Blau dürfen höchstens 0,05 ml Natriumhydroxid-Lösung (0,1 mol · l^{-1}) verbraucht werden.

Umschlagsbereich: pH-Wert 9,3 (farblos) bis 10,5 (blau)

Titan *R* 1091000

Ti A_r 47,88
CAS Nr. 7440-32-6
Mindestens 99 Prozent Ti

Metallpulver, feiner Draht (höchstens 0,5 mm Durchmesser) oder poröses Metall

Smp: 1668 °C

Dichte: etwa 4,507 g · cm^{-3}

Titan(III)-chlorid *R* 1091200

$TiCl_3$ M_r 154,3
CAS Nr. 7705-07-9

Rötlich violette, zerfließende Kristalle; löslich in Wasser und Ethanol, praktisch unlöslich in Ether

Smp: etwa 440 °C

Dicht verschlossen zu lagern

Titan(III)-chlorid-Lösung *R* 1091201

Eine Lösung von Titan(III)-chlorid *R* (150 g · l^{-1}) in Salzsäure (100 g · l^{-1} HCl)

d_{20}^{20}: etwa 1,19

Titan(III)-chlorid-Schwefelsäure-Reagenz *R* 1091202

Sorgfältig werden 20 ml Titan(III)-chlorid-Lösung *R* mit 13 ml Schwefelsäure *R* gemischt. Wasserstoffperoxid-Lösung 30 % *R* wird hinzugegeben, bis eine gelbe Farbe erhalten ist. Die Lösung wird bis zum Entstehen weißer Dämpfe erhitzt, erkalten gelassen und mit Wasser *R* verdünnt. Einengen und Zusatz von Wasser *R* werden so lange wiederholt, bis eine farblose Lösung erhalten ist, die mit Wasser *R* zu 100 ml verdünnt wird.

Titangelb *R* 1090900

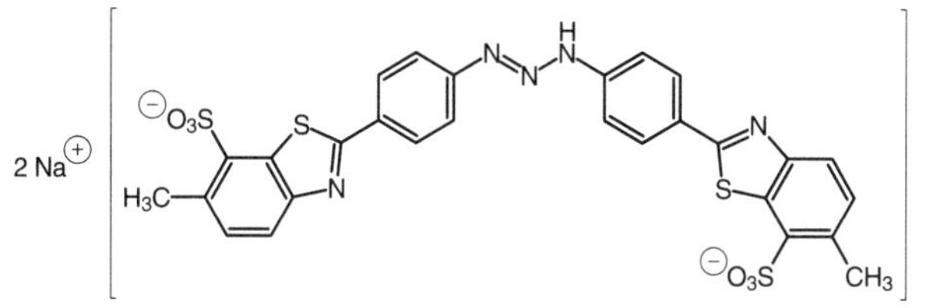

$C_{28}H_{19}N_5Na_2O_6S_4$ M_r 696
CAS Nr. 1829-00-1
C.I. Nr. 19540; Schultz Nr. 280
2,2′-(Diazoaminodi-*p*-phenylen)bis(6-methyl-7-benzothiazolsulfonsäure), Dinatriumsalz

Gelblich braunes Pulver; leicht löslich in Wasser und Ethanol

Titangelb-Lösung *R* 1090902

Eine Lösung von Titangelb *R* (0,5 g · l^{-1})

Empfindlichkeitsprüfung: 0,1 ml der Titangelb-Lösung werden mit 10 ml Wasser *R*, 0,2 ml Magnesium-Lösung (10 ppm Mg) *R* und 1,0 ml Natriumhydroxid-Lösung (1 mol · l^{-1}) gemischt. Die Mischung muss deutlich rosa gefärbt sein, verglichen gegen eine gleichzeitig und unter gleichen Bedingungen hergestellte Blindprobe ohne Magnesium-Lösung.

Titangelb-Papier *R* 1090901

Filterpapierstreifen werden einige Minuten lang in Titangelb-Lösung *R* eingetaucht und anschließend bei Raumtemperatur trocknen gelassen.

Titan(IV)-oxid *R* 1117900

CAS Nr. 13463-67-7

Muss der Monographie **Titandioxid (Titanii dioxidum)** entsprechen

α-Tocopherol *R* 1152300

CAS Nr. 10191-41-0

Muss der Monographie **all-*rac*-α-Tocopherol (int-*rac*-α-Tocopherolum)** entsprechen

α-Tocopherolacetat *R* 1152400

CAS Nr. 7695-91-2

Muss der Monographie **all-*rac*-α-Tocopherolacetat (int-*rac*-α-Tocopherylis acetas)** entsprechen

o*-Tolidin *R 1123000

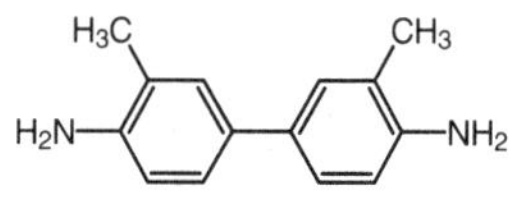

$C_{14}H_{16}N_2$ M_r 212,3
CAS Nr. 119-93-7
3,3′-Dimethylbenzidin
Mindestens 97,0 Prozent $C_{14}H_{16}N_2$

Hellbraunes, kristallines Pulver

Smp: etwa 130 °C

o*-Tolidin-Lösung *R 1123001

0,16 g *o*-Tolidin *R* werden in 30,0 ml Essigsäure 99 % *R* gelöst. Nach Zusatz von 1,0 g Kaliumiodid *R* wird die Lösung mit Wasser *R* zu 500,0 ml verdünnt.

Tollwut-Antiserum, fluoresceinkonjugiertes *R* 1038700

Immunglobulin-Fraktion mit einem hohen Gehalt an Tollwut-Antikörpern, hergestellt aus dem Serum geeigneter Tiere, die mit inaktiviertem Tollwut-Virus immunisiert wurden

Das Immunglobulin ist mit Fluoresceinisothiocyanat konjugiert.

o*-Toluidin *R 1091700

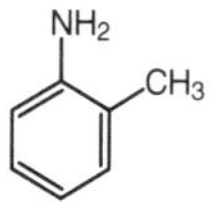

C_7H_9N M_r 107,2
CAS Nr. 95-53-4
2-Methylanilin

Schwach gelb gefärbte Flüssigkeit, die sich unter Luft- und Lichteinfluss rötlich braun färbt; schwer löslich in Wasser, löslich in Ethanol und verdünnten Säuren

d_{20}^{20}: etwa 1,01

n_D^{20}: etwa 1,569

Sdp: etwa 200 °C

Dicht verschlossen, vor Licht geschützt zu lagern

p*-Toluidin *R 1091800

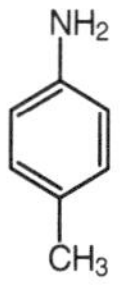

C_7H_9N M_r 107,2
CAS Nr. 106-49-0
4-Methylanilin

Glänzende Plättchen oder Flocken; schwer löslich in Wasser, leicht löslich in Aceton und Ethanol, löslich in Ether

Smp: etwa 44 °C

Reagenzien

Toluidinblau *R* 1091900

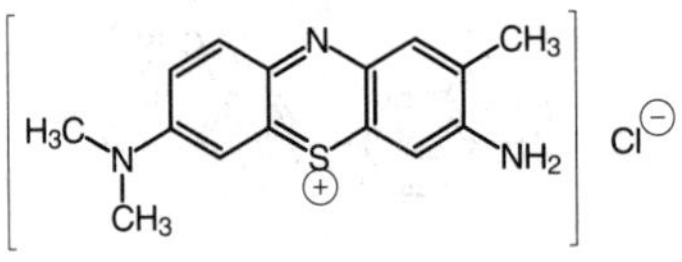

$C_{15}H_{16}ClN_3S$ M_r 305,8
CAS Nr. 92-31-9
C.I. Nr. 52040; Schultz Nr. 1041
3-Amino-7-dimethylamino-2-methyl-5-phenothiazin=yliumchlorid

Dunkelgrünes Pulver; löslich in Wasser, schwer löslich in Ethanol

o*-Toluidinhydrochlorid *R 1117300

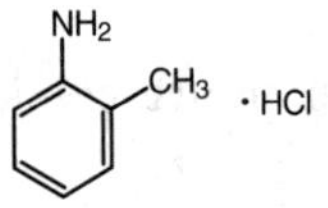

$C_7H_{10}ClN$ M_r 143,6
CAS Nr. 636-21-5
2-Methylanilin-hydrochlorid; 2-Methylbenzolamin-hydrochlorid
Mindestens 98,0 Prozent $C_7H_{10}ClN$

Smp: 215 bis 217 °C

Toluol *R* 1091300

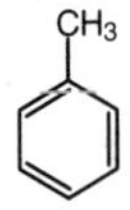

C_7H_8 M_r 92,1
CAS Nr. 108-88-3

Klare, farblose, entflammbare Flüssigkeit; sehr schwer löslich in Wasser, mischbar mit Ethanol

d_{20}^{20}: 0,865 bis 0,870

Sdp: etwa 110 °C

Toluol, schwefelfreies *R* 1091301

Toluol *R*, das folgenden zusätzlichen Prüfungen entspricht:

Schwefelverbindungen: 10 ml Substanz werden 15 min lang mit 1 ml wasserfreiem Ethanol *R* und 3 ml Kaliumplumbit-Lösung *R* zum Rückfluss erhitzt. Nach 5 min langem Stehenlassen darf die wässrige Schicht nicht dunkel gefärbt sein.

Thiophenanaloge: 2 ml Substanz werden 5 min lang mit 5 ml Isatin-Reagenz *R* geschüttelt. Nach 15 min langem Stehenlassen darf die untere Schicht nicht blau gefärbt sein.

2-Toluolsulfonamid *R* 1091400

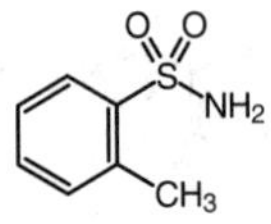

$C_7H_9NO_2S$ M_r 171,2
CAS Nr. 88-19-7
2-Methylbenzolsulfonamid

Weißes, kristallines Pulver; schwer löslich in Wasser und Ether, löslich in Ethanol und Alkalihydroxid-Lösungen

Smp: etwa 156 °C

4-Toluolsulfonamid *R* 1091500

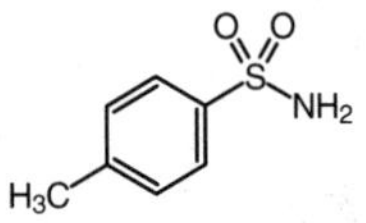

$C_7H_9NO_2S$ M_r 171,2
CAS Nr. 70-55-3
4-Methylbenzolsulfonamid

Weißes, kristallines Pulver; schwer löslich in Wasser und Ether, löslich in Ethanol und Alkalihydroxid-Lösungen

Smp: etwa 136 °C

Dünnschichtchromatographie: Wird die Substanz unter den Bedingungen und in der Konzentration, wie in der Monographie **Tolbutamid (Tolbutamidum)** angegeben, geprüft, darf das Chromatogramm nur einen Hauptfleck zeigen.

4-Toluolsulfonsäure *R* 1091600

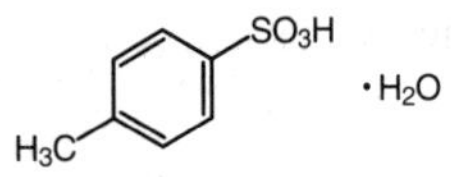

$C_7H_8O_3S \cdot H_2O$ M_r 190,2
CAS Nr. 6192-52-5
4-Methylbenzolsulfonsäure, Monohydrat
Mindestens 87,0 Prozent $C_7H_8O_3S$

Kristalle oder weißes, kristallines Pulver; leicht löslich in Wasser, löslich in Ethanol und Ether

Tosylargininmethylesterhydrochlorid *R* 1092000

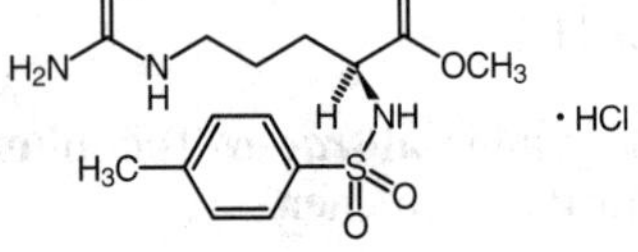

$C_{14}H_{23}ClN_4O_4S$ M_r 378,9
CAS Nr. 1784-03-8
Methyl[(*S*)-2-tosylamino-5-guanidinovalerat]-hydro=chlorid

$[\alpha]_D^{20}$: –12 bis –16, an einer Lösung der Substanz ($40\ g \cdot l^{-1}$) bestimmt

Smp: etwa 145 °C

Tosylargininmethylesterhydrochlorid-Lösung *R* 1092001

98,5 mg Tosylargininmethylesterhydrochlorid *R* werden mit 5 ml Trometamol-Pufferlösung pH 8,1 *R* so lange geschüttelt, bis eine Lösung erhalten ist. Nach Zusatz von 2,5 ml Methylrot-Mischindikator-Lösung *R* wird mit Wasser *R* zu 25,0 ml verdünnt.

Tosyllysinchlormethanhydrochlorid *R* 1092100

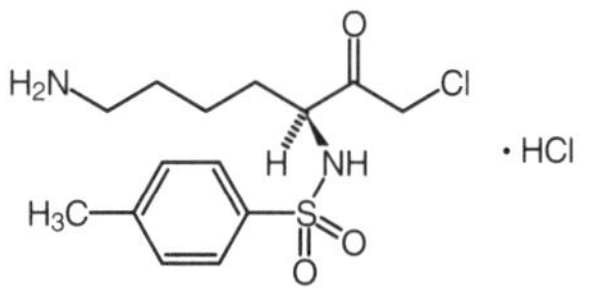

$C_{14}H_{22}Cl_2N_2O_3S$ M_r 369,3
CAS Nr. 4238-41-9
N-[(*S*)-5-Amino-1-(chloracetyl)pentyl]-*p*-toluolsulfon= amid-hydrochlorid

$[\alpha]_D^{20}$: –7 bis –9, an einer Lösung der Substanz (20 g · l^{-1}) bestimmt

Smp: etwa 155 °C, unter Zersetzung

$A_{1\,cm}^{1\,\%}$: 310 bis 340, bei 230 nm in Wasser *R* bestimmt

Tosylphenylalanylchlormethan *R* 1092200

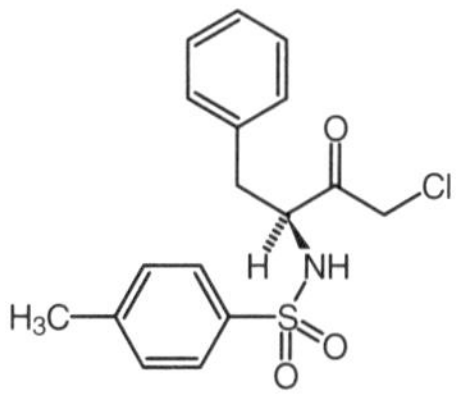

$C_{17}H_{18}ClNO_3S$ M_r 351,9
CAS Nr. 402-71-1
N-[α-(2-Chloracetyl)phenethyl]-4-toluolsulfonamid

$[\alpha]_D^{20}$: –85 bis –89, an einer Lösung der Substanz (10 g · l^{-1}) in Ethanol 96 % *R* bestimmt

Smp: etwa 105 °C

$A_{1\,cm}^{1\,\%}$: 290 bis 320, bei 228,5 nm in Ethanol 96 % *R* bestimmt

Toxaphen *R* 1132800

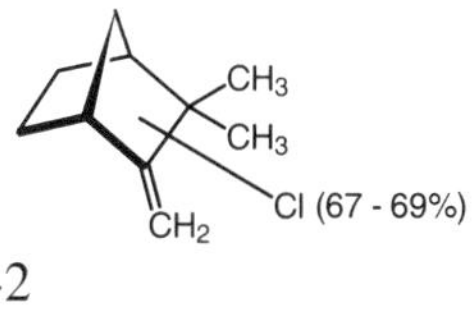

CAS Nr. 8001-35-2
Syn. Camphechlor
Gemisch von Polychlorderivaten

Smp: 65 bis 90 °C

Eine geeignete, zertifizierte Referenzlösung (10 ng · µl^{-1} in Isooctan) kann verwendet werden.

Tragant *R* 1092300

CAS Nr. 9000-65-1

Muss der Monographie **Tragant (Tragacantha)** entsprechen

Triacetin *R* 1092400

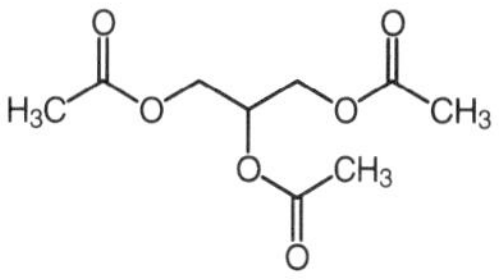

$C_9H_{14}O_6$ M_r 218,2
CAS Nr. 102-76-1
Glyceroltriacetat

Farblose bis gelbliche, fast klare Flüssigkeit; löslich in Wasser, mischbar mit Ethanol und Ether

d_{20}^{20}: etwa 1,16

n_D^{20}: etwa 1,43

Sdp: etwa 260 °C

Triamcinolon *R* 1111300

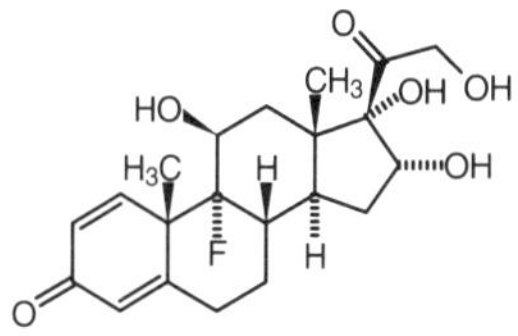

$C_{21}H_{27}FO_6$ M_r 394,4
CAS Nr. 124-94-7
9-Fluor-11β,16α,17,21-tetrahydroxypregna-1,4-dien-3,20-dion

Kristallines Pulver

Smp: 262 bis 263 °C

Triamcinolonacetonid *R* 1133100

CAS Nr. 76-25-5

Muss der Monographie **Triamcinolonacetonid (Triamcinoloni acetonidum)** entsprechen

Tributylcitrat *R* 1152800

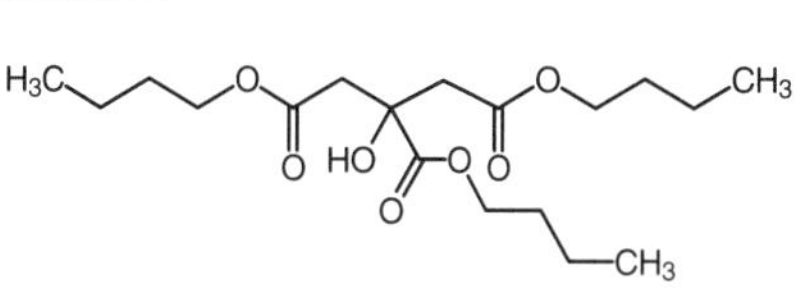

$C_{18}H_{32}O_7$ M_r 360,4
CAS Nr. 77-94-1
Tributyl(2-hydroxypropan-1,2,3-tricarboxylat)

d_4^{20}: etwa 1,043

n_D^{20}: etwa 1,445

Reagenzien

Trichloressigsäure *R* 1092500

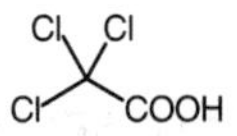

$C_2HCl_3O_2$ M_r 163,4
CAS Nr. 76-03-9

Farblose Kristalle oder kristalline Masse, sehr zerfließend; sehr leicht löslich in Wasser und Ethanol

Dicht verschlossen zu lagern

Trichloressigsäure-Lösung *R* 1092501

40,0 g Trichloressigsäure *R* werden in Wasser *R* zu 1000,0 ml gelöst. Mit Hilfe von Natriumhydroxid-Lösung (0,1 mol · l^{-1}) wird die Konzentration bestimmt und, falls erforderlich, auf 40 ± 1 g · l^{-1} eingestellt.

Trichlorethan *R* 1092600

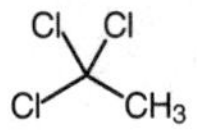

$C_2H_3Cl_3$ M_r 133,4
CAS Nr. 71-55-6
Methylchloroform; 1,1,1-Trichlorethan

Nichtentzündliche Flüssigkeit; praktisch unlöslich in Wasser, löslich in Aceton, Ether und Methanol

d_{20}^{20}: etwa 1,34

n_D^{20}: etwa 1,438

Sdp: etwa 74 °C

Trichloroethylen *R* 1102100

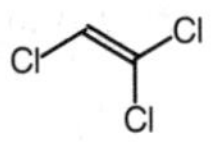

C_2HCl_3 M_r 131,4
CAS Nr. 79-01-6
Trichlorethen

Farblose Flüssigkeit; praktisch unlöslich in Wasser, mischbar mit Ethanol und Ether

d_{20}^{20}: etwa 1,46

n_D^{20}: etwa 1,477

Trichlortrifluorethan *R* 1092700

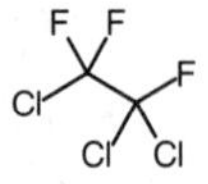

$C_2Cl_3F_3$ M_r 187,4
CAS Nr. 76-13-1
1,1,2-Trichlortrifluorethan

Farblose, flüchtige Flüssigkeit; praktisch unlöslich in Wasser, mischbar mit Aceton und Ether

d_{20}^{20}: etwa 1,58

Destillationsbereich (2.2.11): Mindestens 98 Prozent müssen zwischen 47 und 48 °C destillieren.

Tricin *R* 1138900

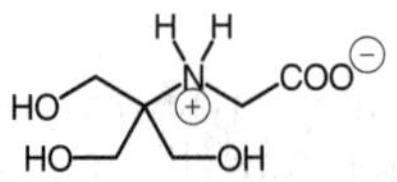

$C_6H_{13}NO_5$ M_r 179,2
CAS Nr. 5704-04-1
N-[2-Hydroxy-1,1-bis(hydroxymethyl)ethyl]glycin

Eine für die Elektrophorese geeignete Qualität wird verwendet.

Smp: etwa 183 °C

Tricosan *R* 1092800

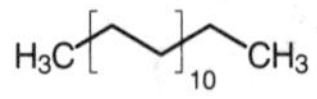

$C_{23}H_{48}$ M_r 324,6
CAS Nr. 638-67-5

Weiße Kristalle; praktisch unlöslich in Wasser, löslich in Ether und Hexan

n_D^{20}: etwa 1,447

Smp: etwa 48 °C

Tridocosahexaenoin *R* 1144900

$C_{69}H_{98}O_6$ M_r 1024
CAS Nr. 124596-98-1
Triglycerid von Docosahexaensäure (C22:6); Glyceroltridocosahexaenoat; Propan-1,2,3-triyltri(all-*Z*)-docosa-4,7,10,13,16,19-hexaenoat

Das Reagenz von Nu-Chek Prep, Inc. wurde für geeignet befunden.

Triethanolamin *R* 1092900

CAS Nr. 102-71-6

Muss der Monographie **Trolamin (Trolaminum)** entsprechen

Triethylamin *R* 1093000

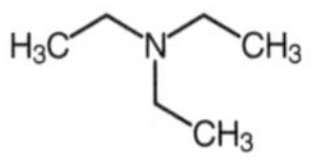

$C_6H_{15}N$ M_r 101,2
CAS Nr. 121-44-8
Triethylazan

Farblose Flüssigkeit; schwer löslich in Wasser bei einer Temperatur unter 18,7 °C; mischbar mit Ethanol und Ether

d_{20}^{20}: etwa 0,727

n_D^{20}: etwa 1,401

Sdp: etwa 90 °C

Triethylendiamin *R* 1093100

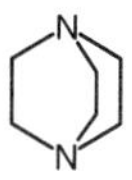

$C_6H_{12}N_2$ M_r 112,2
1,4-Diazabicyclo[2.2.2]octan

Sehr hygroskopische Kristalle, bereits bei Raumtemperatur leicht sublimierend; leicht löslich in Wasser, Aceton und wasserfreiem Ethanol

Smp: etwa 158 °C

Sdp: etwa 174 °C

Dicht verschlossen zu lagern

Triethylphosphonoformiat *R* 1132900

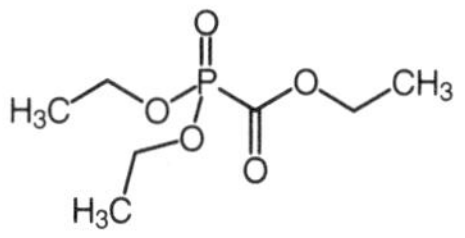

$C_7H_{15}O_5P$ M_r 210,2
CAS Nr. 1474-78-8
Ethyl(diethoxyphosphoryl)formiat; Ethyl(diethoxyphosphorylmethanoat)

Farblose Flüssigkeit

$Sdp_{12\ mm}$: etwa 135 °C

Trifluoressigsäure *R* 1093200

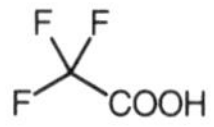

$C_2HF_3O_2$ M_r 114,0
CAS Nr. 76-05-1
Mindestens 99 Prozent $C_2HF_3O_2$
Die Substanz muss zur Proteinsequenzierung geeignet sein.

Flüssigkeit, mischbar mit Aceton, Ethanol und Ether

d_{20}^{20}: etwa 1,53

Sdp: etwa 72 °C

Dicht verschlossen zu lagern

Trifluoressigsäureanhydrid *R* 1093300

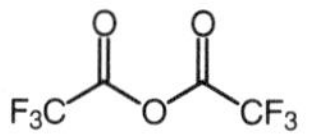

$C_4F_6O_3$ M_r 210,0
CAS Nr. 407-25-0

Farblose Flüssigkeit

d_{20}^{20}: etwa 1,5

Trigonellinhydrochlorid *R* 1117400

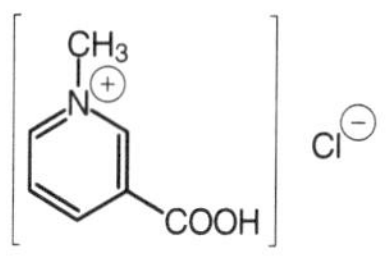

$C_7H_8ClNO_2$ M_r 173,6
CAS Nr. 6138-41-6
3-Carboxy-1-methylpyridiniumchlorid; Nicotinsäure-*N*-methylbetain-hydrochlorid

Kristallines Pulver; sehr leicht löslich in Wasser, löslich in Ethanol, praktisch unlöslich in Ether

Smp: etwa 258 °C

Trimethylpentan *R* 1093400

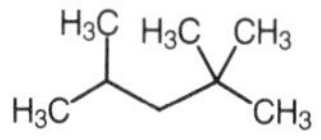

C_8H_{18} M_r 114,2
CAS Nr. 540-84-1
2,2,4-Trimethylpentan; Isooctan

Farblose, entflammbare Flüssigkeit; praktisch unlöslich in Wasser, löslich in wasserfreiem Ethanol

d_{20}^{20}: 0,691 bis 0,696

n_D^{20}: 1,391 bis 1,393

Destillationsbereich (2.2.11): Mindestens 95 Prozent müssen zwischen 98 und 100 °C destillieren.

Wird die Substanz in der Spektroskopie verwendet, muss sie folgender zusätzlicher Prüfung entsprechen:

Die *Transmission* (2.2.25) der Substanz, gegen Wasser *R* als Kompensationsflüssigkeit gemessen, muss zwischen 250 und 420 nm mindestens 98 Prozent betragen.

Trimethylpentan *R* 1 1093401

Entspricht Trimethylpentan *R* mit folgender Änderung:

Absorption (2.2.25): höchstens 0,07 bei 220 bis 360 nm, bestimmt mit Wasser *R* als Kompensationsflüssigkeit

1-(Trimethylsilyl)imidazol *R* 1100500

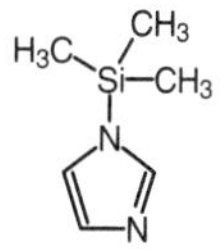

$C_6H_{12}N_2Si$ M_r 140,3
CAS Nr. 18156-74-6

Farblose, hygroskopische Flüssigkeit

d_{20}^{20}: etwa 0,96

n_D^{20}: etwa 1,48

Dicht verschlossen zu lagern

Trimethylsulfoniumhydroxid *R* 1145000

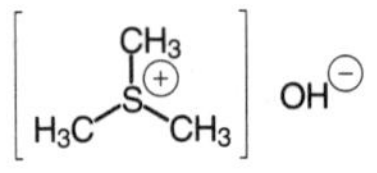

$C_3H_{10}OS$ M_r 94,2
CAS Nr. 17287-03-5

d_4^{20}: etwa 0,81

2,4,6-Trinitrobenzolsulfonsäure *R* 1117500

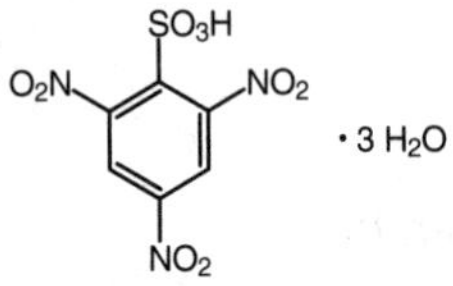

$C_6H_3N_3O_9S \cdot 3\ H_2O$ M_r 347,2
CAS Nr. 2508-19-2
2,4,6-Trinitrobenzolsulfonsäure, Trihydrat

Weißes, kristallines Pulver; löslich in Wasser

Smp: 190 bis 195 °C

Triphenylmethanol *R* 1093700

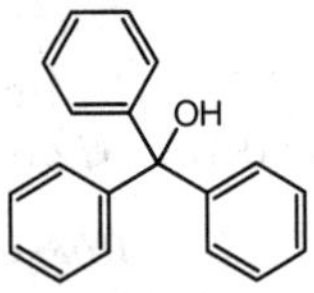

$C_{19}H_{16}O$ M_r 260,3
CAS Nr. 76-84-6
Triphenylcarbinol

Farblose Kristalle; praktisch unlöslich in Wasser, leicht löslich in Ethanol

Triphenyltetrazoliumchlorid *R* 1093800

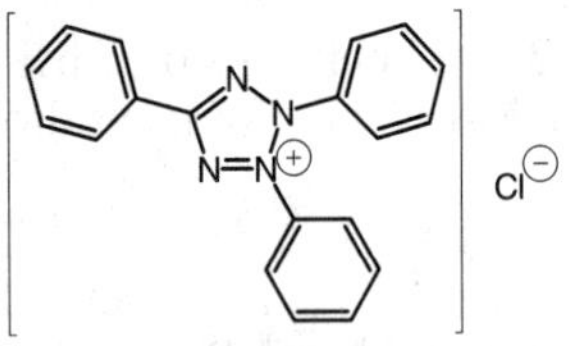

$C_{19}H_{15}ClN_4$ M_r 334,8
CAS Nr. 298-96-4
2,3,5-Triphenyltetrazoliumchlorid
Mindestens 98,0 Prozent $C_{19}H_{15}ClN_4$

Schwach gelbes bis cremefarbenes Pulver; löslich in Wasser, Aceton und Ethanol, praktisch unlöslich in Ether

Smp: etwa 240 °C, unter Zersetzung

Gehaltsbestimmung: 1,000 g Substanz wird in einer Mischung von 5 ml verdünnter Salpetersäure *R* und 45 ml Wasser *R* gelöst. Nach Zusatz von 50,0 ml Silbernitrat-Lösung (0,1 mol · l^{-1}) wird zum Sieden erhitzt. Nach dem Erkalten werden 3 ml Dibutylphthalat *R* zugesetzt. Nach kräftigem Umschütteln und Zusatz von 2 ml Ammoniumeisen(III)-sulfat-Lösung *R* 2 wird mit Ammoniumthiocyanat-Lösung (0,1 mol · l^{-1}) titriert.

1 ml Silbernitrat-Lösung (0,1 mol · l^{-1}) entspricht 33,48 mg $C_{19}H_{15}ClN_4$.

Vor Licht geschützt zu lagern

Triphenyltetrazoliumchlorid-Lösung *R* 1093801

Eine Lösung von Triphenyltetrazoliumchlorid *R* (5 g · l^{-1}) in aldehydfreiem Ethanol 96 % *R*

Vor Licht geschützt zu lagern

Triscyanoethoxypropan *R* 1093900

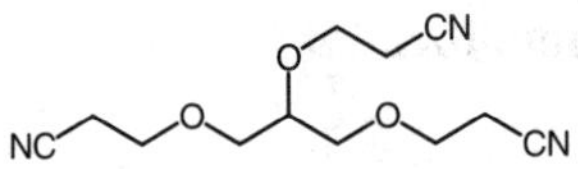

$C_{12}H_{17}N_3O_3$ M_r 251,3
3,3′,3″-(1,2,3-Propantriyltrioxy)trispropionitril)

Viskose, bräunlich gelbe Flüssigkeit; löslich in Methanol

Die Substanz wird als stationäre Phase in der Gaschromatographie verwendet.

d_{20}^{20}: etwa 1,11

Viskosität (2.2.9): etwa 172 mPa · s

Trometamol *R* 1094200

CAS Nr. 77-86-1

Muss der Monographie **Trometamol (Trometamolum)** entsprechen

Trometamol-Lösung *R* 1094201

Trometamol *R*, entsprechend 24,22 g $C_4H_{11}NO_3$, wird in Wasser *R* zu 1000,0 ml gelöst.

Trometamol-Lösung *R* 1 1094202

60,6 mg Trometamol *R* und 0,234 g Natriumchlorid *R* werden in Wasser *R* zu 100 ml gelöst.

Bei 2 bis 8 °C zu lagern und innerhalb von 3 Tagen zu verwenden

Trypsin *R* 1094500

CAS Nr. 9002-07-7

Proteolytisches Enzym, das durch Aktivierung von Trypsinogen gewonnen wird, das aus der Pankreasdrüse vom Rind (*Bos taurus* L.) extrahiert ist

Weißes, kristallines oder amorphes Pulver; wenig löslich in Wasser

Trypsin zur Peptidmustercharakterisierung *R* 1094600

CAS Nr. 9002-07-7

Trypsin sehr hoher Reinheit, das behandelt wurde, um die Chymotrypsin-Aktivität zu entfernen

Tryptophan *R* 1094700

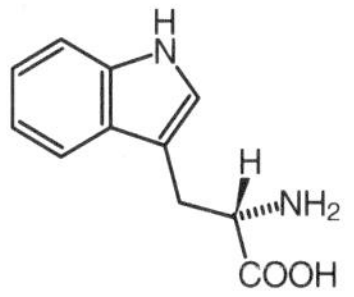

$C_{11}H_{12}N_2O_2$ M_r 204,2
CAS Nr. 73-22-3
(*S*)-2-Amino-3-(3-indolyl)propionsäure

Weißes bis gelblich weißes, kristallines Pulver oder farblose Kristalle; schwer löslich in Wasser, sehr schwer löslich in Ethanol, praktisch unlöslich in Ether

$[\alpha]_D^{20}$: etwa –30, an einer Lösung der Substanz ($10\,g \cdot l^{-1}$) bestimmt

Tyramin *R* 1117600

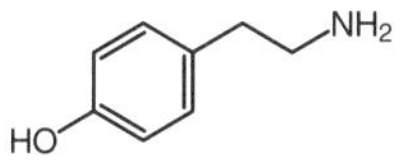

$C_8H_{11}NO$ M_r 137,2
CAS Nr. 51-67-2
4-(2-Aminoethyl)phenol

Kristalle; wenig löslich in Wasser, löslich in siedendem Ethanol

Smp: 164 bis 165 °C

Tyrosin *R* 1094800

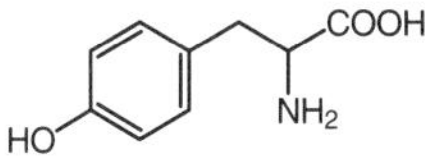

$C_9H_{11}NO_3$ M_r 181,2
CAS Nr. 60-18-4
2-Amino-3-(4-hydroxyphenyl)propionsäure

Weißes, kristallines Pulver oder farblose bis weiße Kristalle; schwer löslich in Wasser, praktisch unlöslich in Aceton, wasserfreiem Ethanol und Ether, löslich in verdünnter Salzsäure und Alkalihydroxid-Lösungen

Dünnschichtchromatographie: Wird die Substanz unter den Bedingungen und in der Konzentration, wie in der Monographie **Levodopa (Levodopum)** angegeben, geprüft, darf das Chromatogramm nur einen Hauptfleck zeigen.

U

Umbelliferon *R* 1137500

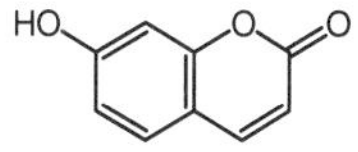

$C_9H_6O_3$ M_r 162,1
CAS Nr. 93-35-6
7-Hydroxycumarin; 7-Hydroxy-2*H*-1-benzopyran-2-on

Nadeln, aus Wasser umkristallisiert

Smp: 225 bis 228 °C

Uridin *R* 1095100

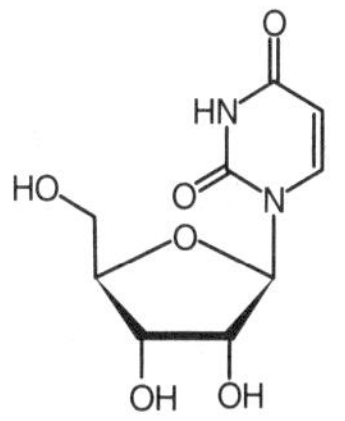

$C_9H_{12}N_2O_6$ M_r 244,2
CAS Nr. 58-96-8
1-β-D-Ribofuranosyluracil;
1-β-D-Ribofuranosyl-2,4(1*H*,3*H*)-pyrimidindion

Weißes bis fast weißes, kristallines Pulver; löslich in Wasser

Smp: etwa 165 °C

Ursolsäure *R* 1141600

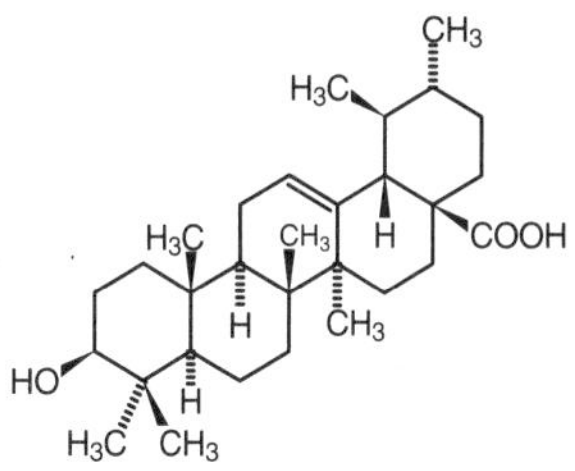

$C_{30}H_{48}O_3$ M_r 456,7
CAS Nr. 77-52-1
(3β)-3-Hydroxyurs-12-en-28-säure

Weißes Pulver; praktisch unlöslich in Wasser, wenig löslich in Methanol, schwer löslich in Ethanol

$[\alpha]_D^{21}$: etwa 67,50, an einer Lösung der Substanz ($10\,g \cdot l^{-1}$) in einer Lösung von Kaliumhydroxid *R* ($56,1\,g \cdot l^{-1}$) in Ethanol *R* bestimmt

Smp: 285 bis 288 °C

V

Valencen *R* 1152100

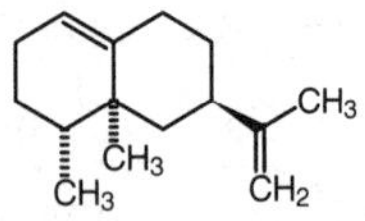

$C_{15}H_{24}$ M_r 204,4
CAS Nr. 4630-07-3
4β*H*,5α-Eremophila-1(10),11-dien; (1*R*,7*R*,8a*S*)-1,8a-Dimethyl-7-(1-methylethenyl)-1,2,3,5,6,7,8,8a-octahydronaphthalin

Ölige, farblose bis blassgelbe Flüssigkeit mit charakteristischem Geruch; praktisch unlöslich in Wasser, löslich in Ethanol

d_4^{20}: etwa 0,918

n_D^{20}: etwa 1,508

Sdp: etwa 123 °C

Wird die Substanz in der Gaschromatographie verwendet, muss sie zusätzlich folgender Anforderung entsprechen:

Gehaltsbestimmung: Die Prüfung erfolgt mit Hilfe der Gaschromatographie (2.2.28) wie in der Monographie **Süßorangenschalenöl (Aurantii dulcis aetheroleum)** beschrieben.

Der Gehalt an Valencen, berechnet mit Hilfe des Verfahrens „Normalisierung", muss mindestens 90 Prozent betragen.

Valeriansäure *R* 1095200

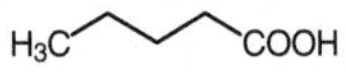

$C_5H_{10}O_2$ M_r 102,1
CAS Nr. 109-52-4

Farblose Flüssigkeit; löslich in Wasser, leicht löslich in Ethanol und Ether

d_{20}^{20}: etwa 0,94

n_D^{20}: etwa 1,409

Sdp: etwa 186 °C

Vanadin-Schwefelsäure *R* 1034001

0,2 g Vanadium(V)-oxid *R* werden in 4 ml Schwefelsäure *R* gelöst. Die Lösung wird vorsichtig in Wasser *R* gegeben und zu 100 ml verdünnt.

Vanadium(V)-oxid *R* 1034000

V_2O_5 M_r 181,9
CAS Nr. 1314-62-1
Mindestens 98,5 Prozent V_2O_5

Gelblich braunes bis rostbraunes Pulver; schwer löslich in Wasser, löslich in konzentrierten Mineralsäuren und Alkalihydroxid-Lösungen unter Salzbildung

Aussehen der Lösung: 1 g Substanz wird 30 min lang mit 10 ml Schwefelsäure *R* erhitzt. Nach dem Abkühlen wird die Mischung mit der gleichen Säure zu 10 ml verdünnt. Die Lösung muss klar (2.2.1) sein.

Empfindlichkeitsprüfung mit Wasserstoffperoxid: 1,0 ml der unter „Aussehen der Lösung" erhaltenen Lösung wird vorsichtig in Wasser *R* gegeben und zu 50,0 ml verdünnt. 0,5 ml dieser Lösung werden mit 0,1 ml Wasserstoffperoxid-Lösung (0,1 g · l^{-1} H_2O_2) versetzt. Die Lösung muss sich gegenüber einer Blindprobe von 0,5 ml der oben angegebenen Prüflösung und 0,1 ml Wasser *R* deutlich orange färben. Nach Zusatz von 0,4 ml Wasserstoffperoxid-Lösung (0,1 g · l^{-1} H_2O_2) vertieft sich die Farbe nach Orangegelb.

Glühverlust: höchstens 1,0 Prozent, mit 1,00 g Substanz bei 700 °C bestimmt

Gehaltsbestimmung: 0,200 g Substanz werden unter Erwärmen in 20 ml einer 70-prozentigen Lösung (*m/m*) von Schwefelsäure *R* gelöst. Nach Zusatz von 100 ml Wasser *R* wird die Lösung mit Kaliumpermanganat-Lösung (0,02 mol · l^{-1}) bis zur Rosafärbung versetzt und der Kaliumpermanganat-Überschuss mit Hilfe einer Lösung von Natriumnitrit *R* (30 g · l^{-1}) entfernt. Nach Zusatz von 5 g Harnstoff *R* und 80 ml einer 70-prozentigen Lösung (*m/m*) von Schwefelsäure *R* wird die abgekühlte Lösung nach Zusatz von 0,1 ml Ferroin-Lösung *R* sofort mit Eisen(II)-sulfat-Lösung (0,1 mol · l^{-1}) bis zum Umschlag nach Grünlich-Rot titriert.

1 ml Eisen(II)-sulfat-Lösung (0,1 mol · l^{-1}) entspricht 9,095 mg V_2O_5.

Vanillin *R* 1095300

CAS Nr. 121-33-5

Muss der Monographie **Vanillin (Vanillinum)** entsprechen

Vanillin-Phosphorsäure-Lösung *R* 1095302

1,0 g Vanillin *R* wird in 25 ml Ethanol 96 % *R* gelöst. 25 ml Wasser *R* und 35 ml Phosphorsäure 85 % *R* werden zugesetzt.

Vanillin-Reagenz *R* 1095301

100 ml einer Lösung von Vanillin *R* (10 g · l^{-1}) in Ethanol 96 % *R* werden sehr vorsichtig und tropfenweise mit 2 ml Schwefelsäure *R* versetzt.

Innerhalb von 48 h zu verwenden

Vaselin, weißes *R* 1062100

Halbfeste, gebleichte Mischung von Kohlenwasserstoffen, die aus Erdöl gewonnen werden; praktisch unlöslich in Wasser und Ethanol, löslich in Ether und Petroläther *R* 1, wobei die Lösungen manchmal eine schwache Opaleszenz zeigen

Verbenon *R* 1140500

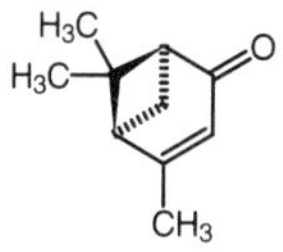

$C_{10}H_{14}O$ M_r 150,2
CAS Nr. 1196-01-6
(1*S*,5*S*)-4,6,6-Trimethylbicyclo[3.1.1]hept-3-en-2-on

Öl mit charakteristischem Geruch; praktisch unlöslich in Wasser, mischbar mit organischen Lösungsmitteln

d_{20}^{20}: etwa 0,978

n_D^{18}: etwa 1,49

$[\alpha]_D^{18}$: etwa +249,6

Smp: etwa 6,5 °C

Sdp: 227 bis 228 °C

Wird die Substanz in der Gaschromatographie verwendet, muss sie zusätzlich folgender Anforderung entsprechen:

Gehaltsbestimmung: Die Bestimmung erfolgt mit Hilfe der Gaschromatographie (2.2.28) wie in der Monographie **Rosmarinöl (Rosmarini aetheroleum)** beschrieben.

Der Gehalt an Verbenon, berechnet mit Hilfe des Verfahrens „Normalisierung", muss mindestens 99 Prozent betragen.

Vinylacetat *R* 1111800

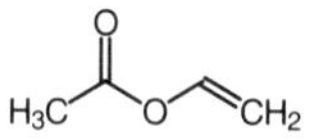

$C_4H_6O_2$ M_r 86,10
CAS Nr. 108-05-4
Ethenylacetat

d_{20}^{20}: etwa 0,930

Sdp: etwa 72 °C

Vinylchlorid *R* 1095400

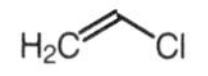

C_2H_3Cl M_r 62,5
CAS Nr. 75-01-4
Chlorethen

Farbloses Gas; schwer löslich in organischen Lösungsmitteln

Vinylpolymer zur Chromatographie, octadecylsilyliertes *R* 1121600

Kugelförmige Teilchen eines Vinylalkohol-Copolymerisats (5 µm), an das Octadecylsilan gebunden ist

Kohlenstoffgehalt: 17 Prozent

2-Vinylpyridin *R* 1102200

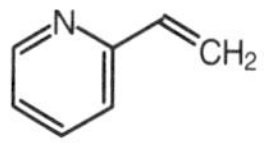

C_7H_7N M_r 105,1
CAS Nr. 100-69-6
Gelbe Flüssigkeit; mischbar mit Wasser
d_{20}^{20}: etwa 0,97
n_D^{20}: etwa 1,549

1-Vinylpyrrolidin-2-on *R* 1111900

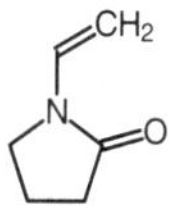

C_6H_9NO M_r 111,1
CAS Nr. 88-12-0
1-Ethenylpyrrolidin-2-on
Mindestens 99,0 Prozent C_6H_9NO

Klare, farblose Flüssigkeit

Wasser (2.5.12): höchstens 0,1 Prozent, mit 2,5 g Substanz bestimmt

Bei der Bestimmung wird eine Mischung von 50 ml wasserfreiem Methanol *R* und 10 ml Butano-4-lacton *R* als Lösungsmittel verwendet.

Gehaltsbestimmung: Die Bestimmung erfolgt mit Hilfe der Gaschromatographie (2.2.28).

Die Chromatographie kann durchgeführt werden mit
- einer Kapillarsäule aus Quarzglas von 30 m Länge und 0,5 mm innerem Durchmesser, belegt mit Macrogol 20000 *R* (Filmdicke 1,0 µm)
- Helium zur Chromatographie *R* als Trägergas
- einem Flammenionisationsdetektor.

Die Temperatur des Probeneinlasses wird bei 190 °C gehalten. Die Temperatur der Säule wird 1 min lang bei 80 °C gehalten, dann um 10 °C je Minute auf 190 °C erhöht und 15 min lang bei 190 °C gehalten.

0,3 µl Substanz werden eingespritzt. Die Durchflussrate des Trägergases wird so eingestellt, dass die Retentionszeit des 1-Vinylpyrrolidin-2-on-Peaks etwa 17 min beträgt.

Der Prozentgehalt an C_6H_9NO wird mit Hilfe des Verfahrens „Normalisierung" berechnet.

Vitexin *R* 1133300

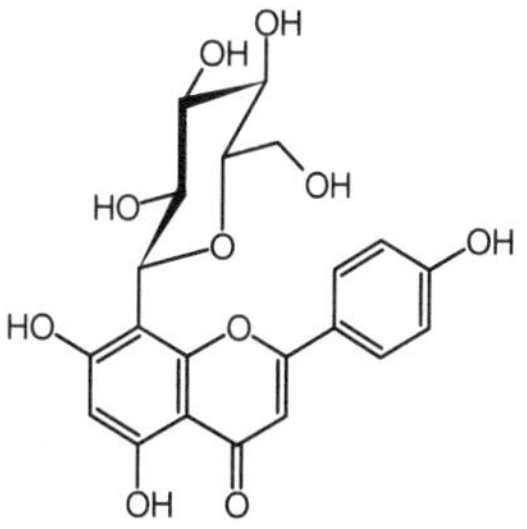

$C_{21}H_{20}O_{10}$ M_r 432,4
CAS Nr. 3681-93-4
Apigenin-8-*C*-glucosid; 8-β-D-Glucopyranosyl-5,7-dihydroxy-2-(4-hydroxyphenyl)-4*H*-chromen-4-on

Gelbes Pulver

Dicht verschlossen, vor Licht geschützt zu lagern

Reagenzien

W

Wasser *R* 1095500

CAS Nr. 7732-18-5

Muss der Monographie **Gereinigtes Wasser (Aqua purificata)** entsprechen

Wasser, ammoniumfreies *R* 1095501

100 ml Wasser *R* werden mit 0,1 ml Schwefelsäure *R* versetzt. Die Mischung wird in der Apparatur zur Bestimmung des Destillationsbereichs (2.2.11) destilliert. Die ersten 10 ml Destillat werden verworfen und die folgenden 50 ml aufgefangen.

Wasser, destilliertes *R* 1095504

Wasser *R*, das durch Destillation erhalten wird

Wasser für Injektionszwecke *R* 1095505

Muss der Monographie **Wasser für Injektionszwecke (Aqua ad iniectabilia)** entsprechen

Wasser, kohlendioxidfreies *R* 1095502

Wasser *R* wird einige Minuten lang im Sieden gehalten und vor Luft geschützt abgekühlt.

Vor Luft geschützt zu lagern

Wasser, nitratfreies *R* 1095506

100 ml Wasser *R* werden mit einigen Milligramm Kaliumpermanganat *R* und Bariumhydroxid *R* versetzt. Die Mischung wird in der Apparatur zur Bestimmung des Destillationsbereichs (2.2.11) destilliert. Die ersten 10 ml Destillat werden verworfen und die folgenden 50 ml aufgefangen.

Wasser, partikelfreies *R* 1095507

Partikelfreies Wasser *R* wird durch Filtration von Wasser *R* durch ein Membranfilter mit der Porenweite 0,22 µm hergestellt.

Wasser zur Chromatographie *R* 1095503

Deionisiertes Wasser *R* mit einem Widerstand von mindestens 0,18 MΩ · m

(D_2)Wasser *R* 1025300

D_2O M_r 20,03
CAS Nr. 7789-20-0
Schweres Wasser

d_{20}^{20}: etwa 1,11

n_D^{20}: etwa 1,328

Sdp: etwa 101 °C

Deuterierungsgrad: mindestens 99,7 Prozent

(D_2)Wasser *R* 1 1025301

D_2O M_r 20,03
CAS Nr. 7789-20-0
Schweres Wasser

Deuterierungsgrad: mindestens 99,95 Prozent

Wasserstoff zur Chromatographie *R* 1043700

H_2 M_r 2,016
CAS Nr. 1333-74-0
Mindestens 99,95 Prozent (*V*/*V*) H_2

Wasserstoffperoxid-Lösung 30 % *R* 1043900

CAS Nr. 7722-84-1

Muss der Monographie **Wasserstoffperoxid-Lösung 30 % (Hydrogenii peroxidum 30 per centum)** entsprechen

Wasserstoffperoxid-Lösung 3 % *R* 1043800

CAS Nr. 7722-84-1

Muss der Monographie **Wasserstoffperoxid-Lösung 3 % (Hydrogenii peroxidum 3 per centum)** entsprechen

Weinsäure *R* 1087200

CAS Nr. 87-69-4

Muss der Monographie **Weinsäure (Acidum tartaricum)** entsprechen

Wolframatokieselsäure *R* 1078000

$H_4[Si(W_{12}O_{40})] \cdot x\,H_2O$
CAS Nr. 11130-20-4
Kieselwolframsäure

Weiße bis gelblich weiße, zerfließende Kristalle; sehr leicht löslich in Wasser und Ethanol

Dicht verschlossen zu lagern

Wolframatophosphorsäure-Lösung *R* 1065200

10 g Natriumwolframat *R* werden 3 h lang mit 8 ml Phosphorsäure 85 % *R* und 75 ml Wasser *R* zum Rückfluss erhitzt. Nach dem Erkalten wird die Mischung mit Wasser *R* zu 100 ml verdünnt.

X

Xanthydrol *R* 1096100

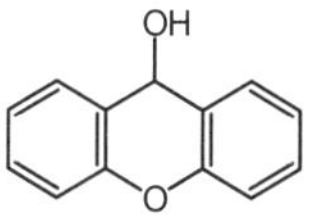

$C_{13}H_{10}O_2$ M_r 198,2
CAS Nr. 90-46-0
9-Xanthenol
Mindestens 90,0 Prozent $C_{13}H_{10}O_2$

Weißes bis schwach gelbes Pulver; sehr schwer löslich in Wasser, löslich in Essigsäure 99 %, Ethanol und Ether

Smp: etwa 123 °C

Kommt auch als methanolische Lösung vor, mit 90 bis 110 g · l^{-1} Xanthydrol

Gehaltsbestimmung: 0,300 g Substanz werden in einem 250-ml-Kolben in 3 ml Methanol *R* gelöst, oder 3,0 ml der methanolischen Lösung werden verwendet. Die Lösung wird mit 50 ml Essigsäure 99 % *R* und, unter stetem Rühren, tropfenweise mit 25 ml einer Lösung von Harnstoff *R* (20 g · l^{-1}) versetzt. Nach 12 h wird der Niederschlag in einem Glassintertiegel (16) gesammelt, mit 20 ml Ethanol 96 % *R* gewaschen, im Trockenschrank bei 100 bis 105 °C getrocknet und gewogen.

1 g Niederschlag entspricht 0,9429 g Xanthydrol.

Die methanolische Lösung wird in zugeschmolzenen Ampullen gelagert; sie wird, falls erforderlich, vor Gebrauch filtriert.

Vor Licht geschützt zu lagern

Xanthydrol *R* 1 1096101

Xanthydrol *R* mit folgender zusätzlicher Anforderung:

Mindestens 98,0 Prozent $C_{13}H_{10}O_2$

Xanthydrol-Lösung *R* 1096102

0,1 ml einer Lösung von Xanthydrol *R* (100 g · l^{-1}) in Methanol *R* werden mit 100 ml wasserfreier Essigsäure *R* und 1 ml Salzsäure *R* versetzt.

Die Lösung muss vor Gebrauch 24 h lang stehen gelassen werden.

Xylenolorange *R* 1096300

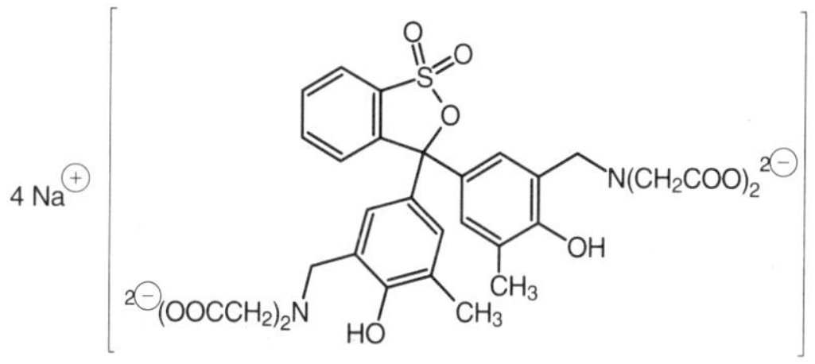

$C_{31}H_{28}N_2Na_4O_{13}S$ M_r 761
CAS Nr. 3618-43-7
N,N′[3,3′-(3*H*-2,1-Benzoxathiol-3-yliden)-bis(6-hydroxy-5-methylbenzyl)]bis(iminodiessigsäure)-*S,S*-dioxid, Tetranatriumsalz

Rötlich braunes, kristallines Pulver; löslich in Wasser

Xylenolorange-Verreibung *R* 1096301

1 Teil Xylenolorange *R* wird mit 99 Teilen Kaliumnitrat *R* verrieben.

Empfindlichkeitsprüfung: 50 ml Wasser *R* werden mit 1 ml verdünnter Essigsäure *R*, 50 mg der Xylenolorange-Verreibung und 0,05 ml Blei(II)-nitrat-Lösung *R* versetzt. Die Mischung wird mit so viel Methenamin *R* versetzt, bis die Färbung von Gelb nach Rotviolett umschlägt. Nach Zusatz von 0,1 ml Natriumedetat-Lösung (0,1 mol · l^{-1}) muss die Färbung nach Gelb umschlagen.

Xylol *R* 1096200

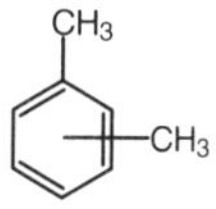

C_8H_{10} M_r 106,2
CAS Nr. 1330-20-7
Gemisch von Isomeren

Klare, farblose, entflammbare Flüssigkeit; praktisch unlöslich in Wasser, mischbar mit Ethanol und Ether

d_{20}^{20}: etwa 0,867

n_D^{20}: etwa 1,497

Sdp: etwa 138 °C

m*-Xylol *R 1117700

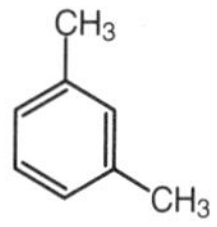

C_8H_{10} M_r 106,2
CAS Nr. 108-38-3
1,3-Dimethylbenzol

Klare, farblose, entflammbare Flüssigkeit; praktisch unlöslich in Wasser, mischbar mit Ethanol und Ether

d_{20}^{20}: etwa 0,884

n_D^{20}: etwa 1,497

Smp: etwa –47 °C

Sdp: etwa 139 °C

Reagenzien

o-Xylol R 1100600

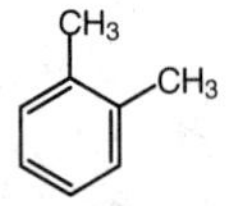

C_8H_{10} M_r 106,2
CAS Nr. 95-47-6
1,2-Dimethylbenzol

Klare, farblose, entflammbare Flüssigkeit; praktisch unlöslich in Wasser, mischbar mit Ethanol und Ether

d_{20}^{20}: etwa 0,881

n_D^{20}: etwa 1,505

Smp: etwa –25 °C

Sdp: etwa 144 °C

Xylose R 1096400

CAS Nr. 58-86-6

Muss der Monographie **Xylose (Xylosum)** entsprechen

Z

Zimtaldehyd R 1020700

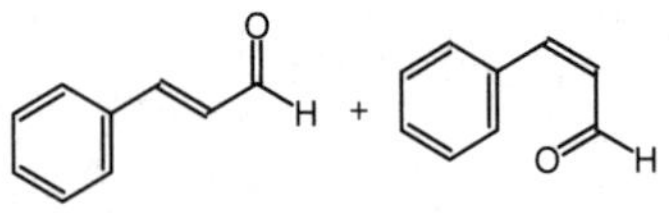

C_9H_8O M_r 132,2
CAS Nr. 104-55-2
3-Phenylpropenal

Gelbliche bis grünlich gelbe, ölige Flüssigkeit; schwer löslich in Wasser, sehr leicht löslich in Ethanol und Ether

d_{20}^{20}: 1,048 bis 1,051

n_D^{20}: etwa 1,620

Vor Licht geschützt und kühl zu lagern

***trans*-Zimtaldehyd R** 1124600

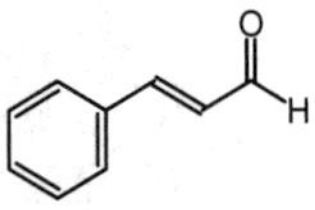

C_9H_8O M_r 132,2
CAS Nr. 14371-10-9
(*E*)-3-Phenylprop-2-enal

Wird die Substanz in der Gaschromatographie verwendet, muss sie folgender Anforderung entsprechen:

Gehaltsbestimmung: Die Bestimmung erfolgt mit Hilfe der Gaschromatographie (2.2.28) wie in der Monographie **Cassiaöl (Cinnamomi cassiae aetheroleum)** beschrieben.

Der Gehalt, berechnet mit Hilfe des Verfahrens „Normalisierung“, muss mindestens 99,0 Prozent betragen.

Zink R 1096500

Zn A_r 65,4
CAS Nr. 7440-66-6
Mindestens 99,5 Prozent Zn

Zylinder, Körner, Plätzchen, Granulat oder Feile, silbrig weiß mit bläulichem Schimmer

Arsen (2.4.2): 5,0 g Substanz müssen der Grenzprüfung A entsprechen (0,2 ppm). Bei der Prüfung wird die Substanz in der vorgeschriebenen Mischung von 15 ml Salzsäure *R* und 25 ml Wasser *R* gelöst.

Zink, aktiviertes R 1096501

Das zu aktivierende Zink (Zylinder oder Plätzchen) wird in einen Erlenmeyerkolben gegeben und mit einer Lösung, die 50 ppm Hexachloroplatin(IV)-säure *R* enthält, bedeckt. Das Metall wird 10 min lang mit der Lösung in Berührung gelassen, abgespült und sofort getrocknet.

Arsen (2.4.2): 5 g Substanz werden mit 15 ml Salzsäure *R*, 25 ml Wasser *R*, 0,1 ml Zinn(II)-chlorid-Lösung *R* und 5 ml Kaliumiodid-Lösung *R* versetzt. Nach den Angaben unter „Grenzprüfung A“ wird weiter verfahren. Auf dem Quecksilber(II)-bromid-Papier *R* darf kein Fleck entstehen.

Aktivität: Die Grenzprüfung auf Arsen wird mit den gleichen Reagenzien, jedoch unter Zusatz einer Lösung, die 1 µg Arsen enthält, wiederholt. Auf dem Quecksilber(II)-bromid-Papier *R* muss ein deutlich sichtbarer Fleck erscheinen.

Zinkacetat R 1102300

$$Zn^{2\oplus} \left[H_3C{-}COO^{\ominus}\right]_2 \cdot 2\,H_2O$$

$C_4H_6O_4Zn \cdot 2\,H_2O$ M_r 219,5
CAS Nr. 5970-45-6
Zinkacetat, Dihydrat

Glänzend weiße, schwach verwitternde Kristalle; leicht löslich in Wasser, löslich in Ethanol

Die Substanz verliert ihr Kristallwasser bei 100 °C.

d_{20}^{20}: etwa 1,735

Smp: etwa 237 °C

Zinkacetat-Lösung R 1102301

600 ml Wasser *R* werden mit 150 ml Essigsäure 99 % *R* gemischt. 54,9 g Zinkacetat *R* werden zugesetzt und unter Rühren gelöst. Die Mischung wird unter Rühren mit 150 ml konzentrierter Ammoniak-Lösung *R* versetzt, auf Raumtemperatur abgekühlt und mit Ammoniak-Lösung *R* auf einen pH-Wert von 6,4 eingestellt. Diese Mischung wird mit Wasser *R* zu 1 l verdünnt.

Zinkchlorid *R* 1096600

CAS Nr. 7646-85-7

Muss der Monographie **Zinkchlorid (Zinci chloridum)** entsprechen

Zinkchlorid-Ameisensäure *R* 1096601

20 g Zinkchlorid *R* werden in 80 g einer Lösung von wasserfreier Ameisensäure *R* (850 g · l^{-1}) gelöst.

Zinkchlorid-Lösung, iodhaltige *R* 1096602

20 g Zinkchlorid *R* und 6,5 g Kaliumiodid *R* werden in 10,5 ml Wasser *R* gelöst. Nach Zusatz von 0,5 g Iod *R* wird 15 min lang geschüttelt und, falls erforderlich, filtriert.

Vor Licht geschützt zu lagern

Zinkiodid-Stärke-Lösung *R* 1096502

Einer Lösung von 2 g Zinkchlorid *R* in 10 ml Wasser *R* werden 0,4 g lösliche Stärke *R* zugesetzt. Die Mischung wird bis zum Auflösen der Stärke erhitzt. Nach Abkühlen auf Raumtemperatur wird 1,0 ml einer farblosen Lösung, die 0,10 g Zink *R* (Feile) und 0,2 g Iod *R* in Wasser *R* enthält, zugesetzt. Die Lösung wird mit Wasser *R* zu 100 ml verdünnt und filtriert.

Vor Licht geschützt zu lagern

Empfindlichkeitsprüfung: 0,05 ml Natriumnitrit-Lösung *R* werden mit Wasser *R* zu 50 ml verdünnt. Zu 5 ml Lösung werden 0,1 ml verdünnte Schwefelsäure *R* und 0,05 ml der Zinkiodid-Stärke-Lösung gegeben und gemischt. Die Lösung muss sich blau färben.

Zinkoxid *R* 1096700

CAS Nr. 1314-13-2

Muss der Monographie **Zinkoxid (Zinci oxidum)** entsprechen

Zinkstaub *R* 1096800

CAS Nr. 7440-66-6
Mindestens 90,0 Prozent Zn A_r 65,4

Sehr feines, graues Pulver, das in verdünnter Salzsäure *R* löslich ist

Zinksulfat *R* 1097000

CAS Nr. 7446-20-0

Muss der Monographie **Zinksulfat (Zinci sulfas)** entsprechen

Zinn *R* 1090800

Sn A_r 118,7
CAS Nr. 7440-31-5

Silbrig weiße Körnchen; löslich in Salzsäure unter Wasserstoffentwicklung

Arsen (2.4.2): 0,1 g Substanz müssen der Grenzprüfung A entsprechen (10 ppm).

Zinn(II)-chlorid *R* 1085000

$SnCl_2 \cdot 2\,H_2O$ M_r 225,6
CAS Nr. 10025-69-1
Mindestens 97,0 Prozent $SnCl_2 \cdot 2\,H_2O$

Farblose Kristalle; sehr leicht löslich in Wasser, leicht löslich in Essigsäure 99 %, Ethanol, verdünnter Salzsäure und Salzsäure

Gehaltsbestimmung: 0,500 g Substanz werden in einem Erlenmeyerkolben mit Schliffstopfen in 15 ml Salzsäure *R* gelöst. Nach Zusatz von 10 ml Wasser *R* und 5 ml Chloroform *R* wird schnell mit Kaliumiodat-Lösung (0,05 mol · l^{-1}) titriert, bis die Chloroformschicht farblos ist.

1 ml Kaliumiodat-Lösung (0,05 mol · l^{-1}) entspricht 22,56 mg $SnCl_2 \cdot 2\,H_2O$.

Zinn(II)-chlorid-Lösung *R* 1085001

20 g Zinn *R* werden mit 85 ml Salzsäure *R* erwärmt, bis die Wasserstoffentwicklung beendet ist; anschließend wird erkalten gelassen.

Die Lösung ist über Zinn *R* und vor Luft geschützt zu lagern.

Zinn(II)-chlorid-Lösung *R* 1 1085002

Vor Gebrauch wird 1 Volumteil Zinn(II)-chlorid-Lösung *R* mit 10 Volumteilen verdünnter Salzsäure *R* gemischt.

Zinn(II)-chlorid-Lösung *R* 2 1085003

8 g Zinn(II)-chlorid *R* werden in 100 ml einer 20-prozentigen Lösung (*V/V*) von Salzsäure *R* unter Schütteln gelöst. Falls erforderlich wird im Wasserbad von 50 °C erwärmt. Danach wird 15 min lang ein Strom von Stickstoff *R* durch die Lösung geleitet.

Die Lösung ist unmittelbar vor Gebrauch frisch herzustellen.

Zirconiumchlorid *R* 1097100

CAS Nr. 15461-27-5

Basisches Salz, das etwa der Formel $ZrOCl_2 \cdot 8\,H_2O$ entspricht

Enthält mindestens 96,0 Prozent $ZrOCl_2 \cdot 8\,H_2O$

Reagenzien

Weißes bis fast weißes, kristallines Pulver oder Kristalle; leicht löslich in Wasser und Ethanol

Gehaltsbestimmung: 0,600 g Substanz werden in einer Mischung von 5 ml Salpetersäure *R* und 50 ml Wasser *R* gelöst. Nach Zusatz von 50,0 ml Silbernitrat-Lösung (0,1 mol · l^{-1}) und 3 ml Dibutylphthalat *R* wird umgeschüttelt und mit Ammoniumthiocyanat-Lösung (0,1 mol · l^{-1}) unter Zusatz von 2 ml Ammoniumeisen(III)-sulfat-Lösung *R* 2 bis zur rötlich gelben Färbung titriert.

1 ml Silbernitrat-Lösung (0,1 mol · l^{-1}) entspricht 16,11 mg $ZrOCl_2 \cdot 8\ H_2O$.

Zirconiumnitrat *R* 1097200

CAS Nr. 14985-18-3

Basisches Salz, das etwa der Formel $ZrO(NO_3)_2 \cdot 2\ H_2O$ entspricht

Weißes Pulver oder Kristalle, hygroskopisch; löslich in Wasser

Die wässrige Lösung ist klar oder höchstens schwach getrübt.

Dicht verschlossen zu lagern

Zirconiumnitrat-Lösung *R* 1097201

Eine Lösung von Zirconiumnitrat *R* (1 g · l^{-1}) in einer Mischung von 40 ml Wasser *R* und 60 ml Salzsäure *R*

4.1.2 Referenzlösungen für Grenzprüfungen

Acetaldehyd-Lösung (100 ppm C_2H_4O) *R* 5000100

1,0 g Acetaldehyd *R* wird mit 2-Propanol *R* zu 100,0 ml verdünnt.

Vor Gebrauch werden 5,0 ml der Lösung mit 2-Propanol *R* zu 500,0 ml verdünnt.

Bei Bedarf frisch herzustellen

Acetaldehyd-Lösung (100 ppm C_2H_4O) *R* 1 5000101

1,0 g Acetaldehyd *R* wird mit Wasser *R* zu 100,0 ml verdünnt.

Vor Gebrauch werden 5,0 ml der Lösung mit Wasser *R* zu 500,0 ml verdünnt.

Bei Bedarf frisch herzustellen

Aluminium-Lösung (200 ppm Al) *R* 5000200

Aluminiumkaliumsulfat *R*, entsprechend 0,352 g $AlK(SO_4)_2 \cdot 12\ H_2O$, wird in Wasser *R* gelöst. Die Lösung wird mit 10 ml verdünnter Schwefelsäure *R* versetzt und mit Wasser *R* zu 100,0 ml verdünnt.

Aluminium-Lösung (100 ppm Al) *R* 5000203

Aluminiumchlorid *R*, entsprechend 8,947 g $AlCl_3 \cdot 6\ H_2O$, wird in Wasser *R* zu 1000,0 ml gelöst.

Vor Gebrauch wird die Lösung 1 zu 10 verdünnt.

Aluminium-Lösung (10 ppm Al) *R* 5000201

Aluminiumnitrat *R*, entsprechend 1,39 g $Al(NO_3)_3 \cdot 9\ H_2O$, werden in Wasser *R* zu 100,0 ml gelöst.

Vor Gebrauch wird die Lösung 1 zu 100 verdünnt.

Aluminium-Lösung (2 ppm Al) *R* 5000202

Aluminiumkaliumsulfat *R*, entsprechend 0,352 g $AlK(SO_4)_2 \cdot 12\ H_2O$, wird in Wasser *R* gelöst. Die Lösung wird mit 10 ml verdünnter Schwefelsäure *R* versetzt und mit Wasser *R* zu 100,0 ml verdünnt.

Vor Gebrauch wird die Lösung 1 zu 100 verdünnt.

Ammonium-Lösung (100 ppm NH_4) *R* 5000300

Ammoniumchlorid *R*, entsprechend 0,741 g NH_4Cl, wird in Wasser *R* zu 1000 ml gelöst.

Vor Gebrauch wird die Lösung 1 zu 2,5 verdünnt.

Ammonium-Lösung (2,5 ppm NH_4) *R* 5000301

Ammoniumchlorid *R*, entsprechend 0,741 g NH_4Cl, wird in Wasser *R* zu 1000,0 ml gelöst.

Vor Gebrauch wird die Lösung 1 zu 100 verdünnt.

Ammonium-Lösung (1 ppm NH_4) *R* 5000302

Die Ammonium-Lösung (2,5 ppm NH_4) *R* wird vor Gebrauch 1 zu 2,5 verdünnt.

Antimon-Lösung (100 ppm Sb) *R* 5000401

Kaliumantimonoxidtartrat *R*, entsprechend 0,274 g $C_4H_4KO_7Sb \cdot 0,5\ H_2O$, wird in 500 ml Salzsäure (1 mol · l^{-1}) gelöst. Die klare Lösung wird mit Wasser *R* zu 1000 ml verdünnt.

Antimon-Lösung (1 ppm Sb) *R* 5000400

Kaliumantimonoxidtartrat *R*, entsprechend 0,274 g $C_4H_4KO_7Sb \cdot 0,5\ H_2O$, wird in 20 ml Salzsäure *R* 1 gelöst. Die klare Lösung wird mit Wasser *R* zu 100,0 ml verdünnt. 10,0 ml Lösung werden mit 200 ml Salzsäure *R* 1 versetzt und mit Wasser *R* zu 1000,0 ml verdünnt. 100,0 ml dieser Lösung werden mit 300 ml Salzsäure *R* 1 versetzt und mit Wasser *R* zu 1000,0 ml verdünnt.

Die verdünnten Lösungen werden jeweils vor Gebrauch hergestellt.

Arsen-Lösung (10 ppm As) *R* 5000500

Arsen(III)-oxid *R*, entsprechend 0,330 g As_2O_3, wird in 5 ml verdünnter Natriumhydroxid-Lösung *R* gelöst. Die Lösung wird mit Wasser *R* zu 250,0 ml verdünnt.

Vor Gebrauch wird die Lösung 1 zu 100 verdünnt.

Arsen-Lösung (1 ppm As) *R* 5000501

Die Arsen-Lösung (10 ppm As) *R* wird vor Gebrauch 1 zu 10 verdünnt.

Arsen-Lösung (0,1 ppm As) *R* 5000502

Die Arsen-Lösung (1 ppm As) *R* wird vor Gebrauch 1 zu 10 verdünnt.

Barium-Lösung (50 ppm Ba) *R* 5000600

Bariumchlorid *R*, entsprechend 0,178 g $BaCl_2 \cdot 2\ H_2O$, wird in destilliertem Wasser *R* zu 100,0 ml gelöst.

Vor Gebrauch wird die Lösung 1 zu 20 mit destilliertem Wasser *R* verdünnt.

Bismut-Lösung (100 ppm Bi) *R* 5005300

Bismut *R*, entsprechend 0,500 g Bi, wird in 50 ml Salpetersäure *R* gelöst. Die Lösung wird mit Wasser *R* zu 500,0 ml verdünnt.

Vor Gebrauch wird die Lösung 1 zu 10 mit verdünnter Salpetersäure *R* verdünnt.

Blei-Lösung (0,1 % Pb) *R* 5001700

Blei(II)-nitrat *R*, entsprechend 0,400 g $Pb(NO_3)_2$, wird in Wasser *R* zu 250,0 ml gelöst.

Blei-Lösung (100 ppm Pb) *R* 5001701

Die Blei-Lösung (0,1 % Pb) *R* wird vor Gebrauch 1 zu 10 verdünnt.

Blei-Lösung (10 ppm Pb) *R* 5001702

Die Blei-Lösung (100 ppm Pb) *R* wird vor Gebrauch 1 zu 10 verdünnt.

Blei-Lösung (10 ppm Pb) *R* 1 5001706

Bleinitrat *R*, entsprechend 0,160 g $Pb(NO_3)_2$ wird in 100 ml Wasser *R* gelöst. Die Lösung wird mit 1 ml bleifreier Salpetersäure *R* versetzt und mit Wasser *R* zu 1000,0 ml verdünnt.

Vor Gebrauch wird die Lösung 1 zu 10 verdünnt.

Blei-Lösung (2 ppm Pb) *R* 5001703

Die Blei-Lösung (10 ppm Pb) *R* wird vor Gebrauch 1 zu 5 verdünnt.

Blei-Lösung (1 ppm Pb) *R* 5001704

Die Blei-Lösung (10 ppm Pb) *R* wird vor Gebrauch 1 zu 10 verdünnt.

Blei-Lösung (0,1 ppm Pb) *R* 5001705

Die Blei-Lösung (1 ppm Pb) *R* wird vor Gebrauch 1 zu 10 verdünnt.

Blei-Lösung (1000 ppm Pb), ölige *R* 5004800

Bleiorganische Verbindung in Öl

CONOSTAN-Standard, zum Beispiel bei SPIN (91965 Courtabœuf Cedex, France; info@spin.fr) erhältlich, wurde für geeignet befunden.

Cadmium-Lösung (0,1 % Cd) *R* 5000700

Cadmium *R*, entsprechend 0,100 g Cadmium, wird in der eben notwendigen Menge einer Mischung gleicher Volumteile Salzsäure *R* und Wasser *R* gelöst. Die Lösung wird mit einer 1prozentigen Lösung (*V/V*) von Salzsäure *R* zu 100,0 ml verdünnt.

Cadmium-Lösung (10 ppm Cd) *R* 5000701

Die Cadmium-Lösung (0,1 % Cd) *R* wird vor Gebrauch 1 zu 100 mit einer 1-prozentigen Lösung von Salzsäure *R* verdünnt.

Calcium-Lösung (400 ppm Ca) *R* 5000800

Calciumcarbonat *R*, entsprechend 1,000 g $CaCO_3$, wird in 23 ml Salzsäure ($1\ mol \cdot l^{-1}$) gelöst. Die Lösung wird mit destilliertem Wasser *R* zu 100,0 ml verdünnt.

Vor Gebrauch wird die Lösung 1 zu 10 mit destilliertem Wasser *R* verdünnt.

Calcium-Lösung (100 ppm Ca) *R* 5000801

Calciumcarbonat *R*, entsprechend 0,624 g $CaCO_3$, wird in 3 ml Essigsäure *R* gelöst. Die Lösung wird mit destilliertem Wasser *R* zu 250,0 ml verdünnt.

Vor Gebrauch wird die Lösung 1 zu 10 mit destilliertem Wasser *R* verdünnt.

Calcium-Lösung (100 ppm Ca) *R* 1 5000804

Wasserfreies Calciumchlorid *R*, entsprechend 2,769 g $CaCl_2$, wird in verdünnter Salzsäure *R* zu 1000,0 ml gelöst.

Vor Gebrauch wird die Lösung 1 zu 10 mit Wasser *R* verdünnt.

Calcium-Lösung (10 ppm Ca) *R* 5000803

Calciumcarbonat *R*, entsprechend 0,624 g $CaCO_3$, wird in 3 ml Essigsäure *R* gelöst. Die Lösung wird mit destilliertem Wasser *R* zu 250,0 ml verdünnt.

Vor Gebrauch wird die Lösung 1 zu 100 mit destilliertem Wasser *R* verdünnt.

Calcium-Lösung (100 ppm Ca), ethanolische *R* 5000802

Calciumcarbonat *R*, entsprechend 2,50 g $CaCO_3$, wird in 12 ml Essigsäure *R* gelöst. Die Lösung wird mit destilliertem Wasser *R* zu 1000,0 ml verdünnt.

Vor Gebrauch wird die Lösung 1 zu 10 mit Ethanol 96 % *R* verdünnt.

Chlorid-Lösung (50 ppm Cl) *R* 5004100

Natriumchlorid *R*, entsprechend 0,824 g NaCl, wird in Wasser *R* zu 1000,0 ml gelöst.

Vor Gebrauch wird die Lösung 1 zu 10 verdünnt.

Chlorid-Lösung (8 ppm Cl) *R* 5000900

Natriumchlorid, entsprechend 1,32 g NaCl, wird in Wasser *R* zu 1000,0 ml gelöst.

Vor Gebrauch wird die Lösung 1 zu 100 verdünnt.

Chlorid-Lösung (5 ppm Cl) *R* 5000901

Natriumchlorid *R*, entsprechend 0,824 g NaCl, wird in Wasser *R* zu 1000,0 ml gelöst.

Vor Gebrauch wird die Lösung 1 zu 100 verdünnt.

Chrom-Lösung (0,1 % Cr) *R* 5001002

Kaliumdichromat *R*, entsprechend 2,83 g $K_2Cr_2O_7$, wird in Wasser *R* zu 1000,0 ml gelöst.

Chrom-Lösung (100 ppm Cr) *R* 5001000

Kaliumdichromat *R*, entsprechend 0,283 g $K_2Cr_2O_7$, wird in Wasser *R* zu 1000,0 ml gelöst.

Chrom-Lösung (0,1 ppm Cr) *R* 5001001

Die Chrom-Lösung (100 ppm Cr) *R* wird vor Gebrauch 1 zu 1000 verdünnt.

Chrom-Lösung (1000 ppm Cr), ölige *R* 5004600

Chromorganische Verbindung in Öl

CONOSTAN-Standard, zum Beispiel bei SPIN (91965 Courtabœuf Cedex, France; info@spin.fr) erhältlich, wurde für geeignet befunden.

Cobalt-Lösung (100 ppm Co) *R* 5004300

Cobaltnitrat *R*, entsprechend 0,494 g $Co(NO_3)_2 \cdot 6\,H_2O$, wird in 500 ml Salpetersäure (1 mol · l^{-1}) gelöst. Die klare Lösung wird mit Wasser *R* zu 1000 ml verdünnt.

Cyanoferrat(II)-Lösung (100 ppm $Fe(CN)_6$) *R* 5001200

Kaliumhexacyanoferrat(II) *R*, entsprechend 0,20 g $K_4[Fe(CN)_6] \cdot 3\,H_2O$, wird in Wasser *R* zu 100,0 ml gelöst.

Vor Gebrauch wird die Lösung 1 zu 10 verdünnt.

Cyanoferrat(III)-Lösung (50 ppm $Fe(CN)_6$) *R* 5001300

Kaliumhexacyanoferrat(III) *R*, entsprechend 0,78 g $K_3[Fe(CN)_6]$, wird in Wasser *R* zu 100,0 ml gelöst.

Vor Gebrauch wird die Lösung 1 zu 100 verdünnt.

Eisen-Lösung (1 g · l^{-1} Fe) *R* 5001605

0,100 g Eisen *R* werden in der eben notwendigen Menge einer Mischung gleicher Volumteile Salzsäure *R* und Wasser *R* gelöst. Die Lösung wird mit Wasser *R* zu 100,0 ml verdünnt.

Eisen-Lösung (250 ppm Fe) *R* 5001606

Eisen(III)-chlorid *R*, entsprechend 4,840 g $FeCl_3 \cdot 6\,H_2O$, wird in einer Lösung von Salzsäure *R* (150 g · l^{-1}) zu 100,0 ml gelöst.

Vor Gebrauch wird die Lösung 1 zu 40 mit Wasser *R* verdünnt.

Eisen-Lösung (20 ppm Fe) *R* 5001600

Ammoniumeisen(III)-sulfat *R*, entsprechend 0,863 g $FeNH_4(SO_4)_2 \cdot 12\,H_2O$, wird nach Zusatz von 25 ml verdünnter Schwefelsäure *R* in Wasser *R* zu 500,0 ml gelöst.

Vor Gebrauch wird die Lösung 1 zu 10 verdünnt.

Eisen-Lösung (10 ppm Fe) *R* 5001601

Ammoniumeisen(II)-sulfat *R*, entsprechend 7,022 g $Fe(NH_4)_2(SO_4)_2 \cdot 6\,H_2O$, wird in 25 ml verdünnter Schwefelsäure *R* gelöst und mit Wasser *R* zu 1000,0 ml verdünnt.

Vor Gebrauch wird diese Lösung 1 zu 100 verdünnt.

Eisen-Lösung (8 ppm Fe) *R* 5001602

80 mg Eisen *R* werden in 50 ml Salzsäure (220 g · l^{-1} HCl) gelöst. Die Lösung wird mit Wasser *R* zu 1000,0 ml verdünnt.

Vor Gebrauch wird die Lösung 1 zu 10 verdünnt.

Eisen-Lösung (2 ppm Fe) *R* 5001603

Die Eisen-Lösung (20 ppm Fe) *R* wird vor Gebrauch 1 zu 10 verdünnt.

Eisen-Lösung (1 ppm Fe) *R* 5001604

Die Eisen-Lösung (20 ppm Fe) *R* wird vor Gebrauch 1 zu 20 verdünnt.

Element-Lösung zur Atomspektroskopie (1,000 g · l^{-1}) *R* 5004000

Das Element oder ein Salz des Elements, mit einem Gehalt von mindestens 99,0 Prozent, wird im Allgemeinen in saurem Milieu gelöst. Die Menge Element je Liter Lösung muss während der angegebenen Dauer der Verwendung und solange die Probeflasche nicht geöffnet wurde, größer sein als 0,995 g. Ausgangsmaterial (Element oder Salz) und Eigenschaften des Lösungsmittels oder der Lösungsmittelmischung (Beschaffenheit, Säuregrad usw.) müssen in der Beschriftung angegeben sein.

Fluorid-Lösung (10 ppm F) *R* 5001400

Natriumfluorid *R* wird 12 h lang bei 300 °C getrocknet. 0,442 g getrocknete Substanz werden in Wasser *R* zu 1000,0 ml gelöst (0,2 mg · ml^{-1} F).

Die Lösung ist in Polyethylenbehältnissen zu lagern.

Vor Gebrauch wird die Lösung 1 zu 20 verdünnt.

Fluorid-Lösung (1 ppm F) *R* 5001401

Die Fluorid-Lösung (10 ppm F) *R* wird vor Gebrauch 1 zu 10 verdünnt.

Formaldehyd-Lösung (5 ppm CH_2O) *R* 5001500

Eine 1,0 g CH_2O je Liter enthaltende Lösung, hergestellt aus Formaldehyd-Lösung *R*, wird vor Gebrauch 1 zu 200 mit Wasser *R* verdünnt.

Germanium-Lösung (100 ppm Ge) *R* 5004400

Ammoniumhexafluorogermanat(IV) *R*, entsprechend 0,307 g $(NH_4)_2GeF_6$, wird in einer 0,01-prozentigen Lösung (*V/V*) von Flußsäure *R* gelöst. Die klare Lösung wird mit Wasser *R* zu 1000 ml verdünnt.

Glyoxal-Lösung (20 ppm $C_2H_2O_2$) *R* 5003700

Glyoxal-Lösung *R* entsprechend 0,200 g $C_2H_2O_2$ wird in einem Messkolben mit wasserfreiem Ethanol *R* zu 100,0 ml verdünnt.

Vor Gebrauch wird die Lösung 1 zu 100 mit wasserfreiem Ethanol *R* verdünnt.

Glyoxal-Lösung (2 ppm $C_2H_2O_2$) *R* 5003701

Die Glyoxal-Lösung (20 ppm $C_2H_2O_2$) *R* wird vor Gebrauch 1 zu 10 mit wasserfreiem Ethanol *R* verdünnt.

Iodid-Lösung (10 ppm I) *R* 5003800

Kaliumiodid *R*, entsprechend 0,131 g KI, wird in Wasser *R* zu 100,0 ml gelöst.

Vor Gebrauch wird die Lösung 1 zu 100 verdünnt.

Kalium-Lösung (600 ppm K) *R* 5005100

Kaliumsulfat *R*, entsprechend 2,676 g K_2SO_4, wird in Wasser *R* zu 100,0 ml gelöst.

Vor Gebrauch wird die Lösung 1 zu 20 verdünnt.

Kalium-Lösung (100 ppm K) *R* 5002400

Kaliumsulfat *R*, entsprechend 0,446 g K_2SO_4, wird in Wasser *R* zu 100,0 ml gelöst.

Vor Gebrauch wird die Lösung 1 zu 20 verdünnt.

Kalium-Lösung (20 ppm K) *R* 5002401

Die Kalium-Lösung (100 ppm K) *R* wird vor Gebrauch 1 zu 5 verdünnt.

Kupfer-Lösung (0,1 % Cu) *R* 5001100

Kupfer(II)-sulfat *R*, entsprechend 0,393 g $CuSO_4 \cdot 5\,H_2O$, wird in Wasser *R* zu 100,0 ml gelöst.

Kupfer-Lösung (10 ppm Cu) *R* 5001101

Die Kupfer-Lösung (0,1 % Cu) *R* wird vor Gebrauch 1 zu 100 verdünnt.

Kupfer-Lösung (0,1 ppm Cu) *R* 5001102

Die Kupfer-Lösung (10 ppm Cu) *R* wird vor Gebrauch 1 zu 100 verdünnt.

Kupfer-Lösung (1000 ppm Cu), ölige *R* 5004700

Kupferorganische Verbindung in Öl

CONOSTAN-Standard, zum Beispiel bei SPIN (91965 Courtabœuf Cedex, France; info@spin.fr) erhältlich, wurde für geeignet befunden.

Magnesium-Lösung (100 ppm Mg) *R* 5001800

Magnesiumsulfat *R*, entsprechend 1,010 g $MgSO_4 \cdot 7H_2O$, wird in Wasser *R* zu 100,0 ml gelöst.

Vor Gebrauch wird die Lösung 1 zu 10 verdünnt.

Magnesium-Lösung (10 ppm Mg) *R* 5001801

Die Magnesium-Lösung (100 ppm Mg) *R* wird vor Gebrauch 1 zu 10 verdünnt.

Magnesium-Lösung (10 ppm Mg) *R* 1 5001802

Magnesiumchlorid *R*, entsprechend 8,365 g $MgCl_2 \cdot 6\,H_2O$, wird in verdünnter Salzsäure *R* zu 1000,0 ml gelöst.

Vor Gebrauch wird die Lösung 1 zu 100 mit Wasser *R* verdünnt.

Mangan-Lösung (100 ppm Mn) *R* 5004500

Mangan(II)-sulfat *R*, entsprechend 0,308 g $MnSO_4 \cdot H_2O$, wird in 500 ml Salpetersäure (1 mol · l^{-1}) gelöst. Die klare Lösung wird mit Wasser *R* zu 1000 ml verdünnt.

Natrium-Lösung (200 ppm Na) *R* 5002700

Natriumchlorid *R*, entsprechend 0,509 g NaCl, wird in Wasser *R* zu 100,0 ml gelöst.

Vor Gebrauch wird die Lösung 1 zu 10 verdünnt.

Natrium-Lösung (50 ppm Na) *R* 5002701

Die Natrium-Lösung (200 ppm Na) *R* wird vor Gebrauch 1 zu 4 verdünnt.

Nickel-Lösung (10 ppm Ni) *R* 5002000

Nickel(II)-sulfat *R*, entsprechend 4,78 g $NiSO_4 \cdot 7\,H_2O$, wird in Wasser *R* zu 1000,0 ml gelöst.

Vor Gebrauch wird die Lösung 1 zu 100 verdünnt.

Nickel-Lösung (0,2 ppm Ni) *R* 5002002

Die Nickel-Lösung (10 ppm Ni) *R* wird vor Gebrauch 1 zu 50 verdünnt.

Nickel-Lösung (0,1 ppm Ni) *R* 5002001

Die Nickel-Lösung (10 ppm Ni) *R* wird vor Gebrauch 1 zu 100 verdünnt.

Nickel-Lösung (1000 ppm Ni), ölige *R* 5004900

Nickelorganische Verbindung in Öl

CONOSTAN-Standard, zum Beispiel bei SPIN (91965 Courtabœuf Cedex, France; info@spin.fr) erhältlich, wurde für geeignet befunden.

Nitrat-Lösung (100 ppm NO_3) *R* 5002100

Kaliumnitrat *R*, entsprechend 0,815 g KNO_3, wird in Wasser *R* zu 500,0 ml gelöst.

Vor Gebrauch wird die Lösung 1 zu 10 verdünnt.

Nitrat-Lösung (10 ppm NO_3) *R* 5002101

Die Nitrat-Lösung (100 ppm NO_3) *R* wird vor Gebrauch 1 zu 10 verdünnt.

Nitrat-Lösung (2 ppm NO_3) *R* 5002102

Die Nitrat-Lösung (10 ppm NO_3) *R* wird vor Gebrauch 1 zu 5 verdünnt.

Palladium-Lösung (500 ppm Pd) *R* 5003600

50,0 mg Palladium *R* werden in 9 ml Salzsäure *R* gelöst. Die Lösung wird mit Wasser *R* zu 100,0 ml verdünnt.

Palladium-Lösung (20 ppm Pd) *R* 5003602

0,333 g Palladium(II)-chlorid *R* werden in 2 ml warmer Salzsäure *R* gelöst. Die Lösung wird mit einer Mischung gleicher Volumteile verdünnter Salzsäure *R* und Wasser *R* zu 1000,0 ml verdünnt.

Vor Gebrauch wird die Lösung 1 zu 10 mit Wasser *R* verdünnt.

Palladium-Lösung (0,5 ppm Pd) *R* 5003601

Die Palladium-Lösung (500 ppm Pd) *R* wird mit einer Mischung von 0,3 Volumteilen Salpetersäure *R* und 99,7 Volumteilen Wasser *R* 1 zu 1000 verdünnt.

Phosphat-Lösung (200 ppm PO_4) *R* 5004200

Kaliumdihydrogenphosphat *R*, entsprechend 0,286 g KH_2PO_4, wird in Wasser *R* zu 1000,0 ml gelöst.

Phosphat-Lösung (5 ppm PO_4) *R* 5002200

Kaliumdihydrogenphosphat *R*, entsprechend 0,716 g KH_2PO_4, wird in Wasser *R* zu 1000,0 ml gelöst.

Vor Gebrauch wird die Lösung 1 zu 100 verdünnt.

Platin-Lösung (30 ppm Pt) *R* 5002300

80 mg Hexachloroplatin(IV)-säure *R* werden in Salzsäure ($1 \text{ mol} \cdot l^{-1}$) zu 100,0 ml gelöst.

Vor Gebrauch wird die Lösung mit Salzsäure ($1 \text{ mol} \cdot l^{-1}$) 1 zu 10 verdünnt.

Quecksilber-Lösung (1000 ppm Hg) *R* 5001900

1,354 g Quecksilber(II)-chlorid *R* werden in 50 ml verdünnter Salpetersäure *R* gelöst und mit Wasser *R* zu 1000,0 ml verdünnt.

Quecksilber-Lösung (10 ppm Hg) *R* 5001901

Quecksilber(II)-chlorid *R*, entsprechend 0,338 g $HgCl_2$, wird in 250,0 ml Wasser *R* gelöst.

Vor Gebrauch wird die Lösung 1 zu 100 mit Wasser *R* verdünnt.

Referenzlösung zur Mikrobestimmung von Wasser *R* 1147300

Im Handel erhältliche Referenzlösung zur coulometrischen Titration von Wasser, die einen zertifizierten Gehalt an Wasser in einem geeigneten Lösungsmittel enthält.

Selen-Lösung (100 ppm Se) *R* 5002500

0,100 g Selen *R* werden in 2 ml Salpetersäure *R* gelöst. Die Lösung wird zur Trockne eingedampft. Der Rückstand wird in 2 ml Wasser *R* aufgenommen und erneut zur Trockne eingedampft. Der Vorgang wird noch 2-mal wiederholt. Danach wird der Rückstand in 50 ml verdünnter Salzsäure *R* gelöst und mit der gleichen Säure zu 1000,0 ml verdünnt.

Selen-Lösung (1 ppm Se) *R* 5002501

Selenige Säure *R*, entsprechend 6,54 mg H_2SeO_3, wird in Wasser *R* zu 100,0 ml gelöst.

Vor Gebrauch wird die Lösung 1 zu 40 verdünnt.

Silber-Lösung (5 ppm Ag) *R* 5002600

Silbernitrat *R*, entsprechend 0,790 g $AgNO_3$, wird in Wasser *R* zu 1000,0 ml gelöst.

Vor Gebrauch wird die Lösung 1 zu 100 verdünnt.

Strontium-Lösung (1,0 % Sr) *R* 5003900

Strontiumcarbonat *R*, entsprechend 1,6849 g $SrCO_3$, wird mit Wasser *R* bedeckt. Vorsichtig wird Salzsäure *R* zugesetzt, bis die Substanz gelöst ist und keine weitere Gasentwicklung auftritt. Anschließend wird die Lösung mit Wasser *R* zu 100,0 ml verdünnt.

Sulfat-Lösung (100 ppm SO_4) *R* 5002802

Kaliumsulfat *R*, entsprechend 0,181 g K_2SO_4, wird in destilliertem Wasser *R* zu 100,0 ml gelöst.

Vor Gebrauch wird die Lösung 1 zu 10 mit destilliertem Wasser *R* verdünnt.

Sulfat-Lösung (10 ppm SO_4) *R* 5002800

Kaliumsulfat *R*, entsprechend 0,181 g K_2SO_4, wird in destilliertem Wasser *R* zu 100,0 ml gelöst.

Vor Gebrauch wird die Lösung 1 zu 100 mit destilliertem Wasser *R* verdünnt.

Sulfat-Lösung (10 ppm SO_4) *R* 1 5002801

Kaliumsulfat *R*, entsprechend 0,181 g K_2SO_4, wird in Ethanol 30 % *R* zu 100,0 ml gelöst.

Vor Gebrauch wird die Lösung 1 zu 100 mit Ethanol 30 % *R* verdünnt.

Sulfit-Lösung (1,5 ppm SO_2) *R* 5002900

Natriumdisulfit *R*, entsprechend 0,152 g $Na_2S_2O_5$, wird in Wasser *R* zu 100,0 ml gelöst. 5,0 ml Lösung werden mit Wasser *R* zu 100,0 ml verdünnt. 3,0 ml dieser Lösung werden mit 4,0 ml Natriumhydroxid-Lösung ($0,1 \text{ mol} \cdot l^{-1}$) versetzt und mit Wasser *R* zu 100,0 ml verdünnt.

Bei Bedarf frisch herzustellen

Thallium-Lösung (10 ppm Tl) *R* 5003000

Thallium(I)-sulfat *R*, entsprechend 0,1235 g Tl_2SO_4, wird in einer Lösung von Natriumchlorid *R* ($9 \text{ g} \cdot l^{-1}$) zu 1000,0 ml gelöst. 10,0 ml der Lösung werden mit einer Lösung von Natriumchlorid *R* ($9 \text{ g} \cdot l^{-1}$) zu 100,0 ml verdünnt.

Titan-Lösung (100 ppm Ti) *R* 5003200

100,0 mg Titan *R* werden in 100 ml Salzsäure *R*, falls erforderlich unter Erhitzen, gelöst. Nach dem Verdünnen mit Wasser *R* zu 150 ml wird die Lösung abgekühlt und mit Wasser *R* zu 1000 ml verdünnt.

Vanadin-Lösung ($1 \text{ g} \cdot l^{-1}$ V) *R* 5003300

Ammoniumvanadat *R*, entsprechend 0,230 g NH_4VO_3, wird in Wasser *R* zu 100,0 ml gelöst.

Wasserstoffperoxid-Lösung (10 ppm H_2O_2) *R* 5005200

10,0 ml Wasserstoffperoxid-Lösung 3 % *R* werden mit Wasser *R* zu 300,0 ml verdünnt. 10,0 ml dieser Lösung werden mit Wasser *R* zu 1000,0 ml verdünnt.

Bei Bedarf frisch herzustellen

Zink-Lösung ($5 \text{ mg} \cdot ml^{-1}$ Zn) *R* 5003400

Zinkoxid *R*, entsprechend 3,15 g ZnO, wird in 15 ml Salzsäure *R* gelöst. Die Lösung wird mit Wasser *R* zu 500,0 ml verdünnt.

Zink-Lösung (100 ppm Zn) *R* 5003401

Zinksulfat *R*, entsprechend 0,440 g $ZnSO_4 \cdot 7\,H_2O$, wird nach Zusatz von 1 ml Essigsäure *R* in Wasser *R* zu 100,0 ml gelöst.

Vor Gebrauch wird die Lösung 1 zu 10 verdünnt.

Reagenzien

Zink-Lösung (10 ppm Zn) *R* 5003402

Die Zink-Lösung (100 ppm Zn) *R* wird vor Gebrauch 1 zu 10 verdünnt.

Zink-Lösung (5 ppm Zn) *R* 5003403

Die Zink-Lösung (100 ppm Zn) *R* wird vor Gebrauch 1 zu 20 verdünnt.

Zinn-Lösung (5 ppm Sn) *R* 5003100

Zinn *R*, entsprechend 0,500 g Sn, wird in einer Mischung von 5 ml Wasser *R* und 25 ml Salzsäure *R* gelöst. Die Lösung wird mit Wasser *R* zu 1000,0 ml verdünnt. Vor Gebrauch wird diese Lösung 1 zu 100 mit einer 2,5-prozentigen Lösung (*V/V*) von Salzsäure *R* verdünnt.

Zinn-Lösung (0,1 ppm Sn) *R* 5003101

Die Zinn-Lösung (5 ppm Sn) *R* wird vor Gebrauch 1 zu 50 verdünnt.

Zinn-Lösung (1000 ppm Sn), ölige *R* 5005000

Zinnorganische Verbindung in Öl

CONOSTAN-Standard, zum Beispiel bei SPIN (91965 Courtabœuf Cedex, France; info@spin.fr) erhältlich, wurde für geeignet befunden.

Zirconium-Lösung (1 g · l^{-1} Zr) *R* 5003500

Zirconiumnitrat *R*, entsprechend 0,293 g $ZrO(NO_3)_2 \cdot 2\,H_2O$, wird in einer Mischung von 2 Volumteilen Salzsäure *R* und 8 Volumteilen Wasser *R* zu 100,0 ml gelöst.

4.1.3 Pufferlösungen

Aceton-Lösung, gepufferte *R* 4000100

8,15 g Natriumacetat *R* und 42 g Natriumchlorid *R* werden in Wasser *R* gelöst. Die Lösung wird mit 68 ml Salzsäure (0,1 mol · l^{-1}) und 150 ml Aceton *R* versetzt und mit Wasser *R* zu 500 ml verdünnt.

Pufferlösung zur Einstellung der Gesamtionenstärke *R* 4007700

58,5 g Natriumchlorid *R*, 57,0 ml Essigsäure 99 % *R*, 61,5 g Natriumacetat *R* und 5,0 g 1,2-Cyclohexandinitrilotetraessigsäure *R* werden in Wasser *R* zu 500,0 ml gelöst. Der pH-Wert (2.2.3) wird mit einer Lösung von Natriumhydroxid *R* (335 g · l^{-1}) auf 5,0 bis 5,5 eingestellt und die Lösung mit destilliertem Wasser *R* zu 1000,0 ml verdünnt.

Pufferlösung zur Einstellung der Gesamtionenstärke *R* 1 4008800

Lösung a: 210 g Citronensäure *R* werden in 400 ml destilliertem Wasser *R* gelöst. Die Lösung wird mit konzentrierter Ammoniak-Lösung *R* auf einen pH-Wert (2.2.3) von 7,0 eingestellt und mit destilliertem Wasser *R* zu 1000,0 ml verdünnt.

Lösung b: 132 g Ammoniummonohydrogenphosphat *R* werden in destilliertem Wasser *R* zu 1000,0 ml gelöst.

Lösung c: Eine Suspension von 292 g (Ethylendinitrilo)tetraessigsäure *R* in etwa 500 ml destilliertem Wasser *R* wird mit etwa 200 ml konzentrierter Ammoniak-Lösung *R* versetzt. Die Lösung wird mit konzentrierter Ammoniak-Lösung *R* auf einen pH-Wert von 6 bis 7 eingestellt und mit destilliertem Wasser *R* zu 1000,0 ml verdünnt.

Gleiche Volumteile der Lösungen a, b, c werden gemischt und mit konzentrierter Ammoniak-Lösung *R* auf einen pH-Wert von 7,5 eingestellt.

SDS-PAGE-Proben-Pufferlösung, konzentrierte *R* 1115000

1,89 g Trometamol *R*, 5,0 g Natriumdodecylsulfat *R* und 50 mg Bromphenolblau *R* werden in Wasser *R* gelöst. Die Lösung wird nach Zusatz von 25,0 ml Glycerol *R* mit Wasser *R* zu 100 ml verdünnt. Der pH-Wert (2.2.3) wird mit Salzsäure *R* auf 6,8 eingestellt. Die Lösung wird mit Wasser *R* zu 125 ml verdünnt.

SDS-PAGE-Proben-Pufferlösung für reduzierende Bedingungen, konzentrierte *R* 1122100

3,78 g Trometamol *R*, 10,0 g Natriumdodecylsulfat *R* und 0,100 g Bromphenolblau *R* werden in Wasser *R* gelöst. Die Lösung wird nach Zusatz von 50,0 ml Glycerol *R* mit Wasser *R* zu 200 ml verdünnt. Der Lösung werden 25,0 ml 2-Mercaptoethanol *R* zugesetzt. Der pH-Wert (2.2.3) wird mit Salzsäure *R* auf 6,8 eingestellt. Die Lösung wird mit Wasser *R* zu 250,0 ml verdünnt.

Alternativ kann an Stelle von 2-Mercaptoethanol als reduzierende Substanz Dithiothreitol verwendet werden. In diesem Fall ist die Pufferlösung wie folgt herzustellen: 3,78 g Trometamol *R*, 10,0 g Natriumdodecylsulfat *R* und 0,100 g Bromphenolblau *R* werden in Wasser *R* gelöst. Die Lösung wird nach Zusatz von 50,0 ml Glycerol *R* mit Wasser *R* zu 200 ml verdünnt. Der pH-Wert (2.2.3) der Lösung wird mit Salzsäure *R* auf 6,8 eingestellt und die Lösung mit Wasser *R* zu 250,0 ml verdünnt. Unmittelbar vor Gebrauch wird Dithiothreitol *R* hinzugegeben, bis eine Endkonzentration von 100 mmol erreicht ist.

Pufferlösung pH 2,0 *R* 4000200

6,57 g Kaliumchlorid *R* werden in Wasser *R* gelöst. Nach Zusatz von 119,0 ml Salzsäure (0,1 mol · l^{-1}) wird die Lösung mit Wasser *R* zu 1000,0 ml verdünnt.

Phosphat-Pufferlösung pH 2,0 *R* 4007900

8,95 g Natriummonohydrogenphosphat *R* und 3,40 g Kaliumdihydrogenphosphat *R* werden in Wasser *R* zu 1000,0 ml gelöst. Falls erforderlich wird der pH-Wert (2.2.3) mit Phosphorsäure 85 % *R* eingestellt.

Sulfat-Pufferlösung pH 2,0 *R* 4008900

Lösung I: 132,1 g Ammoniumsulfat *R* werden in Wasser *R* zu 500,0 ml gelöst.

Lösung II: Unter ständigem Rühren und Kühlen werden 14 ml Schwefelsäure *R* vorsichtig zu 400 ml Wasser *R* gegeben. Nach dem Erkalten wird die Mischung mit Wasser *R* zu 500,0 ml verdünnt.

Gleiche Volumteile der Lösungen I und II werden gemischt. Falls erforderlich wird der pH-Wert (2.2.3) eingestellt.

Pufferlösung pH 2,2 *R* 4010500

6,7 ml Phosphorsäure 85 % *R* werden mit 50,0 ml einer 4-prozentigen Lösung von verdünnter Natriumhydroxid-Lösung *R* gemischt. Die Mischung wird mit Wasser *R* zu 1000,0 ml verdünnt.

Pufferlösung pH 2,5 *R* 4000300

100 g Kaliumdihydrogenphosphat *R* werden in 800 ml Wasser *R* gelöst. Mit Salzsäure *R* wird der pH-Wert (2.2.3) auf 2,5 eingestellt und die Lösung mit Wasser *R* zu 1000,0 ml verdünnt.

Pufferlösung pH 2,5 *R* 1 4000400

4,9 g Phosphorsäure 10 % *R* werden mit 250 ml Wasser *R* versetzt. Die Lösung wird mit verdünnter Natriumhydroxid-Lösung *R* auf den pH-Wert (2.2.3) von 2,5 eingestellt und mit Wasser *R* zu 500,0 ml verdünnt.

Phosphat-Pufferlösung pH 2,8 *R* 4010600

7,8 g Natriumdihydrogenphosphat *R* werden in 900 ml Wasser *R* gelöst. Der pH-Wert (2.2.3) wird mit Phosphorsäure 85 % *R* auf 2,8 eingestellt und die Lösung mit Wasser *R* zu 1000 ml verdünnt.

Pufferlösung pH 3,0 *R* 4008000

21,0 g Citronensäure *R* werden in 200 ml Natriumhydroxid-Lösung (1 mol · l^{-1}) gelöst. Die Lösung wird mit Wasser *R* zu 1000 ml verdünnt. 40,3 ml Lösung werden mit Salzsäure (0,1 mol · l^{-1}) zu 100,0 verdünnt.

Phosphat-Pufferlösung pH 3,0 *R* 4000500

0,7 ml Phosphorsäure 85 % *R* werden mit 100 ml Wasser *R* gemischt. Die Mischung wird mit Wasser *R* zu 900 ml verdünnt und der pH-Wert (2.2.3) mit konzentrierter Natriumhydroxid-Lösung *R* auf 3,0 eingestellt. Die Lösung wird mit Wasser *R* zu 1000 ml verdünnt.

Phosphat-Pufferlösung pH 3,0 *R* 1 4010000

3,40 g Kaliumdihydrogenphosphat *R* werden in 900 ml Wasser *R* gelöst. Der pH-Wert (2.2.3) der Lösung wird mit Phosphorsäure 85 % *R* auf 3,0 eingestellt und die Lösung mit Wasser *R* zu 1000,0 ml verdünnt.

Phosphat-Pufferlösung pH 3,0 (0,1 mol · l^{-1}) *R* 4011500

12,0 g wasserfreies Natriumdihydrogenphosphat *R* werden in Wasser *R* gelöst. Der pH-Wert (2.2.3) wird mit verdünnter Phosphorsäure *R* 1 eingestellt und die Lösung mit Wasser *R* zu 1000 ml verdünnt.

Phosphat-Pufferlösung pH 3,2 *R* 4008100

900 ml einer Lösung von Natriumdihydrogenphosphat *R* (4 g · l^{-1}) werden mit 100 ml einer Lösung von Phosphorsäure 85 % *R* (2,5 g · l^{-1}) versetzt. Falls erforderlich wird der pH-Wert (2.2.3) eingestellt.

Phosphat-Pufferlösung pH 3,2 *R* 1 4008500

Eine Lösung von Natriummonohydrogenphosphat *R* (35,8 g · l^{-1}) wird mit Phosphorsäure 10 % *R* auf einen pH-Wert (2.2.3) von 3,2 eingestellt. 100,0 ml Lösung werden mit Wasser *R* zu 2000,0 ml verdünnt.

Pufferlösung pH 3,5 *R* 4000600

25,0 g Ammoniumacetat *R* werden in 25 ml Wasser *R* gelöst. Nach Zusatz von 38,0 ml Salzsäure *R* 1 wird der pH-Wert (2.2.3) bestimmt und, falls erforderlich, mit verdünnter Salzsäure *R* oder verdünnter Ammoniak-Lösung *R* 1 eingestellt. Die Lösung wird mit Wasser *R* zu 100,0 ml verdünnt.

Phosphat-Pufferlösung pH 3,5 *R* 4000700

68,0 g Kaliumdihydrogenphosphat *R* werden in Wasser *R* zu 1000,0 ml gelöst. Der pH-Wert (2.2.3) wird mit Phosphorsäure 85 % *R* eingestellt.

Pufferlösung pH 3,6 *R* 4000800

250,0 ml Kaliumhydrogenphthalat-Lösung (0,2 mol · l^{-1}) *R* werden mit 11,94 ml Salzsäure (0,2 mol · l^{-1}) versetzt und mit Wasser *R* zu 1000,0 ml verdünnt.

Pufferlösung pH 3,7 *R* 4000900

15,0 ml Essigsäure *R* werden mit 60 ml Ethanol 96 % *R* und 20 ml Wasser *R* versetzt. Ammoniak-Lösung *R* wird bis zum pH-Wert (2.2.3) von 3,7 zugesetzt und die Lösung mit Wasser *R* zu 100,0 ml verdünnt.

Kupfersulfat-Pufferlösung pH 4,0 *R* 4001000

0,25 g Kupfer(II)-sulfat *R* und 4,5 g Ammoniumacetat *R* werden in verdünnter Essigsäure *R* zu 100,0 ml gelöst.

Acetat-Pufferlösung pH 4,4 *R* 4001100

136 g Natriumacetat *R* und 77 g Ammoniumacetat *R* werden in Wasser *R* zu 1000,0 ml gelöst. Die Lösung wird mit 250,0 ml Essigsäure 99 % *R* gemischt.

Phthalat-Pufferlösung pH 4,4 *R* 4001200

2,042 g Kaliumhydrogenphthalat *R* werden in 50 ml Wasser *R* gelöst. Nach Zusatz von 7,5 ml Natriumhydroxid-Lösung (0,2 mol · l^{-1}) wird die Lösung mit Wasser *R* zu 200,0 ml verdünnt.

Acetat-Pufferlösung pH 4,5 *R* 4012500

77,1 g Ammoniumacetat *R* werden in Wasser *R* gelöst. Die Lösung wird mit 70 ml Essigsäure 99 % *R* versetzt und mit Wasser *R* zu 1000,0 ml verdünnt.

Natriumacetat-Pufferlösung pH 4,5 *R* 4010100

63 g wasserfreies Natriumacetat *R* werden in Wasser *R* gelöst. Nach Zusatz von 90 ml Essigsäure *R* wird der pH-Wert (2.2.3) auf 4,5 eingestellt und die Lösung mit Wasser *R* zu 1000 ml verdünnt.

Phosphat-Pufferlösung pH 4,5 (0,05 mol · l⁻¹) *R* 4009000

6,80 g Kaliumdihydrogenphosphat *R* werden in 1000,0 ml Wasser *R* gelöst. Der pH-Wert (2.2.3) der Lösung beträgt 4,5.

Acetat-Pufferlösung pH 4,6 *R* 4001400

5,4 g Natriumacetat *R* werden in 50 ml Wasser *R* gelöst. Die Lösung wird mit 2,4 g Essigsäure 99 % *R* versetzt und mit Wasser *R* zu 100,0 ml verdünnt. Der pH-Wert (2.2.3) wird, falls erforderlich, eingestellt.

Succinat-Pufferlösung pH 4,6 *R* 4001500

11,8 g Bernsteinsäure *R* werden in einer Mischung von 600 ml Wasser *R* und 82 ml Natriumhydroxid-Lösung (1 mol · l^{-1}) gelöst. Die Lösung wird mit Wasser *R* zu 1000,0 ml verdünnt.

Acetat-Pufferlösung pH 4,7 *R* 4001600

136,1 g Natriumacetat *R* werden in 500 ml Wasser *R* gelöst. 250 ml Lösung werden mit 250 ml verdünnter Essigsäure *R* gemischt und 2-mal mit einer frisch hergestellten und filtrierten Lösung von Dithizon *R* (0,1 g · l^{-1}) in Chloroform *R* geschüttelt. Die Mischung wird mit Tetrachlorkohlenstoff *R* geschüttelt, bis die organische Phase farblos ist. Die wässrige Phase wird zur Entfernung von Spuren von Tetrachlorkohlenstoff filtriert.

Acetat-Pufferlösung pH 5,0 *R* 4009100

120 ml einer Lösung von Essigsäure 99 % *R* (6 g · l^{-1}) werden mit 100 ml Kaliumhydroxid-Lösung (0,1 mol · l^{-1}) und etwa 250 ml Wasser *R* versetzt. Die Lösung wird gemischt. Der pH-Wert (2.2.3) wird mit einer Lösung von Essigsäure *R* (6 g · l^{-1}) oder Kaliumhydroxid-Lösung (0,1 mol · l^{-1}) auf 5,0 eingestellt und die Lösung mit Wasser *R* zu 1000,0 ml verdünnt.

Citrat-Pufferlösung pH 5,0 *R* 4010700

Eine Lösung, die 20,1 g · l^{-1} Citronensäure *R* und 8,0 g · l^{-1} Natriumhydroxid *R* enthält, wird hergestellt. Der pH-Wert (2.2.3) wird mit verdünnter Salzsäure *R* eingestellt.

Phosphat-Pufferlösung pH 5,0 *R* 4011300

2,72 g Kaliumdihydrogenphosphat *R* werden in 800 ml Wasser *R* gelöst. Der pH-Wert (2.2.3) wird mit Kaliumhydroxid-Lösung (1 mol · l^{-1}) eingestellt und die Lösung mit Wasser *R* zu 1000 ml verdünnt.

Pufferlösung pH 5,2 *R* 4001700

1,02 g Kaliumhydrogenphthalat *R* werden in 30,0 ml Natriumhydroxid-Lösung (0,1 mol · l^{-1}) gelöst; die Lösung wird mit Wasser *R* zu 100,0 ml verdünnt.

Phosphat-Pufferlösung pH 5,4 (0,067 mol · l⁻¹) *R* 4012000

Angemessene Volumen einer Lösung von Natriummonohydrogenphosphat *R* (23,99 g · l^{-1}) und einer Lösung von Natriumdihydrogenphosphat-Monohydrat *R* (9,12 g · l^{-1}) werden gemischt, so dass eine Lösung mit einem pH-Wert (2.2.3) von 5,4 erhalten wird.

Pufferlösung pH 5,5 *R* 4001800

54,4 g Natriumacetat *R* werden in 50 ml Wasser *R* gelöst, falls erforderlich unter Erwärmen auf 35 °C. Nach dem Abkühlen werden langsam 10 ml wasserfreie Essigsäure *R* zugesetzt. Nach Umschütteln wird die Lösung mit Wasser *R* zu 100,0 ml verdünnt.

Acetat-Natriumedetat-Pufferlösung pH 5,5 *R* 4001900

250 g Ammoniumacetat *R* und 15 g Natriumedetat *R* werden in 400 ml Wasser *R* gelöst. Die Lösung wird mit 125 ml Essigsäure 99 % *R* versetzt.

Phosphat-Pufferlösung pH 5,5 *R* 4002000

Lösung I: 13,61 g Kaliumdihydrogenphosphat *R* werden in Wasser *R* zu 1000,0 ml gelöst.

Lösung II: 35,81 g Natriummonohydrogenphosphat *R* werden in Wasser *R* zu 1000,0 ml gelöst.

96,4 ml Lösung I werden mit 3,6 ml Lösung II gemischt.

Phosphat-Citrat-Pufferlösung pH 5,5 *R* 4008700

56,85 ml einer Lösung von wasserfreiem Natriummonohydrogenphosphat *R* (28,4 g · l^{-1}) werden mit 43,15 ml einer Lösung von Citronensäure *R* (21 g · l^{-1}) gemischt.

Phosphat-Pufferlösung pH 5,6 *R* 4011200

Lösung I: 0,908 g Kaliumdihydrogenphosphat *R* werden in Wasser *R* zu 100,0 ml gelöst.

Lösung II: 1,161 g Kaliummonohydrogenphosphat *R* werden in Wasser *R* zu 100,0 ml gelöst.

94,4 ml Lösung I werden mit 5,6 ml Lösung II gemischt. Falls erforderlich wird der pH-Wert (2.2.3) mit Lösung I oder Lösung II auf 5,6 eingestellt.

Phosphat-Pufferlösung pH 5,8 *R* 4002100

1,19 g Natriummonohydrogenphosphat-Dihydrat *R* und 8,25 g Kaliumdihydrogenphosphat *R* werden in Wasser *R* zu 1000,0 ml gelöst.

Acetat-Pufferlösung pH 6,0 *R* 4002200

100 g Ammoniumacetat *R* werden in 300 ml Wasser *R* gelöst. Nach Zusatz von 4,1 ml Essigsäure 99 % *R* wird der pH-Wert (2.2.3), falls erforderlich, mit Ammoniak-Lösung *R* oder Essigsäure *R* eingestellt. Die Lösung wird mit Wasser *R* zu 500,0 ml verdünnt.

Diethylammoniumphosphat-Pufferlösung pH 6,0 *R* 4002300

68 ml Phosphorsäure 85 % *R* werden mit Wasser *R* zu 500 ml verdünnt. 25 ml Lösung werden mit 450 ml Was-

ser *R* und 6 ml Diethylamin *R* versetzt. Falls erforderlich wird der pH-Wert (2.2.3) mit Diethylamin *R* oder Phosphorsäure 85 % *R* auf 6 ± 0,05 eingestellt und die Lösung mit Wasser *R* zu 500,0 ml verdünnt.

Phosphat-Pufferlösung pH 6,0 *R* 4002400

63,2 ml einer Lösung von Natriummonohydrogenphosphat *R* (71,5 g · l^{-1}) und 36,8 ml einer Lösung von Citronensäure *R* (21 g · l^{-1}) werden gemischt.

Phosphat-Pufferlösung pH 6,0 *R* 1 4002500

6,8 g Natriumdihydrogenphosphat *R* werden in Wasser *R* zu 1000,0 ml gelöst. Der pH-Wert (2.2.3) wird mit konzentrierter Natriumhydroxid-Lösung *R* eingestellt.

Phosphat-Pufferlösung pH 6,0 *R* 2 4002600

250,0 ml Kaliumdihydrogenphosphat-Lösung (0,2 mol · l^{-1}) *R* und 28,5 ml Natriumhydroxid-Lösung (0,2 mol · l^{-1}) werden mit Wasser *R* zu 1000,0 ml verdünnt.

Phosphat-Pufferlösung pH 6,4 *R* 4002800

2,5 g Natriummonohydrogenphosphat *R*, 2,5 g Natriumdihydrogenphosphat *R* und 8,2 g Natriumchlorid *R* werden in 950 ml Wasser *R* gelöst. Falls erforderlich wird der pH-Wert (2.2.3) mit Natriumhydroxid-Lösung (1 mol · l^{-1}) oder Salzsäure (1 mol · l^{-1}) auf 6,4 eingestellt. Die Lösung wird mit Wasser *R* zu 1000,0 ml verdünnt.

Phosphat-Pufferlösung pH 6,4, gelatinehaltige *R* 1043300

100 ml Phosphat-Pufferlösung pH 6,4 *R* werden mit 100 ml Wasser *R* gemischt. In der Lösung werden 0,140 g hydrolysierte Gelatine *R* bei 37 °C gelöst.

Die Lösung ist innerhalb von 2 h zu verwenden.

Die Pufferlösung dient zum Auflösen von Hyaluronidase.

Phthalat-Pufferlösung pH 6,4 (0,5 mol · l^{-1}) *R* 4009200

100 g Kaliumhydrogenphthalat *R* werden in Wasser *R* zu 1000,0 ml gelöst. Falls erforderlich wird der pH-Wert (2.2.3) mit konzentrierter Natriumhydroxid-Lösung *R* eingestellt.

Pufferlösung pH 6,5 *R* 4002900

60,5 g Natriummonohydrogenphosphat *R* und 46 g Kaliumdihydrogenphosphat *R* werden in Wasser *R* gelöst. Nach Zusatz von 100 ml Natriumedetat-Lösung (0,02 mol · l^{-1}) und 20 mg Quecksilber(II)-chlorid *R* wird die Lösung mit Wasser *R* zu 1000,0 ml verdünnt.

Imidazol-Pufferlösung pH 6,5 *R* 4003000

6,81 g Imidazol *R*, 1,23 g Magnesiumsulfat *R* und 0,73 g Calciumsulfat *R* werden in 752 ml Salzsäure (0,1 mol · l^{-1}) gelöst. Falls erforderlich wird der pH-Wert (2.2.3) eingestellt und die Lösung mit Wasser *R* zu 1000,0 ml verdünnt.

Phosphat-Pufferlösung pH 6,5 (0,1 mol · l^{-1}) *R* 4010800

13,80 g Natriumdihydrogenphosphat-Monohydrat *R* werden in 900 ml destilliertem Wasser *R* gelöst. Der pH-Wert (2.2.3) wird mit einer Lösung von Natriumhydroxid *R* (400 g · l^{-1}) eingestellt und die Lösung mit destilliertem Wasser *R* zu 1000 ml verdünnt.

Pufferlösung pH 6,6 *R* 4003100

250,0 ml Kaliumdihydrogenphosphat-Lösung (0,2 mol · l^{-1}) *R* und 89,0 ml Natriumhydroxid-Lösung (0,2 mol · l^{-1}) werden mit Wasser *R* zu 1000,0 ml verdünnt.

Phosphat-Pufferlösung pH 6,8 *R* 4003300

77,3 ml einer Lösung von Natriummonohydrogenphosphat *R* (71,5 g · l^{-1}) und 22,7 ml einer Lösung von Citronensäure *R* (21 g · l^{-1}) werden gemischt.

Phosphat-Pufferlösung pH 6,8 *R* 1 4003400

51,0 ml einer Lösung von Kaliumdihydrogenphosphat *R* (27,2 g · l^{-1}) werden mit 49,0 ml einer Lösung von Natriummonohydrogenphosphat *R* (71,6 g · l^{-1}) versetzt. Falls erforderlich wird der pH-Wert (2.2.3) eingestellt.

Bei 2 bis 8 °C zu lagern

Phosphat-Pufferlösung pH 6,8, natriumchloridhaltige *R* 4003200

1,0 g Kaliumdihydrogenphosphat *R*, 2,0 g Kaliummonohydrogenphosphat *R* und 8,5 g Natriumchlorid *R* werden in 900 ml Wasser *R* gelöst. Falls erforderlich wird der pH-Wert (2.2.3) eingestellt und die Lösung mit Wasser *R* zu 1000,0 ml verdünnt.

Trometamol-Pufferlösung pH 6,8 (1 mol · l^{-1}) *R* 4009300

60,6 g Trometamol *R* werden in 400 ml Wasser *R* gelöst. Der pH-Wert (2.2.3) wird mit Salzsäure *R* eingestellt und die Lösung mit Wasser *R* zu 500,0 ml verdünnt.

Pufferlösung pH 7,0 *R* 4003500

1000 ml einer Lösung, die Natriummonohydrogenphosphat *R* (18 g · l^{-1}) und Natriumchlorid *R* (23 g · l^{-1}) enthält, werden mit so viel einer Lösung versetzt, die Natriumdihydrogenphosphat *R* (7,8 g · l^{-1}) und Natriumchlorid *R* (23 g · l^{-1}) enthält, bis ein pH-Wert (2.2.3) von 7,0 erhalten ist (etwa 280 ml). In dieser Lösung wird so viel Natriumazid *R* gelöst, bis eine Konzentration von 0,2 g · l^{-1} erhalten ist.

Maleat-Pufferlösung pH 7,0 *R* 4003600

10,0 g Natriumchlorid *R*, 6,06 g Trometamol *R* und 4,90 g Maleinsäureanhydrid *R* werden in 900 ml Wasser *R* gelöst. Mit Hilfe einer Lösung von Natriumhydroxid *R* (170 g · l^{-1}) wird der pH-Wert (2.2.3) der Lösung auf 7,0 eingestellt und die Lösung mit Wasser *R* zu 1000,0 ml verdünnt.

Bei 2 bis 8 °C zu lagern und innerhalb von 3 Tagen zu verwenden

Phosphat-Pufferlösung pH 7,0 *R* 4003700

82,4 ml einer Lösung Natriummonohydrogenphosphat *R* (71,5 g · l^{-1}) und 17,6 ml einer Lösung von Citronensäure *R* (21 g · l^{-1}) werden gemischt.

Phosphat-Pufferlösung pH 7,0 *R* 1 4003900

250,0 ml Kaliumdihydrogenphosphat-Lösung (0,2 mol · l^{-1}) *R* und 148,2 ml einer Lösung von Natriumhydroxid *R* (8 g · l^{-1}) werden gemischt. Falls erforderlich wird der pH-Wert (2.2.3) eingestellt und die Lösung zu 1000,0 ml verdünnt.

Phosphat-Pufferlösung pH 7,0 *R* 2 4004000

50,0 ml einer Lösung von Kaliumdihydrogenphosphat *R* (136 g · l^{-1}) und 29,5 ml Natriumhydroxid-Lösung (1 mol · l^{-1}) werden mit Wasser *R* zu 100,0 ml verdünnt. Der pH-Wert (2.2.3) wird auf 7,0 ± 0,1 eingestellt.

Phosphat-Pufferlösung pH 7,0 *R* 3 4008600

5 g Kaliumdihydrogenphosphat *R* und 11 g Kaliummonohydrogenphosphat *R* werden in 900 ml Wasser *R* gelöst. Der pH-Wert (2.2.3) der Lösung wird mit Phosphorsäure 10 % *R* oder verdünnter Natriumhydroxid-Lösung *R* auf 7,0 eingestellt. Die Lösung wird mit Wasser *R* zu 1000 ml verdünnt und gemischt.

Phosphat-Pufferlösung pH 7,0 *R* 4 4010200

28,4 g wasserfreies Natriummonohydrogenphosphat *R* und 18,2 g Kaliumdihydrogenphosphat *R* werden in Wasser *R* zu 500 ml gelöst.

Phosphat-Pufferlösung pH 7,0 *R* 5 4011400

28,4 g wasserfreies Natriummonohydrogenphosphat *R* werden in 800 ml Wasser *R* gelöst. Der pH-Wert (2.2.3) wird mit einer 30-prozentigen Lösung (*m/m*) von Phosphorsäure 85 % *R* eingestellt und die Lösung mit Wasser *R* zu 1000 ml verdünnt.

Phosphat-Pufferlösung pH 7,0 (0,1 mol · l^{-1}) *R* 4008200

1,361 g Kaliumdihydrogenphosphat *R* werden in Wasser *R* zu 100,0 ml gelöst. Der pH-Wert (2.2.3) wird mit einer Lösung von Natriummonohydrogenphosphat *R* (35 g · l^{-1}) auf 7,0 eingestellt.

Phosphat-Pufferlösung pH 7,0 (0,067 mol · l^{-1}) *R* 4003800

Lösung I: 0,908 g Kaliumdihydrogenphosphat *R* werden in Wasser *R* zu 100,0 ml gelöst.

Lösung II: 2,38 g Natriummonohydrogenphosphat *R* werden in Wasser *R* zu 100,0 ml gelöst.

38,9 ml Lösung I werden mit 61,1 ml Lösung II gemischt. Falls erforderlich wird der pH-Wert (2.2.3) eingestellt.

Phosphat-Pufferlösung pH 7,0 (0,063 mol · l^{-1}) *R* 4009500

5,18 g wasserfreies Natriummonohydrogenphosphat *R* und 3,65 g Natriumdihydrogenphosphat-Monohydrat *R* werden in 950 ml Wasser *R* gelöst. Der pH-Wert (2.2.3) wird mit Phosphorsäure 85 % *R* eingestellt und die Lösung mit Wasser *R* zu 1000,0 ml verdünnt.

Phosphat-Pufferlösung pH 7,0 (0,05 mol · l^{-1}) *R* 4012400

34 ml Wasser *R* werden mit 100 ml Phosphat-Pufferlösung pH 7,0 (0,067 mol · l^{-1}) *R* gemischt.

Phosphat-Pufferlösung pH 7,0 (0,03 mol · l^{-1}) *R* 4010300

5,2 g Kaliummonohydrogenphosphat *R* werden in 900 ml Wasser zur Chromatographie *R* gelöst. Der pH-Wert der Lösung wird mit Phosphorsäure 85 % *R* auf 7,0 ± 0,1 eingestellt und die Lösung mit Wasser zur Chromatographie *R* zu 1000 ml verdünnt.

Phosphat-Pufferlösung pH 7,0 (0,025 mol · l^{-1}) *R* 4009400

1 Volumteil Phosphat-Pufferlösung pH 7,0 (0,063 mol · l^{-1}) wird mit 1,5 Volumteilen Wasser *R* gemischt.

Tetrabutylammonium-Pufferlösung pH 7,0 *R* 4010900

6,16 g Ammoniumacetat *R* werden in einer Mischung von 15 ml Tetrabutylammoniumhydroxid-Lösung *R* und 185 ml Wasser *R* gelöst.

Der pH-Wert (2.2.3) der Lösung wird mit Salpetersäure *R* eingestellt.

Pufferlösung pH 7,2 *R* 4004100

250,0 ml Kaliumdihydrogenphosphat-Lösung (0,2 mol · l^{-1}) *R* und 175,0 ml Natriumhydroxid-Lösung (0,2 mol · l^{-1}) werden mit Wasser *R* zu 1000,0 ml verdünnt. Falls erforderlich wird der pH-Wert (2.2.3) eingestellt.

Phosphat-Pufferlösung pH 7,2 *R* 4004200

87,0 ml einer Lösung von Natriummonohydrogenphosphat *R* (71,5 g · l^{-1}) und 13,0 ml einer Lösung von Citronensäure *R* (21 g · l^{-1}) werden gemischt.

Phosphat-Pufferlösung pH 7,2, albuminhaltige *R* 4004400

10,75 g Natriummonohydrogenphosphat *R*, 7,6 g Natriumchlorid *R* und 10 g Rinderalbumin *R* werden in Wasser *R* zu 1000,0 ml gelöst. Vor Gebrauch wird der pH-Wert (2.2.3) der Lösung mit verdünnter Natriumhydroxid-Lösung *R* oder Phosphorsäure 10 % *R* eingestellt.

Phosphat-Pufferlösung pH 7,2, albuminhaltige *R* 1 4009600

10,75 g Natriummonohydrogenphosphat *R*, 7,6 g Natriumchlorid *R* und 1 g Rinderalbumin *R* werden in Wasser *R* zu 1000,0 ml gelöst. Vor Gebrauch wird der pH-Wert (2.2.3) der Lösung mit verdünnter Natriumhydroxid-Lösung *R* oder Phosphorsäure 10 % *R* eingestellt.

Pufferlösung pH 7,2, physiologische *R* 4004300

8,0 g Natriumchlorid *R*, 0,2 g Kaliumchlorid *R*, 0,1 g wasserfreies Calciumchlorid *R*, 0,1 g Magnesiumchlorid *R*, 3,18 g Natriummonohydrogenphosphat *R* und 0,2 g Kaliumdihydrogenphosphat *R* werden in Wasser *R* zu 1000,0 ml gelöst.

Imidazol-Pufferlösung pH 7,3 *R* 4004500

3,4 g Imidazol *R* und 5,8 g Natriumchlorid *R* werden in Wasser *R* gelöst. Nach Zusatz von 18,6 ml Salzsäure (1 mol · l^{-1}) wird die Lösung mit Wasser *R* zu 1000,0 ml verdünnt und falls erforderlich der pH-Wert (2.2.3) eingestellt.

Barbital-Pufferlösung pH 7,4 *R* 4004700

50 ml einer Lösung, die 19,44 g Natriumacetat *R* und 29,46 g Barbital-Natrium *R* je Liter enthält, werden mit 50,5 ml Salzsäure (0,1 mol · l^{-1}) versetzt. Nach Zusatz von 20 ml einer Lösung von Natriumchlorid *R* (85 g · l^{-1}) wird die Lösung mit Wasser *R* zu 250 ml verdünnt.

Phosphat-Pufferlösung pH 7,4 *R* 4004800

250,0 ml Kaliumdihydrogenphosphat-Lösung (0,2 mol · l^{-1}) *R* werden mit 393,4 ml Natriumhydroxid-Lösung (0,1 mol · l^{-1}) gemischt.

Phosphat-Pufferlösung pH 7,4, natriumchloridhaltige *R* 4005000

2,38 g Natriummonohydrogenphosphat *R*, 0,19 g Kaliumdihydrogenphosphat *R* und 8,0 g Natriumchlorid *R* werden in Wasser *R* zu 1000,0 ml gelöst. Falls erforderlich wird der pH-Wert (2.2.3) eingestellt.

Phosphat-Pufferlösung pH 7,4, natriumchloridhaltige *R* 1 4004600

0,6 g Kaliumdihydrogenphosphat *R*, 6,4 g Natriummonohydrogenphosphat *R* und 5,85 g Natriumchlorid *R* werden in Wasser *R* zu 1000,0 ml gelöst. Falls erforderlich wird der pH-Wert (2.2.3) eingestellt.

Trometamol-Pufferlösung pH 7,4 *R* 4012100

30,3 g Trometamol *R* werden in etwa 200 ml Wasser *R* gelöst. Die Lösung wird mit 183 ml Salzsäure (1 mol · l^{-1}) versetzt und mit Wasser *R* zu 500,0 ml verdünnt.

Hinweis: Der pH-Wert der Lösung beträgt 7,7 bis 7,8 bei Raumtemperatur und 7,4 bei 37 °C. Die Lösung ist bei 4 °C mehrere Monate lang haltbar.

Trometamol-Pufferlösung pH 7,4, natriumchloridhaltige *R* 4004900

6,08 g Trometamol *R* und 8,77 g Natriumchlorid *R* werden in 500 ml destilliertem Wasser *R* gelöst. 10,0 g Rinderalbumin *R* werden zugesetzt. Die Lösung wird mit Salzsäure *R* auf den pH-Wert (2.2.3) von 7,4 eingestellt und mit destilliertem Wasser *R* zu 1000,0 ml verdünnt.

Trometamol-Pufferlösung pH 7,4, natriumchloridhaltige *R* 1 4012200

0,1 g Rinderalbumin *R* werden in einer Mischung von 2 ml Trometamol-Pufferlösung pH 7,4 *R* und 50 ml einer Lösung von Natriumchlorid *R* (5,84 mg · ml^{-1}) gelöst. Die Lösung wird mit Wasser *R* zu 100,0 ml verdünnt.

Borat-Pufferlösung pH 7,5 *R* 4005200

2,5 g Natriumchlorid *R*, 2,85 g Natriumtetraborat *R* und 10,5 g Borsäure *R* werden in Wasser *R* zu 1000,0 ml gelöst. Falls erforderlich wird der pH-Wert (2.2.3) eingestellt.

Bei 2 bis 8 °C zu lagern

HEPES-Pufferlösung pH 7,5 *R* 4009700

2,38 g HEPES *R* werden in etwa 90 ml Wasser *R* gelöst. Der pH-Wert (2.2.3) wird mit Natriumhydroxid-Lösung *R* auf 7,5 eingestellt und die Lösung mit Wasser *R* zu 100 ml verdünnt.

Phosphat-Pufferlösung pH 7,5 (0,33 mol · l^{-1}) *R* 4005300

Lösung I: 119,31 g Natriummonohydrogenphosphat *R* werden in Wasser *R* zu 1000,0 ml gelöst.

Lösung II: 45,36 g Kaliumdihydrogenphosphat *R* werden in Wasser *R* zu 1000,0 ml gelöst.

85 ml Lösung I werden mit 15 ml Lösung II gemischt. Falls erforderlich wird der pH-Wert (2.2.3) eingestellt.

Phosphat-Pufferlösung pH 7,5 (0,2 mol · l^{-1}) *R* 4005400

27,22 g Kaliumdihydrogenphosphat *R* werden in 930 ml Wasser *R* gelöst. Die Lösung wird mit Hilfe einer Lösung von Kaliumhydroxid *R* (300 g · l^{-1}) auf einen pH-Wert (2.2.3) von 7,5 eingestellt und mit Wasser *R* zu 1000,0 ml verdünnt.

Trometamol-Pufferlösung pH 7,5 *R* 4005500

7,27 g Trometamol *R* und 5,27 g Natriumchlorid *R* werden in Wasser *R* gelöst. Falls erforderlich wird der pH-Wert (2.2.3) eingestellt. Die Lösung wird mit Wasser *R* zu 1000,0 ml verdünnt.

Trometamol-Pufferlösung pH 7,5 (0,05 mol · l^{-1}) *R* 4005600

6,057 g Trometamol *R* werden in Wasser *R* gelöst. Der pH-Wert (2.2.3) wird mit Salzsäure *R* eingestellt und die Lösung mit Wasser *R* zu 1000,0 ml verdünnt.

Natriumcitrat-Pufferlösung pH 7,8 (Natriumcitrat (0,034 mol · l^{-1}), Natriumchlorid (0,101 mol · l^{-1})) *R* 4009800

10,0 g Natriumcitrat *R* und 5,90 g Natriumchlorid *R* werden in 900 ml Wasser *R* gelöst. Der pH-Wert (2.2.3) wird mit Salzsäure *R* eingestellt und die Lösung mit Wasser *R* zu 1000 ml verdünnt.

Reagenzien

Pufferlösung pH 8,0 *R* 4005900

50,0 ml Kaliumdihydrogenphosphat-Lösung (0,2 mol · l^{-1}) *R* und 46,8 ml Natriumhydroxid-Lösung (0,2 mol · l^{-1}) werden gemischt. Die Lösung wird mit Wasser *R* zu 200,0 ml verdünnt.

Pufferlösung pH 8,0 *R* 1 4010400

20 g Kaliummonohydrogenphosphat *R* werden in 900 ml Wasser *R* gelöst. Der pH-Wert (2.2.3) der Lösung wird mit Phosphorsäure 85 % *R* eingestellt und die Lösung mit Wasser *R* zu 1000 ml verdünnt.

Borat-Pufferlösung pH 8,0 (0,0015 mol · l^{-1}) *R* 4006000

0,572 g Natriumtetraborat *R* und 2,94 g Calciumchlorid *R* werden in 800 ml Wasser *R* gelöst. Der pH-Wert (2.2.3) wird mit Salzsäure (1 mol · l^{-1}) eingestellt und die Lösung mit Wasser *R* zu 1000,0 ml verdünnt.

Phosphat-Pufferlösung pH 8,0 (1 mol · l^{-1}) *R* 4007800

136,1 g Kaliumdihydrogenphosphat *R* werden in Wasser *R* gelöst. Der pH-Wert (2.2.3) wird mit Natriumhydroxid-Lösung (1 mol · l^{-1}) eingestellt und die Lösung mit Wasser *R* zu 1000,0 ml verdünnt.

Phosphat-Pufferlösung pH 8,0 (0,1 mol · l^{-1}) *R* 4008400

0,523 g Kaliumdihydrogenphosphat *R* und 16,73 g Kaliummonohydrogenphosphat *R* werden in Wasser *R* zu 1000,0 ml gelöst.

Phosphat-Pufferlösung pH 8,0 (0,02 mol · l^{-1}) *R* 4006100

50,0 ml Kaliumdihydrogenphosphat-Lösung (0,2 mol · l^{-1}) *R* und 46,8 ml Natriumhydroxid-Lösung (0,2 mol · l^{-1}) werden gemischt. Die Lösung wird mit Wasser *R* zu 500,0 ml verdünnt.

Trometamol-Pufferlösung pH 8,0 *R* 4012300

1,21 g Trometamol *R* und 29,4 mg Calciumchlorid *R* werden in Wasser *R* gelöst. Der pH-Wert (2.2.3) wird mit Salzsäure (1 mol · l^{-1}) eingestellt und die Lösung mit Wasser *R* zu 100,0 ml verdünnt.

Trometamol-Pufferlösung pH 8,1 *R* 4006200

0,294 g Calciumchlorid *R* werden in 40 ml Trometamol-Lösung *R* gelöst. Der pH-Wert (2.2.3) wird mit Salzsäure (1 mol · l^{-1}) eingestellt und die Lösung mit Wasser *R* zu 100,0 ml verdünnt.

Trometamol-Aminoessigsäure-Pufferlösung pH 8,3 *R* 4006300

6,0 g Trometamol *R* und 28,8 g Glycin *R* werden in Wasser *R* zu 1000,0 ml gelöst. Vor Gebrauch wird 1 Volumteil der Lösung mit 10 Volumteilen Wasser *R* verdünnt.

Trometamol-Salzsäure-Pufferlösung pH 8,3 *R* 4011800

9,0 g Trometamol *R* werden in 2,9 l Wasser *R* gelöst. Der pH-Wert (2.2.3) wird mit Salzsäure (1 mol · l^{-1}) eingestellt und die Lösung mit Wasser *R* zu 3 l verdünnt.

Barbital-Pufferlösung pH 8,4 *R* 4006400

8,25 g Barbital-Natrium *R* werden zu 1000,0 ml in Wasser *R* gelöst.

Trometamol-Natriumedetat-Pufferlösung pH 8,4 *R* 4006600

5,12 g Natriumchlorid *R*, 3,03 g Trometamol *R* und 1,40 g Natriumedetat *R* werden in 250 ml destilliertem Wasser *R* gelöst. Die Lösung wird mit Salzsäure *R* auf den pH-Wert (2.2.3) von 8,4 eingestellt und mit destilliertem Wasser *R* zu 500,0 ml verdünnt.

Trometamol-Natriumedetat-BSA-Pufferlösung pH 8,4, albuminhaltige *R* 4006500

6,1 g Trometamol *R*, 2,8 g Natriumedetat *R*, 10,2 g Natriumchlorid *R* und 10 g Rinderalbumin *R* werden in Wasser *R* gelöst. Der pH-Wert (2.2.3) der Lösung wird mit Salzsäure (1 mol · l^{-1}) auf 8,4 eingestellt und die Lösung mit Wasser *R* zu 1000,0 ml verdünnt.

Trometamol-Acetat-Pufferlösung pH 8,5 *R* 4006700

0,294 g Calciumchlorid *R* und 12,11 g Trometamol *R* werden in Wasser *R* gelöst. Der pH-Wert (2.2.3) wird mit Essigsäure *R* eingestellt und die Lösung mit Wasser *R* zu 1000,0 ml verdünnt.

Barbital-Pufferlösung pH 8,6 *R* 1 4006900

1,38 g Barbital *R*, 8,76 g Barbital-Natrium *R* und 0,38 g Calciumlactat *R* werden in Wasser *R* zu 1000,0 ml gelöst.

Trometamol-Pufferlösung pH 8,8 (1,5 mol · l^{-1}) *R* 4009900

90,8 g Trometamol *R* werden in 400 ml Wasser *R* gelöst. Der pH-Wert (2.2.3) wird mit Salzsäure *R* eingestellt und die Lösung mit Wasser *R* zu 500,0 ml verdünnt.

Pufferlösung pH 9,0 *R* 4007000

Lösung I: 6,18 g Borsäure *R* werden in Kaliumchlorid-Lösung (0,1 mol · l^{-1}) *R* zu 1000,0 ml gelöst.

Lösung II: Natriumhydroxid-Lösung (0,1 mol · l^{-1})

1000,0 ml Lösung I werden mit 420,0 ml Lösung II gemischt.

Pufferlösung pH 9,0 *R* 1 4007100

6,20 g Borsäure *R* werden in 500 ml Wasser *R* gelöst. Der pH-Wert (2.2.3) der Lösung wird mit Natriumhydroxid-Lösung (1 mol · l^{-1}) eingestellt (etwa 41,5 ml) und die Lösung mit Wasser *R* zu 1000,0 ml verdünnt.

Phosphat-Pufferlösung pH 9,0 *R* 4008300

1,74 g Kaliumdihydrogenphosphat *R* werden in 80 ml Wasser *R* gelöst. Der pH-Wert (2.2.3) der Lösung wird mit Kaliumhydroxid-Lösung (1 mol · l^{-1}) eingestellt und die Lösung mit Wasser *R* zu 100,0 ml verdünnt.

Ammoniumchlorid-Pufferlösung pH 9,5 *R* 4007200

33,5 g Ammoniumchlorid *R* werden in 150 ml Wasser *R* gelöst. Die Lösung wird mit 42,0 ml konzentrierter Ammoniak-Lösung *R* versetzt und mit Wasser *R* zu 250,0 ml verdünnt.

In Behältnissen aus Polyethylen zu lagern

Ammoniumchlorid-Pufferlösung pH 10,0 *R* 4007300

5,4 g Ammoniumchlorid *R* werden in 20 ml Wasser *R* gelöst. Die Lösung wird nach Zusatz von 35,0 ml Ammoniak-Lösung *R* mit Wasser *R* zu 100,0 ml verdünnt.

Diethanolamin-Pufferlösung pH 10,0 *R* 4007500

96,4 g Diethanolamin *R* werden in Wasser *R* zu 400 ml gelöst. Nach Zusatz von 0,5 ml einer Lösung von Magnesiumchlorid *R* (186 g · l^{-1}) wird der pH-Wert (2.2.3) mit Salzsäure (1 mol · l^{-1}) eingestellt und die Lösung mit Wasser *R* zu 500,0 ml verdünnt.

Ammoniumcarbonat-Pufferlösung pH 10,3 (0,1 mol · l^{-1}) *R* 4011900

7,91 g Ammoniumcarbonat *R* werden in 800 ml Wasser *R* gelöst. Der pH-Wert (2.2.3) wird mit verdünnter Natriumhydroxid-Lösung *R* eingestellt und die Lösung mit Wasser *R* zu 1000,0 ml verdünnt.

Ammoniumchlorid-Pufferlösung pH 10,4 *R* 4011000

70 g Ammoniumchlorid *R* werden in 200 ml Wasser *R* gelöst. Die Lösung wird mit 330 ml konzentrierter Ammoniak-Lösung *R* versetzt und mit Wasser *R* zu 1000,0 ml verdünnt. Falls erforderlich wird der pH-Wert (2.2.3) mit Ammoniak-Lösung *R* auf 10,4 eingestellt.

Borat-Pufferlösung pH 10,4 *R* 4011100

24,64 g Borsäure *R* werden in 900 ml destilliertem Wasser *R* gelöst. Der pH-Wert (2.2.3) wird mit einer Lösung von Natriumhydroxid *R* (400 g · l^{-1}) eingestellt und die Lösung mit destilliertem Wasser *R* zu 1000 ml verdünnt.

Pufferlösung pH 10,9 *R* 4007600

6,75 g Ammoniumchlorid *R* werden in Ammoniak-Lösung *R* zu 100,0 ml gelöst.

4.2 Volumetrie

4.2.1 Urtitersubstanzen für Maßlösungen

Die Urtitersubstanzen für Maßlösungen sind mit den Buchstaben *RV* gekennzeichnet. Sie können im Handel in geeigneter Qualität erworben oder wie folgt hergestellt werden:

Arsen(III)-oxid *RV* 2000100

As_2O_3 M_r 197,8
CAS Nr. 1327-53-3

Arsen(III)-oxid *R* wird in einer geeigneten Apparatur sublimiert.

Über Blaugel zu lagern

Benzoesäure *RV* 2000200

$C_7H_6O_2$ M_r 122,1
CAS Nr. 65-85-0

Benzoesäure *R* wird in einer geeigneten Apparatur sublimiert.

Kaliumbromat *RV* 2000300

$KBrO_3$ M_r 167,0
CAS Nr. 7758-01-2

Kaliumbromat *R* wird aus siedendem Wasser *R* umkristallisiert. Die Kristalle werden gesammelt und bei 180 °C bis zur Massekonstanz getrocknet.

Kaliumhydrogenphthalat *RV* 2000400

$C_8H_5KO_4$ M_r 204,2
CAS Nr. 877-24-7

Kaliumhydrogenphthalat *R* wird aus siedendem Wasser *R* umkristallisiert. Die bei einer Temperatur über 35 °C abgeschiedenen Kristalle werden gesammelt und bei 110 °C bis zur Massekonstanz getrocknet.

Natriumcarbonat *RV* 2000500

Na_2CO_3 M_r 106,0
CAS Nr. 497-19-8

Eine gesättigte Lösung von Natriumcarbonat *R* wird bei Raumtemperatur filtriert. Unter Kühlen und Umrühren wird langsam in das Filtrat Kohlendioxid *R* eingeleitet. Nach etwa 2 h wird der Niederschlag auf einem Glassintertiegel gesammelt und mit eiskaltem Wasser *R*, das Kohlendioxid enthält, gewaschen.

Nach Trocknen bei 100 bis 105 °C wird der Niederschlag unter gelegentlichem Umrühren bei 270 bis 300 °C bis zur Massekonstanz erhitzt.

Natriumchlorid *RV* 2000600

NaCl M_r 58,44
CAS Nr. 7647-14-5

1 Volumteil einer gesättigten Lösung von Natriumchlorid *R* wird mit 2 Volumteilen Salzsäure *R* versetzt. Die ausgefallenen Kristalle werden gesammelt und mit Salzsäure *R* 1 gewaschen. Die Salzsäure wird durch Erhitzen auf dem Wasserbad entfernt. Die Kristalle werden bei 300 °C bis zur Massekonstanz getrocknet.

Sulfanilsäure *RV* 2000700

$C_6H_7NO_3S$ M_r 173,2
CAS Nr. 121-57-3

Sulfanilsäure *R* wird aus siedendem Wasser *R* umkristallisiert. Nach dem Abfiltrieren wird bei 100 bis 105 °C bis zur Massekonstanz getrocknet.

Zink *RV* 2000800

Zn A_r 65,4
CAS Nr. 7440-66-6

Muss mindestens 99,9 Prozent Zn enthalten

4.2.2 Maßlösungen

Maßlösungen werden nach den üblichen chemischen Analysenmethoden hergestellt. Die verwendeten Geräte müssen der geforderten Genauigkeit entsprechen.

Die Konzentration von Maßlösungen ist in Mol je Liter ($mol \cdot l^{-1}$) angegeben.

Maßlösungen dürfen höchstens um ±10 Prozent von der vorgeschriebenen Stärke abweichen. Die molare Konzentration von Maßlösungen wird durch eine ausreichende Anzahl an Titrationen ermittelt. Die Wiederholpräzision darf höchstens 0,2 Prozent betragen (relative Standardabweichung).

Maßlösungen können nach den nachfolgend beschriebenen Methoden hergestellt und eingestellt werden. Maßlösungen, die bei Gehaltsbestimmungen mit elektrochemischer Endpunktbestimmung (zum Beispiel Amperometrie, Potentiometrie) gebraucht werden, müssen mit derselben Endpunktbestimmung eingestellt werden. Die Zusammensetzung der Lösung, in der eine Maßlösung eingestellt wird, sollte der entsprechen, in der sie angewendet wird.

Lösungen, deren Konzentration geringer als die der hier beschriebenen ist, werden durch Verdünnen mit kohlendioxidfreiem Wasser *R* erhalten. Der Faktor der so erhaltenen Lösung ist gleich dem Faktor der Lösung, aus der die verdünnte Lösung hergestellt ist.

Ammoniumcer(IV)-nitrat-Lösung (0,1 mol · l⁻¹) 3000100

56 ml Schwefelsäure *R* und 54,82 g Ammoniumcer(IV)-nitrat *R* werden 2 min lang geschüttelt und anschließend 5-mal mit je 100 ml Wasser *R*, jeweils unter Schütteln, versetzt. Die klare Lösung wird mit Wasser *R* zu 1000,0 ml verdünnt, 10 Tage lang stehen gelassen und eingestellt.

Vor Licht geschützt zu lagern

Einstellung: 25,0 ml der Ammoniumcer(IV)-nitrat-Lösung werden nach Zusatz von 150 ml Wasser *R*, 2,0 g Kaliumiodid *R* und 1 ml Stärke-Lösung *R* sofort mit Natriumthiosulfat-Lösung (0,1 mol · l^{-1}) titriert.

Vor Licht geschützt zu lagern

Ammoniumcer(IV)-nitrat-Lösung (0,01 mol · l^{-1}) 3000200

100,0 ml Ammoniumcer(IV)-nitrat-Lösung (0,1 mol · l^{-1}) werden unter Kühlen mit 30 ml Schwefelsäure *R* versetzt und mit Wasser *R* zu 1000,0 ml verdünnt.

Ammoniumcer(IV)-sulfat-Lösung (0,1 mol · l^{-1}) 3000300

65,0 g Ammoniumcer(IV)-sulfat *R* werden in einer Mischung von 500 ml Wasser *R* und 30 ml Schwefelsäure *R* gelöst. Nach dem Erkalten wird mit Wasser *R* zu 1000,0 ml verdünnt.

Einstellung: 25,0 ml der Ammoniumcer(IV)-sulfat-Lösung werden nach Zusatz von 150 ml Wasser *R*, 2,0 g Kaliumiodid *R* und 1 ml Stärke-Lösung *R* sofort mit Natriumthiosulfat-Lösung (0,1 mol · l^{-1}) titriert.

Ammoniumcer(IV)-sulfat-Lösung (0,01 mol · l^{-1}) 3000400

100,0 ml Ammoniumcer(IV)-sulfat-Lösung (0,1 mol · l^{-1}) werden unter Kühlen mit 30 ml Schwefelsäure *R* versetzt und mit Wasser *R* zu 1000,0 ml verdünnt.

Ammoniumeisen(III)-sulfat-Lösung (0,1 mol · l^{-1}) 3001300

50,0 g Ammoniumeisen(III)-sulfat *R* werden in einer Mischung von 6 ml Schwefelsäure *R* und 300 ml Wasser *R* gelöst. Die Lösung wird mit Wasser *R* zu 1000,0 ml verdünnt.

Einstellung: 25,0 ml Ammoniumeisen(III)-sulfat-Lösung werden mit 3 ml Salzsäure *R* und 2 g Kaliumiodid *R* versetzt. Nach 10 min langem Stehenlassen wird unter Zusatz von 1 ml Stärke-Lösung *R* mit Natriumthiosulfat-Lösung (0,1 mol · l^{-1}) titriert.

1 ml Natriumthiosulfat-Lösung (0,1 mol · l^{-1}) entspricht 48,22 mg $FeNH_4(SO_4)_2 \cdot 12\ H_2O$.

Ammoniumthiocyanat-Lösung (0,1 mol · l^{-1}) 3000500

7,612 g Ammoniumthiocyanat *R* werden in Wasser *R* zu 1000,0 ml gelöst.

Einstellung: 20,0 ml Silbernitrat-Lösung (0,1 mol · l^{-1}) werden mit 25 ml Wasser *R* und 2 ml verdünnter Salpetersäure *R* versetzt und nach Zusatz von 2 ml Ammoniumeisen(III)-sulfat-Lösung *R* 2 mit der Ammoniumthiocyanat-Lösung bis zur rötlich gelben Färbung titriert.

Bariumchlorid-Lösung (0,1 mol · l^{-1}) 3000600

24,4 g Bariumchlorid *R* werden in Wasser *R* zu 1000,0 ml gelöst.

Einstellung: 10,0 ml der Bariumchlorid-Lösung werden mit 60 ml Wasser *R*, 3 ml konzentrierter Ammoniak-Lösung *R* und 0,5 bis 1 mg Phthaleinpurpur *R* versetzt. Die Lösung wird mit Natriumedetat-Lösung (0,1 mol · l^{-1}) titriert. Sobald die Lösung sich zu entfärben beginnt, werden 50 ml Ethanol 96 % *R* zugesetzt. Die Titration wird bis zum Verschwinden der blauvioletten Färbung fortgesetzt.

Bariumperchlorat-Lösung (0,05 mol · l^{-1}) 3000700

15,8 g Bariumhydroxid *R* werden in einer Mischung von 75 ml Wasser *R* und 7,5 ml Perchlorsäure *R* gelöst. Die Lösung wird durch Zusatz von Perchlorsäure *R* auf einen pH-Wert von 3 eingestellt und falls erforderlich filtriert. Nach Zusatz von 150 ml Ethanol 96 % *R* wird die Lösung mit Wasser *R* zu 250 ml und anschließend mit Puffer-Lösung pH 3,7 *R* zu 1000,0 ml verdünnt.

Einstellung: 5,0 ml Schwefelsäure (0,05 mol · l^{-1}) werden mit 5 ml Wasser *R*, 50 ml Puffer-Lösung pH 3,7 *R* und 0,5 ml Alizarin-S-Lösung *R* versetzt. Die Lösung wird mit der Bariumperchlorat-Lösung bis zur orangeroten Färbung titriert.

Der Faktor ist unmittelbar vor Gebrauch zu bestimmen.

Bariumperchlorat-Lösung (0,025 mol · l^{-1}) 3009600

500,0 ml Bariumperchlorat-Lösung (0,05 mol · l^{-1}) werden mit Pufferlösung pH 3,7 *R* zu 1000,0 ml verdünnt.

Benzethoniumchlorid-Lösung (0,004 mol · l^{-1}) 3000900

1,792 g Benzethoniumchlorid *R*, zuvor bei 100 bis 105 °C bis zur Massekonstanz getrocknet, werden in Wasser *R* zu 1000,0 ml gelöst.

Einstellung: Die Molarität der Lösung wird auf der Basis des Gehalts an $C_{27}H_{42}ClNO_2$ in der getrockneten Substanz berechnet. Die Gehaltsbestimmung wird wie folgt durchgeführt: 0,350 g der getrockneten Substanz werden in 30 ml wasserfreier Essigsäure *R* gelöst. Nach Zusatz von 6 ml Quecksilber(II)-acetat-Lösung *R* wird die Titration mit Perchlorsäure (0,1 mol · l^{-1}) unter Verwendung von 0,05 ml Kristallviolett-Lösung *R* durchgeführt. Ein Blindversuch wird durchgeführt.

1 ml Perchlorsäure (0,1 mol · l^{-1}) entspricht 44,81 mg $C_{27}H_{42}ClNO_2$.

Blei(II)-nitrat-Lösung (0,1 mol · l^{-1}) 3003100

33 g Blei(II)-nitrat *R* werden in Wasser *R* zu 1000,0 ml gelöst.

Reagenzien

Einstellung: Die Bestimmung erfolgt mit 20,0 ml der Blei(II)-nitrat-Lösung wie unter „Komplexometrische Titrationen“ (2.5.11) angegeben.

Blei(II)-nitrat-Lösung (0,05 mol · l^{-1}) 3009700

50,0 ml Blei(II)-nitrat-Lösung (0,1 mol · l^{-1}) werden mit Wasser *R* zu 100,0 ml verdünnt.

Bromid-Bromat-Lösung (0,0167 mol · l^{-1}) 3001000

2,7835 g Kaliumbromat *RV* und 13 g Kaliumbromid *R* werden in Wasser *R* zu 1000,0 ml gelöst.

Cer(IV)-sulfat-Lösung (0,1 mol · l^{-1}) 3001100

40,4 g Cer(IV)-sulfat *R* werden in einer Mischung von 500 ml Wasser *R* und 50 ml Schwefelsäure *R* gelöst. Nach dem Erkalten wird mit Wasser *R* zu 1000,0 ml verdünnt.

Einstellung: 25,0 ml der Cer(IV)-sulfat-Lösung werden nach Zusatz von 150 ml Wasser *R*, 2,0 g Kaliumiodid *R* und 1 ml Stärke-Lösung *R* sofort mit Natriumthiosulfat-Lösung (0,1 mol · l^{-1}) titriert.

Eisen(II)-sulfat-Lösung (0,1 mol · l^{-1}) 3001400

27,80 g Eisen(II)-sulfat *R* werden in 500 ml verdünnter Schwefelsäure *R* gelöst. Die Lösung wird mit Wasser *R* zu 1000,0 ml verdünnt.

Einstellung: 25,0 ml der Eisen(II)-sulfat-Lösung werden mit 3 ml Phosphorsäure 85 % *R* versetzt und sofort mit Kaliumpermanganat-Lösung (0,02 mol · l^{-1}) titriert.

Der Faktor ist unmittelbar vor Gebrauch zu bestimmen.

Essigsäure (0,1 mol · l^{-1}) 3008900

6,0 g Essigsäure 99 % *R* werden mit Wasser *R* zu 1000,0 ml verdünnt.

Einstellung: 25,0 ml der Essigsäure werden nach Zusatz von 0,5 ml Phenolphthalein-Lösung *R* mit Natriumhydroxid-Lösung (0,1 mol · l^{-1}) titriert.

Iod-Lösung (0,5 mol · l^{-1}) 3009400

127 g Iod *R* und 200 g Kaliumiodid *R* werden in Wasser *R* zu 1000,0 ml gelöst.

Einstellung: 2,0 ml der Iod-Lösung werden nach Zusatz von 1 ml verdünnter Essigsäure *R* und 50 ml Wasser *R* unter Verwendung von Stärke-Lösung *R* mit Natriumthiosulfat-Lösung (0,1 mol · l^{-1}) titriert.

Vor Licht geschützt zu lagern

Iod-Lösung (0,05 mol · l^{-1}) 3002700

12,7 g Iod *R* und 20 g Kaliumiodid *R* werden in Wasser *R* zu 1000,0 ml gelöst.

Einstellung: 20,0 ml der Iod-Lösung werden nach Zusatz von 1 ml verdünnter Essigsäure *R* und 30 ml Wasser *R* unter Verwendung von Stärke-Lösung *R* mit Natriumthiosulfat-Lösung (0,1 mol · l^{-1}) titriert.

Vor Licht geschützt zu lagern

Iod-Lösung (0,01 mol · l^{-1}) 3002900

20,0 ml Iod-Lösung (0,05 mol · l^{-1}) werden mit 0,3 g Kaliumiodid *R* versetzt und mit Wasser *R* zu 100,0 ml verdünnt.

Kaliumbromat-Lösung (0,0333 mol · l^{-1}) 3004200

5,5670 g Kaliumbromat *RV* werden in Wasser *R* zu 1000,0 ml gelöst.

Kaliumbromat-Lösung (0,02 mol · l^{-1}) 3004300

3,340 g Kaliumbromat *RV* werden in Wasser *R* zu 1000,0 ml gelöst.

Kaliumbromat-Lösung (0,0167 mol · l^{-1}) 3004400

Die Lösung wird durch Verdünnen der Kaliumbromat-Lösung (0,033 mol · l^{-1}) hergestellt.

Kaliumbromat-Lösung (0,0083 mol · l^{-1}) 3004500

Die Lösung wird durch Verdünnen der Kaliumbromat-Lösung (0,033 mol · l^{-1}) hergestellt.

Kaliumdichromat-Lösung (0,0167 mol · l^{-1}) 3004600

4,90 g Kaliumdichromat *R* werden in Wasser *R* zu 1000,0 ml gelöst.

Einstellung: 20,0 ml der Kaliumdichromat-Lösung werden mit 1 g Kaliumiodid *R* und 7 ml verdünnter Salzsäure *R* versetzt. Nach Verdünnen mit 250 ml Wasser *R* wird die Lösung unter Zusatz von 3 ml Stärke-Lösung *R* mit Natriumthiosulfat-Lösung (0,1 mol · l^{-1}) bis zum Farbumschlag von Blau nach Hellgrün titriert.

Kaliumhydrogenphthalat-Lösung (0,1 mol · l^{-1}) 3004700

In einem Messkolben, der etwa 800 ml wasserfreie Essigsäure *R* enthält, werden 20,42 g Kaliumhydrogenphthalat *RV* gelöst. Vor Feuchtigkeit geschützt wird die Mischung im Wasserbad bis zur vollständigen Lösung erhitzt und anschließend auf 20 °C abgekühlt. Die Lösung wird mit wasserfreier Essigsäure *R* zu 1000,0 ml verdünnt.

Kaliumhydroxid-Lösung (1 mol · l^{-1}) 3009100

60 g Kaliumhydroxid *R* werden in kohlendioxidfreiem Wasser zu 1000,0 ml gelöst.

Einstellung: 20,0 ml der Kaliumhydroxid-Lösung werden nach Zusatz von 0,5 ml Phenolphthalein-Lösung *R* mit Salzsäure (1 mol · l^{-1}) titriert.

Kaliumhydroxid-Lösung (0,1 mol · l^{-1}) 3004800

6 g Kaliumhydroxid *R* werden in kohlendioxidfreiem Wasser *R* zu 1000,0 ml gelöst.

Einstellung: 20,0 ml der Kaliumhydroxid-Lösung werden nach Zusatz von 0,5 ml Phenolphthalein-Lösung *R* mit Salzsäure (0,1 mol · l^{-1}) titriert.

Kaliumhydroxid-Lösung (0,5 mol · l^{-1}), ethanolische 3005000

3 g Kaliumhydroxid *R* werden in 5 ml Wasser *R* gelöst. Die Lösung wird mit aldehydfreiem Ethanol 96 % *R* zu 100,0 ml verdünnt.

Einstellung: 20,0 ml der ethanolischen Kaliumhydroxid-Lösung werden nach Zusatz von 0,5 ml Phenolphthalein-Lösung *R* mit Salzsäure (0,5 mol · l^{-1}) titriert.

Kaliumhydroxid-Lösung (0,1 mol · l^{-1}), ethanolische 3005100

20,0 ml ethanolische Kaliumhydroxid-Lösung (0,5 mol · l^{-1}) werden mit aldehydfreiem Ethanol 96 % *R* zu 100,0 ml verdünnt.

Kaliumhydroxid-Lösung (0,01 mol · l^{-1}), ethanolische 3009000

2,0 ml ethanolische Kaliumhydroxid-Lösung (0,5 mol · l^{-1}) werden mit aldehydfreiem Ethanol 96 % *R* zu 100,0 ml verdünnt.

Kaliumhydroxid-Lösung (0,5 mol · l^{-1}) in Ethanol 60 % 3004900

3 g Kaliumhydroxid *R* werden in aldehydfreiem Ethanol 60 % *R* zu 100,0 ml gelöst.

Einstellung: 20,0 ml der Kaliumhydroxid-Lösung in Ethanol 60 % werden nach Zusatz von 0,5 ml Phenolphthalein-Lösung *R* mit Salzsäure (0,5 mol · l^{-1}) titriert.

Kaliumiodat-Lösung (0,05 mol · l^{-1}) 3005200

10,70 g Kaliumiodat *R* werden in Wasser *R* zu 1000,0 ml gelöst.

Einstellung: 25,0 ml der Kaliumiodat-Lösung werden mit Wasser *R* zu 100,0 ml verdünnt. 20,0 ml Lösung werden mit 2 g Kaliumiodid *R* und 10 ml verdünnter Schwefelsäure *R* versetzt. Die Mischung wird mit Natriumthiosulfat-Lösung (0,1 mol · l^{-1}) titriert. Gegen Ende der Titration wird 1 ml Stärke-Lösung *R* zugesetzt.

Kaliumiodid-Lösung (0,001 mol · l^{-1}) 3009200

10,0 ml Kaliumiodid-Lösung *R* (166 g · l^{-1}) werden in Wasser *R* zu 100,0 ml gelöst. 5,0 ml Lösung werden mit Wasser *R* zu 500,0 ml verdünnt.

Kaliumpermanganat-Lösung (0,02 mol · l^{-1}) 3005300

3,2 g Kaliumpermanganat *R* werden in Wasser *R* zu 1000,0 ml gelöst. Die Lösung wird 1 h lang auf dem Wasserbad erwärmt und nach dem Erkalten durch einen Glassintertiegel filtriert.

Einstellung: 20,0 ml der Kaliumpermanganat-Lösung werden mit 2 g Kaliumiodid *R* und 10 ml verdünnter Schwefelsäure *R* versetzt. Die Mischung wird mit Natriumthiosulfat-Lösung (0,1 mol · l^{-1}) titriert. Gegen Ende der Titration wird 1 ml Stärke-Lösung *R* zugesetzt. Der Faktor ist unmittelbar vor Gebrauch zu bestimmen.

Vor Licht geschützt zu lagern

Kupfer(II)-sulfat-Lösung (0,02 mol · l^{-1}) 3001200

5,0 g Kupfer(II)-sulfat *R* werden in Wasser *R* zu 1000,0 ml gelöst.

Einstellung: 20,0 ml der Kupfer(II)-sulfat-Lösung werden mit 2 g Natriumacetat *R* und 0,1 ml Pyridylazonaphthol-Lösung *R* versetzt. Die Lösung wird mit Natriumedetat-Lösung (0,02 mol · l^{-1}) bis zum Farbumschlag von Blauviolett nach Smaragdgrün titriert. Gegen Ende der Titration ist langsam zu titrieren.

Lithiummethanolat-Lösung (0,1 mol · l^{-1}) 3003300

0,694 g Lithium *R* werden in 150 ml wasserfreiem Methanol *R* gelöst. Die Lösung wird mit Toluol *R* zu 1000,0 ml verdünnt.

Einstellung: 10 ml Dimethylformamid *R* werden unter Zusatz von 0,05 ml einer Lösung von Thymolblau *R* (3 g · l^{-1}) in Methanol *R* mit der Lithiummethanolat-Lösung bis zur reinen Blaufärbung titriert. 0,200 g Benzoesäure *RV* werden sofort dieser Lösung zugesetzt. Bis zur Lösung der Substanz wird umgeschüttelt und mit der Lithiummethanolat-Lösung bis zur erneuten reinen Blaufärbung titriert. Während der Titration ist die Lösung vor Kohlendioxid der Luft zu schützen. Der Faktor der Lithiummethanolat-Lösung wird aus dem Titrationsvolumen der zweiten Titration errechnet. Der Faktor ist unmittelbar vor Gebrauch zu bestimmen.

1 ml Lithiummethanolat-Lösung (0,1 mol · l^{-1}) entspricht 12,21 mg $C_7H_6O_2$.

Magnesiumchlorid-Lösung (0,1 mol · l^{-1}) 3003400

20,33 g Magnesiumchlorid *R* werden in Wasser *R* zu 1000,0 ml gelöst.

Einstellung: Die Bestimmung erfolgt wie unter „Komplexometrische Titrationen" (2.5.11) angegeben.

Natriumarsenit-Lösung (0,1 mol · l^{-1}) 3005800

Eine 4,946 g As_2O_3 entsprechende Menge Arsen(III)-oxid *RV* wird in einer Mischung von 20 ml konzentrierter Natriumhydroxid-Lösung *R* und 20 ml Wasser *R* gelöst. Die Lösung wird mit Wasser *R* zu 400 ml verdünnt und mit verdünnter Salzsäure *R* gegen Lackmuspapier *R* neutralisiert. Der Lösung werden 2 g Natriumhydrogencarbonat *R* zugesetzt und mit Wasser *R* zu 500,0 ml verdünnt.

Natriumedetat-Lösung (0,1 mol · l^{-1}) 3005900

37,5 g Natriumedetat *R* werden in 500 ml Wasser *R* gelöst; nach Zusatz von 100 ml Natriumhydroxid-Lösung (1 mol · l^{-1}) wird mit Wasser *R* zu 1000,0 ml verdünnt.

Einstellung: 0,120 g Zink *RV* werden in 4 ml Salzsäure *R* 1 unter Zusatz von 0,1 ml Bromwasser *R* gelöst. Die Lösung wird zur Entfernung des Bromüberschusses zum Sieden erhitzt und bis zur schwach sauren oder neutralen Reaktion mit verdünnter Natriumhydroxid-Lösung *R* versetzt. Die Bestimmung erfolgt wie unter „Komplexometrische Titrationen" (2.5.11) angegeben.

1 ml Natriumedetat-Lösung (0,1 mol · l^{-1}) entspricht 6,54 mg Zn.

In Polyethylengefäßen zu lagern

Natriumedetat-Lösung (0,02 mol · l^{-1}) 3006000

7,444 g Natriumedetat *R* werden in Wasser *R* zu 1000,0 ml gelöst.

Einstellung: 0,100 g Zink *RV* werden in 4 ml Salzsäure *R* 1 unter Zusatz von 0,1 ml Bromwasser *R* gelöst. Die Lösung wird bis zur Entfernung des Bromüberschusses zum Sieden erhitzt und im Messkolben mit Wasser *R* zu 100,0 ml verdünnt. 25,0 ml der Lösung werden in einem 500-ml-Erlenmeyerkolben mit Wasser *R* zu 200 ml verdünnt. Die Lösung wird mit etwa 50 mg Xylenolorange-Verreibung *R* und so viel Methenamin *R* versetzt, bis die Lösung violettrosa gefärbt ist. Nach Zusatz von weiteren 2 g Methenamin *R* wird mit der Natriumedetat-Lösung bis zum Farbumschlag von Violettrosa nach Gelb titriert.

1 ml Natriumedetat-Lösung (0,02 mol · l^{-1}) entspricht 1,308 mg Zn.

Natriumhydroxid-Lösung (2 mol · l^{-1}) 3009800

84 g Natriumhydroxid *R* werden in kohlendioxidfreiem Wasser *R* zu 1000,0 ml gelöst.

Natriumhydroxid-Lösung (1 mol · l^{-1}) 3006300

42 g Natriumhydroxid *R* werden in kohlendioxidfreiem Wasser *R* zu 1000,0 ml gelöst.

Einstellung: 20,0 ml der Natriumhydroxid-Lösung werden unter Verwendung des bei der entsprechenden Titration angegebenen Indikators mit Salzsäure (1 mol · l^{-1}) titriert.

Wird eine carbonatfreie Natriumhydroxid-Lösung vorgeschrieben, ist diese wie folgt herzustellen:

Natriumhydroxid *R* ist in so viel Wasser *R* zu lösen, dass eine Konzentration von 400 bis 600 g · l^{-1} erhalten wird. Nach dem Absetzen wird die klare, überstehende Flüssigkeit abgegossen, wobei der Zutritt von Kohlendioxid zu vermeiden ist. Diese Lösung wird mit kohlendioxidfreiem Wasser *R* auf die erforderliche Normalität verdünnt. Die Lösung muss der folgenden Prüfung entsprechen:

20,0 ml Salzsäure derselben molaren Konzentration werden unter Zusatz von 0,5 ml Phenolphthalein-Lösung *R* mit der Natriumhydroxid-Lösung titriert. Ist der Umschlagspunkt erreicht, wird die eben benötigte Menge Salzsäure bis zur Entfärbung hinzugegeben und die Lösung durch Erhitzen auf 20 ml eingeengt. Während des Siedens wird gerade so viel Säure hinzugegeben, dass die rosa gefärbte Lösung entfärbt wird; beim weiteren Erhitzen zum Sieden darf die Rosafärbung nicht wieder auftreten. 0,1 ml Salzsäure dürfen höchstens verbraucht werden.

Natriumhydroxid-Lösung (0,1 mol · l^{-1}) 3006600

100,0 ml Natriumhydroxid-Lösung (1 mol · l^{-1}) werden mit kohlendioxidfreiem Wasser *R* zu 1000,0 ml verdünnt.

Einstellung: 20,0 ml Natriumhydroxid-Lösung (0,1 mol · l^{-1}) werden mit Salzsäure (0,1 mol · l^{-1}) titriert. Die Endpunktbestimmung erfolgt wie in der Gehaltsbestimmung beschrieben, für die die Natriumhydroxid-Lösung verwendet wird.

Einstellung (für Natriumhydroxid-Lösung zur Bestimmung von Hydrochloriden organischer Basen): 0,100 g Benzoesäure *RV*, in einer Mischung von 5 ml Salzsäure (0,01 mol · l^{-1}) und 50 ml Ethanol 96 % *R* gelöst, werden mit der Natriumhydroxid-Lösung titriert (2.2.20). Das zwischen den beiden Wendepunkten zugesetzte Volumen wird abgelesen.

Natriumhydroxid-Lösung (0,1 mol · l^{-1}), ethanolische 3007000

250 ml wasserfreies Ethanol *R* werden mit 3,3 g konzentrierter Natriumhydroxid-Lösung *R* versetzt.

Einstellung: 0,100 g Benzoesäure *RV* werden in einer Mischung von 10 ml Ethanol 96 % *R* und 2 ml Wasser *R* gelöst. Die Lösung wird unter Zusatz von 0,2 ml Thymolphthalein-Lösung *R* mit der ethanolischen Natriumhydroxid-Lösung titriert. Der Faktor ist unmittelbar vor Gebrauch zu bestimmen.

1 ml ethanolische Natriumhydroxid-Lösung (0,1 mol · l^{-1}) entspricht 12,21 mg $C_7H_6O_2$.

Natriummethanolat-Lösung (0,1 mol · l^{-1}) 3007100

In einer Eis-Wasser-Mischung werden 175 ml wasserfreies Methanol *R* gekühlt und in kleinen Anteilen mit etwa 2,5 g frisch geschnittenem Natrium *R* versetzt. Nach dem Auflösen des Metalls wird die Lösung mit Toluol *R* zu 1000,0 ml verdünnt.

Einstellung: 10 ml Dimethylformamid *R* werden unter Zusatz von 0,05 ml einer Lösung von Thymolblau *R* (3 g · l^{-1}) in Methanol *R* mit der Natriummethanolat-Lösung bis zur reinen Blaufärbung titriert. 0,200 g Benzoesäure *RV* werden sofort dieser Lösung zugesetzt. Bis zum Lösen der Substanz wird umgeschüttelt und mit der Natriummethanolat-Lösung bis zur erneuten reinen Blaufärbung titriert. Während der Titration ist die Lösung vor Kohlendioxid der Luft zu schützen. Der Faktor der Natriummethanolat-Lösung wird aus dem Titrationsvolumen der zweiten Titration errechnet. Der Faktor ist unmittelbar vor Gebrauch zu bestimmen.

1 ml Natriummethanolat-Lösung (0,1 mol · l^{-1}) entspricht 12,21 mg $C_7H_6O_2$.

Natriumnitrit-Lösung (0,1 mol · l^{-1}) 3007200

7,5 g Natriumnitrit *R* werden in Wasser *R* zu 1000,0 ml gelöst.

Einstellung: 0,300 g Sulfanilsäure *RV* werden in 50 ml verdünnter Salzsäure *R* gelöst. Unter Verwendung der Natriumnitrit-Lösung wird die Bestimmung nach „Stickstoff in primären aromatischen Aminen" (2.5.8) mit elektrometrischer Endpunktsanzeige durchgeführt. Der Faktor ist unmittelbar vor Gebrauch zu bestimmen.

1 ml Natriumnitrit-Lösung (0,1 mol · l^{-1}) entspricht 17,32 mg $C_6H_7NO_3S$.

Natriumperiodat-Lösung (0,1 mol · l⁻¹) 3009500

21,4 g Natriumperiodat *R* werden in etwa 500 ml Wasser *R* gelöst. Die Lösung wird mit Wasser *R* zu 1000,0 ml verdünnt.

Einstellung: 20,0 ml Natriumperiodat-Lösung werden in einen Kolben mit Schliffstopfen mit 5 ml Perchlorsäure *R* versetzt. Der Kolben wird verschlossen und geschüttelt. Die Lösung wird mit einer gesättigten Lösung von Natriumhydrogencarbonat *R* auf einen pH-Wert (2.2.3) von 6,4 eingestellt. Nach Zusatz von 10 ml Kaliumiodid-Lösung *R* wird der Kolben verschlossen, geschüttelt und 2 min lang stehen gelassen. Die Mischung wird mit Natriumarsenit-Lösung (0,025 mol · l^{-1}) titriert, bis die Gelbfärbung fast verschwunden ist. Nach Zusatz von 2 ml Stärke-Lösung *R* wird langsam bis zur vollständigen Entfärbung titriert.

Natriumthiosulfat-Lösung (0,1 mol · l^{-1}) 3007300

25 g Natriumthiosulfat *R* und 0,2 g Natriumcarbonat *R* werden in kohlendioxidfreiem Wasser *R* zu 1000,0 ml gelöst.

Einstellung: 10,0 ml Kaliumbromat-Lösung (0,033 mol · l^{-1}) werden mit 40 ml Wasser *R*, 10 ml Kaliumiodid-Lösung *R* sowie 5 ml Salzsäure *R* 1 versetzt und mit der Natriumthiosulfat-Lösung titriert. Gegen Ende der Titration wird 1 ml Stärke-Lösung *R* zugesetzt.

Perchlorsäure (0,1 mol · l^{-1}) 3003900

8,5 ml Perchlorsäure *R* werden in einem Messkolben mit etwa 900 ml Essigsäure 99 % *R* gemischt. Die Mischung wird nach Zusatz von 30 ml Acetanhydrid *R* mit Essigsäure 99 % *R* zu 1000,0 ml verdünnt und gemischt. Nach 24 h wird der Wassergehalt der Lösung nach der Karl-Fischer-Methode (2.5.12) ohne Verwendung von Methanol bestimmt.

Falls erforderlich wird der Wassergehalt auf 0,1 bis 0,2 Prozent eingestellt, entweder durch Zusatz von Acetanhydrid *R* oder von Wasser *R*.

Die Lösung darf erst 24 h nach Herstellung eingestellt werden.

Einstellung: 0,350 g Kaliumhydrogenphthalat *RV* werden in 50 ml wasserfreier Essigsäure *R*, falls erforderlich unter Erwärmen, gelöst. Die Lösung wird nach dem Erkalten unter Luftausschluss mit der Perchlorsäure-Lösung unter Zusatz von 0,05 ml Kristallviolett-Lösung *R* titriert.

Die Temperatur der Perchlorsäure bei der Einstellung ist zu vermerken. Wenn die Temperatur, bei der die Gehaltsbestimmung durchgeführt wird, und die Temperatur, bei der die Perchlorsäure eingestellt wurde, voneinander abweichen, errechnet sich das korrigierte Volumen der Perchlorsäure wie folgt:

$$V_c = V[1 + (t_1 - t_2)\ 0{,}0011]$$

t_1 = Temperatur bei der Einstellung der Lösung
t_2 = Temperatur bei der Bestimmung
V_c = korrigiertes Volumen
V = Titrationsvolumen

1 ml Perchlorsäure (0,1 mol · l^{-1}) entspricht 20,42 mg $C_8H_5KO_4$.

Perchlorsäure (0,05 mol · l^{-1}) 3004000

50,0 ml Perchlorsäure (0,1 mol · l^{-1}) werden mit wasserfreier Essigsäure *R* zu 100,0 ml verdünnt.

Salpetersäure (1 mol · l^{-1}) 3003600

96,6 g Salpetersäure *R* werden mit Wasser *R* zu 1000,0 ml verdünnt.

Einstellung: 1,000 g Natriumcarbonat *RV* wird in 50 ml Wasser *R* gelöst. Nach Zusatz von 0,1 ml Methylorange-Lösung *R* wird mit der Salpetersäure bis zur beginnenden Farbänderung nach Rötlich-Gelb titriert, 2 min lang zum Sieden erhitzt und nach dem Abkühlen die wieder gelb gefärbte Lösung bis zum erneuten Farbumschlag nach Rötlich-Gelb titriert.

1 ml Salpetersäure (1 mol · l^{-1}) entspricht 53,00 mg Na_2CO_3.

Salzsäure (6 mol · l^{-1}) 3001500

618,0 g Salzsäure *R* werden mit Wasser *R* zu 1000,0 ml verdünnt.

Salzsäure (3 mol · l^{-1}) 3001600

309,0 g Salzsäure *R* werden mit Wasser *R* zu 1000,0 ml verdünnt.

Salzsäure (2 mol · l^{-1}) 3001700

206,0 g Salzsäure *R* werden mit Wasser *R* zu 1000,0 ml verdünnt.

Salzsäure (1 mol · l^{-1}) 3001800

103,0 g Salzsäure *R* werden mit Wasser *R* zu 1000,0 ml verdünnt.

Einstellung: 1,000 g Natriumcarbonat *RV* wird in 50 ml Wasser *R* gelöst. Nach Zusatz von 0,1 ml Methylorange-Lösung *R* wird mit der Salzsäure bis zur beginnenden Farbänderung nach Gelblich-Rot titriert, 2 min lang zum Sieden erhitzt und nach dem Abkühlen die wieder gelb gefärbte Lösung bis zum Farbumschlag nach Gelblich-Rot titriert.

1 ml Salzsäure (1 mol · l^{-1}) entspricht 53,00 mg Na_2CO_3.

Salzsäure (0,1 mol · l^{-1}) 3002100

100,0 ml Salzsäure (1 mol · l^{-1}) werden mit Wasser *R* zu 1000,0 ml verdünnt.

Einstellung: Die Einstellung erfolgt wie unter „Salzsäure (1 mol · l^{-1})“, unter Verwendung von 0,100 g Natriumcarbonat *RV*, gelöst in 20 ml Wasser *R*.

1 ml Salzsäure (0,1 mol · l^{-1}) entspricht 5,30 mg Na_2CO_3.

Salzsäure (0,1 mol · l^{-1}), ethanolische 3008800

9,0 ml Salzsäure *R* werden mit aldehydfreiem Ethanol 96 % *R* zu 1000,0 ml verdünnt.

Reagenzien

Schwefelsäure (0,5 mol · l^{-1}) 3007800

28 ml Schwefelsäure *R* werden in Wasser *R* gelöst und mit Wasser *R* zu 1000,0 ml verdünnt.

Einstellung: 1,000 g Natriumcarbonat *RV* wird in 50 ml Wasser *R* gelöst. Nach Zusatz von 0,1 ml Methylorange-Lösung *R* wird mit der Schwefelsäure bis zur beginnenden Farbänderung nach Rötlich-Gelb titriert, 2 min lang zum Sieden erhitzt und nach dem Abkühlen die wieder gelb gefärbte Lösung bis zum Farbumschlag nach Rötlich-Gelb titriert.

1 ml Schwefelsäure (0,5 mol · l^{-1}) entspricht 53,00 mg Na_2CO_3.

Schwefelsäure (0,05 mol · l^{-1}) 3008000

100,0 ml Schwefelsäure (0,5 mol · l^{-1}) werden mit Wasser *R* zu 1000,0 ml verdünnt.

Einstellung: Die Einstellung erfolgt wie unter „Schwefelsäure (0,5 mol · l^{-1})“, unter Verwendung von 0,100 g Natriumcarbonat *RV*, gelöst in 20 ml Wasser *R*.

1 ml Schwefelsäure (0,05 mol · l^{-1}) entspricht 5,30 mg Na_2CO_3.

Silbernitrat-Lösung (0,1 mol · l^{-1}) 3005600

17,0 g Silbernitrat *R* werden in Wasser *R* zu 1000,0 ml gelöst.

Einstellung: 0,100 g Natriumchlorid *RV* werden in 30 ml Wasser *R* gelöst. Die Lösung wird mit der Silbernitrat-Lösung titriert. Der Endpunkt wird mit Hilfe der Potentiometrie (2.2.20) bestimmt.

1 ml Silbernitrat-Lösung (0,1 mol · l^{-1}) entspricht 5,844 mg NaCl.

Vor Licht geschützt zu lagern

Silbernitrat-Lösung (0,001 mol · l^{-1}) 3009300

5,0 ml Silbernitrat-Lösung (0,1 mol · l^{-1}) werden mit Wasser *R* zu 500,0 ml verdünnt.

Tetrabutylammoniumhydroxid-Lösung (0,1 mol · l^{-1}) 3008300

40 g Tetrabutylammoniumiodid *R* werden in 90 ml wasserfreiem Methanol *R* gelöst. Nach Zusatz von 20 g fein pulverisiertem Silberoxid *R* wird 1 h lang kräftig geschüttelt. Einige Milliliter der Mischung werden zentrifugiert; die Identitätsprüfung auf Iodid wird mit der überstehenden Flüssigkeit durchgeführt. Fällt die Reaktion positiv aus, werden weitere 2 g Silberoxid *R* der Mischung zugesetzt und diese 30 min lang geschüttelt. Dieser Vorgang wird so lange wiederholt, bis die überstehende Flüssigkeit keine Reaktion auf Iodid mehr gibt. Die Mischung wird über einen engporigen Glassintertiegel filtriert und das Gefäß und Filter 3-mal mit je 50 ml Toluol *R* gespült. Die Waschflüssigkeiten werden mit dem Filtrat vereinigt und mit Toluol *R* zu 1000,0 ml verdünnt. In die Lösung wird 5 min lang kohlendioxidfreier Stickstoff eingeleitet.

Einstellung: 10 ml Dimethylformamid *R* werden unter Zusatz von 0,05 ml einer Lösung von Thymolblau *R* (3 g · l^{-1}) in Methanol *R* mit der Tetrabutylammoniumhydroxid-Lösung bis zur reinen Blaufärbung titriert. 0,200 g Benzoesäure *RV* werden sofort dieser Lösung zugesetzt. Bis zum Lösen der Substanz wird umgeschüttelt und mit der Tetrabutylammoniumhydroxid-Lösung bis zur erneuten reinen Blaufärbung titriert. Während der Titration ist die Lösung vor Kohlendioxid der Luft zu schützen. Der Faktor der Lösung wird aus dem Titrationsvolumen der zweiten Titration errechnet. Der Faktor ist unmittelbar vor Gebrauch zu bestimmen.

1 ml Tetrabutylammoniumhydroxid-Lösung (0,1 mol · l^{-1}) entspricht 12,21 mg $C_7H_6O_2$.

Tetrabutylammoniumhydroxid-Lösung (0,1 mol · l^{-1}), 2-propanolische 3008400

Die Herstellung der Lösung und ihre Einstellung erfolgt wie für Tetrabutylammoniumhydroxid-Lösung (0,1 mol · l^{-1}) angegeben; an Stelle von Toluol *R* wird 2-Propanol *R* als Lösungsmittel verwendet.

Zinkchlorid-Lösung (0,05 mol · l^{-1}) 3008500

6,82 g Zinkchlorid *R* werden, unter geeigneten Vorsichtsmaßnahmen gewogen, in Wasser *R* gelöst. Falls erforderlich wird die Lösung tropfenweise mit verdünnter Salzsäure *R* bis zum Verschwinden der Trübung versetzt. Die Lösung wird mit Wasser *R* zu 1000,0 ml verdünnt.

Einstellung: 20,0 ml der Zinkchlorid-Lösung werden mit 5 ml verdünnter Essigsäure *R* versetzt. Die Bestimmung erfolgt wie unter „Komplexometrische Titrationen“ (2.5.11) angegeben.

Zinksulfat-Lösung (0,1 mol · l^{-1}) 3008600

29 g Zinksulfat *R* werden in Wasser *R* zu 1000,0 ml gelöst.

Einstellung: 20,0 ml der Zinksulfat-Lösung werden mit 5 ml verdünnter Essigsäure *R* versetzt. Die Bestimmung erfolgt wie unter „Komplexometrische Titrationen“ (2.5.11) angegeben.

4.3 Chemische Referenzsubstanzen (*CRS*), Biologische Referenzsubstanzen (*BRS*), Referenzspektren

Äpfelsäure-Referenzspektrum der Ph. Eur.
Ammoniummethacrylat-Copolymer(Typ A)-Referenzspektrum der Ph. Eur.
Ammoniummethacrylat-Copolymer(Typ B)-Referenzspektrum der Ph. Eur.
Azithromycin-Verunreinigung B *CRS*
Bumetanid-Verunreinigung A *CRS*
Bumetanid-Verunreinigung B *CRS*
Clostridium-tetani-Antiserum vom Meerschweinchen (für Impfstoffe für Menschen) *BRS*
Dihydralazin zur Eignungsprüfung *CRS*
Esketaminhydrochlorid-Referenzspektrum der Ph. Eur.
Esketamin-Verunreinigung D *CRS*
Flunarizindihydrochlorid-Referenzspektrum der Ph. Eur.
Flunarizindihydrochlorid zur Eignungsprüfung *CRS*
Homatropinmethylbromid-Verunreinigung B *CRS*
Homatropin-Verunreinigung B *CRS*
Kaliumhydrogenaspartat-Hemihydrat *CRS*
Mesna-Referenzspektrum der Ph. Eur.
Mesna-Verunreinigung C *CRS*
Mesna-Verunreinigung D *CRS*
Metacresol-Referenzspektrum der Ph. Eur.
Molgramostim *CRS*
Molgramostim-Hydrolysat-Referenzchromatogramm der Ph. Eur.
Naftidrofuryl-Referenzspektrum der Ph. Eur.
Naftidrofuryl-Verunreinigung F *CRS*
Propylenglycoldilaurat *CRS*
Propylenglycolmonolaurat *CRS*
Spiraprilhydrochlorid-Monohydrat *CRS*
Spirapril zur Eignungsprüfung *CRS*
Theophyllin-Referenzspektrum der Ph. Eur.
Thiamazol *CRS*
Thiamazol-Verunreinigung A *CRS*
Thiamazol-Verunreinigung C *CRS*
Tioconazol-Referenzspektrum der Ph. Eur.
Tioconazol zur Eignungsprüfung *CRS*
all-*rac*-α-Tocopherol zur Peak-Identifizierung *CRS*
all-*rac*-α-Tocopherolacetat zur Peak-Identifizierung *CRS*
Tributylacetylcitrat-Referenzspektrum der Ph. Eur.
Xylazin-Verunreinigung C *CRS*
Xylazin-Verunreinigung E *CRS*

4.07/5.03.00.00

5.3 Statistische Auswertung der Ergebnisse biologischer Wertbestimmungen und Reinheitsprüfungen

1 Einleitung

Dieses Kapitel dient der Anleitung zur Versuchsplanung biologischer Wertbestimmungen, wie sie im Europäischen Arzneibuch vorgeschrieben werden, und der statistischen Auswertung ihrer Ergebnisse. Es ist zum Gebrauch für diejenigen gedacht, deren hauptsächlicher Ausbildungs- und Verantwortungsbereich nicht die Statistik ist, die aber Verantwortung für die Auswertung oder Interpretation der Ergebnisse dieser Versuche haben, oftmals ohne Hilfe und Rat eines Statistikers. Die hier beschriebenen Berechnungsmethoden sind nicht verbindlich für die biologischen Wertbestimmungen, die ihrerseits einen verbindlichen Teil des Europäischen Arzneibuchs darstellen. Alternative Methoden können verwendet werden, vorausgesetzt, sie sind zumindest ebenso zuverlässig wie die hier beschriebenen. Eine Vielzahl von Rechnerprogrammen steht zur Verfügung, die nützlich sein können, je nach den dem Auswertenden zur Verfügung stehenden Einrichtungen und seinen Fähigkeiten.

Fachlicher Rat sollte in solchen Fällen eingeholt werden, in denen:

- eine umfassende Behandlung des Versuchsplans und der Auswertungen zur Erforschung und Entwicklung neuer Produkte erforderlich ist
- die in diesem Kapitel auferlegten Einschränkungen für den Versuchsplan nicht erfüllt werden können, zum Beispiel falls besondere experimentelle Bedingungen einen angepassten Versuchsplan verlangen oder falls die Verwendung einer gleich bleibenden Anzahl äquidistanter Dosisstufen ungeeignet erscheint
- Auswertungen notwendig sind für erweiterte nichtlineare Dosis-Wirkungskurven, wie sie zum Beispiel bei Immunassays angetroffen werden. Eine kurze Beschreibung für eine mögliche Auswertung einer erweiterten Dosis-Wirkungskurve ist dennoch in Abschnitt 3.4 enthalten und ein einfaches Beispiel ist in Abschnitt 5.4 angegeben.

1.1 Allgemeine Versuchsplanung und Präzision

Biologische Methoden werden für die Wertbestimmung von bestimmten Substanzen oder Zubereitungen beschrieben, deren Wirkung nicht ausreichend durch chemische oder physikalische Analysen bestimmt werden kann. Das prinzipielle Verfahren, das so weit wie möglich bei diesen biologischen Wertbestimmungen angewandt wird, ist der Vergleich mit einer Standardzubereitung. Dabei wird bestimmt, welche Menge der Prüfzubereitung die gleiche biologische Wirkung hat wie eine vorgegebene Menge (die Einheit) der Standardzubereitung. Wesentliche Voraussetzung bei diesen Verfahren der biologischen Wertbestimmung ist, dass die Versuche sowohl für die Standardzubereitung als auch für die Prüfzubereitung zur gleichen Zeit und unter gleichen Bedingungen durchgeführt werden.

Für bestimmte Wertbestimmungen (zum Beispiel Bestimmung des Virusgehalts) wird die Wirkung der zu prüfenden Probe nicht relativ zu einem Standard ausgedrückt. Diese Versuchsart wird in Abschnitt 4.5 behandelt.

Jede aus einer biologischen Wertbestimmung erhaltene Schätzung der Wirkung unterliegt einem zufallsbedingten Fehler auf Grund der den biologischen Reaktionen innewohnenden Variabilität. Daher sollen, wenn möglich, Fehlerrechnungen aus den Ergebnissen einer jeden Wertbestimmung durchgeführt werden, selbst dann, wenn die offizielle Versuchsmethode angewandt wird. Verfahren für die Versuchsplanung von Wertbestimmungen und die zugehörige Fehlerrechnung werden deshalb nachfolgend beschrieben. Bevor eine statistische Methode übernommen wird, ist in jedem Fall ein vorläufiger Test mit einer angemessenen Zahl von Wertbestimmungen durchzuführen, um die Anwendbarkeit dieser Methode sicherzustellen.

Das Vertrauensintervall des Wirkungsverhältnisses gibt einen Hinweis auf die Präzision, mit der das Wirkungsverhältnis in der Wertbestimmung ermittelt wurde. Es wird unter Berücksichtigung des Versuchsplans und der Stichprobengröße berechnet. In biologischen Wertbestimmungen wird gewöhnlich das 95-Prozent-Vertrauensintervall gewählt. Mit statistischen Methoden werden diese Grenzen berechnet, um die Aussage abzusichern, dass diese Grenzen mit 95-prozentiger Wahrscheinlichkeit das wahre Wirkungsverhältnis einschließen. Ob diese Präzision für das Europäische Arzneibuch annehmbar ist, hängt von den Anforderungen ab, die in der Monographie an die jeweilige Zubereitung gestellt werden.

Die Ausdrücke „Mittelwert“ und „Standardabweichung“ werden hier so benutzt, wie sie in den meisten aktuellen Büchern zur Biometrie definiert sind.

Die Ausdrücke „angegebene Wirkung“ oder „deklarierte Wirkung“, „zugeordnete Wirkung“, „vermutete Wirkung“, „Wirkungsverhältnis“ und „Schätzwert der Wirkung“ werden in diesem Kapitel wie folgt verwendet:

- „angegebene Wirkung“ oder „deklarierte Wirkung“ bedeutet für ein galenisch formuliertes Produkt einen von der Wirkung des Bulkmaterials abgeleiteten Nennwert und für das Bulkmaterial die Wirkung, die der Hersteller geschätzt hat
- „zugeordnete Wirkung“: die Wirkung einer Standardzubereitung
- „vermutete Wirkung“: die vorläufig zugeordnete Wirkung des zu prüfenden Präparats als Grundlage für die Berechnung seiner Dosen, die gleich wirksam wie die eingesetzten Dosen der Standardzubereitung sein sollten
- „Wirkungsverhältnis“ einer unbekannten Zubereitung: das Verhältnis der gleich wirksamen Dosen der Standardzubereitung zu denen der unbekannten Prüfzubereitung unter den Versuchsbedingungen der Wertbestimmung
- „Schätzwert der Wirkung“: die aus den Daten der Wertbestimmung errechnete Wirkung.

Abschnitt 9 (Verzeichnis der Symbole) führt die meistbenutzten Symbole in diesem Kapitel auf. Wenn im Text Symbole verwendet werden, die nicht verzeichnet sind oder in einem anderen Sinne verwendet werden, so werden sie im betreffenden Textabschnitt erklärt.

2 Zufälligkeit und Unabhängigkeit einzelner Behandlungen

Die Zuordnung der verschiedenen Behandlungen zu den verschiedenen experimentellen Einheiten (Tiere, Reaktionsgefäße usw.) sollte streng nach dem Zufallsprinzip erfolgen. Dieser Grundsatz gilt auch für alle anderen experimentellen Bedingungen, es sei denn, sie sind ausdrücklich im Versuchsplan anders vorgesehen. Beispiele sind die Anordnung (Positionen) der Käfige im Laboratorium und die Reihenfolge der Verabreichungen. Insbesondere sollte eine Gruppe von Tieren, die die gleiche Dosis einer Zubereitung erhalten, nicht zusammen behandelt werden (zur gleichen Zeit und in der gleichen Position). Es sei denn, es gibt überzeugende Gründe dafür, dass die betreffende Variationsursache (zum Beispiel unterschiedliche Zeiten oder unterschiedliche Positionen) vernachlässigbar ist. Zufällige Zuordnungen können über die eingebauten Zufallsfunktionen von Rechnern erhalten werden. Der Auswertende muss prüfen, ob bei jedem neuen Start der Zufallsfunktion eine andere Reihe von Zahlen erzeugt wird.

Die Zubereitungen, die jeder experimentellen Einheit zugeordnet werden, sollen untereinander so unabhängig wie möglich sein. Innerhalb jeder experimentellen Gruppe sind die jeder Behandlung zugeordneten Verdünnungen nicht wie üblich Teilmengen der gleichen Dosis, sondern sollen einzeln hergestellt werden. Ohne diese Vorsichtsmaßnahme wird die der Zubereitung eigene Variabilität sich nicht vollständig in der Varianz des experimentellen Fehlers darstellen. Das Ergebnis wird eine Unterschätzung des Restfehlers sein und hieraus folgt:

1. eine ungerechtfertigte Zunahme der Teststärke bei der Varianzanalyse (vgl. 3.2.3 und 3.2.4)
2. eine Unterschätzung der wahren Vertrauensgrenzen bei der Wertbestimmung, die, wie in 3.2.5 gezeigt, aus dem Schätzwert von s^2, dem Quadrat des mittleren Restfehlers, berechnet werden.

3 Von quantitativen Werten abhängige Wertbestimmungen

3.1 Statistische Modelle

3.1.1 Allgemeine Grundsätze

Die im Europäischen Arzneibuch beschriebenen Wertbestimmungen werden als „Verdünnungswertbestimmungen" aufgefasst, das heißt, für die Prüfzubereitung wird angenommen, dass sie das gleiche Wirkprinzip enthält wie die Standardzubereitung, aber in einem anderen Verhältnis zwischen aktiven und inaktiven Bestandteilen. In einem solchen Fall kann die Prüfzubereitung theoretisch aus der Standardzubereitung durch Verdünnung mit inaktiven Bestandteilen hergestellt werden. Um zu prüfen, ob eine spezielle Wertbestimmung als Verdünnungswertbestimmung angesehen werden darf, müssen die Dosis-Wirkungsbeziehungen jeweils des Standards und der Prüfzubereitung miteinander verglichen werden. Falls sich diese Dosis-Wirkungsbeziehungen wesentlich voneinander unterscheiden, ist das theoretische Modell der Verdünnungswertbestimmung nicht gültig. Erhebliche Unterschiede in den Dosis-Wirkungsbeziehungen zwischen der Standard- und der Prüfzubereitung deuten darauf hin, dass eine der Zubereitungen zusätzlich zum aktiven Wirkprinzip noch andere aktive Komponenten enthalten könnte, welche die gemessene Wirkung beeinflussen.

Um den Effekt des Verdünnens im theoretischen Modell sichtbar zu machen, ist es hilfreich, die Dosis-Wirkungsbeziehung auf eine lineare Funktion im größtmöglichen Dosisbereich zu transformieren. Für die im Arzneibuch vorgeschriebenen biologischen Wertbestimmungen sind 2 statistische Modelle von Interesse: das Parallelenmodell (Modell der parallelen Geraden) und das Steigungsverhältnismodell (Geraden mit ungleichen Steigungen).

Folgende Bedingungen müssen bei der Anwendung der Modelle erfüllt sein:

1. Die verschiedenen Behandlungsarten sind zufällig den experimentellen Einheiten zugeteilt worden.
2. Die Messwerte jeder Behandlungsart sind normalverteilt.
3. Die Standardabweichungen der Messwerte innerhalb jeder Behandlungsgruppe sowohl bei der Standardzubereitung als auch bei den Prüfzubereitungen unterscheiden sich nicht signifikant voneinander.

Bei der Methodenentwicklung einer Wertbestimmung muss der Auswertende anhand der Daten vieler Wertbestimmungen festlegen, dass die theoretischen Bedingungen erfüllt sind.

- Bedingung 1 kann durch Anwendung der Hinweise in Abschnitt 2 erfüllt werden.
- Bedingung 2 stellt eine in der Praxis meist erfüllte Annahme dar. Kleine Abweichungen davon werden im Allgemeinen keine Mängel in der Auswertung mit sich bringen, solange mehrere Wiederholungen je Behandlung vorgenommen werden. Im Zweifelsfall kann ein Normalverteilungstest (zum Beispiel Shapiro-Wilk-Test[1]) durchgeführt werden.
- Bedingung 3 kann mit einem Test auf Homogenität der Varianzen (zum Beispiel durch den Bartlett[3]- oder den Cochran[2]-Test) geprüft werden. In dieser Hinsicht kann auch das Prüfen graphischer Darstellungen der Daten sehr aufschlussreich sein (siehe Beispiele im Abschnitt 5).

Falls die Bedingungen 2 und/oder 3 nicht zutreffen, kann eine Transformation der Messwerte zur besseren Erfüllung dieser Bedingungen führen. Beispiele sind ln y, $\sqrt{y}$, y^2.

- Die logarithmische Transformation der Messwerte y zu ln y kann hilfreich sein, falls die Homogenität der Varianzen nicht zufrieden stellend ist. Sie kann auch

[1] Wilk, M. B. and Shapiro, S. S. „The joint assessment of normality of several independent samples" in *Technometrics* **10**, 1968, p. 825–839

[2] Bartlett, M. S. „Properties of sufficiency and statistical tests" in *Proc. Roy. Soc. London*, Series A **160**, 1937, p. 280–282

[3] Cochran, W. G. „Testing a linear relation among variances" in *Biometrics* **7**, 1951, p. 17–32

die Normalitätsvoraussetzung verbessern, falls die Verteilung nach rechts verschoben ist.
- Die Transformation y zu $\sqrt{y}$ ist nützlich, falls die Messwerte einer Poisson-Verteilung folgen, zum Beispiel wenn sie durch Abzählen erhalten wurden.
- Die quadratische Transformation y zu y^2 kann zum Beispiel nützlich sein, falls es wahrscheinlicher ist, dass die Dosis eher zur Fläche eines Hemmhofes als zu dessen Durchmesser proportional ist.

Für einige Wertbestimmungen, die auf quantitativen Wirkungen beruhen, wie etwa Immunassays oder In-vitro-Wertbestimmungen an Zellen, wird eine hohe Anzahl von Dosen verwendet. Die sich hierbei ergebenden Wirkungen decken den gesamten möglichen Bereich der Wirkungen ab und führen so zu einer erweiterten, nichtlinearen Dosis-Wirkungskurve. Solche Kurven sind typisch für alle Wertbestimmungen, aber für viele Wertbestimmungen, zum Beispiel In-vivo-Wertbestimmungen, ist die Verwendung vieler Dosen ethisch nicht vertretbar oder nicht praktikabel und die Ziele einer Wertbestimmung müssen mit einer begrenzten Zahl von Dosen erreicht werden. Es ist daher üblich, sich auf die Verwendung der Dosen zu beschränken, deren Wirkungswerte in dem Bereich der Dosis-Wirkungskurve liegen, der nach angemessener Transformation linear ist. Eine der im Abschnitt 3.2 oder 3.3 beschriebenen Methoden ist dann anwendbar. In manchen Fällen kann die Auswertung erweiterter Dosis-Wirkungskurven gewünscht sein. Ein Verfahren hierzu wird in Abschnitt 3.4 und ein einfaches Beispiel in Abschnitt 5.4 beschrieben.

Es gibt eine andere Art von Wertbestimmung, bei der nicht die Wirkung an jeder einzelnen experimentellen Einheit gemessen wird, sondern nur der auf jede Behandlung reagierende Anteil der Einheiten gezählt wird. Diese Art von Wertbestimmung wird in Abschnitt 4 beschrieben.

3.1.2 Routineversuche

Wenn eine Wertbestimmung routinemäßig durchgeführt wird, ist es selten möglich, systematisch auf die Voraussetzungen 1 bis 3 zu prüfen, denn die begrenzte Anzahl der Messwerte je Versuch beeinflusst wahrscheinlich die Sensitivität der statistischen Tests. Glücklicherweise haben die Statistiker gezeigt, dass in symmetrischen, ausgewogenen Wertbestimmungen kleine Abweichungen von der Homogenität der Varianz und der Normalverteilung die Versuchsresultate nicht ernsthaft beeinflussen. Die Anwendbarkeit des statistischen Modells muss nur dann hinterfragt werden, falls eine Reihe von Wertbestimmungen Zweifel an der Erfüllung der Bedingungen aufkommen lassen. Dann kann es notwendig sein, eine neue Reihe von Pilotversuchen durchzuführen, wie in Abschnitt 3.1.1 beschrieben.

Zwei andere notwendige Bedingungen hängen vom verwendeten statistischen Modell ab:

Beim Parallelenmodell:

4A. Die Beziehung zwischen dem Logarithmus der Dosis und der Wirkung kann über den Bereich der eingesetzten Dosen durch eine Gerade dargestellt werden.

5A. Die Gerade einer Prüfzubereitung in der Wertbestimmung ist parallel zu der des Standards.

Beim Steigungsverhältnismodell:

4B. Die Beziehung zwischen Dosis und Wirkung kann für jede Zubereitung in der Wertbestimmung über den Bereich der eingesetzten Dosen als eine Gerade dargestellt werden.

5B. Die Gerade einer Prüfzubereitung in der Wertbestimmung schneidet die y-Achse (Nulldosis) im gleichen Punkt wie die Gerade des Standards (das heißt, die Wirkungsfunktionen aller Zubereitungen in der Wertbestimmung müssen denselben Ausgangsordinatenwert haben wie die Wirkungsfunktion des Standards).

Die Bedingungen 4A und 4B können nur in Wertbestimmungen auf Gültigkeit geprüft werden, in denen mindestens 3 Verdünnungen für jede Zubereitung eingesetzt werden. Das Ausführen einer Wertbestimmung, bei der 1 oder 2 Verdünnungen je Zubereitung auftreten, mag gerechtfertigt sein, falls die Erfahrung gezeigt hat, dass die Bedingungen der Linearität und Parallelität oder die Gleichheit des Achsenabschnitts in der Regel erfüllt sind.

Nach Erhalt der Messwerte bei einer Wertbestimmung und vor Berechnung des relativen Wirkungsverhältnisses einer jeden Prüfzubereitung wird eine Varianzanalyse ausgeführt, um zu prüfen, ob die Bedingungen 4A und 5A (oder 4B und 5B) erfüllt sind. Dazu wird die Gesamtsumme der Quadrate in eine bestimmte Anzahl Quadratsummen entsprechend jeder zu erfüllenden Bedingung aufgespalten. Die verbleibende Quadratsumme stellt den experimentellen Restfehler dar, an welchem die Ab- oder Anwesenheit wichtiger Variationsursachen durch eine Reihe von F-Quotienten verglichen werden können.

Wenn die Validierung der Wertbestimmung einmal erstellt ist, kann die relative Wirkung jeder Prüfzubereitung im Verhältnis zum Standard berechnet und als Wirkungsverhältnis ausgedrückt oder in eine für die Prüfzubereitung geeignete Einheit, zum Beispiel eine Internationale Einheit, umgewandelt werden. Vertrauensgrenzen können auch aus jedem Datensatz einer Wertbestimmung geschätzt werden.

Wertbestimmungen nach dem Parallelenmodell werden in Abschnitt 3.2 und solche nach dem Steigungsverhältnismodell in Abschnitt 3.3 behandelt.

Falls eine der 5 Bedingungen (1, 2, 3, 4A, 5A oder 1, 2, 3, 4B, 5B) nicht erfüllt ist, sind die hier beschriebenen Berechnungsmethoden nicht anwendbar und die Methode der Wertbestimmung sollte erneut untersucht werden.

Der Auswertende sollte keine andere Transformation wählen, es sei denn, es hätte sich gezeigt, dass die Nichterfüllung der Voraussetzungen nicht zufällig ist, sondern von einer systematischen Veränderung der experimentellen Bedingungen herrührt. In diesem Fall sollte das Testen, wie in 3.1.1 beschrieben, wiederholt werden, bevor für die Routineversuche eine neue Transformation eingeführt wird.

Eine übergroße Anzahl ungültiger Versuche auf Grund der Nichtparallelität oder Nichtlinearität bei einem Routineversuch, der ähnliche Zubereitungen vergleicht, deutet auf einen die Wiederholungen betreffenden mangelhaften Versuchsplan hin. Der Mangel rührt im Allgemeinen vom unvollständigen Erkennen aller den Versuch beeinflussenden Variabilitätsursachen her, die zu einer Unterschätzung des Restfehlers und daher zu erhöhten F-Quotienten führen.

Allg. Texte

Es ist nicht immer machbar, allen möglichen Variationsursachen in einer einzigen Wertbestimmung Rechnung zu tragen (zum Beispiel die Tag-zu-Tag-Variation). In einem solchen Fall können die Vertrauensintervalle aus Wiederholungsbestimmungen mit der gleichen Stichprobe nicht ausreichend überlappen und Vorsicht ist bei der Interpretation der einzelnen Vertrauensbereiche geboten. Um eine zuverlässigere Schätzung des Vertrauensbereichs zu erhalten, kann es notwendig werden, mehrere unabhängige Wertbestimmungen durchzuführen und diese zu einem einzigen Wirkungsverhältnis und Vertrauensbereich zusammenzufassen (siehe Abschnitt 6).

Für die Qualitätskontrolle von Routineversuchen wird die Aufzeichnung der Schätzungen der Regressionssteigung und des Restfehlers in Kontrollkarten empfohlen.

- Ein außergewöhnlich hoher Restfehler kann auf ein technisches Problem hinweisen. Das sollte untersucht werden, und falls es sich herausstellen sollte, dass während des Ablaufs der Wertbestimmung etwas fehlerhaft war, sollte die Wertbestimmung wiederholt werden. Ein ungewöhnlich hoher Restfehler kann auch das Vorhandensein einer gelegentlich außerhalb liegenden oder abweichenden Beobachtung anzeigen. Ein Wirkungsmesswert, der wegen Verfahrensfehlern im Verlauf der Wertbestimmung zweifelhaft ist, wird nicht berücksichtigt. Falls ein abweichender Wert entdeckt wird, nachdem die Wirkungswerte aufgezeichnet wurden, der sich aber dann auf Unregelmäßigkeiten bei der Durchführung der Wertbestimmung zurückverfolgen lässt, kann dessen Nichtberücksichtigung gerechtfertigt sein. Die willkürliche Ablehnung oder Beibehaltung eines offensichtlich abweichenden Werts kann ein schwerwiegender Anlass zur Verzerrung sein. Im Allgemeinen wird davon abgeraten, Beobachtungswerte allein wegen eines positiven Ausreißertests zu entfernen.
- Ein ungewöhnlich kleiner Restfehler mag hin und wieder vorkommen und lässt die *F*-Quotienten die kritischen Werte übersteigen. In solchen Fällen kann es gerechtfertigt sein, den aus dem Einzelversuch geschätzten Restfehler durch einen gemittelten Restfehler zu ersetzen, der sich auf die in den Kontrollkarten aufgezeichneten älteren Daten stützt.

3.1.3 Berechnungen und Einschränkungen

Nach den allgemeinen Grundsätzen einer guten Versuchsplanung werden dem Versuchsplan üblicherweise die 3 folgenden Einschränkungen auferlegt. Sie bringen Vorteile sowohl für ein einfaches Rechnen als auch für die Präzision.

a) Jede Zubereitung in der Wertbestimmung muss mit der gleichen Anzahl von Verdünnungen geprüft werden.
b) Im Parallelenmodell muss das Verhältnis benachbarter Dosen für alle Behandlungen in der Wertbestimmung konstant sein; im Steigungsverhältnismodell muss der Abstand benachbarter Dosen für alle Behandlungen in der Wertbestimmung konstant sein.
c) In jeder Behandlung müssen gleich viele experimentelle Einheiten sein.

Falls ein Versuchsplan mit diesen drei Einschränkungen verwendet wird, sind die Berechnungen einfach. Die Formeln werden in den Abschnitten 3.2 und 3.3 angeführt. Es wird empfohlen, für diesen Zweck speziell entwickelte Software zu benutzen. Es gibt verschiedene Programme, die alle in den Monographien beschriebenen Versuchspläne leicht behandeln können. Auch wenn nicht alle Programme die gleichen Formeln und Algorithmen benutzen, so sollten sie aber alle zu den gleichen Ergebnissen führen.

Versuchspläne, welche die oben angeführten Einschränkungen nicht einhalten, kann es geben und sie können auch richtig sein, aber die notwendigen Formeln sind zu komplex, als dass sie in diesem Text beschrieben werden könnten. Eine kurze Beschreibung der Berechnungsmethoden wird in Abschnitt 7.1 gegeben. Diese Methoden können auch für die eingeschränkten Versuchspläne verwendet werden und sind dann den einfachen Formeln gleichwertig.

Die in diesem Text für eingeschränkte Versuchspläne angegebenen Formeln können zum Beispiel verwendet werden, um Ad-hoc-Programme in einem Tabellenblatt zu schreiben. Die Beispiele des Abschnitts 5 können verwendet werden, um die Statistik zu klären und um zu prüfen, ob ein solches Programm richtige Ergebnisse liefert.

3.2 Das Parallelenmodell

3.2.1 Einleitung

Das Parallelenmodell ist in Abb. 3.2.1-I dargestellt. Auf der waagerechten Achse wird der Logarithmus der Dosis, mit wachsenden Konzentrationen von links nach rechts, aufgetragen. Auf der senkrechten Achse wird die Wirkung aufgetragen. Die einzelnen Wirkungen für jede Behandlung werden durch schwarze Punkte dargestellt. Die 2 Geraden stellen die berechnete ln(Dosis)-Wirkungsbeziehung für die Standard- und die Prüfzubereitung dar.

Hinweis: Der natürliche Logarithmus (ln oder $\log_e$) wird in diesem Text durchgehend verwendet. Wann immer der Ausdruck „Antilogarithmus" verwendet wird, ist die Größe e^x gemeint. Jedoch kann ebenso gut der dekadische Logarithmus (log oder $\log_{10}$) verwendet werden. In diesem Fall ist der zugehörige Antilogarithmus 10^x.

Für eine zufrieden stellende Wertbestimmung muss die vermutete Wirkung der Prüfzubereitung nahe bei der wahren Wirkung liegen. Auf der Grundlage der vermuteten und der zugeordneten Wirkung werden (wenn möglich) gleich wirksame Dosen hergestellt, das heißt, entsprechende Dosen von Standard- und Prüfzubereitung sollen die gleiche Wirkung hervorbringen. Falls keine Informationen über die vermutete Wirkung verfügbar sind, werden Pilotversuche über einen weiten Dosisbereich durchgeführt, um den Bereich der linearen Kurve zu bestimmen.

Je näher die vermutete Wirkung der Prüfzubereitung beim wahren Wert liegt, desto näher liegen die 2 Geraden beisammen, denn sie sollten gleiche Werte für die Wirkung bei gleichen Dosen ergeben. Der waagerechte Abstand zwischen den Geraden stellt die „wahre" Wirkung der Prüfzubereitung dar, relativ zu ihrer vermuteten Wirkung. Je größer der Abstand zwischen den Geraden, umso weiter ist die vermutete Wirkung der Prüfzubereitung vom wahren Wert entfernt. Falls die Gerade der Prüfzubereitung rechts von der des Standards liegt, war die ver-

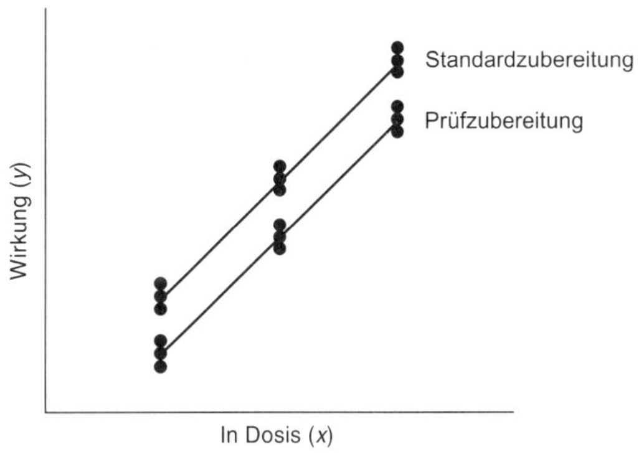

Abb. 3.2.1-I: Das Parallelenmodell für eine 3+3-Wertbestimmung

mutete Wirkung überschätzt worden und die Berechnungen werden einen niedrigeren Schätzwert der Wirkung ergeben als die vermutete Wirkung. Umgekehrt, falls die Gerade der Prüfzubereitung links von der des Standards liegt, war die vermutete Wirkung unterschätzt worden, und die Berechnungen werden einen höheren Schätzwert der Wirkung ergeben als die vermutete Wirkung.

3.2.2 Versuchsplanung

Folgende Erwägungen sind nützlich, um die Präzision der Versuchsplanung zu verbessern:

1. Das Verhältnis zwischen Steigung und Restfehler sollte so groß wie möglich sein.
2. Der Dosisbereich sollte so groß wie möglich sein.
3. Die Geraden sollten so nahe wie möglich beieinander liegen, das heißt, die vermutete Wirkung sollte eine gute Abschätzung der wahren Wirkung sein.

Die Zuordnung der experimentellen Einheiten (Tiere, Reaktionsgefäße usw.) zu den unterschiedlichen Behandlungen kann auf verschiedene Arten erfolgen.

3.2.2.1 Vollständig randomisierter Versuchsplan

Falls die Gesamtheit der experimentellen Einheiten ziemlich homogen erscheint, ohne Hinweise darauf, dass innerhalb erkennbarer Untergruppen die Variabilität der Wirkung kleiner sein wird, sollte die Zuordnung der Einheiten auf die verschiedenen Behandlungen zufällig erfolgen.

Falls experimentelle Einheiten in Untergruppen wie Versuchsorte oder Versuchstage weniger schwankende Werte enthalten können als die Gesamtheit, kann die Genauigkeit der Wertbestimmung durch Einführen einer oder mehrerer Einschränkungen in den Versuchsplan erhöht werden. Eine diesen Einschränkungen entsprechende sorgfältige Verteilung der Einheiten gestattet es, unwichtige Variationsursachen auszuschalten.

3.2.2.2 Randomisierter Blockplan

Dieser Versuchsplan ermöglicht eine erkennbare Variationsursache auszuschalten, wie die Empfindlichkeitsunterschiede zwischen mehreren Würfen von Versuchstieren oder zwischen Petrischalen in einem mikrobiologischen Diffusionstest. Der Plan verlangt, dass jede Behandlung gleich oft in jedem Block (Wurf oder Petrischale) angewendet wird, was nur zulässig ist, falls der Block groß genug ist, alle Behandlungen unterzubringen. Das wird in Abschnitt 5.1.3 ausgeführt. Es ist auch möglich, einen randomisierten Prüfplan mit Wiederholungen zu verwenden. Hier werden die Behandlungen zufällig innerhalb eines jeden Blocks zugeordnet. In Abschnitt 8.5 wird ein Rechenverfahren zur Erzeugung von Zufallspermutationen dargestellt.

3.2.2.3 Lateinisches Quadrat

Dieser Versuchsplan wird verwendet, wenn die erhaltenen Wirkungswerte von 2 verschiedenen Variationsursachen beeinflusst werden, von denen jede k verschiedene Ausprägungsmerkmale annehmen kann. Beispiel: In einem Plattenversuch mit einem Antibiotikum werden die Behandlungen in einer $k \times k$-Matrix auf einer großen Platte angeordnet, wobei jede Behandlung genau einmal in jeder Zeile und in jeder Spalte vorkommen darf. Dieser Versuchsplan wird dann eingesetzt, wenn die Anzahl der Zeilen, die Anzahl der Spalten und die Anzahl der Behandlungen gleich sind. Die Messwerte werden in einer quadratischen Anordnung, „Lateinisches Quadrat" genannt, erfasst. Die Variation auf Grund von Wirkungsunterschieden in den k Zeilen und den k Spalten kann abgespalten und somit der Fehler verkleinert werden. In Abschnitt 5.1.2 wird ein Beispiel eines Lateinischen Quadrats gegeben. Ein Algorithmus zur Erzeugung Lateinischer Quadrate wird in Abschnitt 8.6 gegeben.

3.2.2.4 Cross-over-Plan (Überkreuzversuch)

Dieser Versuchsplan ist nützlich, wenn der Versuch in Blöcke unterteilt werden kann, jedoch können nur zwei Behandlungen je Block durchgeführt werden. So kann zum Beispiel ein Block eine Versuchseinheit sein, die bei zwei Gelegenheiten behandelt werden kann. Mit diesem Versuchsplan soll die Präzision erhöht werden, indem der Einfluss der Unterschiede zwischen den Versuchseinheiten beseitigt wird, während der Einfluss einer möglichen Differenz zwischen allgemeinen Wirkungsstufen bei den beiden Behandlungsabschnitten ausgeglichen wird. Falls jeweils 2 Dosen eines Standards und einer Prüfzubereitung geprüft werden, so nennt man das einen „Zweifach-Cross-over-Test".

Der Versuch läuft in 2 Abschnitten ab, die durch einen angemessenen Zeitraum voneinander getrennt sind. Die Versuchseinheiten werden auf 4 Gruppen aufgeteilt und jede Gruppe erhält eine der 4 Behandlungen im ersten Abschnitt der Prüfung. Versuchseinheiten, die im ersten Abschnitt eine Behandlung erhielten, erhalten im zweiten die andere Behandlung. Einheiten, welche in einem Abschnitt niedrige Dosen erhielten, bekommen hohe Dosen im darauf folgenden Abschnitt und umgekehrt. Die

Tab. 3.2.2-I: Anordnung der Dosen im Cross-over-Plan

Gruppe der Versuchseinheiten	Zeitabschnitt I	Zeitabschnitt II
1	S_1	T_2
2	S_2	T_1
3	T_1	S_2
4	T_2	S_1

Anordnung der Dosen wird in Tab. 3.2.2-I gezeigt. Ein Beispiel ist in Abschnitt 5.1.5 zu finden.

3.2.3 Varianzanalyse

In diesem Abschnitt finden sich die notwendigen Formeln, um die Varianzanalyse auszuführen. Sie sind verständlicher mit den ausgearbeiteten Beispielen in Abschnitt 5.1. Es sei auch auf das Verzeichnis der Symbole in Abschnitt 9 verwiesen.

Die Formeln sind für symmetrische Wertbestimmungen geeignet, bei denen eine oder mehrere zu prüfende Zubereitungen (*T*, *U* usw.) mit einer Standardzubereitung (*S*) verglichen werden. Es sei betont, dass die Formeln

Tab. 3.2.3-I: Formeln für das Parallelenmodell mit *d* Dosen für jede Zubereitung

	Standard (*S*)	**1. Prüfzubereitung (*T*)**	**2. Prüfzubereitung (*U* usw.)**
Mittlere Wirkung bei niedrigster Dosis	S_1	T_1	U_1
Mittlere Wirkung bei zweiter Dosis	S_2	T_2	U_2
…	…	…	…
Mittlere Wirkung bei höchster Dosis	S_d	T_d	U_d
Gesamtsumme je Zubereitung	$P_S = S_1 + S_2 + \ldots + S_d$	$P_T = T_1 + T_2 + \ldots + T_d$	$P_U = \ldots$ usw.
Linearer Kontrast	$L_S = 1S_1 + 2S_2 + \ldots + dS_d - \frac{1}{2}(d+1)P_S$	$L_T = 1T_1 + 2T_2 + \ldots + dT_d - \frac{1}{2}(d+1)P_T$	$L_U = \ldots$ usw.

Tab. 3.2.3-II: Zusätzliche Formeln für die Berechnung der Varianzanalyse

$H_P = \frac{n}{d}$	$H_L = \frac{12n}{d^3 - d}$	$K = \frac{n(P_S + P_T + \ldots)^2}{hd}$

Tab. 3.2.3-III: Berechnungsformeln für die Summe der Abweichungsquadrate und die Freiheitsgrade

Variationsursache	**Freiheitsgrade (*f*)**	**Summe der Abweichungsquadrate**
Zubereitungen	$h - 1$	$SS_{sub} = H_P(P_S^2 + P_T^2 + \ldots) - K$
Lineare Regression	1	$SS_{reg} = \frac{1}{h} H_L(L_S + L_T + \ldots)^2$
Nichtparallelität	$h - 1$	$SS_{par} = H_L(L_S^2 + L_T^2 + \ldots) - SS_{reg}$
Nichtlinearität*)	$h(d-2)$	$SS_{lin} = SS_{beh} - SS_{sub} - SS_{reg} - SS_{par}$
Behandlungen	$hd - 1$	$SS_{beh} = n(S_1^2 + \ldots + S_d^2 + T_1^2 + \ldots + T_d^2 + \ldots) - K$

*) Nicht berechnet für 2-Dosis-Versuche

Tab. 3.2.3-IV: Abschätzung des Restfehlers

Variationsursache		**Freiheitsgrade**	**Summe der Abweichungsquadrate**
Blöcke (Zeilen)*)		$n - 1$	$SS_{block} = hd(R_1^2 + \ldots + R_n^2) - K$
Spalten**)		$n - 1$	$SS_{spa} = hd(C_1^2 + \ldots + C_n^2) - K$
Restfehler***)	vollst. randomisiert	$hd(n-1)$	$SS_{rest} = SS_{ges} - SS_{beh}$
	randomisierter Block	$(hd-1)(n-1)$	$SS_{rest} = SS_{ges} - SS_{beh} - SS_{block}$
	Lateinisches Quadrat	$(hd-2)(n-1)$	$SS_{rest} = SS_{ges} - SS_{beh} - SS_{block} - SS_{spa}$
Gesamt		$nhd - 1$	$SS_{ges} = \sum(y - y)^2$

*) Nicht berechnet für vollständig randomisierte Versuchspläne
**) Nur für Lateinische Quadrate berechnet
***) Abhängig von der Art des Versuchsplans

nur verwendet werden können, falls die Dosen gleich weit auseinander liegen, die gleiche Anzahl der Behandlungen je Zubereitung angewendet und jede Behandlung gleich oft durchgeführt wird. Für jede andere Situation dürfen diese Formeln nicht angewendet werden.

Abgesehen von einigen Anpassungen für den Fehlerterm ist die Auswertung der Daten aus Versuchen nach dem vollständig randomisierten Plan, dem randomisierten Blockplan und dem Lateinischen Quadrat im Grunde die gleiche. Die Formeln für den Cross-over-Plan passen nicht ganz in dieses Schema und sind in Beispiel 5.1.5 eingearbeitet.

Nachdem die Punkte des Abschnitts 3.1 berücksichtigt und die Wirkungswerte, falls notwendig, transformiert wurden, werden die Werte über jede Behandlung und jede Zubereitung gemittelt, wie in Tab. 3.2.3-I gezeigt.

Dann werden die linearen Kontraste, die sich auf die Steigungen der ln(Dosis)-Wirkungsgeraden beziehen, gebildet. Drei zusätzliche für die Varianzanalyse notwendige Formeln werden in Tab. 3.2.3-II gezeigt.

Die durch die unterschiedlichen Behandlungen verursachte gesamte Variation der Wirkungswerte wird nun aufgespalten, wie in Tab. 3.2.3-III gezeigt, wobei die Summen der Abweichungsquadrate von den Werten aus Tab. 3.2.3-I und 3.2.3-II abgeleitet werden. Die durch die Nichtlinearität verursachte Summe der Abweichungsquadrate kann nur berechnet werden, wenn wenigstens 3 Dosen je Zubereitung im Versuchsplan vorgesehen sind.

Der Restfehler der Wertbestimmung wird als Differenz aus der Gesamtvariation der Wirkungswerte und der im Versuchsplan berücksichtigten Variationen gebildet (Tab. 3.2.3-IV). In dieser Tabelle stellt $\bar{y}$ den Mittelwert aus allen Werten im Versuch dar. Für ein Lateinisches Quadrat muss die Anzahl n der replizierten Wirkungswerte je Behandlungsart gleich der Anzahl dh der Zeilen, der Spalten oder der Behandlungen sein.

Die Varianzanalyse wird nun wie folgt beendet: Jede Summe der Abweichungsquadrate wird durch die zugehörige Anzahl Freiheitsgrade geteilt, um das jeweilige mittlere Quadrat zu ergeben. Das mittlere Quadrat einer jeden zu testenden Variablen wird durch den Restfehler (s^2) geteilt und die Signifikanz dieser Werte (als F-Quotienten bezeichnet) wird anhand der Tab. 8.1 oder mit einer geeigneten Subroutine eines Computerprogramms beurteilt.

3.2.4 Prüfungen auf Gültigkeit

Die Ergebnisse der Wertbestimmung können als „statistisch valide" angesehen werden, falls die Varianzanalyse folgende Bedingungen erfüllt:

1. Der Ausdruck für die lineare Regression ist signifikant, das heißt, die berechnete Wahrscheinlichkeit ist kleiner als 0,05. Wenn diese Bedingung nicht erfüllt ist, können keine 95-Prozent-Vertrauensgrenzen berechnet werden.
2. Der Ausdruck für die Nichtparallelität ist nicht signifikant, das heißt, die berechnete Wahrscheinlichkeit ist größer oder gleich 0,05, und das bedeutet, dass die Bedingung 5A des Abschnitts 3.1 erfüllt ist.
3. Der Ausdruck für die Nichtlinearität ist nicht signifikant, das heißt, die berechnete Wahrscheinlichkeit ist größer oder gleich 0,05, und das bedeutet, dass die Bedingung 4A des Abschnitts 3.1 erfüllt ist.

Wenn es in einer mehrfachen Wertbestimmung zu einer signifikanten Abweichung von der Parallelität kommt, so kann dies von einer Prüfzubereitung in der Prüfung herrühren, deren ln(Dosis)-Wirkungsgerade eine andere Steigung als die der übrigen Zubereitungen hat. Anstatt die ganze Prüfung für ungültig zu erklären, kann man die zu dieser Zubereitung gehörenden Daten entfernen und die Auswertung von Anfang an noch einmal durchführen.

Ist jedoch die statistische Gültigkeit nachgewiesen, so können Wirksamkeitsverhältnisse und Vertrauensgrenzen nach den im nächsten Abschnitt beschriebenen Methoden berechnet werden.

3.2.5 Abschätzung der Wirkung und der Vertrauensgrenzen

Ist I der Logarithmus des Verhältnisses zweier benachbarter Dosen einer Zubereitung, dann erhält man die gemeinsame Steigung b für Prüfungen mit d Dosen je Substanz aus

$$b = \frac{H_L(L_S + L_T + \ldots)}{Inh} \qquad (3.2.5\text{-}1)$$

Der Logarithmus des Wirkungsverhältnisses einer Prüfzubereitung, zum Beispiel T, ist

$$M'_T = \frac{P_T - P_S}{db} \qquad (3.2.5\text{-}2)$$

Die berechnete Wirkung ist eine Abschätzung der „wahren Wirkung" jeder Prüfzubereitung. Die zugehörigen Vertrauensgrenzen ergeben sich aus den Antilogarithmen von

$$CM'_T \pm \sqrt{(C-1)(CM'^2_T + 2V)} \qquad (3.2.5\text{-}3)$$

wobei $C = \frac{SS_{reg}}{SS_{reg} - s^2t^2}$ und $V = \frac{SS_{reg}}{b^2dn}$ ist.

Der Wert von t kann aus Tab. 8.2 mit $p = 0{,}05$ und mit der gleichen Zahl der Freiheitsgrade wie derjenigen des Restfehlers entnommen werden. Der Schätzwert der Wirkung (R_T) und die zugehörigen Vertrauensgrenzen errechnen sich, indem man aus den erhaltenen Werten den Antilogarithmus bildet und dann mit A_T multipliziert. Falls die Wirkungen der Stammlösungen, geschätzt auf der Basis der zugeordneten Wirkung der Standardzubereitung und der vermuteten Wirkung der Prüfzubereitung, nicht genau gleich sind, ist ein Korrekturfaktor notwendig (siehe Beispiele 5.1.2 und 5.1.3).

3.2.6 Fehlende Werte

Bei einem ausgewogenen Versuchsplan können durch ein zufälliges Ereignis, das nichts mit der Art der Behandlung zu tun hat, ein Wert oder mehrere ausfallen, zum Beispiel weil ein Tier stirbt. Wenn angenommen werden darf, dass das Ereignis nicht in Verbindung mit der Zusammensetzung der verabreichten Zubereitung steht, können die genauen Berechnungen dennoch ausgeführt werden, aber die Formeln werden zwangsläufig komplizierter und können nur im Rahmen der verallgemeinerten linearen Modelle angegeben werden (siehe Abschnitt 7.1). Jedoch gibt es eine die Einfachheit des ausgewogenen Versuchsplans erhaltende angenäherte Methode, bei welcher der fehlende Wert durch einen berechneten ersetzt wird. Um den Verlust an Information auszugleichen, wird von der Zahl der Freiheitsgrade für die Gesamtsumme der Abweichungsquadrate und für den Restfehler die Zahl fehlender Werte abgezogen und eine der nachstehend angegebenen Formeln für die fehlenden Werte benutzt. Es sollte jedoch nie vergessen werden, dass dies nur eine Näherungsmethode ist und die genaue Methode vorzuziehen ist.

Wenn mehr als eine Beobachtung fehlt, können dieselben Formeln benutzt werden. Folgende Methode ist anzuwenden: Für alle fehlenden Werte bis auf einen wird eine grobe Abschätzung vorgenommen. Für diesen einen Wert wird die geeignete Formel unter Einbeziehung aller Werte, auch der groben Abschätzungen, verwendet. Dieser berechnete Wert wird eingetragen. Nun wird fortgefahren, indem für den ersten der groben Schätzwerte dieser in gleicher Weise neu berechnet und ersetzt wird. Nachdem alle fehlenden Werte so berechnet wurden, wird der gesamte Zyklus von Beginn an wiederholt. Hierbei bezieht jede Berechnung den zuletzt geschätzten oder berechneten Wert für jede Beobachtung ein, auf welche die Formel angewendet wird. Das wird fortgesetzt, bis 2 aufeinander folgende Zyklen die gleichen Werte ergeben. Das Verfahren konvergiert im Allgemeinen schnell.

Falls die Anzahl ersetzter Werte klein in Bezug auf die Gesamtanzahl der Beobachtungen im ganzen Experiment ist (kleiner als 5 Prozent), kann die Näherung durch Ersetzen der Werte und Verminderung der Anzahl der Freiheitsgrade um die Anzahl fehlender und wie beschrieben ersetzter Werte als zufrieden stellend angesehen werden. Die Auswertung sollte jedoch mit großer Vorsicht interpretiert werden, besonders wenn sich fehlende Werte in einer Behandlung oder in einem Block häufen. Ein Biometriker sollte um Rat gefragt werden, wenn ungewöhnliche Aspekte auftreten. Das Ersetzen fehlender Werte in einem Versuchsplan ohne Wiederholung ist besonders problematisch.

Vollständig randomisierter Plan

Der fehlende Wert in einem vollständig randomisierten Versuchsplan kann durch den arithmetischen Mittelwert der anderen Wirkungswerte der gleichen Behandlung ersetzt werden.

Randomisierter Blockplan

Der fehlende Wert y' wird mit Hilfe der Gleichung

$$y' = \frac{nB' + kT' - G'}{(n-1)(k-1)} \qquad (3.2.6\text{-}1)$$

erhalten. Hierbei ist B' die Summe der Wirkungswerte in dem Block, in dem der Wert fehlt, T' ist die zugehörige Gesamtsumme aller Werte der Behandlung, und G' ist die Summe aller im Versuch gemessenen Wirkungswerte.

Lateinisches Quadrat

Der fehlende Wert y' wird mit Hilfe der Gleichung

$$y' = \frac{k(B' + C' + T') - 2G'}{(k-1)(k-2)} \qquad (3.2.6\text{-}2)$$

erhalten. Hierbei sind B' und C' jeweils die Summe der Wirkungswerte der Zeile beziehungsweise Spalte, in der der Wert fehlt. In diesem Fall gilt $k = n$.

Cross-over-Plan (Überkreuzversuch)

Falls durch ein zufälliges Ereignis der Verlust von Werten in einem Überkreuzversuch eintritt, sollte ein Statistikbuch zu Rate gezogen werden (zum Beispiel D. J. Finney, siehe Abschnitt 10), denn die anzuwendenden Formeln hängen von den speziellen Kombinationen der Behandlungen ab.

3.3 Das Steigungsverhältnismodell

3.3.1 Einleitung

Dieses Modell ist zum Beispiel für einige mikrobiologische Wertbestimmungen geeignet, in denen die unabhängige Variable die Konzentration eines essenziellen Wachstumsfaktors unterhalb der optimalen Konzentration des Mediums ist. Das Steigungsverhältnismodell ist in Abb. 3.3.1-I dargestellt.

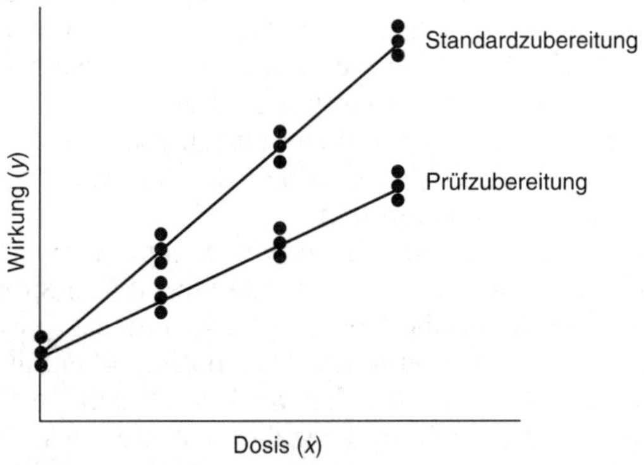

Abb. 3.3.1-I: Das Steigungsverhältnismodell für einen 2 × 3 + 1-Versuchsplan

Auf der waagerechten Achse werden die Dosen mit steigender Konzentration von links nach rechts aufgetragen. Auf der senkrechten Achse wird die Wirkung aufgetragen. Die einzelnen Wirkungswerte jeder Behandlung werden durch schwarze Punkte angezeigt. Die beiden Geraden stellen die berechnete Dosis-Wirkungsbeziehung für die Standard- und die Prüfzubereitung dar, unter der Annahme, dass sie sich bei der Nulldosis schneiden. Im Unterschied zum Parallelenmodell werden die Dosen nicht logarithmisch transformiert.

Genau wie im Fall des Parallelenmodells ist es wichtig, dass die vermutete Wirkung nahe bei der wahren Wirkung liegt und dass gleich wirksame Verdünnungen (falls möglich) der Standard- und der Prüfzubereitung hergestellt werden. Je näher die vermutete Wirkung der Prüfzubereitung bei der wahren Wirkung liegt, umso enger liegen die Geraden beieinander. Das Verhältnis der Steigungen stellt die „wahre" Wirkung der Prüfzubereitung dar, relativ zu ihrer vermuteten Wirkung. Falls die Steigung der Geraden für die Prüfzubereitung größer ist als für die Standardzubereitung, so wurde die vermutete Wirkung unterschätzt und die Berechnung wird einen höheren Schätzwert der Wirkung als die vermutete Wirkung ergeben. Umgekehrt: Falls die Steigung bei der Prüfzubereitung kleiner als bei der Standardzubereitung ist, wurde die vermutete Wirkung überschätzt und die Berechnung wird einen niedrigeren Schätzwert der Wirkung als die vermutete Wirkung ergeben.

Bei der Festlegung des Versuchsplans sollten die Wirkungswerte auf die Einhaltung der Bedingungen 1, 2 und 3 des Abschnitts 3.1 geprüft werden. Die üblicherweise durchzuführende Varianzanalyse wird in Abschnitt 3.3.3 beschrieben, so dass dann die Erfüllung der Bedingungen 4B und 5B des Abschnitts 3.1 geprüft werden können.

3.3.2 Versuchsplanung

Die Anwendung der nachfolgend beschriebenen statistischen Auswertung erlegt der Wertbestimmung folgende Einschränkungen auf:

a) Der Standard und die Prüfzubereitungen müssen mit der gleichen Anzahl äquidistanter Verdünnungsstufen geprüft werden.
b) Eine zusätzliche Gruppe experimenteller Einheiten, die nicht behandelt wird, kann geprüft werden (Blindwerte).
c) Für jede Behandlung muss die gleiche Anzahl experimenteller Einheiten eingesetzt werden.

Wie bereits in Abschnitt 3.1.3 gesagt, kann es Versuchspläne, die diese Einschränkungen nicht erfüllen, geben und sie können auch richtig sein. Aber dann sind die einfachen, hier gezeigten statistischen Auswertungen nicht mehr anwendbar und es sollte entweder fachlicher Rat eingeholt oder geeignete Software verwendet werden.

Normalerweise wird ein Versuchsplan mit 2 Dosen je Behandlung und einem Blindwert (der „Gemeinsame-Null-($2h$+1)-Plan“) angewendet, da er die höchste Präzision ergibt und gleichzeitig die Überprüfung der Gültigkeit im Rahmen der oben erwähnten Einschränkungen gestattet. Jedoch kann nicht immer eine lineare Beziehung bis zur Nulldosis angenommen werden. Deshalb kann ein Versuchsplan ohne Blindwerte unter leichtem Verlust an Präzision verwendet werden. In diesem Fall ist ein Versuchsplan mit 3 Dosen je Behandlung (der „Gemeinsame-Null-($3h$)-Plan“) gegenüber 2 Dosen je Behandlung vorzuziehen. Die Dosen werden wie folgt ausgewählt:

1. Die Standardzubereitung wird in hoher Dosis gegeben, die knapp unterhalb der Höchstdosis liegt, was noch eine mittlere Wirkung im linearen Teil der Dosis-Wirkungsgeraden hervorruft.
2. Die anderen Dosen werden äquidistant zwischen der höchsten Dosis und der Nulldosis verteilt.
3. Die Prüfsubstanzen werden in entsprechenden Dosen auf Basis der vermuteten Wirkung des Produkts festgelegt.

So wie in Abschnitt 3.2.2 beschrieben, kann ein vollständig randomisierter Plan, ein randomisierter Blockplan oder ein Lateinisches Quadrat benutzt werden. Genau wie bei den auf der Grundlage des Parallelenmodells beschriebenen Prüfungen muss die Summe der Abweichungsquadrate angepasst werden, falls einer dieser Versuchspläne angewendet wird. Die Auswertung eines Versuchs mit einer oder mehreren Prüfzubereitungen gegen einen Standard wird später beschrieben.

3.3.3 Varianzanalyse

3.3.3.1 Der (hd+1)-Plan

Die Wirkungswerte werden, wie in Abschnitt 3.1 beschrieben, auf Gültigkeit geprüft und falls notwendig transformiert. Sodann werden die Wirkungswerte je Behandlung und je Zubereitung gemittelt, wie in Tab. 3.3.3.1-I gezeigt. Zusätzlich wird der gemittelte Wirkungswert des Blindwerts (B) berechnet.

Die Summen der Abweichungsquadrate in der Varianzanalyse werden berechnet, wie in den Tab. 3.3.3.1-I bis 3.3.3.1-III gezeigt.

Die Summe der Abweichungsquadrate auf Grund der Nichtlinearität kann nur berechnet werden, wenn mindestens 3 Dosen je Zubereitung in der Prüfung enthalten sind. Von der Gesamtvariation der Wirkungswerte werden die im Versuchsplan berücksichtigten Variationsursachen abgezogen, um den Restfehler zu erhalten (Tab. 3.3.3.1-IV).

Die Varianzanalyse wird nun wie folgt beendet: Jede Summe der Abweichungsquadrate wird durch die zugehörige Anzahl der Freiheitsgrade geteilt, um die mittleren Abweichungsquadrate zu erhalten. Das mittlere Abweichungsquadrat einer jeden zu testenden Variablen wird durch den Restfehler (s^2) geteilt und die Signifikanz dieser Werte (der F-Quotienten) wird anhand der Tab. 8.1 oder mit einer geeigneten Subroutine eines Computerprogramms beurteilt.

3.3.3.2 Der (hd)-Plan

Die Formeln sind grundsätzlich die gleichen wie für den (hd+1)-Plan, bis auf geringe Unterschiede.

Diese Unterschiede sind folgende:

- B wird aus allen Formeln entfernt.
- $K = \dfrac{n(P_S + P_T + \ldots)^2}{hd}$
- SS_{leer} wird aus der Varianzanalyse herausgenommen.
- Die Zahl der Freiheitsgrade für die Behandlungen wird $hd - 1$.
- Die Zahl der Freiheitsgrade des Restfehlers und die der Gesamtvarianz wird, wie für das Parallelenmodell beschrieben, berechnet (siehe Tab. 3.2.3-IV).

Um die Gültigkeit der Wertbestimmung zu überprüfen und um die Wirkung und die Vertrauensgrenzen zu berechnen, wird wie in den Abschnitten 3.3.4 und 3.3.5 beschrieben vorgegangen.

3.3.4 Prüfungen auf Gültigkeit

Die Ergebnisse der Wertbestimmung können als „statistisch valide“ angesehen werden, falls die Varianzanalyse folgende Bedingungen erfüllt:

Allg. Texte

Tab. 3.3.3.1-I: Formeln für das Steigungsverhältnismodell mit *d* Dosen für jede Zubereitung und einer Nulldosis

	Standard (*S*)	**1. Prüfzubereitung (*T*)**	**2. Prüfzubereitung (*U* usw.)**
Mittlere Wirkung niedrigste Dosis	S_1	T_1	U_1
Mittlere Wirkung 2. Dosis	S_2	T_2	U_2
…	…	…	…
Mittlere Wirkung höchste Dosis	S_d	T_d	U_d
Gesamtsumme je Zubereitung	$P_S = S_1 + S_2 + \ldots + S_d$	$P_T = T_1 + T_2 + \ldots + T_d$	$P_U = \ldots$
Lineares Produkt	$L_S = 1S_1 + 2S_2 + \ldots + dS_d$	$L_T = 1T_1 + 2T_2 + \ldots + dT_d$	$L_U = \ldots$
Achsenabschnitt	$a_S = (4d+2)P_S - 6L_S$	$a_T = (4d+2)P_T - 6L_T$	$a_U = \ldots$
Steigung	$b_S = 2L_S - (d+1)P_S$	$b_T = 2L_T - (d+1)P_T$	$b_U = \ldots$
Behandlungswert	$G_S = S_1^2 + \ldots + S_d^2$	$G_T = T_1^2 + \ldots + T_d^2$	$G_U = \ldots$
Nichtlinearität*)	$J_S = G_S - \frac{P_S^2}{d} - \frac{3b_S^2}{d^3 - d}$	$J_T = G_T - \frac{P_T^2}{d} - \frac{3b_T^2}{d^3 - d}$	$J_U = \ldots$

*) Nicht berechnet für 2-Dosen-Versuche

Tab. 3.3.3.1-II: Zusätzliche Formeln für die Berechnung der Varianzanalyse

$H_B = \frac{nhd^2 - nhd}{hd^2 - hd + 4d + 2}$	$H_I = \frac{n}{4d^3 - 2d^2 - 2d}$	$a = \frac{a_S + a_T + \ldots}{h(d^2 - d)}$	$K = \frac{n(B + P_S + P_T + \ldots)^2}{hd + 1}$

Tab. 3.3.3.1-III: Formeln für die Summe der Abweichungsquadrate und die Freiheitsgrade

Variationsursache	**Freiheitsgrade (*f*)**	**Summe der Abweichungsquadrate**
Regression	h	$SS_{reg} = SS_{beh} - SS_{leer} - SS_{schn} - SS_{lin}$
Blindwerte	1	$SS_{leer} = H_B(B - a)^2$
Schnittpunkt	$h - 1$	$SS_{schn} = H_I\left[(a_S^2 + a_T^2 + \ldots) - h(d^2 - d)^2 a^2\right]$
Nichtlinearität*)	$h(d - 2)$	$SS_{lin} = n(J_S + J_T + \ldots)$
Behandlungen	hd	$SS_{beh} = n(B^2 + G_S + G_T + \ldots) - K$

*) Nicht berechnet für 2-Dosen-Versuche

Tab. 3.3.3.1-IV: Abschätzung des Restfehlers

Variationsursache		**Freiheitsgrade**	**Summe der Abweichungsquadrate**
Blöcke (Zeilen)*)		$n - 1$	$SS_{block} = hd(R_1^2 + \ldots + R_n^2) - K$
Spalten**)		$n - 1$	$SS_{spa} = hd(C_1^2 + \ldots + C_n^2) - K$
Restfehler***)	vollständig randomisiert	$(hd + 1)(n - 1)$	$SS_{rest} = SS_{ges} - SS_{beh}$
	randomisierter Block	$hd(n - 1)$	$SS_{rest} = SS_{ges} - SS_{beh} - SS_{block}$
	Lateinisches Quadrat	$(hd - 1)(n - 1)$	$SS_{rest} = SS_{ges} - SS_{beh} - SS_{block} - SS_{spa}$
Gesamt		$nhd + n - 1$	$SS_{ges} = \sum(y - \bar{y})^2$

1. Die Streuung auf Grund der Blindwerte in den $(hd + 1)$-Plänen ist nicht signifikant, das heißt, die berechnete Wahrscheinlichkeit ist nicht kleiner als 0,05. Das weist darauf hin, dass die Wirkungen der Blindwerte sich nicht signifikant vom gemeinsamen Achsenabschnitt unterscheiden und die lineare Beziehung bis hinunter zur Nulldosis gültig ist.
2. Die Streuung bezüglich des Achsenabschnitts ist nicht signifikant, das heißt, die berechnete Wahrscheinlichkeit ist nicht kleiner als 0,05. Das weist auf die Erfüllung der Bedingung 5B im Abschnitt 3.1 hin.
3. In Versuchen, die mindestens 3 Dosen je Behandlung enthalten, darf die Streuung auf Grund der Nichtlinearität nicht signifikant sein, das heißt, die berechnete Wahrscheinlichkeit ist nicht kleiner als 0,05. Das weist auf die Erfüllung der Bedingung 4B im Abschnitt 3.1 hin.

Eine signifikante Streuung auf Grund der Blindwerte deutet auf die Ungültigkeit der Annahme einer linearen Beziehung nahe der Nulldosis hin. Wenn diese Situation für die Versuchsart eher systematisch als zufällig zu sein scheint, so ist der (hd)-Plan geeigneter. Dann sollten die Wirkungswerte der Blindwerte vernachlässigt werden.

Wenn diese Prüfungen die Gültigkeit der Wertbestimmung bestätigen, wird das Wirkungsverhältnis mit seinen Vertrauensgrenzen wie in Abschnitt 3.3.5 berechnet.

3.3.5 Abschätzung der Wirkung und der Vertrauensgrenzen

3.3.5.1 Der $(hd+1)$-Plan

Der gemeinsame Achsenabschnitt a' für die Zubereitungen kann aus

$$a' = \frac{(2d+1)B + (2d-3)ha}{h(2d-3) + 2d + 1} \qquad (3.3.5.1\text{-}1)$$

berechnet werden.

Die Steigung für die Standardzubereitung – und ähnlich für jede der anderen Zubereitungen – wird berechnet aus

$$b'_S = \frac{6L_S - 3d(d+1)a'}{2d^3 + 3d^2 + d} \qquad (3.3.5.1\text{-}2)$$

Das Wirkungsverhältnis jeder Prüfzubereitung kann nun aus

$$R'_T = \frac{b'_T}{b'_S} \qquad (3.3.5.1\text{-}3)$$

berechnet werden, das mit A_T, der vermuteten Wirkung der Prüfzubereitung, zu vervielfachen ist, um das geschätzte Wirkungsverhältnis R_T zu ermitteln. Falls der Abstand zweier benachbarter Dosen für die Standard- und die Prüfzubereitung nicht gleich ist, muss das Wirkungsverhältnis mit I_S/I_T multipliziert werden. Zu beachten ist, dass im Unterschied zum Parallelenmodell keine Antilogarithmen berechnet werden.

Das Vertrauensintervall für R'_T wird aus

$$CR'_T - K' \pm \sqrt{(C-1)(CR'^2_T + 1) + K'(K' - 2CR'_T)} \qquad (3.3.5.1\text{-}4)$$

berechnet, mit

$$C = \frac{b'^2_S}{b'^2_S - s^2t^2V_1} \quad \text{und} \quad K' = (C-1)V_2$$

V_1 und V_2 sind abhängig von der Varianz und der Kovarianz des Zählers und des Nenners von R'_T. Sie werden erhalten aus

$$V_1 = \frac{6}{n(2d+1)}\left(\frac{1}{d(d+1)} + \frac{3}{2(2d+1) + hd(d-1)}\right) \qquad (3.3.5.1\text{-}5)$$

$$V_2 = \frac{3d(d+1)}{(3d+1)(d+2) + hd(d-1)} \qquad (3.3.5.1\text{-}6)$$

Die Vertrauensgrenzen werden mit A_T multipliziert und falls erforderlich mit I_S/I_T.

3.3.5.2 Der (hd)-Plan

Die Formeln sind die gleichen wie für den $(hd+1)$-Plan, mit folgenden Änderungen:

$$a' = a \qquad (3.3.5.2\text{-}1)$$

$$V_1 = \frac{6}{nd(2d+1)}\left(\frac{1}{d+1} + \frac{3}{h(d-1)}\right) \qquad (3.3.5.2\text{-}2)$$

$$V_2 = \frac{3(d+1)}{3(d+1) + h(d-1)} \qquad (3.3.5.2\text{-}3)$$

3.4 Erweiterte sigmoide Dosis-Wirkungskurven

Dieses Modell ist zum Beispiel in einigen Immunassays anwendbar, bei denen die Auswertung eine erweiterte sigmoide Dosis-Wirkungskurve erfordert. Das Modell ist in Abb. 3.4-I dargestellt.

Auf der waagerechten Achse wird der Logarithmus der Dosis, mit steigenden Konzentrationen von links nach rechts, aufgetragen. Auf der senkrechten Achse wird die Wirkung aufgetragen. Die einzelnen Wirkungen für jede Behandlung werden durch schwarze Punkte dargestellt. Die 2 Kurven stellen die berechneten ln(Dosis)-Wirkungsbeziehungen für die Standard- und die Prüfzubereitung dar.

Das generelle Erscheinungsbild der Kurven kann üblicherweise durch eine logistische Funktion beschrieben werden, jedoch sind andere Formen ebenfalls möglich. Jede Kurve kann durch 4 Parameter charakterisiert werden: die obere Asymptote (α), die untere Asymptote (δ), der Steigungsfaktor (β) und die waagerechte Lage (γ). Deshalb wird das Modell auch oft das 4-Parameter-Modell genannt. Eine mögliche mathematische Darstellung der ln(Dosis)-Wirkungsbeziehung ist:

$$u = \delta + \frac{\alpha - \delta}{1 + e^{-\beta(x-\gamma)}}$$

Für eine gültige Wertbestimmung ist es notwendig, dass die Kurven für die Standard- und die Prüfzubereitung den gleichen Steigungsfaktor und die gleichen maximalen

Allg. Texte

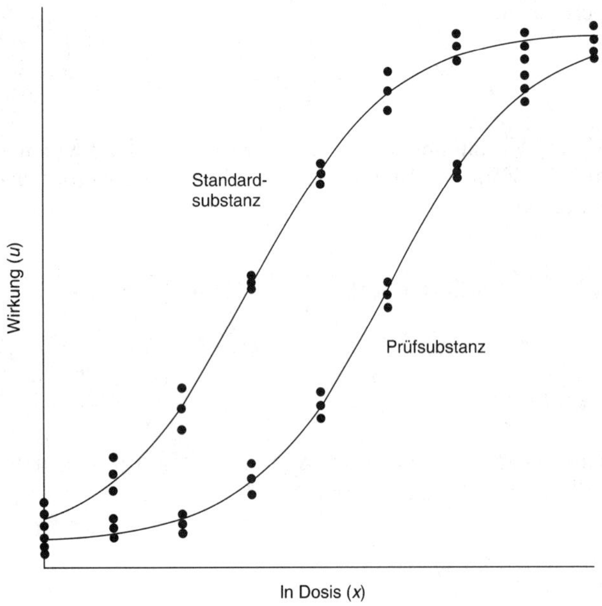

Abb. 3.4-I: 4-parametrisches, logistisches Kurvenmodell (4-Parameter-Modell)

und minimalen Wirkungshöhen für die äußeren Bereiche besitzen. Nur die waagerechte Lage (γ) darf für beide Kurven verschieden sein. Der waagerechte Abstand zwischen den beiden Kurven ist ein Maß für die unbekannte relative Wirkstärke der Prüfzubereitung. Wird die Wertbestimmung routinemäßig durchgeführt, so kann es ausreichen, die Bedingung der Gleichheit der maximalen und minimalen Wirkung während der Entwicklung der Wertbestimmung und dann wiederholt in angemessenen Intervallen oder bei Änderungen am Material oder der anderen Bedingungen der Wertbestimmung zu prüfen.

Maximum-Likelihood-Schätzer für die Parameter und ihre Vertrauensbereiche können mit geeigneten Computerprogrammen berechnet werden. Diese Computerprogramme können einige statistische Tests zur Überprüfung der Validität enthalten. Wenn zum Beispiel die Maximum-Likelihood-Schätzung signifikante Abweichungen von dem unter der Annahme gleicher unterer und oberer Asymptote und eines gleichen Steigungsfaktors angepassten Modell anzeigen, so könnte daraus gefolgert werden, dass eine oder sogar alle Annahmen nicht gültig sind.

Das logistische Modell birgt eine Anzahl statistischer Probleme, die unterschiedliche Lösungen bei unterschiedlichen Wertbestimmungen erfordern können, und daher ist eine einfache Zusammenfassung nicht möglich. In der Literatur ist eine Vielzahl möglicher Lösungsansätze beschrieben. Für diese Art der Auswertung wird daher das Einholen fachlichen Rats empfohlen. Dennoch ist ein einfaches Beispiel in Abschnitt 5.4 angeführt, um einen „möglichen" Weg zur Auswertung der dort angegebenen Daten zu zeigen. Eine kurze Diskussion von alternativen Lösungsansätzen und andere statistische Betrachtungen werden in Abschnitt 7.5 aufgeführt.

Falls fachlicher Rat oder geeignete Software nicht verfügbar ist, sind folgende Alternativen möglich:

1. Wenn „sinnvolle" Schätzer für die obere Grenze (α) und die untere Grenze (δ) verfügbar sind, werden aus allen verfügbaren Zubereitungen die Dosen gewählt, für die der Mittelwert der Wirkungen (u) ungefähr zwischen 20 und 80 Prozent dieser Grenzen fällt. Die Wirkungen der ausgewählten Dosen werden transformiert zu $y = \ln\left(\frac{u-\delta}{\alpha-u}\right)$ und das Parallelenmodell (Abschnitt 3.2) zur Auswertung verwendet.
2. Ein Dosisbereich, für welche die Wirkungen (u) oder passend transformierte Wirkungen, zum Beispiel $\ln(u)$, ungefähr linear sind, wenn sie gegen ln(Dosis) aufgetragen werden, wird bestimmt. Das Parallelenmodell (Abschnitt 3.2) kann dann zur Auswertung verwendet werden.

4 Wertbestimmungen auf der Basis von Alternativwirkungen

4.1 Einleitung

Bei einigen Prüfungen ist es nicht möglich oder äußerst arbeitsaufwändig, die Wirkung auf jede experimentelle Einheit quantitativ zu messen. Stattdessen wird in jeder Einheit die Wirkung, wie zum Beispiel Tod oder hypoglykämische Symptome, nur als vorhanden oder nicht vorhanden beobachtet. Das Ergebnis hängt dann von der Anzahl der Einheiten ab, die eine positive Wirkung zeigen. Solche Prüfungen werden „quantale" oder „Alles-oder-nichts"-Prüfungen genannt.

Die Lage ist der in Abschnitt 3.1 für quantitative Wertbestimmungen beschriebenen recht ähnlich. Anstatt jedoch n verschiedene Wirkungen je Behandlung zu erhalten, wird nur ein Wert aufgezeichnet, nämlich von jeder Behandlungsgruppe der Anteil der Einheiten, die eine Wirkung zeigen. Werden diese Anteile gegen den Logarithmus der Dosis aufgetragen, so zeigt die entstandene Kurve eher einen sigmoiden (s-förmigen) als einen linearen Verlauf. Um die Dosis-Wirkungskurve abzuschätzen, wird eine mathematische Funktion verwendet, die den sigmoiden Verlauf beschreibt. Meistens wird hierzu die kumulative Normalverteilung verwendet. Diese Funktion hat einige theoretische Vorzüge und ist deshalb vielleicht die beste Wahl, falls die Wirkung die Reaktionstoleranz der Einheiten widerspiegelt. Falls es wahrscheinlicher ist, dass die Wirkung von einem Wachstumsprozess abhängt, ist die logistische Verteilung vorzuziehen, obwohl der Unterschied im Ergebnis zwischen den beiden Modellen gewöhnlich sehr klein ist.

Die plausibelsten Abschätzungen für die Steigung und die Lage der Kurve können nur über ein iteratives Verfahren gefunden werden. Es gibt viele Verfahren, die zum gleichen Ergebnis führen, aber sie unterscheiden sich in ihrer Effizienz wegen der unterschiedlichen Geschwindigkeit der Konvergenz. Eine der schnellsten Methoden ist die direkte Optimierung der Maximum-Likelihood-Funktion (siehe Abschnitt 7.1), die leicht mit einem Computerprogramm, das für diesen Zweck eine Prozedur enthält, ausgeführt werden kann. Leider liefern die meisten Prozeduren keine Abschätzung des Vertrauensintervalls, und das Verfahren, dieses zu erhalten, kann hier nicht beschrieben werden, da es zu komplex ist. Das nachstehend beschriebene Verfahren ist nicht das schnellste, es wurde aber wegen seiner größeren Einfachheit gegenüber anderen gewählt. Es kann für Wertbestimmungen, bei denen eine oder mehrere Prüfzubereitungen gegen einen Standard zu vergleichen sind, benutzt werden. Die folgenden Bedingungen müssen erfüllt sein:

1. Die Beziehung zwischen dem Logarithmus der Dosis und der Wirkung kann durch die kumulative Normalverteilung dargestellt werden.
2. Die Kurven für die Standard- und die Prüfzubereitung sind parallel, das heißt, sie sind gleich geformt und können sich nur durch ihre waagerechte Position voneinander unterscheiden.
3. Theoretisch bleiben äußerst schwache Dosen unwirksam, während äußerst hohe Dosen immer Wirkung hervorbringen.

4.2 Das Probit-Verfahren

Die sigmoide Kurve kann durch Ersetzen jeder Wirkung (das heißt des Anteils der Gruppe mit positiver Wirkung) durch den entsprechenden Wert der kumulativen Standardnormalverteilung linearisiert werden. Diese Größe, oft als „Normit" bezeichnet, nimmt theoretisch Werte zwischen $-\infty$ und $+\infty$ an. Früher wurde der Wert 5 auf das Normit addiert, um „Probits" zu erzeugen. Das erleichterte die Handrechnungen, da negative Werte vermieden wurden. Mit der Verbreitung von Computern ist es nicht mehr notwendig, die 5 zu den Normits zu addieren. Der Ausdruck „Normit-Methode" wäre deshalb für die unten beschriebene Methode besser geeignet. Da jedoch der Ausdruck „Probit-Analyse" so weit verbreitet ist, wird dieser aus historischen Gründen in diesem Text beibehalten.

Wenn die Dosis-Wirkungsbeziehung einmal linearisiert ist, sollte die Auswertung des Parallelenmodells, wie in Abschnitt 3.2 beschrieben, angewendet werden können. Leider ist aber die Gültigkeitsbedingung der Homogenität der Varianzen für jede Dosis nicht erfüllt. Die Varianz ist beim Normit null am kleinsten und nimmt für negative und positive Normit-Werte zu. Deshalb müssen Wirkungen im mittleren Teil der Kurve stärker gewichtet werden als die an den weiter außen liegenden Teilen der Kurve. Sowohl diese Methode als auch die Varianzanalyse, die Abschätzung des Wirkungsverhältnisses und des Vertrauensbereichs werden nachstehend beschrieben.

4.2.1 Tabellarische Darstellung der Ergebnisse

Die Daten werden in die entsprechend nummerierten Spalten der Tab. 4.2.1-I eingetragen:

(1) Dosis der Standard- oder der Prüfzubereitung
(2) Anzahl n der Einheiten in dieser Behandlungsgruppe
(3) Anzahl r der in dieser Behandlungsgruppe positive Wirkung zeigenden Einheiten
(4) Logarithmus x der Dosis
(5) der Anteil $p = r/n$ der positive Wirkung zeigenden Einheiten je Gruppe

Der erste Durchgang startet hier.

(6) Die Spalte Y wird bei der ersten Iteration mit Nullen belegt.
(7) Der zugehörige Wert $\Phi = \Phi(Y)$ der kumulativen Standardnormalverteilung (siehe auch Tab. 8.4).

Die Spalten (8) bis (10) werden mit den folgenden Formeln berechnet:

(8) $$Z = \frac{e^{-Y^2/2}}{\sqrt{2\pi}} \qquad (4.2.1\text{-}1)$$

(9) $$y = Y + \frac{p - \Phi}{Z} \qquad (4.2.1\text{-}2)$$

(10) $$w = \frac{nZ^2}{\Phi - \Phi^2} \qquad (4.2.1\text{-}3)$$

Tab. 4.2.1-I: Erste Arbeitstabelle

	(1) Dosis	(2) n	(3) r	(4) x	(5) p	(6) Y	(7) Φ	(8) Z	(9) y	(10) w	(11) wx	(12) wy	(13) wx^2	(14) wy^2	(15) wxy
S	⋮	⋮	⋮	⋮	⋮	⋮	⋮	⋮	⋮	⋮ $\Sigma =$	⋮ $\Sigma =$	⋮ $\Sigma =$	⋮ $\Sigma =$	⋮ $\Sigma =$	⋮ $\Sigma =$
T	⋮	⋮	⋮	⋮	⋮	⋮	⋮	⋮	⋮	⋮ $\Sigma =$	⋮ $\Sigma =$	⋮ $\Sigma =$	⋮ $\Sigma =$	⋮ $\Sigma =$	⋮ $\Sigma =$
usw.															

Tab. 4.2.1-II: Zweite Arbeitstabelle

	(1) $\sum w$	(2) $\sum wx$	(3) $\sum wy$	(4) $\sum wx^2$	(5) $\sum wy^2$	(6) $\sum wxy$	(7) S_{xx}	(8) S_{xy}	(9) S_{yy}	(10) x	(11) y	(12) a
S	.	.	.	.	.	.	.	.	.	.	.	.
T	.	.	.	.	.	.	.	.	.	.	.	.
usw.	.	.	.	.	.	.	. $\Sigma =$	. $\Sigma =$	.	.	.	.

Die Spalten (11) bis (15) sind leicht aus den Spalten (4), (9) und (10) zu jeweils wx, wy, wx^2, wy^2 und wxy zu errechnen und die Summe Σ jeder der Spalten (10) bis (15) wird getrennt für jede Zubereitung berechnet.

Die in Tab. 4.2.1-I errechneten Summen werden in die Spalten (1) bis (6) der Tab. 4.2.1-II übertragen und die 6 weiteren Spalten (7) bis (12) werden wie folgt berechnet:

(7) $$S_{xx} = \sum wx^2 - \frac{\left(\sum wx\right)^2}{\sum w} \qquad (4.2.1\text{-}4)$$

(8) $$S_{xy} = \sum wxy - \frac{\left(\sum wx\right)\left(\sum wy\right)}{\sum w} \qquad (4.2.1\text{-}5)$$

(9) $$S_{yy} = \sum wy^2 - \frac{\left(\sum wy\right)^2}{\sum w} \qquad (4.2.1\text{-}6)$$

(10) $$\bar{x} = \frac{\sum wx}{\sum w} \qquad (4.2.1\text{-}7)$$

(11) $$\bar{y} = \frac{\sum wy}{\sum w} \qquad (4.2.1\text{-}8)$$

Die gemeinsame Steigung b wird aus

$$b = \frac{\sum S_{xy}}{\sum S_{xx}} \qquad (4.2.1\text{-}9)$$

erhalten. Der Achsenabschnitt a für den Standard und ähnlich für die Prüfzubereitung wird aus

$$a = y - bx \qquad (4.2.1\text{-}10)$$

berechnet; Spalte (12). Spalte (6) der ersten Arbeitstabelle kann nun durch $Y = a + bx$ ersetzt werden. Der Durchgang wird so lange wiederholt, bis die Differenz zwischen zwei Durchgängen klein geworden ist (zum Beispiel bis die größte Differenz von Y zwischen zwei aufeinander folgenden Durchgängen kleiner als 10^{-8} ist).

4.2.2 Prüfungen auf Gültigkeit

Bevor man die Wirkungsverhältnisse und Vertrauensbereiche berechnet, muss die Gültigkeit der Wertbestimmung geprüft werden. Wenn mindestens 3 Dosen für jede Zubereitung vorhanden sind, können die Abweichungen von der Linearität wie folgt gemessen werden: Eine dreizehnte Spalte wird zur Tab. 4.2.1-II hinzugefügt und ausgefüllt mit den Werten von

$$S_{yy} - \frac{S_{xy}^2}{S_{xx}} \qquad (4.2.2\text{-}1)$$

Die Spaltensumme ist ein Maß für die Abweichungen von der Linearität und ist annähernd χ^2-verteilt mit $N - 2h$ Freiheitsgraden. Die Signifikanz dieses Werts wird mittels der Tab. 8.3 oder einer geeigneten Subroutine eines Computerprogramms beurteilt. Falls der Wert auf dem 0,05-Wahrscheinlichkeitsniveau signifikant ist, muss die Wertbestimmung vermutlich verworfen werden (siehe Abschnitt 4.2.4).

Falls obiger Test keine signifikante Abweichung von der linearen Regression anzeigt, werden die Abweichungen von der Parallelität auf dem 0,05-Signifikanzniveau getestet:

$$\chi^2 = \sum \frac{S_{xy}^2}{S_{xx}} - \frac{\left(\sum S_{xy}\right)^2}{\sum S_{xx}} \qquad (4.2.2\text{-}2)$$

mit $h - 1$ Freiheitsgraden.

4.2.3 Abschätzung der Wirkung und der Vertrauensgrenzen

Wenn keine signifikante Abweichung von der Parallelität und von der Linearität angezeigt wird, wird ln(Wirkungsverhältnis) M'_T berechnet aus:

$$M'_T = \frac{a_T - a_S}{b} \qquad (4.2.3\text{-}1)$$

Dann wird hieraus der Antilogarithmus gebildet. Es sei $t = 1{,}96$ und $s = 1$. Die Vertrauensgrenzen sind die Antilogarithmen aus den Werten:

$$CM'_T - (C-1)(\bar{x}_S - \bar{x}_T)$$
$$\pm\sqrt{(C-1)(V\sum S_{xx} + C(M'_T - \bar{x}_S + \bar{x}_T)^2)} \qquad (4.2.3\text{-}2)$$

wobei

$$C = \frac{b^2 \sum S_{xx}}{b^2 \sum S_{xx} - s^2 t^2}$$

und

$$V = \frac{1}{\sum_S w} + \frac{1}{\sum_T w}$$

ist.

4.2.4 Ungültige Versuche

Falls der Test auf Abweichungen von der Linearität, wie in Abschnitt 4.2.2 beschrieben, signifikant ist, sollte die Wertbestimmung üblicherweise verworfen werden. Wenn es Gründe gibt, die Wertbestimmung beizubehalten, sind die Formeln leicht zu verändern: t wird zum t-Wert ($p = 0{,}05$) mit der gleichen Zahl von Freiheitsgraden wie beim Test auf Linearität, und s^2 wird zum χ^2-Wert, geteilt durch die gleiche Anzahl Freiheitsgrade (also ein Wert normalerweise größer als 1).

Der Test auf Parallelität wird auch leicht abgeändert. Der χ^2-Wert für die Nichtparallelität wird durch die zugehörige Zahl der Freiheitsgrade geteilt. Der sich ergebende Wert wird durch den oben berechneten Wert s^2 geteilt, was einen F-Quotienten mit $h - 1$ und $N - 2h$ Freiheitsgraden ergibt, der auf dem 0,05-Signifikanzniveau beurteilt wird.

4.3 Das Logit-Verfahren

Wie bereits in Abschnitt 4.1 angedeutet, kann das Logit-Verfahren mitunter geeigneter sein als das Probit-Verfahren. Der Name des Verfahrens ist von der Logit-Funktion abgeleitet, welche die Umkehrfunktion der logistischen Verteilung ist. Das Verfahren ist ähnlich dem beschriebenen Probit-Verfahren, mit folgenden Änderungen in den Formeln für Φ und Z:

$$\Phi = \frac{1}{1 + e^{-Y}} \qquad (4.3\text{-}1)$$

$$Z = \frac{e^{-Y}}{(1 + e^{-Y})^2} \qquad (4.3\text{-}2)$$

4.4 Andere Kurvenformen

Das Probit- und das Logit-Verfahren werden beinahe immer der Auswertung von Alternativwirkungen im Rahmen des Europäischen Arzneibuchs gerecht. Wenn jedoch dargelegt werden kann, dass die ln(Dosis)-Wirkungskurve eine andere Form als die beiden oben beschriebenen Kurven hat, kann eine andere Kurve Φ angenommen werden. Z ist dabei die erste Ableitung von Φ.

Zum Beispiel: Wenn gezeigt werden kann, dass die Kurve nicht symmetrisch ist, kann die Gompertz-Verteilung geeignet sein (Gompit-Verfahren). In diesem Fall gilt

$$\Phi = 1 - e^{-e^{Y}} \quad \text{und} \quad Z = e^{Y - e^{Y}}$$

4.5 Die mittlere effektive Dosis

Bei einigen Arten von Wertbestimmungen sollte die mittlere effektive Dosis bestimmt werden, das heißt die Dosis, die in 50 Prozent der experimentellen Einheiten eine Wirkung hervorruft. Das Probit-Verfahren kann eingesetzt werden, um diese mittlere effektive Dosis (ED_{50}) zu bestimmen. Da aber nicht die Notwendigkeit besteht, diese Dosis relativ zu einem Standard auszudrücken, sind die anzuwendenden Formeln geringfügig verschieden.

Anmerkung: Eine Standardzubereitung kann zur Gültigkeitsprüfung der Wertbestimmung gelegentlich einbezogen werden. Gewöhnlich wird die Wertbestimmung als gültig betrachtet, falls die errechnete ED_{50} des Standards nahe genug am Wert der zugeordneten ED_{50} liegt. Die Bedeutung von „nahe genug" in diesem Zusammenhang wird durch die Erfordernisse in der Monographie festgelegt.

Die Tabellierung der Wirkungen auf die Prüfzubereitungen und optional auf einen Standard wird wie in Abschnitt 4.2.1 beschrieben durchgeführt. Der Test auf Linearität erfolgt wie in Abschnitt 4.2.2 erläutert. Ein Test auf Parallelität ist für diese Versuchsart nicht notwendig. Man erhält die ED_{50} der Prüfzubereitung T sowie der anderen Prüfzubereitungen wie in Abschnitt 4.2.3 beschrieben, mit folgenden Änderungen in den Formeln 4.2.3-1 und 4.2.3-2:

$$M'_T = \frac{-a_T}{b} \qquad (4.5\text{-}1)$$

und

$$CM'_T - (C-1)\bar{x}_T \pm \sqrt{(C-1)(V\sum S_{xx} - C(M'_T - \bar{x}_T)^2)} \qquad (4.5\text{-}2)$$

wobei $V = \dfrac{1}{\sum_T w}$ und C unverändert bleiben.

5 Beispiele

In diesem Abschnitt werden Beispiele beschrieben, welche die Anwendung der Formeln zeigen. Die Beispiele wurden hauptsächlich ausgesucht, um die Methode der statistischen Berechnung zu zeigen. Sie erheben nicht den Anspruch, das geeignetste Verfahren einer Wertbestimmung darzustellen, falls andere Verfahren in der jeweiligen Monographie zugelassen sind. Um ihren Wert zur Überprüfung von Computerprogrammen zu erhöhen, werden mehr Dezimalstellen angegeben, als normalerweise notwendig wären. Es soll gleichfalls vermerkt werden, dass es andere, jedoch gleichwertige Berechnungsverfahren gibt. Diese Verfahren sollten zu genau den gleichen Endergebnissen führen wie die in den Beispielen verwendeten Methoden.

5.1 Das Parallelenmodell

5.1.1 Mehrfache Wertbestimmung zu 2 Dosen, vollständig randomisiert

Wertbestimmung von Corticotropin in Ratten bei subkutaner Injektion

Die Standardzubereitung wird zu 0,25 und 1,0 Einheiten je 100 g Körpermasse verabreicht. 2 Prüfzubereitungen haben eine angenommene Wirkung von 1 Einheit je Milligramm und werden in gleichen Mengen wie der Standard verabreicht. Die einzelnen Wirkungswerte und Mittelwerte je Behandlung sind in Tab. 5.1.1-I gezeigt. Die graphische Darstellung gibt keinen Anlass, an der Varianzhomogenität und der Normalverteilung der Daten zu zweifeln, jedoch sind Probleme bei der Parallelität bei der Zubereitung U zu erwarten.

Die Formeln in Tabellen 3.2.3-I und 3.2.3-II ergeben:

$$P_S = 580{,}4 \qquad L_S = -41{,}8$$
$$P_T = 567{,}9 \qquad L_T = -39{,}95$$
$$P_U = 532{,}2 \qquad L_U = -16{,}1$$
$$H_P = \frac{10}{2} = 5 \qquad H_L = \frac{120}{6} = 20$$

Die Varianzanalyse kann mit den Formeln der Tab. 3.2.3-III und 3.2.3-IV vervollständigt werden. Dies wird in Tab. 5.1.1-II gezeigt. Die Analyse bestätigt eine hochsignifikante lineare Regression. Jedoch ist auch die Abweichung von der Parallelität signifikant ($p = 0{,}0075$), was anhand der graphischen Darstellung zu erwarten war, in der die Gerade der Zubereitung U nicht parallel zu der des Standards ist. Diese Zubereitung wird deshalb zurückgewiesen und die Auswertung wird nur mit der Zubereitung T und dem Standard wiederholt.

Die Auswertung ohne Zubereitung U erfüllt die Erfordernisse sowohl hinsichtlich der linearen Regression als auch der Parallelität und somit kann das Wirkungsverhältnis berechnet werden. Die Formeln aus Abschnitt 3.2.5 ergeben Folgendes:

Für die gemeinsame Steigung gilt

$$b = \frac{20(-41{,}8 - 39{,}95)}{\ln 4 \times 10 \times 2} = -58{,}970$$

Für ln(Wirkungsverhältnis) ergibt sich

$$M'_T = \frac{567{,}9 - 580{,}4}{2 \times (-58{,}970)} = 0{,}1060$$

$$C = \frac{66\,830{,}6}{66\,830{,}6 - 738{,}54 \times 2{,}028^2} = 1{,}0476$$

$$V = \frac{66\,830{,}6}{(-58{,}970)^2 \times 2 \times 10} = 0{,}9609$$

Allg. Texte

Tab. 5.1.1-I: Wirkungsgröße *y* – Menge der Ascorbinsäure (mg) je 100 g Nebenniere

	Standard *S*		Zubereitung *T*		Zubereitung *U*	
	S_1	S_2	T_1	T_2	U_1	U_2
	300	289	310	230	250	236
	310	221	290	210	268	213
	330	267	360	280	273	283
	290	236	341	261	240	269
	364	250	321	241	307	251
	328	231	370	290	270	294
	390	229	303	223	317	223
	360	269	334	254	312	250
	342	233	295	216	320	216
	306	259	315	235	265	265
Mittelwert	332,0	248,4	323,9	244,0	282,2	250,0

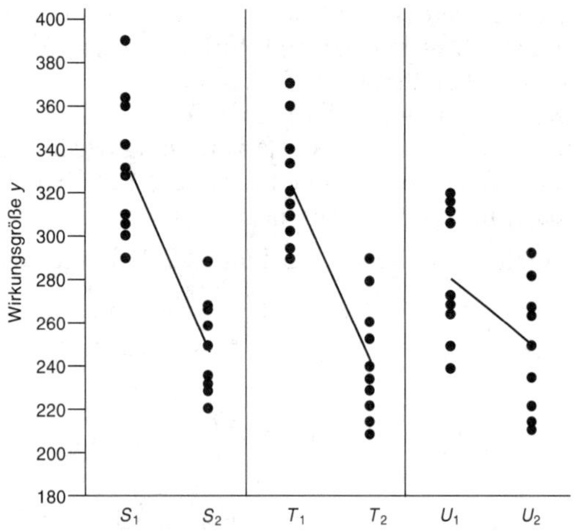

Abbildung 5.1.1-I

und für ln(Vertrauensgrenzen) ergibt sich

$$1{,}0476 \times 0{,}1060 \pm \sqrt{0{,}0476 \times (1{,}0476 \times 0{,}1060^2 + 2 \times 0{,}9609)}$$

$$= 0{,}1110 \pm 0{,}3034$$

Wenn man die Antilogarithmen bildet, erhält man ein Wirkungsverhältnis von 1,11 mit dem 95-Prozent-Vertrauensbereich von 0,82 bis 1,51.

Werden diese Ergebnisse mit der vermuteten Wirkung der Zubereitung *T* multipliziert, so ergibt das eine Wirkung von 1,11 Einheiten je Milligramm mit dem 95-Prozent-Vertrauensbereich von 0,82 bis 1,51 Einheiten je Milligramm.

5.1.2 Lateinisches Quadrat zu 3 Dosen

Wertbestimmung mittels Antibiotikum-Diffusion auf rechteckiger Agarplatte

Der Standard hat eine zugeordnete Wirkung von 4855 I.E. · mg^{-1}. Die Prüfzubereitung hat eine vermutete Wirkung von 5600 I.E. · mg^{-1}. Für die Stammlösungen werden für den Standard 25,2 mg in 24,5 ml Lösungsmittel und für die Prüfzubereitung 21,4 mg in 23,95 ml Lösungsmittel gelöst. Beide Stammlösungen werden zunächst 1:20 verdünnt und dann weiter im Verhältnis 1,5 verdünnt, um die endgültigen Lösungen zu ergeben.

Ein Lateinisches Quadrat wird nach der in Abschnitt 8.6 beschriebenen Methode hergestellt (siehe Tab. 5.1.2-I). Die Wirkungen dieses Routineversuchs sind in Tab. 5.1.2-II dargestellt (Hemmhöfe in mm × 10) und die Behandlungsmittelwerte in Tab. 5.1.2-III. Die graphische Darstellung der Daten (siehe Abb. 5.1.2-I) lässt an der Annahme der Normalverteilung der Daten und der Homogenität der Varianzen nicht zweifeln.

Tab. 5.1.1-II: Varianzanalyse

Variationsursache	Freiheitsgrade	Summe der Quadrate	Mittleres Quadrat	*F*-Quotient	Wahrscheinlichkeit
Zubereitungen	2	6 256,6	3 128,3		
Regression	1	63 830,8	63 830,8	83,38	0,000
Nichtparallelität	2	8 218,2	4 109,1	5,37	0,007
Behandlungen	5	78 305,7			
Restfehler	54	41 340,9	765,57		
Gesamt	59	119 646,6			

Tab. 5.1.1-III: Varianzanalyse ohne Prüfzubereitung *U*

Variationsursache	Freiheitsgrade	Summe der Quadrate	Mittleres Quadrat	*F*-Quotient	Wahrscheinlichkeit
Zubereitungen	1	390,6	390,6		
Regression	1	66 830,6	66 830,6	90,5	0,000
Nichtparallelität	1	34,2	34,2	0,05	0,831
Behandlungen	3	67 255,5			
Restfehler	36	26 587,3	738,54		
Gesamt	39	93 842,8			

Tab. 5.1.2-I: Verteilung der Behandlungen auf der Platte

	1	2	3	4	5	6
1	S_1	T_1	T_2	S_3	S_2	T_3
2	T_1	T_3	S_1	S_2	T_2	S_3
3	T_2	S_3	S_2	S_1	T_3	T_1
4	S_3	S_2	T_3	T_1	S_1	T_2
5	S_2	T_2	S_3	T_3	T_1	S_1
6	T_3	S_1	T_1	T_2	S_3	S_2

Tab. 5.1.2-II: Werte der gemessenen Hemmhöfe in mm × 10

	1	2	3	4	5	6	Zeilen-mittelwert
1	161	160	178	187	171	194	175,2 = R_1
2	151	192	150	172	170	192	171,2 = R_2
3	162	195	174	161	193	151	172,7 = R_3
4	194	184	199	160	163	171	178,5 = R_4
5	176	181	201	202	154	151	177,5 = R_5
6	193	166	161	186	198	182	181,0 = R_6
Spalten-mittelwert	172,8 = C_1	179,7 = C_2	177,2 = C_3	178,0 = C_4	174,8 = C_5	173,5 = C_6	

Tab. 5.1.2-III: Mittelwerte und Standardabweichungen

	Standard *S*			Zubereitung *T*		
	S_1	S_2	S_3	T_1	T_2	T_3
Mittelwert	158,67	176,50	194,50	156,17	174,67	195,50

Die Behandlungsmittelwerte werden in Tab. 5.1.2-I gezeigt. Die graphische Darstellung der Daten (siehe Abb. 5.1.2-I) gibt keinen Anlass, an der Normalität und Varianzgleichheit der Daten zu zweifeln.

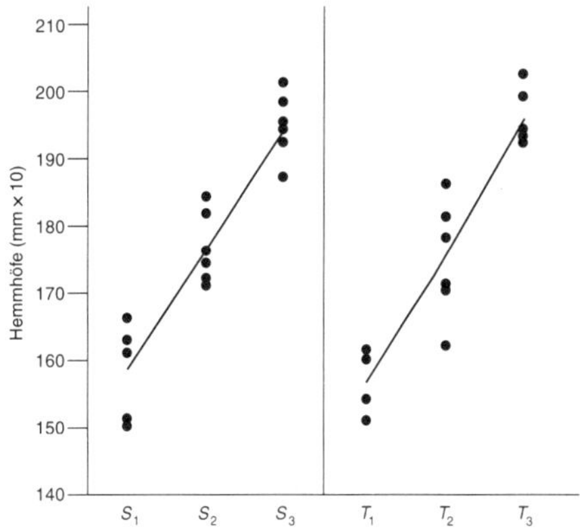

Abbildung 5.1.2-I

Die Formeln in den Tab. 3.2.3-I und 3.2.3-II ergeben:

$$P_S = 529{,}667 \qquad L_S = 35{,}833$$

$$P_T = 526{,}333 \qquad L_T = 39{,}333$$

$$H_P = \frac{6}{3} = 2 \qquad H_L = \frac{72}{24} = 3$$

Die Varianzanalyse kann nun mit den Formeln in den Tab. 3.2.3-III und 3.2.3-IV beendet werden. Das Ergebnis ist in Tab. 5.1.2-IV gezeigt.

Die Analyse zeigt signifikante Unterschiede zwischen den Zeilen. Dies weist auf die erhöhte Präzision durch Anwenden eines Lateinischen Quadrats gegenüber einem vollständig randomisierten Versuchsplan hin. Eine hoch signifikante Regression und eine nicht signifikante Abweichung der einzelnen Regressionsgeraden von der Parallelität und der Linearität bestätigen, dass die Wertbestimmung für die Berechnung des Wirkungsverhältnisses geeignet ist.

Die Formeln in Abschnitt 3.2.5 ergeben Folgendes:

Für die gemeinsame Steigung gilt

$$b = \frac{3(35{,}833 + 39{,}333)}{\ln(1,5) \times 6 \times 2} = 46{,}346$$

Für ln(Wirkungsverhältnis) ergibt sich

$$M'_T = \frac{526{,}333 - 529{,}667}{3 \times 46{,}346} = -0{,}023974$$

$$C = \frac{8475{,}0417}{8475{,}0417 - 20{,}7667 \times 2{,}086^2} = 1{,}0108$$

$$V = \frac{8475{,}0417}{46{,}346^2 \times 3 \times 6} = 0{,}2192$$

Allg. Texte

Tab. 5.1.2-IV: Varianzanalyse

Variationsursache	Freiheitsgrade	Summe der Quadrate	Mittleres Quadrat	*F*-Quotient	Wahrscheinlichkeit
Zubereitungen	1	11,1111	11,1111		
Regression	1	8 475,0417	8 475,0417	408,1	0,000
Nichtparallelität	1	18,3750	18,3750	0,885	0,358
Nichtlinearität	2	5,4722	2,7361	0,132	0,877
Behandlungen	5	8 510			
Zeilen	5	412	82,40	3,968	0,012
Spalten	5	218,6667	43,73	2,106	0,107
Restfehler	20	415,3333	20,7667		
Gesamt	35	9 556			

und für ln(Vertrauensgrenzen) ergibt sich

$$1{,}0108 \times (-0{,}0240)$$

$$\pm\sqrt{0{,}0108 \times (1{,}0108 \times (-0{,}0240)^2 + 2 \times 0{,}2192)}$$

$$= -0{,}02423 \pm 0{,}06878$$

Das Wirkungsverhältnis wird über die Antilogarithmen gebildet und ergibt 0,9763 mit den 95-Prozent-Vertrauensgrenzen 0,9112 und 1,0456.

Ein Korrekturfaktor von

$$\frac{4855 \times 25{,}2/24{,}5}{5600 \times 21{,}4/23{,}95} = 0{,}99799$$

ist erforderlich, da die Verdünnungen auf der Basis der vermuteten Wirkung nicht genau äquipotent waren. Mit dem Korrekturfaktor und der vermuteten Wirkung von 5600 I.E. · mg^{-1} ergibt sich eine Wirkung von 5456 I.E. · mg^{-1} mit den 95-Prozent-Vertrauensgrenzen 5092 und 5843 I.E. · mg^{-1}.

5.1.3 Versuch zu 4 Dosen in randomisierten Blöcken

Diese Wertbestimmung wird so geplant, dass die Wirkung in Internationalen Einheiten je Ampulle zugeordnet werden kann. Die Standardzubereitung hat eine zugeordnete Wirkung von 670 I.E. · mg^{-1}. Die Prüfzubereitung hat eine vermutete Wirkung von 20 000 I.E. je Ampulle. Auf Grund dieser Information werden die Stammlösungen wie folgt zubereitet: 16,7 mg des Standards werden in 25 ml Lösungsmittel und der Inhalt einer Ampulle Prüfzubereitung in 40 ml Lösungsmittel gelöst. Die endgültigen Lösungen werden so hergestellt, dass man zuerst 1:40 verdünnt und dann weiter ein Verdünnungsverhältnis von 1,5 anwendet. Die Röhrchen werden in einer randomisierten Blockanordnung (siehe Abschnitt 8.5) in das Wasserbad gestellt. Die Wirkungen sind in Tab. 5.1.3-I aufgeführt.

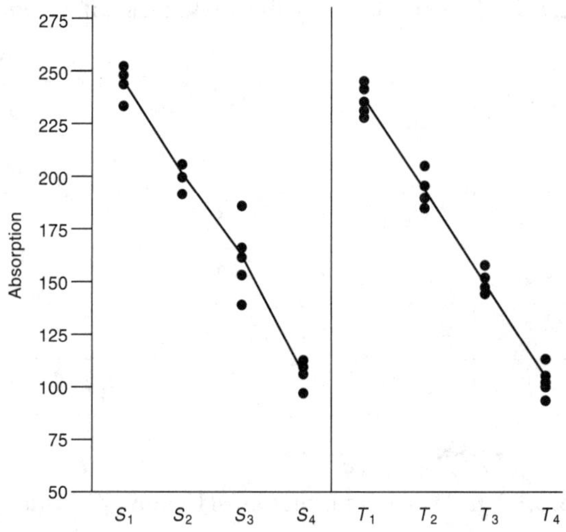

Abbildung 5.1.3-I

Die Prüfung der Abb. 5.1.3-I lässt an der Annahme der Normalverteilung der Daten und der Homogenität der Varianzen keinen Zweifel aufkommen. Die Standardabweichung von S_3 ist etwas hoch, bildet aber keinen Grund zur Besorgnis.

Die Formeln in den Tab. 3.2.3-I und 3.2.3-II ergeben:

$$P_S = 719{,}4 \qquad L_S = -229{,}1$$

$$P_T = 687{,}6 \qquad L_T = -222$$

$$H_P = \frac{5}{4} = 1{,}25 \qquad H_L = \frac{60}{60} = 1$$

Tab. 5.1.3-I: Absorption der Suspensionen (× 1000)

	Standard *S*				Zubereitung *T*				
Block	S_1	S_2	S_3	S_4	T_1	T_2	T_3	T_4	**Mittelwert**
1	252	207	168	113	242	206	146	115	181,1
2	249	201	187	107	236	197	153	102	179,0
3	247	193	162	111	246	197	148	104	176,0
4	250	207	155	108	231	191	159	106	175,9
5	235	207	140	98	232	186	146	95	167,4
Mittelwert	246,6	203,0	162,4	107,4	237,4	195,4	150,4	104,4	

Tab. 5.1.3-II: Varianzanalyse

Variationsursache	Freiheitsgrade	Summe der Quadrate	Mittleres Quadrat	*F*-Quotient	Wahrscheinlichkeit
Zubereitungen	1	632,025	632,025		
Regression	1	101 745,6	101 745,6	1 887,1	0,000
Nichtparallelität	1	25,205	25,205	0,467	0,500
Nichtlinearität	4	259,14	64,785	1,202	0,332
Behandlungen	7	102 662			
Blöcke	4	876,75	219,188	4,065	0,010
Restfehler	28	1 509,65	53,916		
Gesamt	39	105 048,4			

Die Varianzanalyse wird mit den Formeln in den Tab. 3.2.3-III und 3.2.3-IV berechnet. Tab. 5.1.3-II zeigt das Ergebnis.

Eine signifikante Differenz wurde zwischen den Blöcken gefunden. Dies kennzeichnet die durch einen randomisierten Blockplan erreichte höhere Präzision. Eine hoch signifikante Regression und keine signifikante Abweichung von der Parallelität und der Linearität bestätigen, dass der Versuch zur Berechnung des Wirksamkeitsverhältnisses geeignet ist.

Für die gemeinsame Steigung gilt

$$b = \frac{1 \times (-229{,}1 - 222)}{\ln(1,5) \times 5 \times 2} = -111{,}255$$

Für ln (Wirkungsverhältnis) ergibt sich

$$M'_T = \frac{687{,}6 - 719{,}4}{4 \times (-111{,}255)} = -0{,}071457$$

$$C = \frac{101\,745{,}6}{101\,745{,}6 - 53{,}916 \times 2{,}048^2} = 1{,}00223$$

$$V = \frac{101\,745{,}6}{(-111{,}255)^2 \times 4 \times 5} = 0{,}4110$$

und für ln (Vertrauensgrenzen) ergibt sich

$$1{,}00223 \times 0{,}0715$$

$$\pm\sqrt{0{,}00223 \times (1{,}00223 \times 0{,}0715^2 + 2 \times 0{,}4110)}$$

$$= 0{,}07162 \pm 0{,}04293$$

Durch Bilden des Antilogarithmus resultiert das Wirkungsverhältnis 1,0741 mit den 95-Prozent-Vertrauensgrenzen 1,0291 und 1,1214. Ein Korrekturfaktor von

$$\frac{670 \times 16{,}7/25}{20\,000 \times 1/40} = 0{,}89512$$

ist erforderlich, da die Verdünnungen auf Grund der vermuteten Wirkung nicht genau äquipotent waren. Mit diesem Korrekturfaktor und der vermuteten Wirkung von 20 000 I.E. je Ampulle ergibt sich eine Wirkung von 19 228 I.E. je Ampulle mit dem 95-Prozent-Vertrauensbereich von 18 423 bis 20 075 I.E. je Ampulle.

5.1.4 Mehrfache Wertbestimmung zu 5 Dosen, vollständig randomisiert

Eine In-vitro-Wertbestimmung von 3 Hepatitis-Impfstoffen im Vergleich mit einem Standard

3 voneinander unabhängige geometrische Verdünnungsreihen mit dem Faktor 2 zu je 5 Verdünnungsstufen werden von jedem Impfstoff hergestellt. Nach einigen zusätzlichen Vorbereitungsschritten innerhalb des Wertbestimmungsablaufs werden die Absorptionen gemessen, die in Tab. 5.1.4-I gezeigt sind.

Es ist bekannt, dass der Logarithmus der optischen Dichte eine lineare Beziehung zum Logarithmus der Dosis hat. In Tab. 5.1.4-II sind die Mittelwerte der ln-transformierten optischen Dichten aufgeführt. Keine Besonderheiten sind bei der graphischen Darstellung der Daten erkennbar.

Tab. 5.1.4-I: Optische Dichten

Verdünnung	Standard *U*			Impfstoff *T*		
1 : 16 000	0,043	0,045	0,051	0,097	0,097	0,094
1 : 8 000	0,093	0,099	0,082	0,167	0,157	0,178
1 : 4 000	0,159	0,154	0,166	0,327	0,355	0,345
1 : 2 000	0,283	0,295	0,362	0,501	0,665	0,576
1 : 1 000	0,514	0,531	0,545	1,140	1,386	1,051
Verdünnung	**Standard *U***			**Impfstoff *V***		
1 : 16 000	0,086	0,071	0,073	0,082	0,082	0,086
1 : 8 000	0,127	0,146	0,133	0,145	0,144	0,173
1 : 4 000	0,277	0,268	0,269	0,318	0,306	0,316
1 : 2 000	0,586	0,489	0,546	0,552	0,551	0,624
1 : 1 000	0,957	0,866	1,045	1,037	1,039	1,068

Tab. 5.1.4-II: Mittelwerte der logarithmisch (ln) transformierten Absorptionen

S_1 −3,075	T_1 −2,344	U_1 −2,572	V_1 −2,485
S_2 −2,396	T_2 −1,789	U_2 −2,002	V_2 −1,874
S_3 −1,835	T_3 −1,073	U_3 −1,305	V_3 −1,161
S_4 −1,166	T_4 −0,550	U_4 −0,618	V_4 −0,554
S_5 −0,635	T_5 0,169	U_5 −0,048	V_5 0,047

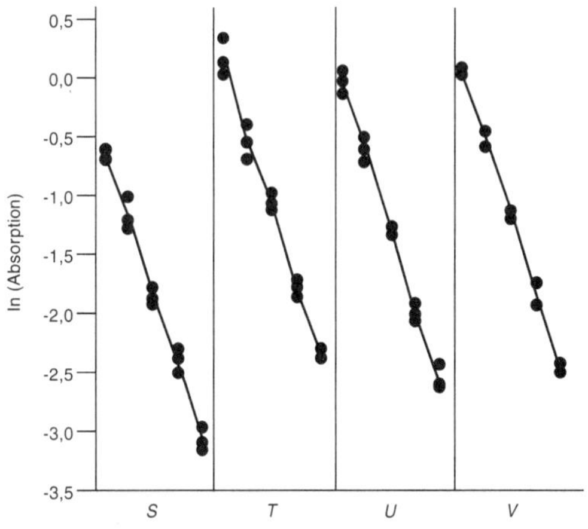

Abbildung 5.1.4-I

Die Formeln in Tab. 3.2.3-I und 3.2.3-II ergeben:

$P_S = -9{,}108$ $L_S = 6{,}109$

$P_T = -5{,}586$ $L_T = 6{,}264$

$P_U = -6{,}544$ $L_U = 6{,}431$

$P_V = -6{,}027$ $L_V = 6{,}384$

$H_P = \frac{3}{5} = 0{,}6$ $H_L = \frac{36}{120} = 0{,}3$

Die Varianzanalyse wird mit Hilfe der Formeln in den Tab. 3.2.3-III und 3.2.3-IV vervollständigt. Die Tab. 5.1.4-III zeigt das Ergebnis.

Eine hoch signifikante Regression und eine nicht signifikante Abweichung von der Parallelität und der Linearität bestätigen, dass die Wirkungsverhältnisse sicher berechnet werden können. Die Formeln in Abschnitt 3.2.5 ergeben Folgendes:

Allg. Texte

Tab. 5.1.4-III: Varianzanalyse

Variationsursache	Freiheitsgrade	Summe der Quadrate	Mittleres Quadrat	F-Quotient	Wahrscheinlichkeit
Impfstoffe	3	4,475	1,492		
Regression	1	47,58	47,58	7 126	0,000
Nichtparallelität	3	0,0187	0,006	0,933	0,434
Nichtlinearität	12	0,0742	0,006	0,926	0,531
Behandlungen	19	52,152			
Restfehler	40	0,267	0,0067		
Gesamt	59	52,42			

Die gemeinsame Steigung beträgt

$$b = \frac{0{,}3 \times (6{,}109 + 6{,}264 + 6{,}431 + 6{,}384)}{\ln 2 \times 3 \times 4} = 0{,}90848$$

Für ln(Wirkungsverhältnis) des Impfstoffs T ergibt sich

$$M'_T = \frac{-5{,}586 - (-9{,}108)}{5 \times 0{,}90848} = 0{,}7752$$

$$C = \frac{47{,}58}{47{,}58 - 0{,}0067 \times 2{,}021^2} = 1{,}00057$$

$$V = \frac{47{,}58}{0{,}9085^2 \times 5 \times 3} = 3{,}8436$$

und für die ln(Vertrauensgrenzen) beim Impfstoff T ergibt sich

$$1{,}00057 \times 0{,}7752$$

$$\pm\sqrt{0{,}00057 \times (1{,}00057 \times 0{,}7752^2 + 2 \times 3{,}8436)}$$

$$= 0{,}7756 \pm 0{,}0689$$

Durch Bilden des Antilogarithmus ergibt sich das Wirkungsverhältnis zu 2,171 mit einem 95-Prozent-Vertrauensbereich von 2,027 bis 2,327. Da alle Impfstoffe eine Wirkung (vermutet oder zugeordnet) von 20 µg Protein je Milliliter haben, wird für den Prüfimpfstoff T eine Wirkung von 43,4 µg Protein je Milliliter ermittelt, mit dem 95-Prozent-Vertrauensbereich von 40,5 bis 46,5 µg Protein je Milliliter.

Das gleiche Verfahren wird auf die anderen Prüfimpfstoffe angewendet, um die Wirkungsverhältnisse und die zugehörigen Vertrauensbereiche abzuschätzen. Die erhaltenen Ergebnisse sind in Tab. 5.1.4-IV aufgeführt.

Tab. 5.1.4-IV: Endgültige Schätzwerte der Wirkungen und der 95-Prozent-Vertrauensgrenzen der Prüfimpfstoffe (in µg Protein je Milliliter)

	Untere Grenze	Schätzwert	Obere Grenze
Impfstoff T	40,5	43,4	46,5
Impfstoff U	32,9	35,2	37,6
Impfstoff V	36,8	39,4	42,2

5.1.5 Zweifacher Überkreuzversuch

Wertbestimmung von Insulin durch subkutane Injektion bei Kaninchen

Die Standardzubereitung wurde in 1 und 2 Einheiten je Milliliter verabreicht. Gleichwertige Dosen der Prüfzubereitung wurden auf Grund der vermuteten Wirkung von 40 Einheiten je Milliliter angewendet. Die Kaninchen erhielten subkutan 0,5 ml der entsprechenden Lösungen, gemäß dem Plan nach Tab. 5.1.5-I. Die Tab. 5.1.5-II stellt die erzielten Wirkungen dar. Die große Streuung zeigt die Schwankungen der Ergebnisse zwischen den Kaninchen und die Notwendigkeit, einen Überkreuz-Versuchsplan anzuwenden.

Die Varianzanalyse ist für diesen Versuch schwieriger als für die anderen beschriebenen Versuchspläne, weil in der Summe der Abweichungsquadrate der Anteil für die Parallelität nicht unabhängig von dem Anteil auf Grund der Unterschiede zwischen den Kaninchen ist. Um die Parallelität der Regressionsgeraden zu prüfen, muss ein zweiter Fehlerausdruck berechnet werden, den man erhält, indem man vom Anteil der Unterschiede zwischen den Kaninchen den Anteil der Parallelität und 2 Wechselwirkungsanteile abzieht.

Tab. 5.1.5-I: Reihenfolge der Behandlungen

	Kaninchengruppe			
	1	2	3	4
Tag 1	S_1	S_2	T_1	T_2
Tag 2	T_2	T_1	S_2	S_1

Tab. 5.1.5-II: Wirkung y: Summe der Blutglucosewerte (mg/100 ml) nach 1 Stunde und $2^1/_2$ Stunden

	Gruppe 1		Gruppe 2		Gruppe 3		Gruppe 4	
	S_1	T_2	S_2	T_1	T_1	S_2	T_2	S_1
	112	104	65	72	105	91	118	144
	126	112	116	160	83	67	119	149
	62	58	73	72	125	67	42	51
	86	63	47	93	56	45	64	107
	52	53	88	113	92	84	93	117
	110	113	63	71	101	56	73	128
	116	91	50	65	66	55	39	87
	101	68	55	100	91	68	31	71
Mittelwert	95,6	82,8	69,6	93,3	89,9	66,6	72,4	106,8

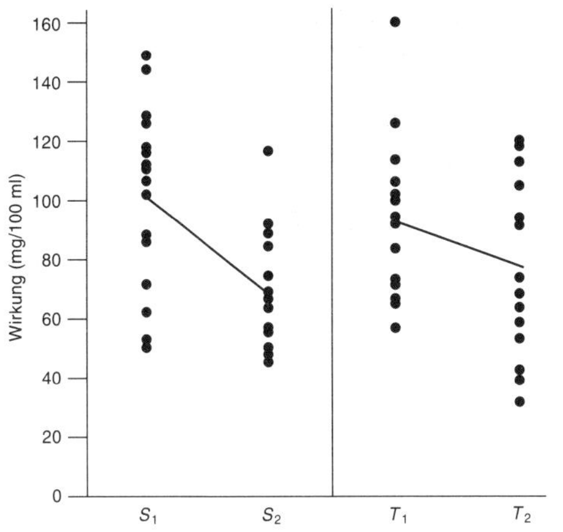

Abbildung 5.1.5-I

3 Wechselwirkungsanteile sind in der Varianzanalyse wegen der Wiederholung innerhalb jeder Gruppe vorhanden:

Tage × Zubereitungen
Tage × Regression
Tage × Parallelität

Diese Ausdrücke zeigen die Tendenz der Anteile (Zubereitungen, Regression und Parallelität), sich von Tag zu Tag zu ändern. Die zugehörigen *F*-Quotienten liefern in dieser Hinsicht Prüfungen auf die Gültigkeit der Wertbestimmung. Falls die erhaltenen *F*-Werte signifikant hoch sind, ist Vorsicht bei der Deutung der Versuchsergebnisse geboten und falls möglich sollte die Wertbestimmung wiederholt werden.

Beim Durchführen der Varianzanalyse werden die Formeln aus den Tab. 3.2.3-I bis 3.2.3-III getrennt für beide Tage und für die zusammengenommenen Daten angewendet. Die Formeln in den Tab. 3.2.3-I und 3.2.3-II ergeben:

Tag 1: $P_S = 165{,}25$ $L_S = -13$
$P_T = 162{,}25$ $L_T = -8{,}75$
$H_P = \frac{8}{2} = 4$ $H_L = \frac{96}{6} = 16$

Tag 2: $P_S = 173{,}38$ $L_S = -20{,}06$
$P_T = 176{,}00$ $L_T = -5{,}25$
$H_P = \frac{8}{2} = 4$ $H_L = \frac{96}{6} = 16$

Zusammengefasst: $P_S = 169{,}31$ $L_S = -16{,}53$
$P_T = 169{,}13$ $L_T = -7{,}00$
$H_P = \frac{16}{2} = 8$ $H_L = \frac{192}{6} = 32$

Mit den Formeln in Tab. 3.2.3-III ergibt dies:

Tag 1:	Tag 2:	Zusammengefasst:
$SS_{sub} = 18{,}000$	$SS_{sub} = 13{,}781$	$SS_{sub} = 0{,}141$
$SS_{reg} = 3784{,}5$	$SS_{reg} = 5125{,}8$	$SS_{reg} = 8859{,}5$
$SS_{par} = 144{,}5$	$SS_{par} = 1755{,}3$	$SS_{par} = 1453{,}5$

Die Wechselwirkungsterme werden gebildet:

Tag 1 + Tag 2 – Zusammengefasst.

$$SS_{tage \times sub} = 31{,}64$$

$$SS_{tage \times reg} = 50{,}77$$

$$SS_{tage \times par} = 446{,}27$$

Darüber hinaus wird die Summe der Abweichungsquadrate für die Tag-zu-Tag-Schwankung berechnet nach

$$SS_{tage} = \frac{1}{2} N(D_1^2 + D_2^2) - K = 478{,}52$$

und die Summe der Abweichungsquadrate auf Grund der Blockbildung (die Schwankungen zwischen den Kaninchen) nach

$$SS_{block} = 2\sum B_i^2 - K = 39\,794{,}7$$

wobei B_i die mittlere Wirkung je Kaninchen ist.

Die Varianzanalyse kann nun, wie in Tab. 5.1.5.-III gezeigt, vervollständigt werden.

Diese Analyse bestätigt, dass die Bedingungen der Gültigkeit erfüllt sind: eine hoch signifikante Regression, keine signifikante Abweichung von der Parallelität und keiner der 3 Wechselwirkungsanteile ist signifikant.

Tab. 5.1.5-III: Varianzanalyse

Variationsursache	Freiheitsgrade	Summe der Quadrate	Mittleres Quadrat	*F*-Quotient	Wahrscheinlichkeit
Nichtparallelität	1	1 453,5	1 453,5	1,064	0,311
Tage × Zubereitungen	1	31,6	31,6	0,023	0,880
Tage × Regression	1	50,8	50,8	0,037	0,849
Restfehler zwischen den Kaninchen	28	38 258,8	1 366,4		
Kaninchen	31	39 794,7	1 283,7		
Zubereitungen	1	0,14	0,14	0,001	0,975
Regression	1	8 859,5	8 859,5	64,532	0,000
Tage	1	478,5	478,5	3,485	0,072
Tage × Nichtparallelität	1	446,3	446,3	3,251	0,082
Restfehler innerhalb der Kaninchen	28	3 844,1	137,3		
Gesamt	63	53 423,2			

Allg. Texte

Die Formeln des Abschnitts 3.2.5 ergeben Folgendes:

Die gemeinsame Steigung ist

$$b = \frac{32 \times (-16{,}53 - 7)}{\ln 2 \times 16 \times 2} = -33{,}95$$

Für ln (Wirkungsverhältnis) ergibt sich

$$M'_T = \frac{169{,}13 - 169{,}31}{2 \times (-33{,}95)} = 0{,}00276$$

$$C = \frac{8859{,}5}{8859{,}5 - 137{,}3 \times 2{,}048^2} = 1{,}0695$$

$$V = \frac{8859{,}5}{(-33{,}95)^2 \times 2 \times 16} = 0{,}2402$$

und für ln (Vertrauensgrenzen) ergibt sich

$$1{,}0695 \times 0{,}00276$$

$$\pm\sqrt{0{,}0695 \times (1{,}0695 \times 0{,}00276^2 + 2 \times 0{,}2402)}$$

$$= 0{,}00295 \pm 0{,}18279$$

Durch Bilden des Antilogarithmus folgt das Wirkungsverhältnis 1,003 mit den 95-Prozent-Vertrauensgrenzen 0,835 und 1,204. Diese Werte werden mit $A_T = 40$ vervielfacht, was eine Wirkung von 40,1 Einheiten je Milliliter ergibt, mit dem 95-Prozent-Vertrauensbereich von 33,4 bis 48,2 Einheiten je Milliliter.

5.2 Das Steigungsverhältnismodell

5.2.1 Ein vollständig randomisierter (0,0,3)-Versuch

Wertbestimmung des Faktors VIII

Ein Institut führt eine chromogene Wertbestimmung zur Faktor-VIII-Aktivität in konzentrierten Lösungen durch. Dieses Institut hat noch keine Erfahrung mit diesem Versuchstyp, aber es versucht ihn einsatzfähig zu machen. Je 3 äquivalente Lösungen des Standards und der Prüfzubereitung werden vorbereitet. Zusätzlich wird eine Blindprobe hergestellt, obwohl keine lineare Dosis-Wirkungsbeziehung bis zu niederen Dosen erwartet wird. Jede Lösung wird mit 8 Wiederholungen geprüft, mehr als bei einem Routineversuch.

Die graphische Darstellung zeigt klar, dass die Dosis-Wirkungsbeziehung bei niederen Dosen wirklich nicht linear ist.

Die Messwerte der Blindproben werden deshalb nicht in die Berechnungen einbezogen (weitere Wertbestimmungen sind selbstverständlich notwendig, um diese Entscheidung zu rechtfertigen).

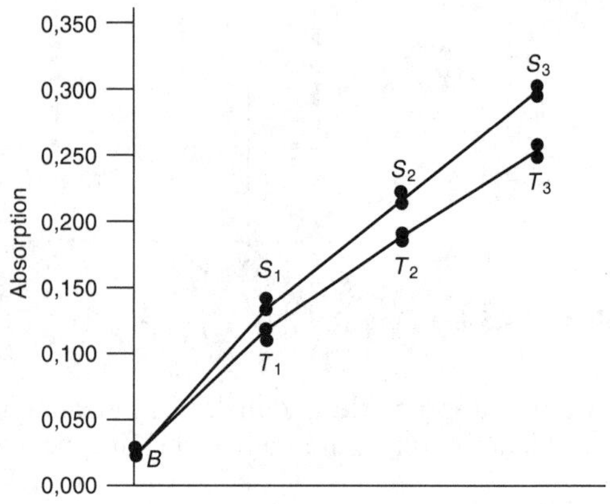

Abbildung 5.2.1-I

Die Formeln in den Tab. 3.3.3.1-I und 3.3.3.1-II ergeben:

$P_S = 0{,}6524$ $P_T = 0{,}5651$

$L_S = 1{,}4693$ $L_T = 1{,}2656$

$a_S = 0{,}318$ $a_T = 0{,}318$

$b_S = 0{,}329$ $b_T = 0{,}271$

$G_S = 0{,}1554$ $G_T = 0{,}1156$

$J_S = 4{,}17 \cdot 10^{-8}$ $J_T = 2{,}84 \cdot 10^{-6}$

und

$H_1 = 0{,}09524$ $a' = 0{,}05298$ $K = 1{,}9764$

Die Varianzanalyse wird mit den Formeln in den Tab. 3.3.3.1-III und 3.3.3.1-IV vervollständigt.

Eine hoch signifikante Regression und keine signifikanten Abweichungen von der Linearität und beim Achsenabschnitt zeigen an, dass die Wirkung berechnet werden kann.

Steigung des Standards

$$b'_S = \frac{6 \times 1{,}469 - 36 \times 0{,}0530}{84} = 0{,}0822$$

Tab. 5.2.1-I: Absorptionen

	Blindwerte	**Standard *S* (in I.E./ml)**			**Zubereitung *T* (in I.E./ml)**		
Konzentrationen	*B*	S_1 0,01	S_2 0,02	S_3 0,03	T_1 0,01	T_2 0,02	T_3 0,03
	0,022	0,133	0,215	0,299	0,120	0,188	0,254
	0,024	0,133	0,215	0,299	0,119	0,188	0,253
	0,024	0,131	0,216	0,299	0,118	0,190	0,255
	0,026	0,136	0,218	0,297	0,120	0,190	0,258
	0,023	0,137	0,220	0,297	0,120	0,190	0,257
	0,022	0,136	0,220	0,305	0,121	0,191	0,257
	0,022	0,138	0,219	0,299	0,121	0,191	0,255
	0,023	0,137	0,218	0,302	0,121	0,190	0,254
Mittelwert	0,0235	0,1351	0,2176	0,2996	0,1200	0,1898	0,2554

Tab. 5.2.1-II: Varianzanalyse

Variationsursache	Freiheitsgrade	Summe der Quadrate	Mittleres Quadrat	F-Quotient	Wahrscheinlichkeit
Regression	2	0,1917	0,0958	24 850	0,000
Schnittpunkt	1	$3 \cdot 10^{-9}$	$3 \cdot 10^{-9}$	$7 \cdot 10^{-4}$	0,978
Nichtlinearität	2	$2 \cdot 10^{-5}$	$1 \cdot 10^{-5}$	2,984	0,061
Behandlungen	5	0,1917			
Restfehler	42	$1{,}62 \cdot 10^{-4}$	$3{,}86 \cdot 10^{-6}$		
Gesamt	47	0,1919			

Steigung der Prüfzubereitung

$$b'_T = \frac{6 \times 1{,}266 - 36 \times 0{,}0530}{84} = 0{,}0677$$

Mit der Formel 3.3.5.1-3 ergibt sich

$$R = \frac{0{,}0677}{0{,}0822} = 0{,}823$$

$$C = \frac{0{,}0822^2}{0{,}0822^2 - 3{,}86 \cdot 10^{-6} \times 2{,}018^2 \times 0{,}0357}$$

$$= 1{,}000083$$

$$K' = 0{,}000083 \times 0{,}75 = 0{,}000062$$

Die 95-Prozent-Vertrauensgrenzen sind

$$0{,}823 \pm \sqrt{0{,}000083 \times 1{,}678 + 0{,}000062 \times (-1{,}646)}$$

$$= 0{,}823 \pm 0{,}006$$

Das Wirkungsverhältnis wird somit zu 0,823 mit dem 95-Prozent-Vertrauensbereich von 0,817 bis 0,829 abgeschätzt.

5.2.2 Ein vollständig randomisierter (0,4,4,4)-Versuch

Eine In-vitro-Wertbestimmung von Grippe-Impfstoffen

Der Hämagglutinin-Antigen-(HA-)Gehalt zweier Grippe-Impfstoffe wird durch einfache radiale Immundiffusion bestimmt. Beide haben eine angegebene Wirkung von 15 µg HA je Dosis, die einem Gehalt von 30 µg HA je Milliliter gleichwertig ist. Der Standard hat einen zugeordneten Gehalt von 39 µg HA je Milliliter.

Standard- und Prüfimpfstoffe werden in 4 Konzentrationen in 2facher Wiederholung verabreicht, die auf Grund des zugeordneten und des angegebenen Gehalts zubereitet werden. Wenn das Gleichgewicht zwischen äußerem und innerem Reaktionspartner erreicht ist, wird die Fläche der ringförmigen Ausfällungszone gemessen. Die Ergebnisse sind in Tab. 5.2.2-I dargestellt.

Tab. 5.2.2-I: Fläche der Ausfällungszone (mm^2)

Konzentration (µg/ml)	Standard S		Impfstoff T		Impfstoff U	
	I	II	I	II	I	II
7,5	18,0	18,0	15,1	16,8	15,4	15,7
15,0	22,8	24,5	23,1	24,2	20,2	18,6
22,5	30,4	30,4	28,9	27,4	24,2	23,1
30,0	35,7	36,6	34,4	37,8	27,4	27,0

Die graphische Darstellung der Daten zeigt keine ungewöhnlichen Merkmale.

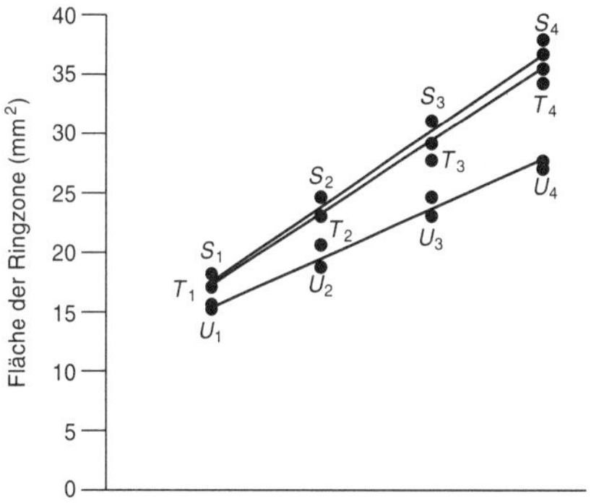

Abbildung 5.2.2-I

Allg. Texte

Tab. 5.2.2-II: Varianzanalyse

Variationsursache	Freiheitsgrade	Summe der Quadrate	Mittleres Quadrat	F-Quotient	Wahrscheinlichkeit
Regression	3	1 087,7	362,6	339,5	0,000
Schnittpunkt	2	3,474	1,737	1,626	0,237
Nichtlinearität	6	5,066	0,844	0,791	0,594
Behandlungen	11	1 096,2			
Restfehler	12	12,815	1,068		
Gesamt	23	1 109,0			

Die Formeln in den Tab. 3.3.3.1-I und 3.3.3.1-II ergeben:

$$P_S = 108{,}2 \quad P_T = 103{,}85 \quad P_U = 85{,}8$$
$$L_S = 301{,}1 \quad L_T = 292{,}1 \quad L_U = 234{,}1$$
$$a_S = 141{,}0 \quad a_T = 116{,}7 \quad a_U = 139{,}8$$
$$b_S = 61{,}2 \quad b_T = 64{,}95 \quad b_U = 39{,}2$$
$$G_S = 3114{,}3 \quad G_T = 2909{,}4 \quad G_U = 1917{,}3$$
$$J_S = 0{,}223 \quad J_T = 2{,}227 \quad J_U = 0{,}083$$

und

$$H_I = 0{,}0093 \quad a' = 11{,}04 \quad K = 14\,785{,}8$$

Die Varianzanalyse wird mit den Formeln in den Tab. 3.3.3.1-III und 3.3.3.1-IV vervollständigt. Die Ergebnisse sind in Tab. 5.2.2-II gezeigt.

Eine hoch signifikante Regression und keine signifikante Abweichung von der Linearität und beim Achsenabschnitt zeigen an, dass das Wirkungsverhältnis berechnet werden kann.

Steigung des Standards

$$b'_S = \frac{6 \times 301{,}1 - 60 \times 11{,}04}{180} = 6{,}356$$

Steigung von T

$$b'_T = \frac{6 \times 292{,}1 - 60 \times 11{,}04}{180} = 6{,}056$$

Steigung von U

$$b'_U = \frac{6 \times 234{,}1 - 60 \times 11{,}04}{180} = 4{,}123$$

Dies führt zu einem Wirkungsverhältnis von 6,056/6,356 = 0,953 für Impfstoff T und von 4,123/6,356 = 0,649 für Impfstoff U.

$$C = \frac{6{,}356^2}{6{,}356^2 - 1{,}068 \times 2{,}179^2 \times 0{,}0444} = 1{,}0056$$

$$K' = 0{,}0056 \times 0{,}625 = 0{,}0035$$

Die Vertrauensgrenzen werden mit Formel 3.3.5.1-4 ermittelt.

Für Impfstoff T ist

$$0{,}955 \pm \sqrt{0{,}0056 \times 1{,}913 + 0{,}0035 \times (-1{,}913)}$$
$$= 0{,}955 \pm 0{,}063$$

und für Impfstoff U ist

$$0{,}649 \pm \sqrt{0{,}0056 \times 1{,}423 + 0{,}0035 \times (-1{,}301)}$$
$$= 0{,}649 \pm 0{,}058$$

Werden die Wirkungsverhältnisse und Vertrauensgrenzen mit dem vermuteten Gehalt von 30 $\mu g \cdot ml^{-1}$ vervielfacht, so ergibt sich der HA-Gehalt je Milliliter. Die Ergebnisse zeigt Tab. 5.2.2-III.

Tab. 5.2.2-III: Schätzwerte des HA-Gehalts (µg/Dosis)

	Untere Grenze	Schätzwert	Obere Grenze
Impfstoff T	13,4	14,3	15,3
Impfstoff U	8,9	9,7	10,6

5.3 Alternativwirkungen

5.3.1 Probit-Auswertung einer Prüfzubereitung gegen einen Standard

In-vivo-Wertbestimmung eines Diphtherie-Impfstoffs

Ein Diphtherie-Impfstoff (vermutete Wirkung 140 I.E. je Ampulle) wird gegen einen Standard (zugeordnete Wirkung 132 I.E. je Ampulle) verglichen. Auf Grund dieser Wirkungen werden gleich wirksame Dosen vorbereitet und randomisiert Gruppen von Meerschweinchen verabreicht. Nach einer vorgegebenen Zeit werden die Tiere mit Diphtherie-Toxinen belastet und die Zahl der überlebenden Tiere wird registriert, wie in Tab. 5.3.1-I gezeigt.

Tab. 5.3.1-I: Rohdaten der Wertbestimmung eines Diphtherie-Impfstoffs an Meerschweinchen

Standard (S) zugeordnete Wirksamkeit 132 I.E./Ampulle			Prüfimpfstoff (T) angenommene Wirksamkeit 140 I.E./Ampulle		
Dosis (I.E./ml)	belastet	über-lebend	Dosis (I.E./ml)	belastet	über-lebend
1,0	12	0	1,0	11	0
1,6	12	3	1,6	12	4
2,5	12	6	2,5	11	8
4,0	11	10	4,0	11	10

Diese Beobachtungen werden in die erste Arbeitstabelle eingetragen, deren nachfolgende Spalten, wie in Abschnitt 4.2.1 beschrieben, berechnet werden. Tab. 5.3.1-II zeigt den ersten Durchlauf dieses Verfahrens.

Je Impfstoff werden die Summen der letzten 6 Spalten berechnet und in die zweite Arbeitstabelle übertragen (siehe Tab. 5.3.1-III). Die Ergebnisse in den anderen Spalten werden mit den Formeln 4.2.1-4 bis 4.2.1-10 ermittelt. Die gemeinsame Steigung b ergibt sich zu 1,655.

Die Werte von Y in der ersten Arbeitstabelle werden nun ersetzt durch $a + bx$ und ein zweiter Durchlauf wird ausgeführt (siehe Tab. 5.3.1-IV).

Die Durchläufe werden so lange wiederholt, bis die Differenz zwischen 2 aufeinander folgenden Durchläufen klein geworden ist. Die zweite Arbeitstabelle sollte dann wie Tab. 5.3.1-V aussehen.

Die Linearität wird, wie in Abschnitt 4.2.2 beschrieben, getestet. Der χ^2-Wert mit 4 Freiheitsgraden ist 0,851 + 1,070 = 1,921, was einem nicht signifikanten p-Wert von 0,750 entspricht.

Da es keine signifikanten Abweichungen von der Linearität gibt, kann der Test auf Parallelität, wie im gleichen Abschnitt beschrieben, durchgeführt werden. Der χ^2-Wert mit 1 Freiheitsgrad ist

$$(16{,}71 + 17{,}27) - \frac{14{,}15^2}{5{,}89} = 0{,}001,$$

was einen nicht signifikanten p-Wert von 0,974 darstellt.

Der ln (Wirkungsverhältnis) kann nun nach Abschnitt 4.2.3 abgeschätzt werden.

$$M'_T = \frac{-1{,}721 - (-2{,}050)}{2{,}401} = 0{,}137$$

Tab. 5.3.1-II: Erste Arbeitstabelle im ersten Berechnungsdurchlauf

Impfst.	Dosis	*n*	*r*	*x*	*p*	*Y*	*Φ*	*Z*	*y*	*w*	*wx*	*wy*	*wx*²	*wy*²	*wxy*
S	1,0	12	0	0,000	0,000	0	0,5	0,399	−1,253	7,64	0,00	−9,57	0,00	12,00	0,00
	1,6	12	3	0,470	0,250	0	0,5	0,399	−0,627	7,64	3,59	−4,79	1,69	3,00	−2,25
	2,5	12	6	0,916	0,500	0	0,5	0,399	0,000	7,64	7,00	0,00	6,41	0,00	0,00
	4,0	11	10	1,386	0,909	0	0,5	0,399	1,025	7,00	9,71	7,18	13,46	7,36	−9,95
T	1,0	11	0	0,000	0,000	0	0,5	0,399	−1,253	7,00	0,00	−8,78	0,00	11,00	0,00
	1,6	12	4	0,470	0,333	0	0,5	0,399	−0,418	7,64	3,59	−3,19	1,69	1,33	−1,50
	2,5	11	8	0,916	0,727	0	0,5	0,399	0,570	7,00	6,42	3,99	5,88	2,27	3,66
	4,0	11	10	1,386	0,909	0	0,5	0,399	1,025	7,00	9,71	7,18	13,46	7,36	9,95

Tab. 5.3.1-III: Zweite Arbeitstabelle im ersten Berechnungsdurchlauf

Impfst.	$\sum w$	$\sum wx$	$\sum wy$	$\sum wx^2$	$\sum wy^2$	$\sum wxy$	S_{xx}	S_{xy}	S_{yy}	*x*	*y*	*a*
S	29,92	20,30	−7,18	21,56	22,36	7,70	7,79	12,58	20,64	0,68	−0,24	−1,36
T	28,65	19,72	−0,80	21,03	21,97	12,11	7,46	12,66	21,95	0,69	−0,03	−1,17

Tab. 5.3.1-IV: Erste Arbeitstabelle im zweiten Berechnungsdurchlauf

Impfst.	Dosis	*n*	*r*	*x*	*p*	*Y*	*Φ*	*Z*	*y*	*w*	*wx*	*wy*	*wx*²	*wy*²	*wxy*
S	1,0	12	0	0,000	0,000	−1,36	0,086	0,158	−1,911	3,77	0,00	−7,21	0,00	13,79	0,00
	1,6	12	3	0,470	0,250	−0,58	0,279	0,336	−0,672	6,74	3,17	−4,53	1,49	3,04	−2,13
	2,5	12	6	0,916	0,500	0,15	0,561	0,394	−0,001	7,57	6,94	−0,01	6,36	0,00	−0,01
	4,0	11	10	1,386	0,909	0,93	0,824	0,258	1,260	5,07	7,03	6,39	9,75	8,05	8,86
T	1,0	11	0	0,000	0,000	−1,17	0,122	0,202	−1,769	4,20	0,00	−7,43	0,00	13,14	0,00
	1,6	12	4	0,470	0,333	−0,39	0,349	0,370	−0,430	7,23	3,40	−3,11	1,60	1,34	−1,46
	2,5	11	8	0,916	0,727	0,35	0,637	0,375	0,591	6,70	6,14	3,96	5,62	2,34	3,63
	4,0	11	10	1,386	0,909	1,13	0,870	0,211	1,311	4,35	6,03	5,70	8,36	7,48	7,90

Tab. 5.3.1-V: Zweite Arbeitstabelle nach genügend vielen Durchläufen

Impfst.	$\sum w$	$\sum wx$	$\sum wy$	$\sum wx^2$	$\sum wy^2$	$\sum wxy$	S_{xx}	S_{xy}	S_{yy}	*x*	*y*	*a*
S	18,37	14,80	−2,14	14,85	17,81	5,28	2,93	7,00	17,56	0,81	−0,12	−2,05
T	17,96	12,64	−0,55	11,86	18,35	6,76	2,96	7,15	18,34	0,70	−0,03	−1,72

Ferner ist:

$$C = \frac{2{,}401^2 \times 5{,}893}{2{,}401^2 \times 5{,}893 - 1^2 \times 1{,}960^2} = 1{,}127$$

$$V = \frac{1}{18{,}37} + \frac{1}{17{,}96} = 0{,}110$$

und ln(Vertrauensgrenzen) ist:

$$0{,}155 - 0{,}013 \pm \sqrt{0{,}127(0{,}649 + 1{,}127 \times 0{,}036^2)}$$
$$= 0{,}142 \pm 0{,}288$$

Die Wirkung und die Vertrauensgrenzen werden nun durch Bilden der Antilogarithmen und deren Multiplikation mit der vermuteten Wirkung von 140 I.E. je Ampulle berechnet. Das ergibt einen Schätzwert von 160,6 I.E. je Ampulle mit einem 95-Prozent-Vertrauensbereich von 121,0 bis 215,2 I.E. je Ampulle.

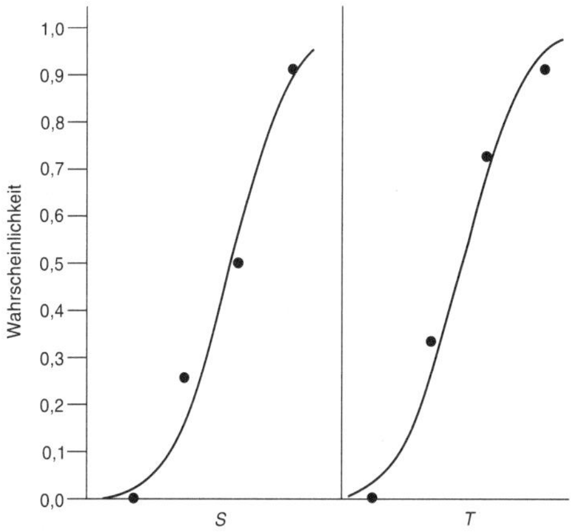

Abbildung 5.3.1-I

Allg. Texte

5.3.2 Logit- und andere Auswertungen einer Prüfzubereitung gegen einen Standard

Die unten angegebenen Ergebnisse werden erhalten, wenn die Logit-Methode und andere „klassische" Verfahren dieser Art auf die Daten des Abschnitts 5.3.1 angewendet werden. Dies sollte in diesem Fall eher als erklärende Übung angesehen werden denn als Alternative zur Probit-Methode.

Eine andere Kurvenform sollte nur dann angewandt werden, falls experimentelle Daten oder theoretische Überlegungen dies rechtfertigen.

Tab. 5.3.2-I: Ergebnisse bei Verwendung anderer Funktionen

	Logit	Gompit	Winkel*)
Φ	$\frac{1}{1+e^{-Y}}$	$1-e^{-e^{Y}}$	$\frac{1}{2}\sin Y+\frac{1}{2}$
Z	$\frac{e^{-Y}}{(1+e^{-Y})^2}$	$e^{Y-e^{Y}}$	$\frac{1}{2}\cos Y$
Steigung b	4,101	2,590	1,717
χ^2 linear	2,15	3,56	1,50
χ^2 parallel	0,0066	0,168	0,0010
Wirksamkeit	162,9	158,3	155,8
untere Grenze	121,1	118,7	122,6
obere Grenze	221,1	213,3	200,7

*) Wenn $Y < -\frac{1}{2}\pi$, dann $\Phi = 0$ und $Z = 0$

Wenn $Y > \frac{1}{2}\pi$, dann $\Phi = 1$ und $Z = 0$

5.3.3 Die ED_{50}-Bestimmung einer Zubereitung mit der Probit-Auswertung

In-vitro-Wertbestimmung eines oralen Poliomyelitis-Impfstoffs

Bei einer ED_{50}-Bestimmung eines oralen Poliomyelitis-Impfstoffs in 10 verschiedenen Verdünnungen mit 8 Wiederholungen mit 50 µl auf einer ELISA-Platte wurden die Ergebnisse wie in Tab. 5.3.3-I gezeigt erhalten.

Tab. 5.3.3-I: Verdünnungen (10^x µl des unverdünnten Impfstoffs)

−3,5	−4,0	−4,5	−5,0	−5,5	−6,0	−6,5	−7,0	−7,5	−8,0
+	+	+	+	−	−	−	−	−	−
+	+	+	+	−	−	−	−	−	−
+	+	−	−	−	−	−	−	−	−
+	+	+	+	−	−	−	−	−	−
+	+	+	−	−	−	−	−	−	−
+	+	+	+	+	−	−	−	−	−
+	+	+	+	+	−	+	−	−	−
+	+	+	+	−	+	−	−	−	−

Die Beobachtungen werden in die erste Arbeitstabelle übertragen und die nachfolgenden Spalten werden wie in Abschnitt 4.2.1 beschrieben berechnet. Die Tab. 5.3.3-II zeigt den ersten Durchlauf dieses Rechenverfahrens. Die Summen der letzten 6 Spalten werden berechnet und in die zweite Arbeitstabelle (siehe Tab. 5.3.3-III) übertra-

Tab. 5.3.3-II: Erste Arbeitstabelle im ersten Durchlauf

Impfst.	Dosis	n	r	x	p	Y	Φ	Z	y	w	wx	wy	wx^2	wy^2	wxy
T	$10^{-3,5}$	8	0	−8,06	0,000	0,00	0,5	0,399	−1,253	5,09	−41,04	−6,38	330,8	8,00	51,4
	$10^{-4,0}$	8	0	−9,21	0,000	0,00	0,5	0,399	−1,253	5,09	−46,91	−6,38	432,0	8,00	58,5
	$10^{-4,5}$	8	1	−10,36	0,125	0,00	0,5	0,399	−0,940	5,09	−52,77	−4,79	546,8	4,50	49,6
	$10^{-5,0}$	8	2	−11,51	0,250	0,00	0,5	0,399	−0,627	5,09	−58,63	−3,19	675,1	2,00	36,7
	$10^{-5,5}$	8	6	−12,66	0,750	0,00	0,5	0,399	0,627	5,09	−64,50	3,19	816,8	2,00	−40,4
	$10^{-6,0}$	8	7	−13,82	0,875	0,00	0,5	0,399	0,940	5,09	−70,36	4,79	972,1	4,50	−66,1
	$10^{-6,5}$	8	7	−14,97	0,875	0,00	0,5	0,399	0,940	5,09	−76,23	4,79	1 140,8	4,50	−71,7
	$10^{-7,0}$	8	8	−16,12	1,000	0,00	0,5	0,399	1,253	5,09	−82,09	6,38	1 323,1	8,00	−102,9
	$10^{-7,5}$	8	8	−17,27	1,000	0,00	0,5	0,399	1,253	5,09	−87,95	6,38	1 518,9	8,00	−110,2
	$10^{-8,0}$	8	8	−18,42	1,000	0,00	0,5	0,399	1,253	5,09	−93,82	6,38	1 728,2	8,00	−117,6

Tab. 5.3.3-III: Zweite Arbeitstabelle im ersten Durchlauf

Impfst.	$\sum w$	$\sum wx$	$\sum wy$	$\sum wx^2$	$\sum wy^2$	$\sum wxy$	S_{xx}	S_{xy}	S_{yy}	x	y	a
T	50,93	−674,3	11,17	9 484,6	57,50	−312,32	556,92	−164,43	55,05	−13,24	0,219	−3,690

Tab. 5.3.3-IV: Zweite Arbeitstabelle nach genügend vielen Durchläufen

Impfst.	$\sum w$	$\sum wx$	$\sum wy$	$\sum wx^2$	$\sum wy^2$	$\sum wxy$	S_{xx}	S_{xy}	S_{yy}	x	y	a
T	19,39	−238,2	0,11	2 981,1	26,05	−37,45	55,88	−36,11	26,05	−12,28	0,006	−7,931

gen. Die Ergebnisse in den anderen Spalten werden mit den Formeln 4.2.1-4 bis 4.2.1-10 berechnet. Dies ergibt eine gemeinsame Steigung b von $-0{,}295$.

Die Werte von Y in der ersten Arbeitstabelle werden nun durch $a + bx$ ersetzt und ein zweiter Durchlauf wird durchgeführt. Die Durchläufe werden so lange wiederholt, bis der Unterschied zwischen zwei aufeinanderfolgenden Durchläufen klein geworden ist. Die zweite Arbeitstabelle sollte dann wie in Tab. 5.3.3-IV gezeigt aussehen.

Auf Linearität wird wie in Abschnitt 4.2.2 beschrieben getestet. Der χ^2-Wert mit 8 Freiheitsgraden ist 2,711, dem ein nicht signifikanter p-Wert von 0,951 entspricht.

Das Wirkungsverhältnis kann nun, wie in Abschnitt 4.5 beschrieben, abgeschätzt werden.

Für ln(Wirkungsverhältnis) ergibt sich

$$M'_T = \frac{-(-7{,}931)}{-0{,}646} = -12{,}273$$

$$C = \frac{(-0{,}646)^2 \times 55{,}883}{(-0{,}646)^2 \times 55{,}883 - 1^2 \times 1{,}960^2} = 1{,}197$$

$$V = \frac{1}{19{,}39} = 0{,}052$$

Somit wird ln(Vertrauensgrenzen)

$$-14{,}692 - (-2{,}420) \pm \sqrt{0{,}197 \times (2{,}882 + 1{,}197 \times 0{,}009^2)}$$

$$= -12{,}272 \pm 0{,}754$$

Diese Abschätzung ist noch in Form von ln(Verdünnungen) dargestellt. Um Abschätzungen, ausgedrückt in $\ln(ED_{50})$ je Milliliter, zu erhalten, werden die Werte dann auf $-M'_T + \ln(1000/50)$ transformiert.

Da es üblich ist, die Wirkung dieses Impfstoffs in $\log_{10}(ED_{50})$ je Milliliter auszudrücken, müssen die Ergebnisse durch ln(10) geteilt werden. Somit wird die Wirkung zu 6,63 $\log_{10}(ED_{50})$ je Milliliter mit dem 95-Prozent-Vertrauensbereich von 6,30 bis 6,96 $\log_{10}(ED_{50})$ je Milliliter abgeschätzt.

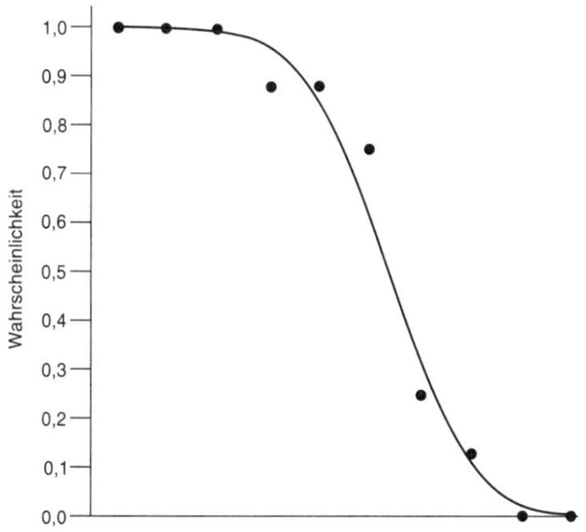

Abbildung 5.3.3-I

5.4 Erweiterte sigmoide Dosis-Wirkungskurven

5.4.1 Auswertung von 4-parametrischen, logistischen Kurven

Eine serologische Wertbestimmung von Tetanus-Seren

Wie bereits in Abschnitt 3.4 bemerkt, ist beabsichtigt, mit diesem Beispiel einen „möglichen" Weg für eine Auswertung der dargestellten Daten zu beschreiben, ohne damit diesen als den „einzigen" oder den „angemessensten" Weg festzulegen. In der Literatur können viele andere Lösungsansätze gefunden werden, aber in den meisten Fällen sollten diese keine völlig unterschiedlichen Ergebnisse liefern. Eine kurze Diskussion alternativer Lösungsansätze sowie Überlegungen zur Statistik sind in Abschnitt 7.5 aufgeführt.

Ein Meerschweinchen-Antiserum wird gegen ein Standard-Serum (0,4 I.E. · ml^{-1}) unter Verwendung der ELISA-Technik bestimmt. 10 Verdünnungen mit dem Faktor 2 von jedem Serum werden auf eine 96-Loch-ELISA-Platte aufgetragen. Jede Verdünnungsstufe wird 2-mal angewendet. Die beobachteten Wirkungen werden in Tab. 5.4.1-I angegeben.

Tab. 5.4.1-I: Beobachtete Wirkungen

Standardzubereitung *S*			**Prüfzubereitung *T***		
Verdünnung	Beob. 1	Beob. 2	Verdünnung	Beob. 1	Beob. 2
1:10	2,912	2,917	1:10	3,017	2,987
1:20	2,579	2,654	1:20	2,801	2,808
1:40	2,130	2,212	1:40	2,401	2,450
1:80	1,651	1,638	1:80	1,918	1,963
1:160	1,073	0,973	1:160	1,364	1,299
1:320	0,585	0,666	1:320	0,861	0,854
1:640	0,463	0,356	1:640	0,497	0,496
1:1280	0,266	0,234	1:1280	0,340	0,344
1:2560	0,228	0,197	1:2560	0,242	0,217
1:5120	0,176	0,215	1:5120	0,178	0,125

Für dieses Beispiel wird vorausgesetzt, dass das Labor die Bedingungen 1 bis 3 aus Abschnitt 3.1.1 auf Gültigkeit geprüft hat, als die Wertbestimmung für die Routineanwendung entwickelt worden ist. Zusätzlich wird angenommen, dass das Labor validiert hat, ob die oberen und unteren Grenzen für die Stichproben als gleich angenommen werden können.

In der graphischen Darstellung können keine ungewöhnlichen Besonderheiten erkannt werden. Ein geeignetes Computerprogramm wird angewendet, um mittels der Methode der kleinsten Quadrate die Parameter einer logistischen Funktion anzupassen. Dabei wird angenommen, dass die verbleibenden Fehlerterme unabhängig und identisch normalverteilte Zufallsvariablen sind. In diesem Falle werden 3 Parameter (α, β und δ) benötigt, um den gemeinsamen Steigungsfaktor und die gemeinsame untere und obere Asymptote zu beschreiben. 2 weitere Parameter (γ_S und γ_T) werden benötigt, um die waagerechte Lage der beiden Kurven zu beschreiben.

Allg. Texte

Von dem Computerprogramm werden als Schätzwerte erhalten:

$\alpha = 3{,}196 \qquad \gamma_S = -4{,}307$
$\beta = 1{,}125 \qquad \gamma_T = -4{,}684$
$\delta = 0{,}145$

Zusätzlich erhält man die geschätzte Varianz des Zufallsfehlers (s^2) als 0,001429 mit 20 Freiheitsgraden (Variation innerhalb der Behandlungen).

Um Vertrauensgrenzen zu bekommen und um auch Parallelität und Linearität zu überprüfen, werden die beobachteten Wirkungen (u) linearisiert und einer gewichteten Auswertung nach dem Parallelenmodell durch das Programm unterzogen. Dieses Verfahren entspricht dem in Abschnitt 4.2 für die Probit-Analyse beschriebenen mit folgenden Änderungen:

$$Y = \beta(x - \gamma) \qquad u = Y + \frac{\left(\frac{u-\delta}{\alpha-\delta}\right) - \Phi}{Z}$$

$$\Phi = \frac{1}{1 + e^{-Y}} \qquad w = \frac{Z^2(\alpha - \delta)^2}{s^2}$$

$$Z = \frac{e^{-Y}}{(1 + e^{-Y})^2}$$

Die sich daraus ergebende gewichtete Varianzanalyse der transformierten Wirkungen (y) unter Benutzung der Gewichte (w) ist wie folgt:

Tab. 5.4.1-II: Gewichtete Varianzanalyse

Variationsursache	Freiheitsgrade	Chi-Quadrat	Wahrscheinlichkeit
Zubereitungen	1	0,529653	0,467
Regression	1	6599,51	0,000
Nichtparallelität	1	0,0458738	0,830
Nichtlinearität	16	8,89337	0,918
Behandlungen	19	6608,98	0,000
Restfehler	20	20,0000	
Gesamt	39	6628,98	

Es gibt keine signifikanten Abweichungen von Parallelität und Linearität und daher darf die Wirkungsberechnung für die Wertbestimmung durchgeführt werden. Wenn die Bedingung einer gleichen oberen und unteren Asymptote nicht erfüllt ist, sind signifikante Abweichungen von der Linearität und/oder Parallelität wahrscheinlich, da der Test auf Linearität und Parallelität die Güte der Anpassung für das gesamte 4-Parameter-Modell widerspiegelt. Als Folge der Transformation ist der Restfehler in der Varianzanalyse immer gleich 1, es kann jedoch ein Heterogenitätsfaktor berechnet werden (analog zu dem der Probit-Analyse).

Die relative Wirkung der Prüfzubereitung wird als Antilogarithmus von $\gamma_S - \gamma_T$ bestimmt. Multiplikation mit der zugeordneten Wirkung der Standardzubereitung ergibt einen Schätzer von $1{,}495 \times 0{,}4 = 0{,}584$ I.E. · ml^{-1}. Formel 4.2.3-2 ergibt den 95-Prozent-Vertrauensbereich von 0,557 bis 0,612 I.E. · ml^{-1}.

6 Zusammenfassung von Versuchsergebnissen

6.1 Einleitung

Oft werden Wiederholungen unabhängiger Wertbestimmungen und die Zusammenfassung ihrer Ergebnisse notwendig, um die Anforderungen des Europäischen Arzneibuchs zu erfüllen. Es stellt sich dann die Frage, ob es angemessen ist, die Ergebnisse zusammenzufassen, und falls ja, in welcher Weise.

2 Versuche können dann als unabhängig voneinander gelten, wenn die Ausführung des einen nicht die Wahrscheinlichkeit der möglichen Ergebnisse des anderen beeinflusst. Das bedeutet, dass die Zufallsfehler aller das Ergebnis beeinflussenden wichtigen Größen (zum Beispiel Verdünnungen des Standards und der Prüfzubereitungen, die Empfindlichkeit des biologischen Indikators) der einen Wertbestimmung unabhängig von den entsprechenden Zufallsfehlern der anderen sein müssen. Versuche an aufeinander folgenden Tagen, welche die zum gleichen Zeitpunkt zubereiteten und aufbewahrten Verdünnungen des Standards benutzen, sind daher nicht mehr unabhängig voneinander.

Es gibt mehrere Verfahren, Ergebnisse aus unabhängigen Wertbestimmungen zusammenzufassen, wobei das theoretisch beste am schwierigsten anzuwenden ist. 3 einfache Näherungsverfahren werden weiter unten beschrieben; andere können angewendet werden, falls die notwendigen Bedingungen erfüllt sind.

Bevor Wirkungen, die mit dem Parallelenmodell oder dem Probit-Modell berechnet wurden, zusammengefasst werden können, müssen sie logarithmiert werden. Die mit dem Steigungsverhältnismodell berechneten Wirkungen werden unverändert verwendet. Da die beiden erstgenannten Modelle häufiger eingesetzt werden als das Steigungsverhältnismodell, bezeichnet M den Ausdruck ln(Wirkung) und wird so in den Formeln dieses Abschnitts benutzt. Statt M kann R (Steigungsverhältnis) als Wirkung aus den Wertbestimmungen des Steigungsverhältnismodells in die gleichen Formeln eingesetzt werden. Vor der Zusammenfassung müssen alle Abschätzungen der Wirkung gemäß der den Prüfzubereitungen zugeordneten Wirkung berichtigt werden.

6.2 Gewichtete Zusammenfassung von Versuchsergebnissen

Dieses Verfahren kann verwendet werden, vorausgesetzt, die folgenden Bedingungen sind erfüllt:

1. Die Abschätzungen der Wirkung ergeben sich aus unabhängigen Wertbestimmungen.
2. Für jede Wertbestimmung ist C nahe bei 1 (das heißt kleiner als 1,1).
3. Die Zahl der Freiheitsgrade der einzelnen Restfehler ist nicht kleiner als 6, aber vorzugsweise größer als 15.
4. Die einzelnen Wirkungsabschätzungen bilden eine homogene Gruppe (siehe Abschnitt 6.2.2).

Falls diese Bedingungen nicht erfüllt sind, kann dieses Verfahren nicht angewendet werden. Dann kann die Methode, wie in Abschnitt 6.3 beschrieben, angewendet werden, um die beste Abschätzung der mittleren Wirkung zu erhalten. Diese kann in zukünftigen Wertbestimmungen als vermutete Wirkung eingesetzt werden.

6.2.1 Berechnung von Gewichtskoeffizienten

Es wird angenommen, dass die ausgewerteten Ergebnisse der n' Wertbestimmungen ebenso viele M-Werte mit zugehörigen Vertrauensbereichen ergeben. Für jeden Versuch wird der logarithmische Vertrauensbereich L erhalten, indem man die untere von der oberen Grenze abzieht. Für jeden Wert von M wird ein Gewichtsfaktor W aus Gleichung (6.2.1-1) berechnet, wobei t den gleichen Wert hat wie derjenige, der bei der Berechnung der Vertrauensgrenzen verwendet wurde.

$$W = \frac{4t^2}{L^2} \qquad (6.2.1\text{-}1)$$

6.2.2 Homogenität der Schätzwerte von Wirkungen

Die Abweichung jedes Werts von M vom gewichteten Mittel wird quadriert, dann mit dem zugehörigen Gewicht vervielfacht und über alle Versuche summiert. Dies ergibt eine statistische Variable, die annähernd χ^2-verteilt ist (siehe Tab. 8.3) und mit der auf die Homogenität einer Gruppe von Abschätzungen des Logarithmus der Wirkung geprüft werden kann:

$$\chi^2 \approx \sum_{n'} W(M-\overline{M})^2 \quad \text{mit} \quad \overline{M} = \frac{\sum WM}{\sum W} \qquad (6.2.2\text{-}1)$$

Wenn der so berechnete Wert χ^2 kleiner als der tabellierte Wert mit $(n' - 1)$ Freiheitsgraden ist, sind die Wirkungen homogen und die in Abschnitt 6.2.3 erhaltene mittlere Wirkung mit den zugehörigen Grenzen ist aussagekräftig.

Wenn der errechnete χ^2-Wert größer als der tabellierte Wert ist, sind die Wirkungen heterogen. Das bedeutet, dass die Schwankung zwischen einzelnen Abschätzungen von M größer ist, als sie sich durch die Abschätzung der Vertrauensgrenzen vorhersagen ließe, das heißt, es besteht eine signifikante Schwankung zwischen den Wertbestimmungen. Unter diesen Umständen ist die Bedingung 4 nicht erfüllt und die Gleichungen in Abschnitt 6.2.3 sind nicht mehr anwendbar. Stattdessen können die Formeln in Abschnitt 6.2.4 angewendet werden.

6.2.3 Berechnung des gewichteten Mittelwerts und der Vertrauensgrenzen

Das Produkt WM für jeden Versuch wird gebildet und es wird über alle Versuche summiert, sodann geteilt durch die Summe der Gewichte über alle Versuche. Dies ergibt den Logarithmus der gewichteten mittleren Wirkung.

$$\overline{M} = \frac{\sum WM}{\sum W} \qquad (6.2.3\text{-}1)$$

Der Standardfehler von ln(mittlere Wirkung) wird als Quadratwurzel aus dem reziproken Gesamtgewicht errechnet:

$$s_{\overline{M}} = \sqrt{\frac{1}{\sum W}} \qquad (6.2.3\text{-}2)$$

Angenäherte Vertrauensgrenzen ergeben sich aus den Antilogarithmen der Werte

$$\overline{M} \pm t s_{\overline{M}} \qquad (6.2.3\text{-}3)$$

Hierbei ist die Zahl der Freiheitsgrade von t gleich der Summe aus der Zahl der Freiheitsgrade für die mittleren Fehlerquadrate der einzelnen Versuche.

6.2.4 Gewichteter Mittelwert und Vertrauensgrenzen, basierend auf den Variationen zwischen den und innerhalb der Versuche

Wenn Ergebnisse mehrerer wiederholter Versuche zusammengefasst werden, kann der χ^2-Wert signifikant sein. Dann betrachtet man die beobachtete Variation als aus 2 Anteilen bestehend:

– Variation innerhalb des Versuchs (Intra-Versuchs-Variation)

$$s_M^2 = 1/W$$

– Variation zwischen den Versuchen (Inter-Versuchs-Variation)

$$s_{\overline{M}}^2 = \frac{\sum(M-\overline{M})^2}{n'(n'-1)}$$

wobei $\overline{M}$ der ungewichtete Mittelwert ist. Die erste variiert von Versuch zu Versuch, während die zweite für alle Werte von M gemeinsam gilt.

Für jedes M wird ein Gewichtskoeffizient

$$W' = \frac{1}{s_M^2 + s_{\overline{M}}^2}$$

berechnet, der W in Abschnitt 6.2.3 ersetzt, wobei für t ein Wert von ungefähr 2 einzusetzen ist.

6.3 *Ungewichtete Zusammenfassung von Versuchsergebnissen*

Um die n' Schätzwerte von M aus n' Versuchen auf die einfachste Weise zusammenzufassen, wird der Mittelwert $\overline{M}$ bestimmt und eine Abschätzung seiner Standardabweichung wird mit folgender Formel erhalten:

$$s_{\overline{M}}^2 = \frac{\sum(M-\overline{M})^2}{n'(n'-1)} \qquad (6.3\text{-}1)$$

Die Grenzen sind

$$\overline{M} \pm t s_{\overline{M}} \qquad (6.3\text{-}2)$$

wobei t hier $(n' - 1)$ Freiheitsgrade hat. Die Anzahl n' der Abschätzungen von M ist normalerweise klein und deshalb ist der Wert von t ziemlich groß.

Allg. Texte

Tab. 6.4-I: Wirkungsschätzwerte und Vertrauensintervalle von 6 unabhängigen Wertbestimmungen

Wirkungs-schätzwert (I.E./Ampulle)	Untere Grenze (I.E./Ampulle)	Obere Grenze (I.E./Ampulle)	Freiheitsgrade	ln(Wirkung) *M*	Gewicht *W*
18 367	17 755	19 002	20	9,8183	3 777,7
18 003	17 415	18 610	20	9,7983	3 951,5
18 064	17 319	18 838	20	9,8017	2 462,5
17 832	17 253	18 429	20	9,7887	4 003,0
18 635	17 959	19 339	20	9,8328	3 175,6
18 269	17 722	18 834	20	9,8130	4 699,5

6.4 Beispiel einer gewichteten mittleren Wirkung mit Vertrauensgrenzen

In Tab. 6.4-I werden 6 unabhängige Wirkungsabschätzungen der gleichen Zubereitung gezeigt, zusammen mit ihren 95-Prozent-Vertrauensgrenzen und der Zahl der Freiheitsgrade ihrer Fehlervarianzen. Die Bedingungen 1, 2 und 3 des Abschnitts 6.2 sind erfüllt. Die Werte von ln(Wirkung) und die Gewichte werden wie in Abschnitt 6.2 beschrieben berechnet. Die Homogenität der Wirkungsabschätzungen wird mit der Formel 6.2.2-1 beurteilt. Das ergibt ein χ^2 von 4,42 mit 5 Freiheitsgraden, was nicht signifikant ist ($p = 0{,}49$). Somit sind alle Bedingungen erfüllt.

Eine gewichtete mittlere Wirkung wird mit Formel 6.2.3-1 berechnet; dies ergibt den Wert 9,8085.

Aus Formel 6.2.3-2 errechnet sich die Standardabweichung zu 0,00673 und die angenäherten 95-Prozent-Vertrauensgrenzen sind 9,7951 und 9,8218; sie werden mit Formel 6.2.3-3 berechnet, wobei t hier 120 Freiheitsgrade hat.

Wenn die Antilogarithmen gebildet werden, ergibt sich eine Wirkung von 18187 I.E. je Ampulle mit dem 95-Prozent-Vertrauensbereich von 17 946 bis 18 431 I.E. je Ampulle.

7 Über dieses Kapitel hinaus

Es ist nicht möglich, in einem Arzneibuch eine umfassende Abhandlung statistischer Verfahren zu geben. Jedoch sollten die in diesem Kapitel beschriebenen Verfahren in den meisten Fällen für die Zwecke des Arzneibuchs ausreichen. Dieser Abschnitt versucht, einen abstrakteren Überblick über andere oder allgemeinere Methoden zu geben. Der interessierte Leser wird ermuntert, die vorhandene Literatur auf diesem Gebiet zu erkunden. Die Anwendung spezialisierter statistischer Methoden sollte in jedem Fall qualifiziertem Personal überlassen bleiben.

7.1 Generalisierte lineare Modelle

Die in diesem Kapitel vorgestellten Methoden können allgemein mit linearen Modellen (oder generalisierten linearen Modellen einschließlich der Logit- und Probit-Methoden) beschrieben werden. Das Prinzip besteht in der Definition einer linearen Strukturmatrix X (oder Designmatrix), in der jede Zeile eine Beobachtung darstellt und jede Spalte einen linearen Effekt (Zubereitung, Block, Spalte, Dosis). So würde zum Beispiel das Lateinische Quadrat im Beispiel 5.1.2 eine Matrix aus 36 Zeilen und 13 Spalten beinhalten: eine Spalte für jede der Zubereitungen, eine Spalte für die Dosen, 5 Spalten für die Blöcke, ausgenommen den ersten, und 5 Spalten für die Zeilen, ausgenommen die erste. Alle Spalten, ausgenommen diejenige für die Dosen, enthalten den Wert 1 oder 0, je nachdem, ob der Effekt für die Beobachtung zutrifft oder nicht. Ein Vektor Y enthält die (transformierten) Beobachtungen. Die Effekte werden mit der Formel $(X^tX)^{-1} X^tY$ abgeschätzt, aus der die Wirkungsabschätzung m leicht als ein Verhältnis der betrachteten Effekte hergeleitet werden kann. Vertrauensintervalle werden aus Fiellers Theorem berechnet:

$$m_L, m_U = \frac{\left[m - \frac{gv_{12}}{v_{22}} \pm \frac{ts}{b}\sqrt{v_{11} - 2mv_{12} + m^2v_{22} - g\left(v_{11} - \frac{v_{12}^2}{v_{22}}\right)}\right]}{(1-g)}$$

wobei

$$g = \frac{t^2s^2v_{22}}{b^2}$$

und v_{11}, v_{22}, v_{12} stellen die Faktoren der Varianz des Zählers beziehungsweise des Nenners sowie den Faktor der Kovarianz dar. Sie werden direkt aus $(X^tX)^{-1}$ erhalten oder indirekt unter Berücksichtigung, dass

$$\mathrm{Var}(a_1 - a_2) = \mathrm{Var}(a_1) + \mathrm{Var}(a_2) - 2\,\mathrm{Cov}(a_1, a_2)$$

und

$$\mathrm{Cov}(a_1 - a_2, \mathrm{b}) = \mathrm{Cov}(a_1, b) - \mathrm{Cov}(a_2, b)$$

ist. Eine vollständige Varianzanalyse, bei der nach allen Einflussgrößen zerlegt wird, ist etwas verwickelter, da X mit mehr Spalten neu definiert werden muss, um die Voraussetzungen der Parallelität und der Linearität zu lockern. Danach kann dann die lineare Hypothese getestet werden. Für Wertbestimmungen mit Alternativwirkungen werden die linearen Effekte (Achsenabschnitte a_s, a_r usw. und die gemeinsame Steigung b) bestimmt durch Maximieren der Summe über die Behandlungen von

$$n \ln \Phi(a_i + bx) + (n - r) \ln[1 - \Phi(a_i + bx)]$$

wobei x die Größe ln(Dosis) ist, Φ steht für die Kurvenform der Verteilung und $i \in \{S, T, \ldots\}$.

7.2 Heterogenität der Varianz

Die Heterogenität der Varianz kann nicht immer über eine einfache Transformation der Wirkungswerte beseitigt werden. Ein möglicher Weg, das Problem zu bewältigen, ist die Durchführung einer gewichteten linearen Regression. Um eine unverzerrte Abschätzung zu erhalten, wird das Gewicht der Beobachtungen proportional zum Kehrwert der Fehlervarianzen gewählt. Da die wahre Fehlervarianz nicht immer bekannt ist, kann sich ein iteratives, neu gewichtetes, lineares Verfahren anschließen. Jedoch bringt die Berechnung des Vertrauensbereichs neue Probleme mit sich.

7.3 Ausreißerwerte und robuste Verfahren

Das in diesem Kapitel beschriebene Verfahren der kleinsten Abweichungsquadrate hat den Nachteil, sehr empfindlich auf Ausreißer zu reagieren. Ein unzweifelhafter Ausreißer kann die Berechnung gänzlich verfälschen. Diesem Problem wird oft durch Entfernen des Ausreißerwerts aus dem Datensatz abgeholfen. Diese Vorgehensweise kann zur willkürlichen Zurückweisung von Daten führen und ist nicht immer ohne Gefahren. Es ist nicht einfach, eine allgemeine Richtlinie anzugeben, wie zu entscheiden ist, ob eine einzelne Beobachtung ein Ausreißer ist oder nicht, und deshalb wurden viele robuste Verfahren entwickelt. Das sind Methoden, die weniger empfindlich bei Ausreißern sind, da sie Beobachtungen, die weiter weg vom vorhergesagten Wert sind, mit weniger Gewicht versehen. Gewöhnlich ergeben sich neue Probleme bei der Berechnung der Vertrauensbereiche oder bei der Definition einer zufrieden stellenden Funktion, die minimiert werden soll.

7.4 Korrelierte Fehler

Es ist nicht immer machbar oder, vom Gesichtspunkt der Durchführbarkeit her gesehen, gar nicht wünschenswert, unbedingt zu randomisieren. Deshalb zeigen aufeinander folgende Dosierungen einer Verdünnungsserie oft korrelierte Fehler, die zu viel zu kleinen Vertrauensbereichen führen. Einige diesen Autokorrelationseffekt berücksichtigende Methoden wurden entwickelt.

7.5 Erweiterte nichtlineare Dosis-Wirkungskurven

Die Auswertung von erweiterten nichtlinearen Dosis-Wirkungskurven bringt eine Reihe statistischer Fragen mit sich, die Überlegungen erfordern und für die fachlicher Rat empfohlen wird. Einige solcher Fragen werden im Folgenden angesprochen:

1. Ein Beispiel mit einer 4-parametrischen, logistischen Funktion ist gegeben worden. Jedoch können Modelle verwendet werden, die auf anderen sigmoiden Funktionen basieren. So sind Modelle vorgeschlagen worden, die einen zusätzlichen Asymmetrie-Parameter enthalten.
2. Wenn Wirkungen einen weiten Bereich umfassen, tritt häufig Varianzheterogenität auf. Ignoriert die Auswertung diese Heterogenität, kann die Interpretation der Resultate inkorrekt und können die Schätzwerte verzerrt sein. Die Verwendung des Kehrwerts von Fehlervarianzen bei einer kleinen Zahl von Wiederholungen ist selten zuverlässig. Es kann sinnvoll sein, eine Funktion zu schätzen, welche die Varianz in Bezug zur mittleren Wirkung setzt.
3. Statistische Verfahren zur Anpassung der Kurven können in Abhängigkeit von den Annahmen der Varianzhomogenität und vom verwendeten Bereich der Wirkungen unterschiedliche Schätzwerte ergeben.
4. Im Prinzip kann die Gleichheit der oberen und unteren Grenzen für die verschiedenen Zubereitungen, die in eine Wertbestimmung mit einbezogen sind, direkt überprüft werden. Jedoch kann die Interpretation der Ergebnisse dieser Prüfungen uneindeutig sein. Die Prüfungen auf Linearität und Parallelität, die in der vereinfachten Methode der Auswertung (Beispiel 5.4.1) angegeben sind, enthalten indirekt auch Prüfungen auf Gleichheit und Genauigkeit der oberen und unteren Grenze.
5. Viele Wertbestimmungen enthalten „Kontrollen", um die oberen und/oder unteren Wirkungsgrenzwerte zu identifizieren. Diese Werte müssen jedoch nicht konsistent mit den statistisch angepassten oberen und unteren Wirkungsgrenzwerten sein, welche auf der erweiterten Dosis-Wirkungskurve beruhen.
6. Die vereinfachte Methode zur Auswertung im Beispiel 5.4.1 ergibt angenäherte Vertrauensbereiche. Andere Methoden können auch verwendet werden, zum Beispiel Intervalle, die auf einer Abweichung von der Anpassung des vollständig spezifizierten Modells beruhen. Für Daten von typischen Wertbestimmungen, in denen die Wirkungen den gesamten Bereich für jede Prüfzubereitung überdecken, ergeben alle Methoden ähnliche Ergebnisse.

Allg. Texte

8 Tabellen und Verfahren zur Werteerzeugung

Die Tabellen in diesem Abschnitt zeigen die kritischen Werte für die am häufigsten vorkommenden Anzahlen der Freiheitsgrade. Falls ein kritischer Wert nicht angeführt ist, sollte auf ausführlichere Tabellen Bezug genommen werden. Viele Computerprogramme beinhalten statistische Funktionen, und ihre Verwendung wird an Stelle der Tabellen in diesem Abschnitt empfohlen. Andererseits kann das unter jeder Tabelle angegebene erzeugende Verfahren verwendet werden, um die Wahrscheinlichkeit gemäß der betreffenden Statistik bei gegebener Anzahl der Freiheitsgrade zu berechnen.

8.1 Die F-Verteilung

Erzeugendes Verfahren: Ist `F` der *F*-Quotient, sind `fg1` und `fg2` wie nachstehend beschrieben, und ist `pi` = π = 3,14159265358979, dann erzeugt die obige Programmsequenz den zugehörigen *p*-Wert.

FG1 → FG2 ↓	1	2	3	4	5	6	8	10	12	15	20	∞
10	4,965	4,103	3,708	3,478	3,326	3,217	3,072	2,978	2,913	2,845	2,774	2,538
	10,044	7,559	6,552	5,994	5,636	5,386	5,057	4,849	4,706	4,558	4,405	3,909
12	4,747	3,885	3,490	3,259	3,106	2,996	2,849	2,753	2,687	2,617	2,544	2,296
	9,330	6,927	5,953	5,412	5,064	4,821	4,499	4,296	4,155	4,010	3,858	3,361
15	4,543	3,682	3,287	3,056	2,901	2,790	2,641	2,544	2,475	2,403	2,328	2,066
	8,683	6,359	5,417	4,893	4,556	4,318	4,004	3,805	3,666	3,522	3,372	2,868
20	4,351	3,493	3,098	2,866	2,711	2,599	2,447	2,348	2,278	2,203	2,124	1,843
	8,096	5,849	4,938	4,431	4,103	3,871	3,564	3,368	3,231	3,088	2,938	2,421
25	4,242	3,385	2,991	2,759	2,603	2,490	2,337	2,236	2,165	2,089	2,007	1,711
	7,770	5,568	4,675	4,177	3,855	3,627	3,324	3,129	2,993	2,850	2,699	2,169
30	4,171	3,316	2,922	2,690	2,534	2,421	2,266	2,165	2,092	2,015	1,932	1,622
	7,562	5,390	4,510	4,018	3,699	3,473	3,173	2,979	2,843	2,700	2,549	2,006
50	4,034	3,183	2,790	2,557	2,400	2,286	2,130	2,026	1,952	1,871	1,784	1,438
	7,171	5,057	4,199	3,720	3,408	3,186	2,890	2,698	2,563	2,419	2,265	1,683
∞	3,841	2,996	2,605	2,372	2,214	2,099	1,938	1,831	1,752	1,666	1,571	1,000
	6,635	4,605	3,782	3,319	3,017	2,802	2,511	2,321	2,185	2,039	1,878	1,000

Falls ein beobachteter Wert größer als ein tabellierter Wert ist, wird er als signifikant (obere Zeilen, $p = 0{,}05$) oder hoch signifikant (untere Zeilen, $p = 0{,}01$) erachtet. FG1 ist die Zahl der Freiheitsgrade des Zählers und FG2 ist die Zahl der Freiheitsgrade des Nenners.

Wenn FG1 gerade ist

```
x=fg1/(fg1+fg2/F)
s=1: t=1
for i=2 to (fg1-2) step 2
    t=t*x*(fg2+i-2)/i
    s=s+t
next i
p=s*(1-x)^(fg2/2)
```

Wenn FG1 ungerade und FG2 gerade ist

```
x=fg2/(fg2+fg1*F)
s=1: t=1
for i=2 to (fg2-2) step 2
    t=t*x*(fg1+i-2)/i
    s=s+t
next i
p=1-s*(1-x)^(fg1/2)
```

Wenn FG1 und FG2 ungerade sind

```
x=atn(sqr(fg1*F/fg2))
cs=cos(x): sn=sin(x): x=x/2
s=0: t=sn*cs/2: v=0: w=1
for i=2 to (fg2-1) step 2
    s=s+t: t=t*i/(i+1)*cs*cs
next i
for i=1 to (fg1-2) step 2
    v=v+w:
    w=w*(fg2+i)/(i+2)*sn*sn
next i
p=1+(t*fg2*v-x-s)/pi*4
```

8.2 Die t-Verteilung

FG	$p = 0{,}05$	$p = 0{,}01$	FG	$p = 0{,}05$	$p = 0{,}01$
1	12,706	63,656	22	2,074	2,819
2	4,303	9,925	24	2,064	2,797
3	3,182	5,841	26	2,056	2,779
4	2,776	4,604	28	2,048	2,763
5	2,571	4,032	30	2,042	2,750
6	2,447	3,707	35	2,030	2,724
7	2,365	3,499	40	2,021	2,704
8	2,306	3,355	45	2,014	2,690
9	2,262	3,250	50	2,009	2,678
10	2,228	3,169	60	2,000	2,660
12	2,179	3,055	70	1,994	2,648
14	2,145	2,977	80	1,990	2,639
16	2,120	2,921	90	1,987	2,632
18	2,101	2,878	100	1,984	2,626
20	2,086	2,845	∞	1,960	2,576

Falls ein beobachteter Wert größer als der tabellierte Wert ist, wird er als signifikant ($p = 0{,}05$) oder hoch signifikant ($p = 0{,}01$) erachtet.

Erzeugende Verfahren: Der p-Wert eines vorgegebenen t-Werts mit FG Freiheitsgraden kann mit den in Abschnitt 8.1 angegebenen Verfahren ermittelt werden, wobei `F` = t^2, `fg1` = 1 und `fg2` = FG ist.

Der t-Wert ($p = 0{,}05$) zu einer vorgegebenen Anzahl Freiheitsgrade `fg` kann mit dem folgenden Verfahren, das bis auf 6 Dezimalstellen genau ist, ermittelt werden:

```
t = 1,959964 +
    2,37228/fg+
    2,82202/fg^2+
    2,56449/fg^3+
    1,51956/fg^4+
    1,02579/fg^5+
    0,44210/fg^7
```

8.3 Die χ^2-Verteilung

FG	$p = 0{,}05$	$p = 0{,}01$	FG	$p = 0{,}05$	$p = 0{,}01$
1	3,841	6,635	11	19,675	24,725
2	5,991	9,210	12	21,026	26,217
3	7,815	11,345	13	22,362	27,688
4	9,488	13,277	14	23,685	29,141
5	11,070	15,086	15	24,996	30,578
6	12,592	16,812	16	26,296	32,000
7	14,067	18,475	20	31,410	37,566
8	15,507	20,090	25	37,652	44,314
9	16,919	21,666	30	43,773	50,892
10	18,307	23,209	40	55,758	63,691

Falls ein beobachteter Wert größer als der tabellierte Wert ist, wird er als signifikant ($p = 0{,}05$) oder hoch signifikant ($p = 0{,}01$) erachtet.

Erzeugendes Verfahren: Sind `x2` der χ^2-Wert und FG wie oben beschrieben, dann wird die folgende Prozedur den p-Wert erzeugen:

Wenn FG gerade ist

```
s=0: t=exp(-x2/2)
for i=2 to fg step 2
    s=s+t
    t=t*x2/i
next i
p=1-s
```

Wenn FG ungerade ist

```
x=sqr(x2): s=0
t=x*exp(-x2/2)/sqr(pi/2)
for i=3 to fg step 2
    s=s+t: t=t*x2/i
next i
p=1-s-2*phi(x)
```

In diesem Verfahren ist `phi` die kumulative Standardnormalverteilung Φ (siehe Abschnitt 8.4).

8.4 Die Φ-Verteilung

x	Φ	x	Φ	x	Φ
0,00	0,500	1,00	0,841	2,00	0,977
0,05	0,520	1,05	0,853	2,05	0,980
0,10	0,540	1,10	0,864	2,10	0,982
0,15	0,560	1,15	0,875	2,15	0,984
0,20	0,579	1,20	0,885	2,20	0,986
0,25	0,599	1,25	0,894	2,25	0,988
0,30	0,618	1,30	0,903	2,30	0,989
0,35	0,637	1,35	0,911	2,35	0,991
0,40	0,655	1,40	0,919	2,40	0,992
0,45	0,674	1,45	0,926	2,45	0,993
0,50	0,691	1,50	0,933	2,50	0,994
0,55	0,709	1,55	0,939	2,55	0,995
0,60	0,726	1,60	0,945	2,60	0,995
0,65	0,742	1,65	0,951	2,65	0,996
0,70	0,758	1,70	0,955	2,70	0,997
0,75	0,773	1,75	0,960	2,75	0,997
0,80	0,788	1,80	0,964	2,80	0,997
0,85	0,802	1,85	0,968	2,85	0,998
0,90	0,816	1,90	0,971	2,90	0,998
0,95	0,829	1,95	0,974	2,95	0,998

Der Φ-Wert für negative x wird der Tabelle entnommen, und zwar als $1 - \Phi(-x)$.

Erzeugendes Verfahren: `x` sei der x-Wert. Die folgende Prozedur wird den zugehörigen Φ-Wert erzeugen für $0 \leq x \leq 8{,}15$. Falls x größer als 8,15 ist, darf der Φ-Wert auf 1 gesetzt werden. Falls x negativ ist, kann die obige Formel verwendet werden. Diese Prozedur setzt voraus, dass der Rechner etwa 15 Dezimalstellen darstellen kann. Falls mehr oder weniger Ziffern dargestellt werden, müssen an der Prozedur einige einfache Änderungen vorgenommen werden.

```
s=0: t=x: i=1
repeat
   s=s+t: i=i+2: t=t*x*x/i
until t<1E-16
phi=0.5+s*exp
(-x*x/2)/sqr(2*pi)
```

8.5 Zufallspermutationen

Zufallspermutationen werden in randomisierten Blockplänen benötigt. Der nachfolgende Algorithmus zeigt, wie man mit einem in einem Rechner vorhandenen Zufallsgenerator zufällige Permutationen von N Behandlungen erzeugt.

1. Man schreibe die N möglichen Behandlungen in eine Zeile.
2. Man wähle zufällig eine ganze Zahl r mit $1 \leq r \leq N$ aus.
3. Man vertausche die r-te mit der N-ten Behandlung in der Zeile.
4. Man setze $N = N - 1$ und wiederhole die Schritte 2 bis 4, bis $N = 1$ wird.

An einem Beispiel mit 6 Behandlungen wird der Algorithmus vorgeführt.

1.	$N = 6$	S_1	S_2	S_3	T_1	T_2	T_3
2.	$r = 2$		→				←
3.		S_1	T_3	S_3	T_1	T_2	S_2
4.	$N = 5$						
2.	$r = 4$				→	←	
3.		S_1	T_3	S_3	T_2	T_1	S_2
4.	$N = 4$						
2.	$r = 4$				↓		
3.		S_1	T_3	S_3	T_2	T_1	S_2
4.	$N = 3$						
2.	$r = 1$	→		←			
3.		S_3	T_3	S_1	T_2	T_1	S_2
4.	$N = 2$						
2.	$r = 1$	→	←				
3.		T_3	S_3	S_1	T_2	T_1	S_2
4.	$N = 1$						

8.6 *Lateinisches Quadrat*

Das folgende Beispiel zeigt, wie man 3 unabhängige Permutationen verwendet, um ein Lateinisches Quadrat zu erzeugen.

1. Man erzeuge eine zufällige Permutation der N möglichen Behandlungen (siehe Abschnitt 8.5):

T_3	S_3	S_1	T_2	T_1	S_2

2. Ein einfaches Lateinisches Quadrat wird durch „Rotation" dieser Permutation nach rechts, wie im Folgenden durchgeführt, erzeugt. Man schreibe die im Schritt 1 gefundene Permutation in die erste Zeile. Die zweite Zeile besteht aus der gleichen Permutation, doch werden alle Behandlungen nach rechts verschoben. Die am weitesten rechts liegende Behandlung kommt auf den ganz links liegenden, nun freien Platz. Dies wird für alle Zeilen wiederholt, bis alle Behandlungen einmal in jeder Spalte vorhanden sind:

T_3	S_3	S_1	T_2	T_1	S_2
S_2	T_3	S_3	S_1	T_2	T_1
T_1	S_2	T_3	S_3	S_1	T_2
T_2	T_1	S_2	T_3	S_3	S_1
S_1	T_2	T_1	S_2	T_3	S_3
S_3	S_1	T_2	T_1	S_2	T_3

3. 2 unabhängige Zufallspermutationen der Zahlen 1 bis N werden erzeugt:
eine für die Zeilen

2	3	6	1	4	5

und eine für die Spalten

3	4	6	2	5	1

4. Das randomisierte Lateinische Quadrat wird nun durch Neuanordnung der Zeilen und Spalten des einfachen Lateinischen Quadrats gemäß den 2 Permutationen für die Zeilen und die Spalten ermittelt:

	3	4	6	2	5	1
2	T_3	S_3	S_1	T_2	T_1	S_2
3	S_2	T_3	S_3	S_1	T_2	T_1
6	T_1	S_2	T_3	S_3	S_1	T_2
1	T_2	T_1	S_2	T_3	S_3	S_1
4	S_1	T_2	T_1	S_2	T_3	S_3
5	S_3	S_1	T_2	T_1	S_2	T_3

↓

	1	2	3	4	5	6
1	S_1	T_3	T_2	T_1	S_3	S_2
2	S_2	T_2	T_3	S_3	T_1	S_1
3	T_1	S_1	S_2	T_3	T_2	S_3
4	S_3	S_2	S_1	T_2	T_3	T_1
5	T_3	T_1	S_3	S_1	S_2	T_2
6	T_2	S_3	T_1	S_2	S_1	T_3

9 Verzeichnis der Symbole

Symbol	Definition
a	Achsenabschnitt der linearen Regression der Wirkung als Funktion der Dosis oder ihres natürlichen Logarithmus
b	Steigung der linearen Regression der Wirkung als Funktion der Dosis oder ihres natürlichen Logarithmus
d	Anzahl der Dosen für jede Zubereitung (die Blindwerte im Steigungsverhältnismodell ausgeschlossen)
e	Basis des natürlichen Logarithmus (2,718 281 828 459 05…)
g	in Fiellers Theorem verwendete statistische Größe: $g = \frac{C-1}{C}$

h Anzahl der Zubereitungen in einer Wertbestimmung einschließlich der Standardzubereitung

m Wirkungsabschätzung, erhalten aus dem Verhältnis von Effekten in allgemein linearen Modellen

n Anzahl der Wiederholungen für jede Behandlung

p Wahrscheinlichkeit einer statistischen Variablen, größer als der beobachtete Wert zu sein. Stellt auch das Verhältnis r/n in der Probit-Analyse dar.

r Anzahl der Einheiten je Behandlungsgruppe, die eine Wirkung zeigen, in Wertbestimmungen auf der Basis von Alternativwirkungen (quantalen Wirkungen)

s Abschätzung der Standardabweichung $(=\sqrt{s^2})$

s^2 Abschätzung der Restvarianz, gegeben als mittleres Fehlerquadrat in der Varianzanalyse

t t-Variable von Student (Tab. 8.2)

u beobachtete Wirkung in der 4-Parameter-Analyse

v_{11}, v_{12}, v_{22} Faktoren der (Ko-)Varianz für Zähler und Nenner des Verhältnisses m in Fiellers Theorem

w Gewichtskoeffizient

x ln(Dosis)

y einzelne Wirkung oder transformierte Wirkung

A vermutete Wirkungen der Prüfzubereitungen für das Herstellen der Dosen

B mittlere Wirkung der Nulldosen im Steigungsverhältnismodell

C statistische Größe, verwendet bei der Berechnung von Vertrauensbereichen:

$$C = \frac{1}{1-g}$$

$C_1, \ldots, C_n$ mittlere Wirkung für jede Spalte eines Lateinischen Quadrats

D_1, D_2 mittlere Wirkung zum Zeitpunkt 1 oder 2 im zweifachen Überkreuzversuch

F Quotient zweier unabhängiger Abschätzungen einer Varianz. Dieser folgt einer F-Verteilung (Tab. 8.1).

$G_S, G_T, \ldots$ Behandlungswerte bei der Varianzanalyse im Steigungsverhältnismodell

H_P, H_L in der Varianzanalyse des Parallelenmodells verwendete Faktoren

H_B, H_I in der Varianzanalyse des Steigungsverhältnismodells verwendete Faktoren

I im Parallelenmodell der natürliche Logarithmus des Verhältnisses zweier benachbarter Dosen; im Steigungsverhältnismodell der Abstand zweier benachbarter Dosen

$J_S, J_T, \ldots$ in der Varianzanalyse des Steigungsverhältnismodells verwendete Linearitätswerte

K Korrekturterm, angewendet bei der Berechnung von Summen der Abweichungsquadrate in der Varianzanalyse

L Länge des Vertrauensintervalls der logarithmierten Werte

$L_S, L_T, \ldots$ lineare Kontraste des Standards und der Prüfzubereitungen

M' ln(Wirkungsverhältnis) einer gegebenen Prüfzubereitung

N Gesamtzahl aller Behandlungen in der Wertbestimmung $(= dh)$

$P_S, P_T, \ldots$ Summe des Standards und der Prüfzubereitungen

R geschätzte Wirkung einer Prüfzubereitung

R' Wirkungsverhältnis einer Prüfzubereitung

$R_1, \ldots, R_n$ mittlere Wirkung in jeder Zeile 1 bis n eines Lateinischen Quadrats oder in jedem Block in einem randomisierten Blockplan

S Standardzubereitung

$S_1, \ldots, S_d$ mittlere Wirkung der niedrigsten Dosis 1 bis zur höchsten Dosis d der Standardzubereitung S

SS Summe der Abweichungsquadrate für eine gegebene Variationsursache

$T, U, V, \ldots$ Prüfzubereitungen

$T_1, \ldots T_d$ mittlere Wirkung der niedrigsten Dosis 1 bis zur höchsten Dosis d der Prüfzubereitung T

V Variationskoeffizient für die Berechnung der Vertrauensgrenzen

W Gewichtsfaktor bei der Zusammenfassung von Versuchsergebnissen

X die in allgemein linearen Modellen verwendete lineare Strukturmatrix oder Designmatrix

Y Vektor, der die (transformierten) Wirkungen in allgemein linearen Modellen darstellt

Z die erste Ableitung von Φ

α obere Asymptote der ln(Dosis)-Wirkungskurve in der 4-Parameter-Analyse

β Steigungsfaktor der ln(Dosis)-Wirkungskurve in der 4-Parameter-Analyse

γ die ln(Dosis), welche 50 Prozent der Wirkung in der 4-Parameter-Analyse ergibt

δ untere Asymptote der ln(Dosis)-Wirkungskurve in der 4-Parameter-Analyse

π 3,141 592 653 589 793 238 …

Φ kumulative Standardnormalverteilung (Tab. 8.4)

χ^2 Chi-Quadrat-Variable (Tab. 8.3)

Allg. Texte

10 Literatur

Dieser Abschnitt führt empfohlene Literatur zum weiteren Studium auf.

Finney, D. J. *Probit Analysis*, 3rd edition 1971, Cambridge University Press, Cambridge

Nelder, J. A., Wedderburn, R. W. M. „Generalized linear models" in *Journal of the Royal Statistical Society*, Series A, **135**, 1972, p. 370–384

DeLean, A., Munson, P. J., Rodbard, D. *Simultaneous ananlysis of families of sigmoidal curves: Application to bioassay, radioligand assay, and physiological dose-response curves,* Am. J. Physiol. **235,** 1978 (2), E97–E102

Finney, D. J. *Statistical Method in Biological Assay*, 3rd edition 1978, Griffin, London

Sokal, R. R., Rohlf, F. R. *Biometry: Principles and Practice of Statistics in Biological Research*, 2nd edition 1981, W. H. Freeman & Co., New York

Peace, K. E. *Biopharmaceutical Statistics für Drug Development*, 1988, Marcel Dekker Inc., New York/Basel

Bowerman, B. L., O'Connell, R. T. *Linear Statistical Models – An Applied Approach*, 2nd edition 1990, PWS-KENT Publishing Company, Boston

Govindarajulu, Z. *Statistical Techniques in Bioassay*, 2nd revised and enlarged edition 2001, Karger, New York

Monographiegruppen

Einzelmonographien zu Impfstoffen für Menschen

4.07/2067

Diphtherie-Tetanus-Pertussis(azellulär, aus Komponenten)-Hepatitis-B(rDNA)-Poliomyelitis (inaktiviert)-Haemophilus-Typ-B(konjugiert)-Adsorbat-Impfstoff

Vaccinum diphtheriae, tetani, pertussis sine cellulis ex elementis praeparatum, hepatitidis B (ADNr), poliomyelitidis inactivatum et haemophili stirpe b coniugatum adsorbatum

Definition

Diphtherie-Tetanus-Pertussis(azellulär, aus Komponenten)-Hepatitis-B(rDNA)-Poliomyelitis(inaktiviert)-Haemophilus-Typ-B(konjugiert)-Adsorbat-Impfstoff ist ein Kombinationsimpfstoff aus Diphtherie-Formoltoxoid, Tetanus-Formoltoxoid, einzeln gereinigten Antigenkomponenten von *Bordetella pertussis*, Hepatitis-B-Oberflächenantigen (HBsAg), humanem Polio-Virus Typ 1, 2 und 3, gezüchtet in geeigneten Zellkulturen und inaktiviert durch eine validierte Methode, sowie kovalent an ein Trägerprotein gebundenem Polyribosylribitolphosphat (PRP). Die Antigene des Impfstoffs können an einem mineralischen Träger, wie Aluminiumhydroxid oder hydratisiertes Aluminiumphosphat, adsorbiert sein. Die Haemophilus-Komponente kann sich in einem separaten Behältnis befinden und muss dann unmittelbar vor oder während der Verwendung mit den anderen Komponenten gemischt werden.

Die Formoltoxoide werden aus den Toxinen gewonnen, die beim Wachstum von *Corynebacterium diphtheriae* beziehungsweise *Clostridium tetani* gebildet werden.

Der Impfstoff enthält entweder Pertussis-Toxoid oder ein Pertussis-Toxin-ähnliches Protein, das keine toxischen Eigenschaften besitzt und durch Expression des entsprechenden, gentechnisch veränderten Gens gewonnen wurde. Pertussis-Toxoid wird aus Pertussis-Toxin unter Verwendung eines Verfahrens hergestellt, bei dem das Toxin unschädlich gemacht wird, angemessene immunogene Eigenschaften jedoch erhalten bleiben und eine Reversion zum Toxin vermieden wird. Die azelluläre Pertussis-Komponente kann außerdem filamentöses Hämagglutinin, Pertaktin (ein 69-kDa-Membranprotein) und andere definierte Komponenten von *B. pertussis*, wie Agglutinin-2 und Agglutinin-3, enthalten. Die beiden letztgenannten Antigene können gemeinsam gereinigt werden. Die Auswahl der Zusammensetzung und der Eigenschaften der Antigene beruht auf dem Nachweis der Schutzwirkung und dem Fehlen von unerwarteten Reaktionen in der Zielgruppe, für die der Impfstoff bestimmt ist.

Hepatitis-B-Oberflächenantigen ist eine Proteinkomponente des Hepatitis-B-Virus und wird durch DNA-Rekombinationstechnik hergestellt.

PRP ist ein lineares Copolymer aus sich wiederholenden Einheiten von 3-β-D-Ribofuranosyl-(1→1)-ribitol-5-phosphat [$(C_{10}H_{19}O_{12}P)_n$] mit einer definierten Molekülgröße und wird aus einem geeigneten *Haemophilus-influenzae*-Typ-B-Stamm gewonnen. Das mit PRP konjugierte Trägerprotein induziert eine T-Lymphozyten-abhängige Immunantwort der B-Lymphozyten gegen das Polysaccharid.

Herstellung

Allgemeine Vorkehrungen

Das Herstellungsverfahren muss nachweislich konstant Impfstoffe ergeben, die einem Impfstoff entsprechen, dessen klinische Wirksamkeit und Unschädlichkeit für den Menschen nachgewiesen wurden.

Wenn der Impfstoff so angeboten wird, dass die Haemophilus-Komponente in einer separaten Durchstechflasche abgefüllt ist, muss als Teil der Gleichförmigkeitsprüfung des Herstellungsprozesses die Bestimmung der Wirksamkeit der Diphtherie-, der Tetanus-, der Pertussis-, der Hepatitis-B- und der Poliomyelitis-Komponente mit einer geeigneten Anzahl entsprechend der Gebrauchsanweisung rekonstituierter Impfstoffchargen durchgeführt werden. Für nachfolgende Routinekontrollen kann die Bestimmung der Wirksamkeit dieser Komponenten ohne Zusatz der Haemophilus-Komponente erfolgen.

Der Gehalt an Bakterien-Endotoxinen (2.6.14) in gereinigtem Diphtherie-Toxoid als Bulk, in gereinigtem Tetanus-Toxoid als Bulk, in gereinigten Pertussis-Komponenten als Bulk, im Hepatitis-B-Oberflächenantigen, in gereinigten, inaktivierten monovalenten Polio-Virus-ernten und in PRP-Konjugat als Bulk wird bestimmt, um das Reinigungsverfahren zu überwachen und die Menge an Bakterien-Endotoxinen im fertigen Impfstoff zu begrenzen. Für jede Komponente darf der Gehalt an Bakterien-Endotoxinen nicht größer sein als der für den bestimmten Impfstoff zugelassene Grenzwert.

Während der Entwicklungsstudien und bei jeder erforderlichen Revalidierung des Herstellungsverfahrens muss eine Prüfung auf Pyrogene an Kaninchen (2.6.8) durchgeführt werden. Den Tieren wird eine geeignete Dosis der Fertigzubereitung injiziert. Der Impfstoff muss sich nachweislich hinsichtlich der Abwesenheit von Pyrogenen als zufrieden stellend erweisen.

Das Herstellungsverfahren wird einer Validierung unterzogen und muss gewährleisten, dass, falls der Impfstoff geprüft wird, die Zubereitung der nachstehenden Prüfung auf spezifische Toxizität der Diphtherie- und der Tetanus-Komponente entspricht: 5 gesunden Meerschweinchen von je 250 bis 350 g Körpermasse, die zuvor keinerlei die Prüfung störende Behandlung erhalten haben, wird jeweils das 5fache der in der Beschriftung angegebenen Einzeldosis für den Menschen subkutan injiziert. Wenn innerhalb von 42 Tagen nach der Injektion ein Tier Symptome einer Vergiftung mit Diphtherie- oder Tetanus-Toxin zeigt oder daran stirbt, entspricht der Impfstoff nicht der Prüfung. Stirbt mehr als ein Tier aus Gründen, die nicht mit dem Impfstoff in Zusammenhang stehen, ist die Prüfung einmal zu wiederholen. Stirbt auch bei der Wiederholungsprüfung mehr als ein Tier, so entspricht der Impfstoff nicht der Prüfung.

Während der Entwicklungsstudien und bei jeder erforderlichen Revalidierung des Herstellungsverfahrens wird durch Prüfungen an Tieren gezeigt, dass der Impfstoff eine T-Lymphozyten-abhängige Immunantwort der B-Lymphozyten gegen das PRP induziert.

Die Stabilität der Fertigzubereitung und der Zwischenprodukte, die für die Stabilität von Bedeutung sind, wird mit Hilfe einer Indikator-Prüfung oder mehrerer Indikator-Prüfungen bestimmt. Für die Haemophilus-Komponente können die Prüfungen die Bestimmung der Molekülgröße und des freien RPR im Konjugat sowie die Kinetik der Depolymerisation beinhalten. Mit den Ergebnissen dieser Stabilitätsprüfungen werden Chargen-Freigabekriterien für diese Indikator-Prüfungen festgelegt, um sicherzustellen, dass der Impfstoff für die angegebene Dauer der Verwendbarkeit den Anforderungen entspricht.

Referenzimpfstoff(e): Unter der Voraussetzung, dass gültige Wirksamkeitsbestimmungen durchgeführt werden können, ist die Verwendung von Einzelkomponenten-Referenzimpfstoffen für die Wirksamkeitsbestimmung des Kombinationsimpfstoffs möglich. Wenn das auf Grund von Interaktionen zwischen den Komponenten des Kombinationsimpfstoffs oder auf Grund von Unterschieden in der Zusammensetzung zwischen dem Einzelkomponenten-Referenzimpfstoff und dem zu prüfenden Impfstoff nicht möglich ist, wird eine Charge des Kombinationsimpfstoffs, die sich in klinischen Studien als wirksam erwiesen hat, oder eine davon abgeleitete, repräsentative Charge als Referenzimpfstoff verwendet. Zur Herstellung einer repräsentativen Charge muss das Verfahren, das zur Herstellung der in klinischen Studien geprüften Charge verwendet wurde, streng eingehalten werden. Der Referenzimpfstoff kann mit einer Methode stabilisiert werden, die nachweislich keinen Einfluss auf die „Bestimmung der Wirksamkeit“ hat.

Herstellung der Komponenten

Die Herstellung der Komponenten entspricht den Anforderungen der Monographien **Diphtherie-Adsorbat-Impfstoff (Vaccinum diphtheriae adsorbatum), Tetanus-Adsorbat-Impfstoff (Vaccinum tetani adsorbatum), Pertussis-Adsorbat-Impfstoff (azellulär, aus Komponenten) (Vaccinum pertussis sine cellulis ex elementis praeparatum adsorbatum), Hepatitis-B-Impfstoff (rDNA) (Vaccinum hepatitidis B (ADNr)), Poliomyelitis-Impfstoff (inaktiviert) (Vaccinum poliomyelitidis inactivatum)** und **Haemophilus-Typ-B-Impfstoff (konjugiert) (Vaccinum haemophili stirpe b coniugatum).**

Fertiger Impfstoff als Bulk

Impfstoffe mit allen Komponenten in einem Behältnis: Der fertige Impfstoff als Bulk wird durch Adsorption geeigneter Mengen von gereinigtem Diphtherie-Toxoid als Bulk, gereinigtem Tetanus-Toxoid als Bulk, gereinigten, azellulären Pertussis-Komponenten als Bulk und gereinigtem Hepatitis-B-Oberflächenantigen als Bulk einzeln oder zusammen an einen mineralischen Träger wie Aluminiumhydroxid oder hydratisiertes Aluminiumphosphat hergestellt. Eine geeignete Menge PRP-Konjugat und geeignete Mengen gereinigter und inaktivierter, monovalenter Virusernten von humanem Polio-Virus Typ 1, 2 oder 3 oder eine geeignete Menge eines trivalenten Pools solcher gereinigter, monovalenter Virusernten werden zugesetzt. Geeignete Konservierungsmittel können zugesetzt werden.

Impfstoffe mit der Haemophilus-Komponente in einem separaten Behältnis: Der fertige Impfstoff als Bulk der Diphtherie-, Tetanus-, Pertussis-, Hepatitis-B- und Poliomyelitis-Komponenten wird durch Adsorption geeigneter Mengen von gereinigtem Diphtherie-Toxoid als Bulk, gereinigtem Tetanus-Toxoid als Bulk, gereinigten, azellulären Pertussis-Komponenten als Bulk und gereinigtem Hepatitis-B-Oberflächenantigen als Bulk einzeln oder zusammen an einen mineralischen Träger wie Aluminiumhydroxid oder hydratisiertes Aluminiumphosphat und durch Zusatz geeigneter Mengen gereinigter und inaktivierter, monovalenter Virusernten von humanem Polio-Virus Typ 1, 2 oder 3 oder einer geeigneten Menge eines trivalenten Pools solcher gereinigter, monovalenter Virusernten hergestellt. Dieser Bulk wird als Teil des fertigen Impfstoffs separat abgefüllt. Geeignete Konservierungsmittel können zugesetzt werden. Der fertige Impfstoff als Bulk der Haemophilus-Komponente wird durch Verdünnen des Konjugats als Bulk zur Endkonzentration mit einem geeigneten Verdünnungsmittel hergestellt. Ein Stabilisator kann zugesetzt werden.

Nur fertiger Impfstoff als Bulk, der den nachstehenden Prüfungen entspricht, darf zur Herstellung der Fertigzubereitung verwendet werden.

Rinderserumalbumin: Nach der Reinigung der Ernten und vor dem Zusatz des Adsorbens vor der Herstellung des fertigen Impfstoffs als Bulk beträgt der Gehalt an Rinderserumalbumin so viel, dass in der Fertigzubereitung höchstens 50 ng je Einzeldosis für den Menschen enthalten sein werden, bestimmt mit einer geeigneten immunchemischen Methode (2.7.1) an den Poliomyelitis-Komponenten.

Konservierungsmittel: Falls vorhanden wird der Gehalt an Konservierungsmittel mit einer geeigneten chemischen Methode bestimmt. Der Gehalt muss mindestens 85 und darf höchstens 115 Prozent des vorgesehenen Gehalts betragen.

Sterilität (2.6.1): Die Prüfung wird mit 10 ml Zubereitung je Nährmedium durchgeführt.

Fertigzubereitung

Wenn die Haemophilus-Komponente in einem separaten Behältnis abgefüllt ist, wird der fertige Impfstoff als Bulk der Haemophilus-Komponente gefriergetrocknet. Nur eine Fertigzubereitung, die der Prüfung „Osmolalität" und allen nachstehenden Anforderungen unter „Prüfung auf Identität", „Prüfung auf Reinheit" und „Bestimmung der Wirksamkeit" entspricht, darf zur Verwendung freigegeben werden.

Wenn die Prüfungen „Osmolalität", „Abwesenheit von restlichem Pertussis-Toxin und Irreversibilität von Pertussis-Toxoid", „Konservierungsmittel" und die „Bestimmung der Wirksamkeit" der Diphtherie-, Tetanus- und Pertussis-Komponenten beim fertigen Impfstoff als Bulk mit zufrieden stellenden Ergebnissen durchgeführt wurden, können sie bei der Fertigzubereitung entfallen.

Falls der Gehalt an freiem Formaldehyd an gereinigten Antigenen als Bulk und an gereinigten monovalenten Viruserernten oder einem trivalenten Pool von Polio-Viren oder am fertigen Impfstoff als Bulk bestimmt wurde und gezeigt wurde, dass der Gehalt in der Fertigzubereitung höchstens 0,2 g · l^{-1} betragen wird, kann die Prüfung „Freier Formaldehyd" bei der Fertigzubereitung entfallen.

Falls die Prüfung auf Rinderserumalbumin am trivalenten Pool aus inaktivierten monovalenten Polio-Virusernten oder am fertigen Impfstoff als Bulk mit zufrieden stellenden Ergebnissen durchgeführt wurde, kann sie bei der Fertigzubereitung entfallen.

Falls die „Bestimmung der Wirksamkeit" der Hepatitis-B-Komponente in vivo mit zufrieden stellenden Ergebnissen am fertigen Impfstoff als Bulk durchgeführt wurde, kann sie bei der Fertigzubereitung entfallen.

Falls die „Bestimmung der Wirksamkeit" der Poliomyelitis-Komponente in vivo mit zufrieden stellenden Ergebnissen am fertigen Impfstoff als Bulk durchgeführt wurde, kann sie bei der Fertigzubereitung entfallen.

Freies PRP: Der Gehalt an freiem PRP in Impfstoffen, deren Komponenten zusammen in einem Behältnis abgefüllt sind, wird an der nicht adsorbierten Fraktion bestimmt. Nach Elimination des Konjugats erfolgt die Bestimmung des ungebundenen PRP für die Haemophilus-Komponente zum Beispiel mit Hilfe einer der folgenden Methoden: Anionenaustausch-, Ausschlusschromatographie oder hydrophobe Chromatographie, Ultrafiltration oder andere validierte Verfahren. Der Gehalt an freiem PRP darf nicht größer sein als der für das bestimmte Produkt zugelassene Gehalt.

Bakterien-Endotoxine (2.6.14): Der Gehalt muss geringer sein als der für das bestimmte Produkt zugelassene Gehalt.

Osmolalität (2.2.35): Die Osmolalität des, falls erforderlich rekonstituierten, Impfstoffs muss innerhalb der für das bestimmte Produkt zugelassenen Grenzen liegen.

Prüfung auf Identität

Wenn der Impfstoff die Haemophilus-Komponente in einem separaten Behältnis enthält, werden die Prüfungen auf Identität A, B, C, D und E mit dem Inhalt des Behältnisses, das die Diphtherie-, Tetanus-, Pertussis-, Hepatitis-B- und Poliomyelitis-Komponenten enthält, durchgeführt. Zur Prüfung auf Identität F wird der Inhalt des Behältnisses mit der Haemophilus-Komponente verwendet.

A. Diphtherie-Toxoid wird mit einer geeigneten immunchemischen Methode (2.7.1) identifiziert. Die folgende Methode ist als Beispiel angegeben. Im zu prüfenden Impfstoff wird so viel Natriumcitrat *R* gelöst, dass eine Lösung von 100 g · l^{-1} erhalten wird. Diese Lösung wird etwa 16 h lang bei 37 °C gehalten und zentrifugiert, bis ein klarer, flüssiger Überstand erhalten wird, der mit einem geeigneten Diphtherie-Antitoxin reagiert und einen Niederschlag bildet.

B. Tetanus-Toxoid wird mit einer geeigneten immunchemischen Methode (2.7.1) identifiziert. Die folgende Methode ist als Beispiel angegeben. Der bei der „Prüfung auf Identität, A" erhaltene klare, flüssige Überstand reagiert mit einem geeigneten Tetanus-Antitoxin und bildet einen Niederschlag.

C. Die Pertussis-Komponenten werden mit einer geeeigneten immunchemischen Methode (2.7.1) identifiziert. Der bei der „Prüfung auf Identität, A" erhaltene klare, flüssige Überstand reagiert mit spezifischen Antisera gegen die Pertussis-Komponenten des Impfstoffs.

D. Die Hepatitis-B-Komponente wird mit einer geeigneten immunchemischen Methode (2.7.1), wie der „In-vitro-Bestimmung" der Wirksamkeit (2.7.15), oder einer geeigneten elektrophoretischen Methode (2.2.31) identifiziert.

E. Der Impfstoff muss unter Anwendung einer geeigneten immunchemischen Methode (2.7.1), wie der Bestimmung von D-Antigen mittels ELISA, nachweislich humane Polio-Viren Typ 1, 2 und 3 enthalten.

F. PRP und Haemophilus-Trägerprotein werden mit einer geeigneten immunchemischen Methode (2.7.1) identifiziert.

Prüfung auf Reinheit

Wenn das Produkt die Haemophilus-Komponente in einem separaten Behältnis enthält, werden die Prüfungen „Abwesenheit von restlichem Pertussis-Toxin und Irreversibilität von Pertussis-Toxoid", „Freier Formaldehyd", „Aluminium", „Konservierungsmittel" und „Sterilität" mit dem Inhalt des Behältnisses, das die Diphtherie-, Tetanus-, Pertussis-, Poliomyelitis- und Hepatitis-B-Komponenten enthält, durchgeführt. Zur Prüfung „PRP", „Wasser", „Konservierungsmittel", „Sterilität" und falls zutreffend „Aluminium" wird der Inhalt des Behältnisses mit der Haemophilus-Komponente verwendet.

Verschiedene Prüfungen der Haemophilus-Komponente werden eher am gefriergetrockneten Produkt durchgeführt als am Konjugat als Bulk, da der Gefriertrocknungsprozess die zu prüfende Komponente schädigen kann.

Abwesenheit von restlichem Pertussis-Toxin und Irreversibilität von Pertussis-Toxoid: *Diese Prüfung ist nicht erforderlich für Produkte, die durch genetische Mo-*

Impfstoffe für Menschen

difikation gewonnen wurden. 3 Gruppen von jeweils mindestens 5 histaminsensitiven Mäusen werden gebildet. Den Mäusen der ersten Gruppe wird jeweils das 2fache einer Einzeldosis für den Menschen des bei 2 bis 8 °C gelagerten Impfstoffs intraperitoneal injiziert. Den Mäusen der zweiten Gruppe wird jeweils das 2fache einer Einzeldosis für den Menschen des 4 Wochen lang bei 37 °C inkubierten Impfstoffs intraperitoneal injiziert. Den Mäusen der dritten Gruppe wird jeweils Verdünnungsmittel injiziert. Nach 5 Tagen wird jeder Maus 2 mg Histamin-Base in einem Volumen von höchstens 0,5 ml intraperitoneal injiziert und die Tiere 24 h lang beobachtet. Die Prüfung ist ungültig, wenn infolge der Histaminbelastung eine Kontrollmaus stirbt oder mehrere Kontrollmäuse sterben. Der Impfstoff entspricht der Prüfung, wenn kein Tier aus den ersten beiden Gruppen infolge der Histaminbelastung stirbt. Wenn eine Maus aus einer der beiden Gruppen stirbt, wird die Prüfung mit der gleichen oder einer größeren Anzahl an Tieren wiederholt und die Ergebnisse der gültigen Prüfungen werden zusammengefasst. Der Impfstoff entspricht der Prüfung, wenn nicht mehr als 5 Prozent der Gesamtanzahl an Mäusen aus den beiden Prüfungsgruppen infolge der Histaminbelastung sterben.

Die Histaminsensitivität des verwendeten Mäusestamms wird zu geeigneten Zeitpunkten wie folgt überprüft: 3fach-Verdünnungen einer Pertussis-Toxin-Referenzzubereitung in phosphatgepufferter Salzlösung (PBS), die 2 g · l^{-1} Gelatine enthält, werden intravenös injiziert und die Mäuse wie vorstehend beschrieben mit Histamin belastet. Der Stamm ist geeignet, wenn mehr als 50 Prozent der Tiere mit 50 ng Pertussis-Toxin sensibilisiert werden und keines der Kontrolltiere, denen nur das Verdünnungsmittel verabreicht wurde und die danach in gleicher Weise mit Histamin belastet wurden, Symptome einer Sensibilisierung zeigt.

PRP: mindestens 80 Prozent der in der Beschriftung angegebenen PRP-Menge für einen Impfstoff, der die Haemophilus-Komponente in einem separaten Behältnis enthält

Der Gehalt an freiem PRP bei Impfstoffen, deren Komponenten alle in einem Behältnis abgefüllt sind, wird an der nicht adsorbierten Fraktion bestimmt und darf nicht geringer sein als der für das bestimmte Produkt zugelassene Gehalt.

Der Gehalt an PRP wird entweder durch Bestimmung der Ribose (2.5.31) oder des Phosphors (2.5.18), mit einer immunchemischen Methode (2.7.1) oder mit Hilfe der Flüssigchromatographie (2.2.29, Anionenaustauschchromatographie mit gepulster, amperometrischer Detektion) ermittelt.

Aluminium (2.5.13): höchstens 1,25 mg je Einzeldosis für den Menschen, wenn Aluminiumhydroxid oder hydratisiertes Aluminiumphosphat als Adsorbens verwendet wurde

Freier Formaldehyd (2.4.18): höchstens 0,2 g · l^{-1} je Einzeldosis für den Menschen

Konservierungsmittel: Falls vorhanden wird der Gehalt an Konservierungsmittel mit einer geeigneten chemischen Methode bestimmt. Der Gehalt muss mindestens dem zuvor bestimmten, gerade noch wirksamen Gehalt entsprechen und darf höchstens 115 Prozent des in der Beschriftung angegebenen Gehalts betragen.

Wasser (2.5.12): höchstens 3,0 Prozent in der gefriergetrockneten Haemophilus-Komponente

Sterilität (2.6.1): Der Impfstoff muss der Prüfung entsprechen.

Bestimmung der Wirksamkeit

Diphtherie-Komponente: Zur Bestimmung der Wirksamkeit der Diphtherie-Komponente wird eine der unter „Bestimmung der Wirksamkeit von Diphtherie-Adsorbat-Impfstoff" (2.7.6) vorgeschriebenen Methoden durchgeführt.

Die untere Vertrauensgrenze ($P = 0{,}95$) der ermittelten Wirksamkeit muss mindestens der in der Beschriftung angegebenen Mindestwirksamkeit entsprechen.

Abgesehen von begründeten und zugelassenen Fällen muss die in der Beschriftung angegebene Mindestwirksamkeit 30 I.E. je Einzeldosis für den Menschen betragen.

Tetanus-Komponente: Zur Bestimmung der Wirksamkeit der Tetanus-Komponente wird eine der unter „Bestimmung der Wirksamkeit von Tetanus-Adsorbat-Impfstoff" (2.7.8) vorgeschriebenen Methoden durchgeführt.

Die untere Vertrauensgrenze ($P = 0{,}95$) der ermittelten Wirksamkeit muss mindestens 40 I.E. je Einzeldosis für den Menschen betragen.

Pertussis-Komponente: Der Impfstoff muss der „Bestimmung der Wirksamkeit von Pertussis-Impfstoff (azellulär)" (2.7.16) entsprechen.

Hepatitis-B-Komponente: Der Impfstoff muss der „Bestimmung der Wirksamkeit von Hepatitis-B-Impfstoff (rDNA)" (2.7.15) entsprechen.

Poliomyelitis-Komponente

D-Antigen-Gehalt: Als Maß für die Gleichförmigkeit der Herstellung wird der Gehalt an D-Antigen der humanen Polio-Viren Typ 1, 2 und 3 mit einer geeigneten immunchemischen Methode (2.7.1) bestimmt. Dabei wird eine Standardzubereitung verwendet, die in D-Antigen-Einheiten der Ph. Eur. kalibriert ist. Der ermittelte Gehalt an D-Antigen, bezogen auf den in der Beschriftung angegebenen Gehalt, muss für jeden Typ innerhalb der für das bestimmte Produkt zugelassenen Grenzen liegen.

Poliomyelitis-Impfstoff (inaktiviert) *BRS* ist in Ph.-Eur.-Einheiten kalibriert und zur Verwendung bei der Bestimmung des D-Antigen-Gehalts vorgesehen. Die Ph.-Eur.-Einheiten entsprechen den Internationalen Einheiten.

Bestimmung der Wirksamkeit in vivo: Der Impfstoff muss der „In-vivo-Bestimmung der Wirksamkeit von Poliomyelitis-Impfstoff (inaktiviert)" (2.7.20) entsprechen.

Beschriftung

Die Beschriftung gibt an,
- Mindestanzahl der Internationalen Einheiten von Diphtherie- und Tetanus-Toxoid je Einzeldosis für den Menschen
- Namen und Mengen der Pertussis-Komponenten je Einzeldosis für den Menschen
- Gehalt an Hepatitis-B-Oberflächenantigen je Einzeldosis für den Menschen
- die in jeder Einzeldosis für den Menschen nominal enthaltene Menge des Polio-Virus jedes Typs (1, 2 und 3), ausgedrückt in Ph.-Eur.-Einheiten an D-Antigen
- zur Herstellung der Poliomyelitis- und Hepatitis-B-Komponente verwendete Zelltypen
- Menge an PRP in Mikrogramm je Einzeldosis für den Menschen
- Typ und nominal enthaltene Menge des Trägerproteins je Einzeldosis für den Menschen
- falls zutreffend, dass der Impfstoff für die Erstimmunisierung von Kindern vorgesehen und nicht notwendigerweise für Auffrischimpfungen oder zur Impfung von Erwachsenen geeignet ist
- Name und Menge des Adsorbens
- dass der Impfstoff vor der Verwendung geschüttelt und werden muss
- dass der Impfstoff nicht gefrieren darf
- falls zutreffend, dass der Impfstoff ein Pertussis-Toxin-ähnliches Protein enthält, das durch genetische Modifikation hergestellt wurde.

4.07/1056

Hepatitis-B-Impfstoff (rDNA)

Vaccinum hepatitidis B (ADNr)

Definition

Hepatitis-B-Impfstoff (rDNA) ist eine Zubereitung aus Hepatitis-B-Oberflächenantigen (HBsAg), einer Eiweißkomponente des Hepatitis-B-Virus. Das Antigen kann an einen mineralischen Träger wie Aluminiumhydroxid oder hydratisiertes Aluminiumphosphat adsorbiert sein. Das Antigen wird durch DNA-Rekombinationstechnik hergestellt.

Herstellung

Allgemeine Vorkehrungen

Der Impfstoff muss nachweislich zur Bildung spezifischer, schützender Antikörper beim Menschen führen. Das Herstellungsverfahren muss nachweislich konstant Impfstoffe ergeben, die den Anforderungen an Immunogenität und Unschädlichkeit entsprechen.

Das Herstellungsverfahren wird einer Validierung unterzogen und muss gewährleisten, dass, falls der Impfstoff geprüft wird, die Zubereitung der „Prüfung auf anomale Toxizität, Prüfung von Sera und Impfstoffen für Menschen“ (2.6.9) entspricht.

Hepatitis-B-Impfstoff (rDNA) wird produziert durch Expression des viralen, kodierenden Gens für Hepatitis-B-Oberflächenantigen in Hefe *(Saccharomyces cerevisiae)* oder Säugetierzellen (CHO-Zellen oder anderen geeigneten Zelllinien), Reinigung des entstehenden HBsAg und die Überführung dieses Antigens in eine immunogene Zubereitung. Die Eignung und Unschädlichkeit der verwendeten Zellen müssen von der zuständigen Behörde genehmigt werden.

Der Impfstoff kann das Produkt des S-Gens (Hauptprotein), eine Kombination der S-Gen- und Pre-S2-Gen-Produkte (mittleres Protein) oder eine Kombination der S-Gen-, der Pre-S2-Gen- und Pre-S1-Gen-Produkte (großes Protein) enthalten.

Referenzzubereitung: Als Referenzzubereitung wird ein Teil einer repräsentativen Impfstoffcharge verwendet, die in Tieren mindestens so immunogen sein muss wie eine Charge, die in klinischen Studien bei mindestens 95 Prozent jungen, gesunden Erwachsenen nach einer vollständig durchgeführten Grundimmunisierung Serokonversion bewirkt hat. Serokonversion entspricht einem Titer an HBsAg neutralisierenden Antikörpern, der als schützend angesehen wird. Ein Antikörpertiter von mindestens 10 mI.E. je Milliliter wird als schützend angesehen.

Charakterisierung der Substanz

Zur Charakterisierung des Antigens werden Entwicklungsstudien durchgeführt. Die komplette Protein-, Lipid- und Kohlenhydratstruktur des Antigens wird bestimmt. Die morphologischen Merkmale der Antigenpartikel werden durch Elektronenmikroskopie bestimmt. Die mittlere Dichte der Antigenpartikel wird durch eine geeignete physikalisch-chemische Methode, zum Beispiel mit Hilfe der Dichtegradienten-Zentrifugation, bestimmt. Die Antigenepitope werden charakterisiert. Die Primärstruktur der Proteinfraktion des Antigens wird zum Beispiel durch Bestimmung der Aminosäurenzusammensetzung, durch partielle Aminosäuresequenzanalyse und durch Peptidmustercharakterisierung charakterisiert.

Kultur und Ernte

Identität, mikrobielle Reinheit, Plasmidretention und Gleichförmigkeit des Ertrags werden in geeigneten Herstellungsphasen bestimmt. Bei Verwendung von Säugetierzellen müssen Prüfungen auf fremde Agenzien und Mykoplasmen entsprechend „Prüfung auf fremde Agenzien in Virus-Lebend-Impfstoffen für Menschen“ (2.6.16) durchgeführt werden, wobei für die „Prüfung auf andere fremde Agenzien mit Hilfe von Zellkulturen“ 200 ml Ernte verwendet werden.

Gereinigtes Antigen

Nur ein gereinigtes Antigen, das den nachstehenden Prüfungen entspricht, darf für die Zubereitung des fertigen Impfstoffs als Bulk verwendet werden.

Gesamtprotein: Der Gesamtproteingehalt wird mit einer validierten Methode bestimmt. Der Gehalt muss innerhalb der für das bestimmte Produkt zugelassenen Grenzen liegen.

Antigengehalt und -identität: Die Menge und Spezifität des HBsAg wird im Vergleich zum Internationalen Standard für HBsAg-Subtyp *ad* oder einem eigenen Standard mit Hilfe einer geeigneten immunchemischen Methode (2.7.1) bestimmt, zum Beispiel durch Radioimmunassay (RIA), ELISA, Immunblotbestimmung (vorzugsweise mit einem gegen ein schützendes Epitop gerichteten monoklonalen Antikörper) oder mit einfacher radialer Immundiffusion. Das Antigen-Protein-Verhältnis muss innerhalb der für das bestimmte Produkt zugelassenen Grenzen liegen.

Die Molekülmasse der Hauptbande in einer Polyacrylamid-Gelelektrophorese unter Einsatz von Natriumdodecylsulfat (SDS-PAGE) unter reduzierenden Bedingungen muss dem Wert entsprechen, der aus den bekannten Nukleinsäure- und Polypeptidsequenzen und der möglichen Glykosilierung zu erwarten ist.

Reinheit: Die Reinheit des Antigens wird im Vergleich mit einer Referenzzubereitung durch Flüssigchromatographie oder andere geeignete Methoden bestimmt, wie SDS-PAGE mit Färbung durch Coomassie-Blau (Säureblau 92) und Silber. Eine geeignete Methode muss empfindlich genug sein, um mögliche Verunreinigungen in einer Konzentration von 1 Prozent des Gesamtproteins festzustellen. Mindestens 95 Prozent des Gesamtproteins müssen aus Hepatitis-B-Oberflächenantigen bestehen.

Zusammensetzung: Der Gehalt an Proteinen, Lipiden, Nukleinsäuren und Kohlenhydraten wird bestimmt.

Von Wirtszellen und Vektoren stammende DNA: Falls Säugetierzellen bei der Herstellung verwendet werden, darf der DNA-Gehalt in der Menge gereinigten Antigens, die einer Impfstoffdosis für den Menschen entspricht, höchstens 10 pg betragen.

Cäsium: Wenn bei der Herstellung ein Cäsiumsalz verwendet wird, muss an dem gereinigten Antigen eine Bestimmung des Cäsiumrückstands durchgeführt werden. Der Gehalt muss innerhalb der für das bestimmte Produkt zugelassenen Grenzen liegen.

Sterilität (2.6.1): Das gereinigte Antigen muss der Prüfung entsprechen. Die Prüfung wird mit 10 ml Zubereitung je Nährmedium durchgeführt.

Zusätzliche Prüfungen an dem gereinigten Antigen können je nach Herstellungsmethode erforderlich sein, wie eine Prüfung auf Tierserumrückstände, wenn Säugetierzellen für die Herstellung verwendet wurden, oder Prüfungen auf Rückstände chemischer Substanzen, die zur Extraktion und Reinigung verwendet wurden.

Fertiger Impfstoff als Bulk

Dem Impfstoff können ein Konservierungsmittel und ein Adjuvans zugesetzt werden.

Nur ein fertiger Impfstoff als Bulk, der nachstehenden Prüfungen entspricht, darf zur Herstellung der Fertigzubereitung verwendet werden.

Konservierungsmittel: Falls vorhanden wird der Gehalt an Konservierungsmittel mit einer geeigneten chemischen oder physikalisch-chemischen Methode bestimmt. Der Gehalt muss mindestens 85 und darf höchstens 115 Prozent des vorgesehenen Gehalts betragen.

Sterilität (2.6.1): Der fertige Impfstoff als Bulk muss der Prüfung entsprechen. Die Prüfung wird mit 10 ml Zubereitung je Nährmedium durchgeführt.

Fertigzubereitung

Nur eine Fertigzubereitung, die allen nachstehenden Anforderungen unter „Prüfung auf Identität“, „Prüfung auf Reinheit“ und „Bestimmung der Wirksamkeit“ entspricht, darf zur Verwendung freigegeben werden. Haben, falls zutreffend, die Prüfungen „Freier Formaldehyd“ und „Konservierungsmittel“ beim fertigen Impfstoff als Bulk zufrieden stellende Ergebnisse erzielt, können sie bei der Fertigzubereitung entfallen. Wenn die „Bestimmung der Wirksamkeit“ in vivo beim fertigen Impfstoff als Bulk mit zufrieden stellenden Ergebnissen durchgeführt wurde, kann sie für die Fertigzubereitung entfallen.

Prüfung auf Identität

Die Bestimmung der Wirksamkeit oder, falls zutreffend, das elektrophoretische Profil dient auch zur Identifizierung des Impfstoffs.

Prüfung auf Reinheit

Aluminium (2.5.13): höchstens 1,25 mg je Einzeldosis für den Menschen, wenn Aluminiumhydroxid oder hydratisiertes Aluminiumphosphat als Adsorbens verwendet wurde

Freier Formaldehyd (2.4.18): höchstens 0,2 g · l^{-1}

Konservierungsmittel: Falls vorhanden wird der Gehalt an Konservierungsmittel mit Hilfe einer geeigneten chemischen oder physikalisch-chemischen Methode bestimmt. Der Gehalt muss mindestens dem gerade noch wirksamen Gehalt entsprechen und darf höchstens

115 Prozent des in der Beschriftung angegebenen Gehalts betragen.

Sterilität (2.6.1): Der Impfstoff muss der Prüfung entsprechen.

Pyrogene (2.6.8): Der Impfstoff muss der Prüfung entsprechen. Jedem Kaninchen wird die einer Dosis für den Menschen entsprechende Menge injiziert.

Bestimmung der Wirksamkeit

Der Impfstoff muss der „Bestimmung der Wirksamkeit von Hepatitis-B-Impfstoff (rDNA)“ (2.7.15) entsprechen.

Beschriftung

Die Beschriftung gibt an,
- Menge HBsAg je Behältnis
- für die Impfstoffherstellung verwendete Zellart
- Name und Menge jedes Adsorbens
- dass der Impfstoff vor der Verwendung geschüttelt werden muss
- dass der Impfstoff nicht gefrieren darf.

4.07/0869

Influenza-Spaltimpfstoff aus Oberflächenantigen (inaktiviert)

Vaccinum influenzae inactivatum ex corticis antigeniis praeparatum

Definition

Influenza-Spaltimpfstoff aus Oberflächenantigen (inaktiviert) ist eine sterile Suspension eines Stamms oder mehrerer Stämme der Typen A oder B des Influenza-Virus oder einer Mischung von Stämmen beider Typen, die getrennt in Bruteiern von Hühnern gezüchtet und so inaktiviert und behandelt werden, dass die Zubereitung hauptsächlich aus Hämagglutinin- und Neuraminidase-Antigen besteht, ohne deren antigene Eigenschaften zu verändern. Die angegebene Menge an Hämagglutinin-Antigen beträgt für jeden im Impfstoff enthaltenen Stamm 15 µg je Dosis, es sei denn, dass klinische Ergebnisse für die Verwendung einer anderen Menge sprechen.

Der Impfstoff kann ein Adjuvans enthalten.

Herstellung

Das Herstellungsverfahren wird einer Validierung unterzogen und muss gewährleisten, dass, falls der Impfstoff geprüft wird, die Zubereitung der „Prüfung auf anomale Toxizität, Prüfung von Sera und Impfstoffen für Menschen“ (2.6.9) entspricht.

Auswahl des Impfstoffstamms

Die WHO erstellt jährlich einen Überblick über die epidemiologische Situation in der Welt und empfiehlt falls erforderlich neue Stämme entsprechend der vorherrschenden epidemiologischen Situation.

Derartige Stämme werden in Übereinstimmung mit den gültigen Bestimmungen in den Unterzeichnerstaaten des Übereinkommens über die Ausarbeitung eines Europäischen Arzneibuchs verwendet. Üblicherweise werden ausgesuchte, reassortierte Stämme mit hohen Ausbeuten der geeigneten Oberflächenantigene verwendet. Die Herkunft und die Art und Häufigkeit der Passagierung der Virusstämme werden von der zuständigen Behörde genehmigt.

Substrat für die Virusvermehrung

Influenza-Saatvirus zur Herstellung des Impfstoffs wird in Bruteiern von Hühnern aus SPF-Beständen (5.2.2) oder in geeigneten Zellkulturen (5.2.4), wie Hühnerembryo-Fibroblasten oder Nierenzellen von Küken aus SPF-Beständen (5.2.2), gezüchtet. Zur Impfstoffherstellung wird das Virus jedes Stamms in der Allantoishöhle von Bruteiern aus gesunden Hühnerbeständen gezüchtet.

Virussaatgut

Die Herstellung des Impfstoffs beruht auf einem Saatgutsystem. Das Arbeitssaatgut darf ausgehend von dem genehmigten reassortierten Virus oder dem genehmigten Virusisolat höchstens 15 Passagen durchlaufen haben. Der fertige Impfstoff entspricht einer Passage, ausgehend vom Arbeitssaatgut. Für Hämagglutinin- und Neuraminidase-Antigen jedes Arbeitssaatguts wird mit geeigneten Methoden nachgewiesen, dass sie sich vom ursprünglichen Virusstamm herleiten.

Nur ein Arbeitssaatgut, das den nachstehenden Prüfungen entspricht, darf zur Herstellung des monovalenten Pools verwendet werden.

Bakterien, Pilze: Die Prüfung auf Sterilität (2.6.1) wird mit 10 ml Zubereitung je Nährmedium durchgeführt.

Mykoplasmen (2.6.7): Die Prüfung wird mit 10 ml Zubereitung durchgeführt.

Virusvermehrung und -ernte

Dem Inokulum kann ein Konservierungsmittel zugesetzt werden. Nach Inkubation unter Temperaturkontrolle werden die Allantoisflüssigkeiten geerntet und zum monovalenten Pool vereinigt. Ein Konservierungsmittel kann zum Zeitpunkt der Ernte zugesetzt werden. In keinem Stadium der Herstellung darf Penicillin oder Streptomycin verwendet werden.

Monovalenter Pool

Um die Möglichkeit einer Verunreinigung zu begrenzen, wird so bald wie möglich nach der Gewinnung mit der Inaktivierung begonnen. Das Virus wird mit einer Methode inaktiviert, für die an 3 aufeinander folgenden Chargen nachgewiesen wurde, dass sie bei der Anwendung durch den Hersteller konstant wirksam ist. Für den Inaktivierungsprozess soll nachgewiesen sein, dass er das Influenza-Virus inaktiviert, ohne dessen Antigenität zu zerstören; der Prozess soll Hämagglutinin- und Neuraminidase-Antigen möglichst wenig verändern. Für den Inaktivierungsprozess soll zusätzlich nachgewiesen sein, dass er Aviäre-Leukose-Viren und Mykoplasmen inaktiviert. Falls der monovalente Pool nach der Inaktivierung gelagert wird, erfolgt dies bei 5 ± 3 °C. Bei der Verwendung einer Formaldehyd-Lösung darf die Konzentration an CH_2O 0,2 g · l^{-1}, bei der Verwendung von β-Propiolacton darf dessen Konzentration 0,1 Prozent (*V/V*) zu keinem Zeitpunkt der Inaktivierung überschreiten.

Vor oder nach der Inaktivierung wird der monovalente Pool durch Hochgeschwindigkeitszentrifugation oder eine andere geeignete Methode konzentriert und gereinigt und die Virusteilchen werden mittels genehmigter Verfahren in Untereinheiten gespalten und weiter gereinigt, so dass der monovalente Pool hauptsächlich aus Hämagglutinin- und Neuraminidase-Antigen besteht.

Nur ein monovalenter Pool, der den nachstehenden Prüfungen entspricht, darf zur Herstellung des fertigen Impfstoffs als Bulk verwendet werden.

Hämagglutinin-Antigen: Der Gehalt an Hämagglutinin-Antigen wird mit Hilfe einer Immundiffusionsmethode (2.7.1) durch Vergleich mit einer Hämagglutinin-Antigen-Referenzzubereitung oder mit einer dagegen eingestellten Antigenzubereitung bestimmt. Hämagglutinin-Referenzantigene sind beim National Institute for Biological Standards and Control (NIBSC), Blanche Lane, South Mimms, Potters Bar, Hertfordshire EN6 3QG, United Kingdom, erhältlich. Die Bestimmung wird bei 20 bis 25 °C durchgeführt.

Neuraminidase-Antigen: Die Anwesenheit und der Typ des Neuraminidase-Antigens werden mit geeigneten enzymatischen oder immunologischen Methoden an den ersten 3 monovalenten Pools nachgewiesen, die aus jedem verwendeten Arbeitssaatgut gewonnen wurden.

Sterilität (2.6.1): Die Prüfung wird mit 10 ml Zubereitung je Nährmedium durchgeführt.

Virusinaktivierung: Die unter „Prüfung auf Reinheit" beschriebene Prüfung wird durchgeführt.

Reinheit: Die Prüfung erfolgt mit Hilfe der Polyacrylamid-Gelelektrophorese (2.2.31) oder einer anderen geeigneten Methode. Der monovalente Pool besteht hauptsächlich aus Hämagglutinin- und Neuraminidase-Antigen.

Chemische Substanzen zur Spaltung und Reinigung des Virus: Der monovalente Pool wird auf chemische Substanzen geprüft, die zur Spaltung und Reinigung verwendet wurden. Die Grenzwerte werden von der zuständigen Behörde genehmigt.

Fertiger Impfstoff als Bulk

Geeignete Mengen des monovalenten Pools werden zum fertigen Impfstoff als Bulk gemischt. Ein Adjuvans kann zugesetzt werden.

Nur ein fertiger Impfstoff als Bulk, der den nachstehenden Prüfungen entspricht, darf für die Herstellung der Fertigzubereitung verwendet werden.

Konservierungsmittel: Falls vorhanden wird der Gehalt an Konservierungsmittel mit einer geeigneten chemischen Methode bestimmt. Der Gehalt muss mindestens 85 und darf höchstens 115 Prozent des vorgesehenen Gehalts betragen.

Sterilität (2.6.1): Die Prüfung wird mit 10 ml Zubereitung je Nährmedium durchgeführt.

Fertigzubereitung

Der fertige Impfstoff als Bulk wird unter aseptischen Bedingungen in sterile Behältnisse mit Sicherheitsverschluss abgefüllt. Die Behältnisse werden so verschlossen, dass eine Kontamination verhindert wird.

Nur eine Fertigzubereitung, die allen Anforderungen unter „Prüfung auf Reinheit" und „Bestimmung der Wirksamkeit" entspricht, darf zur Verwendung freigegeben werden. Vorausgesetzt, die Prüfung auf Virusinaktivierung wurde an jedem monovalenten Pool und die Prüfungen auf freien Formaldehyd, Ovalbumin und Gesamtprotein wurden am fertigen Impfstoff als Bulk mit zufrieden stellenden Ergebnissen durchgeführt, kann auf die Durchführung dieser Prüfungen an der Fertigzubereitung verzichtet werden.

Wenn der Gehalt an Ovalbumin und Formaldehyd auf Grund störender Einflüsse durch das Adjuvans nicht an der Fertigzubereitung bestimmt werden kann, wird die Bestimmung am monovalenten Pool durchgeführt, wobei die Akzeptanzgrenzen sicherstellen sollen, dass die Grenzen für das Endprodukt nicht überschritten werden.

Wenn der Impfstoff ein Adjuvans enthält, müssen geeignete Prüfungen auf Identität und andere relevante Qualitätskriterien an der Fertigzubereitung durchgeführt werden. Diese Prüfungen können chemische und physikalische Analysen, Bestimmung der Partikelgröße und Bestimmung der Anzahl an Partikeln je Volumeneinheit umfassen.

Prüfung auf Identität

Die Bestimmung des Gehalts an Hämagglutinin-Antigen (siehe „Bestimmung der Wirksamkeit") dient zum Nachweis der Antigenspezifität des Impfstoffs.

Prüfung auf Reinheit

Virusinaktivierung: Je 0,2 ml Impfstoff werden in die Allantoishöhle von 10 Bruteiern injiziert. Die Eier werden 3 Tage lang bei 33 bis 37 °C bebrütet. Die Prüfung ist nur gültig, wenn mindestens 8 von 10 Embryonen überleben. 0,5 ml Allantoisflüssigkeit werden jedem überlebenden Embryo entnommen und die Flüssigkeiten werden gepoolt. Je 0,2 ml dieses Pools werden 10 weiteren Bruteiern injiziert. Die Eier werden 3 Tage lang bei 33 bis 37 °C bebrütet. Die Prüfung ist nur gültig, wenn mindestens 8 von 10 Embryonen überleben. Etwa 0,1 ml Allantoisflüssigkeit werden jedem überlebenden Embryo entnommen und einzeln mit Hilfe eines Hämagglutinationstests auf vermehrungsfähiges Virus geprüft. Wenn in einer Flüssigkeit Hämagglutination auftritt, werden mit der betreffenden Allantoisflüssigkeit eine weitere Passage in Eiern und ein weiterer Hämagglutinationstest durchgeführt. Dabei darf keine Hämagglutination auftreten.

Gesamtprotein: höchstens 40 µg Protein, das kein Hämagglutinin ist, je Virusstamm und Dosis für den Menschen und insgesamt höchstens 120 µg Protein, das kein Hämagglutinin ist, je Dosis für den Menschen

Freier Formaldehyd (2.4.18): höchstens 0,2 g · l^{-1}

Konservierungsmittel: Falls vorhanden wird der Gehalt an Konservierungsmittel mit einer geeigneten chemischen Methode bestimmt. Der Gehalt muss mindestens dem gerade noch wirksamen Gehalt entsprechen und darf höchstens 115 Prozent des in der Beschriftung angegebenen Gehalts betragen.

Ovalbumin: höchstens 1 µg Ovalbumin je Dosis für den Menschen, mit einer geeigneten immunchemischen Methode (2.7.1) unter Verwendung einer geeigneten Referenzzubereitung von Ovalbumin bestimmt

Sterilität (2.6.1): Der Impfstoff muss der Prüfung entsprechen.

Bakterien-Endotoxine (2.6.14): weniger als 100 I.E. Bakterien-Endotoxine je Dosis für den Menschen

Bestimmung der Wirksamkeit

Der Gehalt an Hämagglutinin-Antigen wird mit Hilfe einer Immundiffusionsmethode (2.7.1) durch Vergleich mit einer Hämagglutinin-Antigen-Referenzzubereitung oder mit einer dagegen eingestellten Antigenzubereitung bestimmt. Hämagglutinin-Referenzantigene sind beim NIBSC erhältlich. Die Bestimmung wird bei 20 bis 25 °C durchgeführt. Das Vertrauensintervall (P = 0,95) für den ermittelten Wert muss 80 bis 125 Prozent betragen. Für jeden Stamm muss die untere Vertrauensgrenze (P = 0,95) des ermittelten Gehalts an Hämagglutinin-Antigen mindestens 80 Prozent des in der Beschriftung angegebenen Werts betragen.

Beschriftung

Die Beschriftung gibt an,
- dass der Impfstoff in Eiern hergestellt wurde
- Influenza-Virusstamm oder Influenza-Virusstämme, die zur Herstellung des Impfstoffs verwendet wurden
- Methode der Inaktivierung
- Hämagglutiningehalt in Mikrogramm je Virusstamm je Dosis
- Impfsaison, in welcher der Impfstoff vor einer Infektion schützen soll
- falls zutreffend, Name und Menge des verwendeten Adjuvans.

4.07/0452

Tetanus-Adsorbat-Impfstoff

Vaccinum tetani adsorbatum

Definition

Tetanus-Adsorbat-Impfstoff ist eine Zubereitung von Tetanus-Formoltoxoid mit einem mineralischen Adsorbens. Das Formoltoxoid wird aus dem Toxin gewonnen, das beim Wachstum von *Clostridium tetani* gebildet wird.

Herstellung

Allgemeine Vorkehrungen

Das Herstellungsverfahren wird einer Validierung unterzogen und muss gewährleisten, dass, falls der Impfstoff geprüft wird, die Zubereitung der folgenden Prüfung entspricht.

Spezifische Toxizität: 5 gesunden Meerschweinchen von je 250 bis 350 g Körpermasse, die zuvor keinerlei die Prüfung störende Behandlung erhalten haben, wird jeweils das 5fache der in der Beschriftung angegebenen

Impfstoffe für Menschen

Einzeldosis für den Menschen subkutan injiziert. Wenn innerhalb von 21 Tagen nach der Injektion ein Tier Symptome von Tetanus zeigt oder daran stirbt, entspricht der Impfstoff nicht der Prüfung. Stirbt mehr als ein Tier aus Gründen, die nicht mit dem Impfstoff in Zusammenhang stehen, ist die Prüfung einmal zu wiederholen. Stirbt auch bei der Wiederholungsprüfung mehr als ein Tier, so entspricht der Impfstoff nicht der Prüfung.

Gereinigtes Toxoid als Bulk

Zur Gewinnung von Tetanus-Toxin, aus dem das Toxoid hergestellt wird, werden definierte Saatkulturen etabliert, in denen die toxinproduzierenden Eigenschaften bewahrt sind und falls erforderlich durch gezielte Reselektion wiederhergestellt werden. In einem geeigneten flüssigen Nährmedium wird ein stark Toxin produzierender, gut charakterisierter Stamm von *Clostridium tetani* bekannter Herkunft gezüchtet. Nach beendeter Züchtung wird die Reinheit jeder Kultur geprüft. Verunreinigte Kulturen werden verworfen. Das toxinhaltige Kulturmedium wird unter aseptischen Bedingungen gesammelt. Der Toxingehalt (Lf je Milliliter) wird kontrolliert, um die Gleichförmigkeit der Herstellung zu gewährleisten. Zur Herstellung des gereinigten Toxoids als Bulk können einzelne Ernten gepoolt werden. Das Toxin wird gereinigt, um Verunreinigungen, die unerwünschte Wirkungen beim Menschen verursachen können, zu beseitigen. Das gereinigte Toxin wird mit Formaldehyd nach einer Methode entgiftet, die die Zerstörung der immunisierenden Wirkung des Toxoids und die Reversion des Toxoids zum Toxin, besonders durch Wärmeeinwirkung, verhindert. Alternativ kann die Reinigung nach der Entgiftung erfolgen.

Nur gereinigtes Toxoid als Bulk, das den nachstehenden Prüfungen entspricht, darf zur Herstellung des fertigen Impfstoffs als Bulk verwendet werden.

Sterilität (2.6.1): Die Prüfung wird mit 10 ml Zubereitung je Nährmedium durchgeführt.

Abwesenheit von Tetanus-Toxin und Irreversibilität des Toxoids: Mit Hilfe des für den fertigen Impfstoff ohne Adsorbens verwendeten Puffers wird eine Lösung des gereinigten Toxoids als Bulk hergestellt, die die gleiche Toxoidkonzentration wie der fertige Impfstoff enthält. Diese Verdünnung wird in 2 gleiche Teile geteilt. Ein Teil wird 6 Wochen lang bei 5 ± 3 °C und der andere Teil bei 37 °C gelagert. Beide Teile werden wie nachstehend beschrieben geprüft. 15 Meerschweinchen von je 250 bis 350 g Körpermasse, die zuvor keinerlei die Prüfung störende Behandlung erhalten haben, werden verwendet. 5 Meerschweinchen werden je 5 ml der bei 5 ± 3 °C inkubierten Verdünnung subkutan injiziert. Weiteren 5 Meerschweinchen werden je 5 ml der bei 37 °C inkubierten Verdünnung subkutan injiziert. Den restlichen 5 Meerschweinchen werden jeweils mindestens 500 Lf des nicht inkubierten, gereinigten Toxoids als Bulk in einem Volumen von 1 ml subkutan injiziert. Das gereinigte Toxoid als Bulk entspricht der Prüfung, wenn innerhalb von 21 Tagen nach der Injektion kein Tier Anzeichen von Tetanus zeigt oder daran stirbt. Stirbt mehr als ein Tier aus Gründen, die nicht mit dem Toxoid in Zusammenhang stehen, ist die Prüfung einmal zu wiederholen. Stirbt auch bei der Wiederholungsprüfung mehr als ein Tier, so entspricht das Toxoid nicht der Prüfung.

Antigene Reinheit: mindestens 1000 Lf je Milligramm Proteinstickstoff

Fertiger Impfstoff als Bulk

Der fertige Impfstoff als Bulk wird durch Adsorption einer geeigneten Menge von gereinigtem Toxoid als Bulk an einen mineralischen Träger wie hydratisiertes Aluminiumphosphat oder Aluminiumhydroxid hergestellt. Die erhaltene Mischung ist annähernd blutisotonisch. Geeignete Konservierungsmittel können zugesetzt werden. Bestimmte Konservierungsmittel, insbesondere solche vom Phenol-Typ, beeinflussen die antigene Aktivität nachteilig und dürfen nicht verwendet werden.

Nur fertiger Impfstoff als Bulk, der den nachstehenden Prüfungen entspricht, darf zur Herstellung der Fertigzubereitung verwendet werden.

Konservierungsmittel: Falls vorhanden, wird der Gehalt an Konservierungsmittel mit einer geeigneten chemischen Methode bestimmt. Der Gehalt muss mindestens 85 und darf höchstens 115 Prozent des vorgesehenen Gehalts betragen.

Sterilität (2.6.1): Die Prüfung wird mit 10 ml Zubereitung je Nährmedium durchgeführt.

Fertigzubereitung

Der fertige Impfstoff als Bulk wird unter aseptischen Bedingungen in sterile Behältnisse mit Sicherheitsverschluss abgefüllt. Die Behältnisse werden so verschlossen, dass eine Kontamination verhindert wird.

Nur eine Fertigzubereitung, die allen Anforderungen unter „Prüfung auf Identität“, „Prüfung auf Reinheit“ und „Bestimmung der Wirksamkeit“ entspricht, darf zur Verwendung freigegeben werden. Wenn die Prüfungen „Freier Formaldehyd“, „Konservierungsmittel“ und die „Bestimmung der Wirksamkeit“ am fertigen Impfstoff als Bulk mit zufrieden stellenden Ergebnissen durchgeführt wurden, kann auf die Durchführung dieser Prüfungen an der Fertigzubereitung verzichtet werden.

Prüfung auf Identität

Tetanus-Toxoid wird mit einer geeigneten immunchemischen Methode (2.7.1) identifiziert. Die folgende, auf bestimmte Impfstoffe anwendbare Methode ist als Beispiel angegeben. Im zu prüfenden Impfstoff wird so viel Natriumcitrat *R* gelöst, dass eine Lösung von $100\ g \cdot l^{-1}$ erhalten wird. Diese wird etwa 16 h lang bei 37 °C gehalten und zentrifugiert, bis ein klarer, flüssiger Überstand erhalten wird, der mit einem geeigneten Tetanus-Antitoxin reagiert und einen Niederschlag bildet.

Prüfung auf Reinheit

Aluminium (2.5.13): höchstens 1,25 mg je Einzeldosis für den Menschen, wenn Aluminiumhydroxid oder hydratisiertes Aluminiumphosphat als Adsorbens verwendet wurde

Freier Formaldehyd (2.4.18): höchstens 0,2 $g \cdot l^{-1}$

Konservierungsmittel: Falls vorhanden, wird der Gehalt an Konservierungsmittel mit einer geeigneten chemischen Methode bestimmt. Der Gehalt muss mindestens dem zuvor bestimmten, gerade noch wirksamen Gehalt entsprechen und darf höchstens 115 Prozent des in der Beschriftung angegebenen Gehalts betragen.

Sterilität (2.6.1): Der Impfstoff muss der Prüfung entsprechen.

Bestimmung der Wirksamkeit

Zur Bestimmung der Wirksamkeit des Impfstoffs wird eine der unter „Bestimmung der Wirksamkeit von Tetanus-Adsorbat-Impfstoff" (2.7.8) vorgeschriebenen Methoden durchgeführt.

Die untere Vertrauensgrenze (P = 0,95) der ermittelten Wirksamkeit muss mindestens 40 I.E. je Einzeldosis für den Menschen betragen.

Beschriftung

Die Beschriftung gibt an,
- Mindestanzahl der Internationalen Einheiten je Einzeldosis für den Menschen
- Name und Menge des Adsorbens
- dass der Impfstoff vor der Verwendung geschüttelt werden muss
- dass der Impfstoff nicht gefrieren darf.

Impfstoffe für Menschen

Einzelmonographien zu Impfstoffen für Tiere

4.07/1944

Mannheimia-Impfstoff (inaktiviert) für Rinder

Vaccinum mannheimiae inactivatum ad bovidas

Definition

Mannheimia-Impfstoff (inaktiviert) für Rinder ist eine Zubereitung von Kulturen eines geeigneten Stamms oder mehrerer geeigneter Stämme von *Mannheimia haemolytica* (früher *Pasteurella haemolytica*). Diese Monographie gilt für Impfstoffe, die zur Verabreichung an Rinder verschiedener Altersklassen zum Schutz vor respiratorischen Erkrankungen durch *M. haemolytica* vorgesehen sind.

Herstellung

Die Herstellung des Impfstoffs beruht auf einem Saatgutsystem. Das Saatgut wird in einem geeigneten Nährmedium gezüchtet. Jeder Stamm wird getrennt gezüchtet und seine Identität mit einer geeigneten Methode nachgewiesen. Während des Herstellungsprozesses werden verschiedene Parameter wie die Wachstumsrate mit geeigneten Methoden überwacht. Die gemessenen Werte müssen innerhalb der für das bestimmte Produkt festgelegten Grenzen liegen. Reinheit und Identität der Ernten werden mit geeigneten Methoden geprüft. Nach Züchtung werden die Bakteriensuspensionen getrennt geerntet und mit einer geeigneten Methode inaktiviert. Der Impfstoff kann ein Adjuvans enthalten und gefriergetrocknet sein.

Auswahl der Impfstoffzusammensetzung

Die Auswahl der Zusammensetzung des Impfstoffs und der im Impfstoff enthaltenen Stämme beruht auf epidemiologischen Daten über die Prävalenz der verschiedenen Serovare von *M. haemolytica* und den an das Produkt gestellten Anforderungen. Der Impfstoff muss nachweislich hinsichtlich Unschädlichkeit (5.2.6) und Wirksamkeit (5.2.7) bei Rindern zufrieden stellende Ergebnisse aufweisen. Zum Nachweis der Eignung des Impfstoffs im Hinblick auf diese Eigenschaften können folgende Prüfungen durchgeführt werden.

Unschädlichkeit

A. Die Prüfung wird für jede in der Beschriftung angegebene Art der Anwendung und an allen Tierkategorien, für die der Impfstoff vorgesehen ist, durchgeführt.
Für jede Prüfung werden mindestens 10 Tiere verwendet, die möglichst keine Antikörper gegen die Serovare von *M. haemolytica* oder gegen das Leukotoxin, die im Impfstoff vorhanden sind, haben. Nur in begründeten Fällen dürfen Tiere mit sehr niedrigem Antikörpertiter verwendet werden, wenn bekannt ist, dass die Tiere keine frühere Mannheimia-Impfung erhalten haben. Der Antikörpertiter wird mit einer empfindlichen Prüfmethode wie einem ELISA bestimmt.
Jedem Tier wird die 2fache Impfstoffdosis mit mindestens der höchsten Wirksamkeit verabreicht, die für eine Charge des Impfstoffs erwartet werden kann. Nach dem empfohlenen Zeitabstand wird jedem Tier eine weitere Einzeldosis des Impfstoffs verabreicht. Die Tiere werden nach der letzten Impfung mindestens 14 Tage lang beobachtet. Die Körpertemperatur der Tiere wird am Tag vor der Impfung, zum Zeitpunkt der Impfung, 2, 4 und 6 h danach und dann täglich an den 4 nachfolgenden Tagen gemessen. Bei jedem Tier wird der maximale Temperaturanstieg vermerkt. Anomale lokale oder systemische Reaktionen dürfen nicht auftreten. Der Mittelwert des Temperaturanstiegs aller Tiere darf höchstens 1,5 °C betragen und bei keinem Tier darf ein Temperaturanstieg von mehr als 2 °C auftreten. Ist der Impfstoff für die Anwendung bei trächtigen Kühen vorgesehen oder kann er bei diesen angewendet werden, wird der Impfstoff in den relevanten Trächtigkeitsstadien verabreicht. Der Beobachtungszeitraum wird bis auf einen Tag nach dem Kalben ausgedehnt.
Der Impfstoff entspricht der Prüfung, wenn kein Tier anomale lokale oder systemische Reaktionen oder klinische Anzeichen einer Erkrankung aufweist oder aus Gründen stirbt, die auf den Impfstoff zurückzuführen sind. Wenn der Impfstoff zur Verabreichung an trächtige Kühe vorgesehen ist, dürfen außerdem keine signifikanten Wirkungen auf die Trächtigkeit oder die Nachkommen erkennbar sein.

B. Die für Feldversuche verwendeten Tiere werden auch zur Bewertung der Unschädlichkeit verwendet. Eine Prüfung erfolgt an Tieren jeder Kategorie, für die der Impfstoff vorgesehen ist. Mindestens 3 Gruppen von jeweils 20 Tieren sowie entsprechende Gruppen von jeweils mindestens 10 Kontrolltieren an 3 verschiedenen Standorten werden verwendet. Die Injektionsstellen werden nach der Impfung auf lokale Reaktionen untersucht. Die Körpertemperatur der Tiere wird am Tag vor der Impfung, zum Zeitpunkt der Impfung und dann täglich an den 2 nachfolgenden Tagen gemessen.
Der Impfstoff entspricht der Prüfung, wenn kein Tier anomale lokale oder systemische Reaktionen oder klinische Anzeichen einer Erkrankung aufweist oder aus Gründen stirbt, die auf den Impfstoff zurückzuführen sind. Der Mittelwert des Temperaturanstiegs aller Tiere darf höchstens 1,5 °C betragen und bei keinem Tier darf ein Temperaturanstieg von mehr als 2 °C auftreten. Wenn der Impfstoff zur Verabreichung an trächtige Kühe vorgesehen ist, dürfen außerdem keine signifikanten Wirkungen auf die Trächtigkeit oder die Nachkommen erkennbar sein.

Immunogenität: Zum Nachweis der Eignung des Impfstoffs hinsichtlich Immunogenität kann die unter „Bestimmung der Wirksamkeit" beschriebene Bestimmung für jede angegebene Art der Anwendung durchgeführt werden. Impfstoff mit der geringsten Wirksamkeit wird verwendet.

Prüfung an jeder Charge

Bestimmung der Wirksamkeit einer Charge: Die unter „Bestimmung der Wirksamkeit“ beschriebene Bestimmung erfolgt nicht notwendigerweise bei der routinemäßigen Prüfung von Impfstoffchargen. Entsprechend den Vorgaben der zuständigen Behörde oder nach Zustimmung durch diese wird die Bestimmung für den Impfstoff einmal oder mehrmals durchgeführt. Wenn diese Bestimmung nicht durchgeführt wird, muss eine andere geeignete, validierte Methode angewendet werden, wobei sich die Akzeptanzkriterien nach einer Impfstoffcharge richten, die nach der unter „Bestimmung der Wirksamkeit“ beschriebenen Methode zufrieden stellende Ergebnisse erzielt hat.

Bakterien-Endotoxine: Die „Prüfung auf Bakterien-Endotoxine“ (2.6.14) wird an jeder Fertigzubereitung durchgeführt. Wenn die Art des Adjuvans die Durchführung einer zufrieden stellenden Prüfung verhindert, wird die Prüfung unmittelbar vor dem Zusetzen des Adjuvans am Antigen als Bulk oder an der Mischung der Antigene als Bulk durchgeführt. Der höchste akzeptable Gehalt an Bakterien-Endotoxinen ist der einer Impfstoffcharge, die bei der unter „Auswahl der Impfstoffzusammensetzung“ genannten Unschädlichkeitsprüfung A oder der unter „Prüfung auf Reinheit“ genannten Unschädlichkeitsprüfung unter Verwendung von 10 Tieren zufrieden stellende Ergebnisse erzielt hat. Wenn letztere Prüfung durchgeführt wurde, muss der maximale Anstieg der Körpertemperatur jedes Tiers gemessen werden. Der Mittelwert des Temperaturanstiegs aller Tiere darf 1,5 °C nicht übersteigen. Die ausgewählte Methode zur Bestimmung des Bakterien-Endotoxin-Gehalts der zur Bestimmung des höchsten akzeptablen Gehalts an Endotoxinen bei der Unschädlichkeitsprüfung verwendeten Impfstoffcharge wird anschließend zur Prüfung aller Chargen verwendet.

Prüfung auf Identität

Nach Impfung gesunder seronegativer Tiere stimuliert der Impfstoff die Bildung von spezifischen Antikörpern gegen die Serovare von *M. haemolytica* und/oder gegen das Leukotoxin, die im Impfstoff vorhanden sind.

Prüfung auf Reinheit

Unschädlichkeit: 2 Rindern im für die Impfung empfohlenen Mindestalter, die nicht gegen Mannheimiosis geimpft sind, wird auf eine der empfohlenen Arten der Anwendung jeweils eine 2fache Impfstoffdosis verabreicht. Die Tiere werden 14 Tage lang beobachtet. Die Körpertemperatur wird am Tag vor der Impfung, zum Zeitpunkt der Impfung, 2, 4 und 6 h danach und dann täglich an den 2 nachfolgenden Tagen gemessen. Die Tiere müssen gesund bleiben, anomale lokale oder systemische Reaktionen dürfen nicht auftreten. Ein vorübergehender Temperaturanstieg von höchstens 2 °C kann auftreten.

Sterilität: Der Impfstoff muss der Prüfung „Sterilität“ der Monographie **Impfstoffe für Tiere (Vaccina ad usum veterinarium)** entsprechen.

Bestimmung der Wirksamkeit

Eine Bestimmung wird für jeden Serovar, gegen den der Impfstoff gemäß den Angaben in der Beschriftung schützen soll, durchgeführt.

Mindestens 16 Tiere im für die Impfung empfohlenen Mindestalter, die keine Antikörper gegen *M. haemolytica* und das Leukotoxin von *M. haemolytica* haben, werden verwendet. Mindestens 8 Tiere werden auf eine der empfohlenen Arten der Anwendung und nach dem empfohlenen Impfschema geimpft. 8 Tiere werden als Kontrolltiere gehalten. 21 Tage nach der letzten Impfung werden alle Tiere intratracheal oder auf eine andere geeignete Art der Anwendung belastet. Eine geeignete Menge eines virulenten Stamms eines Serovars von *M. haemolytica*, der nur wenige Passagen durchlaufen hat, wird verwendet. Die Tiere werden weitere 7 Tage lang beobachtet. Um unnötiges Leiden der Tiere zu vermeiden, werden schwer kranke Tiere getötet und als an der Erkrankung gestorben bewertet. Während des Beobachtungszeitraums werden die Tiere auf Anzeichen einer Erkrankung, zum Beispiel erhöhte Körpertemperatur, Mattheit und anomale Atmung, untersucht und die Sterblichkeitsrate wird aufgezeichnet. Am Ende des Beobachtungszeitraums werden alle überlebenden Tiere getötet. Alle Tiere, die gestorben sind, und alle, die am Ende des Beobachtungszeitraums getötet wurden, werden obduziert. Die Lungen werden untersucht und das Ausmaß der Lungenschädigungen durch Mannheimiosis wird bewertet. Proben von Lungengewebe werden für die Reisolation des für die Belastung verwendeten Keims entnommen. Die klinischen Beobachtungen und Lungenschädigungen werden bewertet. Die Ergebnisse der Bewertung dieser Parameter und die Ergebnisse der Bakterien-Reisolation der 2 Gruppen werden verglichen.

Die Bestimmung ist ungültig, wenn bei weniger als 70 Prozent der Kontrolltiere klinische Anzeichen einer Infektion mit *M. haemolytica* auftreten.

Der Impfstoff entspricht der Bestimmung, wenn in Bezug auf die Bewertungspunkte der klinischen Beobachtungen und der Obduktionen ein signifikanter Unterschied zwischen den geimpften Tieren und den Kontrolltieren besteht. Für Impfstoffe, deren Indikation eine Minderung des Schweregrads bei Infektionen mit einzelnen Serovaren beinhaltet, müssen in Bezug auf den Schweregrad der Infektion die Ergebnisse bei den geimpften Tieren signifikant besser sein als die der Kontrolltiere.

Beschriftung

Die Beschriftung gibt an

- Serovar oder Serovare von *M. haemolytica*, gegen den oder die der Impfstoff schützen soll
- Serovar oder Serovare von *M. haemolytica* und/oder das Leukotoxin, der oder die im Impfstoff enthalten ist/sind.

4.07/1946

Mannheimia-Impfstoff (inaktiviert) für Schafe

Vaccinum mannheimiae inactivatum ad ovem

Definition

Mannheimia-Impfstoff (inaktiviert) für Schafe ist eine Zubereitung von Kulturen eines geeigneten Stamms oder mehrerer geeigneter Stämme von *Mannheimia haemolytica* (früher *Pasteurella haemolytica*). Diese Monographie gilt für Impfstoffe, die zur Verabreichung an Schafe zur aktiven Immunisierung und zum passiven Schutz der zukünftigen Nachkommen vor Erkrankungen durch *M. haemolytica* vorgesehen sind.

Herstellung

Die Herstellung des Impfstoffs beruht auf einem Saatgutsystem. Das Saatgut wird in einem geeigneten Nährmedium gezüchtet. Jeder Stamm wird getrennt gezüchtet und seine Identität mit einer geeigneten Methode nachgewiesen. Während des Herstellungsprozesses werden verschiedene Parameter wie die Wachstumsrate mit geeigneten Methoden überwacht. Die gemessenen Werte müssen innerhalb der für das bestimmte Produkt festgelegten Grenzen liegen. Reinheit und Identität der Ernten werden mit geeigneten Methoden geprüft. Nach Züchtung werden die Bakteriensuspensionen getrennt geerntet und mit einer geeigneten Methode inaktiviert. Der Impfstoff kann ein Adjuvans enthalten und gefriergetrocknet sein.

Auswahl der Impfstoffzusammensetzung

Die Auswahl der Zusammensetzung des Impfstoffs und der im Impfstoff enthaltenen Stämme beruht auf epidemiologischen Daten über die Prävalenz der verschiedenen Serovare von *M. haemolytica* und den an das Produkt gestellten Anforderungen, zum Beispiel aktiver und/oder passiver Schutz. Der Impfstoff muss nachweislich hinsichtlich Unschädlichkeit (5.2.6) und Wirksamkeit (5.2.7) bei Schafen zufrieden stellende Ergebnisse aufweisen. Zum Nachweis der Eignung des Impfstoffs im Hinblick auf diese Eigenschaften können folgende Prüfungen durchgeführt werden.

Unschädlichkeit

A. Die Prüfung wird für jede in der Beschriftung angegebene Art der Anwendung und an allen Tierkategorien, zum Beispiel jungen Schafen, trächtigen Mutterschafen, für die der Impfstoff vorgesehen ist, durchgeführt. Für jede Prüfung werden mindestens 10 Tiere verwendet, die möglichst keine Antikörper gegen die Serovare von *M. haemolytica* oder gegen das Leukotoxin, die im Impfstoff vorhanden sind, haben. Nur in begründeten Fällen dürfen Tiere mit sehr niedrigem Antikörpertiter verwendet werden, wenn bekannt ist, dass die Tiere keine frühere Mannheimia-Impfung erhalten haben. Der Antikörpertiter wird mit einer empfindlichen Prüfmethode wie einem ELISA bestimmt.
Jedem Tier wird die 2fache Impfstoffdosis mit mindestens der höchsten Wirksamkeit verabreicht, die für eine Charge des Impfstoffs erwartet werden kann. Nach dem empfohlenen Zeitabstand wird jedem Tier eine weitere Einzeldosis des Impfstoffs verabreicht. Die Tiere werden nach der letzten Impfung mindestens 14 Tage lang beobachtet. Die Körpertemperatur der Tiere wird am Tag vor der Impfung, zum Zeitpunkt der Impfung, 2, 4 und 6 h danach und dann täglich an den 4 nachfolgenden Tagen gemessen. Bei jedem Tier wird der maximale Temperaturanstieg vermerkt. Anomale lokale oder systemische Reaktionen dürfen nicht auftreten. Der Mittelwert des Temperaturanstiegs aller Tiere darf höchstens 1,5 °C betragen und bei keinem Tier darf ein Temperaturanstieg von mehr als 2 °C auftreten. Ist der Impfstoff für die Anwendung bei trächtigen Mutterschafen vorgesehen oder kann er bei diesen angewendet werden, wird der Impfstoff in den relevanten Trächtigkeitsstadien verabreicht. Der Beobachtungszeitraum wird bis auf einen Tag nach dem Lammen ausgedehnt.
Der Impfstoff entspricht der Prüfung, wenn kein Tier anomale lokale Reaktionen oder klinische Anzeichen einer Erkrankung aufweist oder aus Gründen stirbt, die auf den Impfstoff zurückzuführen sind. Wenn der Impfstoff zur Verabreichung an trächtige Mutterschafe vorgesehen ist, dürfen außerdem keine signifikanten Wirkungen auf die Trächtigkeit oder die Nachkommen erkennbar sein.

B. Die für Feldversuche verwendeten Tiere werden auch zur Bewertung der Unschädlichkeit verwendet. Eine Prüfung erfolgt an Tieren jeder Kategorie, für die der Impfstoff vorgesehen ist. Mindestens 3 Gruppen von jeweils 20 Tieren sowie entsprechende Gruppen von jeweils mindestens 10 Kontrolltieren an 3 verschiedenen Standorten werden verwendet. Die Injektionsstellen werden nach der Impfung auf lokale Reaktionen untersucht. Die Körpertemperatur der Tiere wird am Tag vor der Impfung, zum Zeitpunkt der Impfung und dann täglich an den 2 nachfolgenden Tagen gemessen.
Der Impfstoff entspricht der Prüfung, wenn kein Tier anomale lokale oder systemische Reaktionen oder klinische Anzeichen einer Erkrankung aufweist oder aus Gründen stirbt, die auf den Impfstoff zurückzuführen sind. Der Mittelwert des Temperaturanstiegs aller Tiere darf höchstens 1,5 °C betragen und bei keinem Tier darf ein Temperaturanstieg von mehr als 2 °C auftreten. Wenn der Impfstoff zur Verabreichung an trächtige Mutterschafe vorgesehen ist, dürfen außerdem keine signifikanten Wirkungen auf die Trächtigkeit oder die Nachkommen erkennbar sein.

Immunogenität: Zum Nachweis der Eignung des Impfstoffs hinsichtlich Immunogenität können die unter „Bestimmung der Wirksamkeit" beschriebenen Bestimmungen für jede angegebene Art der Anwendung durchgeführt werden. Impfstoff mit der geringsten Wirksamkeit wird verwendet.

Prüfung an jeder Charge

Bestimmung der Wirksamkeit einer Charge: Die unter „Bestimmung der Wirksamkeit" beschriebenen Bestimmungen erfolgen nicht notwendigerweise bei der routinemäßigen Prüfung von Impfstoffchargen. Entsprechend den Vorgaben der zuständigen Behörde oder nach Zustimmung durch diese werden die Bestimmungen für den Impfstoff einmal oder mehrmals durchgeführt. Wenn diese Bestimmungen nicht durchgeführt werden, muss eine andere geeignete, validierte Methode angewendet werden, wobei sich die Akzeptanzkriterien nach einer Impfstoffcharge richten, die nach einer der unter „Bestimmung der Wirksamkeit" beschriebenen Methoden zufrieden stellende Ergebnisse erzielt hat.

Bakterien-Endotoxine: Die „Prüfung auf Bakterien-Endotoxine" (2.6.14) wird an jeder Fertigzubereitung durchgeführt. Wenn die Art des Adjuvans die Durchführung einer zufrieden stellenden Prüfung verhindert, wird die Prüfung unmittelbar vor dem Zusetzen des Adjuvans am Antigen als Bulk oder an der Mischung der Antigene als Bulk durchgeführt. Der höchste akzeptable Gehalt an Bakterien-Endotoxinen ist der einer Impfstoffcharge, die bei der unter „Auswahl der Impfstoffzusammensetzung" genannten Unschädlichkeitsprüfung A oder der unter „Prüfung auf Reinheit" genannten Unschädlichkeitsprüfung unter Verwendung von 10 Tieren zufrieden stellende Ergebnisse erzielt hat. Wenn letztere Prüfung durchgeführt wurde, muss der maximale Anstieg der Körpertemperatur jedes Tiers gemessen werden. Der Mittelwert des Temperaturanstiegs aller Tiere darf 1,5 °C nicht übersteigen. Die ausgewählte Methode zur Bestimmung des Bakterien-Endotoxin-Gehalts der zur Bestimmung des höchsten akzeptablen Gehalts an Endotoxinen bei der Unschädlichkeitsprüfung verwendeten Impfstoffcharge wird anschließend zur Prüfung aller Chargen verwendet.

Prüfung auf Identität

Nach Impfung gesunder seronegativer Tiere stimuliert der Impfstoff die Bildung von spezifischen Antikörpern gegen die Serovare von *M. haemolytica* und/oder gegen das Leukotoxin, die im Impfstoff vorhanden sind.

Prüfung auf Reinheit

Unschädlichkeit: 2 Schafen im für die Impfung empfohlenen Mindestalter, die nicht gegen Mannheimiosis geimpft sind, wird auf eine der empfohlenen Arten der Anwendung jeweils eine 2fache Impfstoffdosis verabreicht. Wenn Schafe im empfohlenen Mindestalter nicht verfügbar sind, werden Tiere in einem Alter verwendet, das geringstmöglich davon abweicht. Die Tiere werden 14 Tage lang beobachtet. Die Körpertemperatur wird am Tag vor der Impfung, zum Zeitpunkt der Impfung, 2, 4 und 6 h danach und dann täglich an den 2 nachfolgenden Tagen gemessen. Die Tiere müssen gesund bleiben, anomale lokale oder systemische Reaktionen dürfen nicht auftreten. Ein vorübergehender Temperaturanstieg von höchstens 2 °C kann auftreten.

Sterilität: Der Impfstoff muss der Prüfung „Sterilität" der Monographie **Impfstoffe für Tiere (Vaccina ad usum veterinarium)** entsprechen.

Bestimmung der Wirksamkeit

Aktive Immunisierung: Für jeden Serovar von *M. haemolytica*, gegen den der Impfstoff durch aktive Immunisierung gemäß den Angaben in der Beschriftung schützen soll, wird eine Bestimmung durchgeführt.

Mindestens 20 Lämmer im für die Impfung empfohlenen Mindestalter, die keine Antikörper gegen *M. haemolytica* und das Leukotoxin von *M. haemolytica* haben, werden verwendet. Mindestens 10 Tiere werden auf eine der empfohlenen Arten der Anwendung und nach dem empfohlenen Impfschema geimpft. 10 Tiere werden als Kontrolltiere gehalten. 21 Tage nach der letzten Impfung werden alle Tiere intratracheal oder auf eine andere geeignete Art der Anwendung belastet. Eine geeignete Menge eines virulenten Stamms eines Serovars von *M. haemolytica*, der nur wenige Passagen durchlaufen hat, wird verwendet. Falls erforderlich wird für einzelne Serovare mit Parainfluenza-Typ 3-(PI3-)Virus oder mit einem anderen geeigneten respiratorischen Pathogen vorbelastet. Die Tiere werden weitere 7 Tage lang beobachtet. Um unnötiges Leiden der Tiere zu vermeiden, werden schwer kranke Tiere getötet und als an der Erkrankung gestorben bewertet. Während des Beobachtungszeitraums werden die Tiere auf Anzeichen einer Erkrankung, zum Beispiel erhöhte Körpertemperatur, Mattheit und anomale Atmung, untersucht und die Sterblichkeitsrate wird aufgezeichnet. Am Ende des Beobachtungszeitraums werden alle überlebenden Tiere getötet. Alle Tiere, die gestorben sind, und alle, die am Ende des Beobachtungszeitraums getötet wurden, werden obduziert. Die Lungen werden untersucht und das Ausmaß der Lungenschädigungen durch Mannheimiosis wird bewertet. Proben von Lungengewebe werden für die Reisolation des für die Belastung verwendeten Keims entnommen. Die klinischen Beobachtungen und Lungenschädigungen werden bewertet. Die Ergebnisse der Bewertung dieser Parameter und die Ergebnisse der Bakterien-Reisolation der 2 Gruppen werden verglichen.

Die Bestimmung ist ungültig, wenn bei weniger als 70 Prozent der Kontrolltiere klinische Anzeichen einer Infektion mit *M. haemolytica* auftreten.

Der Impfstoff entspricht der Bestimmung, wenn in Bezug auf die Bewertungspunkte der klinischen Beobachtungen und der Obduktionen ein signifikanter Unterschied zwischen den geimpften Tieren und den Kontrolltieren besteht. Für Impfstoffe, deren Indikation eine Minderung des Schweregrads bei Infektionen mit einzelnen Serovaren beinhaltet, müssen in Bezug auf den Schweregrad der Infektion die Ergebnisse bei den geimpften Tieren signifikant besser sein als die der Kontrolltiere.

Passiver Schutz: Für jeden Serovar von *M. haemolytica*, gegen den der Impfstoff durch passiven Schutz gemäß den Angaben in der Beschriftung schützen soll, wird eine Bestimmung durchgeführt.

Mindestens 6 Mutterschafe werden verwendet, die möglichst keine Antikörper gegen die Serovare von *M. haemolytica* oder gegen das Leukotoxin haben, die im Impfstoff vorhanden sind. Nur in begründeten Fällen dürfen Tiere verwendet werden, von denen bekannt ist, dass sie keine frühere Mannheimia-Impfung erhalten haben, dass die Bezugsquelle ein niedriges Vorkommen an respiratorischen Erkrankungen hat und dass die Tiere einen niedrigen Antikörpertiter haben. Der Antikörpertiter wird mit einer empfindlichen Prüfmethode wie einem ELISA bestimmt. Die Tiere werden auf eine der empfohlenen Arten der Anwendung in den empfohlenen Trächtigkeitsstadien entsprechend dem empfohlenen Impfschema geimpft. Mit 20 neugeborenen Lämmern, die kein Kolostrum erhalten haben, wird eine Belastungsstudie durchgeführt. 10 Lämmer erhalten Kolostrum von geimpften Mutterschafen und 10 Kontrolllämmer erhalten Kolostrum oder Kolostrumersatz ohne nachweisbare Antikörper gegen *M. haemolytica*. Wenn die Lämmer das für den passiven Schutz relevante Alter erreicht haben, wird zur Belastung eine geeignete Menge eines virulenten Stamms eines Serovars von *M. haemolytica*, der nur wenige Passagen durchlaufen hat, intratracheal verabreicht. Die Tiere werden weitere 7 Tage lang beobachtet. Um unnötiges Leiden der Tiere zu vermeiden, werden schwer kranke Tiere getötet und als an der Erkrankung gestorben bewertet. Die Tiere werden beobachtet. Die Auswirkungen der Belastung auf die Nachkommen der geimpften Tiere und die der Kontrolltiere werden wie in der Bestimmung unter „Aktive Immunisierung" beschrieben bewertet.

Die Bestimmung ist ungültig, wenn in weniger als 70 Prozent der Kontrolltiere Anzeichen einer Infektion mit oder einer Schädigung durch *M. haemolytica* auftreten.

Der Impfstoff entspricht der Bestimmung, wenn in Bezug auf die Bewertungspunkte der klinischen Beobachtungen und der Obduktionen ein signifikanter Unterschied zwischen den immunisierten Lämmern und den Kontrolllämmern besteht. Für Impfstoffe, deren Indikation eine Minderung des Schweregrads der Infektion gegen einzelne Serovare beinhaltet, müssen in Bezug auf den Schweregrad der Infektion die Ergebnisse der immunisierten Lämmer signifikant besser sein als die der Kontrolllämmer.

Beschriftung

Die Beschriftung gibt an

- Serovar oder Serovare von *M. haemolytica*, gegen den oder die der Impfstoff schützen soll
- Serovar oder Serovare von *M. haemolytica* und/oder das Leukotoxin, der oder die im Impfstoff enthalten ist/sind
- für Impfstoffe zum passiven Schutz die Zeitdauer, für die dieser andauern soll.

4.07/2072

Pasteurella-Impfstoff (inaktiviert) für Schafe

Vaccinum pasteurellae inactivatum ad ovem

Definition

Pasteurella-Impfstoff (inaktiviert) für Schafe ist eine Zubereitung von Kulturen eines geeigneten Stamms oder mehrerer geeigneter Stämme von *Pasteurella trehalosi*. Diese Monographie gilt für Impfstoffe, die zur Verabreichung an Schafe zum Schutz vor Erkrankungen durch *P. trehalosi* vorgesehen sind.

Herstellung

Die Herstellung des Impfstoffs beruht auf einem Saatgutsystem. Das Saatgut wird in einem geeigneten Nährmedium gezüchtet. Jeder Stamm wird getrennt gezüchtet und seine Identität mit einer geeigneten Methode nachgewiesen. Während des Herstellungsprozesses werden verschiedene Parameter wie die Wachstumsrate mit geeigneten Methoden überwacht. Die gemessenen Werte müssen innerhalb der für das bestimmte Produkt festgelegten Grenzen liegen. Reinheit und Identität der Ernten werden mit geeigneten Methoden geprüft. Nach Züchtung werden die Bakteriensuspensionen getrennt geerntet und mit einer geeigneten Methode inaktiviert. Der Impfstoff kann ein Adjuvans enthalten und gefriergetrocknet sein.

Auswahl der Impfstoffzusammensetzung

Die Auswahl der Zusammensetzung des Impfstoffs und der im Impfstoff enthaltenen Stämme beruht auf epidemiologischen Daten über die Prävalenz der verschiedenen Serovare von *P. trehalosi*. Der Impfstoff muss nachweislich hinsichtlich Unschädlichkeit (5.2.6) und Wirksamkeit (5.2.7) bei Schafen zufrieden stellende Ergebnisse aufweisen. Zum Nachweis der Eignung des Impfstoffs im Hinblick auf diese Eigenschaften können folgende Prüfungen durchgeführt werden.

Unschädlichkeit

A. Die Prüfung wird für jede in der Beschriftung angegebene Art der Anwendung und an allen Tierkategorien, zum Beispiel jungen Schafen, trächtigen Mutterschafen, für die der Impfstoff vorgesehen ist, durchgeführt.
   Für jede Prüfung werden mindestens 10 Tiere verwendet, die möglichst keine Antikörper gegen die Serovare von *P. trehalosi* oder gegen das Leukotoxin, die im

Impfstoffe für Tiere

Impfstoff vorhanden sind, haben. Nur in begründeten Fällen dürfen Tiere mit sehr niedrigem Antikörpertiter verwendet werden, wenn bekannt ist, dass die Tiere keine frühere Pasteurella-Impfung erhalten haben. Der Antikörpertiter wird mit einer empfindlichen Prüfmethode wie einem ELISA bestimmt.

Jedem Tier wird die 2fache Impfstoffdosis mit mindestens der höchsten Wirksamkeit verabreicht, die für eine Charge des Impfstoffs erwartet werden kann. Nach dem empfohlenen Zeitabstand wird jedem Tier eine weitere Einzeldosis des Impfstoffs verabreicht. Die Tiere werden nach der letzten Impfung mindestens 14 Tage lang beobachtet. Die Körpertemperatur der Tiere wird am Tag vor der Impfung, zum Zeitpunkt der Impfung, 2, 4 und 6 h danach und dann täglich an den 4 nachfolgenden Tagen gemessen. Bei jedem Tier wird der maximale Temperaturanstieg vermerkt. Anomale lokale oder systemische Reaktionen dürfen nicht auftreten. Der Mittelwert des Temperaturanstiegs aller Tiere darf höchstens 1,5 °C betragen und bei keinem Tier darf ein Temperaturanstieg von mehr als 2 °C auftreten. Ist der Impfstoff für die Anwendung bei trächtigen Mutterschafen vorgesehen oder kann er bei diesen angewendet werden, wird der Impfstoff in den relevanten Trächtigkeitsstadien verabreicht. Der Beobachtungszeitraum wird bis auf einen Tag nach dem Lammen ausgedehnt.

Der Impfstoff entspricht der Prüfung, wenn kein Tier anomale lokale oder systemische Reaktionen oder klinische Anzeichen einer Erkrankung aufweist oder aus Gründen stirbt, die auf den Impfstoff zurückzuführen sind. Wenn der Impfstoff zur Verabreichung an trächtige Mutterschafe vorgesehen ist, dürfen außerdem keine signifikanten Wirkungen auf die Trächtigkeit oder die Nachkommen erkennbar sein.

B. Die für Feldversuche verwendeten Tiere werden auch zur Bewertung der Unschädlichkeit verwendet. Eine Prüfung erfolgt an Tieren jeder Kategorie, für die der Impfstoff vorgesehen ist. Mindestens 3 Gruppen von jeweils 20 Tieren sowie entsprechende Gruppen von jeweils mindestens 10 Kontrolltieren an 3 verschiedenen Standorten werden verwendet. Die Injektionsstellen werden nach der Impfung auf lokale Reaktionen untersucht. Die Körpertemperatur der Tiere wird am Tag vor der Impfung, zum Zeitpunkt der Impfung und dann täglich an den 2 nachfolgenden Tagen gemessen. Der Impfstoff entspricht der Prüfung, wenn kein Tier anomale lokale oder systemische Reaktionen oder klinische Anzeichen einer Erkrankung aufweist oder aus Gründen stirbt, die auf den Impfstoff zurückzuführen sind. Der Mittelwert des Temperaturanstiegs aller Tiere darf höchstens 1,5 °C betragen und bei keinem Tier darf ein Temperaturanstieg von mehr als 2 °C auftreten. Wenn der Impfstoff zur Verabreichung an trächtige Mutterschafe vorgesehen ist, dürfen außerdem keine signifikanten Wirkungen auf die Trächtigkeit oder die Nachkommen erkennbar sein.

Immunogenität: Zum Nachweis der Eignung des Impfstoffs hinsichtlich Immunogenität kann die unter „Bestimmung der Wirksamkeit" beschriebene Bestimmung für jede angegebene Art der Anwendung durchgeführt werden. Impfstoff mit der geringsten Wirksamkeit wird verwendet.

Prüfung an jeder Charge

Bestimmung der Wirksamkeit einer Charge: Die unter „Bestimmung der Wirksamkeit" beschriebene Bestimmung erfolgt nicht notwendigerweise bei der routinemäßigen Prüfung von Impfstoffchargen. Entsprechend den Vorgaben der zuständigen Behörde oder nach Zustimmung durch diese wird die Bestimmung für den Impfstoff einmal oder mehrmals durchgeführt. Wenn diese Bestimmung nicht durchgeführt wird, muss eine andere geeignete, validierte Methode angewendet werden, wobei sich die Akzeptanzkriterien nach einer Impfstoffcharge richten, die nach der unter „Bestimmung der Wirksamkeit" beschriebenen Methode zufrieden stellende Ergebnisse erzielt hat.

Bakterien-Endotoxine: Die „Prüfung auf Bakterien-Endotoxine" (2.6.14) wird an jeder Fertigzubereitung durchgeführt. Wenn die Art des Adjuvans die Durchführung einer zufrieden stellenden Prüfung verhindert, wird die Prüfung unmittelbar vor dem Zusetzen des Adjuvans am Antigen als Bulk oder an der Mischung der Antigene als Bulk durchgeführt. Der höchste akzeptable Gehalt an Bakterien-Endotoxinen ist der einer Impfstoffcharge, die bei der unter „Auswahl der Impfstoffzusammensetzung" genannten Unschädlichkeitsprüfung A oder der unter „Prüfung auf Reinheit" genannten Unschädlichkeitsprüfung unter Verwendung von 10 Tieren zufrieden stellende Ergebnisse erzielt hat. Wenn letztere Prüfung durchgeführt wurde, muss der maximale Anstieg der Körpertemperatur jedes Tiers gemessen werden. Der Mittelwert des Temperaturanstiegs aller Tiere darf 1,5 °C nicht übersteigen. Die ausgewählte Methode zur Bestimmung des Bakterien-Endotoxin-Gehalts der zur Bestimmung des höchsten akzeptablen Gehalts an Endotoxinen bei der Unschädlichkeitsprüfung verwendeten Impfstoffcharge wird anschließend zur Prüfung aller Chargen verwendet.

Prüfung auf Identität

Nach Impfung gesunder seronegativer Tiere stimuliert der Impfstoff die Bildung von spezifischen Antikörpern gegen die Serovare von *P. trehalosi* und/oder gegen das Leukotoxin, die im Impfstoff vorhanden sind.

Prüfung auf Reinheit

Unschädlichkeit: 2 Schafen im für die Impfung empfohlenen Mindestalter, die nicht gegen Pasteurella geimpft sind, wird auf eine der empfohlenen Arten der Anwendung jeweils eine 2fache Impfstoffdosis verabreicht. Wenn Schafe im empfohlenen Mindestalter nicht verfügbar sind, werden Tiere in einem Alter verwendet, das geringstmöglich davon abweicht. Die Tiere werden 14 Tage lang beobachtet. Die Körpertemperatur wird am Tag vor der Impfung, zum Zeitpunkt der Impfung, 2, 4 und 6 h danach und dann täglich an den 2 nachfolgenden Tagen gemessen. Die Tiere müssen gesund bleiben, anomale lokale oder systemische Reaktionen dürfen nicht auftreten. Ein vorübergehender Temperaturanstieg von höchstens 2 °C kann auftreten.

Sterilität: Der Impfstoff muss der Prüfung „Sterilität" der Monographie **Impfstoffe für Tiere (Vaccina ad usum veterinarium)** entsprechen.

Bestimmung der Wirksamkeit

Eine Bestimmung wird für jeden Serovar von *P. trehalosi*, gegen den der Impfstoff gemäß den Angaben in der Beschriftung schützen soll, durchgeführt.

Mindestens 20 Lämmer im für die Impfung empfohlenen Mindestalter, die keine Antikörper gegen *P. trehalosi* und das Leukotoxin von *P. trehalosi* haben, werden verwendet. Mindestens 10 Tiere werden auf eine der empfohlenen Arten der Anwendung und nach dem empfohlenen Impfschema geimpft. 10 Tiere werden als Kontrolltiere gehalten. 21 Tage nach der letzten Impfung werden alle Lämmer subkutan oder auf eine andere geeignete Art der Anwendung belastet. Eine geeignete Menge eines virulenten Stamms eines Serovars von *P. trehalosi*, der nur wenige Passagen durchlaufen hat, wird verwendet. Die Tiere werden weitere 7 Tage lang beobachtet. Um unnötiges Leiden der Tiere zu vermeiden, werden schwer kranke Tiere getötet und als an der Erkrankung gestorben bewertet. Während des Beobachtungszeitraums werden die Tiere auf Anzeichen einer Erkrankung, zum Beispiel anhaltende Mattheit und übermäßiger Speichelfluss, untersucht und die Sterblichkeitsrate wird aufgezeichnet. Am Ende des Beobachtungszeitraums werden alle überlebenden Tiere getötet. Alle Tiere, die gestorben sind, und alle, die am Ende des Beobachtungszeitraums getötet wurden, werden obduziert. Lungen, Rippenfell, Leber und Milz werden auf Blutungen untersucht und das Ausmaß der Lungenschädigungen durch Pasteurellosis wird bewertet. Proben von Lungen-, Leber- und Milzgewebe werden für die Reisolation des für die Belastung verwendeten Keims entnommen. Sterblichkeitsrate, klinische Beobachtungen und bei der Obduktion beobachtete Läsionen werden bewertet. Die Ergebnisse der Bewertung dieser Parameter und die Ergebnisse der Bakterien-Reisolation der 2 Gruppen werden verglichen.

Die Bestimmung ist ungültig, wenn bei weniger als 70 Prozent der Kontrolltiere klinische Anzeichen einer Infektion mit oder Läsionen durch *P. trehalosi* auftreten.

Der Impfstoff entspricht der Bestimmung, wenn in Bezug auf die Bewertungspunkte der klinischen Beobachtungen und der Obduktionen ein signifikanter Unterschied zwischen den geimpften Tieren und den Kontrolltieren besteht. Für Impfstoffe, deren Indikation eine Minderung des Schweregrads bei Infektionen mit einzelnen Serovaren beinhaltet, müssen in Bezug auf den Schweregrad der Infektion die Ergebnisse bei den geimpften Tieren signifikant besser sein als die der Kontrolltiere.

Beschriftung

Die Beschriftung gibt an

- Serovar oder Serovare von *P. trehalosi*, gegen den oder die der Impfstoff schützen soll
- Serovar oder Serovare von *P. trehalosi* und/oder das Leukotoxin, der oder die im Impfstoff enthalten ist/sind.

Einzelmonographien zu Radioaktiven Arzneimitteln

4.07/1917

(5-Methyl[^{11}C])Flumazenil-Injektionslösung

Flumazenil (*N*-[^{11}C]methyl) solutio iniectabilis

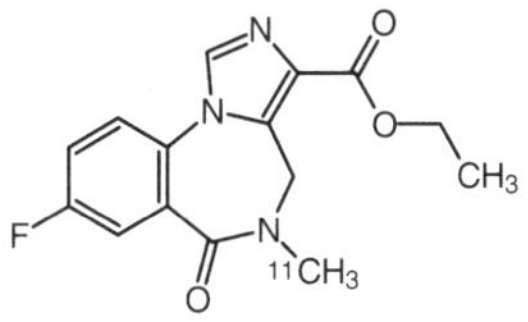

Definition

Sterile Lösung von Ethyl[8-fluor-5-([^{11}C]methyl)-6-oxo-5,6-dihydro-4*H*-imidazo[1,5-*a*][1,4]benzodiazepin-3-carboxylat], die einen Stabilisator wie Ascorbinsäure enthalten kann

Gehalt: 90 bis 110 Prozent der deklarierten Kohlenstoff-11-Radioaktivität zu dem in der Beschriftung angegebenen Zeitpunkt

Gehalt an Flumazenil: höchstens 50 µg in der empfohlenen maximalen Dosis in Millilitern

Herstellung

Herstellung des Radionuklids

Kohlenstoff-11 ist ein radioaktives Isotop von Kohlenstoff und wird im Allgemeinen durch Protonenbestrahlung von Stickstoff erzeugt. Abhängig vom Zusatz entweder von Sauerstoff in Spuren oder von geringen Mengen an Wasserstoff wird die Radioaktivität in Form von [^{11}C]Kohlendioxid beziehungsweise [^{11}C]Methan erhalten.

Radiochemische Synthese

(5-Methyl[^{11}C])Flumazenil kann durch *N*-Alkylierung von Ethyl[8-fluor-6-oxo-5,6-dihydro-4*H*-imidazo[1,5-*a*][1,4]benzodiazepin-3-carboxylat] (Demethylflumazenil) mit Iod[^{11}C]methan oder [^{11}C]Methyltrifluormethansulfonat hergestellt werden.

Synthese von Iod[^{11}C]methan

Iod[^{11}C]methan kann aus [^{11}C]Kohlendioxid oder [^{11}C]Methan hergestellt werden. Das am häufigsten verwendete Verfahren ist die Reduktion von [^{11}C]Kohlendioxid mit Lithium-Aluminiumhydrid. Das gebildete [^{11}C]Methanolat wird anschließend mit Iodwasserstoffsäure umgesetzt. Bei einem anderen Verfahren wird [^{11}C]Methan, das entweder direkt im Target-Material oder online aus [^{11}C]Kohlendioxid erhalten wird, mit Iod umgesetzt.

Synthese von [^{11}C]Methyltrifluormethansulfonat

[^{11}C]Methyltrifluormethansulfonat kann aus Iod[^{11}C]=methan unter Verwendung eines mit Silbertrifluormethansulfonat imprägnierten, festen Trägermaterials, wie Graphitkohlenstoff, hergestellt werden.

Synthese von (5-Methyl[^{11}C])Flumazenil

Das am häufigsten angewendete Verfahren zur Herstellung von (5-Methyl[^{11}C])Flumazenil ist die *N*-Alkylierung von Demethylflumazenil mit Iod[^{11}C]methan unter alkalischen Bedingungen und in einem Lösungsmittel wie Dimethylformamid oder Aceton. Das gebildete (5-Methyl[^{11}C])Flumazenil kann durch halbpräparative Flüssigchromatographie gereinigt werden, zum Beispiel unter Verwendung einer mit octadecylsilyliertem Kieselgel zur Chromatographie gepackten Säule und einer Mischung von Ethanol und Wasser als Eluent.

Vorläufersubstanz zur Synthese

Demethylflumazenil

Schmelztemperatur (2.2.14): 286 bis 289 °C

IR-Spektroskopie (2.2.24)

Vergleich: Demethylflumazenil-Referenzspektrum der Ph. Eur.

Eigenschaften

Aussehen: klare, farblose Lösung

Halbwertszeit und Art der Strahlung von Kohlenstoff-11: entsprechend „5.7 Tabelle mit physikalischen Eigenschaften der im Arzneibuch erwähnten Radionuklide“

Prüfung auf Identität

A. Gammaspektrometrie

   Ergebnis: Die Gammaphotonen haben eine Energie von 0,511 MeV und in Abhängigkeit von der Messgeometrie kann ein Summenpeak von 1,022 MeV beobachtet werden.

B. Die Injektionslösung entspricht der Prüfung „Radionuklid-Reinheit, B“ (siehe „Prüfung auf Reinheit“).

C. Die bei der Prüfung „Radiochemische Reinheit“ (siehe „Prüfung auf Reinheit“) erhaltenen Chromatogramme werden ausgewertet.

   Ergebnis: Der Hauptpeak im Radiochromatogramm der Untersuchungslösung entspricht in Bezug auf die

Retentionszeit dem Hauptpeak im Chromatogramm der Referenzlösung a.

Prüfung auf Reinheit

pH-Wert (2.2.3): 6,0 bis 8,0

Sterilität: Die Injektionslösung muss der Prüfung „Sterilität" der Monographie **Radioaktive Arzneimittel (Radiopharmaceutica)** entsprechen.

Die Injektionslösung kann vor Abschluss der Prüfung zur Anwendung freigegeben werden.

Bakterien-Endotoxine (2.6.14): weniger als 175/*V* I.E. Bakterien-Endotoxine je Milliliter, wobei *V* die empfohlene maximale Dosis in Millilitern ist

Die Injektionslösung kann vor Abschluss der Prüfung zur Anwendung freigegeben werden.

Flumazenil, Verunreinigung A: Flüssigchromatographie (2.2.29)

Untersuchungslösung: die Injektionslösung

Referenzlösung a: 2,5 mg Flumazenil *R* werden in 5 ml Methanol *R* gelöst.

Referenzlösung b: 2,5 mg Demethylflumazenil *R* werden in 50 ml Methanol *R* gelöst.

Referenzlösung c: 0,1 ml Referenzlösung a werden mit 0,1 ml Referenzlösung b versetzt. Diese Lösung wird mit einer Lösung von Natriumchlorid *R* ($0{,}9\ g \cdot l^{-1}$) zu *V* verdünnt, wobei *V* die empfohlene maximale Dosis in Millilitern ist.

Referenzlösung d: 0,1 ml Referenzlösung a werden mit Methanol *R* zu 50 ml verdünnt. 1,0 ml dieser Lösung wird mit einer Lösung von Natriumchlorid *R* ($0{,}9\ g \cdot l^{-1}$) zu *V* verdünnt, wobei *V* die empfohlene maximale Dosis in Millilitern ist.

Säule
- Größe: $l = 0{,}15$ m, $\varnothing = 3{,}9$ mm
- Stationäre Phase: octadecylsilyliertes Kieselgel zur Chromatographie *R* (5 µm), sphärisch, mit einer spezifischen Oberfläche von $440\ m^2 \cdot g^{-1}$, einer Porengröße von 100 nm und einem Kohlenstoffgehalt von 19 Prozent
- Temperatur: bei einer konstanten Temperatur zwischen 20 und 30 °C

Mobile Phase: Methanol *R*, Wasser *R* (45:55 *V/V*)

Durchflussrate: $1\ ml \cdot min^{-1}$

Detektion: Spektrometer bei 260 nm, in Serie verbunden mit einem Radioaktivitätsdetektor

Einspritzen: 100 µl

Chromatographiedauer: 10 min

Relative Retention (bezogen auf Flumazenil)
- Verunreinigung A: etwa 0,74

Eignungsprüfung: Referenzlösung c
- Auflösung: mindestens 2,5 zwischen den Peaks von Verunreinigung A und Flumazenil

Grenzwerte: Das mit Hilfe des Spektrometers aufgezeichnete Chromatogramm wird ausgewertet.
- Flumazenil: nicht größer als die Fläche des entsprechenden Peaks im Chromatogramm der Referenzlösung c (50 µg/*V*)
- Verunreinigung A: nicht größer als die Fläche des entsprechenden Peaks im Chromatogramm der Referenzlösung c (5 µg/*V*)
- Jede weitere Verunreinigung: jeweils nicht größer als die Fläche des Hauptpeaks im Chromatogramm der Referenzlösung d (1 µg/*V*)

Lösungsmittel-Rückstände: Die Grenzwerte müssen den in Kapitel 5.4 definierten Grundsätzen bei Anwendung der Methode 2.4.24 entsprechen.

Die Injektionslösung kann vor Abschluss der Prüfung zur Anwendung freigegeben werden.

Radionuklid-Reinheit

Kohlenstoff-11: mindestens 99 Prozent der Gesamtradioaktivität

Die Injektionslösung kann vor Abschluss der Prüfung zur Anwendung freigegeben werden.

A. Gammaspektrometrie

   Ergebnis: Das Spektrum der Injektionslösung weicht nicht signifikant von dem einer Fluor-18-Referenzlösung ab.

B. Halbwertszeit: 19,9 bis 20,9 min

Radiochemische Reinheit

Flüssigchromatographie (2.2.29) wie unter Prüfung „Flumazenil, Verunreinigung A" angegeben, jedoch mit folgenden Änderungen:

Einspritzen: Untersuchungslösung, Referenzlösung a; falls erforderlich wird die Untersuchungslösung auf eine für den Detektor geeignete Radioaktivität verdünnt.

Grenzwert: Das mit dem Radioaktivitätsdetektor erhaltene Chromatogramm wird ausgewertet.
- (5-Methyl[^{11}C])Flumazenil: mindestens 95 Prozent der Gesamtradioaktivität

Radioaktivität

Die Radioaktivität der Injektionslösung wird mit einem eingestellten Gerät bestimmt.

Beschriftung

Die Beschriftung gibt die empfohlene maximale Dosis in Millilitern an.

Verunreinigungen

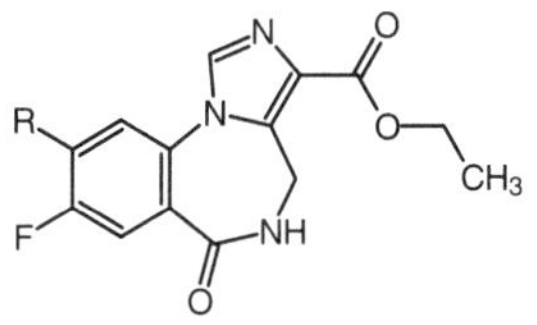

A. R = H:
Ethyl[8-fluor-6-oxo-5,6-dihydro-4*H*-imidazo[1,5-*a*][1,4]benzodiazepin-3-carboxylat]
(Demethylflumazenil)

B. R = CH_2–CO–CH_3:
Ethyl[8-fluor-6-oxo-9-(2-oxopropyl)-5,6-dihydro-4*H*-imidazo[1,5-*a*][1,4]benzodiazepin-3-carboxylat]
(Additionsprodukt von Aceton mit Demethylflumazenil)

Homöopathische Zubereitungen und Einzelmonographien zu Stoffen für homöopathische Zubereitungen

4.07/2024

Honigbiene für homöopathische Zubereitungen

Apis mellifera ad praeparationes homoeopathicas

Definition

Lebende Arbeiterin der Honigbiene (*Apis mellifera* L.)

Eigenschaften

Die Eigenschaften sind unter „Prüfung auf Identität" beschrieben.

Herstellung

Falls die Honigbiene behandelt wurde, um Krankheiten vorzubeugen oder zu heilen, müssen geeignete Maßnahmen ergriffen werden, um sicherzustellen, dass der Gehalt an Rückständen so gering wie möglich ist.

Prüfung auf Identität

Der Körper einer Honigbiene ist etwa 15 mm lang, schwarz, seidenglänzend und bedeckt mit rostroten, grau schimmernden Haaren. Die breiten Tibiae haben keine Dornen. Die Hinterränder der Segmente und die Beine sind von brauner Färbung, die allmählich in Orangerot übergeht. Die Krallen sind paarig, die Unterkiefertaster eingliedrig. An den Hinterbeinen befinden sich mit Borsten besetzte Körbchen oder Schaufeln. Die Flügel haben 3 vollständige Cubitalzellen, die Radialzelle ist doppelt so lang wie breit. Die 3 Zellen am Unterrand und die 3 Mittelzellen sind geschlossen. Ein Gang verbindet den mit Widerhaken besetzten Stachel mit der Giftblase.

Urtinktur

Die Urtinktur muss den Anforderungen der allgemeinen Monographie **Urtinkturen für homöopathische Zubereitungen (Tincturae maternae ad praeparationes homoeopathicas)** entsprechen.

Herstellung

Die Urtinktur von *Apis mellifera* L. wird durch Mazeration unter Verwendung von Ethanol geeigneter Konzentration hergestellt.

Eigenschaften

Blassgelbe Flüssigkeit, die während der Lagerung dunkler werden kann

Prüfung auf Identität

Dünnschichtchromatographie (2.2.27)

Untersuchungslösung: die Urtinktur

Referenzlösung: 12 mg 4-Aminobutansäure *R*, 12 mg Leucin *R* und 12 mg Prolin *R* werden in 5 ml Wasser *R* gelöst. Die Lösung wird mit Ethanol 96 % *R* zu 50 ml verdünnt.

Platte: DC-Platte mit Kieselgel *R*

Fließmittel: Wasser *R*, wasserfreies Ethanol *R* (17:63 *V/V*)

Auftragen: 20 µl; bandförmig

Laufstrecke: 10 cm

Trocknen: an der Luft

Detektion: Die Platte wird mit Ninhydrin-Lösung *R* besprüht, 10 min lang bei 100 bis 105 °C erhitzt und im Tageslicht ausgewertet.

Ergebnis: Die Zonenfolge in den Chromatogrammen von Referenzlösung und Untersuchungslösung ist aus den nachstehenden Angaben ersichtlich. Weitere Zonen können vorhanden sein.

Oberer Plattenrand	
———	———
	eine rosa Zone
Leucin: eine rosa Zone	eine rosa Zone
	eine rosa Zone
	eine rosa Zone
———	———
Prolin: eine orangegelbe Zone	eine orangegelbe Zone
4-Aminobutansäure: eine rosa Zone	eine rosa Zone
Referenzlösung	**Untersuchungslösung**

Prüfung auf Reinheit

Relative Dichte (2.2.5): 0,890 bis 0,910

Ethanol (2.9.10): 60 bis 70 Prozent (*V/V*)

Trockenrückstand (2.8.16): mindestens 0,30 Prozent

Monographien A–Z

A

4.07/1281

Aceclofenac

Aceclofenacum

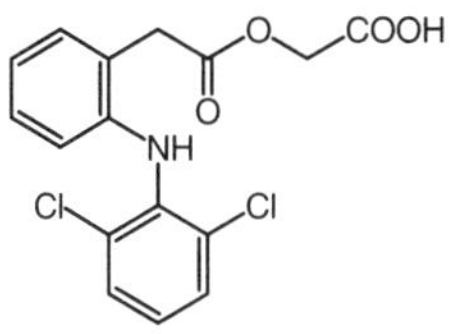

$C_{16}H_{13}Cl_2NO_4$ M_r 354,2

Definition

[[[2-[(2,6-Dichlorphenyl)amino]phenyl]acetyl]oxy]=essigsäure

Gehalt: 99,0 bis 101,0 Prozent (getrocknete Substanz)

Eigenschaften

Aussehen: weißes bis fast weißes, kristallines Pulver

Löslichkeit: praktisch unlöslich in Wasser, leicht löslich in Aceton, löslich in Ethanol

Prüfung auf Identität

1: B
2: A, C

A. 50,0 mg Substanz werden in Methanol *R* zu 100,0 ml gelöst. 2,0 ml Lösung werden mit Methanol *R* zu 50,0 ml verdünnt. Diese Lösung, zwischen 220 und 370 nm gemessen, zeigt ein Absorptionsmaximum (2.2.25) bei 275 nm. Die spezifische Absorption, im Maximum gemessen, liegt zwischen 320 und 350.

B. IR-Spektroskopie (2.2.24)

Vergleich: Aceclofenac-Referenzspektrum der Ph. Eur.

C. Etwa 10 mg Substanz werden in 10 ml Ethanol 96 % *R* gelöst. 1 ml Lösung wird mit 0,2 ml einer frisch hergestellten Mischung gleicher Volumteile einer Lösung von Kaliumhexacyanoferrat(III) *R* ($6 g \cdot l^{-1}$) und einer Lösung von Eisen(III)-chlorid *R* ($9 g \cdot l^{-1}$) versetzt. Nach 5 min langem Stehenlassen unter Lichtschutz werden 3 ml einer Lösung von Salzsäure *R* ($10,0 g \cdot l^{-1}$) zugesetzt. Wird die Lösung 15 min lang unter Lichtschutz stehen gelassen, entwickelt sich eine blaue Färbung und ein Niederschlag entsteht.

Prüfung auf Reinheit

Verwandte Substanzen: Flüssigchromatographie (2.2.29)

Die Lösungen sind unmittelbar vor Gebrauch herzustellen.

Untersuchungslösung: 50,0 mg Substanz werden in einer Mischung von 30 Volumteilen mobiler Phase A und 70 Volumteilen mobiler Phase B zu 25,0 ml gelöst.

Referenzlösung a: 21,6 mg Diclofenac-Natrium *CRS* werden in einer Mischung von 30 Volumteilen mobiler Phase A und 70 Volumteilen mobiler Phase B zu 50,0 ml gelöst.

Referenzlösung b: 2,0 ml Untersuchungslösung werden mit einer Mischung von 30 Volumteilen mobiler Phase A und 70 Volumteilen mobiler Phase B zu 10,0 ml verdünnt.

Referenzlösung c: 1,0 ml Referenzlösung a wird mit 1,0 ml Referenzlösung b versetzt und mit einer Mischung von 30 Volumteilen mobiler Phase A und 70 Volumteilen mobiler Phase B zu 100,0 ml verdünnt.

Referenzlösung d: 4,0 mg Aceclofenac-Verunreinigung F *CRS*, 2,0 mg Aceclofenac-Verunreinigung H *CRS* und 2,0 mg Diclofenac-Verunreinigung A *CRS* (Aceclofenac-Verunreinigung I) werden in einer Mischung von 30 Volumteilen mobiler Phase A und 70 Volumteilen mobiler Phase B zu 10,0 ml gelöst.

Referenzlösung e: 1,0 ml Referenzlösung b wird mit 1,0 ml Referenzlösung d versetzt und mit einer Mischung von 30 Volumteilen mobiler Phase A und 70 Volumteilen mobiler Phase B zu 100,0 ml verdünnt.

Säule
– Größe: l = 0,25 m, ∅ = 4,6 mm
– Stationäre Phase: nachsilanisiertes, octadecylsilyliertes Kieselgel zur Chromatographie *R* (5 µm), sphärisch, mit einer Porengröße von 10 nm und einem Kohlenstoffgehalt von 19 Prozent
– Temperatur: 40 °C

Mobile Phase
– Mobile Phase A: eine Lösung von Phosphorsäure 85 % *R* ($1,12 g \cdot l^{-1}$), die mit einer Lösung von Natriumhydroxid *R* ($42 g \cdot l^{-1}$) auf einen pH-Wert von 7,0 eingestellt wird
– Mobile Phase B: Wasser *R*, Acetonitril *R* (1:9 *V/V*)

Zeit (min)	Mobile Phase A (% *V/V*)	Mobile Phase B (% *V/V*)
0 – 25	70 → 50	30 → 50
25 – 30	50 → 20	50 → 80
30 – 50	20	80
50 – 52	20 → 70	80 → 30
52 – 65	70	30

Durchflussrate: $1,0 ml \cdot min^{-1}$

Detektion: Spektrometer bei 275 nm

Einspritzen: 10 µl; Untersuchungslösung, Referenzlösungen c und e

Relative Retention (bezogen auf Aceclofenac, t_R etwa 14 min)
– Verunreinigung A: etwa 0,8
– Verunreinigung G: etwa 1,3
– Verunreinigung H: etwa 1,5

- Verunreinigung I: etwa 2,3
- Verunreinigung D: etwa 2,6
- Verunreinigung B: etwa 2,7
- Verunreinigung E: etwa 2,8
- Verunreinigung C: etwa 3,0
- Verunreinigung F: etwa 3,2

Eignungsprüfung: Referenzlösung c

- Auflösung: mindestens 5,0 zwischen den Peaks von Verunreinigung A und Aceclofenac

Grenzwerte

- Verunreinigung A: nicht größer als die Fläche des entsprechenden Peaks im Chromatogramm der Referenzlösung c (0,2 Prozent)
- Verunreinigungen B, C, D, E, G: jeweils nicht größer als die Fläche des dem Aceclofenac entsprechenden Peaks im Chromatogramm der Referenzlösung e (0,2 Prozent)
- Verunreinigung F: nicht größer als die Fläche des entsprechenden Peaks im Chromatogramm der Referenzlösung e (0,2 Prozent)
- Verunreinigung H: nicht größer als die Fläche des entsprechenden Peaks im Chromatogramm der Referenzlösung e (0,1 Prozent)
- Verunreinigung I: nicht größer als die Fläche des entsprechenden Peaks im Chromatogramm der Referenzlösung e (0,1 Prozent)
- Jede weitere Verunreinigung: jeweils nicht größer als das 0,5fache der Fläche des Aceclofenac-Peaks im Chromatogramm der Referenzlösung e (0,1 Prozent)
- Summe aller Verunreinigungen: nicht größer als 0,7 Prozent

Das folgende Chromatogramm dient zur Information.

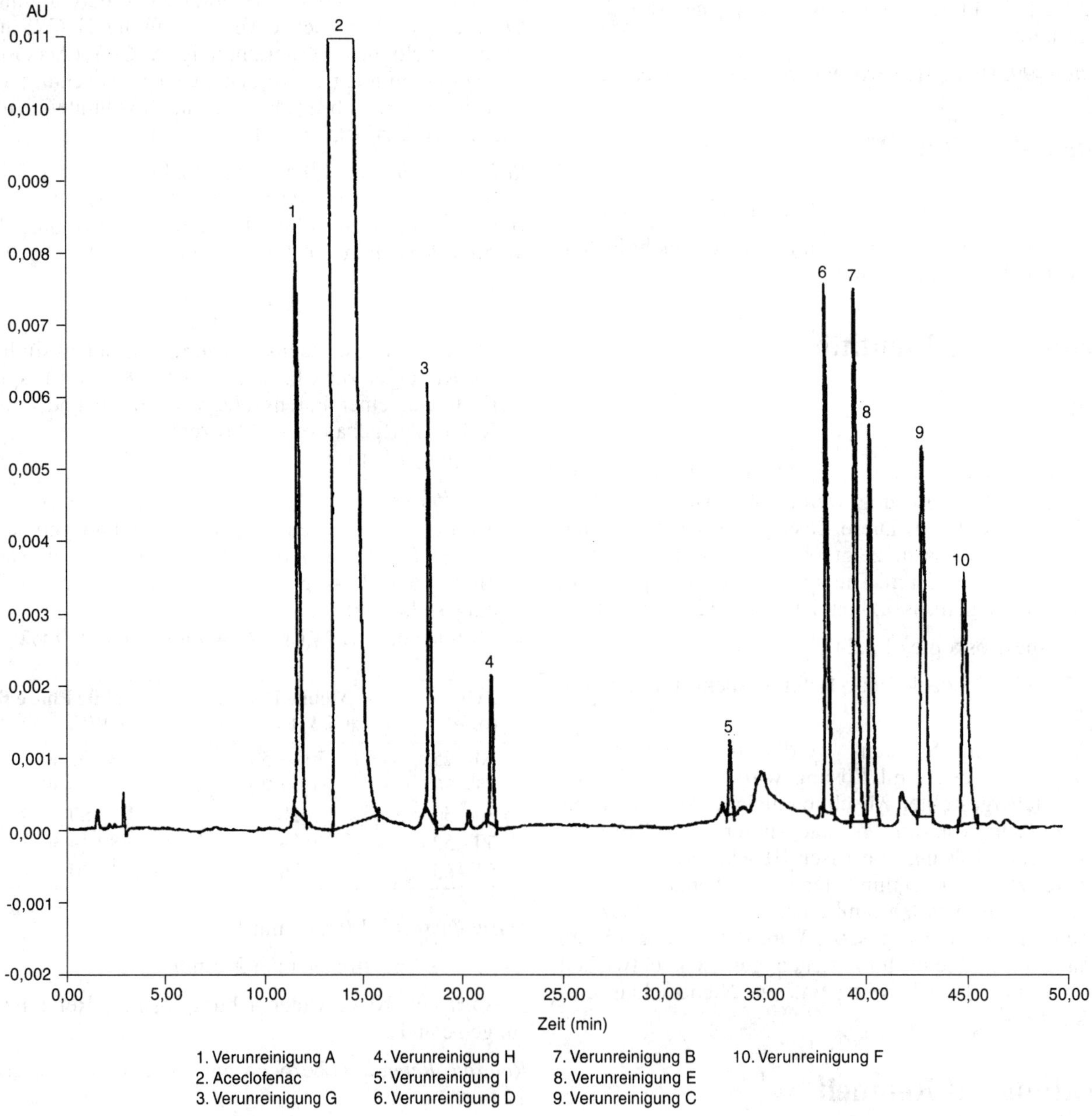

Abb. 1281-1: Chromatogramm für die Prüfung „Verwandte Substanzen" von Aceclofenac: Chromatogramm einer Untersuchungslösung, der die Verunreinigungen zugesetzt wurden

– Ohne Berücksichtigung bleiben: Peaks, deren Fläche kleiner ist als das 0,1fache der Fläche des Aceclofenac-Peaks im Chromatogramm der Referenzlösung e (0,02 Prozent)

Schwermetalle (2.4.8): höchstens 10 ppm

2,0 g Substanz werden in einem Quarztiegel mit 2 ml Schwefelsäure *R* befeuchtet. Die Mischung wird bis zum Glühen erhitzt und so lange geglüht, bis ein fast weißer bis höchstens grauer Rückstand erhalten wird, wobei eine Temperatur von 800 °C nicht überschritten wird. Nach dem Erkalten werden 3 ml Salzsäure *R* und 1 ml Salpetersäure *R* zugesetzt. Die Mischung wird erhitzt und langsam zur Trockne eingedampft. Nach dem Erkalten werden 1 ml einer Lösung von Salzsäure *R* (100 g · l^{-1}) und 10,0 ml destilliertes Wasser *R* zugesetzt. Die Mischung wird mit einer Lösung von Ammoniak-Lösung *R* (1,0 g · l^{-1}) unter Zusatz von 0,1 ml Phenolphthalein-Lösung *R* neutralisiert. Nach Zusatz von 2,0 ml einer Lösung von wasserfreier Essigsäure *R* (60 g · l^{-1}) wird die Mischung mit destilliertem Wasser *R* zu 20 ml verdünnt. 12 ml dieser Lösung müssen der Grenzprüfung A entsprechen. Zur Herstellung der Referenzlösung wird die Blei-Lösung (1 ppm Pb) *R* verwendet.

Trocknungsverlust (2.2.32): höchstens 0,5 Prozent, mit 1,000 g Substanz durch Trocknen im Trockenschrank bei 100 bis 105 °C bestimmt

Sulfatasche (2.4.14): höchstens 0,1 Prozent, mit 1,0 g Substanz bestimmt

Gehaltsbestimmung

0,300 g Substanz, in 40 ml Methanol *R* gelöst, werden mit Natriumhydroxid-Lösung (0,1 mol · l^{-1}) titriert. Der Endpunkt wird mit Hilfe der Potentiometrie (2.2.20) bestimmt.

1 ml Natriumhydroxid-Lösung (0,1 mol · l^{-1}) entspricht 35,42 mg $C_{16}H_{13}Cl_2NO_4$.

Lagerung

Dicht verschlossen, vor Licht geschützt

Verunreinigungen

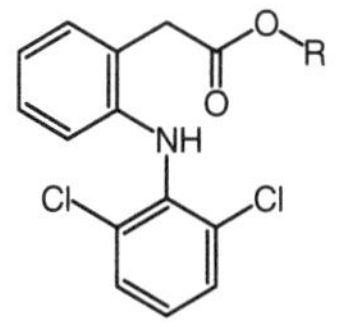

A. R = H:
[2-[(2,6-Dichlorphenyl)amino]phenyl]essigsäure
(Diclofenac)

B. R = CH_3:
Methyl[[2-[(2,6-dichlorphenyl)amino]phenyl]acetat]
(Diclofenac-Methylester)

C. R = C_2H_5:
Ethyl[[2-[(2,6-dichlorphenyl)amino]phenyl]acetat]
(Diclofenac-Ethylester)

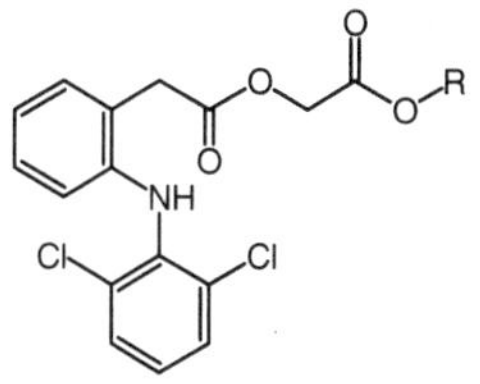

D. R = CH_3:
Methyl[[[[2-[(2,6-dichlorphenyl)amino]phenyl]acetyl]oxy]acetat]
(Aceclofenac-Methylester)

E. R = C_2H_5:
Ethyl[[[[2-[(2,6-dichlorphenyl)amino]phenyl]acetyl]oxy]acetat]
(Aceclofenac-Ethylester)

F. R = $CH_2–C_6H_5$:
Benzyl[[[[2-[(2,6-dichlorphenyl)amino]phenyl]acetyl]oxy]acetat]
(Aceclofenac-Benzylester)

G. R = $CH_2–CO_2H$:
[[[[[2-[(2,6-Dichlorphenyl)amino]phenyl]acetyl]oxy]acetyl]oxy]essigsäure
(Aceclofenac-Essigsäure)

H. R = $CH_2–CO–O–CH_2–CO_2H$:
[[[[[[[2-[(2,6-Dichlorphenyl)amino]phenyl]acetyl]oxy]acetyl]oxy]acetyl]oxy]essigsäure
(Aceclofenac-Diessigsäure)

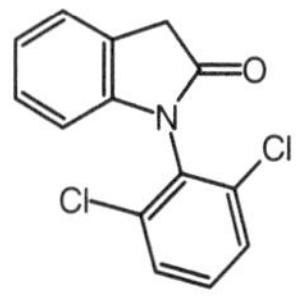

I. 1-(2,6-Dichlorphenyl)-1,3-dihydro-2*H*-indol-2-on

4.07/2080

Äpfelsäure

Acidum malicum

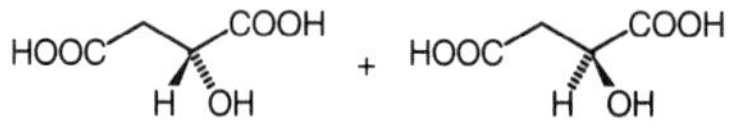

$C_4H_6O_5$ M_r 134,1

Definition

(2*RS*)-2-Hydroxybutandisäure

Gehalt: 99,0 bis 101,0 Prozent (wasserfreie Substanz)

Eigenschaften

Aussehen: weißes, kristallines Pulver

Löslichkeit: leicht löslich in Wasser und Ethanol, wenig löslich in Aceton

Prüfung auf Identität

A. Schmelztemperatur (2.2.14): 128 bis 132 °C

B. IR-Spektroskopie (2.2.24)

Vergleich: Äpfelsäure-Referenzspektrum der Ph. Eur.

Prüfung auf Reinheit

Prüflösung: 5,00 g Substanz werden in Wasser *R* zu 25 ml gelöst.

Aussehen der Lösung: Die Prüflösung muss klar (2.2.1) und farblos (2.2.2, Methode II) sein.

Optische Drehung (2.2.7): −0,10 bis +0,10°, an der Prüflösung bestimmt

Wasserunlösliche Substanzen: höchstens 0,1 Prozent

25,0 g Substanz werden in 100 ml Wasser *R* gelöst. Die Lösung wird durch einen zuvor gewogenen Glassintertiegel (16) filtriert. Der Tiegel wird mit heißem Wasser *R* gewaschen und bei 100 bis 105 °C bis zur Massekonstanz getrocknet. Der Rückstand darf höchstens 25 mg wiegen.

Verwandte Substanzen: Flüssigchromatographie (2.2.29)

Untersuchungslösung: 0,1000 g Substanz werden in der mobilen Phase zu 100,0 ml gelöst.

Referenzlösung a: 10,0 mg Fumarsäure *R* und 4,0 mg Maleinsäure *R* werden in 25 ml mobiler Phase gelöst. Die Lösung wird mit der mobilen Phase zu 50,0 ml verdünnt.

Referenzlösung b: 2,5 ml Referenzlösung a werden mit der mobilen Phase zu 100,0 ml verdünnt.

Referenzlösung c: 20,0 mg Substanz werden in der mobilen Phase gelöst. Die Lösung wird mit 1,0 ml Referenzlösung a versetzt und mit der mobilen Phase zu 20,0 ml verdünnt.

Säule
- Größe: $l = 0{,}30$ m, $\varnothing = 7{,}8$ mm
- Stationäre Phase: Ionenaustauscher zur Chromatographie *R* (9 µm)
- Temperatur: 37 °C

Mobile Phase: Schwefelsäure (0,005 mol · l^{-1})

Durchflussrate: 0,6 ml · min^{-1}

Detektion: Spektrometer bei 210 nm

Einspritzen: 20 µl

Chromatographiedauer: 2fache Retentionszeit des Hauptpeaks im Chromatogramm der Untersuchungslösung

Relative Retention (bezogen auf Äpfelsäure, t_R etwa 10 min)
- Verunreinigung B: etwa 0,8
- Verunreinigung A: etwa 1,5

Eignungsprüfung: Referenzlösung c
- Auflösung: mindestens 2,5 zwischen den Peaks von Verunreinigung B und Äpfelsäure

Grenzwerte
- Verunreinigung A: nicht größer als das 2fache der Fläche des entsprechenden Peaks im Chromatogramm der Referenzlösung b (1,0 Prozent)
- Verunreinigung B: nicht größer als das 0,25fache der Fläche des entsprechenden Peaks im Chromatogramm der Referenzlösung b (0,05 Prozent)
- Jede weitere Verunreinigung: jeweils nicht größer als das 0,5fache der Fläche des Peaks der Verunreinigung B im Chromatogramm der Referenzlösung b (0,1 Prozent)
- Summe aller weiteren Verunreinigungen: nicht größer als das 2,5fache der Fläche des Peaks der Verunreinigung B im Chromatogramm der Referenzlösung b (0,5 Prozent)
- Ohne Berücksichtigung bleiben: Peaks, deren Fläche kleiner ist als das 0,1fache der Fläche des Peaks der Verunreinigung B im Chromatogramm der Referenzlösung b (0,02 Prozent)

Schwermetalle (2.4.8): höchstens 20 ppm

1,0 g Substanz muss der Grenzprüfung F entsprechen. Zur Herstellung der Referenzlösung werden 2 ml Blei-Lösung (10 ppm Pb) *R* verwendet.

Wasser (2.5.12): höchstens 2,0 Prozent, mit 1,00 g Substanz bestimmt

Sulfatasche (2.4.14): höchstens 0,1 Prozent, mit 1,0 g Substanz bestimmt

Gehaltsbestimmung

0,500 g Substanz, in 50 ml kohlendioxidfreiem Wasser *R* gelöst, werden mit Natriumhydroxid-Lösung (1 mol · l^{-1}) titriert. Der Endpunkt wird mit Hilfe der Potentiometrie (2.2.20) bestimmt.

1 ml Natriumhydroxid-Lösung (1 mol · l^{-1}) entspricht 67,05 mg $C_4H_6O_5$.

Verunreinigungen

Spezifizierte Verunreinigungen:

(Beachten Sie den Hinweis zu den „Verunreinigungen" zu Anfang des Bands auf Seite B)

A, B

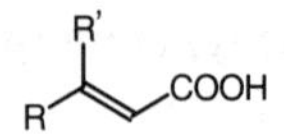

A. R = CO_2H, R′ = H: (*E*)-Butendisäure (Fumarsäure)

B. R = H, R′ = CO_2H: (*Z*)-Butendisäure (Maleinsäure)

Beachten Sie den Hinweis auf „Allgemeine Monographien" zu Anfang des Bands auf Seite B

4.07/2081

Ammoniummethacrylat-Copolymer (Typ A)

Ammonio methacrylatis copolymerum A

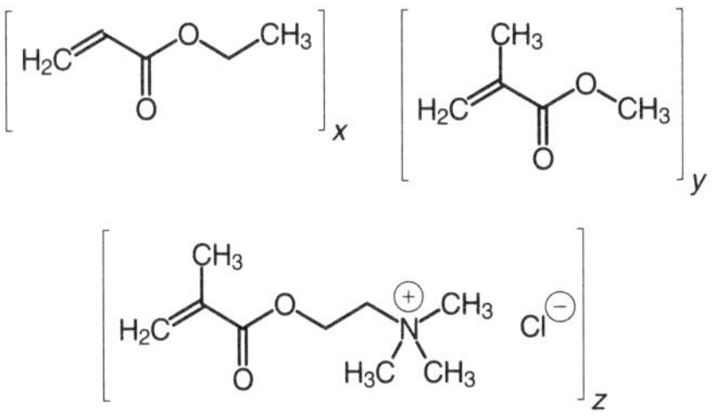

Definition

Poly(ethylpropenoat-co-methyl-2-methylpropenoat-co-2-(trimethylammonium)ethyl-2-methylpropenoat)-chlorid mit einer mittleren relativen Molekülmasse von etwa 150 000

Das Verhältnis von Ethylpropenoat-Gruppen zu Methyl-2-methylpropenoat-Gruppen zu 2-(Trimethylammonium)ethyl-2-methylpropenoat-Gruppen beträgt etwa 1:2:0,2.

Gehalt an Ammoniummethacrylat-Gruppen: 8,9 bis 12,3 Prozent (getrocknete Substanz)

Eigenschaften

Aussehen: Körner oder Pulver, farblos bis weiß oder fast weiß

Löslichkeit: praktisch unlöslich in Wasser, leicht löslich in Dichlormethan und wasserfreiem Ethanol

Die Lösungen sind klar oder trüb.

Wegen der Polymereigenschaft der Substanz kann eine Rührzeit von bis zu 5 h erforderlich sein.

Prüfung auf Identität

A. IR-Spektroskopie (2.2.24)

Probenvorbereitung: Einige Tropfen Prüflösung (siehe „Prüfung auf Reinheit") werden auf einen Pressling aus Kaliumbromid *R* gegeben und 2 h lang im Vakuum bei 70 °C getrocknet.

Vergleich: Ammoniummethacrylat-Copolymer(Typ A)-Referenzspektrum der Ph. Eur.

B. Die Substanz entspricht der Prüfung „Viskosität" (siehe „Prüfung auf Reinheit").

C. Die Substanz entspricht den Grenzwerten unter „Gehaltsbestimmung".

Prüfung auf Reinheit

Prüflösung: Eine 12,5 g getrockneter Substanz entsprechende Menge Substanz wird in einer Mischung von 35,0 g Aceton *R* und 52,5 g 2-Propanol *R* gelöst.

Viskosität (2.2.10): höchstens 15 mPa · s, an der Prüflösung bestimmt

Apparatur: Rotationsviskosimeter

Abmessungen
- Spindel: Durchmesser = 25,15 mm; Höhe = 90,74 mm; Schaftdurchmesser = 4,0 mm
- Zylinder: Durchmesser = 27,62 mm; Höhe = 135 mm

Drehgeschwindigkeit: 30 U · min^{-1}

Volumen der Lösung: 16 ml Prüflösung

Temperatur: 20 °C

Aussehen als Film: Werden 2 ml Prüflösung gleichmäßig auf eine Glasplatte gegossen und trocknen gelassen, entsteht ein klarer Film.

Monomere: Flüssigchromatographie (2.2.29)

Lösung A: 3,5 g Natriumperchlorat *R* werden in Wasser zur Chromatographie *R* zu 100 ml gelöst.

Untersuchungslösung: 5,00 g Substanz werden in Methanol *R* zu 50,0 ml gelöst. 10,0 ml Lösung werden tropfenweise und unter ständigem Rühren mit 5,0 ml Lösung A versetzt. Nach Entfernen des gefällten Polymers durch Zentrifugieren wird die klare überstehende Lösung verwendet.

Referenzlösung: 50,0 mg Ethylacrylat *R* und 10,0 mg Methylmethacrylat *R* werden in Methanol *R* zu 50,0 ml gelöst. 1,0 ml Lösung wird mit Methanol *R* zu 100,0 ml verdünnt. 10 ml dieser Lösung werden 5 ml Lösung A zugesetzt.

Säule
- Größe: l = 0,12 m, ∅ = 4,6 mm
- Stationäre Phase: octadecylsilyliertes Kieselgel zur Chromatographie *R* (7 µm)

Mobile Phase: Phosphorsäure 85 % *R* wird mit Wasser zur Chromatographie *R* zu einer Lösung mit einem pH-Wert von 2,0 verdünnt. 800 ml dieser Lösung werden mit 200 ml Methanol *R* gemischt. Die Mischung wird filtriert und entgast.

Durchflussrate: 2,0 ml · min^{-1}

Detektion: Spektrometer bei 202 nm

Einspritzen: 50 µl

Eignungsprüfung: Referenzlösung
- Auflösung: mindestens 1,5 zwischen den Peaks von Verunreinigung A und Verunreinigung B

Grenzwerte
- Verunreinigung A: nicht größer als die Fläche des entsprechenden Peaks im Chromatogramm der Referenzlösung (100 ppm)
- Verunreinigung B: nicht größer als das 2,5fache der Fläche des entsprechenden Peaks im Chromatogramm der Referenzlösung (50 ppm)

Methanol (2.4.24, System A): höchstens 1,5 Prozent

Schwermetalle (2.4.8): höchstens 20 ppm

1,0 g Substanz muss der Grenzprüfung C entsprechen. Zur Herstellung der Referenzlösung werden 2,0 ml Blei-Lösung (10 ppm Pb) *R* verwendet.

Trocknungsverlust (2.2.32): höchstens 3,0 Prozent, mit 1,000 g Substanz durch 5 h langes Trocknen im Vakuum bei 80 °C bestimmt

Gehaltsbestimmung

1,000 g Substanz wird in einer Mischung von 3 ml wasserfreier Ameisensäure *R* und 30 ml wasserfreier Essigsäure *R* unter Erwärmen gelöst. Die Lösung wird mit 20 ml Acetanhydrid *R* versetzt und mit Perchlorsäure (0,1 mol · l^{-1}) titriert. Der Endpunkt wird mit Hilfe der Potentiometrie (2.2.20) bestimmt.

1 ml Perchlorsäure (0,1 mol · l^{-1}) entspricht 20,77 mg $C_9H_{18}O_2NCl$ (Ammoniummethacrylat-Gruppen).

Verunreinigungen

Spezifizierte Verunreinigungen:
(Beachten Sie den Hinweis zu den „Verunreinigungen" zu Anfang des Bands auf Seite B)

A, B

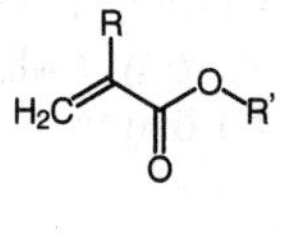

A. R = H, R′ = C_2H_5:
Ethylpropenoat
(Ethylacrylat)

B. R = R′ = CH_3:
Methyl(2-methylpropenoat)
(Methylmethacrylat)

4.07/2082

Ammoniummethacrylat-Copolymer (Typ B)

Ammonio methacrylatis copolymerum B

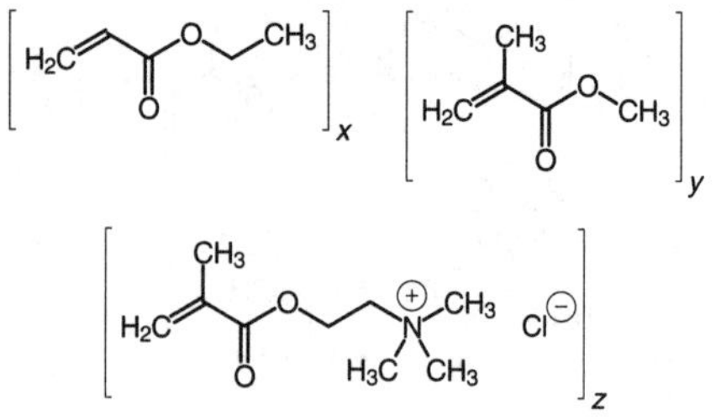

Definition

Poly(ethylpropenoat-co-methyl-2-methylpropenoat-co-2-(trimethylammonium)ethyl-2-methylpropenoat)-chlorid mit einer mittleren relativen Molekülmasse von etwa 150 000

Das Verhältnis von Ethylpropenoat-Gruppen zu Methyl-2-methylpropenoat-Gruppen zu 2-(Trimethylammonium)ethyl-2-methylpropenoat-Gruppen beträgt etwa 1:2:0,1.

Gehalt an Ammoniummethacrylat-Gruppen: 4,5 bis 7,0 Prozent (getrocknete Substanz)

Eigenschaften

Aussehen: Körner oder Pulver, farblos bis weiß oder fast weiß

Löslichkeit: praktisch unlöslich in Wasser, leicht löslich in Dichlormethan und wasserfreiem Ethanol

Die Lösungen sind klar oder trüb.

Wegen der Polymereigenschaft der Substanz kann eine Rührzeit von bis zu 5 h erforderlich sein.

Prüfung auf Identität

A. IR-Spektroskopie (2.2.24)

Probenvorbereitung: Einige Tropfen Prüflösung (siehe „Prüfung auf Reinheit") werden auf einen Pressling aus Kaliumbromid *R* gegeben und 2 h lang im Vakuum bei 70 °C getrocknet.

Vergleich: Ammoniummethacrylat-Copolymer(Typ B)-Referenzspektrum der Ph. Eur.

B. Die Substanz entspricht der Prüfung „Viskosität" (siehe „Prüfung auf Reinheit").

C. Die Substanz entspricht den Grenzwerten unter „Gehaltsbestimmung“.

Prüfung auf Reinheit

Prüflösung: Eine 12,5 g getrockneter Substanz entsprechende Menge Substanz wird in einer Mischung von 35,0 g Aceton *R* und 52,5 g 2-Propanol *R* gelöst.

Viskosität (2.2.10): höchstens 15 mPa · s, an der Prüflösung bestimmt

Apparatur: Rotationsviskosimeter

Abmessungen
- Spindel: Durchmesser = 25,15 mm; Höhe = 90,74 mm; Schaftdurchmesser = 4,0 mm
- Zylinder: Durchmesser = 27,62 mm; Höhe = 135 mm

Drehgeschwindigkeit: 30 U · min^{-1}

Volumen der Lösung: 16 ml Prüflösung

Temperatur: 20 °C

Aussehen als Film: Werden 2 ml Prüflösung gleichmäßig auf eine Glasplatte gegossen und trocknen gelassen, entsteht ein klarer Film.

Monomere: Flüssigchromatographie (2.2.29)

Lösung A: 3,5 g Natriumperchlorat *R* werden in Wasser zur Chromatographie *R* zu 100 ml gelöst.

Untersuchungslösung: 5,00 g Substanz werden in Methanol *R* zu 50,0 ml gelöst. 10,0 ml Lösung werden tropfenweise und unter ständigem Rühren mit 5,0 ml Lösung A versetzt. Nach Entfernen des gefällten Polymers durch Zentrifugieren wird die klare überstehende Lösung verwendet.

Referenzlösung: 50,0 mg Ethylacrylat *R* und 10,0 mg Methylmethacrylat *R* werden in Methanol *R* zu 50,0 ml gelöst. 1,0 ml Lösung wird mit Methanol *R* zu 100,0 ml verdünnt. 10 ml dieser Lösung werden 5 ml Lösung A zugesetzt.

Säule
- Größe: l = 0,12 m, ∅ = 4,6 mm
- Stationäre Phase: octadecylsilyliertes Kieselgel zur Chromatographie *R* (7 µm)

Mobile Phase: Phosphorsäure 85 % *R* wird mit Wasser zur Chromatographie *R* zu einer Lösung mit einem pH-Wert von 2,0 verdünnt. 800 ml dieser Lösung werden mit 200 ml Methanol *R* gemischt. Die Mischung wird filtriert und entgast.

Durchflussrate: 2,0 ml · min^{-1}

Detektion: Spektrometer bei 202 nm

Einspritzen: 50 µl

Eignungsprüfung: Referenzlösung
- Auflösung: mindestens 1,5 zwischen den Peaks von Verunreinigung A und Verunreinigung B

Grenzwerte
- Verunreinigung A: nicht größer als die Fläche des entsprechenden Peaks im Chromatogramm der Referenzlösung (100 ppm)
- Verunreinigung B: nicht größer als das 2,5fache der Fläche des entsprechenden Peaks im Chromatogramm der Referenzlösung (50 ppm)

Methanol (2.4.24, System A): höchstens 1,5 Prozent

Schwermetalle (2.4.8): höchstens 20 ppm

1,0 g Substanz muss der Grenzprüfung C entsprechen. Zur Herstellung der Referenzlösung werden 2,0 ml Blei-Lösung (10 ppm Pb) *R* verwendet.

Trocknungsverlust (2.2.32): höchstens 3,0 Prozent, mit 1,000 g Substanz durch 5 h langes Trocknen im Vakuum bei 80 °C bestimmt

Gehaltsbestimmung

2,000 g Substanz werden in einer Mischung von 3 ml wasserfreier Ameisensäure *R* und 30 ml wasserfreier Essigsäure *R* unter Erwärmen gelöst. Die Lösung wird mit 20 ml Acetanhydrid *R* versetzt und mit Perchlorsäure (0,1 mol · l^{-1}) titriert. Der Endpunkt wird mit Hilfe der Potentiometrie (2.2.20) bestimmt.

1 ml Perchlorsäure (0,1 mol · l^{-1}) entspricht 20,77 mg $C_9H_{18}O_2NCl$ (Ammoniummethacrylat-Gruppen).

Verunreinigungen

Spezifizierte Verunreinigungen:

(Beachten Sie den Hinweis zu den „Verunreinigungen“ zu Anfang des Bands auf Seite B)

A, B

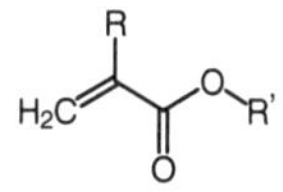

A. R = H, R′ = C_2H_5:
Ethylpropenoat
(Ethylacrylat)

B. R = R′ = CH_3:
Methyl(2-methylpropenoat)
(Methylmethacrylat)

4.07/0577

Amoxicillin-Natrium

Amoxicillinum natricum

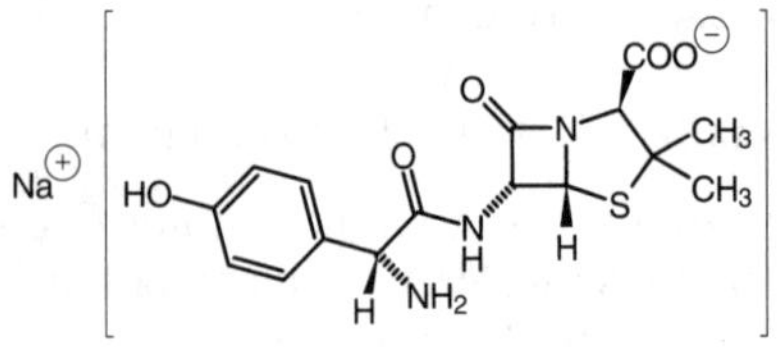

$C_{16}H_{18}N_3NaO_5S$ M_r 387,4

Definition

Amoxicillin-Natrium enthält mindestens 89,0 und höchstens 102,0 Prozent Natrium[(2*S*,5*R*,6*R*)-6-[[(2*R*)-2-amino-2-(4-hydroxyphenyl)acetyl]amino]-3,3-dimethyl-7-oxo-4-thia-1-azabicyclo[3.2.0]heptan-2-carboxylat], berechnet auf die wasserfreie Substanz.

Eigenschaften

Weißes bis fast weißes, sehr hygroskopisches Pulver; sehr leicht löslich in Wasser, wenig löslich in wasserfreiem Ethanol, sehr schwer löslich in Aceton

Prüfung auf Identität

1: A, D
2: B, C, D

A. 0,250 g Substanz werden in 5 ml Wasser *R* gelöst. Nach Zusatz von 0,5 ml verdünnter Essigsäure *R* wird die Lösung durch Schwenken gemischt und 10 min lang in einer Eis-Wasser-Mischung gekühlt. Die Kristalle werden abfiltriert, mit 2 bis 3 ml einer Mischung von 1 Volumteil Wasser *R* und 9 Volumteilen Aceton *R* gewaschen und 30 min lang im Trockenschrank bei 60 °C getrocknet. Die Prüfung erfolgt mit Hilfe der IR-Spektroskopie (2.2.24) durch Vergleich des Spektrums der Substanz mit dem von Amoxicillin-Trihydrat *CRS*.

B. Die Prüfung erfolgt mit Hilfe der Dünnschichtchromatographie (2.2.27) unter Verwendung einer DC-Platte mit silanisiertem Kieselgel *R*.

Untersuchungslösung: 25 mg Substanz werden in 10 ml Natriumhydrogencarbonat-Lösung *R* gelöst.

Referenzlösung a: 25 mg Amoxicillin-Trihydrat *CRS* werden in 10 ml Natriumhydrogencarbonat-Lösung *R* gelöst.

Referenzlösung b: 25 mg Amoxicillin-Trihydrat *CRS* und 25 mg Ampicillin-Trihydrat *CRS* werden in 10 ml Natriumhydrogencarbonat-Lösung *R* gelöst.

Auf die Platte wird 1 µl jeder Lösung aufgetragen. Die Chromatographie erfolgt mit einer Mischung von 10 Volumteilen Aceton *R* und 90 Volumteilen einer Lösung von Ammoniumacetat *R* (154 g · l^{-1}), die zuvor mit Essigsäure 99 % *R* auf einen pH-Wert von 5,0 eingestellt wurde, über eine Laufstrecke von 15 cm. Die Platte wird an der Luft trocknen gelassen und anschließend Iodgas ausgesetzt, bis Flecke erscheinen. Die Auswertung erfolgt im Tageslicht. Der Hauptfleck im Chromatogramm der Untersuchungslösung entspricht in Bezug auf Lage, Farbe und Größe dem Hauptfleck im Chromatogramm der Referenzlösung a. Die Prüfung darf nur ausgewertet werden, wenn das Chromatogramm der Referenzlösung b deutlich voneinander getrennt 2 Flecke zeigt.

C. Etwa 2 mg Substanz werden in einem Reagenzglas von etwa 150 mm Länge und 15 mm Durchmesser mit 0,05 ml Wasser *R* befeuchtet. Nach Zusatz von 2 ml Formaldehyd-Schwefelsäure *R* wird der Inhalt des Reagenzglases durch Schwenken gemischt. Die Lösung ist praktisch farblos. Wird das Reagenzglas 1 min lang in ein Wasserbad gestellt, färbt sich die Lösung dunkelgelb.

D. Die Substanz gibt die Identitätsreaktion a auf Natrium (2.3.1).

Prüfung auf Reinheit

Aussehen der Lösung: 1,0 g Substanz wird in Wasser *R* zu 10,0 ml gelöst. Unmittelbar nach dem Lösen darf die Lösung nicht stärker opaleszieren als die Referenzsuspension II (2.2.1). Die Lösung kann zunächst, aber vorübergehend, rosa gefärbt sein. Die Absorption (2.2.25) der Lösung, nach 5 min bei 430 nm gemessen, darf höchstens 0,20 betragen.

pH-Wert (2.2.3): 2,0 g Substanz werden in kohlendioxidfreiem Wasser *R* zu 20 ml gelöst. Der pH-Wert der Lösung muss zwischen 8,0 und 10,0 liegen.

Spezifische Drehung (2.2.7): 62,5 mg Substanz werden in einer Lösung von Kaliumhydrogenphthalat *R* (4 g · l^{-1}) zu 25,0 ml gelöst. Die spezifische Drehung muss zwischen +240 und +290 liegen, berechnet auf die wasserfreie Substanz.

Verwandte Substanzen: Die Prüfung erfolgt mit Hilfe der Flüssigchromatographie (2.2.29) wie unter „Gehaltsbestimmung" beschrieben.

50 µl Referenzlösung d werden eingespritzt und unter isokratischen Bedingungen wird bis zum Auftreten des Amoxicillin-Peaks eluiert.

50 µl Untersuchungslösung b werden eingespritzt. Die Elution wird unter isokratischen Bedingungen begonnen. Unmittelbar nach dem Auftreten des Amoxicillin-Peaks wird wie nachfolgend beschrieben auf lineare Gradientenelution übergegangen. Wenn die mobile Phase so eingestellt worden ist, dass ihre Zusammensetzung die geforderte Auflösung gewährleistet, beginnt die Zeitmessung beim Gradienten mit null.

Zeit (min)	Mobile Phase A (% *V/V*)	Mobile Phase B (% *V/V*)	Erläuterungen
0 – 25	92 → 0	8 → 100	linearer Gradient
25 – 40	0	100	isokratisch
40 – 55	92	8	Re-Äquilibrierung

Als Blindprobe wird mobile Phase A eingespritzt und die Gradientenelution auf gleiche Weise durchgeführt.

Die Referenzlösung e wird eingespritzt. Die 3 Hauptpeaks, die nach dem Amoxicillin-Peak auftreten, entsprechen dem Amoxicillindiketopiperazin, dem Amoxicillin-Dimer (Verunreinigung J; $n = 1$) und dem Amoxicillin-Trimer (Verunreinigung J; $n = 2$). Bezogen auf den Hauptpeak betragen ihre jeweiligen relativen Retentionen etwa 3,4, etwa 4,1 beziehungsweise etwa 4,5.

Im Chromatogramm der Untersuchungslösung b darf eine dem Amoxicillin-Dimer entsprechende Peakfläche nicht größer sein als das 3fache der Fläche des Hauptpeaks im Chromatogramm der Referenzlösung d (3 Prozent). Keine Peakfläche, mit Ausnahme der des Hauptpeaks und des Amoxicillin-Dimer-Peaks, darf größer sein als das 2fache der Fläche des Hauptpeaks im Chromatogramm der Referenzlösung d (2 Prozent). Die Summe aller Peakflächen, mit Ausnahme der des Hauptpeaks, darf nicht größer sein als das 9fache der Fläche des Hauptpeaks im Chromatogramm der Referenzlösung d (9 Prozent). Peaks, deren Fläche kleiner ist als das 0,1fache der Fläche des Hauptpeaks im Chromatogramm der Referenzlösung d, werden nicht berücksichtigt.

***N,N*-Dimethylanilin** (2.4.26, Methode A oder B): höchstens 20 ppm

2-Ethylhexansäure (2.4.28): höchstens 0,8 Prozent (*m/m*)

Schwermetalle (2.4.8): 1,0 g Substanz muss der Grenzprüfung C entsprechen (20 ppm). Zur Herstellung der Referenzlösung werden 2 ml Blei-Lösung (10 ppm Pb) *R* verwendet.

Wasser (2.5.12): höchstens 3,0 Prozent, mit 0,400 g Substanz nach der Karl-Fischer-Methode bestimmt

Sterilität (2.6.1): Amoxicillin-Natrium zur Herstellung von Parenteralia, das dabei keinem weiteren geeigneten Sterilisationsverfahren unterworfen wird, muss der Prüfung entsprechen.

Bakterien-Endotoxine (2.6.14): weniger als 0,25 I.E. Bakterien-Endotoxine je Milligramm Amoxicillin-Natrium zur Herstellung von Parenteralia, das dabei keinem weiteren geeigneten Verfahren zur Beseitigung von Bakterien-Endotoxinen unterworfen wird

Gehaltsbestimmung

Die Bestimmung erfolgt mit Hilfe der Flüssigchromatographie (2.2.29).

Untersuchungslösung a: 30,0 mg Substanz werden in der mobilen Phase A zu 50,0 ml gelöst.

Untersuchungslösung b: Die Lösung wird unmittelbar vor Gebrauch hergestellt. 30,0 mg Substanz werden in der mobilen Phase A zu 20,0 ml gelöst.

Referenzlösung a: 30,0 mg Amoxicillin-Trihydrat *CRS* werden in der mobilen Phase A zu 50,0 ml gelöst.

Referenzlösung b: 4,0 mg Cefadroxil *CRS* werden in der mobilen Phase A zu 50 ml gelöst. 5,0 ml Lösung werden mit 5,0 ml Referenzlösung a versetzt und mit der mobilen Phase A zu 100 ml verdünnt.

Referenzlösung c: 1,0 ml Referenzlösung a wird mit der mobilen Phase A zu 20,0 ml verdünnt. 1,0 ml dieser Lösung wird mit der mobilen Phase A zu 50,0 ml verdünnt.

Referenzlösung d: 2,0 ml Referenzlösung a werden mit der mobilen Phase A zu 20,0 ml verdünnt. 5,0 ml dieser Lösung werden mit der mobilen Phase A zu 20,0 ml verdünnt.

Referenzlösung e: 0,20 g Amoxicillin-Trihydrat *R* werden mit 1,0 ml Wasser *R* versetzt. Unter Schütteln wird der Mischung tropfenweise verdünnte Natriumhydroxid-Lösung *R* zugesetzt, bis eine Lösung erhalten wird. Der pH-Wert der Lösung beträgt etwa 8,5. Die Lösung wird 4 h lang bei Raumtemperatur stehen gelassen. 0,5 ml dieser Lösung werden mit der mobilen Phase A zu 50,0 ml verdünnt.

Die Chromatographie kann durchgeführt werden mit
- einer Säule von 0,25 m Länge und 4,6 mm innerem Durchmesser, gepackt mit octadecylsilyliertem Kieselgel zur Chromatographie *R* (5 µm)
- einer Mischung der mobilen Phasen A und B bei einer Durchflussrate von 1,0 ml je Minute:
  Mobile Phase A: 1 Volumteil Acetonitril *R* und 99 Volumteile einer 25-prozentigen Lösung (*V/V*) von Kaliumdihydrogenphosphat-Lösung ($0{,}2\ mol \cdot l^{-1}$) *R*, die mit verdünnter Natriumhydroxid-Lösung *R* auf einen pH-Wert von 5,0 eingestellt wurde, werden gemischt.
  Mobile Phase B: 20 Volumteile Acetonitril *R* und 80 Volumteile einer 25-prozentigen Lösung (*V/V*) von Kaliumdihydrogenphosphat-Lösung ($0{,}2\ mol \cdot l^{-1}$) *R*, die mit verdünnter Natriumhydroxid-Lösung *R* auf einen pH-Wert von 5,0 eingestellt wurde, werden gemischt.
- einem Spektrometer als Detektor bei einer Wellenlänge von 254 nm.

Die Säule wird mit einer Mischung von 92 Volumteilen mobiler Phase A und 8 Volumteilen mobiler Phase B äquilibriert.

50 µl Referenzlösung b werden eingespritzt. Die Bestimmung darf nur ausgewertet werden, wenn die Auflösung zwischen dem Amoxicillin- und dem Cefadroxil-Peak mindestens 2,0 beträgt. Falls erforderlich wird das Verhältnis von Phase A zu Phase B in der mobilen Phase geändert. Das Massenverteilungsverhältnis liegt für den ersten Peak (Amoxicillin) zwischen 1,3 und 2,5.

Referenzlösung c wird eingespritzt. Das System wird so eingestellt, dass ein Peak mit einem Signal-Rausch-Verhältnis von mindestens 3 erhalten wird.

Referenzlösung a wird 6-mal eingespritzt. Die Bestimmung darf nur ausgewertet werden, wenn die relative Standardabweichung der Fläche des Hauptpeaks höchstens 1,0 Prozent beträgt.

Untersuchungslösung a und Referenzlösung a werden abwechselnd eingespritzt.

Der Prozentgehalt an Amoxicillin-Natrium wird durch Multiplikation des Prozentgehalts an Amoxicillin mit 1,060 berechnet.

Lagerung

Dicht verschlossen

Falls die Substanz steril ist, im sterilen, dicht verschlossenen Behältnis mit Sicherheitsverschluss

Beschriftung

Die Beschriftung gibt, falls zutreffend, an,
- dass die Substanz steril ist
- dass die Substanz frei von Bakterien-Endotoxinen ist.

Verunreinigungen

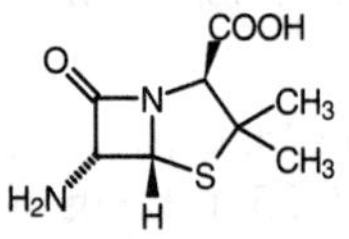

A. (2*S*,5*R*,6*R*)-6-Amino-3,3-dimethyl-7-oxo-4-thia-1-azabicyclo[3.2.0]heptan-2-carbonsäure (6-Aminopenicillansäure)

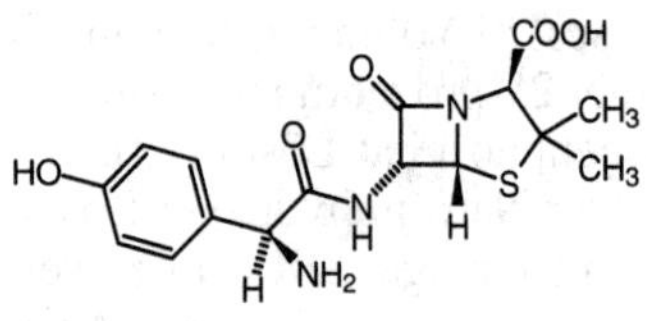

B. (2*S*,5*R*,6*R*)-6-[[(2*S*)-2-Amino-2-(4-hydroxyphenyl)=acetyl]amino]-3,3-dimethyl-7-oxo-4-thia-1-azabi=cyclo[3.2.0]heptan-2-carbonsäure (L-Amoxicillin)

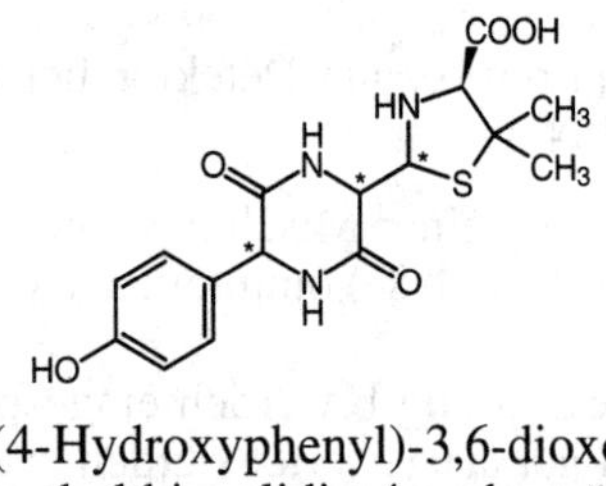

C. (4*S*)-2-[5-(4-Hydroxyphenyl)-3,6-dioxopiperazin-2-yl]-5,5-dimethylthiazolidin-4-carbonsäure (Amoxicillindiketopiperazine)

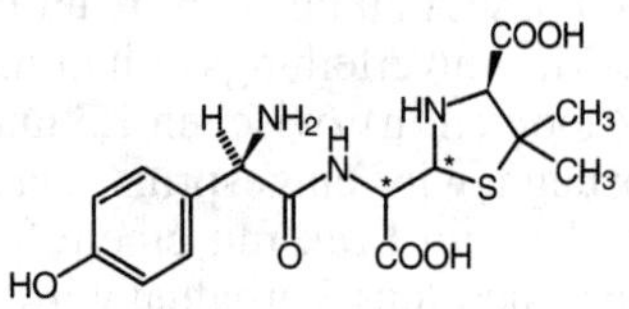

D. (4*S*)-2-[[[(2*R*)-2-Amino-2-(4-hydroxyphenyl)=acetyl]amino]carboxymethyl]-5,5-dimethylthiazoli=din-4-carbonsäure (Penicillosäuren des Amoxicillins)

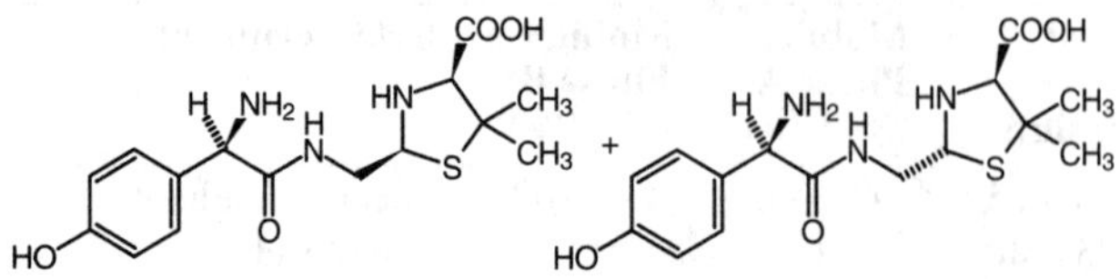

E. (2*RS*,4*S*)-2-[[[(2*R*)-2-Amino-2-(4-hydroxyphenyl)=acetyl]amino]methyl]-5,5-dimethylthiazolidin-4-carbonsäure (Penillosäuren des Amoxicillins)

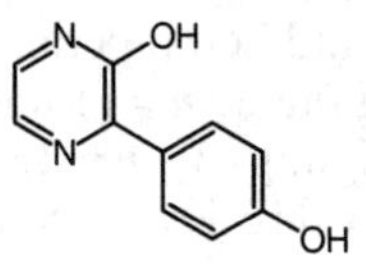

F. 3-(4-Hydroxyphenyl)pyrazin-2-ol

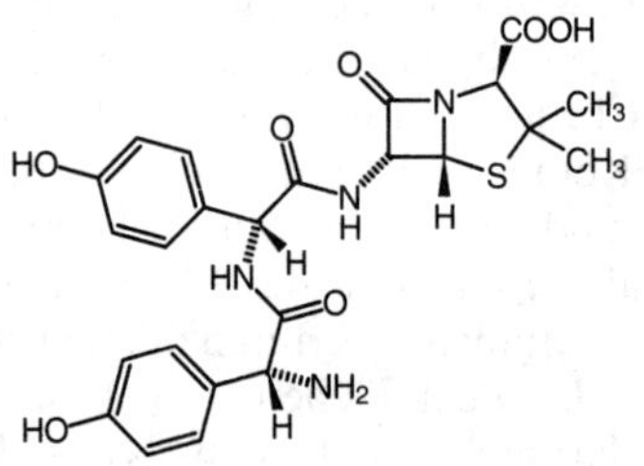

G. (2*S*,5*R*,6*R*)-6-[[(2*R*)-2-[[(2*R*)-2-Amino-2-(4-hydro=xyphenyl)acetyl]amino]-2-(4-hydroxyphenyl)=acetyl]amino]-3,3-dimethyl-7-oxo-4-thia-1-aza=bicyclo[3.2.0]heptan-2-carbonsäure (L-(4-Hydroxyphenyl)glycylamoxicillin)

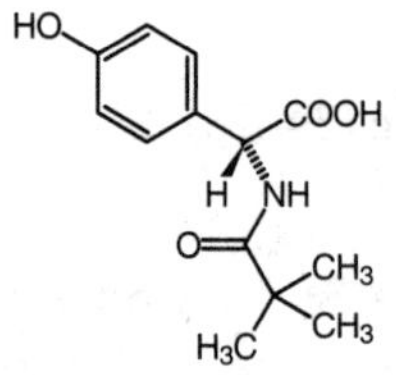

H. (2*R*)-2-[(2,2-Dimethylpropanoyl)amino]-2-(4-hydro=xyphenyl)essigsäure

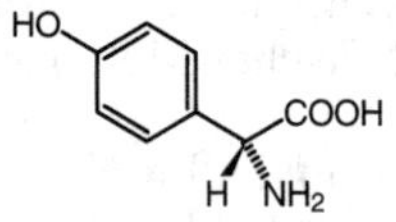

I. (2*R*)-2-Amino-2-(4-hydroxyphenyl)essigsäure

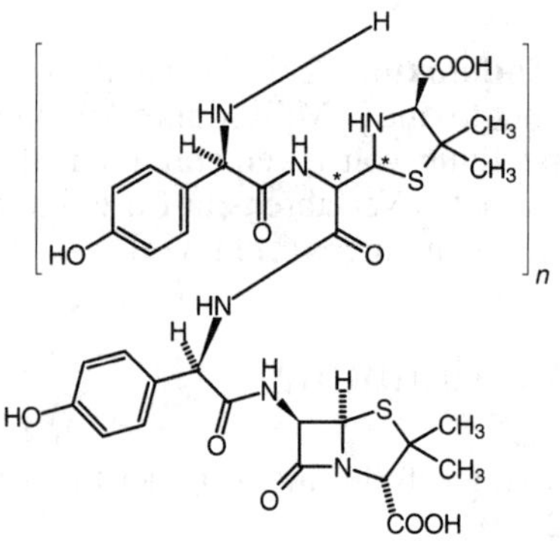

J. Co-Oligomere von Amoxicillin und Penicillosäuren des Amoxicillins

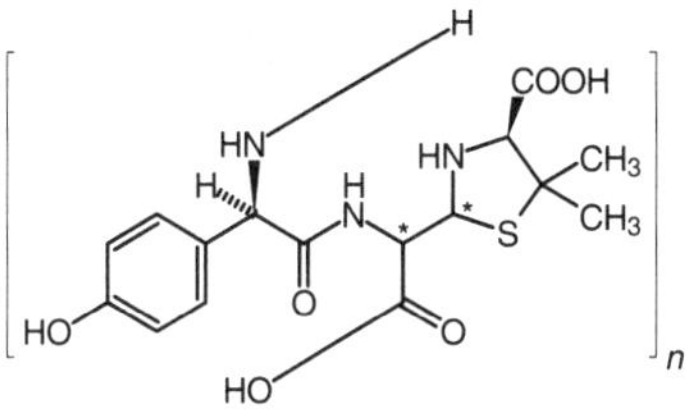

K. Oligomere von Penicillosäuren des Amoxicillins

4.07/0260

Amoxicillin-Trihydrat

Amoxicillinum trihydricum

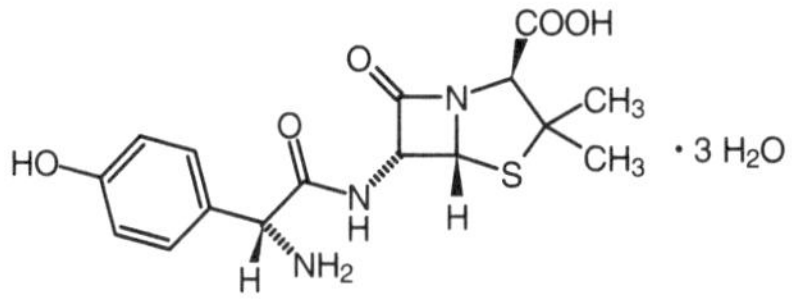

$C_{16}H_{19}N_3O_5S \cdot 3\,H_2O$ M_r 419,4

Definition

Amoxicillin-Trihydrat enthält mindestens 95,0 und höchstens 102,0 Prozent (2*S*,5*R*,6*R*)-6-[[(2*R*)-2-Amino-2-(4-hydroxyphenyl)acetyl]amino]-3,3-dimethyl-7-oxo-4-thia-1-azabicyclo[3.2.0]heptan-2-carbonsäure, berechnet auf die wasserfreie Substanz.

Eigenschaften

Weißes bis fast weißes, kristallines Pulver; schwer löslich in Wasser, sehr schwer löslich in Ethanol, praktisch unlöslich in fetten Ölen

Die Substanz löst sich in verdünnten Säuren und verdünnten Alkalihydroxid-Lösungen.

Prüfung auf Identität

1: A

2: B, C

A. Die Prüfung erfolgt mit Hilfe der IR-Spektroskopie (2.2.24) durch Vergleich des Spektrums der Substanz mit dem von Amoxicillin-Trihydrat *CRS*.

B. Die Prüfung erfolgt mit Hilfe der Dünnschichtchromatographie (2.2.27) unter Verwendung einer Schicht von silanisiertem Kieselgel H *R*.

Untersuchungslösung: 25 mg Substanz werden in 10 ml Natriumhydrogencarbonat-Lösung *R* gelöst.

Referenzlösung a: 25 mg Amoxicillin-Trihydrat *CRS* werden in 10 ml Natriumhydrogencarbonat-Lösung *R* gelöst.

Referenzlösung b: 25 mg Amoxicillin-Trihydrat *CRS* und 25 mg Ampicillin-Trihydrat *CRS* werden in 10 ml Natriumhydrogencarbonat-Lösung *R* gelöst.

Auf die Platte wird 1 µl jeder Lösung aufgetragen. Die Chromatographie erfolgt mit einer Mischung von 10 Volumteilen Aceton *R* und 90 Volumteilen einer Lösung von Ammoniumacetat *R* (154 g · l^{-1}), die zuvor mit Essigsäure 99 % *R* auf einen pH-Wert von 5,0 eingestellt wurde, über eine Laufstrecke von 15 cm. Die Platte wird an der Luft trocknen gelassen und anschließend Iodgas ausgesetzt, bis Flecke erscheinen. Die Auswertung erfolgt im Tageslicht. Der Hauptfleck im Chromatogramm der Untersuchungslösung entspricht in Bezug auf Lage, Farbe und Größe dem Hauptfleck im Chromatogramm der Referenzlösung a. Die Prüfung darf nur ausgewertet werden, wenn das Chromatogramm der Referenzlösung b deutlich voneinander getrennt 2 Flecke zeigt.

C. Etwa 2 mg Substanz werden in einem Reagenzglas von etwa 150 mm Länge und 15 mm Durchmesser mit 0,05 ml Wasser *R* befeuchtet. Nach Zusatz von 2 ml Formaldehyd-Schwefelsäure *R* wird der Inhalt des Reagenzglases durch Schwenken gemischt. Die Lösung ist praktisch farblos. Wird das Reagenzglas 1 min lang in ein Wasserbad gestellt, färbt sich die Lösung dunkelgelb.

Prüfung auf Reinheit

Prüflösung: 0,100 g Substanz werden mit Hilfe eines Ultraschallbads oder durch Erwärmen in kohlendioxidfreiem Wasser *R* zu 50,0 ml gelöst.

Aussehen der Lösung: 1,0 g Substanz wird in 10 ml Salzsäure (0,5 mol · l^{-1}) und 1,0 g Substanz in 10 ml verdünnter Ammoniak-Lösung *R* 2 gelöst. Unmittelbar nach dem Lösen dürfen die Lösungen nicht stärker opaleszieren als die Referenzsuspension II (2.2.1).

pH-Wert (2.2.3): Der pH-Wert der Prüflösung muss zwischen 3,5 und 5,5 liegen.

Spezifische Drehung (2.2.7): +290 bis +315, bestimmt an der Prüflösung und berechnet auf die wasserfreie Substanz

Verwandte Substanzen: Die Prüfung erfolgt mit Hilfe der Flüssigchromatographie (2.2.29) wie unter „Gehaltsbestimmung" beschrieben, wobei das Verhältnis von Phase A zu Phase B in der mobilen Phase und die Empfindlichkeit des Systems wie angegeben geändert werden.

Die Referenzlösung d wird eingespritzt. Die frisch hergestellte Untersuchungslösung b wird eingespritzt und die isokratische Elution mit der gewählten mobilen Phase durchgeführt. Unmittelbar nach dem Auftreten des Amoxicillin-Peaks erfolgt 25 min lang eine lineare Gradientenelution, um ein Mischungsverhältnis der mobilen Phasen A und B von 0 Volumteilen mobiler Phase A und 100 Volumteilen mobiler Phase B zu erreichen. Die Chromatographie wird 15 min lang mit der mobilen Phase B durchgeführt. Anschließend wird die Säule 15 min lang mit dem ursprünglich gewählten Mischungsverhältnis der mobilen Phase äquilibriert. Um eine Blindprobe zu erhalten, wird die mobile Phase A eingespritzt und die Gradientenelution auf gleiche Weise durchgeführt.

Im Chromatogramm der Untersuchungslösung b darf keine Peakfläche, mit Ausnahme der des Hauptpeaks sowie der von Peaks, die bei der Blindprobe beobachtet wurden, größer sein als die Fläche des Hauptpeaks im Chromatogramm der Referenzlösung d (1 Prozent).

***N,N*-Dimethylanilin** (2.4.26, Methode A oder B): höchstens 20 ppm

Wasser (2.5.12): 11,5 bis 14,5 Prozent, mit 0,100 g Substanz nach der Karl-Fischer-Methode bestimmt

Sulfatasche (2.4.14): höchstens 1,0 Prozent, mit 1,0 g Substanz bestimmt

Gehaltsbestimmung

Die Bestimmung erfolgt mit Hilfe der Flüssigchromatographie (2.2.29).

Untersuchungslösung a: 30,0 mg Substanz werden in der mobilen Phase A zu 50,0 ml gelöst.

Untersuchungslösung b: 30,0 mg Substanz werden in der mobilen Phase A zu 20,0 ml gelöst.

Referenzlösung a: 30,0 mg Amoxicillin-Trihydrat *CRS* werden in der mobilen Phase A zu 50,0 ml gelöst.

Referenzlösung b: 4,0 mg Cefadroxil *CRS* werden in der mobilen Phase A zu 50 ml gelöst. 5,0 ml Lösung werden mit 5,0 ml Referenzlösung a versetzt und mit der mobilen Phase A zu 100 ml verdünnt.

Referenzlösung c: 1,0 ml Referenzlösung a wird mit der mobilen Phase A zu 20,0 ml verdünnt. 1,0 ml dieser Lösung wird mit der mobilen Phase A zu 50,0 ml verdünnt.

Referenzlösung d: 2,0 ml Referenzlösung a werden mit der mobilen Phase A zu 20,0 ml verdünnt. 5,0 ml dieser Lösung werden mit der mobilen Phase A zu 20,0 ml verdünnt.

Die Chromatographie kann durchgeführt werden mit

- einer Säule aus rostfreiem Stahl von 0,25 m Länge und 4,6 mm innerem Durchmesser, gepackt mit octadecylsilyliertem Kieselgel zur Chromatographie *R* (5 µm)
- einer Mischung der mobilen Phasen A und B bei einer Durchflussrate von 1,0 ml je Minute:
  Mobile Phase A: eine Mischung von 1 Volumteil Acetonitril *R* und 99 Volumteilen Pufferlösung pH 5,0
  Mobile Phase B: eine Mischung von 20 Volumteilen Acetonitril *R* und 80 Volumteilen Pufferlösung pH 5,0
  Die Pufferlösung wird wie folgt hergestellt: 250 ml Kaliumdihydrogenphosphat-Lösung (0,2 mol · l^{-1}) *R* werden mit verdünnter Natriumhydroxid-Lösung *R* auf einen pH-Wert von 5,0 eingestellt und mit Wasser *R* zu 1000,0 ml verdünnt.
- einem Spektrometer als Detektor bei einer Wellenlänge von 254 nm
- einer 50-µl-Probenschleife.

Die Säule wird mit einer Mischung von 92 Volumteilen mobiler Phase A und 8 Volumteilen mobiler Phase B äquilibriert.

Die Referenzlösung b wird eingespritzt. Die Bestimmung darf nur ausgewertet werden, wenn die Auflösung zwischen den beiden Hauptpeaks mindestens 2,0 beträgt. Falls erforderlich wird das Verhältnis von Phase A zu Phase B in der mobilen Phase geändert. Das Massenverteilungsverhältnis liegt für den ersten Peak (Amoxicillin) zwischen 1,3 und 2,5.

Die Referenzlösung c wird eingespritzt. Das System wird so eingestellt, dass ein Peak mit einem Signal-Rausch-Verhältnis von mindestens 3 erhalten wird.

Die Referenzlösung a wird 6-mal eingespritzt. Die Bestimmung darf nur ausgewertet werden, wenn die relative Standardabweichung der Fläche des Hauptpeaks höchstens 1,0 Prozent beträgt.

Untersuchungslösung a und Referenzlösung a werden abwechselnd eingespritzt.

Lagerung

Dicht verschlossen

Verunreinigungen

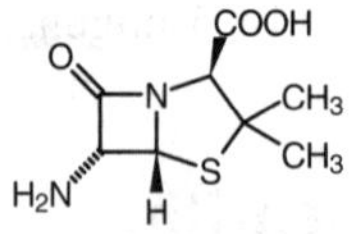

A. (2*S*,5*R*,6*R*)-6-Amino-3,3-dimethyl-7-oxo-4-thia-1-azabicyclo[3.2.0]heptan-2-carbonsäure (6-Aminopenicillansäure)

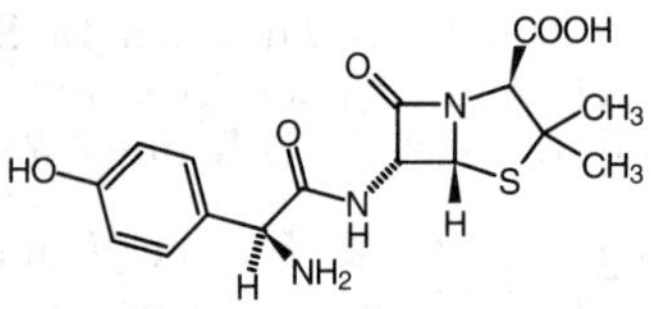

B. (2*S*,5*R*,6*R*)-6-[[(2*S*)-2-Amino-2-(4-hydroxyphenyl)=acetyl]amino]-3,3-dimethyl-7-oxo-4-thia-1-azabi=cyclo[3.2.0]heptan-2-carbonsäure (L-Amoxicillin)

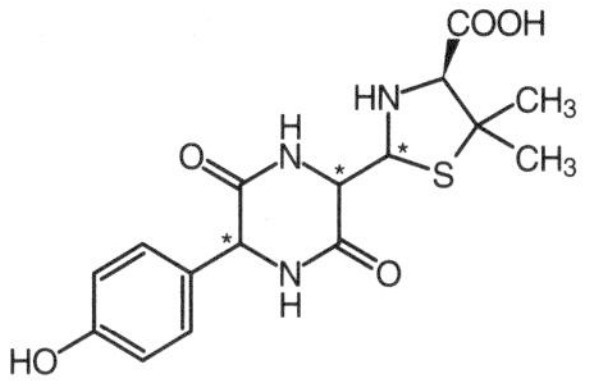

C. (4*S*)-2-[5-(4-Hydroxyphenyl)-3,6-dioxopiperazin-2-yl]-5,5-dimethylthiazolidin-4-carbonsäure (Amoxicillindiketopiperazine)

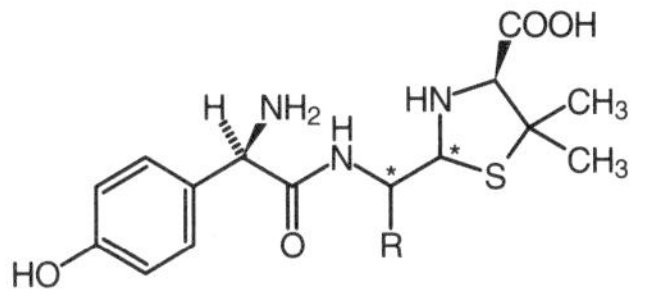

D. R = CO_2H:
(4*S*)-2-[[[(2*R*)-2-Amino-2-(4-hydroxyphenyl)=acetyl]amino]carboxymethyl]-5,5-dimethylthiazolidin-4-carbonsäure
(Penicillosäuren des Amoxicillins)

E. R = H:
(2*RS*,4*S*)-2-[[[(2*R*)-2-Amino-2-(4-hydroxyphenyl)=acetyl]amino]methyl]-5,5-dimethylthiazolidin-4-carbonsäure
(Penillosäuren des Amoxicillins)

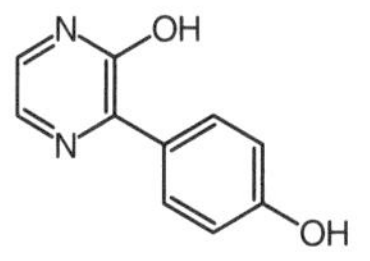

F. 3-(4-Hydroxyphenyl)pyrazin-2-ol

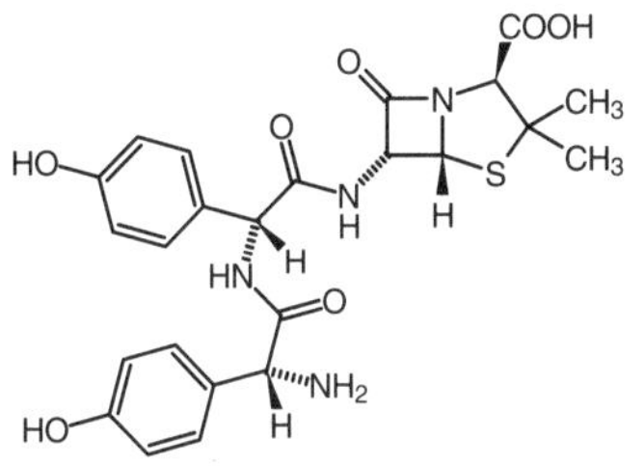

G. (2*S*,5*R*,6*R*)-6-[[(2*R*)-2-[[(2*R*)-2-Amino-2-(4-hydro=xyphenyl)acetyl]amino]-2-(4-hydroxyphenyl)=acetyl]amino]-3,3-dimethyl-7-oxo-4-thia-1-aza=bicyclo[3.2.0]heptan-2-carbonsäure
(D-(4-Hydroxyphenyl)glycylamoxicillin)

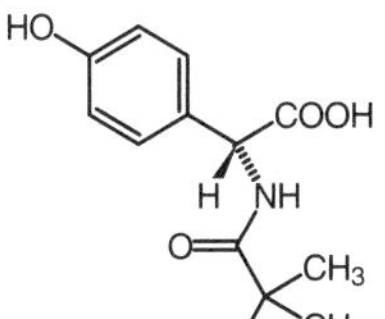

H. (2*R*)-2-[(2,2-Dimethylpropanoyl)amino]-2-(4-hydro=xyphenyl)essigsäure

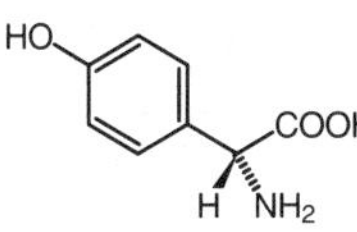

I. (2*R*)-2-Amino-2-(4-hydroxyphenyl)essigsäure

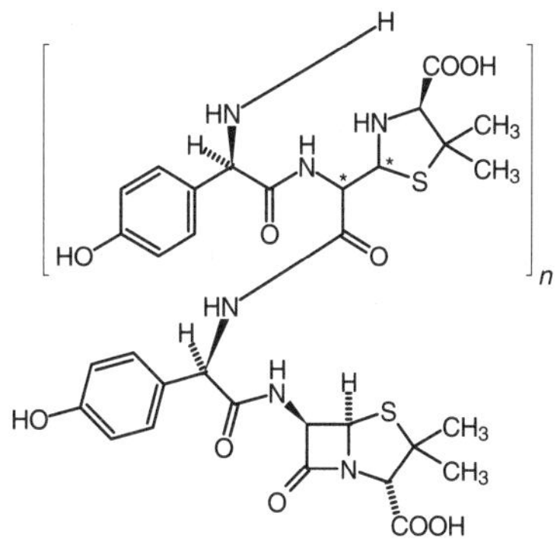

J. Co-Oligomere von Amoxicillin und Penicillosäuren des Amoxicillins

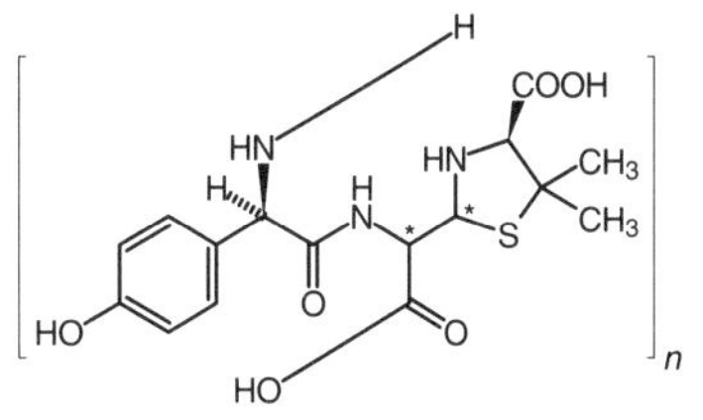

K. Oligomere von Penicillosäuren des Amoxicillins

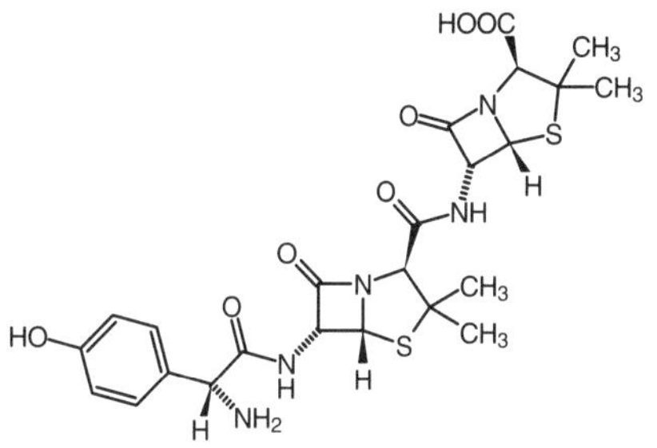

L. (2*S*,5*R*,6*R*)-6-[[(2*S*,5*R*,6*R*)-6-[[(2*R*)-2-Amino-2-(4-hydroxyphenyl)acetyl]amino]-3,3-dimethyl-7-oxo-4-thia-1-azabicyclo[3.2.0]heptan-2-carbonyl]amino]-3,3-dimethyl-7-oxo-4-thia-1-azabicyclo[3.2.0]hep=tan-2-carbonsäure
(6-APA-Amoxicillinamid)

4.07/1391

Arnikablüten

Arnicae flos

Definition

Arnikablüten bestehen aus den ganzen oder teilweise zerfallenen, getrockneten Blütenständen von *Arnica montana* L. Sie enthalten mindestens 0,40 Prozent (*m/m*) Gesamtsesquiterpenlactone, berechnet als Dihydrohelenalintiglat und bezogen auf die getrocknete Droge.

Eigenschaften

Die Droge hat einen aromatischen Geruch.

Der Blütenstand hat im ausgebreiteten Zustand einen Durchmesser von etwa 20 mm und ist etwa 15 mm tief. Der Stiel des Blütenstands ist 2 bis 3 cm lang. Der Hüllkelch besteht aus 18 bis 24 länglich-lanzettlichen, in einer Reihe oder in 2 Reihen angeordneten Hochblättern mit scharfen Spitzen. Unter der Lupe zeigen die grünen, 8 bis etwa 10 mm langen Hochblätter an der Außenseite gelblich grüne Haare. Der gewölbte Blütenstandsboden mit etwa 6 mm Durchmesser ist feingrubig und mit Haaren besetzt. Die etwa 20 randständigen Zungenblüten sind 20 bis 30 mm, die zahlreicheren, auf der Scheibe sitzenden Röhrenblüten etwa 15 mm lang. Der 4 bis 8 mm lange Fruchtknoten trägt an der Spitze einen Pappus mit 4 bis 8 mm langen, borstigen, grauweißen Haaren. Einige braune Achänen, mit oder ohne Pappus, können vorhanden sein.

Die Droge weist die unter „Prüfung auf Identität, A und B" beschriebenen makroskopischen und mikroskopischen Merkmale auf.

Prüfung auf Identität

A. Der Hüllkelch besteht aus länglich-eiförmigen Hochblättern mit scharfen Spitzen und bewimpertem Rand. Die Zungenblüten besitzen einen reduzierten Kelch, der von feinen, glänzenden, grauweißen Borsten, die kleine, raue Haare tragen, gekrönt ist. Die orangegelbe Blütenkrone zeigt 7 bis 10 parallel verlaufende Nerven und endet in 3 kleinen Zipfeln. Die Staubblätter, mit freien Antheren, sind unvollständig entwickelt. Der schmale, braune Fruchtknoten trägt eine Narbe, die sich in 2 auswärts gebogene Äste verzweigt. Die Röhrenblüten sind aktinomorph, Fruchtknoten und Kelch sind denen der Zungenblüten ähnlich. Die kurze Blütenkrone hat 5 zurückgebogene, dreieckige Zipfel. Die 5 fertilen Staubblätter sind an den Antheren miteinander verwachsen.

B. Der Blütenstand wird in seine verschiedenen Teile zerlegt und pulverisiert (355). Die Prüfung erfolgt unter dem Mikroskop, wobei Chloralhydrat-Lösung *R* verwendet wird. Das Pulver zeigt folgende Merkmale: Die Epidermen der Hüllkelchblätter weisen Spaltöffnungen sowie Haare, die auf der Außenseite (abaxial) reichlicher vorkommen, auf. Verschiedene Haartypen sind feststellbar: einreihige, vielzellige Deckhaare, 50 bis 500 µm lang, besonders zahlreich an den Rändern der Hochblätter; Drüsenhaare mit ein- oder zweireihigem, vielzelligem Stiel und vielzelligem Drüsenköpfchen, etwa 300 µm lang, überwiegend auf der äußeren Oberfläche (abaxial) der Hochblätter; Drüsenhaare, etwa 80 µm lang, mit einreihigem, vielzelligem Stiel und vielzelligem Drüsenköpfchen, zahlreich auf der inneren Oberfläche (adaxial) der Hochblätter. Die Epidermis der Krone der Zungenblüten besteht aus buchtigen oder länglichen Zellen, wenigen Spaltöffnungen und verschiedenartigen Haaren: Deckhaare mit sehr spitzen Enden, deren Länge mehr als 500 µm betragen kann und die aus 1 bis 3 Basalzellen mit verdickten Wänden und 2 bis 4 dünnwandigen apikalen Zellen bestehen; Drüsenhaare mit 2-reihigem, vielzelligem Köpfchen sowie Drüsenhaare mit vielzelligem Stiel und vielzelligem Köpfchen. Die Zungenblüten enden mit rundlichen, papillösen Zellen. Die Epidermis des Fruchtknotens ist behaart: Drüsenhaare mit kurzem Stiel und vielzelligem Köpfchen; Zwillingshaare, meistens aus 2 seitlich verwachsenen Zellen, gewöhnlich mit getüpfelter Zwischenwand sowie mit einem spitz zulaufenden und manchmal zweiteiligen Ende. Die Epidermis des Kelchs besteht aus länglichen Zellen, die kurze einzellige, gegen das obere Ende der Borsten gerichtete Deckhaare tragen. Die Pollenkörner, mit einem Durchmesser von etwa 30 µm, sind rund, besitzen eine stachelige Exine und 3 Keimporen.

C. Die bei der Prüfung „*Calendula officinalis* L. – *Heterotheca inuloides*" (siehe „Prüfung auf Reinheit") erhaltenen Chromatogramme werden ausgewertet. Das Chromatogramm der Untersuchungslösung zeigt in der Mitte eine blau fluoreszierende Zone, die der Chlorogensäure-Zone im Chromatogramm der Referenzlösung entspricht; oberhalb dieser Zone zeigt das Chromatogramm 3 gelblich braun bis orangegelb fluoreszierende Zonen und oberhalb dieser 3 Zonen noch eine grünlich gelb fluoreszierende Zone, die dem Astragalin entspricht. Die unterhalb der Astragalin-Zone liegende Zone entspricht dem Isoquercitrin, die unmittelbar darunter liegende Zone dem Luteolin-7-glucosid. Das Chromatogramm zeigt auch eine grünlich blau fluoreszierende Zone unterhalb der Zone, die der Kaffeesäure im Chromatogramm der Referenzlösung entspricht.

Prüfung auf Reinheit

Fremde Bestandteile (2.8.2): höchstens 5,0 Prozent

***Calendula officinalis* L. – *Heterotheca inuloides*:** Die Prüfung erfolgt mit Hilfe der Dünnschichtchromatographie (2.2.27) unter Verwendung einer DC-Platte mit Kieselgel *R*.

Untersuchungslösung: 2,00 g pulverisierte Droge (710) werden 5 min lang mit 10 ml Methanol *R* im Wasserbad von 60 °C unter Schütteln erhitzt und nach dem Abkühlen abfiltriert.

Referenzlösung: 2,0 mg Kaffeesäure *R*, 2,0 mg Chlorogensäure *R* und 5,0 mg Rutosid *R* werden in Methanol *R* zu 30 ml gelöst.

Auf die Platte werden 15 µl jeder Lösung bandförmig aufgetragen. Die Chromatographie erfolgt mit einer Mischung von 10 Volumteilen wasserfreier Ameisensäure *R*, 10 Volumteilen Wasser *R*, 30 Volumteilen Ethylmethylketon *R* und 50 Volumteilen Ethylacetat *R* über eine Laufstrecke von 15 cm. Die Platte wird einige Minuten lang an der Luft trocknen gelassen, mit einer Lösung von Diphenylboryloxyethylamin *R* ($10 g \cdot l^{-1}$) in Methanol *R* und anschließend mit einer Lösung von Macrogol 400 *R* ($50 g \cdot l^{-1}$) in Methanol *R* besprüht und 5 min lang bei

100 bis 105 °C erhitzt. Die Platte wird an der Luft trocknen gelassen und im ultravioletten Licht bei 365 nm ausgewertet. Das Chromatogramm der Referenzlösung zeigt im unteren Teil eine orangegelb fluoreszierende Zone (Rutosid), im mittleren Teil die fluoreszierende Zone der Chlorogensäure und im oberen Teil eine hellblau fluoreszierende Zone (Kaffeesäure). Das Chromatogramm der Untersuchungslösung darf weder eine orangegelb fluoreszierende Zone, die dem Rutosid im Chromatogramm der Referenzlösung entspricht, noch eine unterhalb dieser liegende Zone zeigen.

Trocknungsverlust (2.2.32): höchstens 10,0 Prozent, mit 1,000 g pulverisierter Droge (355) durch 2 h langes Trocknen im Trockenschrank bei 100 bis 105 °C bestimmt

Asche (2.4.16): höchstens 10,0 Prozent

Gehaltsbestimmung

Die Bestimmung erfolgt mit Hilfe der Flüssigchromatographie (2.2.29) unter Verwendung von Santonin *R* als Interner Standard.

Interner-Standard-Lösung: Unmittelbar vor der Verwendung werden 10 mg Santonin *R*, genau gewogen, in 10,0 ml Methanol *R* gelöst.

Untersuchungslösung: In einem 250-ml-Rundkolben wird 1,00 g pulverisierte Droge (355) mit 50 ml einer Mischung gleicher Volumteile Methanol *R* und Wasser *R* unter häufigem Schütteln 30 min lang im Wasserbad von 50 bis 60 °C unter Rückflusskühlung erhitzt. Nach dem Erkalten wird die Mischung durch ein Papierfilter filtriert. Das Papierfilter wird in Stücke geschnitten und zum Rückstand im Rundkolben gegeben. Nach erneutem Zusatz von 50 ml einer Mischung gleicher Volumteile Methanol *R* und Wasser *R* wird die Mischung wieder 30 min lang unter häufigem Schütteln im Wasserbad von 50 bis 60 °C unter Rückflusskühlung erhitzt. Der Vorgang wird 2-mal wiederholt. Die vereinigten Filtrate werden mit 3,00 ml Interner-Standard-Lösung versetzt und unter vermindertem Druck auf 18 ml eingeengt. Der Rundkolben wird mit etwas Wasser *R* ausgespült und der Ansatz mit der Waschflüssigkeit zu 20,0 ml verdünnt. Die Lösung wird auf eine Chromatographiesäule von etwa 0,15 m Länge und etwa 30 mm innerem Durchmesser, gepackt mit 15 g Kieselgur zur Chromatographie *R*, aufgetragen, 20 min lang stehen gelassen und mit 200 ml einer Mischung gleicher Volumteile Dichlormethan *R* und Ethylacetat *R* eluiert. Das Eluat wird in einem 250-ml-Rundkolben zur Trockne eingedampft, der Rückstand in 10,0 ml Methanol *R* gelöst und mit 10,0 ml Wasser *R* versetzt. Nach Zusatz von 7,0 g neutralem Aluminiumoxid *R* wird die Mischung 120 s lang geschüttelt, 10 min lang bei 5000 *g* zentrifugiert und durch ein Papierfilter filtriert. 10,0 ml Filtrat werden zur Trockne eingedampft. Der Rückstand wird in 3,0 ml einer Mischung gleicher Volumteile Methanol *R* und Wasser *R* gelöst und die Lösung filtriert.

Die Chromatographie kann durchgeführt werden mit
- einer Säule aus rostfreiem Stahl von 0,12 m Länge und 4 mm innerem Durchmesser, gepackt mit octadecylsilyliertem Kieselgel zur Chromatographie *R* (4 µm)
- einer Mischung der mobilen Phasen A und B bei einer Durchflussrate von 1,2 ml je Minute
  Mobile Phase A: Wasser *R*
  Mobile Phase B: Methanol *R*

Zeit (min)	**Mobile Phase A** (% *V/V*)	**Mobile Phase B** (% *V/V*)	**Erläuterungen**
0 – 3	62	38	isokratisch
3 – 20	62 → 55	38 → 45	linearer Gradient
20 – 30	55	45	isokratisch
30 – 55	55 → 45	45 → 55	linearer Gradient
55 – 57	45 → 0	55 → 100	linearer Gradient
57 – 70	0	100	isokratisch
70 – 90	62	38	isokratisch

- einem Spektrometer als Detektor bei einer Wellenlänge von 225 nm
- einer 20-µl-Probenschleife.

Der Prozentgehalt an Gesamtsesquiterpenlactonen wird als Dihydrohelenalintiglat nach folgender Formel berechnet:

$$\frac{F_{LS} \cdot C \cdot V \cdot 1{,}187 \cdot 100}{F_S \cdot m \cdot 1000}$$

F_{LS} = Summe aller Peakflächen, die den Sesquiterpenlactonen entsprechen und nach dem Santonin-Peak im Chromatogramm der Untersuchungslösung erscheinen

F_S = Peakfläche, die dem Santonin im Chromatogramm der Untersuchungslösung entspricht

m = Einwaage der Droge in Gramm

C = Konzentration des Santonins in der Interner-Standard-Lösung, die für die Untersuchungslösung verwendet worden ist, in Milligramm je Milliliter

V = Volumen der Interner-Standard-Lösung, die für die Untersuchungslösung verwendet worden ist, in Milliliter

1,187 = Faktor für die Korrelation zwischen Dihydrohelenalintiglat und Santonin

Lagerung

Vor Licht geschützt

4.07/1649

Azithromycin

Azithromycinum

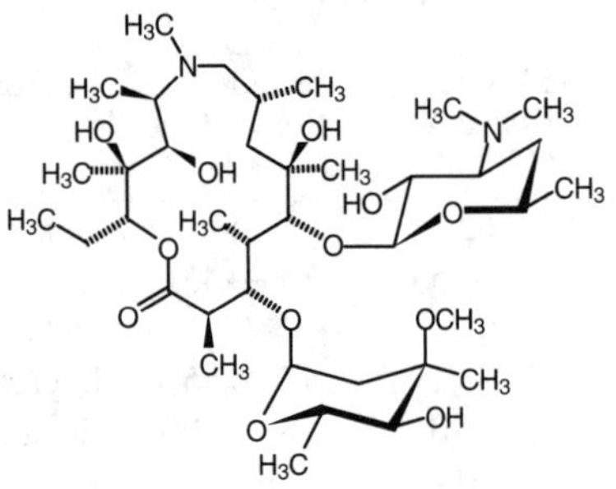

$C_{38}H_{72}N_2O_{12}$ M_r 749

Definition

(2*R*,3*S*,4*R*,5*R*,8*R*,10*R*,11*R*,12*S*,13*S*,14*R*)-13-[(2,6-Di=desoxy-3-*C*-methyl-3-*O*-methyl-α-L-*ribo*-hexopyrano=syl)oxy]-2-ethyl-3,4,10-trihydroxy-3,5,6,8,10,12,14-heptamethyl-11-[[3,4,6-tridesoxy-3-(dimethylamino)-β-D-*xylo*-hexopyranosyl]oxy]-1-oxa-6-azacyclopentade=can-15-on

Gehalt: 94,0 bis 102,0 Prozent (wasserfreie Substanz)

Eigenschaften

Aussehen: weißes bis fast weißes Pulver

Löslichkeit: praktisch unlöslich in Wasser, leicht löslich in Dichlormethan und wasserfreiem Ethanol

Prüfung auf Identität

A. IR-Spektroskopie (2.2.24)

Vergleich: Azithromycin *CRS*

Wenn die erhaltenen Spektren unterschiedlich sind, werden mit Lösungen von Substanz und Referenzsubstanz in Dichlormethan *R* (90 g · l^{-1}) erneut Spektren aufgenommen.

B. Die bei der „Gehaltsbestimmung" erhaltenen Chromatogramme werden ausgewertet.

Ergebnis: Der Hauptpeak im Chromatogramm der Untersuchungslösung b entspricht in Bezug auf Retentionszeit und Größe dem Hauptpeak im Chromatogramm der Referenzlösung a.

Prüfung auf Reinheit

Prüflösung: 0,500 g Substanz werden in wasserfreiem Ethanol *R* zu 50,0 ml gelöst.

Aussehen der Lösung: Die Prüflösung muss klar (2.2.1) und farblos (2.2.2, Methode II) sein.

pH-Wert (2.2.3): 9,0 bis 11,0

0,100 g Substanz werden in 25,0 ml Methanol *R* gelöst. Die Lösung wird mit kohlendioxidfreiem Wasser *R* zu 50,0 ml verdünnt.

Spezifische Drehung (2.2.7): −45 bis −49 (wasserfreie Substanz), an der Prüflösung bestimmt

Verwandte Substanzen: Flüssigchromatographie (2.2.29)

Lösungsmittelmischung: Acetonitril *R*, Wasser *R* (40:60 *V/V*)

Untersuchungslösung a: 0,100 g Substanz werden in der Lösungsmittelmischung zu 25,0 ml gelöst.

Untersuchungslösung b: 5,0 ml Untersuchungslösung a werden mit der Lösungsmittelmischung zu 20,0 ml verdünnt.

Referenzlösung a: 50,0 mg Azithromycin *CRS* werden in der Lösungsmittelmischung zu 50,0 ml gelöst.

Referenzlösung b: 1,0 ml Untersuchungslösung a wird mit der Lösungsmittelmischung zu 100,0 ml verdünnt.

Referenzlösung c: 5,0 mg Azithromycin *CRS* und 5,0 mg Azithromycin-Verunreinigung A *CRS* werden in der Lösungsmittelmischung zu 50 ml gelöst.

Referenzlösung d: 2,0 mg Azithromycin-Verunreinigung B *CRS* werden in der Lösungsmittelmischung zu 50,0 ml gelöst.

Säule
- Größe: l = 0,25 m, ∅ = 4,6 mm
- Stationäre Phase: nachsilanisiertes, octadecylsilyliertes, amorphes, siliciumorganisches Polymer mit eingefügten polaren Gruppen *R* (5 µm)
- Temperatur: 70 °C

Mobile Phase: eine Mischung von 10 Volumteilen einer Lösung von Kaliummonohydrogenphosphat *R* (34,84 g · l^{-1}), die zuvor mit Phosphorsäure 85 % *R* auf einen pH-Wert von 6,5 eingestellt wurde, 35 Volumteilen Acetonitril *R* und 55 Volumteilen Wasser *R*

Durchflussrate: 1,0 ml · min^{-1}

Detektion: Spektrometer bei 215 nm

Einspritzen: 100 µl; Untersuchungslösung a, Referenzlösungen b, c und d

Chromatographiedauer: 4,5fache Retentionszeit von Azithromycin

Relative Retention (bezogen auf Azithromycin, t_R etwa 26 min)
- Verunreinigung D: etwa 0,37
- Verunreinigung J: etwa 0,39

- Verunreinigung A: etwa 0,42
- Verunreinigung I: etwa 0,5
- Verunreinigung C: etwa 0,65
- Verunreinigung K: etwa 0,9
- Verunreinigung F: etwa 1,6
- Verunreinigung B: etwa 1,7
- Verunreinigung G: etwa 2,8

Eignungsprüfung: Referenzlösung c
- Auflösung: mindestens 7,0 zwischen den Peaks von Verunreinigung A und Azithromycin

Grenzwerte
- Verunreinigung B: nicht größer als das 2fache der Fläche des Hauptpeaks im Chromatogramm der Referenzlösung d (2,0 Prozent)
- Jede weitere Verunreinigung: jeweils nicht größer als die Fläche des Hauptpeaks im Chromatogramm der Referenzlösung b (1,0 Prozent)
- Summe aller Verunreinigungen: nicht größer als das 5fache der Fläche des Hauptpeaks im Chromatogramm der Referenzlösung b (5,0 Prozent)
- Ohne Berücksichtigung bleiben: Peaks, deren Fläche kleiner ist als das 0,1fache der Fläche des Hauptpeaks im Chromatogramm der Referenzlösung b (0,1 Prozent)

Schwermetalle (2.4.8): höchstens 25 ppm

2,0 g Substanz werden in einer Mischung von 15 Volumteilen Wasser *R* und 85 Volumteilen wasserfreiem Ethanol *R* zu 20 ml gelöst. 12 ml Lösung müssen der Grenzprüfung B entsprechen. Zur Herstellung der Referenzlösung wird eine Blei-Lösung (2,5 ppm Pb) verwendet, die durch Verdünnen der Blei-Lösung (100 ppm Pb) *R* mit einer Mischung von 15 Volumteilen Wasser *R* und 85 Volumteilen wasserfreiem Ethanol *R* erhalten wird.

Wasser (2.5.12): 1,8 bis 6,5 Prozent, mit 0,20 g Substanz bestimmt

Sulfatasche (2.4.14): höchstens 0,2 Prozent, mit 1,0 g Substanz bestimmt

Gehaltsbestimmung

Flüssigchromatographie (2.2.29) wie unter „Verwandte Substanzen“ beschrieben, mit folgenden Änderungen:

Einspritzen: 25 µl; Untersuchungslösung b, Referenzlösung a

Der Prozentgehalt an $C_{38}H_{72}N_2O_{12}$ wird berechnet.

Lagerung

Dicht verschlossen

Verunreinigungen

Spezifizierte Verunreinigungen:

(Beachten Sie den Hinweis zu den „Verunreinigungen“ zu Anfang des Bands auf Seite B)

A, B, C, D, E, F, G, H, I, J, K

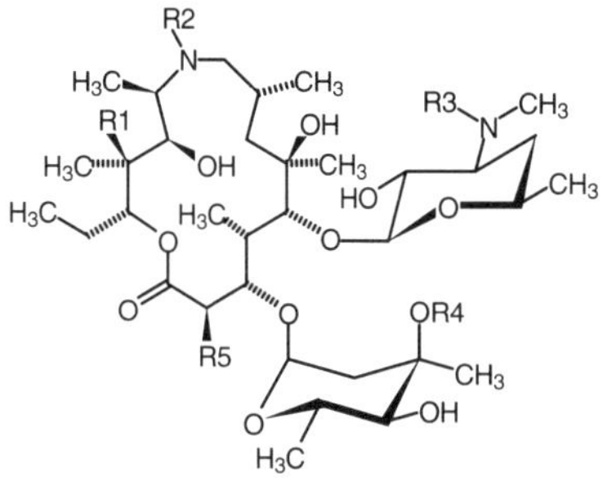

A. R1 = OH, R2 = H, R3 = R4 = R5 = CH_3: 6-Demethylazithromycin

B. R1 = H, R2 = R3 = R4 = R5 = CH_3: 3-Desoxyazithromycin (Azithromycin B)

C. R1 = OH, R2 = R3 = R5 = CH_3, R4 = H: 3′-*O*-Demethylazithromycin (Azithromycin C)

D. R1 = OH, R2 = R3 = R4 = CH_3, R5 = CH_2OH: 14-Demethyl-14-(hydroxymethyl)azithromycin (Azithromycin F)

F. R1 = OH, R2 = R4 = R5 = CH_3, R3 = CHO: 3′-*N*-Demethyl-3′-*N*-formylazithromycin

G. R1 = OH, R2 = R4 = R5 = CH_3, R3 = SO_2–C_6H_4–CH_3: 3′-*N*-Demethyl-3′-*N*-[(4-methylphenyl)sulfonyl]azithromycin

I. R1 = OH, R2 = R4 = R5 = CH_3, R3 = H: 3′-*N*-Demethylazithromycin

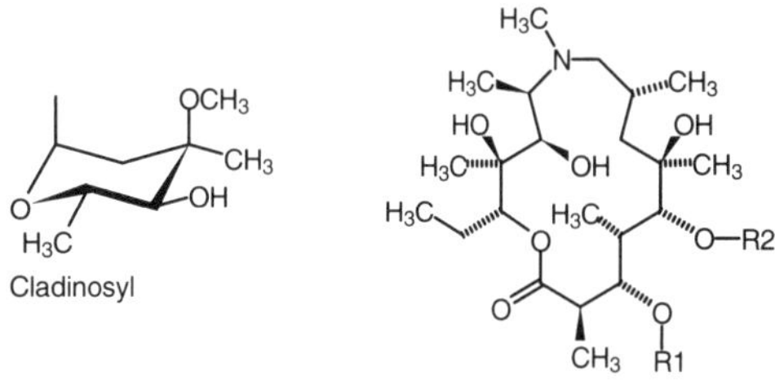

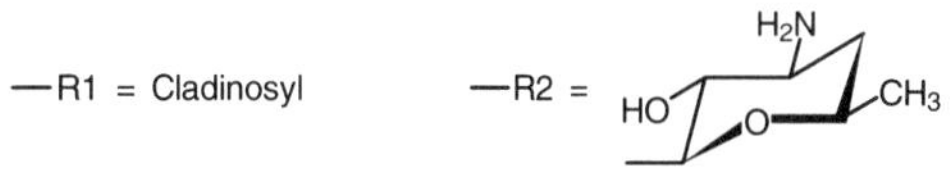

E. 3′-(*N,N*-Didemethyl)azithromycin (Aminoazithromycin)

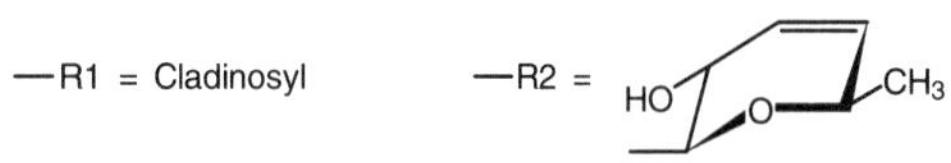

H. 3′-De(dimethylamino)-3′,4′-didehydroazithromycin

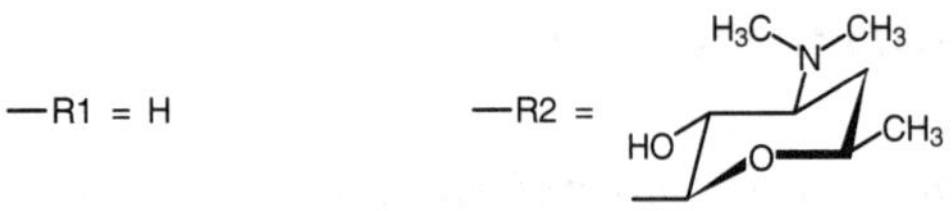

J. Decladinosylazithromycin

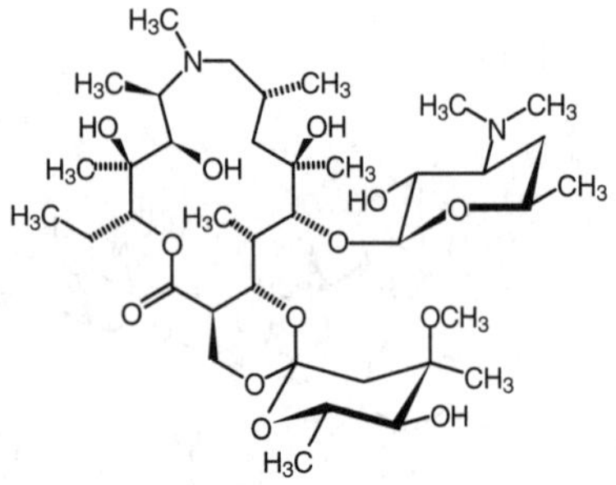

K. (2*S*,4′*R*,4a*R*,5′*S*,6′*S*,7*R*,8*S*,9*R*,10*R*,13*R*,15*R*,16*R*,17*S*,17a*S*)-7-Ethyl-5′,8,9,15-tetrahydroxy-4′-methoxy-4′,6′,8,10,11,13,15,17-octamethyl-16-[[3,4,6-tridesoxy-3-(dimethylamino)-β-D-*xylo*-hexopyranosyl]oxy]=octadecahydro-5*H*-spiro[1,3-dioxino[4,5-*m*][1,6]=oxazacyclopentadecin-2,2′-[2*H*]pyran]-5-on (Azithromycin E)

B

4.07/0115

Benzylpenicillin-Procain

Benzylpenicillinum procainum

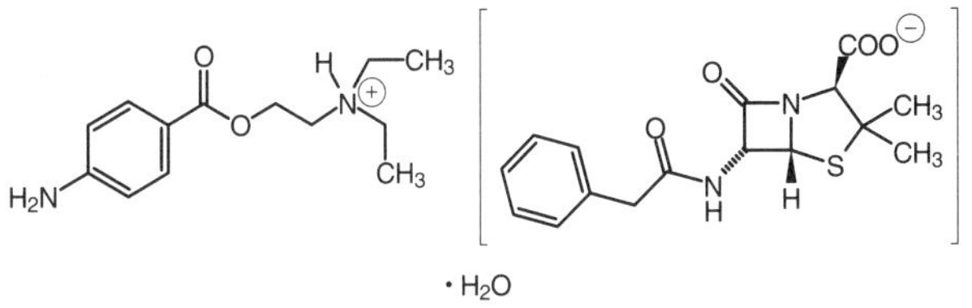

$C_{29}H_{38}N_4O_6S \cdot H_2O$ M_r 588,7

Definition

Benzylpenicillin-Procain ist das Monohydrat des Salzes der (2*S*,5*R*,6*R*)-3,3-Dimethyl-7-oxo-6-[(phenylacetyl)amino]-4-thia-1-azabicyclo[3.2.0]heptan-2-carbonsäure mit 2-(Diethylamino)ethyl-4-aminobenzoat. Die Substanz enthält mindestens 96,0 und höchstens 102,0 Prozent Benzylpenicillin-Procain und mindestens 39,0 und höchstens 42,0 Prozent Procain ($C_{13}H_{20}N_2O_2$; M_r 236,3), beide berechnet auf die wasserfreie Substanz. Dispergier- oder Suspendiermittel (zum Beispiel Lecithin oder Polysorbat 80) können zugesetzt sein.

Eigenschaften

Weißes, kristallines Pulver; schwer löslich in Wasser, wenig löslich in Ethanol

Prüfung auf Identität

1: A
2: B, C, D

A. Die Prüfung erfolgt mit Hilfe der IR-Spektroskopie (2.2.24) durch Vergleich des Spektrums der Substanz mit dem von Benzylpenicillin-Procain *CRS*.

B. Die Prüfung erfolgt mit Hilfe der Dünnschichtchromatographie (2.2.27) unter Verwendung einer DC-Platte mit silanisiertem Kieselgel *R*.

Untersuchungslösung: 25 mg Substanz werden in 5 ml Aceton *R* gelöst.

Referenzlösung: 25 mg Benzylpenicillin-Procain *CRS* werden in 5 ml Aceton *R* gelöst.

Auf die Platte wird 1 µl jeder Lösung aufgetragen. Die Chromatographie erfolgt mit einer Mischung von 30 Volumteilen Aceton *R* und 70 Volumteilen einer Lösung von Ammoniumacetat *R* (154 g · l⁻¹), die zuvor mit Ammoniak-Lösung *R* auf einen pH-Wert von 7,0 eingestellt wurde, über eine Laufstrecke von 15 cm. Die Platte wird an der Luft trocknen gelassen und anschließend Iodgas ausgesetzt, bis Flecke erscheinen. Die Auswertung erfolgt im Tageslicht. Die 2 Hauptflecke im Chromatogramm der Untersuchungslösung entsprechen in Bezug auf Lage, Farbe und Größe den 2 Hauptflecken im Chromatogramm der Referenzlösung. Die Prüfung darf nur ausgewertet werden, wenn das Chromatogramm der Referenzlösung deutlich voneinander getrennt 2 Flecke zeigt.

C. Etwa 2 mg Substanz werden in einem Reagenzglas von etwa 150 mm Länge und 15 mm Durchmesser mit 0,05 ml Wasser *R* befeuchtet. Nach Zusatz von 2 ml Formaldehyd-Schwefelsäure *R* wird der Inhalt des Reagenzglases durch Schwenken gemischt. Die Lösung ist praktisch farblos. Wird das Reagenzglas 1 min lang in ein Wasserbad gestellt, entsteht eine rötlich braune Färbung.

D. 0,1 g Substanz werden in 2 ml verdünnter Salzsäure *R* gelöst. Die Lösung, die trüb sein kann, gibt die Identitätsreaktion auf primäre aromatische Amine (2.3.1).

Prüfung auf Reinheit

pH-Wert (2.2.3): 50 mg Substanz werden in kohlendioxidfreiem Wasser *R* unter Schütteln zu 15 ml gelöst. Der pH-Wert der Lösung muss zwischen 5,0 und 7,5 liegen.

Spezifische Drehung (2.2.7): 0,250 g Substanz werden in einer Mischung von 2 Volumteilen Wasser *R* und 3 Volumteilen Aceton *R* zu 25,0 ml gelöst. Die spezifische Drehung muss zwischen +165 und +180 liegen, berechnet auf die wasserfreie Substanz.

Verwandte Substanzen: Die Prüfung erfolgt mit Hilfe der Flüssigchromatographie (2.2.29) wie unter „Gehaltsbestimmung" beschrieben.

10 µl Referenzlösung c werden eingespritzt. Die Empfindlichkeit des Systems wird so eingestellt, dass die Höhe des Benzylpenicillin-Peaks mindestens 50 Prozent des maximalen Ausschlags beträgt.

10 µl Untersuchungslösung a werden eingespritzt. Die Chromatographie erfolgt über eine Dauer, die der 1,5fachen Retentionszeit des Benzylpenicillin-Peaks entspricht. Im Chromatogramm der Untersuchungslösung a darf eine der 4-Aminobenzoesäure entsprechende Peakfläche nicht größer sein als die Fläche des entsprechenden Peaks im Chromatogramm der Referenzlösung c (0,024 Prozent). Keine Peakfläche, mit Ausnahme der der 2 Hauptpeaks und des 4-Aminobenzoesäure-Peaks, darf größer sein als die Fläche des Benzylpenicillin-Peaks im Chromatogramm der Referenzlösung c (1 Prozent).

Wasser (2.5.12): 2,8 bis 4,2 Prozent, mit 0,500 g Substanz nach der Karl-Fischer-Methode bestimmt

Sterilität (2.6.1): Benzylpenicillin-Procain zur Herstellung von Parenteralia, das dabei keinem weiteren geeigneten Sterilisationsverfahren unterworfen wird, muss der Prüfung entsprechen.

Bakterien-Endotoxine (2.6.14, Methode E): weniger als 0,10 I.E. Bakterien-Endotoxine je Milligramm Benzylpenicillin-Procain zur Herstellung von Parenteralia, das dabei keinem weiteren geeigneten Verfahren zur Beseitigung von Bakterien-Endotoxinen unterworfen wird

Gehaltsbestimmung

Die Bestimmung erfolgt mit Hilfe der Flüssigchromatographie (2.2.29).

Die Lösungen sind unmittelbar vor Gebrauch herzustellen.

Untersuchungslösung a: 70,0 mg Substanz werden in der mobilen Phase zu 50,0 ml gelöst.

Untersuchungslösung b: 70,0 mg Substanz werden in der mobilen Phase zu 100,0 ml gelöst.

Referenzlösung a: 70,0 mg Benzylpenicillin-Procain *CRS* werden in der mobilen Phase zu 100,0 ml gelöst.

Referenzlösung b: 4 mg 4-Aminobenzoesäure *R* werden in der Referenzlösung a zu 25 ml gelöst.

Referenzlösung c: 16,8 mg 4-Aminobenzoesäure *R* werden in Wasser *R* zu 50,0 ml gelöst. 1,0 ml Lösung wird mit Wasser *R* zu 10,0 ml verdünnt. 1,0 ml dieser Lösung wird mit 1,0 ml Untersuchungslösung a versetzt und mit der mobilen Phase zu 100,0 ml verdünnt.

Die Chromatographie kann durchgeführt werden mit
- einer Säule aus rostfreiem Stahl von 0,25 m Länge und 4,6 mm innerem Durchmesser, gepackt mit octadecylsilyliertem Kieselgel zur Chromatographie *R* (5 µm)
- folgender mobilen Phase bei einer Durchflussrate von 1,75 ml je Minute: 250 ml Acetonitril *R*, 250 ml Wasser *R* und 500 ml einer Lösung, die Kaliumdihydrogenphosphat *R* ($14 \text{ g} \cdot \text{l}^{-1}$) und Tetrabutylammoniumhydroxid-Lösung *R* ($6{,}5 \text{ g} \cdot \text{l}^{-1}$) enthält und mit Kaliumhydroxid-Lösung ($1 \text{ mol} \cdot \text{l}^{-1}$) auf einen pH-Wert von 7,0 eingestellt wurde, werden gemischt; falls erforderlich wird die Mischung mit Phosphorsäure 10 % *R* auf einen pH-Wert von 7,2 eingestellt
- einem Spektrometer als Detektor bei einer Wellenlänge von 225 nm.

10 µl Referenzlösung b werden eingespritzt. Wird das Chromatogramm unter den vorgeschriebenen Bedingungen aufgezeichnet, erfolgt die Elution der Substanzen in folgender Reihenfolge: 4-Aminobenzoesäure, Procain, Benzylpenicillin. Die Empfindlichkeit des Systems wird so eingestellt, dass die Höhe des 4-Aminobenzoesäure-Peaks mindestens 50 Prozent des maximalen Ausschlags beträgt. Die Bestimmung darf nur ausgewertet werden, wenn im Chromatogramm die Auflösung zwischen dem ersten (4-Aminobenzoesäure) und dem zweiten Peak (Procain) mindestens 2,0 beträgt. Falls erforderlich wird der Anteil von Acetonitril in der mobilen Phase geändert.

Die Referenzlösung a wird 6-mal eingespritzt. Die Bestimmung darf nur ausgewertet werden, wenn die relative Standardabweichung der beiden Peakflächen jeweils höchstens 1,0 Prozent beträgt.

Untersuchungslösung b und Referenzlösung a werden abwechselnd eingespritzt.

Der Prozentgehalt an Procain und Benzylpenicillin-Procain wird berechnet.

Lagerung

Dicht verschlossen

Falls die Substanz steril ist, im sterilen, dicht verschlossenen Behältnis mit Sicherheitsverschluss

Beschriftung

Die Beschriftung gibt, falls zutreffend, an,
- Namen und Menge der zugesetzten Dispergier- oder Suspendiermittel
- dass die Substanz steril ist
- dass die Substanz frei von Bakterien-Endotoxinen ist.

Verunreinigungen

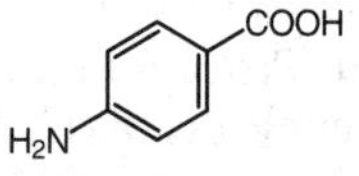

A. 4-Aminobenzoesäure

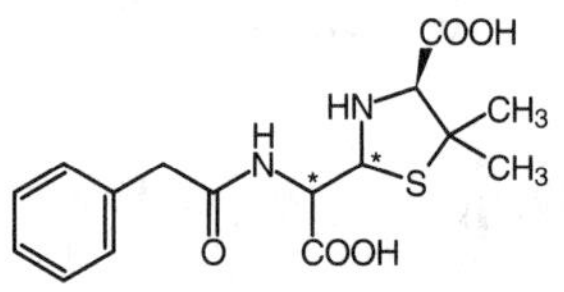

B. (4*S*)-2-[Carboxy[(phenylacetyl)amino]methyl]-5,5-dimethylthiazolidin-4-carbonsäure (Penicillosäuren des Benzylpenicillins)

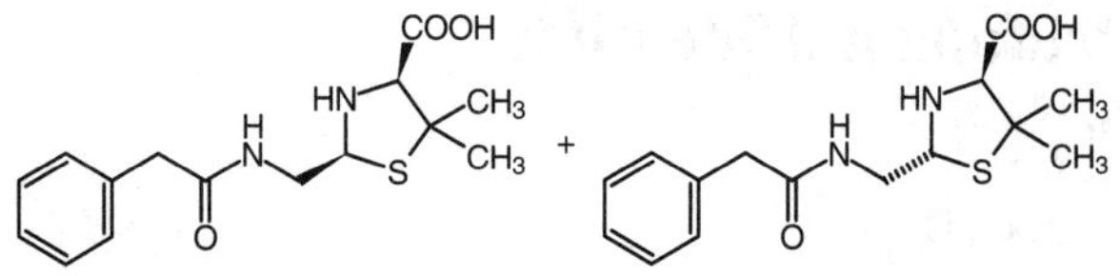

C. (2*RS*,4*S*)-2-[[(Phenylacetyl)amino]methyl]-5,5-dimethylthiazolidin-4-carbonsäure (Penillosäuren des Benzylpenicillins)

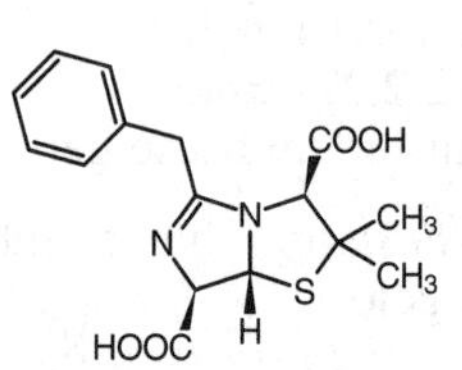

D. (3*S*,7*R*,7a*R*)-5-Benzyl-2,2-dimethyl-2,3,7,7a-tetrahydroimidazo[5,1-*b*]thiazol-3,7-dicarbonsäure (Penillsäure des Benzylpenicillins)

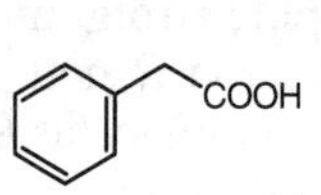

E. Phenylessigsäure

4.07/1071

Betahistindimesilat

Betahistini mesilas

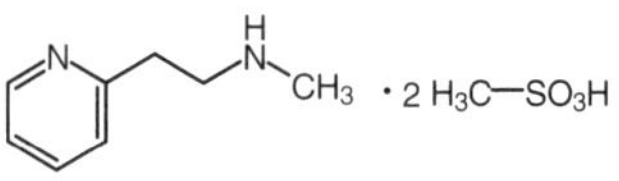

$C_{10}H_{20}N_2O_6S_2$ M_r 328,4

Definition

Betahistindimesilat enthält mindestens 98,0 und höchstens 101,0 Prozent *N*-Methyl-2-(pyridin-2-yl)ethanaminbis(methansulfonsäure), berechnet auf die wasserfreie und 2-propanolfreie Substanz.

Herstellung

Das Herstellungsverfahren muss überprüft werden, um das Vermögen, Alkylmesilate zu bilden, abzuschätzen. Die Bildung von Alkylmesilaten ist besonders wahrscheinlich, wenn niedere Alkohole im Reaktionsmedium vorhanden sind. Falls erforderlich wird das Herstellungsverfahren einer Validierung unterzogen, um sicherzustellen, dass im Endprodukt keine Alkylmesilate nachweisbar sind.

Eigenschaften

Weißes, kristallines, sehr hygroskopisches Pulver; sehr leicht löslich in Wasser, leicht löslich in Ethanol, sehr schwer löslich in 2-Propanol

Prüfung auf Identität

1: B
2: A, C, D

A. Schmelztemperatur (2.2.14): 108 bis 112 °C

B. Die Prüfung erfolgt mit Hilfe der IR-Spektroskopie (2.2.24) durch Vergleich des Spektrums der Substanz mit dem von Betahistindimesilat *CRS*. Die Prüfung erfolgt mit Hilfe von Presslingen.

C. Die Prüfung erfolgt mit Hilfe der Dünnschichtchromatographie (2.2.27) unter Verwendung einer Schicht eines geeigneten Kieselgels, das einen Fluoreszenzindikator mit intensivster Anregung der Fluoreszenz bei 254 nm enthält.

Untersuchungslösung: 10 mg Substanz werden in Ethanol 96 % *R* zu 2 ml gelöst.

Referenzlösung: 10 mg Betahistindimesilat *CRS* werden in Ethanol 96 % *R* zu 2 ml gelöst.

Auf die Platte werden 2 µl jeder Lösung aufgetragen. Die Chromatographie erfolgt mit einer Mischung von 0,75 Volumteilen konzentrierter Ammoniak-Lösung *R*, 15 Volumteilen Ethylacetat *R* und 30 Volumteilen Methanol *R* über eine Laufstrecke von 15 cm. Die Platte wird 10 min lang bei 110 °C getrocknet und im ultravioletten Licht bei 254 nm ausgewertet. Der Hauptfleck im Chromatogramm der Untersuchungslösung entspricht in Bezug auf Lage und Größe dem Hauptfleck im Chromatogramm der Referenzlösung.

D. 0,1 g Substanz werden mit 5 ml verdünnter Salzsäure *R* versetzt. Nach etwa 5 min langem Schütteln wird 1 ml Bariumchlorid-Lösung *R* 1 zugesetzt. Die Lösung bleibt klar.
Weitere 0,1 g Substanz werden mit 0,5 g wasserfreiem Natriumcarbonat *R* gemischt und geglüht, bis ein weißer Rückstand erhalten wird. Nach dem Erkalten wird der Rückstand in 7 ml Wasser *R* gelöst. Die Lösung gibt die Identitätsreaktion a auf Sulfat (2.3.1).

Prüfung auf Reinheit

Prüflösung: 5,0 g Substanz werden in kohlendioxidfreiem Wasser *R*, das aus destilliertem Wasser *R* hergestellt wurde, zu 50 ml gelöst.

Aussehen der Lösung: Die Prüflösung muss klar (2.2.1) und farblos (2.2.2, Methode II) sein.

pH-Wert (2.2.3): Der pH-Wert der Prüflösung muss zwischen 2,0 und 3,0 liegen.

Verwandte Substanzen: Die Prüfung erfolgt mit Hilfe der Flüssigchromatographie (2.2.29).

Untersuchungslösung: 50 mg Substanz werden in der mobilen Phase zu 10,0 ml gelöst.

Referenzlösung a: 10 mg Betahistindimesilat *CRS* und 10 mg 2-Vinylpyridin *R* werden in der mobilen Phase zu 50,0 ml gelöst. 2,0 ml Lösung werden mit der mobilen Phase zu 50,0 ml verdünnt.

Referenzlösung b: 1,0 ml Untersuchungslösung wird mit der mobilen Phase zu 100,0 ml verdünnt.

Referenzlösung c: 2,0 ml Referenzlösung b werden mit der mobilen Phase zu 10,0 ml verdünnt.

Die Chromatographie kann durchgeführt werden mit
- einer Säule aus rostfreiem Stahl von 0,25 m Länge und 4,6 mm innerem Durchmesser, gepackt mit octadecylsilyliertem Kieselgel zur Chromatographie *R* (5 µm)
- folgender Mischung als mobile Phase bei einer Durchflussrate von 1 ml je Minute: 2,0 g Natriumdodecylsulfat *R* werden in einer Mischung von 15 Volumteilen einer 10-prozentigen Lösung (*V/V*) von Schwefelsäure *R*, 35 Volumteilen einer Lösung von Tetrabutylammoniumhydrogensulfat *R* ($17 g \cdot l^{-1}$) und 650 Volumteilen Wasser *R* gelöst; der pH-Wert wird mit verdünnter Natriumhydroxid-Lösung *R* auf 3,3 eingestellt; 300 Volumteile Acetonitril *R* werden zugesetzt

– einem Spektrometer als Detektor bei einer Wellenlänge von 260 nm.

20 µl Referenzlösung a werden eingespritzt. Die Empfindlichkeit des Systems wird so eingestellt, dass die Höhe für den ersten Peak im Chromatogramm der Referenzlösung a mindestens 70 Prozent des maximalen Ausschlags beträgt. Die Prüfung darf nur ausgewertet werden, wenn im Chromatogramm der Referenzlösung a die Auflösung zwischen den Peaks von 2-Vinylpyridin und Betahistindimesilat mindestens 3,5 beträgt.

Je 20 µl Untersuchungslösung, Referenzlösung b und Referenzlösung c werden eingespritzt. Die Chromatographie erfolgt über eine Dauer, die der 3fachen Retentionszeit der Substanz entspricht (etwa 8 min). Im Chromatogramm der Untersuchungslösung darf keine Peakfläche, mit Ausnahme der des Hauptpeaks, größer sein als die Fläche des Hauptpeaks im Chromatogramm der Referenzlösung c (0,2 Prozent). Im Chromatogramm der Untersuchungslösung darf die Summe aller Peakflächen, mit Ausnahme der des Hauptpeaks, nicht größer sein als das 0,5fache der Fläche des Hauptpeaks im Chromatogramm der Referenzlösung b (0,5 Prozent). Peaks, deren Fläche kleiner ist als das 0,025fache der Fläche des Hauptpeaks im Chromatogramm der Referenzlösung b, werden nicht berücksichtigt.

2-Propanol: höchstens 0,5 Prozent, nach der Prüfung „Lösungsmittel-Rückstände" (2.4.24) bestimmt

Chlorid (2.4.4): 14 ml Prüflösung, mit 1 ml Wasser *R* verdünnt, müssen der Grenzprüfung auf Chlorid entsprechen (35 ppm).

Sulfat (2.4.13): 6 ml Prüflösung, mit destilliertem Wasser *R* zu 15 ml verdünnt, müssen der Grenzprüfung auf Sulfat entsprechen (250 ppm).

Schwermetalle (2.4.8): 12 ml Prüflösung müssen der Grenzprüfung A entsprechen (20 ppm). Zur Herstellung der Referenzlösung wird die Blei-Lösung (2 ppm Pb) *R* verwendet.

Wasser (2.5.12): höchstens 2,0 Prozent, mit 0,50 g Substanz nach der Karl-Fischer-Methode bestimmt

Gehaltsbestimmung

0,140 g Substanz, in 50 ml einer Mischung von 1 Volumteil wasserfreier Essigsäure *R* und 7 Volumteilen Acetanhydrid *R* gelöst, werden mit Perchlorsäure (0,1 mol · l^{-1}) titriert. Der Endpunkt wird mit Hilfe der Potentiometrie (2.2.20) bestimmt.

1 ml Perchlorsäure (0,1 mol · l^{-1}) entspricht 16,42 mg $C_{10}H_{20}N_2O_6S_2$.

Lagerung

Dicht verschlossen

Verunreinigungen

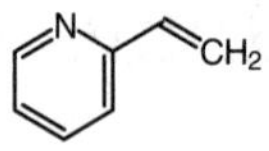

A. 2-Ethenylpyridin

4.07/1074

Biperidenhydrochlorid

Biperideni hydrochloridum

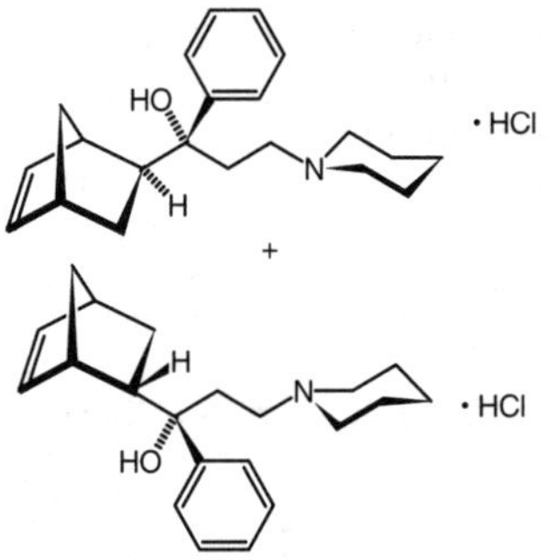

$C_{21}H_{30}ClNO$ — M_r 347,9

Definition

(1*RS*)-1-[(1*RS*,2*SR*,4*RS*)-Bicyclo[2.2.1]hept-5-en-2-yl]-1-phenyl-3-(piperidin-1-yl)propan-1-ol-hydrochlorid

Gehalt: 99,0 bis 101,0 Prozent (getrocknete Substanz)

Eigenschaften

Aussehen: weißes, kristallines Pulver

Löslichkeit: schwer löslich in Wasser und Ethanol, sehr schwer löslich in Dichlormethan

Schmelztemperatur: etwa 280 °C, unter Zersetzung

Prüfung auf Identität

1: A, D
2: B, C, D

A. IR-Spektroskopie (2.2.24)

Vergleich: Biperidenhydrochlorid *CRS*

B. Dünnschichtchromatographie (2.2.27)

Untersuchungslösung: 25 mg Substanz werden in Methanol *R* zu 5 ml gelöst.

Referenzlösung a: 25 mg Biperidenhydrochlorid *CRS* werden in Methanol *R* zu 5 ml gelöst.

Referenzlösung b: 5 mg Biperiden-Verunreinigung A *CRS* werden in Referenzlösung a zu 2 ml gelöst.

Platte: DC-Platte mit Kieselgel F_{254} *R*

Fließmittel: Diethylamin *R*, Methanol *R*, Toluol *R* (1:1:20 *V/V/V*)

Auftragen: 5 µl

Laufstrecke: 15 cm

Trocknen: an der Luft

Detektion A: im ultravioletten Licht bei 254 nm

Ergebnis A: Der Hauptfleck im Chromatogramm der Untersuchungslösung entspricht in Bezug auf Lage und Größe dem Hauptfleck im Chromatogramm der Referenzlösung a.

Detektion B: Die Platte wird mit verdünntem Dragendorffs Reagenz *R*, anschließend mit Natriumnitrit-Lösung *R* besprüht und im Tageslicht ausgewertet.

Ergebnis B: Der Hauptfleck im Chromatogramm der Untersuchungslösung entspricht in Bezug auf Lage, Farbe und Größe dem Hauptfleck im Chromatogramm der Referenzlösung a.

Eignungsprüfung: Das Chromatogramm der Referenzlösung b muss deutlich voneinander getrennt 2 Flecke zeigen.

C. Werden etwa 20 mg Substanz mit 5 ml Phosphorsäure 85 % *R* versetzt, entsteht eine grüne Färbung.

D. Die Substanz gibt die Identitätsreaktion a auf Chlorid (2.3.1).

Prüfung auf Reinheit

Prüflösung: 0,10 g Substanz werden in kohlendioxidfreiem Wasser *R*, falls erforderlich unter Erwärmen, zu 50 ml gelöst.

Aussehen der Lösung: Die Prüflösung darf nicht stärker opaleszieren als die Referenzsuspension II (2.2.1) und muss farblos (2.2.2, Methode II) sein.

pH-Wert (2.2.3): 5,0 bis 6,5, an der Prüflösung bestimmt

Verwandte Substanzen: Gaschromatographie (2.2.28)

Untersuchungslösung: 0,10 g Substanz werden in Methanol *R* zu 10 ml gelöst.

Referenzlösung a: 0,5 ml Untersuchungslösung werden mit Methanol *R* zu 100 ml verdünnt. 10 ml dieser Lösung werden mit Methanol *R* zu 50 ml verdünnt.

Referenzlösung b: 5 mg Substanz und 5 mg Biperiden-Verunreinigung A *CRS* werden in Methanol *R* zu 5 ml gelöst. 1 ml Lösung wird mit Methanol *R* zu 10 ml verdünnt.

Säule
- Material: Quarzglas
- Größe: l = 50 m, ∅ = 0,25 mm
- Stationäre Phase: Poly(dimethyl)(diphenyl)(divinyl)=siloxan *R* (Filmdicke 25 µm)

Trägergas: Stickstoff zur Chromatographie *R*

Durchflussrate: 0,4 ml · min^{-1}

Splitverhältnis: 1:250

Temperatur

	Zeit (min)	Temperatur (°C)
Säule	0 – 5	200
	5 – 40	200 → 270
Probeneinlass		250
Detektor		300

Detektion: Flammenionisation

Einspritzen: 2 µl

Chromatographiedauer: 2fache Retentionszeit von Biperiden

Relative Retention (bezogen auf Biperiden)
- Verunreinigungen A, B und C: zwischen 0,95 und 1,05

Eignungsprüfung
- Auflösung: mindestens 2,5 zwischen den Peaks von Biperiden (erster Peak) und Verunreinigung A (zweiter Peak) im Chromatogramm der Referenzlösung b
- Signal-Rausch-Verhältnis: mindestens 6 für den Hauptpeak im Chromatogramm der Referenzlösung a

Grenzwerte
- Verunreinigung A, B, C: jeweils nicht größer als 0,50 Prozent der Fläche des Hauptpeaks
- Jede weitere Verunreinigung: jeweils nicht größer als 0,10 Prozent der Fläche des Hauptpeaks
- Summe der Verunreinigungen A, B und C: nicht größer als 1,0 Prozent der Fläche des Hauptpeaks
- Summe aller weiteren Verunreinigungen: höchstens 0,50 Prozent der Fläche des Hauptpeaks
- Ohne Berücksichtigung bleiben: Peaks, deren Fläche kleiner ist als 0,05 Prozent der Fläche des Hauptpeaks

Verunreinigung F (2.4.24): höchstens 2 ppm

Schwermetalle (2.4.8): höchstens 20 ppm

1,0 g Substanz muss der Grenzprüfung D entsprechen. Zur Herstellung der Referenzlösung werden 2 ml Blei-Lösung (10 ppm Pb) *R* verwendet.

Trocknungsverlust (2.2.32): höchstens 0,5 Prozent, mit 1,000 g Substanz durch 2 h langes Trocknen im Trockenschrank bei 100 bis 105 °C bestimmt

Sulfatasche (2.4.14): höchstens 0,1 Prozent, mit 1,0 g Substanz bestimmt

Gehaltsbestimmung

0,200 g Substanz, in 60 ml Ethanol 96 % *R* gelöst, werden in einem geschlossenen Gefäß mit ethanolischer Kaliumhydroxid-Lösung (0,1 mol · l^{-1}) titriert. Der Endpunkt wird mit Hilfe der Potentiometrie (2.2.20) bestimmt.

1 ml ethanolische Kaliumhydroxid-Lösung ($0{,}1\,mol \cdot l^{-1}$) entspricht 34,79 mg $C_{21}H_{30}ClNO$.

Lagerung

Dicht verschlossen, vor Licht geschützt

Verunreinigungen

Spezifizierte Verunreinigungen:
(Beachten Sie den Hinweis zu den „Verunreinigungen" zu Anfang des Bands auf Seite B)

A, B, C, F

Andere bestimmbare Verunreinigungen:

D, E

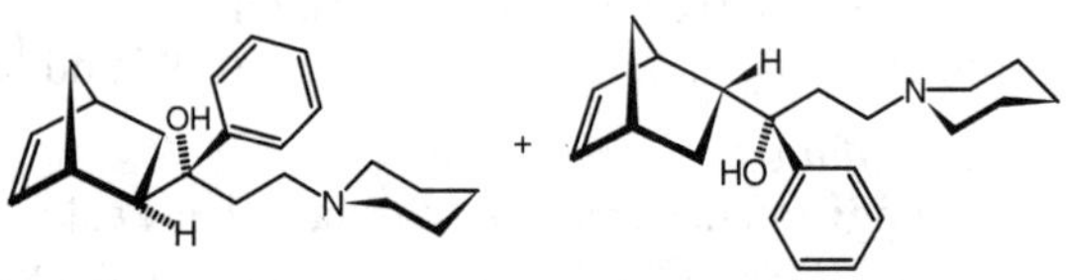

A. (1*RS*)-1-[(1*SR*,2*SR*,4*SR*)-Bicyclo[2.2.1]hept-5-en-2-yl]-1-phenyl-3-(piperidin-1-yl)propan-1-ol (*endo*-Form)

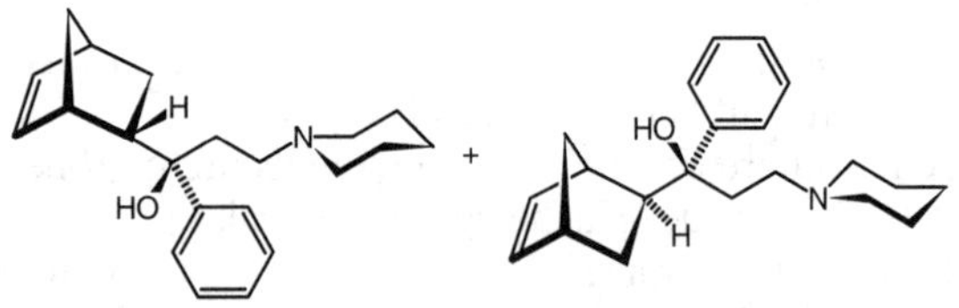

B. (1*RS*)-1-[(1*SR*,2*RS*,4*SR*)-Bicyclo[2.2.1]hept-5-en-2-yl]-1-phenyl-3-(piperidin-1-yl)propan-1-ol

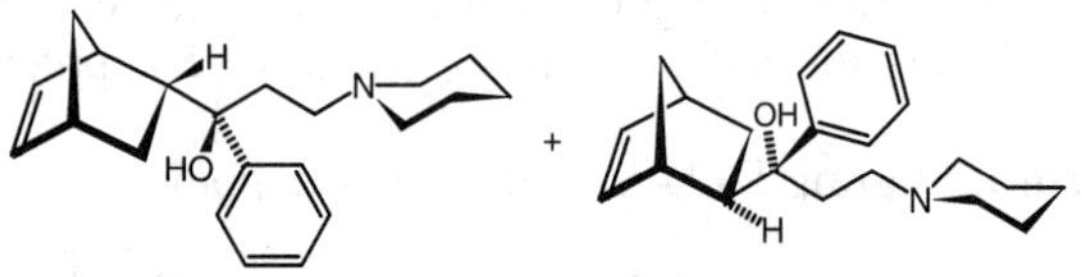

C. (1*RS*)-1-[(1*RS*,2*RS*,4*RS*)-Bicyclo[2.2.1]hept-5-en-2-yl]-1-phenyl-3-(piperidin-1-yl)propan-1-ol

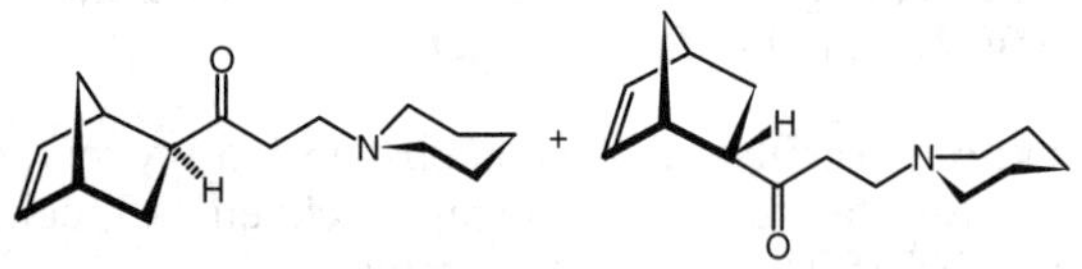

D. 1-[(1*RS*,2*SR*,4*RS*)-Bicyclo[2.2.1]hept-5-en-2-yl]-3-(piperidin-1-yl)propan-1-on

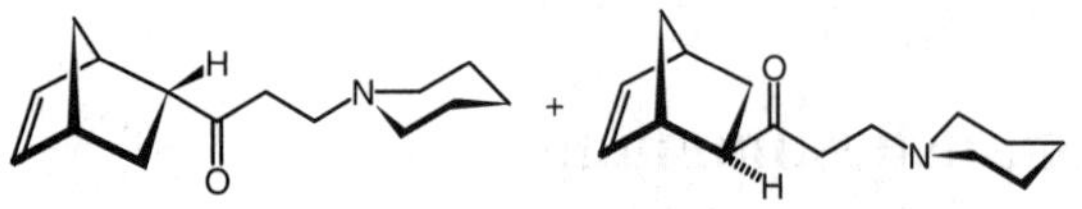

E. 1-[(1*RS*,2*RS*,4*RS*)-Bicyclo[2.2.1]hept-5-en-2-yl]-3-(piperidin-1-yl)propan-1-on

F. Benzol

4.07/1493

Basisches Bismutgallat

Bismuthi subgallas

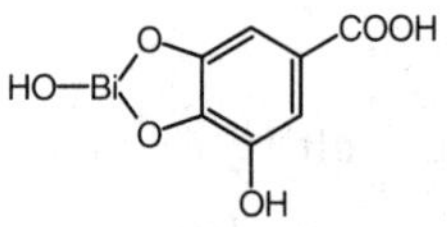

$C_7H_5BiO_6$ M_r 394,1

Definition

Komplex aus Bismut und Gallussäure

Gehalt: 48,0 bis 51,0 Prozent Bi (A_r 209,0), bezogen auf die getrocknete Substanz

Eigenschaften

Aussehen: gelbes Pulver

Löslichkeit: praktisch unlöslich in Wasser und Ethanol

Die Substanz löst sich in Mineralsäuren unter Zersetzung und in Lösungen von Alkalihydroxiden unter Bildung einer rötlich braunen Flüssigkeit.

Prüfung auf Identität

A. Eine Mischung von 0,1 g Substanz mit 5 ml Wasser *R* und 0,1 ml Phosphorsäure 85 % *R* wird zum Sieden erhitzt und 2 min lang im Sieden gehalten. Nach dem Abkühlen und Filtrieren wird das Filtrat mit 1,5 ml Eisen(III)-chlorid-Lösung *R* 1 versetzt, wobei eine schwarzblaue Färbung entsteht.

B. Die Substanz gibt die Identitätsreaktion b auf Bismut (2.3.1).

Prüfung auf Reinheit

Prüflösung: 1,0 g Substanz wird in einem Porzellan- oder Quarztiegel unter stetiger Temperaturerhöhung geglüht und in einem Muffelofen 2 h lang bei 600 ± 25 °C erhitzt. Nach dem Erkalten wird der Rückstand unter Erwärmen in 4 ml einer Mischung gleicher Volumteile bleifreier Salpetersäure *R* und Wasser *R* gelöst. Die Lösung wird mit Wasser *R* zu 20 ml verdünnt.

Sauer reagierende Substanzen: 1,0 g Substanz wird 1 min lang mit 20 ml Wasser *R* geschüttelt und abfiltriert. Das Filtrat wird mit 0,1 ml Methylrot-Lösung *R* versetzt. Bis zum Farbumschlag nach Gelb dürfen höchstens 0,15 ml Natriumhydroxid-Lösung ($0{,}1\,mol \cdot l^{-1}$) verbraucht werden.

Chlorid (2.4.4): höchstens 200 ppm

Beachten Sie den Hinweis auf „Allgemeine Monographien" zu Anfang des Bands auf Seite B

0,5 g Substanz werden nach Zusatz von 10 ml verdünnter Salpetersäure *R* im Wasserbad 5 min lang erhitzt. Die Mischung wird filtriert. 5 ml Filtrat werden mit Wasser *R* zu 15 ml verdünnt.

Nitrat: höchstens 0,2 Prozent

1,0 g Substanz wird mit 25 ml Wasser *R* und anschließend mit 25 ml einer Mischung von 2 Volumteilen Schwefelsäure *R* und 9 Volumteilen Wasser *R* versetzt. Die Mischung wird etwa 1 min lang unter Rühren auf etwa 50 °C erhitzt und filtriert. 10 ml Filtrat werden vorsichtig mit 30 ml Schwefelsäure *R* versetzt. Die Lösung darf nicht stärker bräunlich gelb gefärbt sein als eine gleichzeitig wie folgt hergestellte Referenzlösung: 0,4 g Gallussäure *R* werden mit 20 ml Nitrat-Lösung (100 ppm NO_3) *R* und 30 ml einer Mischung von 2 Volumteilen Schwefelsäure *R* und 9 Volumteilen Wasser *R* versetzt und die Mischung wird filtriert. 10 ml Filtrat werden vorsichtig mit 30 ml Schwefelsäure *R* versetzt.

Blei: höchstens 20 ppm

Atomabsorptionsspektroskopie (2.2.23, Methode II)

Untersuchungslösung: Prüflösung

Referenzlösungen: Die Referenzlösungen werden aus der Blei-Lösung (10 ppm Pb) *R* durch Verdünnen mit einer 6,5-prozentigen Lösung (*V/V*) von bleifreier Salpetersäure *R* hergestellt.

Strahlungsquelle: Blei-Hohlkathodenlampe

Wellenlänge: 283,3 nm (je nach Gerät kann auch bei 217,0 nm gemessen werden)

Atomisierungseinrichtung: Luft-Acetylen-Flamme

Kupfer: höchstens 50 ppm

Atomabsorptionsspektroskopie (2.2.23, Methode I)

Untersuchungslösung: Prüflösung

Referenzlösungen: Die Referenzlösungen werden aus der Kupfer-Lösung (10 ppm Cu) *R* durch Verdünnen mit einer 6,5-prozentigen Lösung (*V/V*) von bleifreier Salpetersäure *R* hergestellt.

Strahlungsquelle: Kupfer-Hohlkathodenlampe

Wellenlänge: 324,7 nm

Atomisierungseinrichtung: Luft-Acetylen-Flamme

Silber: höchstens 25 ppm

Atomabsorptionsspektroskopie (2.2.23, Methode I)

Untersuchungslösung: Prüflösung

Referenzlösungen: Die Referenzlösungen werden aus der Silber-Lösung (5 ppm Ag) *R* durch Verdünnen mit einer 6,5-prozentigen Lösung (*V/V*) von bleifreier Salpetersäure *R* hergestellt.

Strahlungsquelle: Silber-Hohlkathodenlampe

Wellenlänge: 328,1 nm

Atomisierungseinrichtung: Luft-Acetylen-Flamme

Mit Ammoniak nicht fällbare Substanzen: höchstens 1,0 Prozent

In einem Porzellan- oder Quarztiegel werden 2,0 g Substanz unter stetiger Temperaturerhöhung auf 600 °C geglüht. Der Glührückstand wird nach dem Erkalten mit 2 ml Salpetersäure *R* angefeuchtet, im Wasserbad zur Trockne eingedampft, dann erneut vorsichtig erhitzt und bei 600 °C geglüht. Nach dem Erkalten wird der Rückstand in 5 ml Salpetersäure *R* gelöst. Die Lösung wird mit Wasser *R* zu 20 ml verdünnt. 10 ml dieser Lösung werden bis zur alkalischen Reaktion mit konzentrierter Ammoniak-Lösung *R* versetzt und filtriert. Der Rückstand wird mit Wasser *R* gewaschen. Filtrat und Waschflüssigkeiten werden vereinigt und im Wasserbad zur Trockne eingedampft. Der Rückstand wird mit 0,3 ml verdünnter Schwefelsäure *R* versetzt und geglüht. Der Rückstand darf höchstens 10 mg betragen.

Trocknungsverlust (2.2.32): höchstens 7,0 Prozent, mit 1,000 g Substanz durch 3 h langes Trocknen im Trockenschrank bei 100 bis 105 °C bestimmt

Gehaltsbestimmung

0,300 g Substanz werden mit 10 ml einer Mischung gleicher Volumteile Salpetersäure *R* und Wasser *R* versetzt. Die Mischung wird zum Sieden erhitzt und 2 min lang im Sieden gehalten. Nach Zusatz von 0,1 g Kaliumchlorat *R* wird die Mischung zum Sieden erhitzt und 1 min lang im Sieden gehalten. Nach Zusatz von 10 ml Wasser *R* wird die Lösung erhitzt, bis sie farblos ist. Die noch heiße Lösung wird mit 200 ml Wasser *R* und 50 mg Xylenolorange-Verreibung *R* versetzt und mit Natriumedetat-Lösung (0,1 mol · l^{-1}) bis zum Umschlag nach Gelb titriert.

1 ml Natriumedetat-Lösung (0,1 mol · l^{-1}) entspricht 20,90 mg Bi.

Lagerung

Vor Licht geschützt

4.07/1495

Basisches Bismutsalicylat

Bismuthi subsalicylas

$C_7H_5BiO_4$ M_r 362,1

Definition

Komplex aus Bismut und Salicylsäure

Gehalt: 56,0 bis 59,4 Prozent Bi (A_r 209,0), bezogen auf die getrocknete Substanz

Eigenschaften

Aussehen: weißes Pulver

Löslichkeit: praktisch unlöslich in Wasser und Ethanol

Die Substanz löst sich in Mineralsäuren unter Zersetzung.

Prüfung auf Identität

A. 0,5 g Substanz werden mit 10 ml Salzsäure *R* 1 versetzt. Die Mischung wird 5 min lang im siedenden Wasserbad erhitzt und nach dem Abkühlen filtriert. Das Filtrat wird für die „Prüfung auf Identität, B“ verwendet. Der Rückstand wird erst mit verdünnter Salzsäure *R*, dann mit Wasser *R* gewaschen und in 0,5 bis 1 ml verdünnter Natriumhydroxid-Lösung *R* gelöst. Die nach Zusatz von 15 ml Wasser *R* mit verdünnter Salzsäure *R* neutralisierte Lösung gibt die Identitätsreaktion a auf Salicylat (2.3.1).

B. Das bei der „Prüfung auf Identität, A“ erhaltene Filtrat gibt die Identitätsreaktion b auf Bismut (2.3.1).

Prüfung auf Reinheit

Prüflösung: 1,0 g Substanz wird in einem Porzellan- oder Quarztiegel unter stetiger Temperaturerhöhung geglüht und in einem Muffelofen 2 h lang bei 600 ± 25 °C erhitzt. Nach dem Erkalten wird der Rückstand unter Erwärmen in 4 ml einer Mischung gleicher Volumteile bleifreier Salpetersäure *R* und Wasser *R* gelöst. Die Lösung wird mit Wasser *R* zu 20 ml verdünnt.

Sauer reagierende Substanzen: 2,0 g Substanz werden 1 min lang mit 30 ml Ether *R* geschüttelt und abfiltriert. Das Filtrat wird mit 30 ml Ethanol 96 % *R* und 0,1 ml Thymolblau-Lösung *R* versetzt. Bis zum Farbumschlag nach Blau dürfen höchstens 0,35 ml Natriumhydroxid-Lösung (0,1 mol · l^{-1}) verbraucht werden.

Chlorid (2.4.4): höchstens 200 ppm

0,250 g Substanz werden in einer Mischung von 2 ml Salpetersäure *R*, 5 ml Wasser *R* und 8 ml Methanol *R* gelöst.

Nitrat: höchstens 0,4 Prozent

0,1 g Substanz werden mit 10 ml Wasser *R* und vorsichtig unter Rühren mit 20 ml Schwefelsäure *R* versetzt. Die Lösung darf nicht stärker gelb gefärbt sein als eine gleichzeitig hergestellte Referenzlösung aus 0,1 g Salicylsäure *R*, 6 ml Wasser *R*, 4 ml Nitrat-Lösung (100 ppm NO_3) *R* und 20 ml Schwefelsäure *R*.

Lösliches Bismut: höchstens 40 ppm

Atomabsorptionsspektroskopie (2.2.23, Methode I)

Untersuchungslösung: 5,0 g Substanz werden in 100 ml Wasser *R* suspendiert und 2 h lang bei einer Temperatur zwischen 20 und 23 °C umgerührt. Die Suspension wird langsam durch ein Papierfilter und dann durch ein Cellulose-Membranfilter (0,1 µm Porengröße) filtriert. 10,0 ml des klaren Filtrats werden mit 0,1 ml Salpetersäure *R* versetzt.

Referenzlösungen: Die Referenzlösungen werden aus der Bismut-Lösung (100 ppm Bi) *R* durch Verdünnen mit einer Mischung gleicher Volumteile verdünnter Salpetersäure *R* und Wasser *R* hergestellt.

Strahlungsquelle: Bismut-Hohlkathodenlampe

Wellenlänge: 223,06 nm

Atomisierungseinrichtung: Luft-Acetylen-Flamme

Blei: höchstens 20 ppm

Atomabsorptionsspektroskopie (2.2.23, Methode II)

Untersuchungslösung: Prüflösung

Referenzlösungen: Die Referenzlösungen werden aus der Blei-Lösung (10 ppm Pb) *R* durch Verdünnen mit einer 6,5-prozentigen Lösung (*V/V*) von bleifreier Salpetersäure *R* hergestellt.

Strahlungsquelle: Blei-Hohlkathodenlampe

Wellenlänge: 283,3 nm (je nach Gerät kann auch bei 217,0 nm gemessen werden)

Atomisierungseinrichtung: Luft-Acetylen-Flamme

Kupfer: höchstens 50 ppm

Atomabsorptionsspektroskopie (2.2.23, Methode I)

Untersuchungslösung: Prüflösung

Referenzlösungen: Die Referenzlösungen werden aus der Kupfer-Lösung (10 ppm Cu) *R* durch Verdünnen mit einer 6,5-prozentigen Lösung (*V/V*) von bleifreier Salpetersäure *R* hergestellt.

Strahlungsquelle: Kupfer-Hohlkathodenlampe

Wellenlänge: 324,7 nm

Atomisierungseinrichtung: Luft-Acetylen-Flamme

Silber: höchstens 25 ppm

Atomabsorptionsspektroskopie (2.2.23, Methode I)

Untersuchungslösung: Prüflösung

Referenzlösungen: Die Referenzlösungen werden aus der Silber-Lösung (5 ppm Ag) *R* durch Verdünnen mit einer 6,5-prozentigen Lösung (*V/V*) von bleifreier Salpetersäure *R* hergestellt.

Strahlungsquelle: Silber-Hohlkathodenlampe

Wellenlänge: 328,1 nm

Atomisierungseinrichtung: Luft-Acetylen-Flamme

Trocknungsverlust (2.2.32): höchstens 1,0 Prozent, mit 1,000 g Substanz durch Trocknen im Trockenschrank bei 100 bis 105 °C bestimmt

Gehaltsbestimmung

0,300 g Substanz werden unter Erhitzen in 10 ml einer Mischung von 2 Volumteilen Perchlorsäure *R* und 5 Volumteilen Wasser *R* gelöst. Die noch heiße Lösung wird mit 200 ml Wasser *R* und 50 mg Xylenolorange-Verreibung *R* versetzt und mit Natriumedetat-Lösung (0,1 mol · l^{-1}) bis zum Umschlag nach Gelb titriert.

1 ml Natriumedetat-Lösung (0,1 mol · l^{-1}) entspricht 20,90 mg Bi.

Lagerung

Vor Licht geschützt

4.07/0596

Bromocriptinmesilat

Bromocriptini mesilas

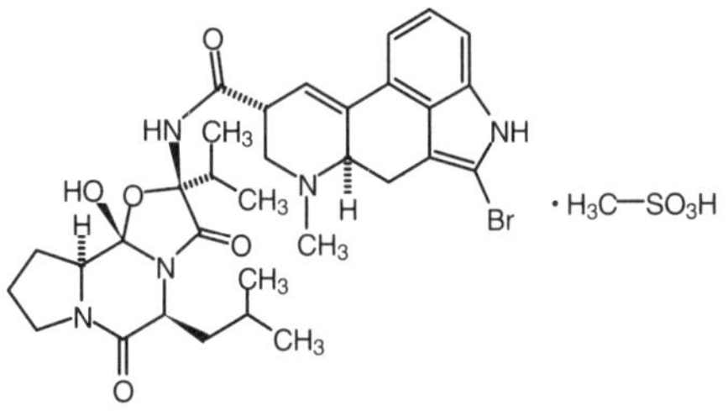

$C_{33}H_{44}BrN_5O_8S$ M_r 751

Definition

Bromocriptinmesilat enthält mindestens 98,0 und höchstens 101,0 Prozent (6a*R*,9*R*)-5-Brom-*N*-[(2*R*,5*S*,10a*S*,10b*S*)-10b-hydroxy-2-(1-methylethyl)-5-(2-methylpropyl)-3,6-dioxooctahydro-8*H*-oxazolo[3,2-*a*]pyrrolo[2,1-*c*]pyrazin-2-yl]-7-methyl-4,6,6a,7,8,9-hexahydroindolo[4,3-*fg*]chinolin-9-carboxamid-monomethansulfonat, berechnet auf die getrocknete Substanz.

Herstellung

Das Herstellungsverfahren muss überprüft werden, um das Vermögen, Alkylmesilate zu bilden, abzuschätzen. Die Bildung von Alkylmesilaten ist besonders wahrscheinlich, wenn niedere Alkohole im Reaktionsmedium vorhanden sind. Falls erforderlich wird das Herstellungsverfahren einer Validierung unterzogen, um sicherzustellen, dass im Endprodukt keine Alkylmesilate nachweisbar sind.

Eigenschaften

Weißes bis schwach gefärbtes, feines, kristallines Pulver, sehr lichtempfindlich; praktisch unlöslich in Wasser, leicht löslich in Methanol, löslich in Ethanol, wenig löslich in Dichlormethan

Die Prüfungen auf Identität und Reinheit sowie die Gehaltsbestimmung müssen so schnell wie möglich und unter Lichtschutz durchgeführt werden.

Prüfung auf Identität

1: B
2: A, C, D, E

A. 10,0 mg Substanz werden in 10 ml Methanol *R* gelöst. Die Lösung wird mit Salzsäure (0,01 mol · l^{-1}) zu 200,0 ml verdünnt. Diese Lösung, zwischen 250 und 380 nm gemessen, zeigt ein Absorptionsmaximum (2.2.25) bei 305 nm und ein Absorptionsminimum bei 270 nm. Die spezifische Absorption, im Maximum gemessen, liegt zwischen 120 und 135, berechnet auf die getrocknete Substanz.

B. Die Prüfung erfolgt mit Hilfe der IR-Spektroskopie (2.2.24) durch Vergleich des Spektrums der Substanz mit dem von Bromocriptinmesilat *CRS*.

C. Die Prüfung erfolgt mit Hilfe der Dünnschichtchromatographie (2.2.27) unter Verwendung einer DC-Platte mit Kieselgel G *R*.

Die Lösungen werden unmittelbar vor Gebrauch hergestellt.

Untersuchungslösung: 10 mg Substanz werden in einer Mischung von 3 Volumteilen Ethanol 96 % *R*, 3 Volumteilen Methanol *R* und 4 Volumteilen Dichlormethan *R* zu 10 ml gelöst.

Referenzlösung: 10 mg Bromocriptinmesilat *CRS* werden in einer Mischung von 3 Volumteilen Ethanol 96 % *R*, 3 Volumteilen Methanol *R* und 4 Volumteilen Dichlormethan *R* zu 10 ml gelöst.

Auf die Platte werden 10 µl jeder Lösung aufgetragen. Die Chromatographie erfolgt sofort und ohne Kammersättigung mit einer Mischung von 0,1 Volumteilen konzentrierter Ammoniak-Lösung *R*, 1,5 Volumteilen Wasser *R*, 3 Volumteilen 2-Propanol *R*, 88 Volumteilen Dichlormethan *R* und 100 Volumteilen Ether *R* über eine Laufstrecke von 15 cm. Die Platte wird 2 min lang im Kaltluftstrom getrocknet, anschließend mit Ammoniummolybdat-Lösung *R* 3 besprüht und bei 100 °C getrocknet, bis Flecke erscheinen (etwa 10 min lang). Der Hauptfleck im Chromatogramm der Untersuchungslösung entspricht in Bezug auf Lage, Farbe und Größe dem Hauptfleck im Chromatogramm der Referenzlösung.

D. 0,1 g Substanz werden mit 5 ml verdünnter Salzsäure *R* versetzt, etwa 5 min lang geschüttelt und anschließend abfiltriert. Das Filtrat muss nach Zusatz von 1 ml Bariumchlorid-Lösung *R* 1 klar bleiben. Weitere 0,1 g Substanz werden mit 0,5 g wasserfreiem Natriumcarbonat *R* versetzt, gemischt und an-

B

Monographien

schließend so lange geglüht, bis ein weißer Rückstand erhalten wird. Nach dem Erkalten wird der Rückstand in 7 ml Wasser *R* gelöst (Lösung A). Die Lösung A gibt die Identitätsreaktion a auf Sulfat (2.3.1).

E. Die bei der „Prüfung auf Identität, D“ erhaltene Lösung A gibt die Identitätsreaktion a auf Bromid (2.3.1).

Prüfung auf Reinheit

Aussehen der Lösung: 0,25 g Substanz werden in Methanol *R* zu 25 ml gelöst. Die Lösung muss klar (2.2.1) und darf nicht stärker gefärbt sein als die Farbvergleichslösung B_5, BG_5 oder G_5 (2.2.2, Methode II).

pH-Wert (2.2.3): 0,2 g Substanz werden in einer Mischung von 2 Volumteilen Methanol *R* und 8 Volumteilen kohlendioxidfreiem Wasser *R* zu 20 ml gelöst. Der pH-Wert der Lösung muss zwischen 3,1 und 3,8 liegen.

Spezifische Drehung (2.2.7): 0,100 g Substanz werden in einer Mischung gleicher Volumteile Dichlormethan *R* und Methanol *R* zu 10,0 ml gelöst. Die spezifische Drehung muss zwischen +95 und +105 liegen, berechnet auf die getrocknete Substanz.

Verwandte Substanzen: Die Prüfung erfolgt mit Hilfe der Flüssigchromatographie (2.2.29).

Untersuchungslösung: 0,500 g Substanz werden in 5,0 ml Methanol *R* gelöst. Die Lösung wird mit Pufferlösung pH 2,0 *R* zu 10,0 ml verdünnt.

Referenzlösung a: 1,0 ml Untersuchungslösung wird mit einer Mischung gleicher Volumteile Pufferlösung pH 2,0 *R* und Methanol *R* zu 100,0 ml verdünnt.

Referenzlösung b: 1,0 ml Referenzlösung a wird mit einer Mischung gleicher Volumteile Pufferlösung pH 2,0 *R* und Methanol *R* zu 10,0 ml verdünnt.

Referenzlösung c: 5,0 mg Bromocriptin-Verunreinigung A *CRS* werden in einer Mischung gleicher Volumteile Pufferlösung pH 2,0 *R* und Methanol *R* zu 5,0 ml gelöst.

Referenzlösung d: 5,0 mg Bromocriptin-Verunreinigung B *CRS* werden in einer Mischung gleicher Volumteile Pufferlösung pH 2,0 *R* und Methanol *R* zu 5,0 ml gelöst.

Referenzlösung e: 0,5 ml Referenzlösung c und 0,5 ml Referenzlösung d werden gemischt. Diese Lösung wird mit einer Mischung gleicher Volumteile Pufferlösung pH 2,0 *R* und Methanol *R* zu 10,0 ml verdünnt.

Referenzlösung f: 1,0 ml Referenzlösung c wird mit einer Mischung gleicher Volumteile Pufferlösung pH 2,0 *R* und Methanol *R* zu 100,0 ml verdünnt.

Die Chromatographie kann durchgeführt werden mit

- einer Säule aus rostfreiem Stahl von 0,12 m Länge und 4 mm innerem Durchmesser, gepackt mit octadecylsilyliertem Kieselgel zur Chromatographie *R* (5 µm)
- einer Mischung der mobilen Phasen A und B unter Einsatz der Gradientenelution bei einer Durchflussrate von 2 ml je Minute:

  Mobile Phase A: eine Lösung von Ammoniumcarbonat *R* (0,791 g · l^{-1})

  Mobile Phase B: Acetonitril *R*

Zeit (min)	Mobile Phase A (% *V/V*)	Mobile Phase B (% *V/V*)	Erläuterungen
0 – 30	90 → 40	10 → 60	linearer Gradient
30 – 45	40	60	isokratisch

- einem Spektrometer als Detektor bei einer Wellenlänge von 300 nm.

20 µl Referenzlösung e werden eingespritzt. Die Empfindlichkeit des Systems wird so eingestellt, dass die Höhe der beiden Peaks im Chromatogramm etwa 20 Prozent des maximalen Ausschlags beträgt. Die Prüfung darf nur ausgewertet werden, wenn die Auflösung zwischen den Peaks der Verunreinigungen A und B mindestens 1,1 beträgt.

Je 20 µl der anderen Lösungen werden eingespritzt. Im Chromatogramm der Untersuchungslösung darf eine der Verunreinigung A entsprechende Peakfläche nicht größer sein als die Fläche des Hauptpeaks im Chromatogramm der Referenzlösung f (0,02 Prozent) und eine der Verunreinigung C entsprechende Peakfläche mit einer relativen Retention von etwa 1,2 darf nicht größer sein als das 4fache der Fläche des Hauptpeaks im Chromatogramm der Referenzlösung b (0,4 Prozent); keine Peakfläche, mit Ausnahme der des Hauptpeaks und der der Verunreinigung C, darf größer sein als das 2fache der Fläche des Hauptpeaks im Chromatogramm der Referenzlösung b (0,2 Prozent) und höchstens eine dieser Peakflächen darf größer sein als die Fläche des Hauptpeaks im Chromatogramm der Referenzlösung b (0,1 Prozent); die Summe aller Peakflächen, mit Ausnahme der des Hauptpeaks, darf nicht größer sein als das 1,5fache der Fläche des Hauptpeaks im Chromatogramm der Referenzlösung a (1,5 Prozent). Peaks, deren Fläche kleiner ist als das 0,5fache der Fläche des Hauptpeaks im Chromatogramm der Referenzlösung b, mit Ausnahme des der Verunreinigung A entsprechenden Peaks, werden nicht berücksichtigt (0,05 Prozent).

Trocknungsverlust (2.2.32): höchstens 3,0 Prozent, mit 0,500 g Substanz durch 5 h langes Trocknen im Vakuum bei 80 °C bestimmt

Gehaltsbestimmung

0,500 g Substanz, in 80 ml einer Mischung von 10 Volumteilen wasserfreier Essigsäure *R* und 70 Volumteilen Acetanhydrid *R* gelöst, werden mit Perchlorsäure (0,1 mol · l^{-1}) titriert. Der Endpunkt wird mit Hilfe der Potentiometrie (2.2.20) bestimmt.

1 ml Perchlorsäure (0,1 mol · l^{-1}) entspricht 75,1 mg $C_{33}H_{44}BrN_5O_8S$.

Lagerung

Dicht verschlossen, vor Licht geschützt, unterhalb von −15 °C

Verunreinigungen

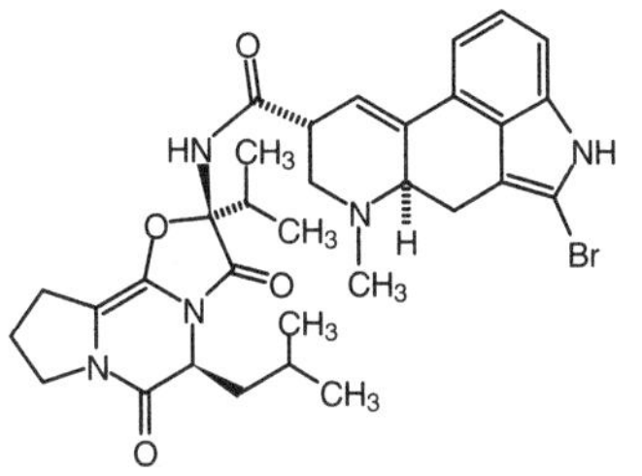

A. (6a*R*,9*R*)-5-Brom-*N*-[(2*R*,5*S*)-2-(1-methylethyl)-5-(2-methylpropyl)-3,6-dioxo-2,3,5,6,9,10-hexahydro-8*H*-oxazolo[3,2-*a*]pyrrolo[2,1-*c*]pyrazin-2-yl]-7-me=thyl-4,6,6a,7,8,9-hexahydroindolo[4,3-*fg*]chinolin-9-carboxamid
(2-Bromdehydro-α-ergocriptin)

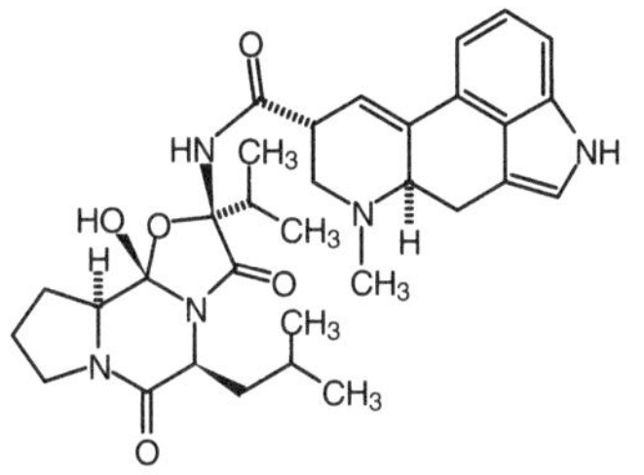

B. (6a*R*,9*R*)-*N*-[(2*R*,5*S*,10a*S*,10b*S*)-10b-Hydroxy-2-(1-methylethyl)-5-(2-methylpropyl)-3,6-dioxooctahyd=ro-8*H*-oxazolo[3,2-*a*]pyrrolo[2,1-*c*]pyrazin-2-yl]-7-methyl-4,6,6a,7,8,9-hexahydroindolo[4,3-*fg*]chino=lin-9-carboxamid
(α-Ergocriptin)

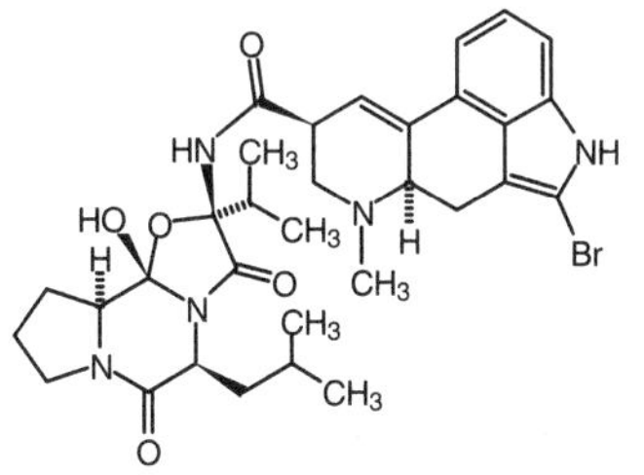

C. (6a*R*,9*S*)-5-Brom-*N*-[(2*R*,5*S*,10a*S*,10b*S*)-10b-hydro=xy-2-(1-methylethyl)-5-(2-methylpropyl)-3,6-dioxo-octahydro-8*H*-oxazolo[3,2-*a*]pyrrolo[2,1-*c*]pyrazin-2-yl]-7-methyl-4,6,6a,7,8,9-hexahydroindolo[4,3-*fg*]=chinolin-9-carboxamid
((9*S*)-2-Brom-α-ergocriptin)

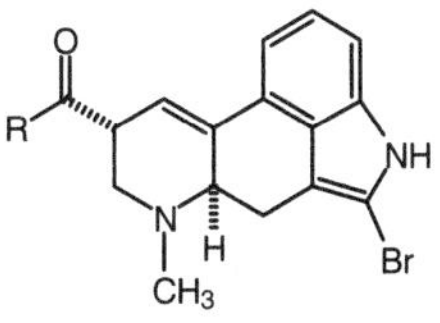

D. R = OH:
(6a*R*,9*R*)-5-Brom-7-methyl-4,6,6a,7,8,9-hexahydro=indolo[4,3-*fg*]chinolin-9-carbonsäure

E. R = NH_2:
(6a*R*,9*R*)-5-Brom-7-methyl-4,6,6a,7,8,9-hexahydro=indolo[4,3-*fg*]chinolin-9-carboxamid

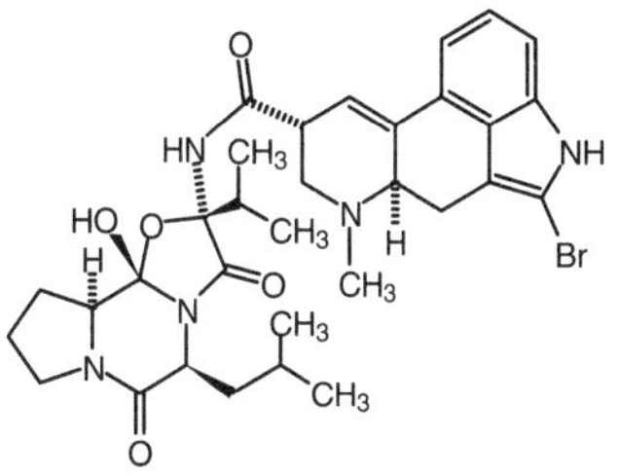

F. (6a*R*,9*R*)-5-Brom-*N*-[(2*S*,5*S*,10a*S*,10b*S*)-10b-hydro=xy-2-(1-methylethyl)-5-(2-methylpropyl)-3,6-dioxo-octahydro-8*H*-oxazolo[3,2-*a*]pyrrolo[2,1-*c*]pyrazin-2-yl]-7-methyl-4,6,6a,7,8,9-hexahydroindolo[4,3-*fg*]=chinolin-9-carboxamid
((2′*S*)-2-Brom-α-ergocriptin)

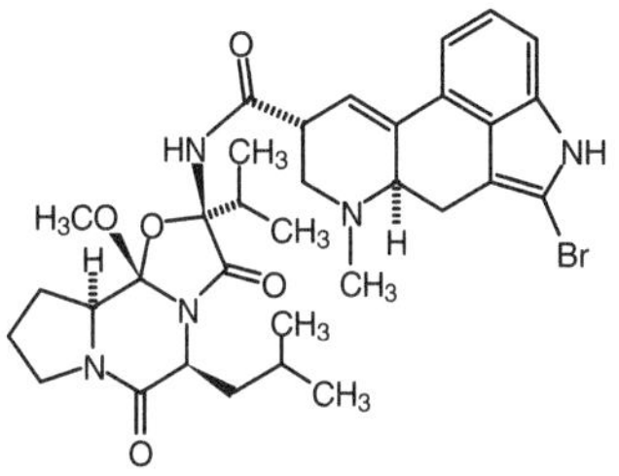

G. (6a*R*,9*R*)-5-Brom-*N*-[(2*R*,5*S*,10a*S*,10b*S*)-10b-meth=oxy-2-(1-methylethyl)-5-(2-methylpropyl)-3,6-dioxooctahydro-8*H*-oxazolo[3,2-*a*]pyrrolo[2,1-*c*]=pyrazin-2-yl]-7-methyl-4,6,6a,7,8,9-hexahydro=indolo[4,3-*fg*]chinolin-9-carboxamid
(2-Brom-10′b-*O*-methyl-α-ergocriptin)

4.07/1076

Bumetanid

Bumetanidum

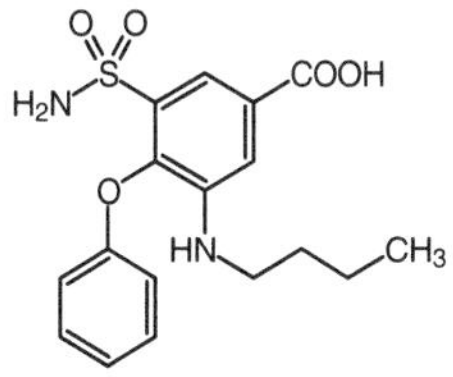

$C_{17}H_{20}N_2O_5S$ M_r 364,4

Definition

3-(Butylamino)-4-phenoxy-5-sulfamoylbenzoesäure

Gehalt: 99,0 bis 101,0 Prozent (getrocknete Substanz)

Eigenschaften

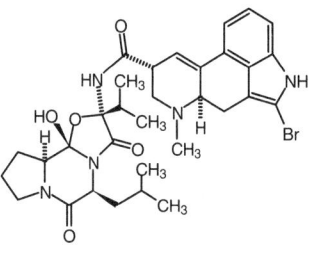

Aussehen: weißes, kristallines Pulver

Löslichkeit: praktisch unlöslich in Wasser, löslich in Aceton und Ethanol, schwer löslich in Dichlormethan

Die Substanz löst sich in verdünnten Alkalihydroxid-Lösungen.

Die Substanz zeigt Polymorphie.

Schmelztemperatur: etwa 233 °C

Prüfung auf Identität

IR-Spektroskopie (2.2.24)

Vergleich: Bumetanid *CRS*

Wenn die Spektren bei der Prüfung in fester Form unterschiedlich sind, werden Substanz und Referenzsubstanz getrennt in Aceton *R* gelöst. Nach dem Eindampfen der Lösungen zur Trockne werden mit den Rückständen erneut Spektren aufgenommen.

Prüfung auf Reinheit

Aussehen der Lösung: Die Lösung muss klar (2.2.1) und farblos (2.2.2, Methode II) sein.

0,1 g Substanz werden in einer Lösung von Kaliumhydroxid *R* (6 g · l^{-1}) zu 20 ml gelöst.

Verwandte Substanzen: Flüssigchromatographie (2.2.29)

Untersuchungslösung: 50 mg Substanz werden in der mobilen Phase zu 25,0 ml gelöst.

Referenzlösung a: 1,0 ml Untersuchungslösung wird mit der mobilen Phase zu 100,0 ml verdünnt. 1,0 ml dieser Lösung wird mit der mobilen Phase zu 10,0 ml verdünnt.

Referenzlösung b: 2 mg Bumetanid-Verunreinigung A *CRS* und 2 mg Bumetanid-Verunreinigung B *CRS* werden in der mobilen Phase zu 10,0 ml gelöst. 1,0 ml Lösung wird mit der mobilen Phase zu 100,0 ml verdünnt.

Säule
- Größe: l = 0,15 m, ∅ = 4,6 mm
- Stationäre Phase: nachsilanisiertes, octylsilyliertes Kieselgel zur Chromatographie *R* (3,5 µm)

Mobile Phase: eine Mischung von 70 Volumteilen Methanol *R*, 25 Volumteilen Wasser zur Chromatographie *R* und 5 Volumteilen einer Lösung von Kaliumdihydrogenphosphat *R* (27,2 g · l^{-1}), die zuvor mit einer Lösung von Kaliumhydroxid *R* (280 g · l^{-1}) auf einen pH-Wert von 7,0 eingestellt wurde

Diese Mischung wird mit Tetrahexylammoniumbromid *R* versetzt, bis eine Konzentration von 2,17 g · l^{-1} erreicht wird.

Durchflussrate: 1,0 ml · min^{-1}

Detektion: Spektrometer bei 254 nm

Einspritzen: 10 µl

Chromatographiedauer: 5fache Retentionszeit von Bumetanid

Relative Retention (bezogen auf Bumetanid, t_R etwa 6 min)
- Verunreinigung B: etwa 0,4
- Verunreinigung A: etwa 0,6
- Verunreinigung D: etwa 2,5
- Verunreinigung C: etwa 4,4

Eignungsprüfung: Referenzlösung b
- Auflösung: mindestens 2,0 zwischen den Peaks von Verunreinigung B und Verunreinigung A

Grenzwerte
- Verunreinigungen A, B, C, D: jeweils nicht größer als die Fläche des Hauptpeaks im Chromatogramm der Referenzlösung a (0,1 Prozent)
- Jede weitere Verunreinigung: jeweils nicht größer als die Fläche des Hauptpeaks im Chromatogramm der Referenzlösung a (0,1 Prozent)
- Summe aller Verunreinigungen: nicht größer als das 2fache der Fläche des Hauptpeaks im Chromatogramm der Referenzlösung a (0,2 Prozent)
- Ohne Berücksichtigung bleiben: Peaks, deren Fläche kleiner ist als das 0,5fache der Fläche des Hauptpeaks im Chromatogramm der Referenzlösung a (0,05 Prozent)

Trocknungsverlust (2.2.32): höchstens 0,5 Prozent, mit 1,000 g Substanz durch 4 h langes Trocknen im Trockenschrank bei 100 bis 105 °C bestimmt

Sulfatasche (2.4.14): höchstens 0,1 Prozent, mit 1,0 g Substanz bestimmt

Gehaltsbestimmung

0,300 g Substanz, in 50 ml Ethanol 96 % *R* gelöst, werden nach Zusatz von 0,1 ml Phenolrot-Lösung *R* mit Natriumhydroxid-Lösung (0,1 mol · l^{-1}) bis zum Farbumschlag nach Violettrot titriert. Eine Blindtitration wird durchgeführt.

1 ml Natriumhydroxid-Lösung (0,1 mol · l^{-1}) entspricht 36,44 mg $C_{17}H_{20}N_2O_5S$.

Lagerung

Vor Licht geschützt

Verunreinigungen

Spezifizierte Verunreinigungen:

(Beachten Sie den Hinweis zu den „Verunreinigungen" zu Anfang des Bands auf Seite B)

A, B, C, D

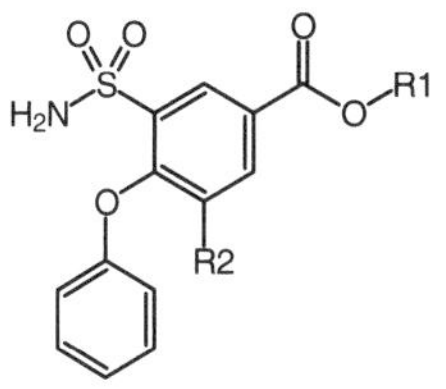

A. R1 = H, R2 = NO_2:
3-Nitro-4-phenoxy-5-sulfamoylbenzoesäure

B. R1 = H, R2 = NH_2:
3-Amino-4-phenoxy-5-sulfamoylbenzoesäure

C. R1 = C_4H_9, R2 = NH–C_4H_9:
Butyl-3-(butylamino)-4-phenoxy-5-sulfamoylbenzoat

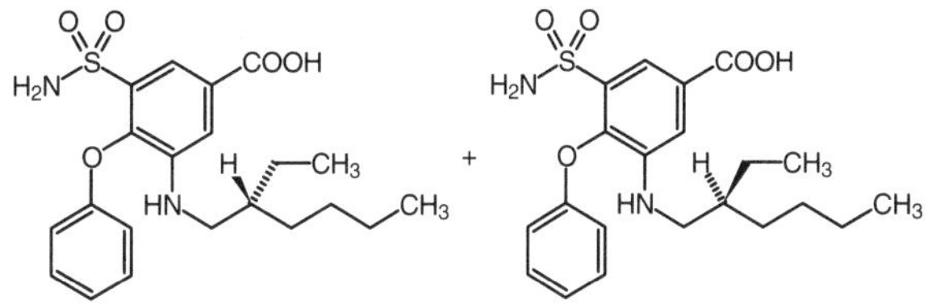

D. 3-[[(2*RS*)-2-Ethylhexyl]amino]-4-phenoxy-5-sulfa=moylbenzoesäure

C

4.07/1081

Carboplatin
Carboplatinum

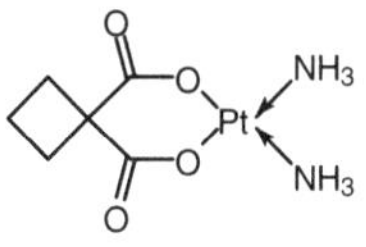

$C_6H_{12}N_2O_4Pt$ M_r 371,3

Definition

Carboplatin enthält mindestens 98,0 und höchstens 102,0 Prozent (*SP*-4-2)-Diammin[cyclobutan-1,1-di=carboxylato(2-)-*O,O'*]platin, berechnet auf die getrocknete Substanz.

Eigenschaften

Farbloses, kristallines Pulver; wenig löslich in Wasser, sehr schwer löslich in Aceton und Ethanol

Die Substanz schmilzt bei etwa 200 °C unter Zersetzung.

Prüfung auf Identität

Die Prüfung erfolgt mit Hilfe der IR-Spektroskopie (2.2.24) durch Vergleich des Spektrums der Substanz mit dem Carboplatin-Referenzspektrum der Ph. Eur.

Prüfung auf Reinheit

Prüflösung I: 0,25 g Substanz werden in kohlendioxidfreiem Wasser *R* zu 25 ml gelöst.

Prüflösung II: 1,0 g Substanz wird in Wasser *R*, falls erforderlich unter Erwärmen, zu 40 ml gelöst. Falls erforderlich wird die Lösung filtriert.

Aussehen der Lösung: Die Prüflösung I muss klar (2.2.1) und farblos (2.2.2, Methode II) sein.

Verunreinigung B, sauer reagierende Substanzen: 10 ml Prüflösung I werden mit 0,1 ml Phenolphthalein-Lösung *R* 1 versetzt. Diese Lösung ist farblos. Bis zum Umschlag nach Rosa dürfen höchstens 0,7 ml Natriumhydroxid-Lösung (0,01 mol · l^{-1}) verbraucht werden (0,5 Prozent, berechnet als Verunreinigung B).

Verwandte Substanzen: Die Prüfung erfolgt mit Hilfe der Flüssigchromatographie (2.2.29).

Untersuchungslösung: 20,0 mg Substanz werden in einer Mischung gleicher Volumteile Acetonitril *R* und Wasser *R* zu 20,0 ml gelöst.

Referenzlösung: 0,5 ml Untersuchungslösung werden mit der mobilen Phase zu 200,0 ml verdünnt.

Die Chromatographie kann durchgeführt werden mit
- einer Säule aus rostfreiem Stahl von 0,25 m Länge und 4,6 mm innerem Durchmesser, gepackt mit aminopropylsilyliertem Kieselgel zur Chromatographie *R* (5 µm)
- einer Mischung von 130 Volumteilen Wasser *R* und 870 Volumteilen Acetonitril *R* als mobile Phase bei einer Durchflussrate von 2 ml je Minute
- einem Spektrometer als Detektor bei einer Wellenlänge von 230 nm
- einer 10-µl-Probenschleife.

Die Untersuchungslösung wird eingespritzt. Die Prüfung darf nur ausgewertet werden, wenn das Massenverteilungsverhältnis D_m mindestens 4,0, die Anzahl der theoretischen Böden *n* mindestens 5000 und der Symmetriefaktor höchstens 2,0 betragen. Falls erforderlich wird die Konzentration von Acetonitril in der mobilen Phase geändert.

Untersuchungslösung und Referenzlösung werden eingespritzt. Die Chromatographie erfolgt über eine Dauer, die der 2,5fachen Retentionszeit des Hauptpeaks entspricht. Im Chromatogramm der Untersuchungslösung darf keine Peakfläche, mit Ausnahme der des Hauptpeaks, größer sein als die Fläche des Hauptpeaks im Chromatogramm der Referenzlösung (0,25 Prozent). Die Summe aller Peakflächen, mit Ausnahme der des Hauptpeaks, darf nicht größer sein als das 2fache der Fläche des Hauptpeaks im Chromatogramm der Referenzlösung (0,5 Prozent). Peaks, deren Fläche kleiner ist als das 0,2fache der Fläche des Hauptpeaks im Chromatogramm der Referenzlösung, werden nicht berücksichtigt.

Chlorid (2.4.4): 10 ml Prüflösung II, mit Wasser *R* zu 15 ml verdünnt, müssen der Grenzprüfung auf Chlorid entsprechen (100 ppm). Zur Herstellung der Referenzlösung werden 5 ml Chlorid-Lösung (5 ppm Cl) *R* verwendet.

Ammonium (2.4.1): 0,20 g Substanz müssen der Grenzprüfung B entsprechen (100 ppm). Zur Herstellung der Referenzlösung werden 0,2 ml Ammonium-Lösung (100 ppm NH_4) *R* verwendet.

Lösliches Barium: höchstens 10 ppm

Die Prüfung erfolgt mit Hilfe der Atomemissionsspektroskopie (2.2.22, Methode I).

Untersuchungslösung: 0,50 g Substanz werden in einer 1-prozentigen Lösung (*V/V*) von Salpetersäure *R* zu 50,0 ml gelöst.

Referenzlösungen: Die Referenzlösungen werden aus der Barium-Lösung (50 ppm Ba) *R* durch Verdünnen mit einer 1-prozentigen Lösung (*V/V*) von Salpetersäure *R* hergestellt.

Die Intensität der Emission wird bei 455,4 nm gemessen.

Silber: höchstens 10 ppm

Die Prüfung erfolgt mit Hilfe der Atomemissionsspektroskopie (2.2.22, Methode I).

Untersuchungslösung: Die unter „Lösliches Barium" beschriebene Untersuchungslösung wird verwendet.

Referenzlösungen: Die Referenzlösungen werden aus der Silber-Lösung (5 ppm Ag) *R* durch Verdünnen mit einer 1-prozentigen Lösung (*V/V*) von Salpetersäure *R* hergestellt.

Die Intensität der Emission wird bei 328,1 nm gemessen.

Schwermetalle (2.4.8): 12 ml Prüflösung II müssen der Grenzprüfung A entsprechen (20 ppm). Zur Herstellung der Referenzlösung werden 5 ml Blei-Lösung (1 ppm Pb) *R* verwendet.

Trocknungsverlust (2.2.32): höchstens 0,5 Prozent, mit 1,000 g Substanz durch Trocknen im Trockenschrank bei 100 bis 105 °C bestimmt

Gehaltsbestimmung

Der bei der Prüfung „Trocknungsverlust" erhaltene Rückstand wird verwendet. 0,200 g Rückstand werden bei 800 °C bis zur Massekonstanz geglüht.

1 mg Rückstand entspricht 1,903 mg $C_6H_{12}N_2O_4Pt$.

Lagerung

Vor Licht geschützt

Verunreinigungen

A. Cisplatin

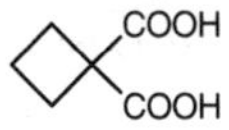

B. Cyclobutan-1,1-dicarbonsäure

4.07/0886

Carmellose-Calcium

Carmellosum calcicum

Definition

Calciumsalz einer partiell *O*-carboxymethylierten Cellulose

Eigenschaften

Aussehen: weißes bis gelblich weißes, nach dem Trocknen hygroskopisches Pulver

Löslichkeit: praktisch unlöslich in Aceton, Ethanol und Toluol

Die Substanz quillt in Wasser unter Bildung einer Suspension.

Prüfung auf Identität

A. 0,1 g Substanz werden mit 10 ml Wasser *R* kräftig geschüttelt. Die Suspension wird mit 2 ml verdünnter Natriumhydroxid-Lösung *R* versetzt und 10 min lang stehen gelassen (Lösung a). 1 ml Lösung a wird mit Wasser *R* zu 5 ml verdünnt. 0,05 ml dieser Lösung werden mit 0,5 ml einer Lösung von Chromotropsäure-Natrium *R* ($0,5 \text{ g} \cdot l^{-1}$) in einer 75-prozentigen Lösung (*m/m*) von Schwefelsäure *R* versetzt. Nach 10 min langem Erhitzen im Wasserbad ist die Lösung rötlich violett gefärbt.

B. Werden 5 ml der unter „Prüfung auf Identität, A" erhaltenen Lösung a mit 10 ml Aceton *R* geschüttelt, entsteht ein weißer, flockiger Niederschlag.

C. Werden 5 ml der unter „Prüfung auf Identität, A" erhaltenen Lösung a mit 1 ml Eisen(III)-chlorid-Lösung *R* 1 geschüttelt, entsteht ein brauner, flockiger Niederschlag.

D. 1 g Substanz wird geglüht. Der Rückstand wird in einer Mischung von 5 ml Essigsäure *R* und 10 ml Wasser *R* gelöst und die Lösung falls erforderlich filtriert. Das Filtrat wird einige Minuten lang im Sieden gehalten, abgekühlt und mit verdünnter Ammoniak-Lösung *R* 1 neutralisiert. Die Lösung gibt die Identitätsreaktion a auf Calcium (2.3.1).

Prüfung auf Reinheit

Prüflösung: 1,0 g Substanz wird mit 50 ml destilliertem Wasser *R* geschüttelt, die Suspension mit 5 ml verdünnter Natriumhydroxid-Lösung *R* versetzt und mit destilliertem Wasser *R* zu 100 ml verdünnt.

Alkalisch reagierende Substanzen: 1,0 g Substanz wird mit 50 ml kohlendioxidfreiem Wasser *R* kräftig geschüttelt. Nach Zusatz von 0,05 ml Phenolphthalein-Lösung *R* darf keine Rotfärbung auftreten.

Chlorid (2.4.4): höchstens 0,36 Prozent

28 ml Prüflösung werden auf dem Wasserbad mit 10 ml verdünnter Salpetersäure *R* erhitzt, bis ein flockiger Niederschlag entsteht. Nach dem Abkühlen wird die Mischung zentrifugiert und die überstehende Flüssigkeit gesammelt. Der Rückstand wird 3-mal mit je 10 ml Wasser *R* gewaschen und jeweils zentrifugiert. Die überstehende Flüssigkeit und die Waschflüssigkeiten werden vereinigt und mit Wasser *R* zu 100 ml verdünnt. 25 ml Lösung werden mit 6 ml verdünnter Salpetersäure *R* versetzt und mit Wasser *R* zu 50 ml verdünnt. 10 ml dieser Lösung werden mit Wasser *R* zu 15 ml verdünnt.

Sulfat (2.4.13): höchstens 1 Prozent

20 ml Prüflösung werden im Wasserbad mit 1 ml Salzsäure *R* erhitzt, bis ein flockiger Niederschlag entsteht. Nach dem Abkühlen wird die Mischung zentrifugiert und die überstehende Flüssigkeit gesammelt. Der Rückstand wird 3-mal mit je 10 ml destilliertem Wasser *R* gewaschen und jeweils zentrifugiert. Die überstehende Flüssigkeit und die Waschflüssigkeiten werden vereinigt und mit destilliertem Wasser *R* zu 100 ml verdünnt. 25 ml Lösung werden mit 1 ml verdünnter Salzsäure *R* versetzt und mit destilliertem Wasser *R* zu 50 ml verdünnt.

Schwermetalle (2.4.8): höchstens 20 ppm

1,0 g Substanz muss der Grenzprüfung D entsprechen. Zur Herstellung der Referenzlösung werden 2 ml Blei-Lösung (10 ppm Pb) *R* verwendet.

Trocknungsverlust (2.2.32): höchstens 10,0 Prozent, mit 1,000 g Substanz durch 4 h langes Trocknen im Trockenschrank bei 100 bis 105 °C bestimmt

Sulfatasche (2.4.14): 10,0 bis 20,0 Prozent, mit 1,0 g Substanz in einem Platintiegel bestimmt

Lagerung

Dicht verschlossen

4.07/0316

Mikrokristalline Cellulose

Cellulosum microcristallinum

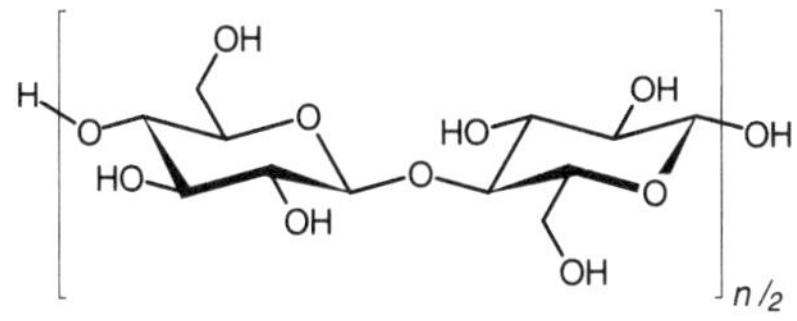

$C_{6n}H_{10n+2}O_{5n+1}$

Definition

Mikrokristalline Cellulose ist eine gereinigte, teilweise depolymerisierte Cellulose. Sie wird durch Mineralsäurebehandlung von α-Cellulose hergestellt, die aus einem Brei von Pflanzenfasern gewonnen wurde.

Eigenschaften

Aussehen: weißes bis fast weißes, feines oder körniges Pulver

Löslichkeit: praktisch unlöslich in Wasser, Aceton, wasserfreiem Ethanol und Toluol

Die Substanz ist praktisch unlöslich in verdünnten Säuren und einer Natriumhydroxid-Lösung (50 g · l^{-1}).

Prüfung auf Identität

A. Werden etwa 10 mg Substanz auf einem Uhrglas in 2 ml iodhaltiger Zinkchlorid-Lösung *R* dispergiert, färbt sich die Substanz blauviolett.

B. Der Polymerisationsgrad beträgt höchstens 350.

In einem 125-ml-Erlenmeyerkolben werden 1,300 g Substanz mit 25,0 ml Wasser *R* und 25,0 ml Kupfer(II)-Ethylendiaminhydroxid-Lösung *R* versetzt. In die Mischung wird sofort Stickstoff *R* eingeleitet und der Kolben verschlossen. Die Mischung wird geschüttelt, bis sich die Substanz vollständig gelöst hat. 7,0 ml Lösung werden in ein geeignetes Kapillarviskosimeter (2.2.9) gegeben. Mindestens 5 min lang wird die Temperatur der Lösung auf 25 ± 0,1 °C eingestellt. Die Durchflusszeit t_1, die die Lösung braucht, um von einer Markierung zur andern zu fließen, wird in Sekunden gemessen. Die kinematische Viskosität υ_1 der Lösung wird nach folgender Formel berechnet:

$$t_1\ (k_1),$$

wobei k_1 die Konstante des Viskosimeters ist.

Ein geeignetes Volumen Kupfer(II)-Ethylendiaminhydroxid-Lösung *R* wird mit dem gleichen Volumen Wasser *R* verdünnt. Mit einem geeigneten Kapillarviskosimeter wird die Durchflusszeit t_2 dieser Lösung gemessen. Die kinematische Viskosität υ_2 des Lösungsmittels wird nach folgender Formel berechnet:

$$t_2\ (k_2),$$

wobei k_2 die Konstante des Viskosimeters ist.

Die relative Viskosität η_{rel} der Lösung der Substanz wird nach folgender Formel berechnet:

$$\upsilon_1/\upsilon_2$$

Die Grenzviskositätszahl $[\eta]_c$ wird durch Interpolieren mit Hilfe der Tab. 0316-1 bestimmt.

Der Polymerisationsgrad *P* wird nach folgender Gleichung berechnet:

$$P = \frac{95[\eta]_c}{m\ [(100 - b) \cdot 10^{-2}]}$$

m = Einwaage der Substanz in Gramm

b = Trocknungsverlust in Prozent (siehe Prüfung „Trocknungsverlust“)

Prüfung auf Reinheit

Löslichkeit: 50 mg Substanz müssen sich in 10 ml Kupfer(II)-tetrammin-Reagenz *R* vollständig lösen.

C

Monographien

Tab. 0316-1: Grenzviskositätszahlen

Grenzviskositätszahlen $[\eta]_c$ in Abhängigkeit von der relativen Viskosität η_{rel}

η_{rel}	0,00	0,01	0,02	0,03	0,04	0,05	0,06	0,07	0,08	0,09
1,1	0,098	0,106	0,115	0,125	0,134	0,143	0,152	0,161	0,170	0,180
1,2	0,189	0,198	0,207	0,216	0,225	0,233	0,242	0,250	0,259	0,268
1,3	0,276	0,285	0,293	0,302	0,310	0,318	0,326	0,334	0,342	0,350
1,4	0,358	0,367	0,375	0,383	0,391	0,399	0,407	0,414	0,422	0,430
1,5	0,437	0,445	0,453	0,460	0,468	0,476	0,484	0,491	0,499	0,507
1,6	0,515	0,522	0,529	0,536	0,544	0,551	0,558	0,566	0,573	0,580
1,7	0,587	0,595	0,602	0,608	0,615	0,622	0,629	0,636	0,642	0,649
1,8	0,656	0,663	0,670	0,677	0,683	0,690	0,697	0,704	0,710	0,717
1,9	0,723	0,730	0,736	0,743	0,749	0,756	0,762	0,769	0,775	0,782
2,0	0,788	0,795	0,802	0,809	0,815	0,821	0,827	0,833	0,840	0,846
2,1	0,852	0,858	0,864	0,870	0,876	0,882	0,888	0,894	0,900	0,906
2,2	0,912	0,918	0,924	0,929	0,935	0,941	0,948	0,953	0,959	0,965
2,3	0,971	0,976	0,983	0,988	0,994	1,000	1,006	1,011	1,017	1,022
2,4	1,028	1,033	1,039	1,044	1,050	1,056	1,061	1,067	1,072	1,078
2,5	1,083	1,089	1,094	1,100	1,105	1,111	1,116	1,121	1,126	1,131
2,6	1,137	1,142	1,147	1,153	1,158	1,163	1,169	1,174	1,179	1,184
2,7	1,190	1,195	1,200	1,205	1,210	1,215	1,220	1,225	1,230	1,235
2,8	1,240	1,245	1,250	1,255	1,260	1,265	1,270	1,275	1,280	1,285
2,9	1,290	1,295	1,300	1,305	1,310	1,314	1,319	1,324	1,329	1,333
3,0	1,338	1,343	1,348	1,352	1,357	1,362	1,367	1,371	1,376	1,381
3,1	1,386	1,390	1,395	1,400	1,405	1,409	1,414	1,418	1,423	1,427
3,2	1,432	1,436	1,441	1,446	1,450	1,455	1,459	1,464	1,468	1,473
3,3	1,477	1,482	1,486	1,491	1,496	1,500	1,504	1,508	1,513	1,517
3,4	1,521	1,525	1,529	1,533	1,537	1,542	1,546	1,550	1,554	1,558
3,5	1,562	1,566	1,570	1,575	1,579	1,583	1,587	1,591	1,595	1,600
3,6	1,604	1,608	1,612	1,617	1,621	1,625	1,629	1,633	1,637	1,642
3,7	1,646	1,650	1,654	1,658	1,662	1,666	1,671	1,675	1,679	1,683
3,8	1,687	1,691	1,695	1,700	1,704	1,708	1,712	1,715	1,719	1,723
3,9	1,727	1,731	1,735	1,739	1,742	1,746	1,750	1,754	1,758	1,762
4,0	1,765	1,769	1,773	1,777	1,781	1,785	1,789	1,792	1,796	1,800
4,1	1,804	1,808	1,811	1,815	1,819	1,822	1,826	1,830	1,833	1,837
4,2	1,841	1,845	1,848	1,852	1,856	1,859	1,863	1,867	1,870	1,874
4,3	1,878	1,882	1,885	1,889	1,893	1,896	1,900	1,904	1,907	1,911
4,4	1,914	1,918	1,921	1,925	1,929	1,932	1,936	1,939	1,943	1,946
4,5	1,950	1,954	1,957	1,961	1,964	1,968	1,971	1,975	1,979	1,982
4,6	1,986	1,989	1,993	1,996	2,000	2,003	2,007	2,010	2,013	2,017
4,7	2,020	2,023	2,027	2,030	2,033	2,037	2,040	2,043	2,047	2,050
4,8	2,053	2,057	2,060	2,063	2,067	2,070	2,073	2,077	2,080	2,083
4,9	2,087	2,090	2,093	2,097	2,100	2,103	2,107	2,110	2,113	2,116
5,0	2,119	2,122	2,125	2,129	2,132	2,135	2,139	2,142	2,145	2,148
5,1	2,151	2,154	2,158	2,160	2,164	2,167	2,170	2,173	2,176	2,180
5,2	2,183	2,186	2,190	2,192	2,195	2,197	2,200	2,203	2,206	2,209
5,3	2,212	2,215	2,218	2,221	2,224	2,227	2,230	2,233	2,236	2,240
5,4	2,243	2,246	2,249	2,252	2,255	2,258	2,261	2,264	2,267	2,270
5,5	2,273	2,276	2,279	2,282	2,285	2,288	2,291	2,294	2,297	2,300
5,6	2,303	2,306	2,309	2,312	2,315	2,318	2,320	2,324	2,326	2,329
5,7	2,332	2,335	2,338	2,341	2,344	2,347	2,350	2,353	2,355	2,358
5,8	2,361	2,364	2,367	2,370	2,373	2,376	2,379	2,382	2,384	2,387
5,9	2,390	2,393	2,396	2,400	2,403	2,405	2,408	2,411	2,414	2,417
6,0	2,419	2,422	2,425	2,428	2,431	2,433	2,436	2,439	2,442	2,444
6,1	2,447	2,450	2,453	2,456	2,458	2,461	2,464	2,467	2,470	2,472
6,2	2,475	2,478	2,481	2,483	2,486	2,489	2,492	2,494	2,497	2,500
6,3	2,503	2,505	2,508	2,511	2,513	2,516	2,518	2,521	2,524	2,526
6,4	2,529	2,532	2,534	2,537	2,540	2,542	2,545	2,547	2,550	2,553
6,5	2,555	2,558	2,561	2,563	2,566	2,568	2,571	2,574	2,576	2,579
6,6	2,581	2,584	2,587	2,590	2,592	2,595	2,597	2,600	2,603	2,605
6,7	2,608	2,610	2,613	2,615	2,618	2,620	2,623	2,625	2,627	2,630
6,8	2,633	2,635	2,637	2,640	2,643	2,645	2,648	2,650	2,653	2,655
6,9	2,658	2,660	2,663	2,665	2,668	2,670	2,673	2,675	2,678	2,680

Tab. 0316-1: Grenzviskositätszahlen (Fortsetzung)

η_{rel}	0,00	0,01	0,02	0,03	0,04	0,05	0,06	0,07	0,08	0,09
7,0	2,683	2,685	2,687	2,690	2,693	2,695	2,698	2,700	2,702	2,705
7,1	2,707	2,710	2,712	2,714	2,717	2,719	2,721	2,724	2,726	2,729
7,2	2,731	2,733	2,736	2,738	2,740	2,743	2,745	2,748	2,750	2,752
7,3	2,755	2,757	2,760	2,762	2,764	2,767	2,769	2,771	2,774	2,776
7,4	2,779	2,781	2,783	2,786	2,788	2,790	2,793	2,795	2,798	2,800
7,5	2,802	2,805	2,807	2,809	2,812	2,814	2,816	2,819	2,821	2,823
7,6	2,826	2,828	2,830	2,833	2,835	2,837	2,840	2,842	2,844	2,847
7,7	2,849	2,851	2,854	2,856	2,858	2,860	2,863	2,865	2,868	2,870
7,8	2,873	2,875	2,877	2,879	2,881	2,884	2,887	2,889	2,891	2,893
7,9	2,895	2,898	2,900	2,902	2,905	2,907	2,909	2,911	2,913	2,915
8,0	2,918	2,920	2,922	2,924	2,926	2,928	2,931	2,933	2,935	2,937
8,1	2,939	2,942	2,944	2,946	2,948	2,950	2,952	2,955	2,957	2,959
8,2	2,961	2,963	2,966	2,968	2,970	2,972	2,974	2,976	2,979	2,981
8,3	2,983	2,985	2,987	2,990	2,992	2,994	2,996	2,998	3,000	3,002
8,4	3,004	3,006	3,008	3,010	3,012	3,015	3,017	3,019	3,021	3,023
8,5	3,025	3,027	3,029	3,031	3,033	3,035	3,037	3,040	3,042	3,044
8,6	3,046	3,048	3,050	3,052	3,054	3,056	3,058	3,060	3,062	3,064
8,7	3,067	3,069	3,071	3,073	3,075	3,077	3,079	3,081	3,083	3,085
8,8	3,087	3,089	3,092	3,094	3,096	3,098	3,100	3,102	3,104	3,106
8,9	3,108	3,110	3,112	3,114	3,116	3,118	3,120	3,122	3,124	3,126
9,0	3,128	3,130	3,132	3,134	3,136	3,138	3,140	3,142	3,144	3,146
9,1	3,148	3,150	3,152	3,154	3,156	3,158	3,160	3,162	3,164	3,166
9,2	3,168	3,170	3,172	3,174	3,176	3,178	3,180	3,182	3,184	3,186
9,3	3,188	3,190	3,192	3,194	3,196	3,198	3,200	3,202	3,204	3,206
9,4	3,208	3,210	3,212	3,214	3,215	3,217	3,219	3,221	3,223	3,225
9,5	3,227	3,229	3,231	3,233	3,235	3,237	3,239	3,241	3,242	3,244
9,6	3,246	3,248	3,250	3,252	3,254	3,256	3,258	3,260	3,262	3,264
9,7	3,266	3,268	3,269	3,271	3,273	3,275	3,277	3,279	3,281	3,283
9,8	3,285	3,287	3,289	3,291	3,293	3,295	3,297	3,298	3,300	3,302
9,9	3,304	3,305	3,307	3,309	3,311	3,313	3,316	3,318	3,320	3,321
η_{rel}	0,0	0,1	0,2	0,3	0,4	0,5	0,6	0,7	0,8	0,9
10	3,32	3,34	3,36	3,37	3,39	3,41	3,43	3,45	3,46	3,48
11	3,50	3,52	3,53	3,55	3,56	3,58	3,60	3,61	3,63	3,64
12	3,66	3,68	3,69	3,71	3,72	3,74	3,76	3,77	3,79	3,80
13	3,80	3,83	3,85	3,86	3,88	3,89	3,90	3,92	3,93	3,95
14	3,96	3,97	3,99	4,00	4,02	4,03	4,04	4,06	4,07	4,09
15	4,10	4,11	4,13	4,14	4,15	4,17	4,18	4,19	4,20	4,22
16	4,23	4,24	4,25	4,27	4,28	4,29	4,30	4,31	4,33	4,34
17	4,35	4,36	4,37	4,38	4,39	4,41	4,42	4,43	4,44	4,45
18	4,46	4,47	4,48	4,49	4,50	4,52	4,53	4,54	4,55	4,56
19	4,57	4,58	4,59	4,60	4,61	4,62	4,63	4,64	4,65	4,66

pH-Wert (2.2.3): 5,0 bis 7,5 für die überstehende Flüssigkeit

5 g Substanz werden 20 min lang mit 40 ml kohlendioxidfreiem Wasser *R* geschüttelt. Die Suspension wird zentrifugiert.

Leitfähigkeit (2.2.38): Die Leitfähigkeit der Prüflösung übersteigt die von Wasser um höchstens 75 µS · cm^{-1}.

Als Prüflösung dient die überstehende Flüssigkeit, die bei der Prüfung „pH-Wert“ erhalten wurde. Nachdem sich ein stabiler Wert eingestellt hat, wird die Leitfähigkeit der Prüflösung bestimmt. Die Leitfähigkeit des Wassers, das zur Herstellung der Prüflösung verwendet wurde, wird bestimmt.

Etherlösliche Substanzen: höchstens 0,05 Prozent (5 mg) für die Massendifferenz zwischen dem aus dem Eluat der Substanz erhaltenen Rückstand und dem des Blindversuchs

10,0 g Substanz werden in eine Säule von etwa 20 mm innerem Durchmesser gegeben und mit 50 ml peroxidfreiem Ether *R* eluiert. Das Eluat wird zur Trockne eingedampft und der Rückstand gewogen. Unter den gleichen Bedingungen wird ein Blindversuch durchgeführt.

Wasserlösliche Substanzen: höchstens 0,25 Prozent (12,5 mg) für die Massendifferenz zwischen dem aus der Prüflösung erhaltenen Rückstand und dem des Blindversuchs

5,0 g Substanz werden 10 min lang mit 80 ml Wasser *R* geschüttelt. Anschließend wird die Mischung mit Hilfe eines Vakuums in einen zuvor gewogenen Kolben filtriert und das Filtrat im Wasserbad zur Trockne eingedampft. Der Rückstand wird 1 h lang bei 100 bis 105 °C getrocknet und gewogen. Unter den gleichen Bedingungen wird ein Blindversuch durchgeführt.

Schwermetalle (2.4.8): höchstens 10 ppm

2,0 g Substanz müssen der Grenzprüfung C entsprechen. Zur Herstellung der Referenzlösung werden 2 ml Blei-Lösung (10 ppm Pb) *R* verwendet.

Trocknungsverlust (2.2.32): höchstens 7,0 Prozent, mit 1,000 g Substanz durch 3 h langes Trocknen im Trockenschrank bei 100 bis 105 °C bestimmt

Sulfatasche (2.4.14): höchstens 0,1 Prozent, mit 1,0 g Substanz bestimmt

Mikrobielle Verunreinigung
Gesamtzahl koloniebildender, aerober Einheiten (2.6.12): höchstens 10^3 Mikroorganismen, davon höchstens 10^2 Pilze je Gramm Substanz, durch Auszählen auf Agarplatten bestimmt

Die Substanz muss den Prüfungen auf *Escherichia coli, Pseudomonas aeruginosa, Staphylococcus aureus* und Salmonellen (2.6.13) entsprechen.

4.07/0887

Celluloseacetat

Cellulosi acetas

Definition

Partiell oder vollständig *O*-acetylierte Cellulose

Gehalt: 29,0 bis 44,8 Prozent Acetyl-Gruppen (C_2H_3O) (getrocknete Substanz) und 90,0 bis 110,0 Prozent des in der Beschriftung angegebenen Gehalts an Acetyl-Gruppen (getrocknete Substanz)

Eigenschaften

Aussehen: Pulver oder Körner, weiß, gelblich weiß bis grauweiß, hygroskopisch

Löslichkeit: praktisch unlöslich in Wasser, löslich in Aceton, Ameisensäure und einer Mischung gleicher Volumteile Dichlormethan und Methanol, praktisch unlöslich in Ethanol

Prüfung auf Identität

IR-Spektroskopie (2.2.24)

Vergleich: Celluloseacetat-Referenzspektrum der Ph. Eur.

Prüfung auf Reinheit

Freie Säure: höchstens 0,1 Prozent, berechnet als Essigsäure (getrocknete Substanz)

In einem 250-ml-Erlenmeyerkolben werden 5,00 g Substanz mit 150 ml kohlendioxidfreiem Wasser *R* versetzt. Der Kolben wird verschlossen, die Suspension schwach geschüttelt, 3 h lang stehen gelassen und filtriert. Der Kolben und das Filter werden mit kohlendioxidfreiem Wasser *R* gewaschen. Filtrat und Waschflüssigkeiten werden vereinigt und mit 0,1 ml Phenolphthalein-Lösung *R* 1 versetzt. Die Lösung wird mit Natriumhydroxid-Lösung ($0{,}01\,mol \cdot l^{-1}$) bis zur schwachen Rosafärbung titriert.

1 ml Natriumhydroxid-Lösung ($0{,}01\ mol \cdot l^{-1}$) entspricht 0,6005 mg freier Säure, berechnet als Essigsäure.

Schwermetalle (2.4.8): höchstens 10 ppm

2,0 g Substanz müssen der Grenzprüfung D entsprechen. Zur Herstellung der Referenzlösung werden 2 ml Blei-Lösung (10 ppm Pb) *R* verwendet.

Trocknungsverlust (2.2.32): höchstens 5,0 Prozent, mit 1,000 g Substanz durch 3 h langes Trocknen im Trockenschrank bei 100 bis 105 °C bestimmt

Sulfatasche (2.4.14): höchstens 0,1 Prozent, mit 1,0 g Substanz bestimmt

Mikrobielle Verunreinigung
Gesamtzahl koloniebildender, aerober Einheiten (2.6.12): höchstens 10^3 Mikroorganismen, davon höchstens 10^2 Pilze je Gramm Substanz, durch Auszählen auf Agarplatten bestimmt

Die Substanz muss den Prüfungen auf *Escherichia coli* und Salmonellen (2.6.13) entsprechen.

Gehaltsbestimmung

Celluloseacetat mit einem Gehalt von höchstens 42,0 Prozent Acetyl-Gruppen

In einem 500-ml-Erlenmeyerkolben werden 2,000 g Substanz mit 100 ml Aceton *R* und anschließend mit 10 ml Wasser *R* versetzt. Der Kolben wird verschlossen und die Substanz mit Hilfe eines Magnetrührers gelöst. Die Lösung wird unter konstantem Rühren mit 30,0 ml Natriumhydroxid-Lösung ($1\ mol \cdot l^{-1}$) versetzt. Der Kolben wird verschlossen. Nach 30 min langem Rühren mit Hilfe eines Magnetrührers werden die Wände des Kolbens mit 100 ml Wasser *R* von 80 °C gespült. Die Lösung wird 2 min lang gerührt, auf Raumtemperatur abgekühlt und nach Zusatz von 0,1 ml Phenolphthalein-Lösung *R* mit Schwefelsäure ($0{,}5\ mol \cdot l^{-1}$) titriert. Eine Blindtitration wird durchgeführt.

Der Prozentgehalt an Acetyl-Gruppen wird nach folgender Formel berechnet:

$$\frac{4{,}305(n_2 - n_1)}{(100 - d)m} \cdot 100$$

d = Trocknungsverlust in Prozent
m = Einwaage der Substanz in Gramm
n_1 = Anzahl verbrauchter Milliliter Schwefelsäure ($0{,}5\ mol \cdot l^{-1}$)
n_2 = Anzahl verbrauchter Milliliter Schwefelsäure ($0{,}5\ mol \cdot l^{-1}$) bei der Blindtitration

Celluloseacetat mit einem Gehalt von mehr als 42,0 Prozent Acetyl-Gruppen

In einem 500-ml-Erlenmeyerkolben werden 2,000 g Substanz mit 30 ml Dimethylsulfoxid *R* und 100 ml Aceton *R* versetzt. Der Kolben wird verschlossen und die Substanz durch 16 h langes Rühren mit Hilfe eines Magnetrührers gelöst. Die Lösung wird unter konstantem Rühren mit 30,0 ml Natriumhydroxid-Lösung ($1 mol \cdot l^{-1}$) versetzt. Der Kolben wird verschlossen, die Lösung 6 min lang mit Hilfe eines Magnetrührers gerührt und 60 min lang ohne zu rühren stehen gelassen. Die Wände des Kolbens werden mit 100 ml Wasser *R* von 80 °C gespült. Die Lösung wird 2 min lang gerührt, auf Raumtemperatur abgekühlt und nach Zusatz von 0,1 ml Phenolphthalein-Lösung *R* mit Salzsäure ($0,5 mol \cdot l^{-1}$) titriert. 0,5 ml Salzsäure ($0,5 mol \cdot l^{-1}$) werden im Überschuss zugesetzt. Die Lösung wird 5 min lang gerührt und dann 30 min lang stehen gelassen. Unter Rühren mit Hilfe eines Magnetrührers wird die Lösung mit Natriumhydroxid-Lösung ($0,5 mol \cdot l^{-1}$) bis zur bestehen bleibenden Rosafärbung titriert. Der Verbrauch an Natriumhydroxid in Millimol wird berechnet, wobei der Mittelwert von 2 Blindtitrationen berücksichtigt wird.

Der Prozentgehalt an Acetyl-Gruppen wird nach folgender Formel berechnet:

$$\frac{4{,}305n}{(100 - d)m} \cdot 100$$

d = Trocknungsverlust in Prozent
m = Einwaage der Substanz in Gramm
n = Anzahl verbrauchter Millimol Natriumhydroxid

Lagerung

Dicht verschlossen

Beschriftung

Die Beschriftung gibt den Prozentgehalt an Acetyl-Gruppen an.

4.07/0315

Cellulosepulver

Cellulosi pulvis

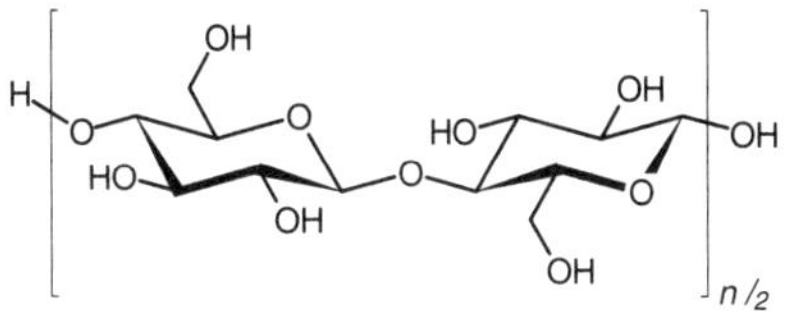

$C_{6n}H_{10n+2}O_{5n+1}$

Definition

Gereinigte und mechanisch zerkleinerte Cellulose, erhalten durch Behandlung von α-Cellulose, die aus einem Brei von Pflanzenfasern gewonnen wurde

Eigenschaften

Aussehen: weißes bis fast weißes, feines oder körniges Pulver

Löslichkeit: praktisch unlöslich in Wasser, Aceton, wasserfreiem Ethanol, Toluol und den meisten organischen Lösungsmitteln

Die Substanz ist schwer löslich in einer Natriumhydroxid-Lösung ($50 g \cdot l^{-1}$) und praktisch unlöslich in verdünnten Säuren.

Prüfung auf Identität

A. Werden etwa 10 mg Substanz auf einem Uhrglas in 2 ml iodhaltiger Zinkchlorid-Lösung *R* dispergiert, färbt sich die Substanz blauviolett.

B. Der Polymerisationsgrad beträgt 440 bis 2250.

In einem 125-ml-Erlenmeyerkolben werden 0,250 g Substanz mit 25,0 ml Wasser *R* und 25,0 ml Kupfer(II)-Ethylendiaminhydroxid-Lösung *R* versetzt. In die Mischung wird sofort Stickstoff *R* eingeleitet und der Kolben verschlossen. Die Mischung wird geschüttelt, bis sich die Substanz vollständig gelöst hat. 7,0 ml Lösung werden in ein geeignetes Kapillarviskosimeter (2.2.9) gegeben. Mindestens 5 min lang wird die Temperatur der Lösung auf 25 ± 0,1 °C eingestellt. Die Durchflusszeit t_1, die die Lösung braucht, um von einer Markierung zur andern zu fließen, wird in Sekunden gemessen. Die kinematische Viskosität υ_1 der Lösung wird nach folgender Formel berechnet:

$$t_1\ (k_1),$$

wobei k_1 die Konstante des Viskosimeters ist.

Ein geeignetes Volumen Kupfer(II)-Ethylendiaminhydroxid-Lösung *R* wird mit dem gleichen Volumen Wasser *R* verdünnt. Mit einem geeigneten Kapillar-

C Monographien

viskosimeter wird die Durchflusszeit t_2 dieser Lösung gemessen. Die kinematische Viskosität υ_2 des Lösungsmittels wird nach folgender Formel berechnet:

$$t_2\,(k_2),$$

wobei k_2 die Konstante des Viskosimeters ist.

Die relative Viskosität η_{rel} der Lösung der Substanz wird nach folgender Formel berechnet:

$$\upsilon_1/\upsilon_2$$

Die Grenzviskositätszahl $[\eta]_c$ wird durch Interpolieren mit Hilfe der Tab. 0315-1 bestimmt.

Der Polymerisationsgrad P wird nach folgender Gleichung berechnet:

$$P = \frac{95[\eta]_c}{m[(100-b)\cdot 10^{-2}]}$$

m = Einwaage der Substanz in Gramm
b = Trocknungsverlust in Prozent (siehe Prüfung „Trocknungsverlust")

Tab. 0315-1: Grenzviskositätszahlen

Grenzviskositätszahlen $[\eta]_c$ in Abhängigkeit von der relativen Viskosität η_{rel}

η_{rel}	0,00	0,01	0,02	0,03	0,04	0,05	0,06	0,07	0,08	0,09
1,1	0,098	0,106	0,115	0,125	0,134	0,143	0,152	0,161	0,170	0,180
1,2	0,189	0,198	0,207	0,216	0,225	0,233	0,242	0,250	0,259	0,268
1,3	0,276	0,285	0,293	0,302	0,310	0,318	0,326	0,334	0,342	0,350
1,4	0,358	0,367	0,375	0,383	0,391	0,399	0,407	0,414	0,422	0,430
1,5	0,437	0,445	0,453	0,460	0,468	0,476	0,484	0,491	0,499	0,507
1,6	0,515	0,522	0,529	0,536	0,544	0,551	0,558	0,566	0,573	0,580
1,7	0,587	0,595	0,602	0,608	0,615	0,622	0,629	0,636	0,642	0,649
1,8	0,656	0,663	0,670	0,677	0,683	0,690	0,697	0,704	0,710	0,717
1,9	0,723	0,730	0,736	0,743	0,749	0,756	0,762	0,769	0,775	0,782
2,0	0,788	0,795	0,802	0,809	0,815	0,821	0,827	0,833	0,840	0,846
2,1	0,852	0,858	0,864	0,870	0,876	0,882	0,888	0,894	0,900	0,906
2,2	0,912	0,918	0,924	0,929	0,935	0,941	0,948	0,953	0,959	0,965
2,3	0,971	0,976	0,983	0,988	0,994	1,000	1,006	1,011	1,017	1,022
2,4	1,028	1,033	1,039	1,044	1,050	1,056	1,061	1,067	1,072	1,078
2,5	1,083	1,089	1,094	1,100	1,105	1,111	1,116	1,121	1,126	1,131
2,6	1,137	1,142	1,147	1,153	1,158	1,163	1,169	1,174	1,179	1,184
2,7	1,190	1,195	1,200	1,205	1,210	1,215	1,220	1,225	1,230	1,235
2,8	1,240	1,245	1,250	1,255	1,260	1,265	1,270	1,275	1,280	1,285
2,9	1,290	1,295	1,300	1,305	1,310	1,314	1,319	1,324	1,329	1,333
3,0	1,338	1,343	1,348	1,352	1,357	1,362	1,367	1,371	1,376	1,381
3,1	1,386	1,390	1,395	1,400	1,405	1,409	1,414	1,418	1,423	1,427
3,2	1,432	1,436	1,441	1,446	1,450	1,455	1,459	1,464	1,468	1,473
3,3	1,477	1,482	1,486	1,491	1,496	1,500	1,504	1,508	1,513	1,517
3,4	1,521	1,525	1,529	1,533	1,537	1,542	1,546	1,550	1,554	1,558
3,5	1,562	1,566	1,570	1,575	1,579	1,583	1,587	1,591	1,595	1,600
3,6	1,604	1,608	1,612	1,617	1,621	1,625	1,629	1,633	1,637	1,642
3,7	1,646	1,650	1,654	1,658	1,662	1,666	1,671	1,675	1,679	1,683
3,8	1,687	1,691	1,695	1,700	1,704	1,708	1,712	1,715	1,719	1,723
3,9	1,727	1,731	1,735	1,739	1,742	1,746	1,750	1,754	1,758	1,762
4,0	1,765	1,769	1,773	1,777	1,781	1,785	1,789	1,792	1,796	1,800
4,1	1,804	1,808	1,811	1,815	1,819	1,822	1,826	1,830	1,833	1,837
4,2	1,841	1,845	1,848	1,852	1,856	1,859	1,863	1,867	1,870	1,874
4,3	1,878	1,882	1,885	1,889	1,893	1,896	1,900	1,904	1,907	1,911
4,4	1,914	1,918	1,921	1,925	1,929	1,932	1,936	1,939	1,943	1,946
4,5	1,950	1,954	1,957	1,961	1,964	1,968	1,971	1,975	1,979	1,982
4,6	1,986	1,989	1,993	1,996	2,000	2,003	2,007	2,010	2,013	2,017
4,7	2,020	2,023	2,027	2,030	2,033	2,037	2,040	2,043	2,047	2,050
4,8	2,053	2,057	2,060	2,063	2,067	2,070	2,073	2,077	2,080	2,083
4,9	2,087	2,090	2,093	2,097	2,100	2,103	2,107	2,110	2,113	2,116
5,0	2,119	2,122	2,125	2,129	2,132	2,135	2,139	2,142	2,145	2,148
5,1	2,151	2,154	2,158	2,160	2,164	2,167	2,170	2,173	2,176	2,180
5,2	2,183	2,186	2,190	2,192	2,195	2,197	2,200	2,203	2,206	2,209
5,3	2,212	2,215	2,218	2,221	2,224	2,227	2,230	2,233	2,236	2,240
5,4	2,243	2,246	2,249	2,252	2,255	2,258	2,261	2,264	2,267	2,270
5,5	2,273	2,276	2,279	2,282	2,285	2,288	2,291	2,294	2,297	2,300
5,6	2,303	2,306	2,309	2,312	2,315	2,318	2,320	2,324	2,326	2,329
5,7	2,332	2,335	2,338	2,341	2,344	2,347	2,350	2,353	2,355	2,358
5,8	2,361	2,364	2,367	2,370	2,373	2,376	2,379	2,382	2,384	2,387
5,9	2,390	2,393	2,396	2,400	2,403	2,405	2,408	2,411	2,414	2,417

Tab. 0315-1: Grenzviskositätszahlen (Fortsetzung)

η_{rel}	0,00	0,01	0,02	0,03	0,04	0,05	0,06	0,07	0,08	0,09
6,0	2,419	2,422	2,425	2,428	2,431	2,433	2,436	2,439	2,442	2,444
6,1	2,447	2,450	2,453	2,456	2,458	2,461	2,464	2,467	2,470	2,472
6,2	2,475	2,478	2,481	2,483	2,486	2,489	2,492	2,494	2,497	2,500
6,3	2,503	2,505	2,508	2,511	2,513	2,516	2,518	2,521	2,524	2,526
6,4	2,529	2,532	2,534	2,537	2,540	2,542	2,545	2,547	2,550	2,553
6,5	2,555	2,558	2,561	2,563	2,566	2,568	2,571	2,574	2,576	2,579
6,6	2,581	2,584	2,587	2,590	2,592	2,595	2,597	2,600	2,603	2,605
6,7	2,608	2,610	2,613	2,615	2,618	2,620	2,623	2,625	2,627	2,630
6,8	2,633	2,635	2,637	2,640	2,643	2,645	2,648	2,650	2,653	2,655
6,9	2,658	2,660	2,663	2,665	2,668	2,670	2,673	2,675	2,678	2,680
7,0	2,683	2,685	2,687	2,690	2,693	2,695	2,698	2,700	2,702	2,705
7,1	2,707	2,710	2,712	2,714	2,717	2,719	2,721	2,724	2,726	2,729
7,2	2,731	2,733	2,736	2,738	2,740	2,743	2,745	2,748	2,750	2,752
7,3	2,755	2,757	2,760	2,762	2,764	2,767	2,769	2,771	2,774	2,776
7,4	2,779	2,781	2,783	2,786	2,788	2,790	2,793	2,795	2,798	2,800
7,5	2,802	2,805	2,807	2,809	2,812	2,814	2,816	2,819	2,821	2,823
7,6	2,826	2,828	2,830	2,833	2,835	2,837	2,840	2,842	2,844	2,847
7,7	2,849	2,851	2,854	2,856	2,858	2,860	2,863	2,865	2,868	2,870
7,8	2,873	2,875	2,877	2,879	2,881	2,884	2,887	2,889	2,891	2,893
7,9	2,895	2,898	2,900	2,902	2,905	2,907	2,909	2,911	2,913	2,915
8,0	2,918	2,920	2,922	2,924	2,926	2,928	2,931	2,933	2,935	2,937
8,1	2,939	2,942	2,944	2,946	2,948	2,950	2,952	2,955	2,957	2,959
8,2	2,961	2,963	2,966	2,968	2,970	2,972	2,974	2,976	2,979	2,981
8,3	2,983	2,985	2,987	2,990	2,992	2,994	2,996	2,998	3,000	3,002
8,4	3,004	3,006	3,008	3,010	3,012	3,015	3,017	3,019	3,021	3,023
8,5	3,025	3,027	3,029	3,031	3,033	3,035	3,037	3,040	3,042	3,044
8,6	3,046	3,048	3,050	3,052	3,054	3,056	3,058	3,060	3,062	3,064
8,7	3,067	3,069	3,071	3,073	3,075	3,077	3,079	3,081	3,083	3,085
8,8	3,087	3,089	3,092	3,094	3,096	3,098	3,100	3,102	3,104	3,106
8,9	3,108	3,110	3,112	3,114	3,116	3,118	3,120	3,122	3,124	3,126
9,0	3,128	3,130	3,132	3,134	3,136	3,138	3,140	3,142	3,144	3,146
9,1	3,148	3,150	3,152	3,154	3,156	3,158	3,160	3,162	3,164	3,166
9,2	3,168	3,170	3,172	3,174	3,176	3,178	3,180	3,182	3,184	3,186
9,3	3,188	3,190	3,192	3,194	3,196	3,198	3,200	3,202	3,204	3,206
9,4	3,208	3,210	3,212	3,214	3,215	3,217	3,219	3,221	3,223	3,225
9,5	3,227	3,229	3,231	3,233	3,235	3,237	3,239	3,241	3,242	3,244
9,6	3,246	3,248	3,250	3,252	3,254	3,256	3,258	3,260	3,262	3,264
9,7	3,266	3,268	3,269	3,271	3,273	3,275	3,277	3,279	3,281	3,283
9,8	3,285	3,287	3,289	3,291	3,293	3,295	3,297	3,298	3,300	3,302
9,9	3,304	3,305	3,307	3,309	3,311	3,313	3,316	3,318	3,320	3,321

η_{rel}	0,0	0,1	0,2	0,3	0,4	0,5	0,6	0,7	0,8	0,9
10	3,32	3,34	3,36	3,37	3,39	3,41	3,43	3,45	3,46	3,48
11	3,50	3,52	3,53	3,55	3,56	3,58	3,60	3,61	3,63	3,64
12	3,66	3,68	3,69	3,71	3,72	3,74	3,76	3,77	3,79	3,80
13	3,80	3,83	3,85	3,86	3,88	3,89	3,90	3,92	3,93	3,95
14	3,96	3,97	3,99	4,00	4,02	4,03	4,04	4,06	4,07	4,09
15	4,10	4,11	4,13	4,14	4,15	4,17	4,18	4,19	4,20	4,22
16	4,23	4,24	4,25	4,27	4,28	4,29	4,30	4,31	4,33	4,34
17	4,35	4,36	4,37	4,38	4,39	4,41	4,42	4,43	4,44	4,45
18	4,46	4,47	4,48	4,49	4,50	4,52	4,53	4,54	4,55	4,56
19	4,57	4,58	4,59	4,60	4,61	4,62	4,63	4,64	4,65	4,66

Prüfung auf Reinheit

Löslichkeit: 50 mg Substanz müssen sich in 10 ml Kupfer(II)-tetrammin-Reagenz *R* vollständig lösen.

pH-Wert (2.2.3): 5,0 bis 7,5 für die überstehende Flüssigkeit

10 g Substanz werden mit 90 ml kohlendioxidfreiem Wasser *R* versetzt. Die Suspension wird unter gelegentlichem Umschütteln 1 h lang stehen gelassen.

Etherlösliche Substanzen: höchstens 0,15 Prozent (15 mg) für die Massendifferenz zwischen dem aus dem Eluat der Substanz erhaltenen Rückstand und dem des Blindversuchs

10,0 g Substanz werden auf eine Säule von etwa 20 mm innerem Durchmesser gegeben und mit 50 ml peroxidfreiem Ether *R* eluiert. Das Eluat wird zur Trockne eingedampft und der Rückstand gewogen. Unter den gleichen Bedingungen wird ein Blindversuch durchgeführt.

Wasserlösliche Substanzen: höchstens 1,5 Prozent (75,0 mg) für die Massendifferenz zwischen dem aus der Prüflösung erhaltenen Rückstand und dem des Blindversuchs

5,0 g Substanz werden mit 80 ml Wasser *R* 10 min lang geschüttelt. Unter Vakuum wird die Mischung in einen zuvor gewogenen Kolben filtriert und das Filtrat im Wasserbad zur Trockne eingedampft. Der Rückstand wird 1 h lang bei 100 bis 105 °C getrocknet und gewogen. Unter den gleichen Bedingungen wird ein Blindversuch durchgeführt.

Schwermetalle (2.4.8): höchstens 10 ppm

2,0 g Substanz müssen der Grenzprüfung C entsprechen. Zur Herstellung der Referenzlösung werden 2 ml Blei-Lösung (10 ppm Pb) *R* verwendet.

Trocknungsverlust (2.2.32): höchstens 6,5 Prozent, mit 1,000 g Substanz durch 3 h langes Trocknen im Trockenschrank bei 100 bis 105 °C bestimmt

Sulfatasche (2.4.14): höchstens 0,3 Prozent, mit 1,0 g Substanz bestimmt

Mikrobielle Verunreinigung
Gesamtzahl koloniebildender, aerober Einheiten (2.6.12): höchstens 10^3 Mikroorganismen, davon höchstens 10^2 Pilze je Gramm Substanz, durch Auszählen auf Agarplatten bestimmt

Die Substanz muss den Prüfungen auf *Escherichia coli, Pseudomonas aeruginosa, Staphylococcus aureus* und Salmonellen (2.6.13) entsprechen.

4.07/1084

Cetirizindihydrochlorid

Cetirizini dihydrochloridum

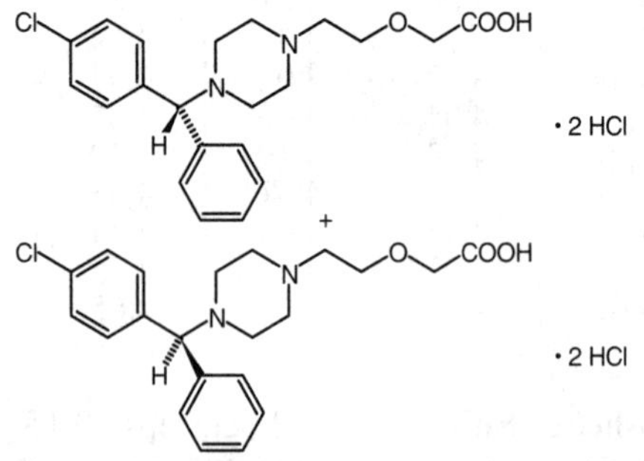

$C_{21}H_{27}Cl_3N_2O_3$ M_r 461,8

Definition

(*RS*)-2-[2-[4-[(4-Chlorphenyl)phenylmethyl]piperazin-1-yl]ethoxy]essigsäure-dihydrochlorid

Gehalt: 99,0 bis 100,5 Prozent (*m/m*), bezogen auf die getrocknete Substanz

Eigenschaften

Aussehen: weißes bis fast weißes Pulver

Löslichkeit: leicht löslich in Wasser, praktisch unlöslich in Aceton und Dichlormethan

Prüfung auf Identität

1: B, D
2: A, C, D

A. 20,0 mg Substanz werden in 50 ml einer Lösung von Salzsäure *R* (10,3 g · l^{-1}) gelöst. Die Lösung wird mit der gleichen Säure zu 100,0 ml verdünnt. 10,0 ml dieser Lösung werden mit einer Lösung von Salzsäure *R* (10,3 g · l^{-1}) zu 100,0 ml verdünnt. Diese Lösung, zwischen 210 und 350 nm gemessen, zeigt ein Absorptionsmaximum (2.2.25) bei 231 nm. Die spezifische Absorption, im Maximum gemessen, liegt zwischen 359 und 381.

B. IR-Spektroskopie (2.2.24)

Probenvorbereitung: Presslinge

Vergleich: Cetirizindihydrochlorid *CRS*

C. Dünnschichtchromatographie (2.2.27)

Untersuchungslösung: 10 mg Substanz werden in Wasser *R* zu 5 ml gelöst.

Referenzlösung a: 10 mg Cetirizindihydrochlorid *CRS* werden in Wasser *R* zu 5 ml gelöst.

Referenzlösung b: 10 mg Chlorphenaminmaleat *CRS* werden in Wasser *R* zu 5 ml gelöst. 1 ml Lösung wird mit 1 ml Referenzlösung a versetzt.

Platte: DC-Platte mit Kieselgel GF_{254} *R*

Fließmittel: Ammoniak-Lösung *R*, Methanol *R*, Dichlormethan *R* (1:10:90 *V/V/V*)

Auftragen: 5 µl

Laufstrecke: 2/3 der Platte

Trocknen: im Kaltluftstrom

Detektion: im ultravioletten Licht bei 254 nm

Eignungsprüfung: Referenzlösung b
– Das Chromatogramm muss deutlich voneinander getrennt 2 Flecke zeigen.

Ergebnis: Der Hauptfleck im Chromatogramm der Untersuchungslösung entspricht in Bezug auf Lage und Größe dem Hauptfleck im Chromatogramm der Referenzlösung a.

D. Die Substanz gibt die Identitätsreaktion a auf Chlorid (2.3.1).

Prüfung auf Reinheit

Prüflösung: 1,0 g Substanz wird in kohlendioxidfreiem Wasser *R* zu 20 ml gelöst.

Aussehen der Lösung: Die Lösung muss klar (2.2.1) und darf nicht stärker gefärbt sein als die Farbvergleichslösung BG_7 (2.2.2, Methode II).

pH-Wert (2.2.3): 1,2 bis 1,8, an der Prüflösung bestimmt

Verwandte Substanzen: Flüssigchromatographie (2.2.29)

Untersuchungslösung: 20,0 mg Substanz werden in der mobilen Phase zu 100,0 ml gelöst.

Referenzlösung a: 5,0 mg Cetirizindihydrochlorid *CRS* und 5,0 mg Cetirizin-Verunreinigung A *CRS* werden in der mobilen Phase zu 25,0 ml gelöst. 1,0 ml Lösung wird mit der mobilen Phase zu 100,0 ml verdünnt.

Referenzlösung b: 2,0 ml Untersuchungslösung werden mit der mobilen Phase zu 50,0 ml verdünnt. 5,0 ml dieser Lösung werden mit der mobilen Phase zu 100,0 ml verdünnt.

Säule
- Größe: l = 0,25 m, ∅ = 4,6 mm
- Stationäre Phase: Kieselgel zur Chromatographie *R* (5 µm)

Mobile Phase: verdünnte Schwefelsäure *R*, Wasser *R*, Acetonitril *R* (0,4:6,6:93 *V/V/V*)

Durchflussrate: 1 ml · min^{-1}

Detektion: Spektrometer bei 230 nm

Einspritzen: 20 µl

Chromatographiedauer: 3fache Retentionszeit von Cetirizin

Eignungsprüfung: Referenzlösung a
- Auflösung: mindestens 3 zwischen den Peaks von Cetirizin und Verunreinigung A
- Symmetriefaktor: höchstens 2,0

Grenzwerte
- Verunreinigungen A, B, C, D, E, F: jeweils nicht größer als das 0,5fache der Fläche des Hauptpeaks im Chromatogramm der Referenzlösung b (0,1 Prozent)
- Jede weitere Verunreinigung: jeweils nicht größer als das 0,5fache der Fläche des Hauptpeaks im Chromatogramm der Referenzlösung b (0,1 Prozent)
- Summe aller Verunreinigungen: nicht größer als das 1,5fache der Fläche des Hauptpeaks im Chromatogramm der Referenzlösung b (0,3 Prozent)
- Ohne Berücksichtigung bleiben: Peaks, deren Fläche kleiner ist als das 0,1fache der Fläche des Hauptpeaks im Chromatogramm der Referenzlösung b (0,02 Prozent)

Trocknungsverlust (2.2.32): höchstens 0,5 Prozent, mit 1,000 g Substanz durch Trocknen im Trockenschrank bei 100 bis 105 °C bestimmt

Sulfatasche (2.4.14): höchstens 0,2 Prozent, mit 1,0 g Substanz bestimmt

Gehaltsbestimmung

0,100 g Substanz, in 70 ml einer Mischung von 30 Volumteilen Wasser *R* und 70 Volumteilen Aceton *R* gelöst, werden mit Natriumhydroxid-Lösung (0,1 mol · l^{-1}) bis zum zweiten Wendepunkt titriert. Der Endpunkt wird mit Hilfe der Potentiometrie (2.2.20) bestimmt. Eine Blindtitration wird durchgeführt.

1 ml Natriumhydroxid-Lösung (0,1 mol · l^{-1}) entspricht 15,39 mg $C_{21}H_{27}Cl_3N_2O_3$.

Lagerung

Vor Licht geschützt

Verunreinigungen

Spezifizierte Verunreinigungen:

(Beachten Sie den Hinweis zu den „Verunreinigungen" zu Anfang des Bands auf Seite B)

A, B, C, D, E, F

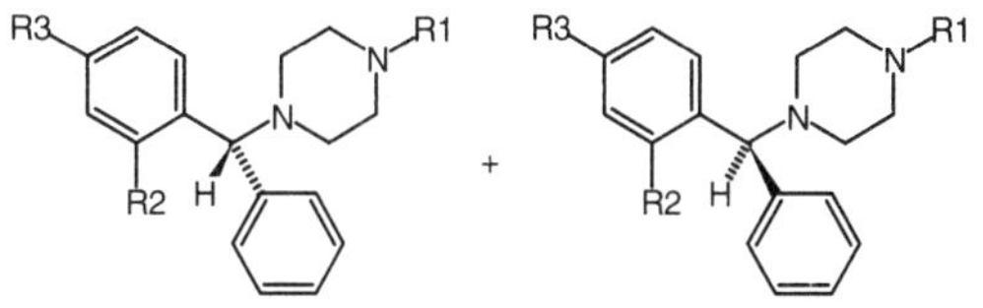

A. R1 = R2 = H, R3 = Cl:
(*RS*)-1-[(4-Chlorphenyl)phenylmethyl]piperazin

B. R1 = CH_2–CO_2H, R2 = H, R3 = Cl:
(*RS*)-2-[4-[(4-Chlorphenyl)phenylmethyl]piperazin-1-yl]essigsäure

C. R1 = CH_2–CH_2–O–CH_2–CO_2H, R2 = Cl, R3 = H:
(*RS*)-2-[2-[4-[(2-Chlorphenyl)phenylmethyl]piperazin-1-yl]ethoxy]essigsäure

E. R1 = CH_2–$[CH_2$–O–$CH_2]_2$–CO_2H, R2 = H, R3 = Cl:
(*RS*)-2-[2-[2-[4-[(4-Chlorphenyl)phenylmethyl]piperazin-1-yl]ethoxy]ethoxy]essigsäure
(Ethoxycetirizin)

F. R1 = CH_2–CH_2–O–CH_2–CO_2H, R2 = R3 = H:
[2-[4-(Diphenylmethyl)piperazin-1-yl]ethoxy]essigsäure

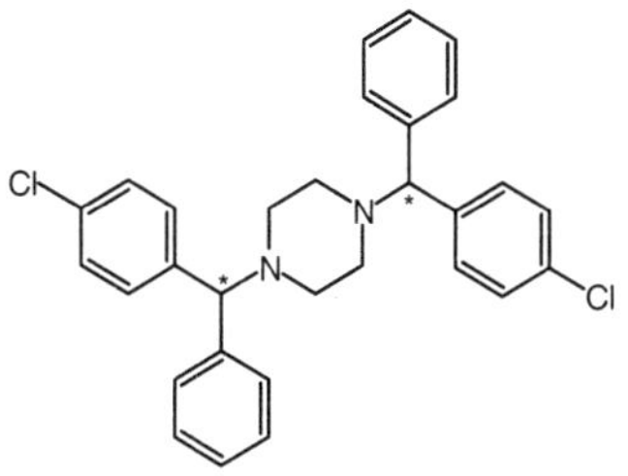

D. 1,4-Bis[(4-chlorphenyl)phenylmethyl]piperazin

4.07/0540

Cetylalkohol

Alcohol cetylicus

Definition

Cetylalkohol ist ein Gemisch von festen Alkoholen, das hauptsächlich aus 1-Hexadecanol (CH_3–$[CH_2]_{14}$–CH_2OH; M_r 242,4) besteht.

Eigenschaften

Pulver oder Masse, Schuppen oder Körner, weiß, fettig; praktisch unlöslich in Wasser, leicht bis wenig löslich in Ethanol

Im geschmolzenen Zustand ist die Substanz mischbar mit pflanzlichen und tierischen Ölen, mit flüssigem Paraffin und geschmolzenem Wollwachs.

Prüfung auf Identität

A. Schmelztemperatur (2.2.14): 46 bis 52 °C

B. Hydroxylzahl (2.5.3, Methode A): 218 bis 238

Prüfung auf Reinheit

Aussehen der Lösung: 0,5 g Substanz werden in Ethanol 96 % *R* unter Erhitzen zum Sieden gelöst. Nach dem Erkalten wird die Lösung mit Ethanol 96 % *R* zu 20 ml verdünnt. Diese Lösung muss klar (2.2.1) und darf nicht stärker gefärbt sein als die Farbvergleichslösung B_6 (2.2.2, Methode II).

Säurezahl (2.5.1): höchstens 1,0

Iodzahl (2.5.4): höchstens 2,0, mit 2,00 g Substanz, in 25 ml Chloroform *R* gelöst, bestimmt

Verseifungszahl (2.5.6): höchstens 2,0

4.07/0382

Wasserfreies Chlorobutanol

Chlorobutanolum anhydricum

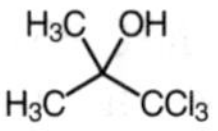

$C_4H_7Cl_3O$ M_r 177,5

Definition

Wasserfreies Chlorobutanol enthält mindestens 98,0 und höchstens 101,0 Prozent 1,1,1-Trichlor-2-methylpropan-2-ol, berechnet auf die wasserfreie Substanz.

Eigenschaften

Weißes, kristallines Pulver oder farblose Kristalle, leicht sublimierbar; schwer löslich in Wasser, sehr leicht löslich in Ethanol, löslich in Glycerol 85 %

Die Substanz schmilzt bei etwa 95 °C (nicht getrocknete Substanz).

Prüfung auf Identität

A. Etwa 20 mg Substanz werden im Wasserbad mit einer Mischung von 1 ml Pyridin *R* und 2 ml konzentrierter Natriumhydroxid-Lösung *R* erhitzt. Nach Umschütteln und Stehenlassen der Mischung färbt sich die Pyridinschicht rot.

B. Werden etwa 20 mg Substanz mit 5 ml ammoniakalischer Silbernitrat-Lösung *R* erwärmt, bildet sich ein schwarzer Niederschlag.

C. Etwa 20 mg Substanz werden unter Schütteln in 3 ml Natriumhydroxid-Lösung (1 mol · l^{-1}) gelöst. Wird die Lösung mit 5 ml Wasser *R* und anschließend langsam mit 2 ml Iod-Lösung *R* versetzt, bildet sich ein gelblicher Niederschlag.

D. Die Substanz entspricht der Prüfung „Wasser“ (siehe „Prüfung auf Reinheit“).

Prüfung auf Reinheit

Prüflösung: 5 g Substanz werden in Ethanol 96 % *R* zu 10 ml gelöst.

Aussehen der Lösung: Die Prüflösung darf nicht stärker opaleszieren als die Referenzsuspension II (2.2.1) und nicht stärker gefärbt sein als die Farbvergleichslösung BG_5 (2.2.2, Methode II).

Sauer reagierende Substanzen: 4 ml Prüflösung werden mit 15 ml Ethanol 96 % *R* und 0,1 ml Bromthymolblau-Lösung *R* 1 versetzt. Bis zum Farbumschlag nach Blau darf höchstens 1,0 ml Natriumhydroxid-Lösung (0,01 mol · l^{-1}) verbraucht werden.

Chlorid (2.4.4): 0,17 g Substanz werden in 5 ml Ethanol 96 % *R* gelöst. Die Lösung, mit Wasser *R* zu 15 ml verdünnt, muss der Grenzprüfung auf Chlorid entsprechen (300 ppm). Zur Herstellung der Referenzlösung werden 5 ml Wasser *R* durch 5 ml Ethanol 96 % *R* ersetzt.

Wasser (2.5.12): höchstens 1,0 Prozent, mit 2,00 g Substanz nach der Karl-Fischer-Methode bestimmt

Sulfatasche (2.4.14): höchstens 0,1 Prozent, mit 1,0 g Substanz bestimmt

Gehaltsbestimmung

0,100 g Substanz werden in 20 ml Ethanol 96 % *R* gelöst. Nach Zusatz von 10 ml verdünnter Natriumhydroxid-Lösung *R* wird die Lösung 5 min lang im Wasserbad erhitzt, abgekühlt, mit 20 ml verdünnter Salpetersäure *R*, 25,0 ml Silbernitrat-Lösung (0,1 mol · l^{-1}) und 2 ml Dibutylphthalat *R* versetzt und kräftig geschüttelt. Nach Zusatz von 2 ml Ammoniumeisen(III)-sulfat-Lösung *R* 2 wird diese Lösung mit Ammoniumthiocyanat-Lösung (0,1 mol · l^{-1}) bis zum Farbumschlag nach Orange titriert.

1 ml Silbernitrat-Lösung (0,1 mol · l^{-1}) entspricht 5,92 mg $C_4H_7Cl_3O$.

Lagerung

Dicht verschlossen

4.07/0383

Chlorobutanol-Hemihydrat

Chlorobutanolum hemihydricum

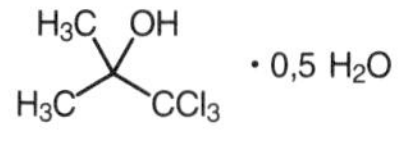

$C_4H_7Cl_3O \cdot 0,5\ H_2O$ M_r 186,5

Definition

Chlorobutanol-Hemihydrat enthält mindestens 98,0 und höchstens 101,0 Prozent 1,1,1-Trichlor-2-methylpropan-2-ol, berechnet auf die wasserfreie Substanz.

Eigenschaften

Weißes, kristallines Pulver oder farblose Kristalle, leicht sublimierbar; schwer löslich in Wasser, sehr leicht löslich in Ethanol, löslich in Glycerol 85 %

Die Substanz schmilzt bei etwa 78 °C (nicht getrocknete Substanz).

Prüfung auf Identität

A. Etwa 20 mg Substanz werden im Wasserbad mit einer Mischung von 1 ml Pyridin *R* und 2 ml konzentrierter Natriumhydroxid-Lösung *R* erhitzt. Nach Umschütteln und Stehenlassen der Mischung färbt sich die Pyridinschicht rot.

B. Werden etwa 20 mg Substanz mit 5 ml ammoniakalischer Silbernitrat-Lösung *R* erwärmt, bildet sich ein schwarzer Niederschlag.

C. Etwa 20 mg Substanz werden unter Schütteln in 3 ml Natriumhydroxid-Lösung (1 mol · l^{-1}) gelöst. Wird die Lösung mit 5 ml Wasser *R* und anschließend langsam mit 2 ml Iod-Lösung *R* versetzt, bildet sich ein gelblicher Niederschlag.

D. Die Substanz entspricht der Prüfung „Wasser" (siehe „Prüfung auf Reinheit").

Prüfung auf Reinheit

Prüflösung: 5 g Substanz werden in Ethanol 96 % *R* zu 10 ml gelöst.

Aussehen der Lösung: Die Prüflösung darf nicht stärker opaleszieren als die Referenzsuspension II (2.2.1) und nicht stärker gefärbt sein als die Farbvergleichslösung BG_5 (2.2.2, Methode II).

Sauer reagierende Substanzen: 4 ml Prüflösung werden mit 15 ml Ethanol 96 % *R* und 0,1 ml Bromthymolblau-Lösung *R* 1 versetzt. Bis zum Farbumschlag nach Blau darf höchstens 1,0 ml Natriumhydroxid-Lösung (0,01 mol · l^{-1}) verbraucht werden.

Chlorid (2.4.4): 1 ml Prüflösung wird mit 4 ml Ethanol 96 % *R* versetzt. Die Lösung, mit Wasser *R* zu 15 ml verdünnt, muss der Grenzprüfung auf Chlorid entsprechen (100 ppm). Zur Herstellung der Referenzlösung werden 5 ml Wasser *R* durch 5 ml Ethanol 96 % *R* ersetzt.

Wasser (2.5.12): 4,5 bis 5,5 Prozent, mit 0,300 g Substanz nach der Karl-Fischer-Methode bestimmt

Sulfatasche (2.4.14): höchstens 0,1 Prozent, mit 1,0 g Substanz bestimmt

Gehaltsbestimmung

0,100 g Substanz werden in 20 ml Ethanol 96 % *R* gelöst. Nach Zusatz von 10 ml verdünnter Natriumhydroxid-Lösung *R* wird die Lösung 5 min lang im Wasserbad erhitzt, abgekühlt, mit 20 ml verdünnter Salpetersäure *R*, 25,0 ml Silbernitrat-Lösung (0,1 mol · l^{-1}) und 2 ml Dibutylphthalat *R* versetzt und kräftig geschüttelt. Nach Zusatz von 2 ml Ammoniumeisen(III)-sulfat-Lösung *R* 2 wird diese Lösung mit Ammoniumthiocyanat-Lösung (0,1 mol · l^{-1}) bis zum Farbumschlag nach Orange titriert.

1 ml Silbernitrat-Lösung (0,1 mol · l^{-1}) entspricht 5,92 mg $C_4H_7Cl_3O$.

Lagerung

Dicht verschlossen

4.07/0546

Chlortalidon

Chlortalidonum

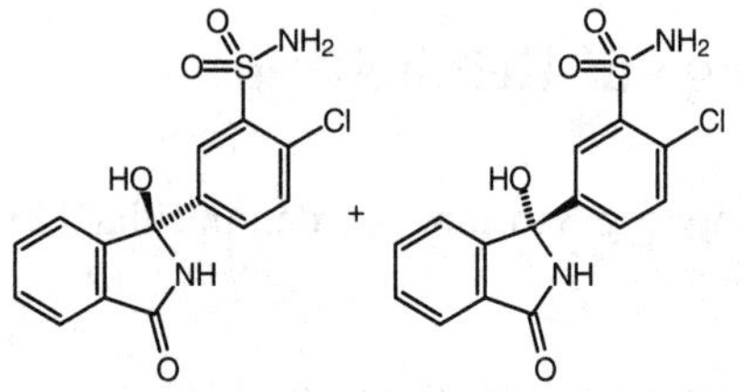

$C_{14}H_{11}ClN_2O_4S$ M_r 338,8

Definition

Chlortalidon enthält mindestens 98,0 und höchstens 102,0 Prozent 2-Chlor-5-[(1*RS*)-1-hydroxy-3-oxo-2,3-dihydro-1*H*-isoindol-1-yl]benzolsulfonamid, berechnet auf die getrocknete Substanz.

Eigenschaften

Weißes bis gelblich weißes Pulver; praktisch unlöslich in Wasser, löslich in Aceton und Methanol, schwer löslich in Ethanol, praktisch unlöslich in Dichlormethan

Die Substanz löst sich in verdünnten Alkalihydroxid-Lösungen.

Die Substanz schmilzt bei etwa 220 °C unter Zersetzung.

Prüfung auf Identität

1: B
2: A, C, D, E

A. 50,0 mg Substanz werden in Ethanol 96 % *R* zu 50,0 ml gelöst. 10,0 ml Lösung werden mit Ethanol 96 % *R* zu 100,0 ml verdünnt. Diese Lösung, zwischen 230 und 340 nm gemessen, zeigt Absorptionsmaxima (2.2.25) bei 275 und 284 nm. Das Verhältnis der Absorption im Maximum bei 284 nm zu der im Maximum bei 275 nm liegt zwischen 0,73 und 0,88.

B. Die Prüfung erfolgt mit Hilfe der IR-Spektroskopie (2.2.24) durch Vergleich des Spektrums der Substanz mit dem von Chlortalidon *CRS*. Die Prüfung erfolgt mit Hilfe von Presslingen unter Verwendung von Kaliumbromid *R*.

C. Die Prüfung erfolgt mit Hilfe der Dünnschichtchromatographie (2.2.27) unter Verwendung einer Schicht von Kieselgel GF_{254} *R*.

Untersuchungslösung: 10 mg Substanz werden in Aceton *R* zu 10 ml gelöst.

Referenzlösung a: 10 mg Chlortalidon *CRS* werden in Aceton *R* zu 10 ml gelöst.

Referenzlösung b: 10 mg Chlortalidon *CRS* und 10 mg Hydrochlorothiazid *CRS* werden in Aceton *R* zu 10 ml gelöst.

Auf die Platte werden 5 µl jeder Lösung aufgetragen. Die Chromatographie erfolgt mit einer Mischung von 1,5 Volumteilen Wasser *R* und 98,5 Volumteilen Ethylacetat *R* über eine Laufstrecke von 10 cm. Die Platte wird an der Luft trocknen gelassen und im ultravioletten Licht bei 254 nm ausgewertet. Der Hauptfleck im Chromatogramm der Untersuchungslösung entspricht in Bezug auf Lage und Größe dem Hauptfleck im Chromatogramm der Referenzlösung a. Die Prüfung darf nur ausgewertet werden, wenn das Chromatogramm der Referenzlösung b deutlich voneinander getrennt 2 Flecke zeigt.

D. Werden etwa 10 mg Substanz in 1 ml Schwefelsäure *R* gelöst, entsteht eine intensive Gelbfärbung.

E. Die Substanz entspricht der Prüfung „Optische Drehung“ (siehe „Prüfung auf Reinheit“).

Prüfung auf Reinheit

Aussehen der Lösung: 1,0 g Substanz wird in verdünnter Natriumhydroxid-Lösung *R* zu 10 ml gelöst. Die Lösung muss klar (2.2.1) und darf nicht stärker gefärbt sein als die Stufe 6 der am besten geeigneten Farbvergleichslösung (2.2.2, Methode II).

Optische Drehung (2.2.7): 0,20 g Substanz werden in Methanol *R* zu 20 ml gelöst. Der Drehungswinkel muss zwischen −0,15 und +0,15° liegen.

Sauer reagierende Substanzen: 1,0 g Substanz wird unter Erwärmen in einer Mischung von 25 ml Aceton *R* und 25 ml kohlendioxidfreiem Wasser *R* gelöst. Nach dem Abkühlen wird die Lösung mit Natriumhydroxid-Lösung (0,1 mol · l^{-1}) titriert. Der Endpunkt wird mit Hilfe der Potentiometrie (2.2.20) bestimmt. Höchstens 0,75 ml Natriumhydroxid-Lösung (0,1 mol · l^{-1}) dürfen verbraucht werden.

Verwandte Substanzen: Die Prüfung erfolgt mit Hilfe der Dünnschichtchromatographie (2.2.27) unter Verwendung einer Schicht eines geeigneten Kieselgels, dasl einen Fluoreszenzindikator mit intensivster Anregung der Fluoreszenz bei 254 nm enthält.

Untersuchungslösung: 0,2 g Substanz werden in einer Mischung von 1 Volumteil Wasser *R* und 4 Volumteilen Aceton *R* zu 5 ml gelöst.

Referenzlösung a: 20 mg Chlortalidon-Verunreinigung B *CRS* und 20 mg Chlortalidon *CRS* werden in einer Mischung von 1 Volumteil Wasser *R* und 4 Volumteilen Aceton *R* zu 50 ml gelöst.

Referenzlösung b: 1 ml Untersuchungslösung wird mit einer Mischung von 1 Volumteil Wasser *R* und 4 Volumteilen Aceton *R* zu 200 ml verdünnt.

Auf die Platte werden 5 µl jeder Lösung aufgetragen. Die Chromatographie erfolgt mit einer Mischung von 5 Volumteilen Toluol *R*, 10 Volumteilen Xylol *R*, 20 Volumteilen konzentrierter Ammoniak-Lösung *R*, 30 Volumteilen Dioxan *R* und 30 Volumteilen 2-Propanol *R* über eine Laufstrecke von 15 cm. Die Platte wird im Warmluftstrom getrocknet und anschließend im ultravioletten Licht bei 254 nm ausgewertet. Ein der Verunreinigung B entsprechender Fleck im Chromatogramm der Untersuchungslösung darf nicht größer oder intensiver sein als der entsprechende Fleck im Chromatogramm der Referenzlösung a (1 Prozent). Ein weiterer Nebenfleck im Chromatogramm der Untersuchungslösung darf nicht größer oder intensiver sein als der Fleck im Chromatogramm der Referenzlösung b (0,5 Prozent). Die Prüfung darf nur ausgewertet werden, wenn das Chromatogramm der Referenzlösung a deutlich voneinander getrennt 2 Flecke zeigt.

Chlorid (2.4.4): 0,3 g Substanz werden fein verrieben und mit 30 ml Wasser *R* versetzt. Die Mischung wird nach 5 min langem Schütteln filtriert. 15 ml Filtrat müssen der Grenzprüfung auf Chlorid entsprechen (350 ppm). Zur Herstellung der Referenzlösung werden 10 ml Chlorid-Lösung (5 ppm Cl) *R* verwendet.

Trocknungsverlust (2.2.32): höchstens 0,5 Prozent, mit 1,000 g Substanz durch Trocknen im Trockenschrank bei 100 bis 105 °C bestimmt

Sulfatasche (2.4.14): höchstens 0,1 Prozent, mit 1,0 g Substanz bestimmt

Gehaltsbestimmung

0,200 g Substanz, in 50 ml Aceton *R* gelöst, werden in einer Stickstoffatmosphäre mit Tetrabutylammoniumhydroxid-Lösung (0,1 mol · l^{-1}) titriert. Der Endpunkt wird mit Hilfe der Potentiometrie (2.2.20) bestimmt. Eine Blindtitration wird durchgeführt.

1 ml Tetrabutylammoniumhydroxid-Lösung (0,1 mol · l^{-1}) entspricht 33,88 mg $C_{14}H_{11}ClN_2O_4S$.

Verunreinigungen

Spezifizierte Verunreinigungen:

(Beachten Sie den Hinweis zu den „Verunreinigungen" zu Anfang des Bands auf Seite B)

A, B, C, D, E, F, G, H, I

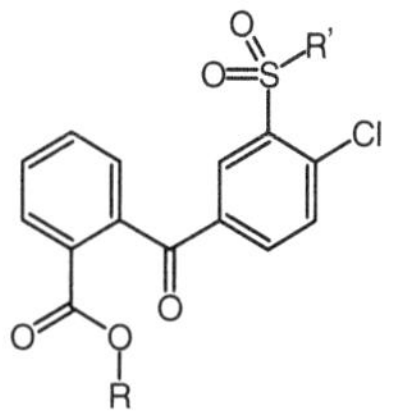

A. R = H, R′ = OH:
2-(4-Chlor-3-sulfobenzoyl)benzoesäure

B. R = H, R′ = NH_2:
2-(4-Chlor-3-sulfamoylbenzoyl)benzoesäure

C. R = CH_2–CH_3, R′ = NH_2:
Ethyl[2-(4-chlor-3-sulfamoylbenzoyl)benzoat]

I. R = $CH(CH_3)_2$, R′ = NH_2:
1-Methylethyl[2-(4-chlor-3-sulfamoylbenzoyl)ben=zoat]

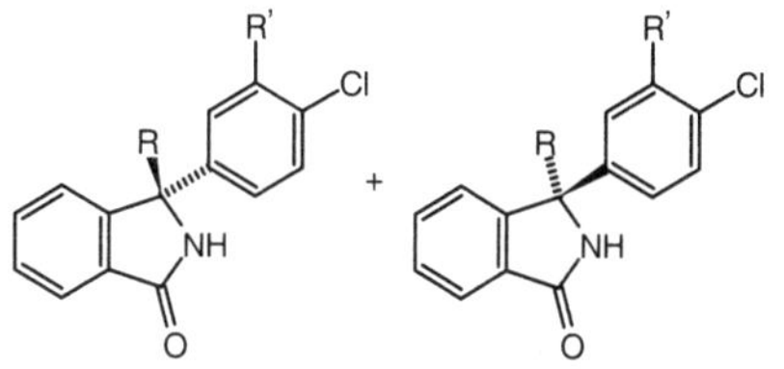

D. R = O–CH_2–CH_3, R′ = SO_2–NH_2:
2-Chlor-5-[(1*RS*)-1-ethoxy-3-oxo-2,3-dihydro-1*H*-isoindol-1-yl]benzolsulfonamid

E. R = H, R′ = SO_2–NH_2:
2-Chlor-5-[(1*RS*)-3-oxo-2,3-dihydro-1*H*-isoindol-1-yl]benzolsulfonamid

G. R = OH, R′ = Cl:
(3*RS*)-3-(3,4-Dichlorphenyl)-3-hydroxy-2,3-dihyd=ro-1*H*-isoindol-1-on

H. R = $OCH(CH_3)_2$, R′ = SO_2–NH_2:
2-Chlor-5-[(1*RS*)-1-(1-methylethoxy)-3-oxo-2,3-di=hydro-1*H*-isoindol-1-yl]benzolsulfonamid

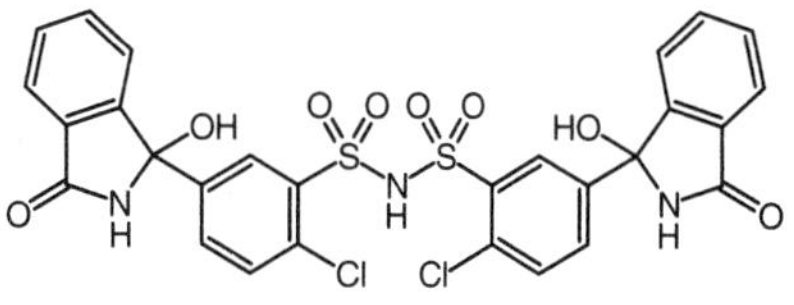

F. Bis[2-chlor-5-(1-hydroxy-3-oxo-2,3-dihydro-1*H*-isoindol-1-yl)benzolsulfonyl]amin

4.07/1499

Cilazapril

Cilazaprilum

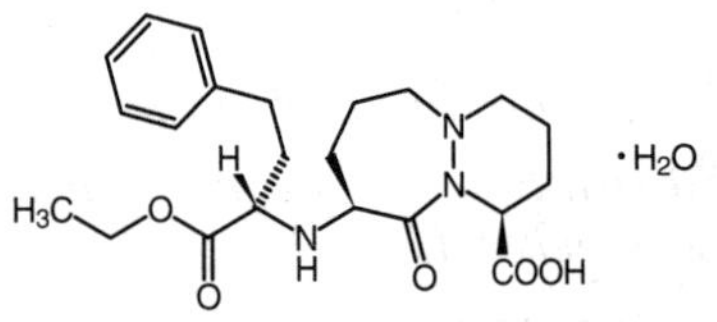

$C_{22}H_{31}N_3O_5 \cdot H_2O$ M_r 435,5

Definition

Cilazapril enthält mindestens 98,5 und höchstens 101,5 Prozent (1*S*,9*S*)-9-[[(1*S*)-1-Ethoxycarbonyl-3-phenylpropyl]amino]-10-oxooctahydro-6*H*-pyridazino[1,2-*a*][1,2]diazepin-1-carbonsäure, berechnet auf die wasserfreie Substanz.

Eigenschaften

Weißes bis fast weißes, kristallines Pulver; schwer löslich in Wasser, leicht löslich in Dichlormethan und Methanol

Prüfung auf Identität

A. Die Prüfung erfolgt mit Hilfe der IR-Spektroskopie (2.2.24) durch Vergleich des Spektrums der Substanz mit dem von Cilazapril *CRS*.

B. Die Substanz entspricht der Prüfung „Spezifische Drehung" (siehe „Prüfung auf Reinheit").

Prüfung auf Reinheit

Spezifische Drehung (2.2.7): 0,200 g Substanz werden in Phosphat-Pufferlösung pH 7,0 (0,067 mol · l^{-1}) *R*, falls erforderlich im Ultraschallbad, zu 50,0 ml gelöst. Die spezifische Drehung der Lösung muss zwischen –383 und –399 liegen, bei 365 nm bestimmt und berechnet auf die wasserfreie Substanz.

Verunreinigung A: Die Prüfung erfolgt mit Hilfe der Dünnschichtchromatographie (2.2.27) unter Verwendung einer DC-Platte mit Kieselgel *R*.

Untersuchungslösung: 0,20 g Substanz werden in Methanol *R* zu 5,0 ml gelöst.

Referenzlösung a: 2 mg Cilazapril-Verunreinigung A *CRS* werden in Methanol *R* zu 50,0 ml gelöst.

Referenzlösung b: 5 mg Cilazapril-Verunreinigung A *CRS* und 5 mg Substanz werden in Methanol *R* zu 10,0 ml gelöst.

Auf die Platte werden 5 µl jeder Lösung aufgetragen. Die Chromatographie erfolgt mit einer Mischung von 5 Volumteilen Essigsäure 99 % *R*, 5 Volumteilen Wasser *R*, 15 Volumteilen Hexan *R*, 15 Volumteilen Methanol *R* und 60 Volumteilen Ethylacetat *R* über eine Laufstrecke von 10 cm. Die Platte wird 10 min lang im Kaltluftstrom getrocknet und mit einer frisch hergestellten Mischung von 1 Volumteil Dragendorffs Reagenz *R* und 10 Volumteilen verdünnter Essigsäure *R* und anschließend mit Wasserstoffperoxid-Lösung 3 % *R* besprüht. Ein der Verunreinigung A entsprechender Fleck im Chromatogramm der Untersuchungslösung darf nicht größer oder stärker gefärbt sein als der Fleck im Chromatogramm der Referenzlösung a (0,1 Prozent). Die Prüfung darf nur ausgewertet werden, wenn das Chromatogramm der Referenzlösung b deutlich voneinander getrennt 2 Flecke zeigt.

Andere verwandte Substanzen: Die Prüfung erfolgt mit Hilfe der Flüssigchromatographie (2.2.29).

Untersuchungslösung: 25,0 mg Substanz werden in der mobilen Phase zu 50,0 ml gelöst.

Referenzlösung a: 1,0 ml Untersuchungslösung wird mit der mobilen Phase zu 50,0 ml verdünnt. 5,0 ml dieser Lösung werden mit der mobilen Phase zu 20,0 ml verdünnt.

Referenzlösung b: 5,0 mg Cilazapril-Verunreinigung D *CRS* werden in der Untersuchungslösung zu 10,0 ml gelöst.

Die Chromatographie kann durchgeführt werden mit
- einer Säule aus rostfreiem Stahl von 0,25 m Länge und 4,6 mm innerem Durchmesser, gepackt mit octadecylsilyliertem Kieselgel zur Chromatographie *R* (5 µm)
- folgender mobilen Phase bei einer Durchflussrate von 1,0 ml je Minute: 10 Volumteile Triethylamin *R* und 750 Volumteile Wasser *R* werden gemischt, mit Phosphorsäure 85 % *R* auf einen pH-Wert von 2,30 eingestellt und mit 200 Volumteilen Tetrahydrofuran *R* versetzt
- einem Spektrometer als Detektor bei einer Wellenlänge von 214 nm.

Je 20 µl Referenzlösung a und Referenzlösung b werden eingespritzt. Die Empfindlichkeit des Systems wird so eingestellt, dass die Höhe des Hauptpeaks im Chromatogramm der Referenzlösung a mindestens 50 Prozent des maximalen Ausschlags beträgt. Die Prüfung darf nur ausgewertet werden, wenn die Auflösung zwischen den Peaks von Cilazapril und Verunreinigung D im Chromatogramm der Referenzlösung b mindestens 2,5 und der Symmetriefaktor für den Peak von Cilazapril höchstens 3,0 betragen.

Je 20 µl Untersuchungslösung und Referenzlösung a werden eingespritzt. Die Chromatographie erfolgt über eine Dauer, die der 2fachen Retentionszeit des Hauptpeaks entspricht. Falls die Verunreinigung A vorhanden ist (relative Retention 4 bis 5), muss die Chromatographie fortgesetzt werden, bis Verunreinigung A eluiert ist. Werden die Chromatogramme unter den vorgeschriebe-

Beachten Sie den Hinweis auf „Allgemeine Monographien" zu Anfang des Bands auf Seite B

nen Bedingungen aufgezeichnet, betragen die relativen Retentionen, bezogen auf Cilazapril, für Verunreinigung B etwa 0,6, für Verunreinigung D etwa 0,9 und für Verunreinigung C etwa 1,6. Im Chromatogramm der Untersuchungslösung darf eine der Verunreinigung D entsprechende Peakfläche nicht größer sein als das 0,4fache der Fläche des Hauptpeaks im Chromatogramm der Referenzlösung a (0,2 Prozent), eine der Verunreinigung B entsprechende Peakfläche darf nicht größer sein als die Fläche des Hauptpeaks im Chromatogramm der Referenzlösung a (0,5 Prozent), eine der Verunreinigung C entsprechende Peakfläche darf nicht größer sein als das 0,2fache der Fläche des Hauptpeaks im Chromatogramm der Referenzlösung a (0,1 Prozent), keine Peakfläche, mit Ausnahme der des Hauptpeaks und der den Verunreinigungen B, C und D entsprechenden Peaks, darf größer sein als das 0,2fache der Fläche des Hauptpeaks im Chromatogramm der Referenzlösung a (0,1 Prozent). Die Summe aller Peakflächen, mit Ausnahme der des Hauptpeaks, darf nicht größer sein als das 2fache der Fläche des Hauptpeaks im Chromatogramm der Referenzlösung a (1 Prozent). Peaks, deren Fläche kleiner ist als das 0,1fache der Fläche des Hauptpeaks im Chromatogramm der Referenzlösung a, und ein der Verunreinigung A entsprechender Peak werden nicht berücksichtigt.

Wasser (2.5.12): 3,5 bis 5,0 Prozent, mit 0,300 g Substanz nach der Karl-Fischer-Methode bestimmt

Sulfatasche (2.4.14): höchstens 0,1 Prozent, mit 1,0 g Substanz bestimmt

Gehaltsbestimmung

0,300 g Substanz, in 10 ml wasserfreiem Ethanol *R* gelöst, werden nach Zusatz von 50 ml Wasser *R* mit Natriumhydroxid-Lösung (0,1 mol · l^{-1}) titriert. Der Endpunkt wird mit Hilfe der Potentiometrie (2.2.20) bestimmt. Ein Blindversuch wird durchgeführt.

1 ml Natriumhydroxid-Lösung (0,1 mol · l^{-1}) entspricht 41,75 mg $C_{22}H_{31}N_3O_5$.

Lagerung

Vor Licht geschützt

Verunreinigungen

Spezifizierte Verunreinigungen:

(Beachten Sie den Hinweis zu den „Verunreinigungen" zu Anfang des Bands auf Seite B)

A, B, C, D

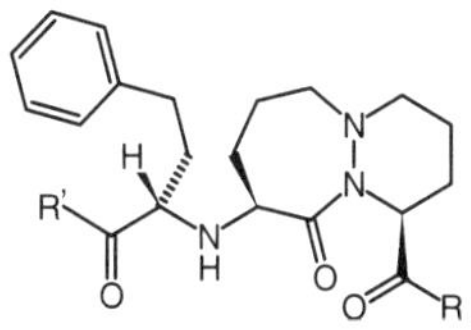

A. R = $C(CH_3)_3$, R′ = C_2H_5:
1,1-Dimethylethyl[(1*S*,9*S*)-9-[[(*S*)-1-ethoxycarbonyl-3-phenylpropyl]amino]-10-oxooctahydro-6*H*-pyridazino[1,2-*a*][1,2]diazepin-1-carboxylat]

B. R = R′ = H:
(1*S*,9*S*)-9-[[(*S*)-1-Carboxy-3-phenylpropyl]amino]-10-oxooctahydro-6*H*-pyridazino[1,2-*a*][1,2]diazepin-1-carbonsäure

C. R = R′ = C_2H_5:
Ethyl[(1*S*,9*S*)-9-[[(*S*)-1-ethoxycarbonyl-3-phenylpropyl]amino]-10-oxooctahydro-6*H*-pyridazino[1,2-*a*][1,2]diazepin-1-carboxylat]

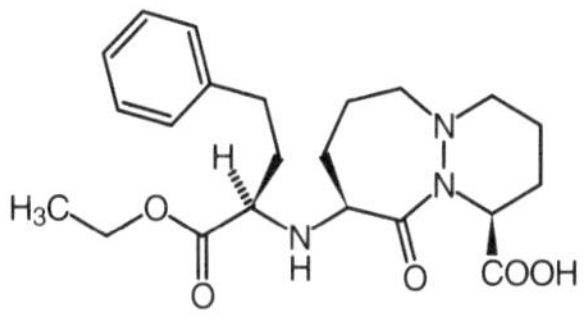

D. (1*S*,9*S*)-9-[[(*R*)-1-Ethoxycarbonyl-3-phenylpropyl]amino]-10-oxooctahydro-6*H*-pyridazino[1,2-*a*][1,2]diazepin-1-carbonsäure

C

Monographien

D

4.07/0896

Deferoxaminmesilat

Deferoxamini mesilas

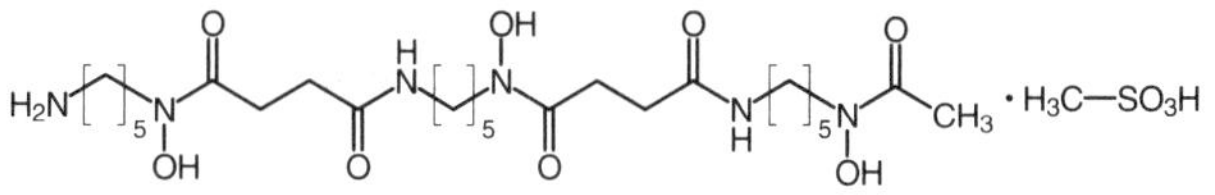

$C_{26}H_{52}N_6O_{11}S$ M_r 657

Definition

Deferoxaminmesilat enthält mindestens 98,0 und höchstens 102,0 Prozent *N'*-[5-[[4-[[5-(Acetylhydroxy=amino)]pentyl]amino]-4-oxobutanoyl]hydroxyamino]=pentyl]-*N*-(5-aminopentyl)-*N*-hydroxybutandiamid-me=thansulfonat, berechnet auf die wasserfreie Substanz.

Herstellung

Das Herstellungsverfahren muss überprüft werden, um das Vermögen, Alkylmesilate zu bilden, abzuschätzen. Die Bildung von Alkylmesilaten ist besonders wahrscheinlich, wenn niedere Alkohole im Reaktionsmedium vorhanden sind. Falls erforderlich wird das Herstellungsverfahren einer Validierung unterzogen, um sicherzustellen, dass im Endprodukt keine Alkylmesilate nachweisbar sind.

Eigenschaften

Weißes bis fast weißes Pulver; leicht löslich in Wasser, schwer löslich in Methanol, sehr schwer löslich in Ethanol

Prüfung auf Identität

1: A, D
2: B, C, D

A. Die Prüfung erfolgt mit Hilfe der IR-Spektroskopie (2.2.24) durch Vergleich des Spektrums der Substanz mit dem von Deferoxaminmesilat *CRS*. Die Prüfung erfolgt mit Hilfe von Presslingen. Wenn die Spektren unterschiedlich sind, werden Substanz und Referenzsubstanz getrennt in Ethanol 96 % *R* gelöst. Nach Eindampfen der Lösungen zur Trockne werden mit den Rückständen erneut Spektren aufgenommen.

B. Etwa 5 mg Substanz werden in 5 ml Wasser *R* gelöst. Nach Zusatz von 2 ml einer Lösung von Natriumphosphat *R* ($5\ g \cdot l^{-1}$) und 0,5 ml einer Lösung von Natriumnaphthochinonsulfonat *R* ($25\ g \cdot l^{-1}$) entsteht eine braunschwarze Färbung.

C. Die unter „Gehaltsbestimmung" titrierte Lösung ist braunrot gefärbt (Lösung a). 10 ml Lösung a werden mit 3 ml Ether *R* ausgeschüttelt. Die organische Phase ist farblos. 10 ml Lösung a werden mit 3 ml Benzylalkohol *R* ausgeschüttelt. Die organische Phase ist braunrot gefärbt.

D. 0,1 g Substanz werden in 5 ml verdünnter Salzsäure *R* gelöst. Nach Zusatz von 1 ml Bariumchlorid-Lösung *R* 2 bleibt die Lösung klar. In einem Porzellantiegel werden 0,1 g Substanz mit 1 g wasserfreiem Natriumcarbonat *R* gemischt, erhitzt und auf freier Flamme verascht. Nach dem Erkalten wird der Rückstand in 10 ml Wasser *R*, falls erforderlich unter Erwärmen, gelöst. Die filtrierte Lösung gibt die Identitätsreaktion a auf Sulfat (2.3.1).

D

Monographien

Prüfung auf Reinheit

Prüflösung: 2,5 g Substanz werden in kohlendioxidfreiem Wasser *R*, das aus destilliertem Wasser *R* hergestellt wurde, zu 25 ml gelöst.

Aussehen der Lösung: Die Prüflösung muss klar (2.2.1) und darf nicht stärker gefärbt sein als die Farbvergleichslösung G_5 (2.2.2, Methode II).

pH-Wert (2.2.3): Der pH-Wert der frisch hergestellten Prüflösung muss zwischen 3,7 und 5,5 liegen.

Verwandte Substanzen: Die Prüfung erfolgt mit Hilfe der Flüssigchromatographie (2.2.29).

Die Lösungen sind unter Lichtschutz unmittelbar vor Gebrauch herzustellen.

Untersuchungslösung: 50,0 mg Substanz werden in der mobilen Phase zu 50,0 ml gelöst.

Referenzlösung a: 10,0 mg Deferoxaminmesilat *CRS* werden in der mobilen Phase zu 10,0 ml gelöst.

Referenzlösung b: 1,0 ml Untersuchungslösung wird mit der mobilen Phase zu 25,0 ml verdünnt.

Die Chromatographie kann durchgeführt werden mit
- einer Säule aus rostfreiem Stahl von 0,25 m Länge und 4,6 mm innerem Durchmesser, gepackt mit octadecylsilyliertem Kieselgel zur Chromatographie *R* (10 µm)
- folgender Mischung als mobile Phase bei einer Durchflussrate von 2 ml je Minute: 1,32 g Ammoniummonohydrogenphosphat *R* und 0,37 g Natriumedetat *R* werden in 950 ml Wasser *R* gelöst. Die Lösung wird mit Phosphorsäure 85 % *R* (etwa 3 bis 4 ml) auf einen pH-Wert von 2,8 eingestellt und mit 55 ml Tetrahydrofuran *R* versetzt.
- einem Spektrometer als Detektor bei einer Wellenlänge von 220 nm.

20 µl Referenzlösung a werden eingespritzt. Die Empfindlichkeit des Systems wird so eingestellt, dass die Höhe des Peaks mit einer relativen Retention von etwa 0,8 mindestens 15 Prozent des maximalen Ausschlags beträgt.

Die Prüfung darf nur ausgewertet werden, wenn die Auflösung zwischen dem Peak mit einer relativen Retention von etwa 0,8 und dem Hauptpeak mindestens 1,0 beträgt.

Je 20 µl Untersuchungslösung und Referenzlösung b werden eingespritzt. Die Chromatographie wird über eine Dauer, die der 3fachen Retentionszeit von Deferoxamin entspricht, durchgeführt. Im Chromatogramm der Untersuchungslösung darf die Fläche keines Peaks mit Ausnahme der des Hauptpeaks größer sein als die Fläche des Hauptpeaks im Chromatogramm der Referenzlösung b (4,0 Prozent). Die Summe der Flächen aller Peaks mit Ausnahme der des Hauptpeaks darf höchstens das 1,75fache der Fläche des Hauptpeaks im Chromatogramm der Referenzlösung b betragen (7,0 Prozent). Peaks, deren Fläche kleiner ist als das 0,02fache der Fläche des Hauptpeaks im Chromatogramm der Referenzlösung b, werden nicht berücksichtigt.

Chlorid (2.4.4): 2 ml Prüflösung werden mit Wasser *R* zu 20 ml verdünnt. 15 ml Lösung müssen der Grenzprüfung auf Chlorid entsprechen (330 ppm).

Sulfat (2.4.13): 5 ml Prüflösung werden mit destilliertem Wasser *R* zu 20 ml verdünnt. 15 ml Lösung müssen der Grenzprüfung auf Sulfat entsprechen (400 ppm).

Schwermetalle (2.4.8): 2,0 g Substanz müssen der Grenzprüfung C entsprechen (10 ppm). Zur Herstellung der Referenzlösung werden 2 ml Blei-Lösung (10 ppm Pb) *R* verwendet.

Wasser (2.5.12): höchstens 2,0 Prozent, mit 1,000 g Substanz nach der Karl-Fischer-Methode bestimmt

Sulfatasche (2.4.14): höchstens 0,1 Prozent, mit 1,0 g Substanz bestimmt

Sterilität (2.6.1): Deferoxaminmesilat zur Herstellung von Parenteralia, das dabei keinem weiteren geeigneten Sterilisationsverfahren unterworfen wird, muss der Prüfung entsprechen.

Bakterien-Endotoxine (2.6.14): weniger als 0,025 I.E. Bakterien-Endotoxine je Milligramm Deferoxaminmesilat zur Herstellung von Parenteralia, das dabei keinem weiteren geeigneten Verfahren zur Beseitigung von Bakterien-Endotoxinen unterworfen wird

Gehaltsbestimmung

0,500 g Substanz, in 25 ml Wasser *R* gelöst, werden nach Zusatz von 4 ml Schwefelsäure (0,05 mol · l^{-1}) mit Ammoniumeisen(III)-sulfat-Lösung (0,1 mol · l^{-1}) titriert. Gegen Ende der Titration wird die Lösung gleichmäßig mit einer Geschwindigkeit von etwa 0,2 ml je Minute titriert. Der Endpunkt wird mit Hilfe der Potentiometrie (2.2.20) unter Verwendung einer Platinelektrode als Messelektrode und einer Kalomelelektrode als Bezugselektrode bestimmt. Die titrierte Lösung dient zur „Prüfung auf Identität, C".

1 ml Ammoniumeisen(III)-sulfat-Lösung (0,1 mol · l^{-1}) entspricht 65,68 mg $C_{26}H_{52}N_6O_{11}S$.

Lagerung

Vor Licht geschützt, zwischen 2 und 8 °C

Falls die Substanz steril ist, im sterilen, dicht verschlossenen Behältnis mit Sicherheitsverschluss

Beschriftung

Die Beschriftung gibt, falls zutreffend, an,
- dass die Substanz steril ist
- dass die Substanz frei von Bakterien-Endotoxinen ist.

Verunreinigungen

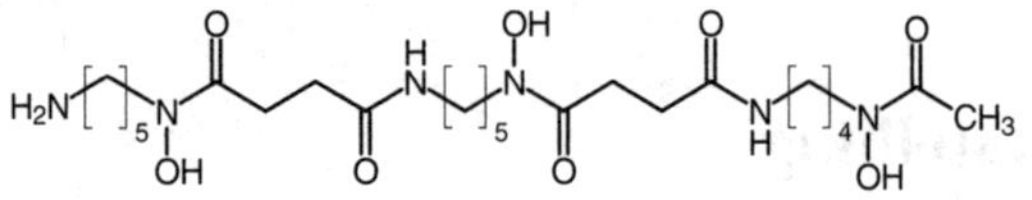

A. *N'*-[5-[[4-[[4-(Acetylhydroxyamino)butyl]amino]-4-oxobutanoyl]hydroxyamino]pentyl]-*N*-(5-aminopentyl)-*N*-hydroxybutandiamid
(Deferoxamin A_1)

B. Andere Deferoxamine

4.07/1310

Wasserhaltiges Dihydralazinsulfat

Dihydralazini sulfas hydricus

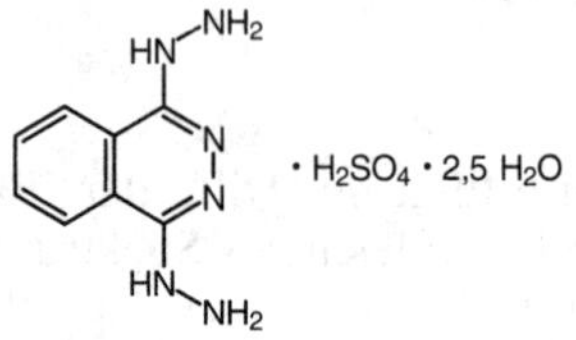

$C_8H_{12}N_6O_4S \cdot 2,5\ H_2O$ M_r 333,3

Definition

Wasserhaltiges Dihydralazinsulfat enthält mindestens 98,0 und höchstens 102,0 Prozent (Phthalazin-1,4-(2*H*,3*H*)-diyliden)dihydrazin-sulfat, berechnet auf die getrocknete Substanz.

Eigenschaften

Weißes bis schwach gelbes, kristallines Pulver; schwer löslich in Wasser, praktisch unlöslich in wasserfreiem Ethanol

Die Substanz löst sich in verdünnten Mineralsäuren.

Prüfung auf Identität

A. Die Prüfung erfolgt mit Hilfe der IR-Spektroskopie (2.2.24) durch Vergleich des Spektrums der Substanz mit dem Referenzspektrum der Ph. Eur. von wasserhaltigem Dihydralazinsulfat.

B. Etwa 50 mg Substanz werden in 5 ml verdünnter Salzsäure *R* gelöst. Die Lösung gibt die Identitätsreaktion a auf Sulfat (2.3.1).

Prüfung auf Reinheit

Aussehen der Lösung: 0,20 g Substanz werden in verdünnter Salpetersäure *R* zu 10 ml gelöst. Die Lösung muss klar (2.2.1) und darf nicht stärker gefärbt sein als die Farbvergleichslösung BG_6 (2.2.2, Methode II).

Verwandte Substanzen: Flüssigchromatographie (2.2.29)

Die Lösungen sind unmittelbar vor Gebrauch herzustellen.

Untersuchungslösung: 50,0 mg Substanz werden in einer Lösung von Essigsäure 99 % *R* ($6 g \cdot l^{-1}$) zu 50,0 ml gelöst.

Referenzlösung a: 1,0 ml Untersuchungslösung wird mit der mobilen Phase, die Natriumedetat *R* ($0,5 g \cdot l^{-1}$) enthält, zu 100,0 ml verdünnt. 1,0 ml dieser Lösung wird mit der mobilen Phase, die Natriumedetat *R* ($0,5 g \cdot l^{-1}$) enthält, zu 10,0 ml verdünnt.

Referenzlösung b: 1,0 ml Untersuchungslösung wird mit der mobilen Phase, die Natriumedetat *R* ($0,5 g \cdot l^{-1}$) enthält, zu 50,0 ml verdünnt.

Referenzlösung c: 5 mg Dihydralazin zur Eignungsprüfung *CRS* werden in der mobilen Phase, die Natriumedetat *R* ($0,5 g \cdot l^{-1}$) enthält, zu 5,0 ml gelöst.

Säule
- Größe: $l = 0,25$ m, $\varnothing = 4,6$ mm
- Stationäre Phase: cyanopropylsilyliertes Kieselgel zur Chromatographie *R* (5 µm)

Mobile Phase: 22 Volumteile Acetonitril *R* werden mit 78 Volumteilen einer Lösung, die Natriumdodecylsulfat *R* ($1,44 g \cdot l^{-1}$) und Tetrabutylammoniumbromid *R* ($0,75 g \cdot l^{-1}$) enthält, versetzt. Die Mischung wird mit Schwefelsäure ($0,05 mol \cdot l^{-1}$) auf einen pH-Wert von 3,0 eingestellt.

Durchflussrate: $1,5 ml \cdot min^{-1}$

Detektion: Spektrometer bei 230 nm

Einspritzen: 20 µl

Chromatographiedauer: 2fache Retentionszeit von Dihydralazin

Relative Retention (bezogen auf Dihydralazin)
- Verunreinigung A: etwa 0,8

Eignungsprüfung: Referenzlösung c
- Die Peaks von Verunreinigung A und Dihydralazin sind bis zur Basislinie getrennt, wie im mitgelieferten Chromatogramm von Dihydralazin zur Eignungsprüfung *CRS*.

Grenzwerte
- Verunreinigung A: nicht größer als die Fläche des Hauptpeaks im Chromatogramm der Referenzlösung b (2 Prozent)
- Verunreinigung C: nicht größer als die Fläche des Hauptpeaks im Chromatogramm der Referenzlösung a (0,1 Prozent)
- Jede weitere Verunreinigung: jeweils nicht größer als die Fläche des Hauptpeaks im Chromatogramm der Referenzlösung a (0,1 Prozent)
- Summe aller Verunreinigungen ohne Verunreinigung A: nicht größer als das 5fache der Fläche des Hauptpeaks im Chromatogramm der Referenzlösung a (0,5 Prozent)
- Ohne Berücksichtigung bleiben: Peaks, deren Fläche kleiner ist als das 0,1fache der Fläche des Hauptpeaks im Chromatogramm der Referenzlösung a

Hydrazin: Die Prüfung erfolgt mit Hilfe der Flüssigchromatographie (2.2.29).

Die Lösungen sind unmittelbar vor Gebrauch herzustellen.

Untersuchungslösung: 40,0 mg Hydrazinsulfat *R* werden in Wasser *R* zu 100,0 ml gelöst. 1,0 ml Lösung wird mit Wasser *R* zu 25,0 ml verdünnt. 0,50 ml dieser Lösung werden mit 0,200 g Substanz versetzt und in 6 ml verdünnter Salzsäure *R* gelöst. Die Lösung wird mit Wasser *R* zu 10,0 ml verdünnt. 0,50 ml dieser Lösung werden sofort in einem Zentrifugenglas mit Schliffstopfen mit 2,0 ml einer Lösung von Benzaldehyd *R* ($60 g \cdot l^{-1}$) in einer Mischung gleicher Volumteile Methanol *R* und Wasser *R* versetzt. Die Mischung wird 90 s lang geschüttelt. Nach Zusatz von 1,0 ml Wasser *R* und 5,0 ml Heptan *R* wird diese Mischung 1 min lang geschüttelt und anschließend zentrifugiert. Die obere Phase wird verwendet.

Referenzlösung: 40,0 mg Hydrazinsulfat *R* werden in Wasser *R* zu 100,0 ml gelöst. 1,0 ml Lösung wird mit Wasser *R* zu 25,0 ml verdünnt. 0,50 ml dieser Lösung werden mit 6 ml verdünnter Salzsäure *R* versetzt und mit Wasser *R* zu 10,0 ml verdünnt. 0,50 ml dieser Lösung werden in einem Zentrifugenglas mit Schliffstopfen mit 2,0 ml einer Lösung von Benzaldehyd *R* ($60 g \cdot l^{-1}$) in einer Mischung gleicher Volumteile Methanol *R* und Wasser *R* versetzt. Die Mischung wird 90 s lang geschüttelt. Nach Zusatz von 1,0 ml Wasser *R* und 5,0 ml Heptan *R* wird diese Mischung 1 min lang geschüttelt und anschließend zentrifugiert. Die obere Phase wird verwendet.

Blindlösung: Die Lösung wird in gleicher Weise hergestellt wie die Referenzlösung. An Stelle von 0,50 ml

D

Monographien

Hydrazinsulfat-Lösung werden 0,50 ml Wasser *R* verwendet.

Die Chromatographie kann durchgeführt werden mit
- einer Säule aus rostfreiem Stahl von 0,25 m Länge und 4,6 mm innerem Durchmesser, gepackt mit octadecylsilyliertem Kieselgel zur Chromatographie *R* (5 µm)
- einer Mischung von 30 Volumteilen einer Lösung von Natriumedetat *R* (0,3 g · l^{-1}) und 70 Volumteilen Acetonitril *R* als mobile Phase bei einer Durchflussrate von 1 ml je Minute
- einem Spektrometer als Detektor bei einer Wellenlänge von 305 nm.

Je 20 µl Untersuchungslösung, Referenzlösung und Blindlösung werden eingespritzt. Die Chromatogramme der Referenzlösung und der Blindlösung werden verglichen. Der Peak des Benzaldehydazins (Benzalazins) entspricht dem von Hydrazin mit einer relativen Retention, bezogen auf den Hauptpeak (Benzaldehyd), von etwa 1,8.

Im Chromatogramm der Untersuchungslösung darf die dem Benzaldehydazin entsprechende Peakfläche nicht größer sein als das 2fache der Fläche des entsprechenden Peaks im Chromatogramm der Referenzlösung (10 ppm Hydrazin).

Eisen (2.4.9): Der unter „Sulfatasche" erhaltene Rückstand wird mit 0,2 ml Schwefelsäure *R* versetzt. Die Mischung wird so lange vorsichtig erhitzt, bis die Säure fast vollständig entfernt ist, und anschließend erkalten gelassen. Der Rückstand wird unter Erhitzen in 5,5 ml Salzsäure *R* 1 gelöst. Die noch heiße Lösung wird durch ein Filter filtriert, das zuvor 3-mal mit verdünnter Salzsäure *R* gewaschen wurde. Der Tiegel und das Filter werden mit 5 ml Wasser *R* gewaschen. Filtrat und Waschflüssigkeiten werden vereinigt. Die Lösung wird mit etwa 3,5 ml konzentrierter Natriumhydroxid-Lösung *R* neutralisiert, mit Essigsäure *R* auf einen pH-Wert von 3 bis 4 eingestellt und mit Wasser *R* zu 20 ml verdünnt. Diese Lösung muss der Grenzprüfung auf Eisen entsprechen (20 ppm). Zur Herstellung der Referenzlösung werden 5 ml Eisen-Lösung (2 ppm Fe) *R* und 5 ml Wasser *R* verwendet.

Trocknungsverlust (2.2.32): 13,0 bis 15,0 Prozent, mit 1,000 g Substanz durch 5 h langes Trocknen im Trockenschrank bei 50 °C und höchstens 0,7 kPa bestimmt

Sulfatasche (2.4.14): höchstens 0,1 Prozent, mit 1,0 g Substanz bestimmt

Gehaltsbestimmung

60,0 mg Substanz, in 25 ml Wasser *R* gelöst, werden nach Zusatz von 35 ml Salzsäure *R* langsam mit Kaliumiodat-Lösung (0,05 mol · l^{-1}) titriert. Der Endpunkt wird mit Hilfe der Potentiometrie (2.2.20) unter Verwendung einer Kalomel-Bezugselektrode und einer Platin-Messelektrode bestimmt.

1 ml Kaliumiodat-Lösung (0,05 mol · l^{-1}) entspricht 7,208 mg $C_8H_{12}N_6O_4S$.

Verunreinigungen

Spezifizierte Verunreinigungen:

(Beachten Sie den Hinweis zu den „Verunreinigungen" zu Anfang des Bands auf Seite B)

A, B, C

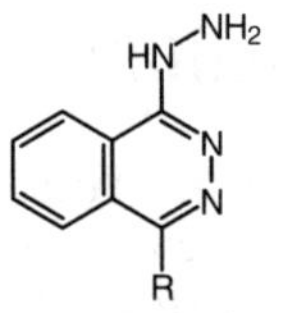

A. R = NH_2:
4-Hydrazinophthalazin-1-amin

C. R = H:
(Phthalazin-1-yl)hydrazin
(Hydralazin)

B. $H_2N–NH_2$:
Hydrazin

4.07/1416

Dihydroergocristinmesilat

Dihydroergocristini mesilas

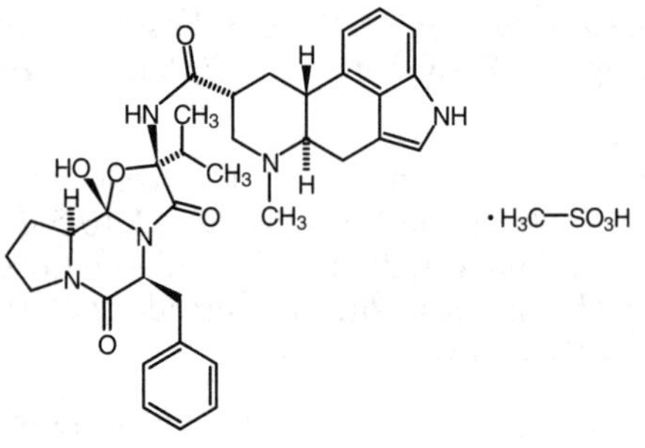

$C_{36}H_{45}N_5O_8S$ M_r 708

Definition

(6a*R*,9*R*,10a*R*)-*N*-[(2*R*,5*S*,10a*S*,10b*S*)-5-Benzyl-10b-hydroxy-2-(1-methylethyl)-3,6-dioxooctahydro-8*H*-oxazolo[3,2-*a*]pyrrolo[2,1-*c*]pyrazin-2-yl]-7-methyl-4,6,6a,7,8,9,10,10a-octahydroindolo[4,3-*fg*]chinolin-9-carboxamid-methansulfonat

Gehalt: 98,0 bis 102,0 Prozent (getrocknete Substanz)

Herstellung

Das Herstellungsverfahren muss überprüft werden, um das Vermögen, Alkylmesilate zu bilden, abzuschätzen. Die Bildung von Alkylmesilaten ist besonders wahrscheinlich, wenn niedere Alkohole im Reaktionsmedium vorhanden sind. Falls erforderlich wird das Herstellungsverfahren einer Validierung unterzogen, um sicherzustellen, dass im Endprodukt keine Alkylmesilate nachweisbar sind.

Eigenschaften

Aussehen: weißes bis fast weißes, feines, kristallines Pulver

Löslichkeit: schwer löslich in Wasser, löslich in Methanol

Prüfung auf Identität

A. IR-Spektroskopie (2.2.24)

Probenvorbereitung: Presslinge

Vergleich: Dihydroergocristinmesilat *CRS*

B. Dünnschichtchromatographie (2.2.27)

Untersuchungslösung: 0,10 g Substanz werden in einer Mischung von 1 Volumteil Methanol *R* und 9 Volumteilen Dichlormethan *R* zu 5 ml gelöst.

Referenzlösung: 0,10 g Dihydroergocristinmesilat *CRS* werden in einer Mischung von 1 Volumteil Methanol *R* und 9 Volumteilen Dichlormethan *R* zu 5 ml gelöst.

Platte: DC-Platte mit Kieselgel F_{254} *R*

Fließmittel: konzentrierte Ammoniak-Lösung *R*, Dimethylformamid *R*, Ether *R* (2:15:85 *V/V/V*)

Auftragen: 5 µl

Laufstrecke: 2/3 der Platte, unter Lichtschutz

Trocknen: 5 min lang im Kaltluftstrom

Detektion: Die Platte wird mit Dimethylaminobenzaldehyd-Lösung *R* 7 besprüht und anschließend 2 min lang im Heißluftstrom getrocknet.

Ergebnis: Der Hauptfleck im Chromatogramm der Untersuchungslösung entspricht in Bezug auf Lage, Farbe und Größe dem Hauptfleck im Chromatogramm der Referenzlösung.

C. Dünnschichtchromatographie (2.2.27)

Untersuchungslösung: 0,20 g Substanz werden in einer Mischung von 1 Volumteil Methanol *R* und 9 Volumteilen Dichlormethan *R* zu 5 ml gelöst.

Referenzlösung: 0,20 g Methansulfonsäure *R* werden in einer Mischung von 1 Volumteil Methanol *R* und 9 Volumteilen Dichlormethan *R* zu 5 ml gelöst. 1 ml Lösung wird mit einer Mischung von 1 Volumteil Methanol *R* und 9 Volumteilen Dichlormethan *R* zu 10 ml verdünnt.

Platte: DC-Platte mit Kieselgel F_{254} *R*

Fließmittel: Wasser *R*, konzentrierte Ammoniak-Lösung *R*, 1-Butanol *R*, Aceton *R* (5:10:20:65 *V/V/V/V*)

Auftragen: 10 µl

Laufstrecke: 10 cm, unter Lichtschutz

Trocknen: höchstens 1 min lang im Kaltluftstrom

Detektion: Die Platte wird mit einer Lösung von Bromcresolpurpur *R* (1 g · l^{-1}) in Methanol *R*, deren Farbe mit Hilfe eines Tropfens verdünnter Ammoniak-Lösung *R* 1 auf Violettrot eingestellt wurde, besprüht und anschließend im Heißluftstrom bei 100 °C getrocknet.

Ergebnis: Der Hauptfleck im Chromatogramm der Untersuchungslösung entspricht in Bezug auf Lage, Farbe und Größe dem Hauptfleck im Chromatogramm der Referenzlösung.

Prüfung auf Reinheit

Aussehen der Lösung: Die Lösung muss klar (2.2.1) und darf nicht stärker gefärbt sein als die Farbvergleichslösung B_7 (2.2.2, Methode II).

0,50 g Substanz werden in Methanol *R* zu 25,0 ml gelöst.

pH-Wert (2.2.3): 4,0 bis 5,0

0,10 g Substanz werden in kohlendioxidfreiem Wasser *R* zu 20 ml gelöst.

Spezifische Drehung (2.2.7): –37 bis –43 (getrocknete Substanz)

0,250 g Substanz werden in wasserfreiem Pyridin *R* zu 25,0 ml gelöst.

Verwandte Substanzen: Flüssigchromatographie (2.2.29)

Die Herstellung der Lösungen und die Chromatographie werden unter Ausschluss direkter Lichteinwirkung durchgeführt.

Untersuchungslösung: 75,0 mg Substanz werden in 10 ml Acetonitril *R* gelöst. Die Lösung wird mit 10 ml einer Lösung von Phosphorsäure 85 % *R* (1,0 g · l^{-1}) versetzt und mit Wasser *R* zu 50,0 ml verdünnt.

Referenzlösung: 20,0 mg Codergocrinmesilat *CRS* werden in 10 ml Acetonitril *R* gelöst. Die Lösung wird mit 10 ml einer Lösung von Phosphorsäure 85 % *R* (1,0 g · l^{-1}) versetzt und mit Wasser *R* zu 50,0 ml verdünnt. 6,0 ml dieser Lösung werden mit einer Mischung von 20 Volumteilen Acetonitril *R*, 20 Volumteilen einer Lösung von Phosphorsäure 85 % *R* (1,0 g · l^{-1}) und 60 Volumteilen Wasser *R* zu 50,0 ml verdünnt.

Säule

- Größe: l = 0,25 m, ∅ = 4,6 mm
- Stationäre Phase: octadecylsilyliertes Kieselgel zur Chromatographie *R* (5 µm), mit einer Porengröße von 10 nm und einem Kohlenstoffgehalt von 19 Prozent

Mobile Phase

- Mobile Phase A: eine Mischung von 100 Volumteilen Acetonitril *R* und 900 Volumteilen Wasser *R*, versetzt mit 10 Volumteilen Triethylamin *R*

D

Monographien

- Mobile Phase B: eine Mischung von 100 Volumteilen Wasser *R* und 900 Volumteilen Acetonitril *R*, versetzt mit 10 Volumteilen Triethylamin *R*

Zeit (min)	Mobile Phase A (% *V/V*)	Mobile Phase B (% *V/V*)
0 – 5	75	25
5 – 20	75 → 25	25 → 75
20 – 22	25 → 75	75 → 25
22 – 30	75	25

Durchflussrate: 1,2 ml · min^{-1}

Detektion: Spektrometer bei 280 nm

Einspritzen: 10 µl

Relative Retention (bezogen auf Dihydroergocristin, t_R etwa 13,7 min)
- Verunreinigung F: etwa 0,8
- Verunreinigung H: etwa 0,9
- Verunreinigung I: etwa 1,02

Eignungsprüfung: Referenzlösung
- Das Chromatogramm zeigt 4 Peaks.
- Auflösung: mindestens 1 zwischen den Peaks von Dihydroergocristin und Verunreinigung I

Grenzwerte
- Jede Verunreinigung: jeweils nicht größer als die Fläche des Dihydroergocristin-Peaks im Chromatogramm der Referenzlösung (1 Prozent)
- Summe aller Verunreinigungen: nicht größer als das 2fache der Fläche des Dihydroergocristin-Peaks im Chromatogramm der Referenzlösung (2 Prozent)
- Ohne Berücksichtigung bleiben: Peaks, deren Fläche kleiner ist als das 0,1fache der Fläche des Dihydroergocristin-Peaks im Chromatogramm der Referenzlösung (0,1 Prozent)

Trocknungsverlust (2.2.32): höchstens 3,0 Prozent, mit 0,500 g Substanz durch Trocknen im Hochvakuum bei 80 °C bestimmt

Gehaltsbestimmung

0,300 g Substanz werden in 60 ml Pyridin *R* gelöst. Nachdem ein Strom von Stickstoff *R* über die Oberfläche der Lösung geleitet wurde, wird die Lösung mit Tetrabutylammoniumhydroxid-Lösung (0,1 mol · l^{-1}) titriert. Der Endpunkt wird mit Hilfe der Potentiometrie (2.2.20) bestimmt. Das bis zum zweiten Wendepunkt zugesetzte Volumen wird abgelesen.

1 ml Tetrabutylammoniumhydroxid-Lösung (0,1 mol · l^{-1}) entspricht 35,39 mg $C_{36}H_{45}N_5O_8S$.

Lagerung

Vor Licht geschützt

Verunreinigungen

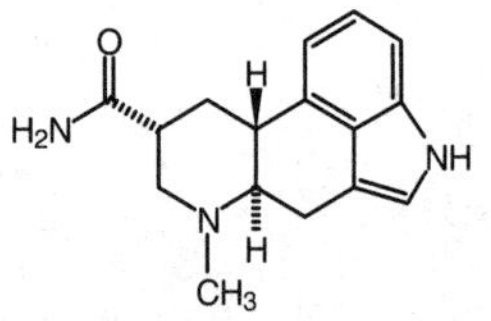

A. (6a*R*,9*R*,10a*R*)-7-Methyl-4,6,6a,7,8,9,10,10a-octahydroindolo[4,3-*fg*]chinolin-9-carboxamid
(6-Methylergolin-8β-carboxamid)

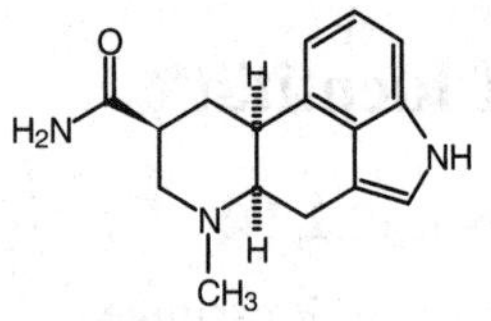

B. (6a*R*,9*S*,10a*S*)-7-Methyl-4,6,6a,7,8,9,10,10a-octahydroindolo[4,3-*fg*]chinolin-9-carboxamid
(6-Methylisoergolin-8α-carboxamid)

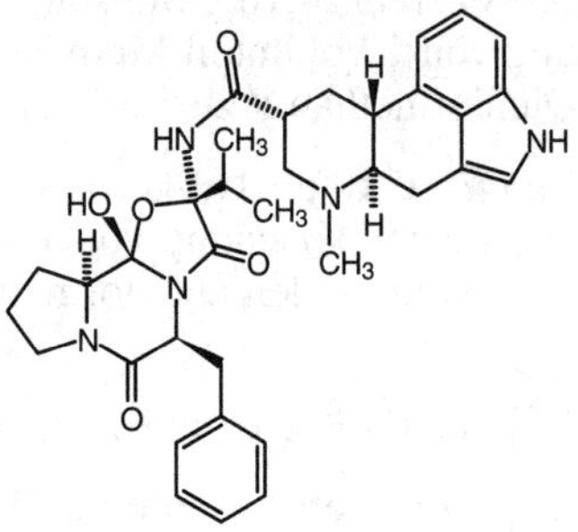

C. (6a*R*,9*R*,10a*R*)-*N*-[(2*S*,5*S*,10a*S*,10b*S*)-5-Benzyl-10b-hydroxy-2-(1-methylethyl)-3,6-dioxooctahydro-8*H*-oxazolo[3,2-*a*]pyrrolo[2,1-*c*]pyrazin-2-yl]-7-methyl-4,6,6a,7,8,9,10,10a-octahydroindolo[4,3-*fg*]chinolin-9-carboxamid
(2′-Epidihydroergocristin)

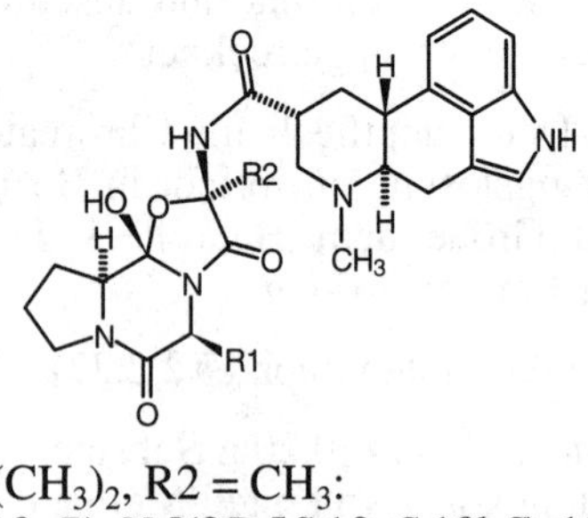

D. R1 = $CH(CH_3)_2$, R2 = CH_3:
(6a*R*,9*R*,10a*R*)-*N*-[(2*R*,5*S*,10a*S*,10b*S*)-10b-Hydroxy-2-methyl-5-(1-methylethyl)-3,6-dioxooctahydro-8*H*-oxazolo[3,2-*a*]pyrrolo[2,1-*c*]pyrazin-2-yl]-7-methyl-4,6,6a,7,8,9,10,10a-octahydroindolo[4,3-*fg*]chinolin-9-carboxamid
(Dihydroergosin)

E. R1 = $CH_2–C_6H_5$, R2 = CH_3:
(6a*R*,9*R*,10a*R*)-*N*-[(2*R*,5*S*,10a*S*,10b*S*)-5-Benzyl-10b-hydroxy-2-methyl-3,6-dioxooctahydro-8*H*-oxazolo[3,2-*a*]pyrrolo[2,1-*c*]pyrazin-2-yl]-7-methyl-4,6,6a,7,8,9,10,10a-octahydroindolo[4,3-*fg*]chinolin-9-carboxamid
(Dihydroergotamin)

Beachten Sie den Hinweis auf „Allgemeine Monographien" zu Anfang des Bands auf Seite B

F. R1 = R2 = $CH(CH_3)_2$:
(6a*R*,9*R*,10a*R*)-*N*-[(2*R*,5*S*,10a*S*,10b*S*)-10b-Hydroxy-2,5-bis(1-methylethyl)-3,6-dioxooctahydro-8*H*-oxazolo[3,2-*a*]pyrrolo[2,1-*c*]pyrazin-2-yl]-7-methyl-4,6,6a,7,8,9,10,10a-octahydroindolo[4,3-*fg*]chinolin-9-carboxamid
(Dihydroergocornin)

G. R1 = CH_2–C_6H_5, R2 = CH_2–CH_3:
(6a*R*,9*R*,10a*R*)-*N*-[(2*R*,5*S*,10a*S*,10b*S*)-5-Benzyl-2-ethyl-10b-hydroxy-3,6-dioxooctahydro-8*H*-oxazolo[3,2-*a*]pyrrolo[2,1-*c*]pyrazin-2-yl]-7-methyl-4,6,6a,7,8,9,10,10a-octahydroindolo[4,3-*fg*]chinolin-9-carboxamid
(Dihydroergostin)

H. R1 = CH_2–$CH(CH_3)_2$, R2 = $CH(CH_3)_2$:
(6a*R*,9*R*,10a*R*)-*N*-[(2*R*,5*S*,10a*S*,10b*S*)-10b-Hydroxy-2-(1-methylethyl)-5-(2-methylpropyl)-3,6-dioxooctahydro-8*H*-oxazolo[3,2-*a*]pyrrolo[2,1-*c*]pyrazin-2-yl]-7-methyl-4,6,6a,7,8,9,10,10a-octahydroindolo[4,3-*fg*]chinolin-9-carboxamid
(α-Dihydroergocryptin)

I. R1 = $C^*H(CH_3)$–CH_2–CH_3, R2 = $CH(CH_3)_2$:
(6a*R*,9*R*,10a*R*)-*N*-[(2*R*,5*S*,10a*S*,10b*S*)-10b-Hydroxy-2-(1-methylethyl)-5-[(1*RS*)-1-methylpropyl]-3,6-dioxooctahydro-8*H*-oxazolo[3,2-*a*]pyrrolo[2,1-*c*]pyrazin-2-yl]-7-methyl-4,6,6a,7,8,9,10,10a-octahydroindolo[4,3-*fg*]chinolin-9-carboxamid
(β-Dihydroergocryptin oder Epicriptin)

J. R1 = CH_2–C_6H_5, R2 = $C^*H(CH_3)$–CH_2–CH_3:
(6a*R*,9*R*,10a*R*)-*N*-[(2*R*,5*S*,10a*S*,10b*S*)-5-Benzyl-10b-hydroxy-2-[(1*RS*)-1-methylpropyl]-3,6-dioxooctahydro-8*H*-oxazolo[3,2-*a*]pyrrolo[2,1-*c*]pyrazin-2-yl]-7-methyl-4,6,6a,7,8,9,10,10a-octahydroindolo[4,3-*fg*]chinolin-9-carboxamid
(Dihydroergosedmin)

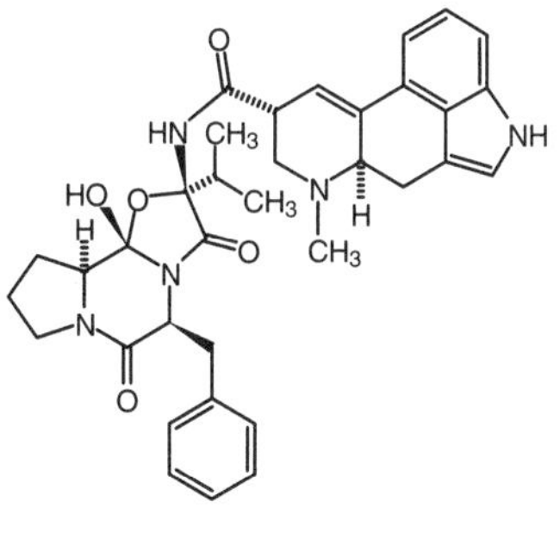

K. (6a*R*,9*R*,10a*R*)-*N*-[(2*R*,5*S*,10a*S*,10b*S*)-5-Benzyl-10b-hydroxy-2-(1-methylethyl)-3,6-dioxooctahydro-8*H*-oxazolo[3,2-*a*]pyrrolo[2,1-*c*]pyrazin-2-yl]-7-methyl-4,6,6a,7,8,9-hexahydroindolo[4,3-*fg*]chinolin-9-carboxamid
(Ergocristin)

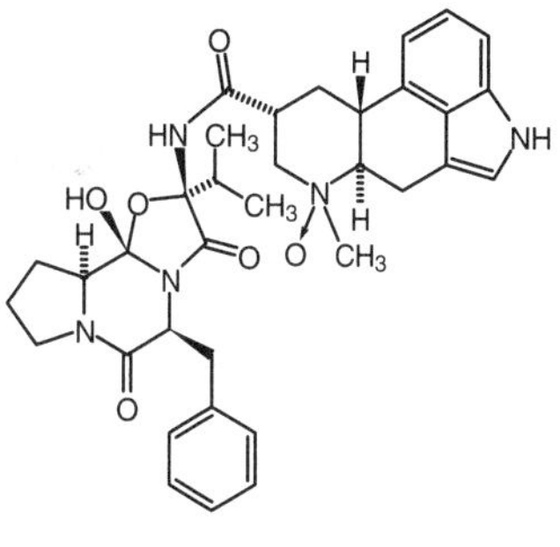

L. (6a*R*,7*RS*,9*R*,10a*R*)-*N*-[(2*R*,5*S*,10a*S*,10b*S*)-5-Benzyl-10b-hydroxy-2-(1-methylethyl)-3,6-dioxooctahydro-8*H*-oxazolo[3,2-*a*]pyrrolo[2,1-*c*]pyrazin-2-yl]-7-methyl-4,6,6a,7,8,9,10,10a-octahydroindolo[4,3-*fg*]chinolin-9-carboxamid-7-oxid
(Dihydroergocristin-6-oxid)

D

Monographien

4.07/0551

Dihydroergotaminmesilat

Dihydroergotamini mesilas

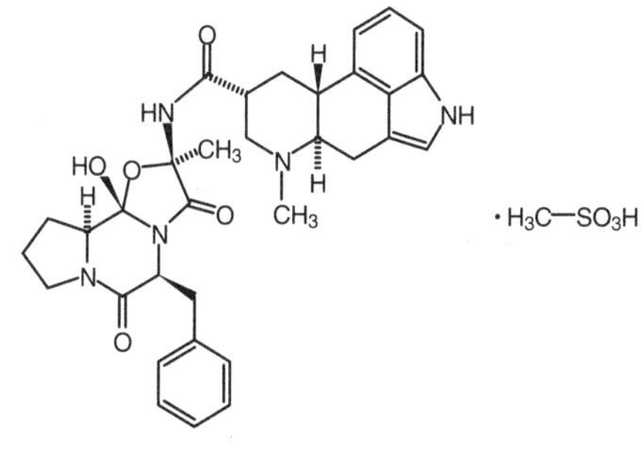

$C_{34}H_{41}N_5O_8S$ M_r 680

Definition

(6a*R*,9*R*,10a*R*)-*N*-[(2*R*,5*S*,10a*S*,10b*S*)-5-Benzyl-10b-hydroxy-2-methyl-3,6-dioxooctahydro-8*H*-oxazolo[3,2-*a*]pyrrolo[2,1-*c*]pyrazin-2-yl]-7-methyl-4,6,6a,7,8,9,10,10a-octahydroindolo[4,3-*fg*]chinolin-9-carboxamid-methansulfonat

Gehalt: 98,0 bis 101,0 Prozent (getrocknete Substanz)

Herstellung

Das Herstellungsverfahren muss überprüft werden, um das Vermögen, Alkylmesilate zu bilden, abzuschätzen. Die Bildung von Alkylmesilaten ist besonders wahrscheinlich, wenn niedere Alkohole im Reaktionsmedium vorhanden sind. Falls erforderlich wird das Herstellungsverfahren einer Validierung unterzogen, um sicherzustellen, dass im Endprodukt keine Alkylmesilate nachweisbar sind.

Eigenschaften

Aussehen: weißes bis fast weißes, kristallines Pulver oder farblose Kristalle

Löslichkeit: schwer löslich in Wasser, wenig löslich in Methanol, schwer löslich in Ethanol

Prüfung auf Identität

1: B, C
2: A, C, D

A. 5,0 mg Substanz werden in Methanol *R* zu 100,0 ml gelöst. Die Lösung, zwischen 250 und 350 nm gemessen, zeigt Absorptionsmaxima (2.2.25) bei 281 und 291 nm und eine Schulter bei 275 nm. Die Absorption oberhalb von 320 nm ist vernachlässigbar. Die spezifische Absorption, im Maximum bei 281 nm gemessen, liegt zwischen 95 und 105, berechnet auf die getrocknete Substanz.

B. IR-Spektroskopie (2.2.24)

   Probenvorbereitung: Presslinge

   Vergleich: Dihydroergotaminmesilat *CRS*

C. Die bei der Prüfung „Verwandte Substanzen" (siehe „Prüfung auf Reinheit") erhaltenen Chromatogramme werden ausgewertet.

   Ergebnis: Der Hauptfleck im Chromatogramm der Untersuchungslösung b entspricht in Bezug auf Lage, Farbe und Größe dem Hauptfleck im Chromatogramm der Referenzlösung a.

D. 0,1 g Substanz werden mit 5 ml verdünnter Salzsäure *R* versetzt, etwa 5 min lang geschüttelt und abfiltriert. Das Filtrat bleibt nach Zusatz von 1 ml Bariumchlorid-Lösung *R* 1 klar.
   0,1 g Substanz werden mit 0,4 g pulverisiertem Natriumhydroxid *R* gemischt und bis zur Schmelze erhitzt. Das Erhitzen wird 1 min lang fortgesetzt. Die abgekühlte Schmelze wird mit 5 ml Wasser *R* versetzt, die Mischung zum Sieden erhitzt und abfiltriert. Das Filtrat wird bis zur sauren Reaktion mit Salzsäure *R* 1 versetzt und nochmals filtriert. Dieses Filtrat gibt die Identitätsreaktion a auf Sulfat (2.3.1).

Prüfung auf Reinheit

Aussehen der Lösung: Die Lösung muss klar (2.2.1) und darf nicht stärker gefärbt sein als die Farbvergleichslösung G_7 oder BG_7 (2.2.2, Methode II).

0,10 g Substanz werden in einer Mischung von 0,1 ml einer Lösung von Methansulfonsäure *R* ($70\ g \cdot l^{-1}$) und 50 ml Wasser *R* gelöst.

pH-Wert (2.2.3): 4,4 bis 5,4

0,10 g Substanz werden in kohlendioxidfreiem Wasser *R* zu 100 ml gelöst.

Spezifische Drehung (2.2.7): – 42 bis – 47 (getrocknete Substanz)

0,250 g Substanz werden in wasserfreiem Pyridin *R* zu 25,0 ml gelöst.

Verwandte Substanzen: Dünnschichtchromatographie (2.2.27)

Die Referenz- und Untersuchungslösungen müssen unmittelbar vor Gebrauch und in der angegebenen Reihenfolge hergestellt werden.

Referenzlösung a: 10,0 mg Dihydroergotaminmesilat *CRS* werden in einer Mischung von 1 Volumteil Methanol *R* und 9 Volumteilen Dichlormethan *R* zu 5 ml gelöst.

Referenzlösung b: 2,5 ml Referenzlösung a werden mit einer Mischung von 1 Volumteil Methanol *R* und 9 Volumteilen Dichlormethan *R* zu 50 ml verdünnt.

Referenzlösung c: 2 ml Referenzlösung b werden mit einer Mischung von 1 Volumteil Methanol *R* und 9 Volumteilen Dichlormethan *R* zu 5 ml verdünnt.

Untersuchungslösung a: 0,10 g Substanz werden in einer Mischung von 1 Volumteil Methanol *R* und 9 Volumteilen Dichlormethan *R* zu 5 ml gelöst.

Untersuchungslösung b: 1 ml Untersuchungslösung a wird mit einer Mischung von 1 Volumteil Methanol *R* und 9 Volumteilen Dichlormethan *R* zu 10 ml verdünnt.

Platte: DC-Platte mit Kieselgel G *R*

Fließmittel: konzentrierte Ammoniak-Lösung *R*, Methanol *R*, Ethylacetat *R*, Dichlormethan *R* (1:6:50:50 *V/V/V/V*)

Auftragen: 5 µl

Laufstrecke: 15 cm, unter Lichtschutz

Die Platte wird höchstens 1 min lang im Kaltluftstrom getrocknet und anschließend erneut unter Lichtschutz unter Verwendung eines frisch hergestellten Fließmittels über eine Laufstrecke von 15 cm entwickelt.

Trocknen: im Kaltluftstrom

Detektion: Die Platte wird mit Dimethylaminobenzaldehyd-Lösung *R* 7 ausgiebig besprüht und etwa 2 min lang im Heißluftstrom getrocknet.

Grenzwerte: Untersuchungslösung a

- Jede Verunreinigung: Kein im Chromatogramm auftretender Nebenfleck darf größer oder stärker gefärbt sein als der Hauptfleck im Chromatogramm der Referenzlösung b (0,5 Prozent) und höchstens 2 Nebenflecke dürfen größer oder stärker gefärbt sein als der Hauptfleck im Chromatogramm der Referenzlösung c (0,2 Prozent).

Trocknungsverlust (2.2.32): höchstens 4,0 Prozent, mit 0,500 g Substanz durch 5 h langes Trocknen bei 100 bis 105 °C unterhalb von 0,1 kPa bestimmt

Gehaltsbestimmung

0,500 g Substanz, in einer Mischung von 10 ml wasserfreier Essigsäure *R* und 70 ml Acetanhydrid *R* gelöst, werden mit Perchlorsäure (0,1 mol · l^{-1}) titriert. Der Endpunkt wird mit Hilfe der Potentiometrie (2.2.20) bestimmt.

1 ml Perchlorsäure (0,1 mol · l^{-1}) entspricht 68,00 mg $C_{34}H_{41}N_5O_8S$.

Lagerung

Vor Licht geschützt

4.07/0898

Dikaliumclorazepat

Dikalii clorazepas

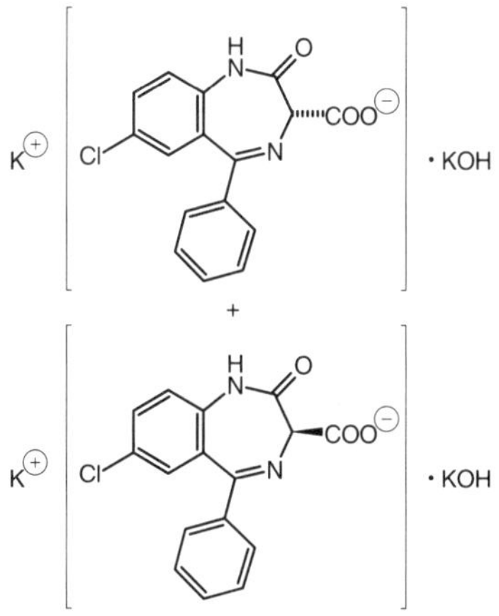

$C_{16}H_{11}ClK_2N_2O_4$ M_r 408,9

Definition

Verbindungen von Kalium[(3*RS*)-7-chlor-2-oxo-5-phenyl-2,3-dihydro-1*H*-1,4-benzodiazepin-3-carboxylat] mit Kaliumhydroxid (1:1)

Gehalt: 99,0 bis 101,0 Prozent (getrocknete Substanz)

Eigenschaften

Aussehen: weißes bis hellgelbes, kristallines Pulver

Löslichkeit: leicht bis sehr leicht löslich in Wasser, sehr schwer löslich in Ethanol, praktisch unlöslich in Dichlormethan

Lösungen in Wasser und Ethanol sind instabil und müssen sofort verwendet werden.

Prüfung auf Identität

1: B, E
2: A, C, D, E

A. 10,0 mg Substanz werden in einer Lösung von Kaliumcarbonat *R* (0,3 g · l^{-1}) zu 100,0 ml gelöst (Lösung A). 10,0 ml Lösung A werden mit einer Lösung von Kaliumcarbonat *R* (0,3 g · l^{-1}) zu 100,0 ml verdünnt (Lösung B). Die Lösung A, zwischen 280 und 350 nm gemessen, zeigt ein breites Absorptionsmaximum (2.2.25) bei etwa 315 nm. Die spezifische Absorption im Maximum liegt zwischen 49 und 56. Die Lösung B, zwischen 220 und 280 nm gemessen, zeigt ein Absorptionsmaximum bei 230 nm. Die spezifische Absorption im Maximum liegt zwischen 800 und 870.

B. IR-Spektroskopie (2.2.24)

Probenvorbereitung: Presslinge

Vergleich: Dikaliumclorazepat-Referenzspektrum der Ph. Eur.

C. Etwa 20 mg Substanz werden in 2 ml Schwefelsäure *R* gelöst. Im ultravioletten Licht bei 365 nm zeigt die Lösung eine gelbe Fluoreszenz.

D. 0,5 g Substanz werden in 5 ml Wasser *R* gelöst. Wird die Lösung mit 0,1 ml Thymolblau-Lösung *R* versetzt, färbt sie sich violettblau.

E. In einem Tiegel wird 1,0 g Substanz mit 2 ml verdünnter Schwefelsäure *R* versetzt, im Wasserbad erhitzt und anschließend bis zum Verschwinden aller schwarzen Teilchen geglüht. Nach dem Erkalten wird der Rückstand in Wasser *R* zu 20 ml aufgenommen. Die Lösung gibt die Identitätsreaktion b auf Kalium (2.3.1).

Prüfung auf Reinheit

Aussehen der Lösung: Die Lösung muss klar (2.2.1) und darf nicht stärker gefärbt sein als die Farbvergleichslösung GG_5 (2.2.2, Methode II).

2,0 g Substanz werden rasch unter Schütteln in Wasser *R* zu 20,0 ml gelöst und die Lösung wird sofort betrachtet.

Verwandte Substanzen: Dünnschichtchromatographie (2.2.27)

Die Lösungen sind unmittelbar vor Gebrauch herzustellen. Die Prüfung ist unter Lichtschutz durchzuführen.

Untersuchungslösung: 0,20 g Substanz werden in Wasser *R* zu 5,0 ml gelöst. Die Lösung wird sofort 2-mal mit je 5,0 ml Dichlormethan *R* ausgeschüttelt. Die organischen Phasen werden vereinigt und mit Dichlormethan *R* zu 10,0 ml verdünnt.

Referenzlösung a: 10 mg Aminochlorbenzophenon *R* werden in Dichlormethan *R* zu 100,0 ml gelöst. 5,0 ml Lösung werden mit Dichlormethan *R* zu 25,0 ml verdünnt.

D

Monographien

Referenzlösung b: 5 mg Nordazepam *CRS* werden in Dichlormethan *R* zu 25,0 ml gelöst. 5,0 ml Lösung werden mit Dichlormethan *R* zu 25,0 ml verdünnt.

Referenzlösung c: 10,0 ml Referenzlösung b werden mit Dichlormethan *R* zu 20,0 ml verdünnt.

Referenzlösung d: 5 mg Nordazepam *CRS* und 5 mg Nitrazepam *CRS* werden in Dichlormethan *R* zu 25 ml gelöst.

Platte: DC-Platte mit Kieselgel F_{254} *R*

Fließmittel: Aceton *R*, Dichlormethan *R* (15:85 *V/V*)

Auftragen: 5 µl

Laufstrecke: 2/3 der Platte

Trocknen: an der Luft

Detektion A: im ultravioletten Licht bei 254 nm

Eignungsprüfung: Das Chromatogramm der Referenzlösung d muss deutlich voneinander getrennt 2 Flecke zeigen.

Grenzwerte A
- Verunreinigung B: Ein der Verunreinigung B entsprechender Fleck darf nicht größer oder intensiver sein als der Fleck im Chromatogramm der Referenzlösung b (0,2 Prozent).
- Jede weitere Verunreinigung: Kein Nebenfleck, mit Ausnahme des Flecks von Verunreinigung B, darf größer oder intensiver sein als der Fleck im Chromatogramm der Referenzlösung c (0,1 Prozent).

Detektion B: Die Platte wird mit einer frisch hergestellten Lösung von Natriumnitrit *R* (10 g · l^{-1}) in verdünnter Salzsäure *R* besprüht, im Warmluftstrom getrocknet und anschließend mit einer Lösung von Naphthylethylendiamindihydrochlorid *R* (4 g · l^{-1}) in Ethanol 96 % *R* besprüht.

Grenzwert B
- Verunreinigung A: Ein der Verunreinigung A entsprechender Fleck darf nicht größer oder stärker gefärbt sein als der Fleck im Chromatogramm der Referenzlösung a (0,1 Prozent).

Trocknungsverlust (2.2.32): höchstens 0,5 Prozent, mit 1,000 g Substanz durch 4 h langes Trocknen im Vakuum bei 60 °C bestimmt

Gehaltsbestimmung

0,130 g Substanz, in 10 ml wasserfreier Essigsäure *R* gelöst, werden nach Zusatz von 30 ml Dichlormethan *R* mit Perchlorsäure (0,1 mol · l^{-1}) titriert. Die 2 Wendepunkte werden mit Hilfe der Potentiometrie (2.2.20) bestimmt.

1 ml Perchlorsäure (0,1 mol · l^{-1}) entspricht 13,63 mg $C_{16}H_{11}ClK_2N_2O_4$ (Titration bis zum zweiten Wendepunkt).

Lagerung

Dicht verschlossen, vor Licht geschützt

Verunreinigungen

Spezifizierte Verunreinigungen:

(Beachten Sie den Hinweis zu den „Verunreinigungen" zu Anfang des Bands auf Seite B)

A, B

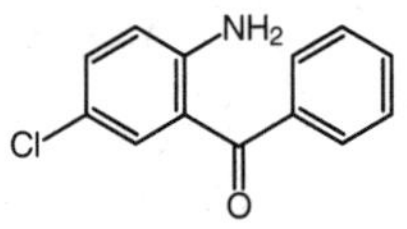

A. (2-Amino-5-chlorphenyl)phenylmethanon (Aminochlorbenzophenon)

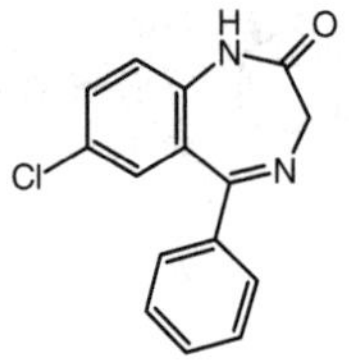

B. 7-Chlor-5-phenyl-1,3-dihydro-2*H*-1,4-benzodiazepin-2-on (Nordazepam)

E

4.07/2015

Ebastin

Ebastinum

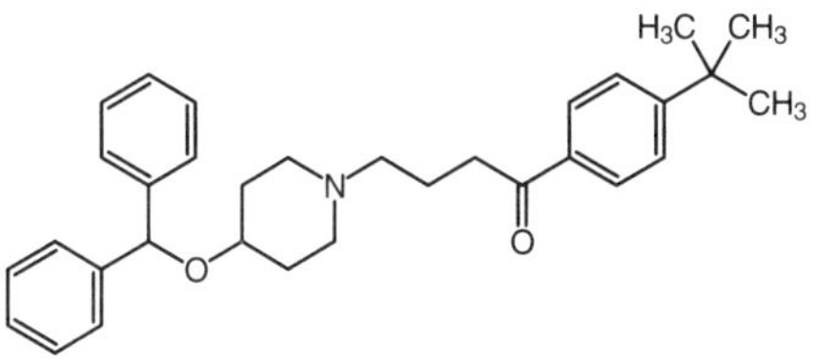

$C_{32}H_{39}NO_2$ M_r 469,7

Definition

1-[4-(1,1-Dimethylethyl)phenyl]-4-[4-(diphenylmeth=oxy)piperidin-1-yl]butan-1-on

Gehalt: 99,0 bis 101,0 Prozent (wasserfreie Substanz)

Eigenschaften

Aussehen: weißes, kristallines Pulver

Löslichkeit: praktisch unlöslich in Wasser, sehr leicht löslich in Dichlormethan, wenig löslich in Methanol

Schmelztemperatur: etwa 86 °C

Prüfung auf Identität

IR-Spektroskopie (2.2.24)

Vergleich: Ebastin-Referenzspektrum der Ph. Eur.

Prüfung auf Reinheit

Verwandte Substanzen: Flüssigchromatographie (2.2.29)

Die Lösungen sind vor Licht zu schützen.

Lösung A: 65 Volumteile Acetonitril *R* und 35 Volumteile einer Lösung von Phosphorsäure 85 % *R* (1,1 g · l⁻¹), die zuvor mit einer Lösung von Natriumhydroxid *R* (40 g · l⁻¹) auf einen pH-Wert von 5,0 eingestellt wurde, werden gemischt.

Untersuchungslösung: 0,125 g Substanz werden in der Lösung A zu 50,0 ml gelöst.

Referenzlösung a: 5,0 mg Ebastin-Verunreinigung C *CRS* und 5,0 mg Ebastin-Verunreinigung D *CRS* werden in der Lösung A zu 20,0 ml gelöst. 1,0 ml Lösung wird mit der Lösung A zu 100,0 ml verdünnt.

Referenzlösung b: 1,0 ml Untersuchungslösung wird mit der Lösung A zu 100,0 ml verdünnt. 1,0 ml dieser Lösung wird mit der Lösung A zu 10,0 ml verdünnt.

Säule
- Größe: l = 0,25 m, ∅ = 4,6 mm
- Stationäre Phase: cyanopropylsilyliertes Kieselgel zur Chromatographie *R* (5 µm)

Mobile Phase: eine Mischung von 35 Volumteilen Acetonitril *R* und 65 Volumteilen einer Lösung von Phosphorsäure 85 % *R* (1,1 g · l^{-1}), die zuvor mit einer Lösung von Natriumhydroxid *R* (40 g · l^{-1}) auf einen pH-Wert von 5,0 eingestellt wurde

Der Prozentgehalt an Acetonitril wird zwischen 30 und 40 Prozent (*V/V*) eingestellt, um für Ebastin eine Retentionszeit von etwa 110 min zu erreichen.

Durchflussrate: 1 ml · min^{-1}

Detektion: Spektrometer bei 210 nm

Einspritzen: 10 µl

Chromatographiedauer: 1,4fache Retentionszeit von Ebastin

Relative Retention (bezogen auf Ebastin)
- Verunreinigung A: etwa 0,04
- Verunreinigung B: etwa 0,05
- Verunreinigung D: etwa 0,20
- Verunreinigung C: etwa 0,22
- Verunreinigung F: etwa 0,42
- Verunreinigung G: etwa 0,57
- Verunreinigung E: etwa 1,14

Eignungsprüfung: Referenzlösung a
- Auflösung: mindestens 2,0 zwischen den Peaks von Verunreinigung D und Verunreinigung C

Grenzwerte
- Verunreinigungen A, B, C, D, E, F, G: jeweils nicht größer als die Fläche des Hauptpeaks im Chromatogramm der Referenzlösung b (0,1 Prozent)
- Jede weitere Verunreinigung: jeweils nicht größer als die Fläche des Hauptpeaks im Chromatogramm der Referenzlösung b (0,1 Prozent)
- Summe aller Verunreinigungen: nicht größer als das 4fache der Fläche des Hauptpeaks im Chromatogramm der Referenzlösung b (0,4 Prozent)
- Ohne Berücksichtigung bleiben: Peaks, deren Fläche kleiner ist als das 0,5fache der Fläche des Hauptpeaks im Chromatogramm der Referenzlösung b (0,05 Prozent)

Sulfat (2.4.13): höchstens 100 ppm

2,5 g Substanz werden in 25 ml verdünnter Salpetersäure *R* suspendiert. Die Suspension wird 10 min lang zum Rückfluss erhitzt, abgekühlt und filtriert. 15 ml Filtrat müssen der Grenzprüfung auf Sulfat entsprechen.

Wasser (2.5.12): höchstens 0,5 Prozent, mit 0,500 g Substanz bestimmt

Sulfatasche (2.4.14): höchstens 0,1 Prozent, mit 1,0 g Substanz bestimmt

E

Monographien

Gehaltsbestimmung

0,350 g Substanz, in 50 ml Essigsäure 99 % *R* gelöst, werden mit Perchlorsäure (0,1 mol · l^{-1}) titriert. Der Endpunkt wird mit Hilfe der Potentiometrie (2.2.20) bestimmt.

1 ml Perchlorsäure (0,1 mol · l^{-1}) entspricht 46,97 mg $C_{32}H_{39}NO_2$.

Lagerung

Vor Licht geschützt

Verunreinigungen

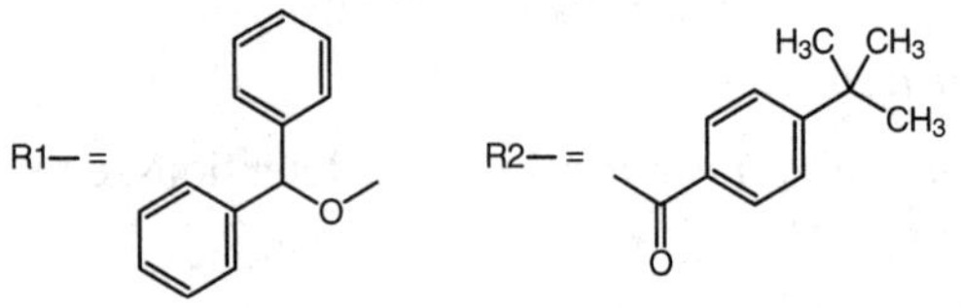

A. R1 – H:
Diphenylmethanol
(Benzhydrol)

B. R2 – CH_3:
1-[4-(1,1-Dimethylethyl)phenyl]ethanon

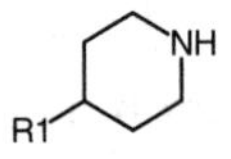

C. 4-(Diphenylmethoxy)piperidin

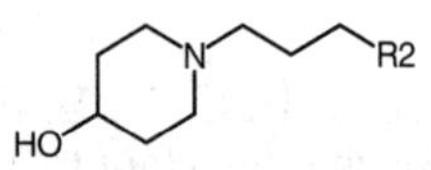

D. 1-[4-(1,1-Dimethylethyl)phenyl]-4-(4-hydroxypiperidin-1-yl)butan-1-on

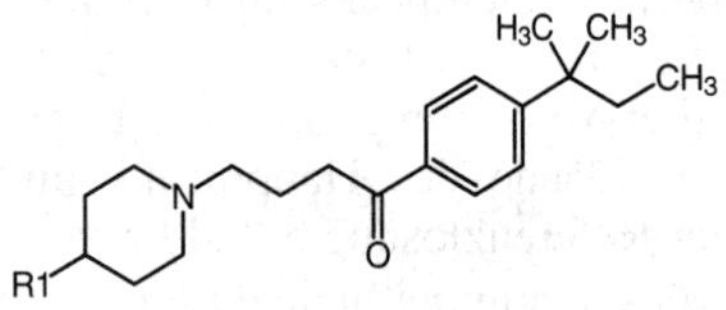

E. 1-[4-(1,1-Dimethylpropyl)phenyl]-4-[4-(diphenylmethoxy)piperidin-1-yl]butan-1-on

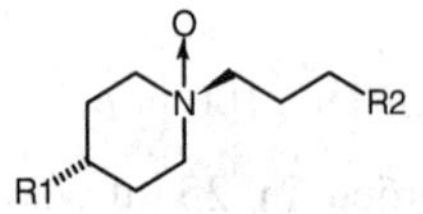

F. 1-[4-(1,1-Dimethylethyl)phenyl]-4-[*cis*-4-(diphenylmethoxy)-1-oxidopiperidin-1-yl]butan-1-on

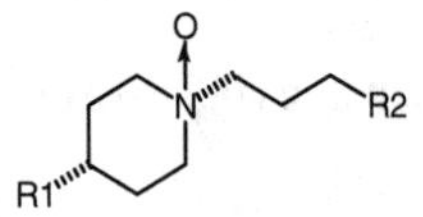

G. 1-[4-(1,1-Dimethylethyl)phenyl]-4-[*trans*-4-(diphenylmethoxy)-1-oxidopiperidin-1-yl]butan-1-on

4.07/0487

Ephedrinhydrochlorid

Ephedrini hydrochloridum

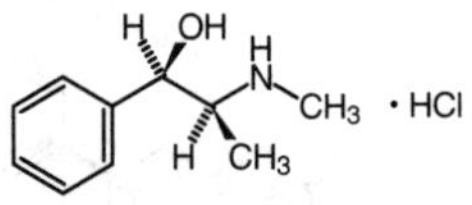

$C_{10}H_{16}ClNO$ M_r 201,7

Definition

(1*R*,2*S*)-2-Methylamino-1-phenylpropan-1-ol-hydrochlorid

Gehalt: 99,0 bis 101,0 Prozent (getrocknete Substanz)

Eigenschaften

Aussehen: weißes, kristallines Pulver oder farblose Kristalle

Löslichkeit: leicht löslich in Wasser, löslich in Ethanol

Schmelztemperatur: etwa 219 °C

Prüfung auf Identität

1: B, E
2: A, C, D, E

A. Spezifische Drehung (siehe „Prüfung auf Reinheit")

B. IR-Spektroskopie (2.2.24)

Vergleich: Ephedrinhydrochlorid *CRS*

C. Dünnschichtchromatographie (2.2.27)

Untersuchungslösung: 20 mg Substanz werden in Methanol *R* zu 10 ml gelöst.

Referenzlösung: 10 mg Ephedrinhydrochlorid *CRS* werden in Methanol *R* zu 5 ml gelöst.

Platte: DC-Platte mit Kieselgel *R*

Fließmittel: Dichlormethan *R*, konzentrierte Ammoniak-Lösung *R*, 2-Propanol *R* (5:15:80 *V/V/V*)

Auftragen: 10 µl

Laufstrecke: 2/3 der Platte

Trocknen: an der Luft

Detektion: Die Platte wird mit Ninhydrin-Lösung *R* besprüht und anschließend 5 min lang bei 110 °C erhitzt.

Ergebnis: Der Hauptfleck im Chromatogramm der Untersuchungslösung entspricht in Bezug auf Lage,

Farbe und Größe dem Hauptfleck im Chromatogramm der Referenzlösung.

D. Werden 0,1 ml Prüflösung (siehe „Prüfung auf Reinheit") mit 1 ml Wasser *R*, 0,2 ml Kupfer(II)-sulfat-Lösung *R* und 1 ml konzentrierter Natriumhydroxid-Lösung *R* versetzt, entsteht eine Violettfärbung. Wird die Lösung mit 2 ml Dichlormethan *R* versetzt und geschüttelt, färbt sich die untere (organische) Phase dunkelgrau und die obere (wässrige) Phase blau.

E. 5 ml Prüflösung werden mit 5 ml Wasser *R* versetzt. Die Lösung gibt die Identitätsreaktion a auf Chlorid (2.3.1).

Prüfung auf Reinheit

Prüflösung: 5,00 g Substanz werden in destilliertem Wasser *R* zu 50,0 ml gelöst.

Aussehen der Lösung: Die Prüflösung muss klar (2.2.1) und farblos (2.2.2, Methode II) sein.

Sauer oder alkalisch reagierende Substanzen: Werden 10 ml Prüflösung mit 0,1 ml Methylrot-Lösung *R* und 0,2 ml Natriumhydroxid-Lösung ($0{,}01\ mol \cdot l^{-1}$) versetzt, muss die Lösung gelb gefärbt sein. Nach Zusatz von 0,4 ml Salzsäure ($0{,}01\ mol \cdot l^{-1}$) muss die Lösung rot gefärbt sein.

Spezifische Drehung (2.2.7): –33,5 bis –35,5 (getrocknete Substanz)

12,5 ml Prüflösung werden mit Wasser *R* zu 25,0 ml verdünnt.

Verwandte Substanzen: Flüssigchromatographie (2.2.29)

Untersuchungslösung: 75 mg Substanz werden in der mobilen Phase zu 10 ml gelöst.

Referenzlösung a: 2,0 ml Untersuchungslösung werden mit der mobilen Phase zu 100,0 ml verdünnt. 1,0 ml dieser Lösung wird mit der mobilen Phase zu 10,0 ml verdünnt.

Referenzlösung b: 5 mg Substanz und 5 mg Pseudoephedrinhydrochlorid *CRS* werden in der mobilen Phase zu 50 ml gelöst.

Säule
- Größe: $l = 0{,}25$ m, $\varnothing = 4{,}6$ mm
- Stationäre Phase: phenylsilyliertes Kieselgel zur Chromatographie *R* (5 µm), sphärisch

Mobile Phase: eine Mischung von 6 Volumteilen Methanol *R* und 94 Volumteilen einer Lösung von Ammoniumacetat *R* ($11{,}6\ g \cdot l^{-1}$), die zuvor mit Essigsäure 99 % *R* auf einen pH-Wert von 4,0 eingestellt wurde

Durchflussrate: $1{,}0\ ml \cdot min^{-1}$

Detektion: Spektrometer bei 257 nm

Einspritzen: 20 µl

Chromatographiedauer: 2,5fache Retentionszeit von Ephedrin

Relative Retention (bezogen auf Ephedrin, t_R etwa 8 min)
- Verunreinigung B: etwa 1,1
- Verunreinigung A: etwa 1,4

Eignungsprüfung: Referenzlösung b
- Auflösung: mindestens 2,0 zwischen den Peaks von Ephedrin und Verunreinigung B

Grenzwerte
- Korrekturfaktor: Für die Berechnung des Gehalts wird die Peakfläche von Verunreinigung A mit Faktor 0,4 multipliziert.
- Verunreinigung A: nicht größer als die Fläche des Hauptpeaks im Chromatogramm der Referenzlösung a (0,2 Prozent)
- Jede weitere Verunreinigung: jeweils nicht größer als das 0,5fache der Fläche des Hauptpeaks im Chromatogramm der Referenzlösung a (0,1 Prozent)
- Summe aller Verunreinigungen ohne Verunreinigung A: nicht größer als das 2,5fache der Fläche des Hauptpeaks im Chromatogramm der Referenzlösung a (0,5 Prozent)
- Ohne Berücksichtigung bleiben: Peaks, deren Fläche kleiner ist als das 0,25fache der Fläche des Hauptpeaks im Chromatogramm der Referenzlösung a (0,05 Prozent)

Sulfat (2.4.13): höchstens 100 ppm, mit 15 ml Prüflösung bestimmt

Trocknungsverlust (2.2.32): höchstens 0,5 Prozent, mit 1,000 g Substanz durch Trocknen im Trockenschrank bei 100 bis 105 °C bestimmt

Sulfatasche (2.4.14): höchstens 0,1 Prozent, mit 1,0 g Substanz bestimmt

Gehaltsbestimmung

0,150 g Substanz, in 50 ml Ethanol 96 % *R* gelöst und mit 5,0 ml Salzsäure ($0{,}01\ mol \cdot l^{-1}$) versetzt, werden mit Natriumhydroxid-Lösung ($0{,}1\ mol \cdot l^{-1}$) titriert. Das zwischen den beiden mit Hilfe der Potentiometrie (2.2.20) bestimmten Wendepunkten zugesetzte Volumen wird abgelesen.

1 ml Natriumhydroxid-Lösung ($0{,}1\ mol \cdot l^{-1}$) entspricht 20,17 mg $C_{10}H_{16}ClNO$.

Lagerung

Vor Licht geschützt

Verunreinigungen

Spezifizierte Verunreinigungen:
(Beachten Sie den Hinweis zu den „Verunreinigungen" zu Anfang des Bands auf Seite B)

A

E

Monographien

Andere bestimmbare Verunreinigungen:

B

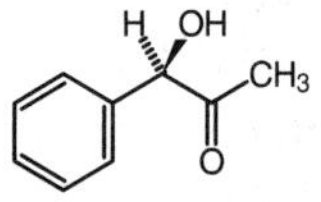

A. (–)-(1*R*)-1-Hydroxy-1-phenylpropan-2-on

B. Pseudoephedrin

4.07/1742

Esketaminhydrochlorid

Esketamini hydrochloridum

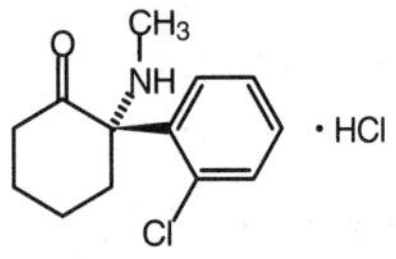

$C_{13}H_{17}Cl_2NO$ M_r 274,2

Definition

(2*S*)-2-(2-Chlorphenyl)-2-(methylamino)cyclohexanon-hydrochlorid

Gehalt: 99,0 bis 101,0 Prozent

Eigenschaften

Aussehen: weißes, kristallines Pulver

Löslichkeit: leicht löslich in Wasser und Methanol, löslich in Ethanol

Prüfung auf Identität

A. Spezifische Drehung (2.2.7): +85,0 bis +95,0

12,5 ml Prüflösung (siehe „Prüfung auf Reinheit") werden mit Wasser *R* zu 40,0 ml verdünnt.

B. IR-Spektroskopie (2.2.24)

Vergleich: Esketaminhydrochlorid-Referenzspektrum der Ph. Eur.

C. Die Substanz gibt die Identitätsreaktion a auf Chlorid (2.3.1).

Prüfung auf Reinheit

Prüflösung: 8,0 g Substanz werden in kohlendioxidfreiem Wasser *R* zu 50,0 ml gelöst.

Aussehen der Lösung: Die Prüflösung muss klar (2.2.1) und farblos (2.2.2, Methode II) sein.

pH-Wert (2.2.3): 3,5 bis 4,5

12,5 ml Prüflösung werden mit kohlendioxidfreiem Wasser *R* zu 20 ml verdünnt.

Verunreinigung D: Flüssigchromatographie (2.2.29)

Untersuchungslösung: 25,0 mg Substanz werden in Wasser *R* zu 100,0 ml gelöst.

Referenzlösung a: 5 mg Esketamin-Verunreinigung D *CRS* werden in Wasser *R* gelöst. Die Lösung wird mit 20 ml Untersuchungslösung versetzt und mit Wasser *R* zu 50 ml verdünnt. 10 ml dieser Lösung werden mit Wasser *R* zu 100 ml verdünnt.

Referenzlösung b: 5,0 ml Untersuchungslösung werden mit Wasser *R* zu 25,0 ml verdünnt. 5,0 ml dieser Lösung werden mit Wasser *R* zu 50,0 ml verdünnt.

Referenzlösung c: 2,5 ml Referenzlösung b werden mit Wasser *R* zu 10,0 ml verdünnt. 1,0 ml dieser Lösung wird mit Wasser *R* zu 10,0 ml verdünnt.

Vorsäule
- Größe: l = 0,01 m, ∅ = 3,0 mm
- Stationäre Phase: Kieselgel AGP zur chiralen Trennung *R* (5 µm)
- Temperatur: 30 °C

Säule
- Größe: l = 0,125 m, ∅ = 4,6 mm
- Stationäre Phase: Kieselgel AGP zur chiralen Trennung *R* (5 µm)
- Temperatur: 30 °C

Mobile Phase: 16 Volumteile Methanol *R* und 84 Volumteile einer Lösung von Kaliumdihydrogenphosphat *R* (6,8 g · l^{-1}), die zuvor mit Kaliumhydroxid *R* auf einen pH-Wert von 7,0 eingestellt wurde, werden gemischt.

Durchflussrate: 0,8 ml · min^{-1}

Detektion: Spektrometer bei 215 nm

Einspritzen: 20 µl

Chromatographiedauer: 20 min

Relative Retention (bezogen auf Esketamin, t_R etwa 10 min)
- Verunreinigung D: etwa 1,3

Eignungsprüfung
- Auflösung: mindestens 2,0 zwischen den Peaks von Esketamin und Verunreinigung D im Chromatogramm der Referenzlösung a
- Signal-Rausch-Verhältnis: mindestens 3 für den Hauptpeak im Chromatogramm der Referenzlösung c

Grenzwert
- Verunreinigung D: nicht größer als die Fläche des Hauptpeaks im Chromatogramm der Referenzlösung b (2,0 Prozent)

Verwandte Substanzen: Flüssigchromatographie (2.2.29)

Untersuchungslösung: 50,0 mg Substanz werden in der mobilen Phase zu 50,0 ml gelöst.

Referenzlösung a: 5 mg Ketamin-Verunreinigung A *CRS* werden in der mobilen Phase, falls erforderlich mit Hilfe von Ultraschall, zu 10 ml gelöst. 1 ml Lösung wird mit 0,5 ml Untersuchungslösung versetzt und mit der mobilen Phase zu 100 ml verdünnt. Diese Lösung ist unmittelbar vor Verwendung herzustellen.

Referenzlösung b: 1,0 ml Untersuchungslösung wird mit der mobilen Phase zu 10,0 ml verdünnt. 1,0 ml dieser Lösung wird mit der mobilen Phase zu 20,0 ml verdünnt.

Säule
- Größe: l = 0,125 m, ∅ = 4,0 mm
- Stationäre Phase: octadecylsilyliertes Kieselgel zur Chromatographie *R* (5 µm), sphärisch

Mobile Phase: 0,95 g Natriumhexansulfonat *R* werden in 1000 ml einer Mischung von 25 Volumteilen Acetonitril *R* und 75 Volumteilen Wasser *R* gelöst. Die Lösung wird mit 4 ml Essigsäure *R* versetzt.

Durchflussrate: 1,0 ml · min^{-1}

Detektion: Spektrometer bei 215 nm

Einspritzen: 20 µl

Chromatographiedauer: 10fache Retentionszeit von Esketamin

Relative Retention (bezogen auf Esketamin)
- Verunreinigung A: etwa 1,6
- Verunreinigung B: etwa 3,3
- Verunreinigung C: etwa 4,6

Eignungsprüfung: Referenzlösung a
- Retentionszeit: Esketamin zwischen 3,0 und 4,5 min
- Auflösung: mindestens 1,5 zwischen den Peaks von Esketamin und Verunreinigung A

Grenzwerte
- Verunreinigungen A, B, C: jeweils nicht größer als das 0,4fache der Fläche des Hauptpeaks im Chromatogramm der Referenzlösung b (0,2 Prozent)
- Jede weitere Verunreinigung: jeweils nicht größer als das 0,2fache der Fläche des Hauptpeaks im Chromatogramm der Referenzlösung b (0,1 Prozent)
- Summe aller Verunreinigungen: nicht größer als die Fläche des Hauptpeaks im Chromatogramm der Referenzlösung b (0,5 Prozent)
- Ohne Berücksichtigung bleiben: Peaks, deren Fläche kleiner ist als das 0,2fache der Fläche des Hauptpeaks im Chromatogramm der Referenzlösung b (0,1 Prozent)

Schwermetalle (2.4.8): höchstens 20 ppm

12,5 ml Prüflösung werden mit Wasser *R* zu 20 ml verdünnt. 12 ml dieser Lösung müssen der Grenzprüfung A entsprechen. Zur Herstellung der Referenzlösung wird die Blei-Lösung (2 ppm Pb) *R* verwendet.

Sulfatasche (2.4.14): höchstens 0,1 Prozent, mit 1,0 g Substanz bestimmt

Gehaltsbestimmung

0,200 g Substanz, in 50 ml Methanol *R* gelöst, werden nach Zusatz von 1,0 ml Salzsäure (0,1 mol · l^{-1}) mit Natriumhydroxid-Lösung (0,1 mol · l^{-1}) titriert. Das zwischen den beiden mit Hilfe der Potentiometrie (2.2.20) bestimmten Wendepunkten zugesetzte Volumen wird abgelesen.

1 ml Natriumhydroxid-Lösung (0,1 mol · l^{-1}) entspricht 27,42 mg $C_{13}H_{17}Cl_2NO$.

Lagerung

Vor Licht geschützt

Verunreinigungen

Spezifizierte Verunreinigungen:

(Beachten Sie den Hinweis zu den „Verunreinigungen“ zu Anfang des Bands auf Seite B)

A, B, C, D

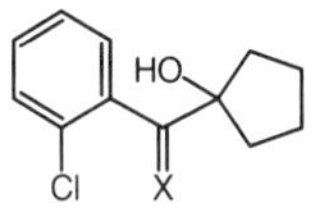

A. X = N–CH_3:
1-[(2-Chlorphenyl)(methylimino)methyl]cyclopentanol

C. X = O:
(2-Chlorphenyl)(1-hydroxycyclopentyl)methanon

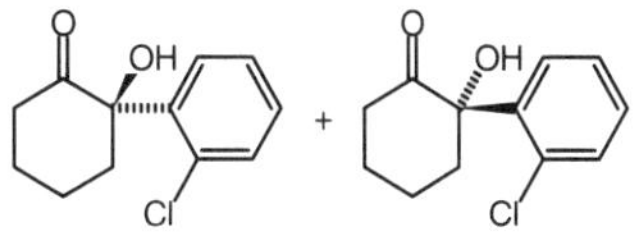

B. (2*RS*)-2-(2-Chlorphenyl)-2-hydroxycyclohexanon

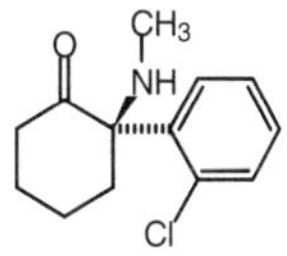

D. (2*R*)-2-(2-Chlorphenyl)-2-(methylamino)cyclohexanon
((*R*)-Ketamin)

4.07/1512

Konjugierte Estrogene

Estrogeni coniuncti

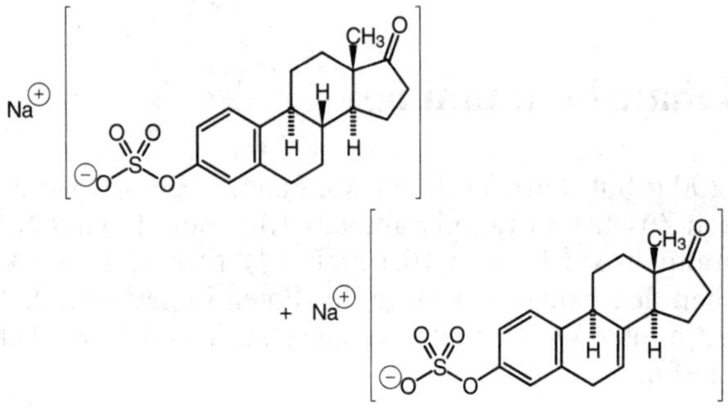

$C_{18}H_{21}O_5NaS + C_{18}H_{19}O_5NaS$ M_r 372,4 + 370,4

Definition

Konjugierte Estrogene sind ein Gemisch verschiedener Formen konjugierter Estrogene, die aus dem Urin trächtiger Stuten gewonnen oder durch Synthese hergestellt werden und in einem geeigneten, pulverförmigen Verdünnungsmittel dispergiert sind.

Die 2 Hauptkomponenten sind 17-Oxoestra-1,3,5(10)-trien-3-yl-natriumsulfat (Natriumestronsulfat) und 17-Oxoestra-1,3,5(10),7-tetraen-3-yl-natriumsulfat (Natriumequilinsulfat). Weitere Komponenten sind Natrium-17α-Estradiolsulfat, Natrium-17α-dihydroequilinsulfat und Natrium-17β-dihydroequilinsulfat.

Konjugierte Estrogene enthalten mindestens 52,5 und höchstens 61,5 Prozent Natriumestronsulfat, mindestens 22,5 und höchstens 30,5 Prozent Natriumequilinsulfat, mindestens 2,5 und höchstens 9,5 Prozent Natrium-17α-estradiolsulfat, mindestens 13,5 und höchstens 19,5 Prozent Natrium-17α-dihydroequilinsulfat, mindestens 0,5 Prozent und höchstens 4,0 Prozent Natrium-17β-dihydroequilinsulfat. Die Summe von Natriumestronsulfat und Natriumequilinsulfat beträgt mindestens 79,5 und höchstens 88,0 Prozent.

Alle Prozentangaben sind bezogen auf den in der Beschriftung angegebenen Gehalt.

Eigenschaften

Fast weißes bis bräunliches, amorphes Pulver

Prüfung auf Identität

A. Die bei „Gehaltsbestimmung" erhaltenen Chromatogramme werden ausgewertet. Die 2 Hauptpeaks von Estron und Equilin im Chromatogramm der Untersuchungslösung a entsprechen in Bezug auf Retentionszeit und Größe ungefähr den 2 Hauptpeaks im Chromatogramm der Referenzlösung a.

B. Das bei der Prüfung „Chromatographisches Profil" (siehe „Prüfung auf Reinheit") erhaltene Chromatogramm der Untersuchungslösung b wird ausgewertet. Das Chromatogramm zeigt zusätzliche Peaks, die 17α-Estradiol, 17α-Dihydroequilin und 17β-Dihydroequilin entsprechen, mit relativen Retentionen von etwa 0,24, 0,30 beziehungsweise 0,35, bezogen auf 3-*O*-Methylestron (Interner Standard).

Prüfung auf Reinheit

Chromatographisches Profil: Die Prüfung wird wie unter „Gehaltsbestimmung" beschrieben durchgeführt, mit folgenden zusätzlichen Angaben:

Untersuchungslösung b: Die Untersuchungslösung wird wie unter „Gehaltsbestimmung" beschrieben hergestellt, wobei keine Sulfatase zugesetzt wird und anstatt 3,0 ml der oberen Phase 6,0 ml verwendet werden. In gleicher Weise wird eine Blindlösung hergestellt.

Referenzlösung b: Die Referenzlösung wird wie unter „Gehaltsbestimmung" beschrieben hergestellt. Die Lösung wird vor dem Zusatz des Internen Standards 1:10 mit wasserfreiem Ethanol *R* verdünnt.

1 µl Referenzlösung a wird eingespritzt. Die Peakflächen von 17α-Dihydroequilin, Estron und 3-*O*-Methylestron, mit relativen Retentionen von 0,30, 0,80 beziehungsweise 1, bezogen auf 3-*O*-Methylestron, werden bestimmt.

1 µl Untersuchungslösung a wird eingespritzt. Die Lage der Peaks wird mit Hilfe ihrer relativen Retentionen von 1 und etwa 0,24, 0,29, 0,30, 0,35, 0,56, 0,64, 0,90 sowie 1,3, bezogen auf 3-*O*-Methylestron, bestimmt und ihre Flächen werden gemessen.

Der Prozentgehalt der Komponenten, die als Natriumsulfat-Salze auftreten, wird mit Hilfe der Formel (1) berechnet.

1 µl Referenzlösung b wird eingespritzt. Die Flächen der Peaks von Estron und 3-*O*-Methylestron, mit relativen Retentionen von etwa 0,80 beziehungsweise 1, bezogen auf 3-*O*-Methylestron, werden bestimmt.

1 µl Untersuchungslösung b wird eingespritzt. Die Lage der Peaks wird mit Hilfe ihrer relativen Retentionen von etwa 0,30, 0,80 und 0,87, bezogen auf 3-*O*-Methylestron, bestimmt und die Summe ihrer Flächen wird berechnet.

Der Prozentgehalt an 17α-Dihydroequilin, Estron und Equilin, die als freie Steroide auftreten, wird mit Hilfe der Formel (2) berechnet:

$$\frac{S'_A \cdot S_I \cdot m_R \cdot 137{,}8 \cdot 1000}{S_R \cdot S'_I \cdot m \cdot LC} \qquad (1)$$

$$\frac{S'_{FS} \cdot S_I \cdot m_E \cdot 100 \cdot 1000}{S_E \cdot S'_I \cdot m \cdot LC} \qquad (2)$$

S_I = Peakfläche des Internen Standards im Chromatogramm der entsprechenden Referenzlösung

S'_I = Peakfläche des Internen Standards im Chromatogramm der entsprechenden Untersuchungslösung
S_R = Peakfläche der Referenzsubstanz (Tab. 1512-1) im Chromatogramm der entsprechenden Referenzlösung
S'_A = Peakfläche der zu bestimmenden Substanz im Chromatogramm der entsprechenden Untersuchungslösung
m_R = Masse der Referenzsubstanz (Tab. 1512-1) in der entsprechenden Referenzlösung in Milligramm
m = Masse der Substanz in der entsprechenden Untersuchungslösung in Milligramm
S'_{FS} = Summe der Peakflächen von 17α-Dihydroequilin, Estron und Equilin im Chromatogramm der entsprechenden Untersuchungslösung
S_E = Peakfläche von Estron *CRS* im Chromatogramm der entsprechenden Referenzlösung
m_E = Masse von Estron *CRS* in der entsprechenden Referenzlösung in Milligramm
LC = in der Beschriftung angegebener Gehalt in Milligramm je Gramm Substanz

Die Prozentgehalte müssen innerhalb folgender Grenzen liegen:

Natrium-17α-estradiolsulfat	2,5 bis 9,5 Prozent
Natrium-17α-dihydroequilinsulfat	13,5 bis 19,5 Prozent
Natrium-17β-dihydroequilinsulfat	0,5 bis 4,0 Prozent
Natrium-17β-estradiolsulfat	höchstens 2,25 Prozent
Natrium-17α-dihydroequileninsulfat	höchstens 3,25 Prozent
Natrium-17β-dihydroequileninsulfat	höchstens 2,75 Prozent
Natrium-8,9-didehydroestronsulfat	höchstens 6,25 Prozent
Natriumequileninsulfat	höchstens 5,5 Prozent
Summe an Estron, Equilin und 17α-Dihydroequilin	höchstens 1,3 Prozent

Gehaltsbestimmung

Die Bestimmung erfolgt mit Hilfe der Gaschromatographie (2.2.28) unter Verwendung von 3-*O*-Methylestron *R* als Interner Standard.

Interner-Standard-Lösung: 8 mg 3-*O*-Methylestron *R* werden in 10,0 ml wasserfreiem Ethanol *R* gelöst. 2,0 ml Lösung werden mit wasserfreiem Ethanol *R* zu 10,0 ml verdünnt.

Acetat-Pufferlösung pH 5,2: 10 g Natriumacetat *R* werden in 100 ml Wasser *R* gelöst. Nach Zusatz von 10 ml verdünnter Essigsäure *R* wird die Lösung mit Wasser *R* zu 500 ml verdünnt. Die Lösung wird auf einen pH-Wert von 5,2 ± 0,1 eingestellt.

Untersuchungslösung a: Unter Berücksichtigung des in der Beschriftung angegebenen Gehalts wird eine genau gewogene Menge Substanz, entsprechend etwa 2 mg konjugierter Estrogene, in ein 50-ml-Zentrifugenglas eingewogen, das 15 ml Acetat-Pufferlösung pH 5,2 und 1 g Bariumchlorid *R* enthält. Das Zentrifugenglas wird dicht verschlossen und 30 min lang geschüttelt. Falls erforderlich wird der pH-Wert der Lösung mit Essigsäure *R* oder einer Lösung von Natriumacetat *R* ($120\ g \cdot l^{-1}$) auf 5,0 ± 0,5 eingestellt. Die Lösung wird 30 s lang im Ultraschallbad behandelt und anschließend 30 min lang geschüttelt. Nach Zusatz einer geeigneten Sulfatase-Zubereitung, die 2500 Einheiten entspricht, wird die Mischung 10 min lang im Wasserbad von 50 ± 1 °C mechanisch geschüttelt. Das Zentrifugenglas wird von Hand geschwenkt, erneut 10 min lang im Wasserbad mechanisch geschüttelt und anschließend erkalten gelassen. Nach Zusatz von 15,0 ml Dichlorethan *R* wird das Zentrifugenglas sofort dicht verschlossen und 15 min lang geschüttelt. Die Mischung wird 10 min lang, oder bis die untere Phase klar ist, zentrifugiert. Die organische Phase wird in ein Reagenzglas mit Schraubverschluss überführt, mit 5 g wasserfreiem Natriumsulfat *R* versetzt und anschließend geschüttelt. Die Lösung wird so lange stehen gelassen, bis sie klar ist. Die Lösung muss so aufbe-

E

Monographien

Tabelle 1512-1

Relative Retention (bezogen auf 3-*O*-Methylestron)	**zu bestimmende Substanz**	**quantifiziert, bezogen auf die *CRS***	**vorhanden als**
0,24	17α-Estradiol	17α-Dihydroequilin *CRS*	Natriumsulfat
0,29	17β-Estradiol	Estron *CRS*	Natriumsulfat
0,30	17α-Dihydroequilin	17α-Dihydroequilin *CRS*	freies Steroid, Natriumsulfat („Gehaltsbestimmung“)
0,35	17β-Dihydroequilin	17α-Dihydroequilin *CRS*	Natriumsulfat
0,56	17α-Dihydroequilenin	Estron *CRS*	Natriumsulfat
0,64	17β-Dihydroequilenin	Estron *CRS*	Natriumsulfat
0,80	Estron	Estron *CRS*	freies Steroid, Natriumsulfat („Gehaltsbestimmung“)
0,87	Equilin	Equilin *CRS*	freies Steroid, Natriumsulfat („Gehaltsbestimmung“)
0,90	8,9-Didehydroestron	Estron *CRS*	Natriumsulfat
1	3-*O*-Methylestron	(Interner Standard)	
1,3	Equilenin	Estron *CRS*	Natriumsulfat

wahrt werden, dass Verluste durch Verdunsten verhindert werden.

3,0 ml der klaren Lösung werden in einem geeigneten Zentrifugenglas mit Schraubverschluss mit 1,0 ml Interner-Standard-Lösung versetzt. Die Mischung wird mit Hilfe eines Stroms von Stickstoff *R* zur Trockne eingedampft, wobei die Temperatur 50 °C nicht überschreiten darf. Der getrocknete Rückstand wird mit 15 µl wasserfreiem Pyridin *R* und 65 µl *N,O*-Bis(trimethylsilyl)-trifluoracetamid *R*, das 1 Prozent Chlortrimethylsilan *R* enthält, versetzt. Das Zentrifugenglas wird sofort dicht verschlossen, der Inhalt gründlich gemischt und 15 min lang stehen gelassen. Nach Zusatz von 0,5 ml Toluol *R* wird der Inhalt mechanisch gemischt.

Referenzlösung a: 8 mg Estron *CRS*, 7 mg Equilin *CRS* und 5 mg 17α-Dihydroequilin *CRS* werden getrennt in 10,0 ml wasserfreiem Ethanol *R* gelöst. 2,0 ml der Estron-Lösung, 1,0 ml der Equilin-Lösung und 1,0 ml der 17α-Dihydroequilin-Lösung werden gemischt und mit wasserfreiem Ethanol *R* zu 10,0 ml verdünnt. 1,0 ml dieser Lösung wird in einem Zentrifugenglas mit Schraubverschluss mit 1,0 ml Interner-Standard-Lösung versetzt. Die Mischung wird mit Hilfe eines Stroms von Stickstoff *R* zur Trockne eingedampft, wobei die Temperatur 50 °C nicht überschreiten darf. Der getrocknete Rückstand wird mit 15 µl wasserfreiem Pyridin *R* und 65 µl *N,O*-Bis(trimethylsilyl)trifluoracetamid *R*, das 1 Prozent Chlortrimethylsilan *R* enthält, versetzt. Das Zentrifugenglas wird sofort dicht verschlossen, gemischt und 15 min lang stehen gelassen. Anschließend wird die Lösung mit 0,5 ml Toluol *R* versetzt.

Die Chromatographie kann durchgeführt werden mit
- einer Kapillarsäule aus Quarzglas von 15 m Länge und 0,25 mm innerem Durchmesser, belegt mit Poly[(cyanopropyl)methylphenylmethyl]siloxan *R* (Filmdicke 0,25 µm)
- Wasserstoff zur Chromatographie *R* als Trägergas bei einer Durchflussrate von 2 ml je Minute
- einem Flammenionisationsdetektor
- einem Split-Verhältnis von 1:20 bis 1:30.

Die Temperatur der Säule wird bei 220 °C, die des Probeneinlasses und des Detektors bei 260 °C gehalten. Die Temperatur und die Durchflussrate des Trägergases werden so eingestellt, dass die geforderte Auflösung erhalten wird.

1 µl Referenzlösung a wird eingespritzt. Die relative Retention, bezogen auf 3-*O*-Methylestron, beträgt für 17α-Dihydroequilin etwa 0,30, für Estron etwa 0,80 und für Equilin etwa 0,87.

Die Bestimmung darf nur ausgewertet werden, wenn die Auflösung zwischen den Peaks von Estron und Equilin mindestens 1,2 und die relative Standardabweichung für das Verhältnis der Peakfläche von Estron zu der des Internen Standards, an mindestens 6 Einspritzungen bestimmt, höchstens 2,0 Prozent beträgt.

1 µl Referenzlösung a wird eingespritzt. Die Flächen der Peaks von Estron oder Equilin und 3-*O*-Methylestron werden bestimmt.

1 µl Untersuchungslösung a wird eingespritzt. Die Flächen der Peaks von Estron, Equilin und 3-*O*-Methylestron werden bestimmt.

Der Prozentgehalt an Natriumestronsulfat und Natriumequilinsulfat wird mit Hilfe der Formel (1) (siehe „Chromatographisches Profil") berechnet.

Beschriftung

Die Beschriftung gibt an
- Namen der Komponenten
- Gehalte der Komponenten
- Art des Verdünnungsmittels.

Verunreinigungen, weitere Komponenten

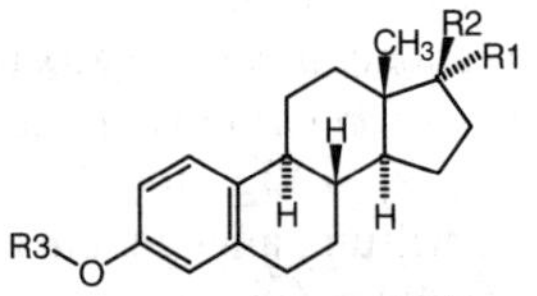

A. R1 = OH, R2 = H, R3 = SO_3Na:
17α-Hydroxyestra-1,3,5(10)-trien-3-yl-natriumsulfat
(Natrium-17α-estradiolsulfat)

D. R1 = H, R2 = OH, R3 = SO_3Na:
17β-Hydroxyestra-1,3,5(10)-trien-3-yl-natriumsulfat
(Natrium-17β-estradiolsulfat)

I. R1 + R2 = O, R3 = H:
3-Hydroxyestra-1,3,5(10)-trien-17-on
(Estron)

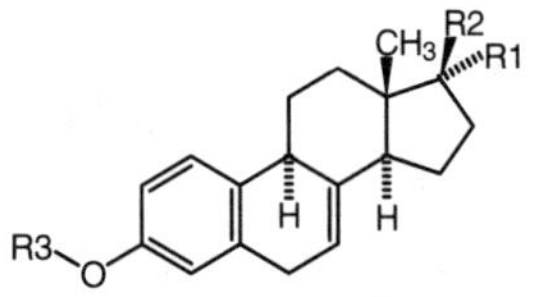

B. R1 = OH, R2 = H, R3 = SO_3Na:
17α-Hydroxyestra-1,3,5(10),7-tetraen-3-yl-natrium=sulfat
(Natrium-17α-dihydroequilinsulfat)

C. R1 = H, R2 = OH, R3 = SO_3Na:
17β-Hydroxyestra-1,3,5(10),7-tetraen-3-yl-natrium=sulfat
(Natrium-17β-dihydroequilinsulfat)

J. R1 + R2 = O, R3 = H:
3-Hydroxyestra-1,3,5(10),7-tetraen-17-on
(Equilin)

K. R1 = OH, R2 = R3 = H:
Estra-1,3,5(10),7-tetraen-3,17α-diol
(17α-Dihydroequilin)

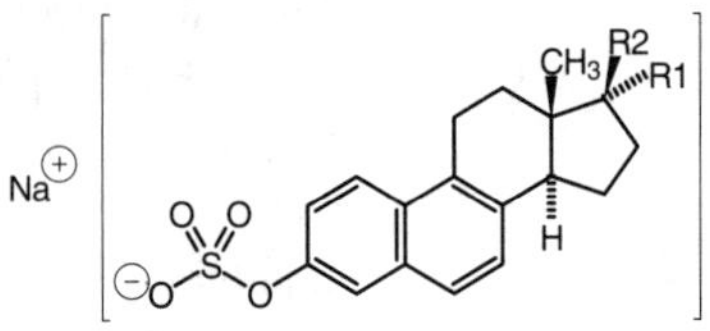

E. R1 = OH, R2 = H:
17α-Hydroxyestra-1,3,5(10),6,8-pentaen-3-yl-natri=umsulfat
(Natrium-17α-dihydroequileninsulfat)

F. R1 = H, R2 = OH:
17β-Hydroxyestra-1,3,5(10),6,8-pentaen-3-yl-natriumsulfat
(Natrium-17β-dihydroequileninsulfat)

H. R1 + R2 = O:
17-Oxoestra-1,3,5(10),6,8-pentaen-3-yl-natriumsulfat
(Natriumequileninsulfat)

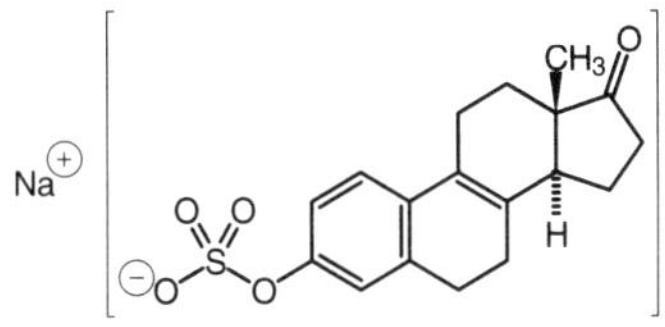

G. 17-Oxoestra-1,3,5(10),8-tetraen-3-yl-natriumsulfat
(Natrium-8,9-didehydroestronsulfat)

4.07/0491

Ethylmorphinhydrochlorid

Ethylmorphini hydrochloridum

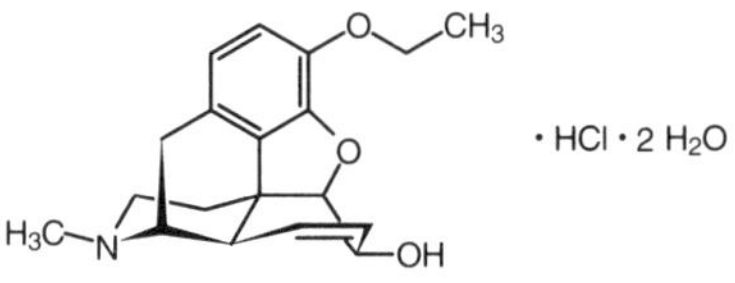

$C_{19}H_{24}ClNO_3 \cdot 2\,H_2O$ M_r 385,9

Definition

7,8-Didehydro-4,5α-epoxy-3-ethoxy-17-methylmorphinan-6α-ol-hydrochlorid-Dihydrat

Gehalt: 99,0 bis 101,0 Prozent (wasserfreie Substanz)

Eigenschaften

Aussehen: weißes bis fast weißes, kristallines Pulver

Löslichkeit: löslich in Wasser und Ethanol, praktisch unlöslich in Cyclohexan

Prüfung auf Identität

1: A, D
2: B, C, D

A. IR-Spektroskopie (2.2.24)

Vergleich: Referenzspektrum von Ethylmorphinhydrochlorid der Ph. Eur.

B. 0,5 g Substanz werden in einem Reagenzglas in 6 ml Wasser *R* gelöst. Nach Zusatz von 15 ml Natriumhydroxid-Lösung (0,1 mol · l^{-1}) entsteht beim Reiben mit einem Glasstab an der Reagenzglaswand ein weißer, kristalliner Niederschlag. Der Niederschlag wird gesammelt, gewaschen und in 20 ml Wasser *R* von 80 °C gelöst. Nach dem Filtrieren wird die Lösung in einer Eis-Wasser-Mischung gekühlt. Die Schmelztemperatur (2.2.14) der Kristalle beträgt nach 12 h langem Trocknen im Vakuum 85 bis 89 °C.

C. Etwa 10 mg Substanz werden mit 1 ml Schwefelsäure *R* und 0,05 ml Eisen(III)-chlorid-Lösung *R* 2 versetzt. Beim Erhitzen im Wasserbad entsteht eine Blaufärbung, die nach Zusatz von 0,05 ml Salpetersäure *R* nach Rot umschlägt.

D. Die Prüflösung (siehe „Prüfung auf Reinheit") gibt die Identitätsreaktion a auf Chlorid (2.3.1).

Prüfung auf Reinheit

Prüflösung: 0,500 g Substanz werden in kohlendioxidfreiem Wasser *R* zu 25,0 ml gelöst.

Aussehen der Lösung: Die Prüflösung muss klar (2.2.1) und darf nicht stärker gefärbt sein als die Farbvergleichslösung BG_6 (2.2.2, Methode II).

Sauer oder alkalisch reagierende Substanzen: Werden 10 ml Prüflösung mit 0,05 ml Methylrot-Lösung *R* und 0,2 ml Salzsäure (0,02 mol · l^{-1}) versetzt, muss die Lösung rot gefärbt sein. Nach Zusatz von 0,4 ml Natriumhydroxid-Lösung (0,02 mol · l^{-1}) muss sich eine Gelbfärbung entwickeln.

Spezifische Drehung (2.2.7): –102 bis –105 (wasserfreie Substanz), an der Prüflösung bestimmt

Verwandte Substanzen: Flüssigchromatographie (2.2.29)

Untersuchungslösung: 50,0 mg Substanz werden in der mobilen Phase zu 20,0 ml gelöst.

Referenzlösung a: 1,0 ml Untersuchungslösung wird mit der mobilen Phase zu 25,0 ml verdünnt. 1,0 ml dieser Lösung wird mit der mobilen Phase zu 20,0 ml verdünnt.

Referenzlösung b: 12,5 mg Codein *R* werden in der mobilen Phase zu 5,0 ml gelöst.

Referenzlösung c: 0,5 ml Referenzlösung b werden mit der mobilen Phase zu 100,0 ml verdünnt.

Referenzlösung d: 1,0 ml Untersuchungslösung wird mit 1,0 ml Referenzlösung b versetzt und mit der mobilen Phase zu 50,0 ml verdünnt.

Säule
- Größe: l = 0,25 m, ∅ = 4,6 mm
- Stationäre Phase: octylsilyliertes Kieselgel zur Chromatographie *R* (5 µm)
- Temperatur: 30 °C

Mobile Phase: Eine Mischung von 12,5 ml Essigsäure 99 % *R* und 5 ml einer 20-prozentigen Lösung (*V/V*) von

Triethylamin *R* in einer Mischung gleicher Volumteile Methanol *R* und Wasser *R* wird mit 1,25 g Natriumheptansulfonat *R* versetzt. Diese Mischung wird mit Wasser *R* zu 1000 ml verdünnt. 550 ml dieser Lösung werden mit 450 ml Methanol *R* versetzt.

Durchflussrate: 1 ml · min^{-1}

Detektion: Spektrometer bei 230 nm

Einspritzen: 10 µl

Chromatographiedauer: 4fache Retentionszeit von Ethylmorphin

Relative Retention (bezogen auf Ethylmorphin, t_R etwa 6,2 min)
- Verunreinigung B: etwa 0,7
- Verunreinigung C: etwa 0,8
- Verunreinigung D: etwa 1,3
- Verunreinigung A: etwa 2,5

Eignungsprüfung: Referenzlösung d
- Auflösung: mindestens 5 zwischen den Peaks von Verunreinigung C und Ethylmorphin

Grenzwerte
- Korrekturfaktor: Für die Berechnung des Gehalts wird die Peakfläche von Verunreinigung D mit Faktor 0,4 multipliziert.
- Verunreinigungen A, B, D: jeweils nicht größer als die Fläche des Hauptpeaks im Chromatogramm der Referenzlösung a (0,2 Prozent)
- Verunreinigung C: nicht größer als die Fläche des Hauptpeaks im Chromatogramm der Referenzlösung c (0,5 Prozent)
- Jede weitere Verunreinigung: jeweils nicht größer als das 0,5fache der Fläche des Hauptpeaks im Chromatogramm der Referenzlösung a (0,1 Prozent)
- Summe aller Verunreinigungen außer Verunreinigung C: nicht größer als das 2,5fache der Fläche des Hauptpeaks im Chromatogramm der Referenzlösung a (0,5 Prozent)
- Ohne Berücksichtigung bleiben: Peaks, deren Fläche kleiner ist als das 0,25fache der Fläche des Hauptpeaks im Chromatogramm der Referenzlösung a (0,05 Prozent)

Wasser (2.5.12): 8,0 bis 10,0 Prozent, mit 0,250 g Substanz bestimmt

Sulfatasche (2.4.14): höchstens 0,1 Prozent, mit 1,0 g Substanz bestimmt

Gehaltsbestimmung

0,300 g Substanz, in einer Mischung von 5 ml Salzsäure (0,01 mol · l^{-1}) und 30 ml Ethanol 96 % *R* gelöst, werden mit Natriumhydroxid-Lösung (0,1 mol · l^{-1}) titriert. Das zwischen den beiden mit Hilfe der Potentiometrie (2.2.20) bestimmten Wendepunkten zugesetzte Volumen wird abgelesen.

1 ml Natriumhydroxid-Lösung (0,1 mol · l^{-1}) entspricht 34,99 mg $C_{19}H_{24}ClNO_3$.

Lagerung

Vor Licht geschützt

Verunreinigungen

Spezifizierte Verunreinigungen:

(Beachten Sie den Hinweis zu den „Verunreinigungen" zu Anfang des Bands auf Seite B)

A, B, C, D

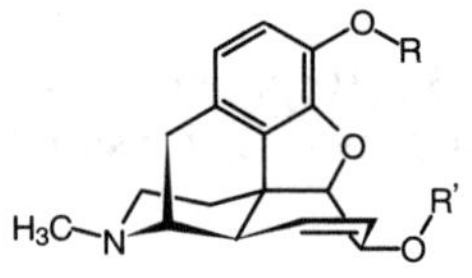

A. R = R′ = C_2H_5:
7,8-Didehydro-4,5α-epoxy-3,6α-diethoxy-17-methylmorphinan

B. R = R′ = H:
Morphin

C. R = CH_3, R′ = H:
Codein

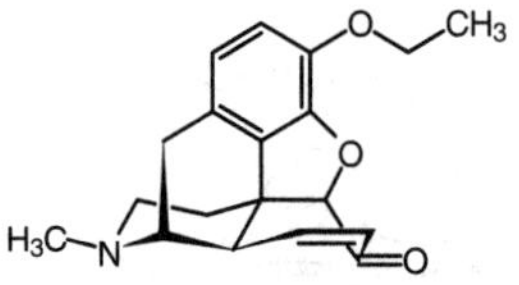

D. 7,8-Didehydro-4,5α-epoxy-3-ethoxy-17-methylmorphinan-6-on
(Ethylmorphinon)

4.07/1205

Etilefrinhydrochlorid

Etilefrini hydrochloridum

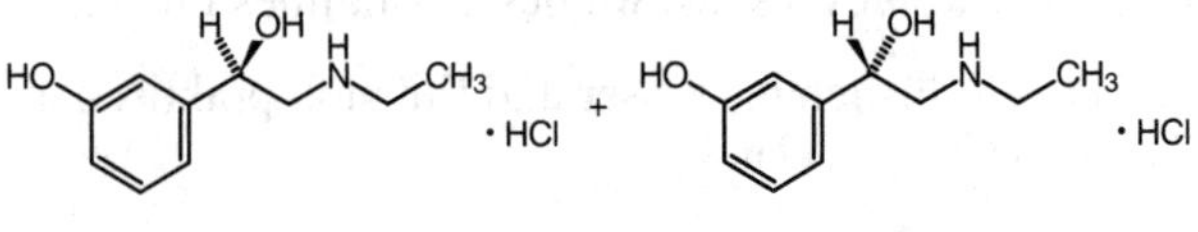

$C_{10}H_{16}ClNO_2$ M_r 217,7

Definition

(1*RS*)-2-(Ethylamino)-1-(3-hydroxyphenyl)ethanol-hydrochlorid

Gehalt: 98,0 bis 101,0 Prozent (getrocknete Substanz)

Eigenschaften

Aussehen: weißes, kristallines Pulver oder farblose Kristalle.

Löslichkeit: leicht löslich in Wasser, löslich in Ethanol, praktisch unlöslich in Dichlormethan

Prüfung auf Identität

1: B, E
2: A, C, D, E

A. Schmelztemperatur (2.2.14): 118 bis 122 °C

B. IR-Spektroskopie (2.2.24)

Probenvorbereitung: Presslinge aus Kaliumchlorid *R*

Vergleich: Etilefrinhydrochlorid *CRS*

C. Dünnschichtchromatographie (2.2.27)

Die Lösungen sind unter Ausschluss direkter Lichteinwirkung herzustellen. Die Chromatographie muss unter Lichtschutz ausgeführt werden.

Untersuchungslösung: 25 mg Substanz werden in Methanol *R* zu 5 ml gelöst.

Referenzlösung a: 25 mg Etilefrinhydrochlorid *CRS* werden in Methanol *R* zu 5 ml gelöst.

Referenzlösung b: 10 mg Phenylephrinhydrochlorid *CRS* werden in 2 ml Referenzlösung a gelöst. Die Lösung wird mit Methanol *R* zu 10 ml verdünnt.

Platte: DC-Platte mit Kieselgel *R*

Fließmittel: konzentrierte Ammoniak-Lösung *R*, Methanol *R*, Dichlormethan *R* (5:25:70 *V/V/V*)

Auftragen: 5 µl

Laufstrecke: 15 cm

Trocknen: im Warmluftstrom

Detektion: Die Platte wird mit einer Lösung von Kaliumpermanganat *R* ($10\ g \cdot l^{-1}$) besprüht und nach 15 min im Tageslicht ausgewertet.

Eignungsprüfung: Referenzlösung b

Das Chromatogramm der Referenzlösung muss deutlich voneinander getrennt 2 Flecke zeigen.

Ergebnis: Der Hauptfleck im Chromatogramm der Untersuchungslösung entspricht in Bezug auf Lage, Farbe und Größe dem Hauptfleck im Chromatogramm der Referenzlösung a.

D. Werden 0,2 ml Prüflösung (siehe „Prüfung auf Reinheit") mit 1 ml Wasser *R*, 0,1 ml Kupfer(II)-sulfat-Lösung *R* und 1 ml konzentrierter Natriumhydroxid-Lösung *R* versetzt, entsteht eine Blaufärbung. Wird die Mischung nach Zusatz von 2 ml Ether *R* geschüttelt, ist die obere Phase farblos.

E. 1 ml Prüflösung wird mit Wasser *R* zu 10 ml verdünnt. Die Lösung gibt die Identitätsreaktion a auf Chlorid (2.3.1).

Prüfung auf Reinheit

Prüflösung: 2,50 g Substanz werden in kohlendioxidfreiem Wasser *R*, das aus destilliertem Wasser *R* hergestellt wurde, zu 50,0 ml gelöst.

Aussehen der Lösung: Die Prüflösung muss klar (2.2.1) und farblos (2.2.2, Methode II) sein.

Sauer oder alkalisch reagierende Substanzen: 4 ml Prüflösung werden mit kohlendioxidfreiem Wasser *R* zu 10 ml verdünnt. Nach Zusatz von 0,1 ml Methylrot-Lösung *R* und 0,2 ml Natriumhydroxid-Lösung ($0{,}01\ mol \cdot l^{-1}$) muss die Lösung gelb gefärbt sein. Bis zum Farbumschlag nach Rot dürfen höchstens 0,4 ml Salzsäure ($0{,}01\ mol \cdot l^{-1}$) verbraucht werden.

Optische Drehung (2.2.7): –0,10 bis +0,10°, an der Prüflösung bestimmt

Verwandte Substanzen: Flüssigchromatographie (2.2.29)

Untersuchungslösung: 50,0 mg Substanz werden in Wasser *R* zu 50,0 ml gelöst.

Referenzlösung a: 1,0 ml Untersuchungslösung wird mit Wasser *R* zu 10,0 ml verdünnt. 1,0 ml dieser Lösung wird mit Wasser *R* zu 50,0 ml verdünnt.

Referenzlösung b: 10,0 mg Etilefrin-Verunreinigung A *CRS* werden in Wasser *R* zu 50,0 ml gelöst. 1,0 ml Lösung wird mit Wasser *R* zu 50,0 ml verdünnt.

Referenzlösung c: 10,0 ml Referenzlösung a werden mit 5,0 ml Referenzlösung b versetzt und mit Wasser *R* zu 20,0 ml verdünnt.

Säule
- Größe: $l = 0{,}25$ m, $\varnothing = 4{,}6$ mm
- Stationäre Phase: octylsilyliertes Kieselgel zur Chromatographie *R* (5 µm)

Mobile Phase: 35 Volumteile Acetonitril *R* und 65 Volumteile einer Lösung von Natriumdodecylsulfat *R* ($1{,}1\ g \cdot l^{-1}$), die zuvor mit Phosphorsäure 85 % *R* auf einen pH-Wert von 2,3 eingestellt wurde, werden gemischt.

Durchflussrate: $1\ ml \cdot min^{-1}$

Detektion: Spektrometer bei 220 nm

Einspritzen: 20 µl

Chromatographiedauer: 5fache Retentionszeit von Etilefrin

Relative Retention (bezogen auf Etilefrin, t_R etwa 9 min)
- Verunreinigung E: etwa 0,5
- Verunreinigung C: etwa 0,8
- Verunreinigung B: etwa 0,9
- Verunreinigung A: etwa 1,2
- Verunreinigung F: etwa 1,7
- Verunreinigung D: etwa 4,5

Eignungsprüfung: Referenzlösung c
- Auflösung: mindestens 2,5 zwischen den Peaks von Etilefrin und Verunreinigung A

E

Monographien

Grenzwerte
- Verunreinigung A: nicht größer als die Fläche des Hauptpeaks im Chromatogramm der Referenzlösung b (0,4 Prozent)
- Verunreinigungen B, C, D, E: jeweils nicht größer als die Fläche des Hauptpeaks im Chromatogramm der Referenzlösung a (0,2 Prozent)
- Jede weitere Verunreinigung: jeweils nicht größer als das 0,5fache der Fläche des Hauptpeaks im Chromatogramm der Referenzlösung a (0,1 Prozent)
- Summe aller Verunreinigungen ohne Verunreinigung A: nicht größer als das 5fache der Fläche des Hauptpeaks im Chromatogramm der Referenzlösung a (1 Prozent)
- Ohne Berücksichtigung bleiben: Peaks, deren Fläche kleiner ist als das 0,1fache der Fläche des Hauptpeaks im Chromatogramm der Referenzlösung a (0,02 Prozent); Lösungsmittelpeaks

Sulfat (2.4.13): höchstens 200 ppm, mit 15 ml Prüflösung bestimmt

Schwermetalle (2.4.8): höchstens 20 ppm

2,0 g Substanz werden in 20 ml Wasser *R* gelöst. 12 ml Lösung müssen der Grenzprüfung A entsprechen. Zur Herstellung der Referenzlösung wird die Blei-Lösung (2 ppm Pb) *R* verwendet.

Trocknungsverlust (2.2.32): höchstens 0,5 Prozent, mit 1,000 g Substanz durch Trocknen im Trockenschrank bei 100 bis 105 °C bestimmt

Sulfatasche (2.4.14): höchstens 0,1 Prozent, mit 1,0 g Substanz bestimmt

Gehaltsbestimmung

0,150 g Substanz werden in einer Mischung von 20 ml wasserfreier Essigsäure *R* und 50 ml Acetanhydrid *R* gelöst und mit Perchlorsäure (0,1 mol · l^{-1}) titriert. Der Endpunkt wird mit Hilfe der Potentiometrie (2.2.20) bestimmt.

1 ml Perchlorsäure (0,1 mol · l^{-1}) entspricht 21,77 mg $C_{10}H_{16}ClNO_2$.

Lagerung

Dicht verschlossen, vor Licht geschützt

Verunreinigungen

Spezifizierte Verunreinigungen:

(Beachten Sie den Hinweis zu den „Verunreinigungen" zu Anfang des Bands auf Seite B)

A, B, C, D, E

Andere bestimmbare Verunreinigungen:

F

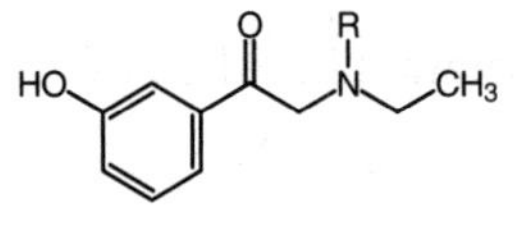

A. R = H:
2-(Ethylamino)-1-(3-hydroxyphenyl)ethanon
(Etilefron)

D. R = CH_2–C_6H_5:
2-(Benzylethylamino)-1-(3-hydroxyphenyl)ethanon
(Benzyletilefron)

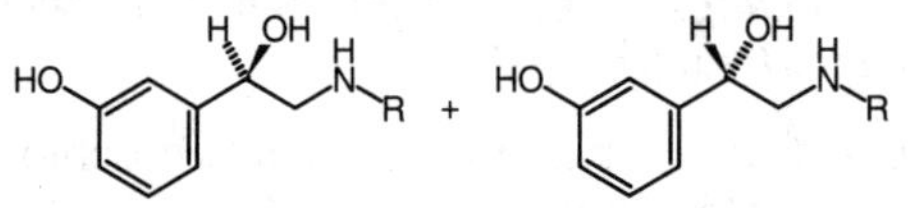

B. R = CH_3:
(1*RS*)-1-(3-Hydroxyphenyl)-2-(methylamino)ethanol
(Phenylephrin)

C. R = H:
(1*RS*)-2-Amino-1-(3-hydroxyphenyl)ethanol
(Norfenefrin)

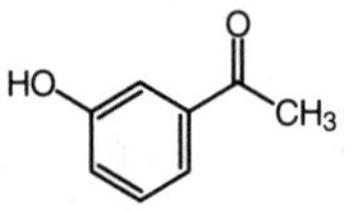

E. 1-(3-Hydroxyphenyl)ethanon
(3-Hydroxyacetophenon)

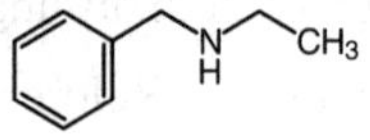

F. *N*-Benzylethanamin
(Benzylethylamin)

F

4.07/1722

Flunarizindihydrochlorid

Flunarizini dihydrochloridum

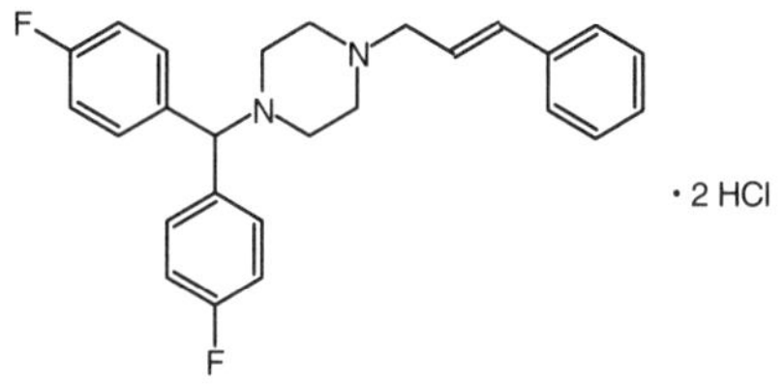

$C_{26}H_{28}Cl_2F_2N_2$ M_r 477,4

Definition

1-[Bis(4-fluorphenyl)methyl]-4-[(2*E*)-3-phenylprop-2-enyl]piperazin-dihydrochlorid

Gehalt: 99,0 bis 101,5 Prozent (getrocknete Substanz)

Eigenschaften

Aussehen: weißes bis fast weißes, hygroskopisches Pulver

Löslichkeit: schwer löslich in Wasser, wenig löslich in Methanol, schwer löslich in Dichlormethan und Ethanol

Schmelztemperatur: etwa 208 °C, unter Zersetzung

Prüfung auf Identität

A. IR-Spektroskopie (2.2.24)

Vergleich: Flunarizindihydrochlorid-Referenzspektrum der Ph. Eur.

B. 25 mg Substanz werden in 2 ml Methanol *R* gelöst. Nach Zusatz von 0,5 ml Wasser *R* gibt die Lösung die Identitätsreaktion a auf Chlorid (2.3.1).

Prüfung auf Reinheit

Verwandte Substanzen: Flüssigchromatographie (2.2.29)

Die Lösungen müssen unmittelbar vor Verwendung hergestellt und unter Lichtschutz aufbewahrt werden.

Untersuchungslösung: 0,100 g Substanz werden in Methanol *R* zu 10,0 ml gelöst.

Referenzlösung a: 10 mg Flunarizindihydrochlorid zur Eignungsprüfung *CRS* werden in Methanol *R* zu 1,0 ml gelöst.

Referenzlösung b: 1,0 ml Untersuchungslösung wird mit Methanol *R* zu 100,0 ml verdünnt. 5,0 ml dieser Lösung werden mit Methanol *R* zu 20,0 ml verdünnt.

Säule
- Größe: l = 0,10 m, ∅ = 4,6 mm
- Stationäre Phase: desaktiviertes, octadecylsilyliertes Kieselgel zur Chromatographie *R* (3 µm)

Mobile Phase
- Mobile Phase A: eine Lösung, die Tetrabutylammoniumhydrogensulfat *R* (23,8 g · l^{-1}) und Ammoniumacetat *R* (7 g · l^{-1}) enthält
- Mobile Phase B: Acetonitril *R*

Zeit (min)	Mobile Phase A (% *V/V*)	Mobile Phase B (% *V/V*)
0 – 12	80 → 40	20 → 60
12 – 15	40	60
15 – 16	40 → 80	60 → 20
16 – 20	80	20

Durchflussrate: 1,5 ml · min^{-1}

Detektion: Spektrometer bei 230 nm

Einspritzen: 10 µl

Eignungsprüfung: Referenzlösung a
- Peak-Tal-Verhältnis: mindestens 1,5, wobei H_p die Höhe des Peaks der Verunreinigung C über der Basislinie und H_v die Höhe des niedrigsten Punkts der Kurve über der Basislinie zwischen den Peaks von Verunreinigung C und Flunarizin darstellt
- Das erhaltene Chromatogramm entspricht dem mitgelieferten Chromatogramm von Flunarizindihydrochlorid zur Eignungsprüfung *CRS*.

Grenzwerte
- Korrekturfaktor: Für die Berechnung des Gehalts wird die Peakfläche der Verunreinigung A mit 1,5 multipliziert.
- Verunreinigungen A, D: jeweils nicht größer als das 0,4fache der Fläche des Hauptpeaks im Chromatogramm der Referenzlösung b (0,1 Prozent)
- Verunreinigung B: nicht größer als das 2fache der Fläche des Hauptpeaks im Chromatogramm der Referenzlösung b (0,5 Prozent)
- Verunreinigung C: nicht größer als die Fläche des Hauptpeaks im Chromatogramm der Referenzlösung b (0,25 Prozent)
- Jede weitere Verunreinigung: jeweils nicht größer als das 0,4fache der Fläche des Hauptpeaks im Chromatogramm der Referenzlösung b (0,1 Prozent)
- Summe aller Verunreinigungen: nicht größer als das 4fache der Fläche des Hauptpeaks im Chromatogramm der Referenzlösung b (1,0 Prozent)
- Ohne Berücksichtigung bleiben: Peaks, deren Fläche kleiner ist als das 0,2fache der Fläche des Hauptpeaks im Chromatogramm der Referenzlösung b (0,05 Prozent)

Trocknungsverlust (2.2.32): höchstens 5,0 Prozent, mit 1,000 g Substanz durch 4 h langes Trocknen im Trockenschrank bei 100 bis 105 °C bestimmt

F

Monographien

Sulfatasche (2.4.14): höchstens 0,1 Prozent, mit 1,0 g Substanz in einem Platintiegel bestimmt

Gehaltsbestimmung

0,200 g Substanz, in 70 ml Ethanol 96 % *R* gelöst, werden mit Natriumhydroxid-Lösung (0,1 mol · l^{-1}) titriert. Der Endpunkt wird mit Hilfe der Potentiometrie (2.2.20) bestimmt. Das bis zum zweiten Wendepunkt zugesetzte Volumen wird abgelesen. Eine Blindtitration wird durchgeführt.

1 ml Natriumhydroxid-Lösung (0,1 mol · l^{-1}) entspricht 23,87 mg $C_{26}H_{28}Cl_2F_2N_2$.

Lagerung

Dicht verschlossen, vor Licht geschützt

Verunreinigungen

Spezifizierte Verunreinigungen:

(Beachten Sie den Hinweis zu den „Verunreinigungen" zu Anfang des Bands auf Seite B)

A, B, C, D

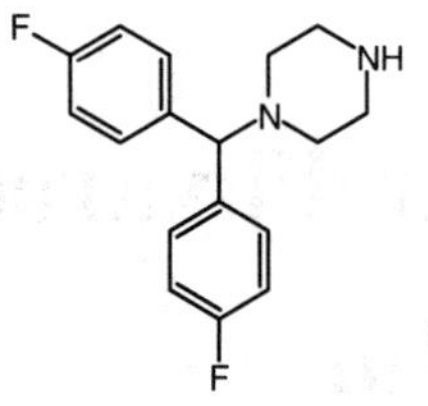

A. 1-[Bis(4-fluorphenyl)methyl]piperazin

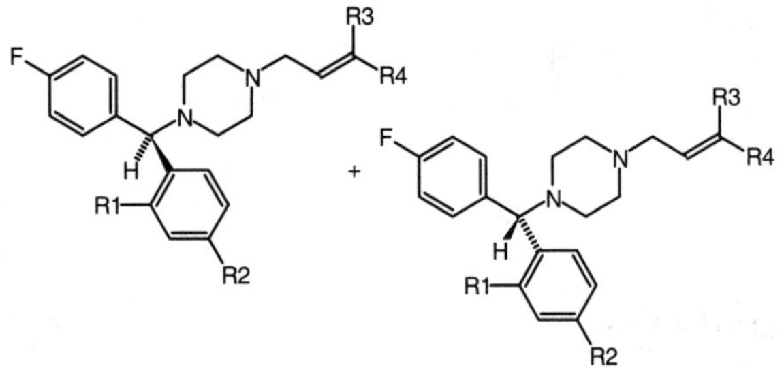

B. R1 = R2 = R3 = H, R4 = C_6H_5: 1-[(*RS*)-(4-Fluorphenyl)phenylmethyl]-4-[(2*E*)-3-phenylprop-2-enyl]piperazin

C. R1 = F, R2 = R3 = H, R4 = C_6H_5: 1-[(*RS*)-(2-Fluorphenyl)(4-fluorphenyl)methyl]-4-[(2*E*)-3-phenylprop-2-enyl]piperazin

D. R1 = R4 = H, R2 = F, R3 = C_6H_5: 1-[Bis(4-fluorphenyl)methyl]-4-[(2*Z*)-3-phenylprop-2-enyl]piperazin

G

4.07/0496

Glycerol

Glycerolum

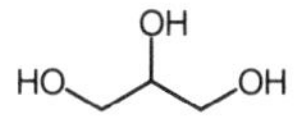

$C_3H_8O_3$ M_r 92,1

Definition

Propan-1,2,3-triol

Gehalt: 98,0 bis 101,0 Prozent (*m/m*), bezogen auf die wasserfreie Substanz

Eigenschaften

Aussehen: farblose bis fast farblose, klare, sich fettig anfühlende, sirupartige, sehr hygroskopische Flüssigkeit

Löslichkeit: mischbar mit Wasser und Ethanol, schwer löslich in Aceton, praktisch unlöslich in fetten und ätherischen Ölen

Prüfung auf Identität

1: A, B
2: A, C, D

A. Die Substanz entspricht der Prüfung „Brechungsindex" (siehe „Prüfung auf Reinheit").

B. IR-Spektroskopie (2.2.24)

Probenvorbereitung: 5 ml Substanz werden mit 1 ml Wasser *R* versetzt und gründlich gemischt.

Vergleich: Glycerol-85 %-Referenzspektrum der Ph. Eur.

C. 1 ml Substanz wird mit 0,5 ml Salpetersäure *R* gemischt. Die Mischung wird mit 0,5 ml Kaliumdichromat-Lösung *R* überschichtet. An der Grenzschicht der beiden Flüssigkeiten entsteht ein blauer Ring, der 10 min lang bestehen bleibt, ohne dass die Farbe in die untere Schicht diffundiert.

D. Wird 1 ml Substanz in einer Abdampfschale mit 2 g Kaliumhydrogensulfat *R* erhitzt, entstehen Dämpfe (Acrolein), die ein mit Neßlers Reagenz *R* getränktes Filterpapier schwärzen.

Prüfung auf Reinheit

Prüflösung: 100,0 g Substanz werden mit kohlendioxidfreiem Wasser *R* zu 200,0 ml verdünnt.

Aussehen der Lösung: Die Prüflösung muss klar (2.2.1) sein. 10 ml Prüflösung werden mit Wasser *R* zu 25 ml verdünnt. Diese Lösung muss farblos (2.2.2, Methode II) sein.

Sauer oder alkalisch reagierende Substanzen: 50 ml Prüflösung werden mit 0,5 ml Phenolphthalein-Lösung *R* versetzt. Die Lösung muss farblos sein. Bis zum Umschlag nach Rosa dürfen höchstens 0,2 ml Natriumhydroxid-Lösung (0,1 mol · l^{-1}) verbraucht werden.

Brechungsindex (2.2.6): 1,470 bis 1,475

Aldehyde: höchstens 10 ppm

7,5 ml Prüflösung werden in einem Erlenmeyerkolben mit Schliffstopfen mit 7,5 ml Wasser *R* und 1,0 ml Pararosaniliniumchlorid-Reagenz *R* versetzt. Der Kolben wird verschlossen und 1 h lang bei 25 ± 1 °C stehen gelassen. Die Absorption (2.2.25) der Lösung, bei 552 nm gemessen, darf nicht größer sein als die einer gleichzeitig und unter gleichen Bedingungen hergestellten Referenzlösung mit 7,5 ml Formaldehyd-Lösung (5 ppm CH_2O) *R* und 7,5 ml Wasser *R*. Die Prüfung darf nur ausgewertet werden, wenn die Referenzlösung rosa gefärbt ist.

Ester: Die bei der Prüfung „Sauer oder alkalisch reagierende Substanzen" erhaltene Lösung wird mit 10,0 ml Natriumhydroxid-Lösung (0,1 mol · l^{-1}) versetzt. Die Mischung wird 5 min lang zum Rückfluss erhitzt, abgekühlt und nach Zusatz von 0,5 ml Phenolphthalein-Lösung *R* mit Salzsäure (0,1 mol · l^{-1}) titriert. Bis zum Farbumschlag müssen mindestens 8,0 ml Salzsäure (0,1 mol · l^{-1}) verbraucht werden.

Verunreinigung A, verwandte Substanzen: Gaschromatographie (2.2.28)

Untersuchungslösung: 10,0 ml Prüflösung werden mit Wasser *R* zu 100,0 ml verdünnt.

Referenzlösung a: 10,0 g Glycerol *R* 1 werden mit Wasser *R* zu 20,0 ml verdünnt. 10,0 ml Lösung werden mit Wasser *R* zu 100,0 ml verdünnt.

Referenzlösung b: 1,000 g Diethylenglycol *R* wird in Wasser *R* zu 100,0 ml gelöst.

Referenzlösung c: 1,0 ml Referenzlösung b wird mit der Referenzlösung a zu 10,0 ml verdünnt. 1,0 ml dieser Lösung wird mit der Referenzlösung a zu 20,0 ml verdünnt.

Referenzlösung d: 1,0 ml Untersuchungslösung und 5,0 ml Referenzlösung b werden gemischt. Die Mischung wird mit Wasser *R* zu 100,0 ml verdünnt. 1,0 ml dieser Lösung wird mit Wasser *R* zu 10,0 ml verdünnt.

Referenzlösung e: 5,0 ml Referenzlösung b werden mit Wasser *R* zu 100,0 ml verdünnt.

Säule
- Größe: *l* = 30 m, ∅ = 0,53 mm
- Stationäre Phase: 6 Prozent Polycyanopropylphenylsiloxan und 94 Prozent Polydimethylsiloxan

Trägergas: Helium zur Chromatographie *R*

Splitverhältnis: 1:10

G

Monographien

Lineare Durchflussgeschwindigkeit: 38 cm · s^{-1}

Temperatur

	Zeit (min)	Temperatur (°C)
Säule	0	100
	0 – 16	100 → 220
	16 – 20	220
Probeneinlass		220
Detektor		250

Detektion: Flammenionisation

Einspritzen: 0,5 µl

Reihenfolge der Elution: Verunreinigung A, Glycerol

Eignungsprüfung: Referenzlösung d
- Auflösung: mindestens 7,0 zwischen den Peaks von Verunreinigung A und Glycerol

Grenzwerte
- Verunreinigung A: nicht größer als die Fläche des entsprechenden Peaks im Chromatogramm der Referenzlösung c (0,1 Prozent)
- Jede weitere Verunreinigung mit einer geringeren Retentionszeit als die des Glycerols: jeweils nicht größer als die Fläche des Peaks der Verunreinigung A im Chromatogramm der Referenzlösung c (0,1 Prozent)
- Summe aller Verunreinigungen mit größeren Retentionszeiten als die des Glycerols: nicht größer als das 5fache der Fläche des Peaks der Verunreinigung A im Chromatogramm der Referenzlösung c (0,5 Prozent)
- Ohne Berücksichtigung bleiben: Peaks, deren Fläche kleiner ist als das 0,05fache der Peakfläche der Verunreinigung A im Chromatogramm der Referenzlösung e (0,05 Prozent)

Halogenverbindungen: höchstens 35 ppm

10 ml Prüflösung werden mit 1 ml verdünnter Natriumhydroxid-Lösung *R*, 5 ml Wasser *R* und 50 mg halogenfreiem Raney-Nickel *R* versetzt. Die Mischung wird 10 min lang im Wasserbad erhitzt und nach dem Erkalten filtriert. Kolben und Filter werden mit Wasser *R* gewaschen, bis 25 ml Filtrat erhalten sind. 5 ml Filtrat werden mit 4 ml Ethanol 96 % *R*, 2,5 ml Wasser *R*, 0,5 ml Salpetersäure *R* und 0,05 ml Silbernitrat-Lösung *R* 2 versetzt und gemischt. Nach 2 min darf die Lösung nicht stärker opaleszieren als eine gleichzeitig hergestellte Referenzlösung aus 7,0 ml Chlorid-Lösung (5 ppm Cl) *R*, 4 ml Ethanol 96 % *R*, 0,5 ml Wasser *R*, 0,5 ml Salpetersäure *R* und 0,05 ml Silbernitrat-Lösung *R* 2.

Zucker: 10 ml Prüflösung werden 5 min lang mit 1 ml verdünnter Schwefelsäure *R* im Wasserbad erhitzt. Nach Zusatz von 3 ml carbonatfreier verdünnter Natriumhydroxid-Lösung *R* (hergestellt wie carbonatfreie Natriumhydroxid-Lösung unter „Natriumhydroxid-Lösung (1 mol · l^{-1})“; siehe 4.2.2) wird die Lösung gemischt und tropfenweise mit 1 ml frisch hergestellter Kupfer(II)-sulfat-Lösung *R* versetzt. Diese Lösung muss klar und blau gefärbt sein. Nach 5 min langem Erhitzen im Wasserbad muss sie blau bleiben und kein Niederschlag darf entstanden sein.

Chlorid (2.4.4): höchstens 10 ppm

1 ml Prüflösung, mit Wasser *R* zu 15 ml verdünnt, muss der Grenzprüfung auf Chlorid entsprechen. Zur Herstellung der Referenzlösung wird 1 ml Chlorid-Lösung (5 ppm Cl) *R* mit Wasser *R* zu 15 ml verdünnt.

Schwermetalle (2.4.8): höchstens 5 ppm

8 ml Prüflösung werden mit Wasser *R* zu 20 ml verdünnt. 12 ml dieser Lösung müssen der Grenzprüfung A entsprechen. Zur Herstellung der Referenzlösung wird die Blei-Lösung (1 ppm Pb) *R* verwendet.

Wasser (2.5.12): höchstens 2,0 Prozent, mit 1,000 g Substanz bestimmt

Sulfatasche (2.4.14): höchstens 0,01 Prozent

5,0 g Substanz werden zum Sieden erhitzt und geglüht.

Gehaltsbestimmung

75 mg Substanz werden gründlich mit 45 ml Wasser *R* gemischt. Die Mischung wird mit 25,0 ml einer Mischung von 1 Volumteil Schwefelsäure (0,1 mol · l^{-1}) und 20 Volumteilen Natriumperiodat-Lösung (0,1 mol · l^{-1}) versetzt und 15 min lang unter Lichtschutz stehen gelassen. Nach Zusatz von 5,0 ml einer Lösung von Ethylenglycol *R* (500 g · l^{-1}) wird diese Mischung 20 min lang unter Lichtschutz stehen gelassen und mit Natriumhydroxid-Lösung (0,1 mol · l^{-1}) unter Zusatz von 0,5 ml Phenolphthalein-Lösung *R* titriert. Eine Blindtitration wird durchgeführt.

1 ml Natriumhydroxid-Lösung (0,1 mol · l^{-1}) entspricht 9,21 mg $C_3H_8O_3$.

Lagerung

Dicht verschlossen

Verunreinigungen

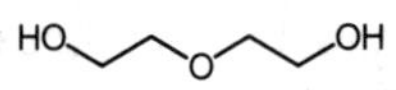

A. 2,2′-Oxydiethanol
(Diethylenglycol)

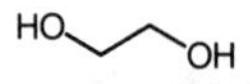

B. Ethan-1,2-diol
(Ethylenglycol)

C. Propylenglycol

Beachten Sie den Hinweis auf „Allgemeine Monographien“ zu Anfang des Bands auf Seite B

4.07/0497

Glycerol 85 %

Glycerolum (85 per centum)

Definition

Wässrige Lösung von Propan-1,2,3-triol

Gehalt: 83,5 bis 88,5 Prozent (*m*/*m*) Propan-1,2,3-triol ($C_3H_8O_3$; M_r 92,1)

Eigenschaften

Aussehen: farblose bis fast farblose, klare, sich fettig anfühlende, sirupartige, sehr hygroskopische Flüssigkeit

Löslichkeit: mischbar mit Wasser und Ethanol, schwer löslich in Aceton, praktisch unlöslich in fetten und ätherischen Ölen

Prüfung auf Identität

1: A, B
2: A, C, D

A. Die Substanz entspricht der Prüfung „Brechungsindex" (siehe „Prüfung auf Reinheit").

B. IR-Spektroskopie (2.2.24)

Vergleich: Glycerol-85 %-Referenzspektrum der Ph. Eur.

C. 1 ml Substanz wird mit 0,5 ml Salpetersäure *R* gemischt. Die Mischung wird mit 0,5 ml Kaliumdichromat-Lösung *R* überschichtet. An der Grenzschicht der beiden Flüssigkeiten entsteht ein blauer Ring, der 10 min lang bestehen bleibt, ohne dass die Farbe in die untere Schicht diffundiert.

D. Wird 1 ml Substanz in einer Abdampfschale mit 2 g Kaliumhydrogensulfat *R* erhitzt, entstehen Dämpfe (Acrolein), die ein mit Neßlers Reagenz *R* getränktes Filterpapier schwärzen.

Prüfung auf Reinheit

Prüflösung: 117,6 g Substanz werden mit kohlendioxidfreiem Wasser *R* zu 200,0 ml verdünnt.

Aussehen der Lösung: Die Prüflösung muss klar (2.2.1) sein. 10 ml Prüflösung werden mit Wasser *R* zu 25 ml verdünnt. Diese Lösung muss farblos (2.2.2, Methode II) sein.

Sauer oder alkalisch reagierende Substanzen: 50 ml Prüflösung werden mit 0,5 ml Phenolphthalein-Lösung *R* versetzt. Die Lösung muss farblos sein. Bis zum Umschlag nach Rosa dürfen höchstens 0,2 ml Natriumhydroxid-Lösung (0,1 mol · l^{-1}) verbraucht werden.

Brechungsindex (2.2.6): 1,449 bis 1,455

Aldehyde: höchstens 10 ppm

7,5 ml Prüflösung werden in einem Erlenmeyerkolben mit Schliffstopfen mit 7,5 ml Wasser *R* und 1,0 ml Pararosaniliniumchlorid-Reagenz *R* versetzt. Der Kolben wird verschlossen und 1 h lang bei 25 ± 1 °C stehen gelassen. Die Absorption (2.2.25) der Lösung, bei 552 nm gemessen, darf nicht größer sein als die einer gleichzeitig und unter gleichen Bedingungen hergestellten Referenzlösung mit 7,5 ml Formaldehyd-Lösung (5 ppm CH_2O) *R* und 7,5 ml Wasser *R*. Die Prüfung darf nur ausgewertet werden, wenn die Referenzlösung rosa gefärbt ist.

Ester: Die bei der Prüfung „Sauer oder alkalisch reagierende Substanzen" erhaltene Lösung wird mit 10,0 ml Natriumhydroxid-Lösung (0,1 mol · l^{-1}) versetzt. Die Mischung wird 5 min lang zum Rückfluss erhitzt, abgekühlt und nach Zusatz von 0,5 ml Phenolphthalein-Lösung *R* mit Salzsäure (0,1 mol · l^{-1}) titriert. Bis zum Farbumschlag müssen mindestens 8,0 ml Salzsäure (0,1 mol · l^{-1}) verbraucht werden.

Verunreinigung A, verwandte Substanzen: Gaschromatographie (2.2.28)

Untersuchungslösung: 10,0 ml Prüflösung werden mit Wasser *R* zu 100,0 ml verdünnt.

Referenzlösung a: 11,8 g Glycerol 85 % *R* 1 werden mit Wasser *R* zu 20,0 ml verdünnt. 10,0 ml Lösung werden mit Wasser *R* zu 100,0 ml verdünnt.

Referenzlösung b: 1,000 g Diethylenglycol *R* wird in Wasser *R* zu 100,0 ml gelöst.

Referenzlösung c: 1,0 ml Referenzlösung b wird mit der Referenzlösung a zu 10,0 ml verdünnt. 1,0 ml dieser Lösung wird mit der Referenzlösung a zu 20,0 ml verdünnt.

Referenzlösung d: 1,0 ml Untersuchungslösung und 5,0 ml Referenzlösung b werden gemischt. Die Mischung wird mit Wasser *R* zu 100,0 ml verdünnt. 1,0 ml dieser Lösung wird mit Wasser *R* zu 10,0 ml verdünnt.

Referenzlösung e: 5,0 ml Referenzlösung b werden mit Wasser *R* zu 100,0 ml verdünnt.

Säule
- Größe: l = 30 m, ∅ = 0,53 mm
- Stationäre Phase: 6 Prozent Polycyanopropylphenylsiloxan und 94 Prozent Polydimethylsiloxan

Trägergas: Helium zur Chromatographie *R*

Splitverhältnis: 1:10

Lineare Durchflussgeschwindigkeit: 38 cm · s^{-1}

Temperatur

	Zeit (min)	Temperatur (°C)
Säule	0	100
	0 – 16	100 → 220
	16 – 20	220
Probeneinlass		220
Detektor		250

Detektion: Flammenionisation

Einspritzen: 0,5 µl

Reihenfolge der Elution: Verunreinigung A, Glycerol

Eignungsprüfung: Referenzlösung d

- Auflösung: mindestens 7,0 zwischen den Peaks von Verunreinigung A und Glycerol

Grenzwerte

- Verunreinigung A: nicht größer als die Fläche des entsprechenden Peaks im Chromatogramm der Referenzlösung c (0,1 Prozent)
- Jede weitere Verunreinigung mit einer geringeren Retentionszeit als die des Glycerols: jeweils nicht größer als die Fläche des Peaks der Verunreinigung A im Chromatogramm der Referenzlösung c (0,1 Prozent)
- Summe aller Verunreinigungen mit größeren Retentionszeiten als die des Glycerols: nicht größer als das 5fache der Fläche des Peaks der Verunreinigung A im Chromatogramm der Referenzlösung c (0,5 Prozent)
- Ohne Berücksichtigung bleiben: Peaks, deren Fläche kleiner ist als das 0,05fache der Peakfläche der Verunreinigung A im Chromatogramm der Referenzlösung e (0,05 Prozent)

Halogenverbindungen: höchstens 30 ppm

10 ml Prüflösung werden mit 1 ml verdünnter Natriumhydroxid-Lösung *R*, 5 ml Wasser *R* und 50 mg halogenfreiem Raney-Nickel *R* versetzt. Die Mischung wird 10 min lang im Wasserbad erhitzt und nach dem Erkalten filtriert. Kolben und Filter werden mit Wasser *R* gewaschen, bis 25 ml Filtrat erhalten sind. 5 ml Filtrat werden mit 4 ml Ethanol 96 % *R*, 2,5 ml Wasser *R*, 0,5 ml Salpetersäure *R* und 0,05 ml Silbernitrat-Lösung *R* 2 versetzt und gemischt. Nach 2 min darf die Lösung nicht stärker opaleszieren als eine gleichzeitig hergestellte Referenzlösung aus 7,0 ml Chlorid-Lösung (5 ppm Cl) *R*, 4 ml Ethanol 96 % *R*, 0,5 ml Wasser *R*, 0,5 ml Salpetersäure *R* und 0,05 ml Silbernitrat-Lösung *R* 2.

Zucker: 10 ml Prüflösung werden 5 min lang mit 1 ml verdünnter Schwefelsäure *R* im Wasserbad erhitzt. Nach Zusatz von 3 ml carbonatfreier verdünnter Natriumhydroxid-Lösung *R* (hergestellt wie carbonatfreie Natriumhydroxid-Lösung unter „Natriumhydroxid-Lösung (1 mol · l^{-1})"; siehe 4.2.2) wird die Lösung gemischt und tropfenweise mit 1 ml frisch hergestellter Kupfer(II)-sulfat-Lösung *R* versetzt. Diese Lösung muss klar und blau gefärbt sein. Nach 5 min langem Erhitzen im Wasserbad muss sie blau bleiben und kein Niederschlag darf entstanden sein.

Chlorid (2.4.4): höchstens 10 ppm

1 ml Prüflösung, mit Wasser *R* zu 15 ml verdünnt, muss der Grenzprüfung auf Chlorid entsprechen. Zur Herstellung der Referenzlösung wird 1 ml Chlorid-Lösung (5 ppm Cl) *R* mit Wasser *R* zu 15 ml verdünnt.

Schwermetalle (2.4.8): höchstens 5 ppm

8 ml Prüflösung werden mit Wasser *R* zu 20 ml verdünnt. 12 ml dieser Lösung müssen der Grenzprüfung A entsprechen. Zur Herstellung der Referenzlösung wird die Blei-Lösung (1 ppm Pb) *R* verwendet.

Wasser (2.5.12): 12,0 bis 16,0 Prozent, mit 0,200 g Substanz bestimmt

Sulfatasche (2.4.14): höchstens 0,01 Prozent

5,0 g Substanz werden zum Sieden erhitzt und geglüht.

Gehaltsbestimmung

75 mg Substanz werden gründlich mit 45 ml Wasser *R* gemischt. Die Mischung wird mit 25,0 ml einer Mischung von 1 Volumteil Schwefelsäure (0,1 mol · l^{-1}) und 20 Volumteilen Natriumperiodat-Lösung (0,1 mol · l^{-1}) versetzt und 15 min lang unter Lichtschutz stehen gelassen. Nach Zusatz von 5,0 ml einer Lösung von Ethylenglycol *R* (500 g · l^{-1}) wird diese Mischung 20 min lang unter Lichtschutz stehen gelassen und mit Natriumhydroxid-Lösung (0,1 mol · l^{-1}) unter Zusatz von 0,5 ml Phenolphthalein-Lösung *R* titriert. Eine Blindtitration wird durchgeführt.

1 ml Natriumhydroxid-Lösung (0,1 mol · l^{-1}) entspricht 9,21 mg $C_3H_8O_3$.

Lagerung

Dicht verschlossen

Verunreinigungen

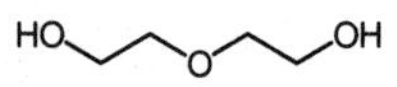

A. 2,2′-Oxydiethanol
(Diethylenglycol)

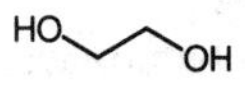

B. Ethan-1,2-diol
(Ethylenglycol)

C. Propylenglycol

H

4.07/0743

Harnstoff

Ureum

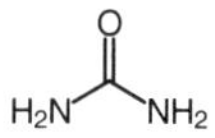

CH_4N_2O M_r 60,1

Definition

Carbamid

Gehalt: 98,5 bis 101,5 Prozent (getrocknete Substanz)

Eigenschaften

Aussehen: weißes, kristallines Pulver oder durchsichtige Kristalle, schwach hygroskopisch

Löslichkeit: sehr leicht löslich in Wasser, löslich in Ethanol, praktisch unlöslich in Dichlormethan

Prüfung auf Identität

1: A, B
2: A, C, D

A. Schmelztemperatur (2.2.14): 132 bis 135 °C

B. IR-Spektroskopie (2.2.24)

Probenvorbereitung: Presslinge

Vergleich: Harnstoff *CRS*

C. 0,1 g Substanz werden in 1 ml Wasser *R* gelöst. Nach Zusatz von 1 ml Salpetersäure *R* bildet sich ein weißer, kristalliner Niederschlag.

D. 0,5 g Substanz werden in einem Reagenzglas bis zur Verflüssigung und Trübung der Schmelze erhitzt. Die erkaltete Schmelze wird in einer Mischung von 1 ml verdünnter Natriumhydroxid-Lösung *R* und 10 ml Wasser *R* gelöst. Nach Zusatz von 0,05 ml Kupfer(II)-sulfat-Lösung *R* entsteht eine rotviolette Färbung.

Prüfung auf Reinheit

Prüflösung: 10,0 g Substanz werden in Wasser *R* zu 50 ml gelöst.

Aussehen der Lösung: Die Prüflösung muss klar (2.2.1) und farblos (2.2.2, Methode II) sein.

2,5 ml Prüflösung werden mit 7,5 ml Wasser *R* verdünnt.

Alkalisch reagierende Substanzen: 2,5 ml Prüflösung werden mit 7,5 ml Wasser *R* verdünnt. Nach Zusatz von 0,1 ml Methylrot-Lösung *R* und 0,4 ml Salzsäure (0,01 mol · l^{-1}) färbt sich die Lösung rot bis orange.

Biuret: höchstens 0,1 Prozent

10 ml Prüflösung werden mit 5 ml Wasser *R*, 0,5 ml einer Lösung von Kupfer(II)-sulfat *R* (5 g · l^{-1}) und 0,5 ml konzentrierter Natriumhydroxid-Lösung *R* versetzt. Nach 5 min darf die Lösung nicht stärker rotviolett gefärbt sein als eine gleichzeitig und unter gleichen Bedingungen mit 10 ml einer Lösung von Biuret *R* (0,2 g · l^{-1}) hergestellte Referenzlösung.

Ammonium (2.4.1): höchstens 500 ppm, an 0,1 ml Prüflösung bestimmt

Schwermetalle (2.4.8): höchstens 10 ppm

10 ml Prüflösung werden mit Wasser *R* zu 20 ml verdünnt. 12 ml dieser Lösung müssen der Grenzprüfung A entsprechen. Zur Herstellung der Referenzlösung wird die Blei-Lösung (1 ppm Pb) *R* verwendet.

Trocknungsverlust (2.2.32): höchstens 1,0 Prozent, mit 1,000 g Substanz durch 1 h langes Trocknen im Trockenschrank bei 100 bis 105 °C bestimmt

Sulfatasche (2.4.14): höchstens 0,1 Prozent, mit 1,0 g Substanz bestimmt

Gehaltsbestimmung

0,2000 g Substanz werden in Wasser *R* zu 50,0 ml gelöst. 1,0 ml Lösung wird in einen Kjeldahlkolben überführt und mit 4 g einer pulverisierten Mischung von 100 g Kaliumsulfat *R*, 5 g Kupfer(II)-sulfat *R* und 2,5 g Selen *R* sowie 3 Glasperlen versetzt. Am Kolbenhals haftende Partikel werden mit 5 ml Schwefelsäure *R* an der Kolbenwand entlang in den Kolben gespült. Der Inhalt wird durch Schwenken gemischt. Die Kolbenöffnung wird lose, zum Beispiel durch eine Glastulpe mit kurzem Stiel, verschlossen, um einen übermäßigen Verlust an Schwefelsäure zu vermeiden. Nach anfänglich vorsichtigem Erhitzen wird die Temperatur bis zum heftigen Sieden und der Kondensation von Schwefelsäure im Kolbenhals erhöht. Vorkehrungen, die ein Überhitzen des oberen Teils des Kolbens verhindern, müssen getroffen werden. Das Erhitzen wird 30 min lang fortgesetzt. Nach dem Erkalten werden feste Bestandteile durch vorsichtigen Zusatz von 25 ml Wasser *R* gelöst, die Lösung erneut abgekühlt und der Kolben an eine Wasserdampfdestillationsapparatur angeschlossen. Nach Zusatz von 30 ml konzentrierter Natriumhydroxid-Lösung *R* wird sofort mit der Destillation durch Einleiten von Wasserdampf in die Mischung begonnen. Das Destillat wird in 15 ml einer Lösung von Borsäure *R* (40 g · l^{-1}) aufgefangen, die mit 0,2 ml Methylrot-Mischindikator-Lösung *R* versetzt und mit Wasser *R* so verdünnt wurde, dass das Kühlerende in die Mischung eintaucht. Gegen Ende der Destillation wird die Vorlage so abgesenkt, dass sich das Kühlerende über der Oberfläche der Mischung befindet. Dabei ist darauf zu achten, dass kein Kondensationswasser von der äußeren Oberfläche des Kühlers in den Inhalt der Vorlage gelangt. Das Destillat wird mit Schwefelsäure (0,01 mol · l^{-1}) titriert.

1 ml Schwefelsäure (0,01 mol · l^{-1}) entspricht 0,6006 mg CH_4N_2O.

Lagerung

Dicht verschlossen

4.07/0500

Homatropinhydrobromid

Homatropini hydrobromidum

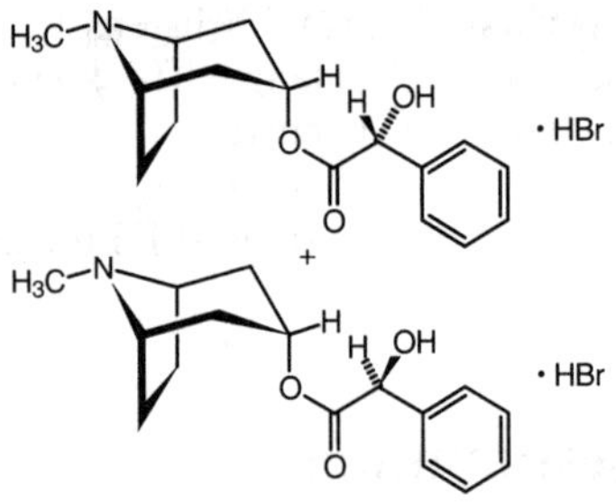

$C_{16}H_{22}BrNO_3$ M_r 356,3

Definition

(1*R*,3*r*,5*S*)-8-Methyl-8-azabicyclo[3.2.1]oct-3-yl-(2*RS*)-2-hydroxy-2-phenylacetat-hydrobromid

Gehalt: 99,0 bis 101,0 Prozent (getrocknete Substanz)

Eigenschaften

Aussehen: weißes, kristallines Pulver oder farblose Kristalle

Löslichkeit: leicht löslich in Wasser, wenig löslich in Ethanol

Schmelztemperatur: etwa 215 °C, unter Zersetzung

Prüfung auf Identität

1: A, C
2: B, C

A. IR-Spektroskopie (2.2.24)

Vergleich: Homatropinhydrobromid *CRS*

B. 50 mg Substanz werden in 1 ml Wasser *R* gelöst. Die Lösung wird nach Zusatz von 2 ml verdünnter Essigsäure *R* erhitzt, mit 4 ml Pikrinsäure-Lösung *R* versetzt und anschließend unter gelegentlichem Umschütteln erkalten gelassen. Die Kristalle werden gesammelt, 2-mal mit je 3 ml eisgekühltem Wasser *R* gewaschen und bei 100 bis 105 °C getrocknet. Die Schmelztemperatur (2.2.14) der Kristalle liegt zwischen 182 und 186 °C.

C. Die Substanz gibt die Identitätsreaktion a auf Bromid (2.3.1).

Prüfung auf Reinheit

Prüflösung: 1,25 g Substanz werden in kohlendioxidfreiem Wasser *R* zu 25 ml gelöst.

Aussehen der Lösung: Die Prüflösung muss klar (2.2.1) und farblos (2.2.2, Methode II) sein.

pH-Wert (2.2.3): 5,0 bis 6,5, an der Prüflösung bestimmt

Verwandte Substanzen: Flüssigchromatographie (2.2.29)

Untersuchungslösung: 50,0 mg Substanz werden in der mobilen Phase zu 25,0 ml gelöst.

Referenzlösung a: 5,0 ml Untersuchungslösung werden mit der mobilen Phase zu 100,0 ml verdünnt. 5,0 ml dieser Lösung werden mit der mobilen Phase zu 50,0 ml verdünnt.

Referenzlösung b: 5,0 ml Referenzlösung a werden mit der mobilen Phase zu 25,0 ml verdünnt.

Referenzlösung c: 5,0 mg Homatropin-Verunreinigung B *CRS* werden in der mobilen Phase zu 50,0 ml gelöst. 10,0 ml Lösung werden mit 0,5 ml Untersuchungslösung versetzt und mit der mobilen Phase zu 100,0 ml verdünnt.

Säule
- Größe: *l* = 0,1 m, ∅ = 4,6 mm
- Stationäre Phase: octadecylsilyliertes Kieselgel zur Chromatographie *R* (3 µm)
- Temperatur: 40 °C

Mobile Phase: 33 Volumteile Methanol *R* 2 und 67 Volumteile einer Lösung, die wie folgt hergestellt wird, werden gemischt: 6,8 g Kaliumdihydrogenphosphat *R* und 7,0 g Natriumheptansulfonat-Monohydrat *R* werden in 1000 ml Wasser *R* gelöst. Diese Lösung wird mit einer Lösung von Phosphorsäure 85 % *R* (330 g · l^{-1}) auf einen pH-Wert von 2,7 eingestellt.

Durchflussrate: 1,5 ml · min^{-1}

Detektion: Spektrometer bei 210 nm

Einspritzen: 10 µl

Chromatographiedauer: 3fache Retentionszeit von Homatropin

Relative Retention (bezogen auf Homatropin, t_R etwa 6,8 min)
- Verunreinigung C: etwa 0,2

- Verunreinigung A: etwa 0,9
- Verunreinigung B: etwa 1,1
- Verunreinigung D: etwa 1,9

Eignungsprüfung: Referenzlösung c
- Auflösung: mindestens 1,5 zwischen den Peaks von Homatropin und Verunreinigung B
- Symmetriefaktor: höchstens 2,5 für den Homatropin-Peak

Grenzwerte
- Verunreinigung A: nicht größer als die Fläche des Hauptpeaks im Chromatogramm der Referenzlösung a (0,5 Prozent)
- Verunreinigungen B, C, D: jeweils nicht größer als die Fläche des Hauptpeaks im Chromatogramm der Referenzlösung b (0,1 Prozent)
- Jede weitere Verunreinigung: jeweils nicht größer als die Fläche des Hauptpeaks im Chromatogramm der Referenzlösung b (0,1 Prozent)
- Summe aller Verunreinigungen: nicht größer als das 2fache der Fläche des Hauptpeaks im Chromatogramm der Referenzlösung a (1,0 Prozent); der Bromid-Peak in der Nähe des Lösungsmittelpeaks wird nicht berücksichtigt.
- Ohne Berücksichtigung bleiben: Peaks, deren Fläche kleiner ist als das 0,5fache der Fläche des Hauptpeaks im Chromatogramm der Referenzlösung b (0,05 Prozent)

Trocknungsverlust (2.2.32): höchstens 0,5 Prozent, mit 1,000 g Substanz durch Trocknen im Trockenschrank bei 100 bis 105 °C bestimmt

Sulfatasche (2.4.14): höchstens 0,1 Prozent, mit 1,0 g Substanz bestimmt

Gehaltsbestimmung

0,300 g Substanz, in einer Mischung von 5,0 ml Salzsäure (0,01 mol · l^{-1}) und 50 ml Ethanol 96 % *R* gelöst, werden mit Natriumhydroxid-Lösung (0,1 mol · l^{-1}) titriert. Das zwischen den beiden mit Hilfe der Potentiometrie (2.2.20) bestimmten Wendepunkten zugesetzte Volumen wird abgelesen.

1 ml Natriumhydroxid-Lösung (0,1 mol · l^{-1}) entspricht 35,63 mg $C_{16}H_{22}BrNO_3$.

Lagerung

Vor Licht geschützt

Verunreinigungen

Spezifizierte Verunreinigungen:

(Beachten Sie den Hinweis zu den „Verunreinigungen" zu Anfang des Bands auf Seite B)

A, B, C, D

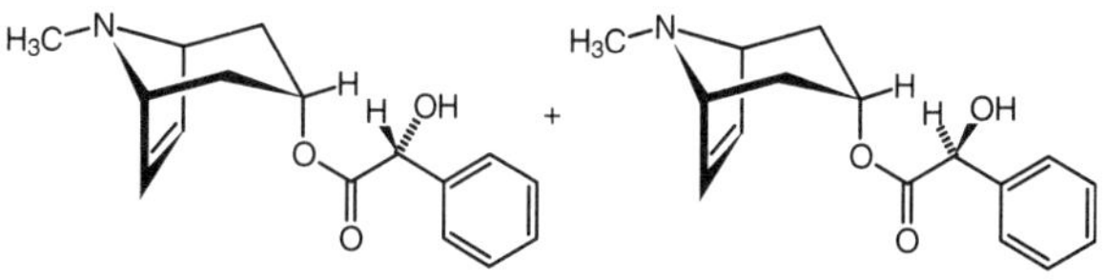

A. (1*R*,3*s*,5*S*)-8-Methyl-8-azabicyclo[3.2.1]oct-6-en-3-yl-(2*RS*)-2-hydroxy-2-phenylacetat (Dehydrohomatropin)

B. Scopolamin (Hyoscin)

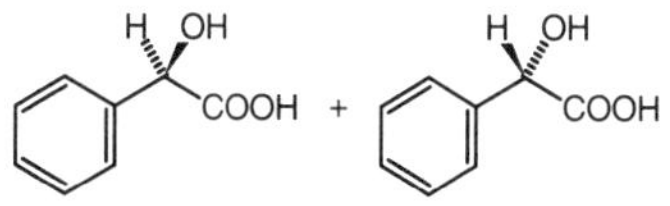

C. (2*RS*)-2-Hydroxy-2-phenylessigsäure (Mandelsäure)

D. Atropin

4.07/0720

Homatropinmethylbromid

Homatropini methylbromidum

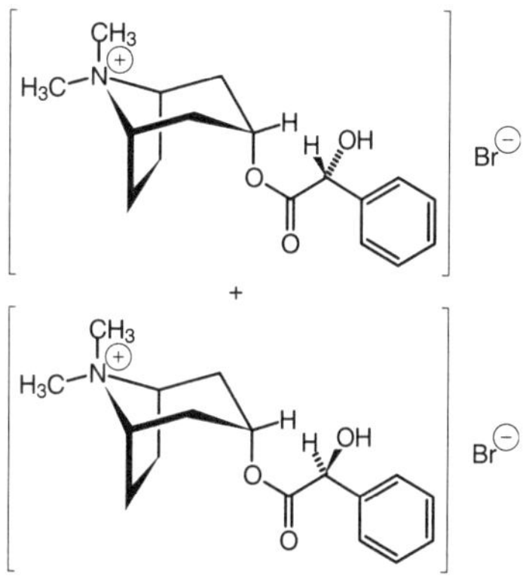

$C_{17}H_{24}BrNO_3$ M_r 370,3

Definition

(1*R*,3*r*,5*S*)-3-[[(2*RS*)-2-Hydroxy-2-phenylacetyl]oxy]-8,8-dimethyl-8-azoniabicyclo[3.2.1]octan-bromid

Gehalt: 98,5 bis 101,0 Prozent (getrocknete Substanz)

Eigenschaften

Aussehen: weißes, kristallines Pulver oder farblose Kristalle

Löslichkeit: leicht löslich in Wasser, löslich in Ethanol

Schmelztemperatur: etwa 190 °C

Prüfung auf Identität

1: A, C
2: B, C

A. IR-Spektroskopie (2.2.24)

Vergleich: Homatropinmethylbromid *CRS*

B. 50 mg Substanz werden in 1 ml Wasser *R* gelöst. Die Lösung wird nach Zusatz von 2 ml verdünnter Essigsäure *R* erhitzt, mit 4 ml Pikrinsäure-Lösung *R* versetzt und unter gelegentlichem Umschütteln erkalten gelassen. Die Kristalle werden gesammelt, 2-mal mit je 3 ml eisgekühltem Wasser *R* gewaschen und bei 100 bis 105 °C getrocknet. Die Schmelztemperatur (2.2.14) der Kristalle liegt zwischen 132 und 138 °C.

C. Die Substanz gibt die Identitätsreaktion a auf Bromid (2.3.1).

Prüfung auf Reinheit

Prüflösung: 1,25 g Substanz werden in kohlendioxidfreiem Wasser *R* zu 25 ml gelöst.

Aussehen der Lösung: Die Prüflösung muss klar (2.2.1) und farblos (2.2.2, Methode II) sein.

pH-Wert (2.2.3): 4,5 bis 6,5, an der Prüflösung bestimmt

Verwandte Substanzen: Flüssigchromatographie (2.2.29)

Lösungsmittelmischung: Acetonitril *R*, mobile Phase A (9:41 *V/V*)

Untersuchungslösung: 50,0 mg Substanz werden in der Lösungsmittelmischung zu 25,0 ml gelöst.

Referenzlösung a: 5,0 ml Untersuchungslösung werden mit der Lösungsmittelmischung zu 100,0 ml verdünnt. 5,0 ml dieser Lösung werden mit der Lösungsmittelmischung zu 50,0 ml verdünnt.

Referenzlösung b: 5,0 ml Referenzlösung a werden mit der Lösungsmittelmischung zu 25,0 ml verdünnt.

Referenzlösung c: 5,0 mg Homatropinmethylbromid-Verunreinigung B *CRS* werden in der Lösungsmittelmischung zu 50,0 ml gelöst. 10,0 ml Lösung werden mit 0,5 ml Untersuchungslösung versetzt und mit der Lösungsmittelmischung zu 100,0 ml verdünnt.

Säule
- Größe: l = 0,15 m, ∅ = 4,6 mm
- Stationäre Phase: octadecylsilyliertes Kieselgel zur Chromatographie *R* (3 µm)
- Temperatur: 25 °C

Mobile Phase
- Mobile Phase A: 3,4 g Kaliumdihydrogenphosphat *R* und 5,0 g Natriumheptansulfonat-Monohydrat *R* werden in 1000 ml Wasser *R* gelöst. Die Lösung wird mit einer Lösung von Phosphorsäure 85 % *R* (330 g · l^{-1}) auf einen pH-Wert von 3,0 eingestellt.
- Mobile Phase B: 400 ml mobile Phase A und 600 ml Acetonitril *R* werden gemischt.

Zeit (min)	**Mobile Phase A (% *V/V*)**	**Mobile Phase B (% *V/V*)**
0 – 2	70	30
2 – 15	70 → 30	30 → 70
15 – 20	30 → 70	70 → 30

Durchflussrate: 1,4 ml · min^{-1}

Detektion: Spektrometer bei 210 nm

Einspritzen: 10 µl

Relative Retention (bezogen auf Homatropinmethylbromid, t_R etwa 4,8 min)
- Verunreinigung C: etwa 0,7
- Verunreinigung A: etwa 0,9
- Verunreinigung B: etwa 1,2
- Verunreinigung D: etwa 1,3
- Verunreinigung E: etwa 1,4
- Verunreinigung F: etwa 1,7

Eignungsprüfung: Referenzlösung c
- Auflösung: mindestens 2,5 zwischen den Peaks von Homatropinmethylbromid und Verunreinigung B
- Symmetriefaktor: höchstens 2,5 für den Peak von Homatropinmethylbromid

Grenzwerte
- Verunreinigungen A, B: jeweils nicht größer als die Fläche des Hauptpeaks im Chromatogramm der Referenzlösung a (0,5 Prozent)
- Verunreinigungen C, D, E, F: jeweils nicht größer als die Fläche des Hauptpeaks im Chromatogramm der Referenzlösung b (0,1 Prozent)
- Jede weitere Verunreinigung: jeweils nicht größer als die Fläche des Hauptpeaks im Chromatogramm der Referenzlösung b (0,1 Prozent)
- Summe aller Verunreinigungen: nicht größer als das 2fache der Fläche des Hauptpeaks im Chromatogramm der Referenzlösung a (1,0 Prozent); der Bromid-Peak in der Nähe des Lösungsmittelpeaks wird nicht berücksichtigt.
- Ohne Berücksichtigung bleiben: Peaks, deren Fläche kleiner ist als das 0,5fache der Fläche des Hauptpeaks im Chromatogramm der Referenzlösung b (0,05 Prozent)

Trocknungsverlust (2.2.32): höchstens 0,5 Prozent, mit 1,000 g Substanz durch Trocknen im Trockenschrank bei 100 bis 105 °C bestimmt

Sulfatasche (2.4.14): höchstens 0,1 Prozent, mit 1,0 g Substanz bestimmt

Gehaltsbestimmung

0,300 g Substanz, in 10 ml Wasser *R* gelöst, werden mit Silbernitrat-Lösung (0,1 mol · l^{-1}) titriert. Der Endpunkt wird mit Hilfe der Potentiometrie (2.2.20) unter Verwendung einer Silber-Indikatorelektrode und einer Silber/Silberchlorid-Referenzelektrode bestimmt.

1 ml Silbernitrat-Lösung (0,1 mol · l^{-1}) entspricht 37,03 mg $C_{17}H_{24}BrNO_3$.

Lagerung

Vor Licht geschützt

Verunreinigungen

Spezifizierte Verunreinigungen:
(Beachten Sie den Hinweis zu den „Verunreinigungen" zu Anfang des Bands auf Seite B)

A, B, C, D, E, F

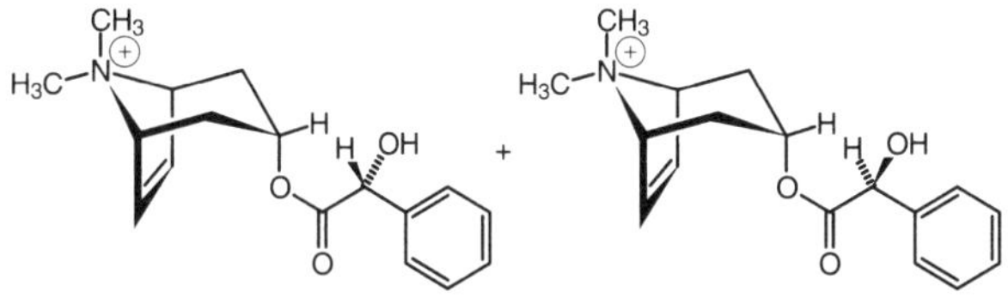

A. (1*R*,3*s*,5*S*)-3-[[(2*RS*)-2-Hydroxy-2-phenylacetyl]oxy]-8,8-dimethyl-8-azoniabicyclo[3.2.1]oct-6-en (Methyldehydrohomatropin)

B. Homatropin

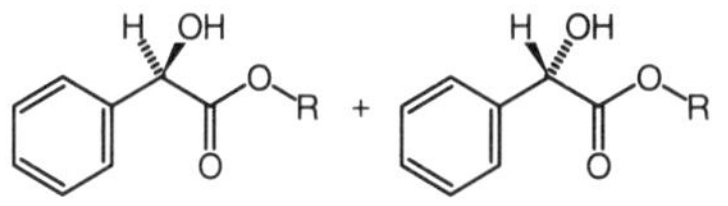

C. R = H: (2*RS*)-2-Hydroxy-2-phenylessigsäure (Mandelsäure)

F. R = CH_3: Methyl[(2*RS*)-2-hydroxy-2-phenylacetat] (Methylmandelat)

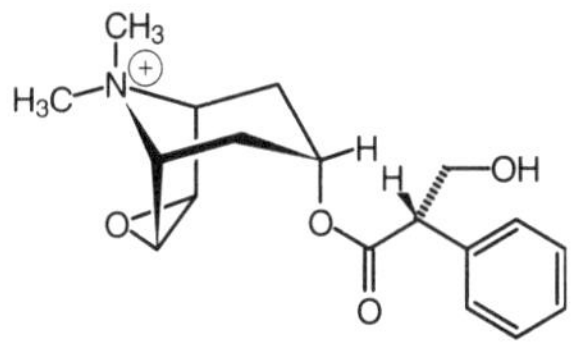

D. (1*R*,2*R*,4*S*,5*S*,7*s*)-7-[[(2*S*)-3-Hydroxy-2-phenylpropanoyl]oxy]-9,9-dimethyl-3-oxa-9-azoniatricyclo[3.3.1.0^{2,4}]nonan (Methylscopolamin, Methylhyoscin)

E. Methylatropin

4.07/0336

Hydroxyethylcellulose

Hydroxyethylcellulosum

Definition

Teilweise *O*-(2-hydroxyethylierte) Cellulose

Eigenschaften

Aussehen: Pulver oder granuliertes Pulver, weiß, gelblich weiß oder grauweiß

Löslichkeit: löslich in heißem und kaltem Wasser unter Bildung einer kolloidalen Lösung, praktisch unlöslich in Aceton, Ethanol und Toluol

Prüfung auf Identität

A. Werden 10 ml Prüflösung (siehe „Prüfung auf Reinheit") zum Sieden erhitzt, bleibt die Lösung klar.

B. Werden 10 ml Prüflösung mit 0,3 ml verdünnter Essigsäure *R* und 2,5 ml einer Lösung von Tannin *R* (100 g · l^{-1}) versetzt, entsteht ein gelblich weißer, flockiger Niederschlag, der sich in verdünnter Ammoniak-Lösung *R* 1 löst.

C. 1 g Substanz wird in einem Reagenzglas von etwa 160 mm Länge mit 2 g fein pulverisiertem Mangan(II)-sulfat *R* sorgfältig gemischt. In den oberen Teil des Reagenzglases wird ein Filterpapierstreifen 2 cm tief eingeführt, der mit einer frisch hergestellten und mit Salzsäure (1 mol · l^{-1}) auf einen pH-Wert von etwa 9,8 eingestellten Mischung von 1 Volumteil einer Lösung von Diethanolamin *R* (200 g · l^{-1}) und 11 Volumteilen einer Lösung von Nitroprussidnatrium *R* (50 g · l^{-1}) imprägniert ist. Das Reagenzglas wird 8 cm tief in ein Bad mit Siliconöl getaucht, das auf 190 bis 200 °C erhitzt ist. Das Filterpapier färbt sich innerhalb von 10 min blau. Ein Blindversuch wird durchgeführt.

D. 0,2 g Substanz werden ohne Erhitzen vollständig in 15 ml einer Lösung von Schwefelsäure *R* (700 g · l^{-1}) gelöst. Die Lösung wird unter Rühren in 100 ml eisgekühltes Wasser *R* gegossen und mit eisgekühltem Wasser *R* zu 250 ml verdünnt. 1 ml dieser Lösung wird in einem Reagenzglas unter Kühlen in einer Eis-Wasser-Mischung tropfenweise mit 8 ml Schwefelsäure *R* versetzt, wobei sorgfältig gemischt wird. Die Lösung wird genau 3 min lang im Wasserbad erhitzt und anschließend unverzüglich in einer Eis-Wasser-Mischung abgekühlt. Unter Kühlen wird die Lösung vorsichtig mit 0,6 ml Ninhydrin-Lösung *R* 2 versetzt und sorgfältig gemischt. Wird diese Lösung bei 25 °C stehen gelassen, entsteht sofort eine Rosafärbung, die innerhalb von 100 min nicht violett wird.

Prüfung auf Reinheit

Prüflösung: Eine 1,0 g getrockneter Substanz entsprechende Menge wird in 50 ml kohlendioxidfreiem Wasser *R* suspendiert. Nach 10 min wird die Suspension mit kohlendioxidfreiem Wasser *R* zu 100 ml verdünnt und gerührt, bis die Substanz vollständig gelöst ist.

pH-Wert (2.2.3): 5,5 bis 8,5, an der Prüflösung bestimmt

Viskosität (2.2.10): 75 bis 140 Prozent des in der Beschriftung angegebenen Werts

Eine 2,00 g getrockneter Substanz entsprechende Menge wird in 50 g Wasser *R* unter Rühren suspendiert. Die Suspension wird mit Wasser *R* zu 100,0 g verdünnt und gerührt, bis die Substanz vollständig gelöst ist. Die Viskosität wird mit Hilfe eines Rotationsviskosimeters bei 25 °C und einem Schergefälle von 100 s^{-1} für Substanzen mit einer erwarteten Viskosität von höchstens 100 mPa · s, einem Schergefälle von 10 s^{-1} für Substanzen mit einer erwarteten Viskosität zwischen 100 und 20 000 mPa · s und einem Schergefälle von 1 s^{-1} für Substanzen mit einer erwarteten Viskosität größer als 20 000 mPa · s bestimmt. Wenn das vorgeschriebene Schergefälle nicht genau eingehalten werden kann, wird ein etwas höheres und ein etwas niedrigeres Schergefälle angewendet und anschließend interpoliert.

Chlorid (2.4.4): höchstens 1,0 Prozent

1 ml Prüflösung wird mit Wasser *R* zu 30 ml verdünnt. 15 ml dieser Lösung müssen der Grenzprüfung auf Chlorid entsprechen.

Nitrat: höchstens 3,0 Prozent (getrocknete Substanz) bei Hydroxyethylcellulose mit einer Viskosität von höchstens 1000 mPa · s und höchstens 0,2 Prozent (getrocknete Substanz) bei Hydroxyethylcellulose mit einer Viskosität größer als 1000 mPa · s

Die Bestimmung erfolgt mit Hilfe der Potentiometrie (2.2.36, Methode I) unter Verwendung einer nitratselektiven Indikatorelektrode und einer Silber/Silberchlorid-Referenzelektrode mit Ammoniumsulfat-Lösung (0,1 mol · l^{-1}) als Referenzelektrolyt.

Die Lösungen müssen unmittelbar vor Gebrauch hergestellt werden.

Pufferlösung: Eine Mischung von 50 ml Schwefelsäure (1 mol · l^{-1}) und 800 ml Wasser *R* wird mit 135 g Kaliumdihydrogenphosphat *R* versetzt und anschließend mit Wasser *R* zu 1000 ml verdünnt.

Gepuffertes Wasser: 80 ml Pufferlösung werden mit Wasser *R* zu 2000 ml verdünnt.

Nitrat-Lösung (500 ppm NO_3): 0,8154 g Kaliumnitrat *R* werden in 500 ml gepuffertem Wasser gelöst. Die Lösung wird mit gepuffertem Wasser zu 1000,0 ml verdünnt.

Untersuchungslösung: 0,50 g Substanz werden in gepuffertem Wasser zu 100,0 ml gelöst.

Referenzlösungen: Bei Hydroxyethylcellulose mit einer Viskosität von höchstens 1000 mPa · s werden 10,0 ml, 20,0 ml und 40,0 ml Nitrat-Lösung (500 ppm NO_3) jeweils mit gepuffertem Wasser zu 100,0 ml verdünnt und gemischt. Bei Hydroxyethylcellulose mit einer Viskosität größer als 1000 mPa · s werden 1,0 ml, 2,0 ml und 4,0 ml Nitrat-Lösung (500 ppm NO_3) jeweils mit gepuffertem Wasser zu 100,0 ml verdünnt und gemischt.

Die Messungen werden für jede Lösung durchgeführt. Die Nitratkonzentration wird mit Hilfe der Eichkurve berechnet.

Glyoxal: höchstens 20 ppm

1,0 g Substanz wird in einem Reagenzglas mit Schliffstopfen mit 10,0 ml wasserfreiem Ethanol *R* versetzt. Das Reagenzglas wird verschlossen, der Inhalt 30 min lang mechanisch gerührt und anschließend zentrifugiert. 2,0 ml überstehende Flüssigkeit werden mit 5,0 ml einer Lösung von Methylbenzothiazolonhydrazonhydrochlorid *R* (4 g · l^{-1}) in einer 80-prozentigen Lösung (*V/V*) von Essigsäure 99 % *R* versetzt und geschüttelt, bis die Mischung homogen ist. Nach 2 h darf die Lösung nicht stärker gefärbt sein als eine Referenzlösung, die gleichzeitig und unter gleichen Bedingungen hergestellt wurde, wobei 2,0 ml überstehende Flüssigkeit durch 2,0 ml Glyoxal-Lösung (2 ppm $C_2H_2O_2$) *R* ersetzt werden.

Ethylenoxid (2.4.25): Gaschromatographie (Statische Head-space-GC)

Untersuchungszubereitung: In einer 5-ml-Probeflasche (unter anderen Prüfbedingungen können andere Größen verwendet werden) wird 1,00 g Substanz mit 1 ml Wasser *R* versetzt. Die Substanz quillt in Wasser, löst sich aber nicht.

Referenzzubereitung a: In einer identischen 5-ml-Probeflasche wird 1,00 g Substanz mit 0,2 ml gekühlter Ethylenoxid-Lösung *R* 2 und 0,8 ml Wasser *R* versetzt. Die Substanz quillt in Wasser, löst sich aber nicht.

Referenzzubereitung b: In einer 5-ml-Probeflasche werden 0,1 ml Ethylenoxid-Lösung *R* 2 mit 0,1 ml einer frisch hergestellten Lösung von Acetaldehyd *R* (10 mg · l^{-1}) versetzt.

Die Probeflaschen werden sofort mit einem Butylkautschuk-Membranstopfen, der mit einer Aluminium- oder Polytetrafluorethylen-Folie beschichtet ist, und einer Aluminiumkappe verschlossen.

Grenzwert
- Ethylenoxid: höchstens 1 ppm

2-Chlorethanol: Gaschromatographie (2.2.28, Statische Head-space-GC)

Untersuchungszubereitung: In einer 10-ml-Probeflasche (unter anderen Prüfbedingungen können andere Größen verwendet werden) werden 50 mg Substanz mit 2 µl 2-Propanol *R* versetzt. Nach Verschließen der Probeflasche wird der Inhalt gemischt.

Referenzzubereitung a: 0,125 g 2-Chlorethanol *R* werden in 2-Propanol *R* zu 50,0 ml gelöst. 1,0 ml Lösung wird mit 2-Propanol *R* zu 10,0 ml verdünnt.

Referenzzubereitung b: In einer identischen 10-ml-Probeflasche werden 50 mg Substanz mit 2 µl Referenzlösung a versetzt. Nach Verschließen der Probeflasche wird der Inhalt gemischt.

Die Probeflaschen werden sofort mit einem Butylkautschuk-Membranstopfen, der mit einer Aluminium- oder Polytetrafluorethylen-Folie beschichtet ist, und einer Aluminiumkappe verschlossen.

Säule
- Größe: l = 50 m, ∅ = 0,32 mm
- Stationäre Phase: Polydimethylsiloxan *R* (Filmdicke 1,2 µm)

Trägergas: Helium zur Chromatographie *R*

Durchflussrate: 25 bis 35 cm · s^{-1}

Splitverhältnis: 1:10

Folgende Bedingungen der statischen Head-space-GC können gewählt werden:
- *Äquilibrierungstemperatur:* 110 °C
- *Äquilibrierungsdauer:* 20 min
- *Temperatur der Einspritzvorrichtung:* 115 °C

Temperatur

	Zeit (min)	**Temperatur (°C)**
Säule	0 – 6	60
	6 – 16	60 → 110
	16 – 31	110 → 230
	31 – 36	230
Probeneinlass		150
Detektor		250

Detektion: Flammenionisation

Einspritzen: 2 ml

Retentionszeit
- 2-Chlorethanol: etwa 7,8 min

Grenzwert
- 2-Chlorethanol: nicht größer als das 0,5fache der Fläche des 2-Chlorethanol-Peaks im Chromatogramm der Referenzzubereitung b (10 ppm)

Schwermetalle (2.4.8): höchstens 20 ppm

1,0 g Substanz muss der Grenzprüfung C entsprechen. Zur Herstellung der Referenzlösung werden 2 ml Blei-Lösung (10 ppm Pb) *R* verwendet.

Trocknungsverlust (2.2.32): höchstens 10,0 Prozent, mit 1,000 g Substanz durch 3 h langes Trocknen im Trockenschrank bei 100 bis 105 °C bestimmt

Sulfatasche (2.4.14): höchstens 4,0 Prozent, mit 1,0 g Substanz bestimmt

Beschriftung

Die Beschriftung gibt die Viskosität einer 2-prozentigen Lösung (*m/m*) von Hydroxyethylcellulose in Millipascalsekunden an.

K

4.07/1140

Kaliumclavulanat

Kalii clavulanas

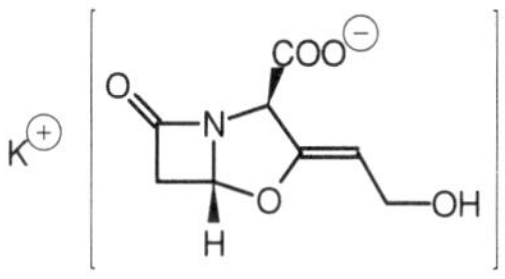

$C_8H_8KNO_5$ M_r 237,3

Definition

Kalium[(2*R*,3*Z*,5*R*)-3-(2-hydroxyethyliden)-7-oxo-4-oxa-1-azabicyclo[3.2.0]heptan-2-carboxylat], das Kaliumsalz einer Substanz, die aus bestimmten Stämmen von *Streptomyces clavuligerus* gewonnen oder durch andere Verfahren hergestellt wird

Gehalt: 96,5 bis 102,0 Prozent (wasserfreie Substanz)

Eigenschaften

Aussehen: weißes bis fast weißes, kristallines, hygroskopisches Pulver

Löslichkeit: leicht löslich in Wasser, schwer löslich in Ethanol, sehr schwer löslich in Aceton

Herstellung

Die Verfahren zur Herstellung, Extraktion und Reinigung sind so gewählt, dass Clavam-2-carboxylat entfernt wird oder zu höchstens 0,01 Prozent enthalten ist.

Prüfung auf Identität

A. IR-Spektroskopie (2.2.24)

Vergleich: Kaliumclavulanat-Referenzspektrum der Ph. Eur.

B. Die Substanz gibt die Identitätsreaktion b auf Kalium (2.3.1).

Prüfung auf Reinheit

Prüflösung: 0,400 g Substanz werden in kohlendioxidfreiem Wasser *R* zu 20,0 ml gelöst.

pH-Wert (2.2.3): 5,5 bis 8,0

5 ml Prüflösung werden mit kohlendioxidfreiem Wasser *R* zu 10 ml verdünnt.

Spezifische Drehung (2.2.7): +53 bis +63 (wasserfreie Substanz), an der Prüflösung bestimmt

Absorption (2.2.25): höchstens 0,40 bei 278 nm

50,0 mg Substanz werden in Phosphat-Pufferlösung pH 7,0 (0,1 mol · l^{-1}) *R* zu 50,0 ml gelöst. Die Absorption der Lösung wird sofort gemessen.

Verwandte Substanzen: Flüssigchromatographie (2.2.29)

Die Lösungen sind unmittelbar vor Gebrauch herzustellen.

Untersuchungslösung: 0,250 g Substanz werden in der mobilen Phase A zu 25,0 ml gelöst.

Referenzlösung a: 1,0 ml Untersuchungslösung wird mit der mobilen Phase A zu 100,0 ml verdünnt.

Referenzlösung b: 10 mg Lithiumclavulanat *CRS* und 10 mg Amoxicillin-Trihydrat *CRS* werden in der mobilen Phase A zu 100 ml gelöst.

Säule
- Größe: *l* = 0,10 m, ∅ = 4,6 mm
- Stationäre Phase: octadecylsilyliertes Kieselgel zur Chromatographie *R* (5 µm)
- Temperatur: 40 °C

Mobile Phase
- Mobile Phase A: eine mit Phosphorsäure 85 % *R* auf einen pH-Wert von 4,0 eingestellte und durch ein 0,5-µm-Filter filtrierte Lösung von Natriumdihydrogenphosphat *R* (7,8 g · l^{-1})
- Mobile Phase B: eine Mischung gleicher Volumteile mobile Phase A und Methanol *R*

Zeit (min)	Mobile Phase A (% *V/V*)	Mobile Phase B (% *V/V*)
0 – 4	100	0
4 – 15	100 → 50	0 → 50
15 – 18	50	50
18 – 24	50 → 100	50 → 0
24 – 39	100	0

Durchflussrate: 1 ml · min^{-1}

Detektion: Spektrometer bei 230 nm

Einspritzen: 20 µl

Eignungsprüfung: Referenzlösung b
- Auflösung: mindestens 13 zwischen dem ersten Peak (Clavulansäure) und dem zweiten Peak (Amoxicillin)

Grenzwerte
- Jede Verunreinigung: jeweils nicht größer als die Fläche des Hauptpeaks im Chromatogramm der Referenzlösung a (1,0 Prozent)
- Summe aller Verunreinigungen: nicht größer als das 2fache der Fläche des Hauptpeaks im Chromatogramm der Referenzlösung a (2,0 Prozent)
- Ohne Berücksichtigung bleiben: Peaks, deren Fläche kleiner ist als das 0,05fache der Fläche des Hauptpeaks im Chromatogramm der Referenzlösung a (0,05 Prozent)

K

Monographien

Aliphatische Amine: Gaschromatographie (2.2.28)

Die nachstehend beschriebene Methode kann verwendet werden, um die folgenden aliphatischen Amine zu bestimmen: 1,1-Dimethylethylamin; Diethylamin; *N,N,N′,N′*-Tetramethylethylendiamin; 1,1,3,3-Tetramethylbutylamin; *N,N′*-Diisopropylethylendiamin; 2,2′-Oxybis(*N,N*-dimethylethylamin).

Interner-Standard-Lösung: 50 µl 3-Methylpentan-2-on *R* werden in Wasser *R* zu 100,0 ml gelöst.

Untersuchungslösung: In einem Zentrifugenglas wird 1,00 g Substanz mit 5,0 ml Interner-Standard-Lösung, 5,0 ml verdünnter Natriumhydroxid-Lösung *R*, 10,0 ml Wasser *R*, 5,0 ml 2-Methylpropanol *R* und 5 g Natriumchlorid *R* versetzt und 1 min lang kräftig geschüttelt. Zur Phasentrennung wird die Mischung zentrifugiert.

Referenzlösung: Jeweils 80,0 mg folgender Amine werden in verdünnter Salzsäure *R* gelöst: 1,1-Dimethylethylamin *R*; Diethylamin *R*; Tetramethylethylendiamin *R*; 1,1,3,3-Tetramethylbutylamin *R*; *N,N′*-Diisopropylethylendiamin *R*; 2,2′-Oxybis(*N,N*-dimethylethylamin) *R*. Die Lösung wird mit verdünnter Salzsäure *R* zu 200,0 ml verdünnt. In einem Zentrifugenglas werden 5,0 ml dieser Lösung mit 5,0 ml Interner-Standard-Lösung, 10,0 ml verdünnter Natriumhydroxid-Lösung *R*, 5,0 ml 2-Methylpropanol *R* und 5 g Natriumchlorid *R* versetzt und 1 min lang kräftig geschüttelt. Zur Phasentrennung wird die Mischung zentrifugiert.

Säule
- Material: Quarzglas
- Größe: *l* = 50 m, ∅ = 0,53 mm
- Stationäre Phase: Poly(dimethyl)(diphenyl)siloxan *R* (Filmdicke 5 µm)

Trägergas: Helium zur Chromatographie *R*

Durchflussrate: 8 ml · min^{-1}

Splitverhältnis: 1:10

Temperatur

	Zeit (min)	Temperatur (°C)
Säule	0 – 7	35
	7 – 10,8	35 → 150
	10,8 – 25,8	150
Probeneinlass		200
Detektor		250

Detektion: Flammenionisation

Einspritzen: 1 µl der oberen Phasen von Untersuchungslösung und Referenzlösung

Relative Retention (bezogen auf 3-Methylpentan-2-on, t_R etwa 11,4 min)
- Verunreinigung H: etwa 0,55
- Verunreinigung I: etwa 0,76
- Verunreinigung J: etwa 1,07
- Verunreinigung K: etwa 1,13
- Verunreinigung L: etwa 1,33
- Verunreinigung M: etwa 1,57

Grenzwert
- Aliphatische Amine: höchstens 0,2 Prozent

2-Ethylhexansäure (2.4.28): höchstens 0,8 Prozent

Wasser (2.5.12): höchstens 0,5 Prozent, mit 1,00 g Substanz bestimmt

Sterilität (2.6.1): Kaliumclavulanat zur Herstellung von Parenteralia, das dabei keinem weiteren geeigneten Sterilisationsverfahren unterworfen wird, muss der Prüfung entsprechen.

Bakterien-Endotoxine (2.6.14): weniger als 0,03 I.E. Bakterien-Endotoxine je Milligramm Kaliumclavulanat zur Herstellung von Parenteralia, das dabei keinem weiteren geeigneten Verfahren zur Beseitigung von Bakterien-Endotoxinen unterworfen wird

Gehaltsbestimmung

Flüssigchromatographie (2.2.29)

Die Lösungen sind unmittelbar vor Gebrauch herzustellen.

Untersuchungslösung: 50,0 mg Substanz werden in einer zuvor mit Essigsäure 99 % *R* auf einen pH-Wert von 6,0 eingestellten Lösung von Natriumacetat *R* (4,1 g · l^{-1}) zu 50,0 ml gelöst.

Referenzlösung a: 50,0 mg Lithiumclavulanat *CRS* werden in einer zuvor mit Essigsäure 99 % *R* auf einen pH-Wert von 6,0 eingestellten Lösung von Natriumacetat *R* (4,1 g · l^{-1}) zu 50,0 ml gelöst.

Referenzlösung b: 50,0 mg Lithiumclavulanat *CRS* und 50,0 mg Amoxicillin-Trihydrat *CRS* werden in einer zuvor mit Essigsäure 99 % *R* auf einen pH-Wert von 6,0 eingestellten Lösung von Natriumacetat *R* (4,1 g · l^{-1}) zu 50,0 ml gelöst.

Säule
- Größe: *l* = 0,3 m, ∅ = 4,6 mm
- Stationäre Phase: octadecylsilyliertes Kieselgel zur Chromatographie *R* (5 µm)

Mobile Phase: eine Mischung von 5 Volumteilen Methanol *R* 1 und 95 Volumteilen einer Lösung von Natriumdihydrogenphosphat *R* (15 g · l^{-1}), die zuvor mit Phosphorsäure 10 % *R* auf einen pH-Wert von 4,0 eingestellt wurde

Durchflussrate: 1 ml · min^{-1}

Detektion: Spektrometer bei 230 nm

Einspritzen: 10 µl

Eignungsprüfung: Referenzlösung b
- Auflösung: mindestens 3,5 zwischen dem ersten Peak (Clavulansäure) und dem zweiten Peak (Amoxicillin)

1 mg Clavulansäure ($C_8H_9NO_5$) entspricht 1,191 mg $C_8H_8KNO_5$.

Lagerung

Dicht verschlossen, zwischen 2 und 8 °C

Falls die Substanz steril ist, im sterilen, dicht verschlossenen Behältnis mit Sicherheitsverschluss

Beschriftung

Die Beschriftung gibt, falls zutreffend, an,
- dass die Substanz steril ist
- dass die Substanz frei von Bakterien-Endotoxinen ist.

Verunreinigungen

Spezifizierte Verunreinigungen:
(Beachten Sie den Hinweis zu den „Verunreinigungen" zu Anfang des Bands auf Seite B)

A, B, C, D, G, H, I, J, K, L, M

Andere bestimmbare Verunreinigungen:

E, F

Bestimmt durch Flüssigchromatographie:

A, B, C, D, E, F, G

Bestimmt durch Gaschromatographie:

H, I, J, K, L, M

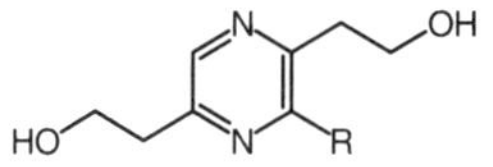

A. R = H:
2,2′-(Pyrazin-2,5-diyl)diethanol

B. R = CH_2–CH_2–CO_2H:
3-[3,6-Bis(2-hydroxyethyl)pyrazin-2-yl]propansäure

C. R = CH_2–CH_3:
2,2′-(3-Ethylpyrazin-2,5-diyl)diethanol

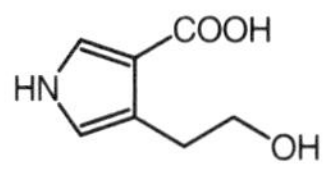

D. 4-(2-Hydroxyethyl)pyrrol-3-carbonsäure

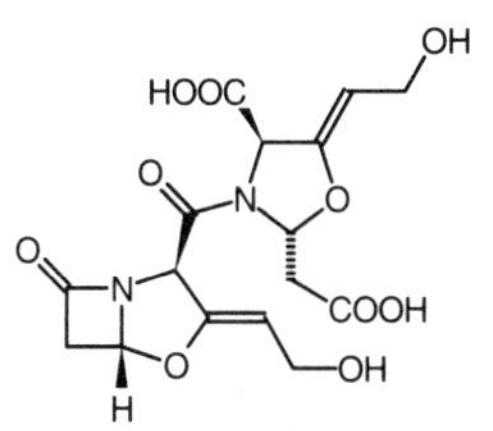

E. (2*R*,4*R*,5*Z*)-2-(Carboxymethyl)-5-(2-hydroxyethyliden)-3-[[(2*R*,3*Z*,5*R*)-3-(2-hydroxyethyliden)-7-oxo-4-oxa-1-azabicyclo[3.2.0]hept-2-yl]carbonyl]oxazolidin-4-carbonsäure

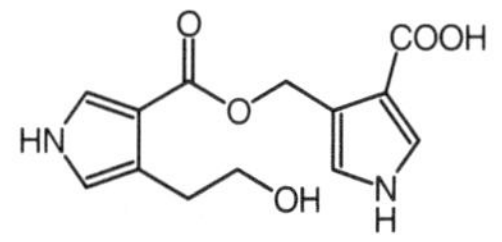

F. 4-[[[[4-(2-Hydroxyethyl)-1*H*-pyrrol-3-yl]carbonyl]oxy]methyl]-1*H*-pyrrol-3-carbonsäure

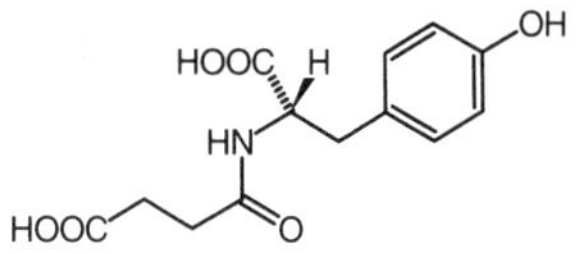

G. 4-[[(1*S*)-1-Carboxy-2-(4-hydroxyphenyl)ethyl]amino]-4-oxobutansäure
(*N*-Succinyltyrosin)

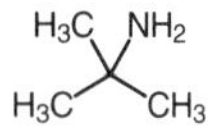

H. 2-Amino-2-methylpropan
(1,1-Dimethylethylamin)

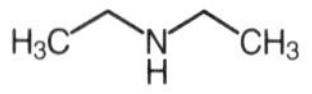

I. Diethylamin

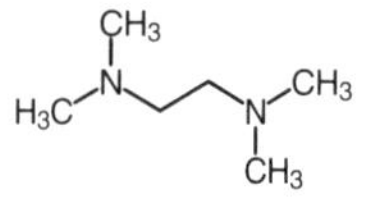

J. 1,2-Bis(dimethylamino)ethan
(*N,N,N′,N′*-Tetramethylethylendiamin)

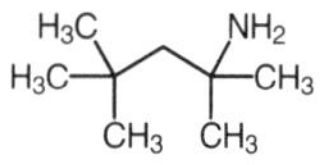

K. 2-Amino-2,4,4-trimethylpentan
(1,1,3,3-Tetramethylbutylamin)

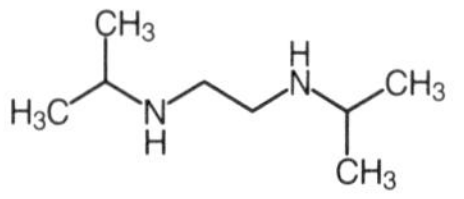

L. *N,N′*-Bis(1-methylethyl)-1,2-ethandiamin
(*N,N′*-Diisopropylethylendiamin)

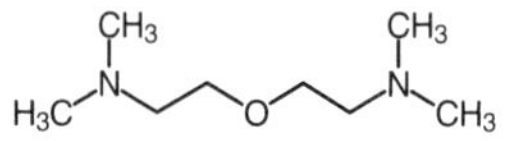

M. Bis(2-dimethylaminoethyl)ether
(2,2′-Oxybis(*N,N*-dimethylethylamin))

4.07/2076

Kaliumhydrogenaspartat-Hemihydrat

Kalii hydrogenoaspartas hemihydricus

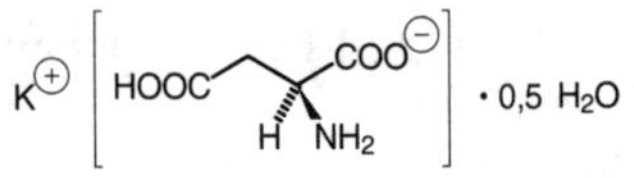

$C_4H_6KNO_4 \cdot 0,5\ H_2O$ M_r 180,2

Definition

Kaliumhydrogen-(2*S*)-2-aminobutandioat-Hemihydrat

Gehalt: 99,0 bis 101,0 Prozent (wasserfreie Substanz)

Eigenschaften

Aussehen: weißes Pulver oder weißes, kristallines Pulver oder farblose Kristalle

Löslichkeit: sehr leicht löslich in Wasser, praktisch unlöslich in Dichlormethan und Ethanol

Prüfung auf Identität

A. Die Substanz entspricht der Prüfung „Spezifische Drehung" (siehe „Prüfung auf Reinheit").

B. Die bei der Prüfung „Mit Ninhydrin nachweisbare Substanzen" (siehe „Prüfung auf Reinheit") erhaltenen Chromatogramme werden ausgewertet.

   Ergebnis: Der Hauptfleck im Chromatogramm der Untersuchungslösung b entspricht in Bezug auf Lage, Farbe und Größe dem Hauptfleck im Chromatogramm der Referenzlösung a.

C. Die Substanz gibt die Identitätsreaktion b auf Kalium (2.3.1).

Prüfung auf Reinheit

Prüflösung: 2,5 g Substanz werden in kohlendioxidfreiem Wasser *R*, das aus destilliertem Wasser *R* hergestellt wurde, zu 100 ml gelöst.

Aussehen der Lösung: Die Prüflösung muss klar (2.2.1) und farblos (2.2.2, Methode II) sein.

pH-Wert (2.2.3): 6,0 bis 7,5, an der Prüflösung bestimmt

Spezifische Drehung (2.2.7): +18,0 bis +20,5 (wasserfreie Substanz)

0,50 g Substanz werden in einer Mischung gleicher Volumteile Salzsäure *R* und Wasser *R* zu 25,0 ml gelöst.

Mit Ninhydrin nachweisbare Substanzen: Dünnschichtchromatographie (2.2.27)

Untersuchungslösung a: die Prüflösung

Untersuchungslösung b: 1,0 ml Prüflösung wird mit Wasser *R* zu 10,0 ml verdünnt.

Referenzlösung a: 25 mg Kaliumhydrogenaspartat-Hemihydrat *CRS* werden in Wasser *R* zu 10 ml gelöst.

Referenzlösung b: 1,0 ml Untersuchungslösung b wird mit Wasser *R* zu 20,0 ml verdünnt.

Referenzlösung c: 10 mg Glutaminsäure *CRS* und 10 mg Substanz werden in Wasser *R* zu 25 ml gelöst.

Platte: DC-Platte mit Kieselgel *R*

Fließmittel: Essigsäure 99 % *R*, Wasser *R*, 1-Butanol *R* (20:20:60 *V/V/V*)

Auftragen: 5 µl

Laufstrecke: 2/3 der Platte

Trocknen: an der Luft

Detektion: Die Platte wird mit Ninhydrin-Lösung *R* besprüht und anschließend 15 min lang bei 100 bis 105 °C erhitzt.

Eignungsprüfung: Referenzlösung c
– Das Chromatogramm zeigt deutlich voneinander getrennt 2 Hauptflecke.

Grenzwert: Untersuchungslösung a
– Jede Verunreinigung: Kein im Chromatogramm der Untersuchungslösung a auftretender Nebenfleck darf größer oder stärker gefärbt sein als der Fleck im Chromatogramm der Referenzlösung b (0,5 Prozent).

Chlorid (2.4.4): höchstens 200 ppm

10 ml Prüflösung werden mit 5 ml Wasser *R* versetzt.

Sulfat (2.4.13): höchstens 500 ppm

12 ml Prüflösung werden mit 3 ml destilliertem Wasser *R* versetzt.

Ammonium (2.4.1, Methode B): höchstens 200 ppm, mit 50 mg Substanz bestimmt

Zur Herstellung der Referenzlösung werden 0,1 ml Ammonium-Lösung (100 ppm NH_4) *R* verwendet.

Eisen (2.4.9): höchstens 30 ppm

In einem Scheidetrichter werden 0,33 g Substanz in 10 ml verdünnter Salzsäure *R* gelöst. Die Lösung wird 3-mal jeweils 3 min lang mit je 10 ml Isobutylmethylketon *R* 1 ausgeschüttelt. Die vereinigten organischen

Phasen werden 3 min lang mit 10 ml Wasser *R* ausgeschüttelt. Die wässrige Phase muss der Grenzprüfung auf Eisen entsprechen.

Schwermetalle (2.4.8): höchstens 10 ppm

2,0 g Substanz werden in Wasser *R* zu 20 ml gelöst. 12 ml Lösung müssen der Grenzprüfung A entsprechen. Zur Herstellung der Referenzlösung wird die Blei-Lösung (1 ppm Pb) *R* verwendet.

Wasser (2.5.12): 4,0 bis 6,0 Prozent, mit 0,200 g Substanz bestimmt

Die Substanz wird in 10 ml Formamid *R* 1 gelöst. Die Lösung wird mit 10 ml wasserfreiem Methanol *R* versetzt.

Gehaltsbestimmung

70,0 mg Substanz, in 5 ml wasserfreier Ameisensäure *R* gelöst, werden nach Zusatz von 50 ml wasserfreier Essigsäure *R* mit Perchlorsäure ($0,1 \text{ mol} \cdot l^{-1}$) titriert. Der Endpunkt wird mit Hilfe der Potentiometrie (2.2.20) bestimmt.

1 ml Perchlorsäure ($0,1 \text{ mol} \cdot l^{-1}$) entspricht 8,56 mg $C_4H_6KNO_4$.

4.07/2075

Kaliummetabisulfit

Kalii metabisulfis

$K_2S_2O_5$ M_r 222,3

Definition

Kaliummetabisulfit (Kaliumdisulfit)

Gehalt: 95,0 bis 101,0 Prozent

Eigenschaften

Aussehen: weißes Pulver oder farblose Kristalle

Löslichkeit: leicht löslich in Wasser, schwer löslich in Ethanol

Prüfung auf Identität

A. Die Substanz entspricht der Prüfung „pH-Wert" (siehe „Prüfung auf Reinheit").

B. 5 ml Prüflösung (siehe „Prüfung auf Reinheit") werden mit 0,5 ml Iod-Lösung ($0,05 \text{ mol} \cdot l^{-1}$) versetzt. Die Mischung ist farblos und gibt die Identitätsreaktion a auf Sulfat (2.3.1).

C. Die Prüflösung gibt die Identitätsreaktion a auf Kalium (2.3.1).

Prüfung auf Reinheit

Prüflösung: 5,0 g Substanz werden in kohlendioxidfreiem Wasser *R* zu 100 ml gelöst.

Aussehen der Lösung: Die Prüflösung muss klar (2.2.1) und farblos (2.2.2, Methode I) sein.

pH-Wert (2.2.3): 3,0 bis 4,5, an der Prüflösung bestimmt

Thiosulfat: 2,00 g Substanz werden unter Schütteln in 25 ml einer Lösung von Natriumhydroxid *R* ($42,5 \text{ g} \cdot l^{-1}$) und 75 ml Wasser *R* gelöst. Nach Zusatz von 10 ml Formaldehyd-Lösung *R* und 10 ml Essigsäure *R* wird die Lösung 5 min lang stehen gelassen und mit Iod-Lösung ($0,03 \text{ mol} \cdot l^{-1}$) unter Zusatz von 1 ml Stärke-Lösung *R* titriert. Eine Blindtitration wird durchgeführt. Die Differenz zwischen den bei beiden Titrationen verbrauchten Volumen darf höchstens 0,15 ml betragen.

Eisen: höchstens 10 ppm

Atomabsorptionsspektroskopie (2.2.23, Methode I)

Untersuchungslösung: 20 ml Prüflösung werden mit Wasser *R* zu 50 ml verdünnt.

Referenzlösungen: Die Referenzlösungen werden aus der Eisen-Lösung (20 ppm Fe) *R* durch Verdünnen mit der erforderlichen Menge Wasser *R* hergestellt.

Strahlungsquelle: Eisen-Hohlkathodenlampe

Wellenlänge: 248,3 nm

Atomisierungseinrichtung: Luft-Acetylen-Flamme

Selen: höchstens 10 ppm

3,0 g Substanz werden mit 10 ml Formaldehyd-Lösung *R* und vorsichtig in kleinen Portionen mit 2 ml Salzsäure *R* versetzt. Wird die Mischung 20 min lang auf dem Wasserbad erhitzt, darf eine auftretende Rosafärbung nicht stärker sein als die einer gleichzeitig und unter gleichen Bedingungen hergestellten Referenzlösung mit 1,0 g Substanz und 0,2 ml Selen-Lösung (100 ppm Se) *R*.

Zink: höchstens 25 ppm

Atomabsorptionsspektroskopie (2.2.23, Methode I)

Untersuchungslösung: 20 ml Prüflösung werden mit Wasser *R* zu 50 ml verdünnt.

Referenzlösungen: Die Referenzlösungen werden aus der Zink-Lösung (100 ppm Zn) *R* durch Verdünnen mit der erforderlichen Menge Wasser *R* hergestellt.

Strahlungsquelle: Zink-Hohlkathodenlampe

Wellenlänge: 213,9 nm

Atomisierungseinrichtung: Luft-Acetylen-Flamme

Schwermetalle (2.4.8): höchstens 10 ppm

40 ml Prüflösung werden in einem Quarztiegel mit 10 ml Salzsäure *R* versetzt und zur Trockne eingedampft. Der Rückstand wird in 19 ml Wasser *R* gelöst und die Lösung mit 1 ml einer Lösung von Natriumfluorid *R* (40 g · l^{-1}) versetzt. Diese Lösung muss der Grenzprüfung E entsprechen. Zur Herstellung der Referenzlösung werden 20 ml Blei-Lösung (1 ppm Pb) *R* verwendet.

Gehaltsbestimmung

0,150 g Substanz werden in einen 500-ml-Erlenmeyerkolben, der 50,0 ml Iod-Lösung (0,05 mol · l^{-1}) enthält, gebracht und mit 5 ml Salzsäure *R* versetzt. Der Überschuss an Iod wird mit Natriumthiosulfat-Lösung (0,1 mol · l^{-1}) unter Zusatz von 0,1 ml Stärke-Lösung *R* titriert.

1 ml Iod-Lösung (0,05 mol · l^{-1}) entspricht 5,558 mg $K_2S_2O_5$.

Lagerung

Dicht verschlossen, vor Licht geschützt

4.07/1622

Kaliumsulfat

Kalii sulfas

K_2SO_4 M_r 174,3

Definition

Gehalt: 98,5 bis 101,0 Prozent K_2SO_4 (getrocknete Substanz)

Eigenschaften

Aussehen: weißes, kristallines Pulver oder farblose Kristalle

Löslichkeit: löslich in Wasser, praktisch unlöslich in wasserfreiem Ethanol

Prüfung auf Identität

A. Die Substanz gibt die Identitätsreaktionen auf Sulfat (2.3.1).

B. Die Substanz gibt die Identitätsreaktionen auf Kalium (2.3.1).

Prüfung auf Reinheit

Prüflösung: 10,0 g Substanz werden unter Erwärmen in 90 ml kohlendioxidfreiem Wasser *R*, das aus destilliertem Wasser *R* hergestellt wurde, gelöst. Nach dem Erkalten wird die Lösung mit kohlendioxidfreiem Wasser *R*, das aus destilliertem Wasser *R* hergestellt wurde, zu 100 ml verdünnt.

Aussehen der Lösung: Die Prüflösung muss klar (2.2.1) und farblos (2.2.2, Methode II) sein.

Sauer oder alkalisch reagierende Substanzen: 10 ml Prüflösung werden mit 0,1 ml Bromthymolblau-Lösung *R* 1 versetzt. Bis zum Farbumschlag dürfen höchstens 0,5 ml Salzsäure (0,01 mol · l^{-1}) oder Natriumhydroxid-Lösung (0,01 mol · l^{-1}) verbraucht werden.

Chlorid (2.4.4): höchstens 40 ppm

12,5 ml Prüflösung werden mit Wasser *R* zu 15 ml verdünnt.

Calcium (2.4.3): höchstens 200 ppm

5 ml Prüflösung werden mit destilliertem Wasser *R* zu 15 ml verdünnt.

Eisen (2.4.9): höchstens 10 ppm, an 10 ml Prüflösung bestimmt

Magnesium: höchstens 20 ppm

5 ml Prüflösung werden mit 5 ml Wasser *R*, 1 ml Glycerol 85 % *R*, 0,15 ml Titangelb-Lösung *R*, 0,25 ml Ammoniumoxalat-Lösung *R* und 5 ml verdünnter Natriumhydroxid-Lösung *R* versetzt und geschüttelt. Die Lösung darf nicht stärker rosa gefärbt sein als eine gleichzeitig und unter gleichen Bedingungen hergestellte Referenzlösung unter Verwendung einer Mischung von 1 ml Magnesium-Lösung (10 ppm Mg) *R* und 9 ml Wasser *R*.

Natrium: höchstens 0,10 Prozent

Atomemissionsspektroskopie (2.2.22, Methode I)

Untersuchungslösung: 1,00 g Substanz wird in Wasser *R* zu 100,0 ml gelöst.

Referenzlösungen: 0,50 g Natriumchlorid *R*, zuvor 3 h lang bei 100 bis 105 °C getrocknet, werden in Wasser *R* zu 1000,0 ml gelöst (200 µg Na je Milliliter). Die Lösung wird wie erforderlich verdünnt.

Wellenlänge: 589 nm

Schwermetalle (2.4.8): höchstens 20 ppm

12 ml Prüflösung müssen der Grenzprüfung A entsprechen. Zur Herstellung der Referenzlösung wird die Blei-Lösung (2 ppm Pb) *R* verwendet.

Trocknungsverlust (2.2.32): höchstens 1,0 Prozent, mit 1,000 g Substanz durch 4 h langes Trocknen im Trockenschrank bei 130 °C bestimmt

Gehaltsbestimmung

0,150 g Substanz werden in 40 ml Wasser *R* gelöst. Die Lösung wird nach Zusatz von 0,2 ml Salzsäure (0,1 mol · l^{-1}) und 80 ml Methanol *R* mit Blei(II)-nitrat-Lösung (0,1 mol · l^{-1}) titriert. Der Endpunkt wird mit Hilfe der Potentiometrie (2.2.20) unter Verwendung einer bleiselektiven Indikatorelektrode und einer Silber/Silberchlorid-Referenzelektrode bestimmt.

1 ml Blei(II)-nitrat-Lösung (0,1 mol · l^{-1}) entspricht 17,43 mg K_2SO_4.

L

4.07/1238

Luft zur medizinischen Anwendung

Aer medicinalis

Definition

Komprimierte Umgebungsluft

Gehalt: 20,4 bis 21,4 Prozent (*V/V*) Sauerstoff (O_2)

Eigenschaften

Farb- und geruchloses Gas

Löslichkeit: Bei einer Temperatur von 20 °C und einem Druck von 101 kPa ist 1 Volumteil Gas in etwa 50 Volumteilen Wasser löslich.

Herstellung

Kohlendioxid: höchstens 500 ppm (*V/V*), mit Hilfe eines Infrarot-Analysators bestimmt (2.5.24)

Untersuchungsgas: das Gas

Zur Vermeidung von Streulichteffekten muss das Gas filtriert sein.

Referenzgas a: ein Gemisch von 79 Prozent (*V/V*) Stickstoff *R* 1 und 21 Prozent (*V/V*) Sauerstoff *R*, das höchstens 1 ppm (*V/V*) Kohlendioxid *R* 1 enthält

Referenzgas b: ein Gemisch von 79 Prozent (*V/V*) Stickstoff *R* 1 und 21 Prozent (*V/V*) Sauerstoff *R*, das 500 ppm (*V/V*) Kohlendioxid *R* 1 enthält

Der Nullpunkt und die Empfindlichkeit des Geräts werden mit Hilfe der Referenzgase a und b eingestellt. Der Gehalt an Kohlendioxid im Untersuchungsgas wird bestimmt.

Kohlenmonoxid: höchstens 5 ppm (*V/V*), mit Hilfe eines Infrarot-Analysators bestimmt (2.5.25)

Untersuchungsgas: das Gas

Zur Vermeidung von Streulichteffekten muss das Gas filtriert werden.

Referenzgas a: ein Gemisch von 79 Prozent (*V/V*) Stickstoff *R* 1 und 21 Prozent (*V/V*) Sauerstoff *R*, das höchstens 1 ppm (*V/V*) Kohlenmonoxid *R* enthält

Referenzgas b: ein Gemisch von 79 Prozent (*V/V*) Stickstoff *R* 1 und 21 Prozent (*V/V*) Sauerstoff *R*, das 5 ppm (*V/V*) Kohlenmonoxid *R* enthält

Der Nullpunkt und die Empfindlichkeit des Geräts werden mit Hilfe der Referenzgase a und b eingestellt. Der Gehalt an Kohlenmonoxid im Untersuchungsgas wird bestimmt.

Schwefeldioxid: höchstens 1 ppm (*V/V*), mit Hilfe eines UV-Fluoreszenzanalysators bestimmt (siehe Abb. 1238-1)

Die Apparatur besteht aus
– einem System, das UV-Strahlen mit einer Wellenlänge von 210 nm erzeugt, bestehend aus einer UV-Lampe, einem Kollimator und einem Filter; der Strahl wird

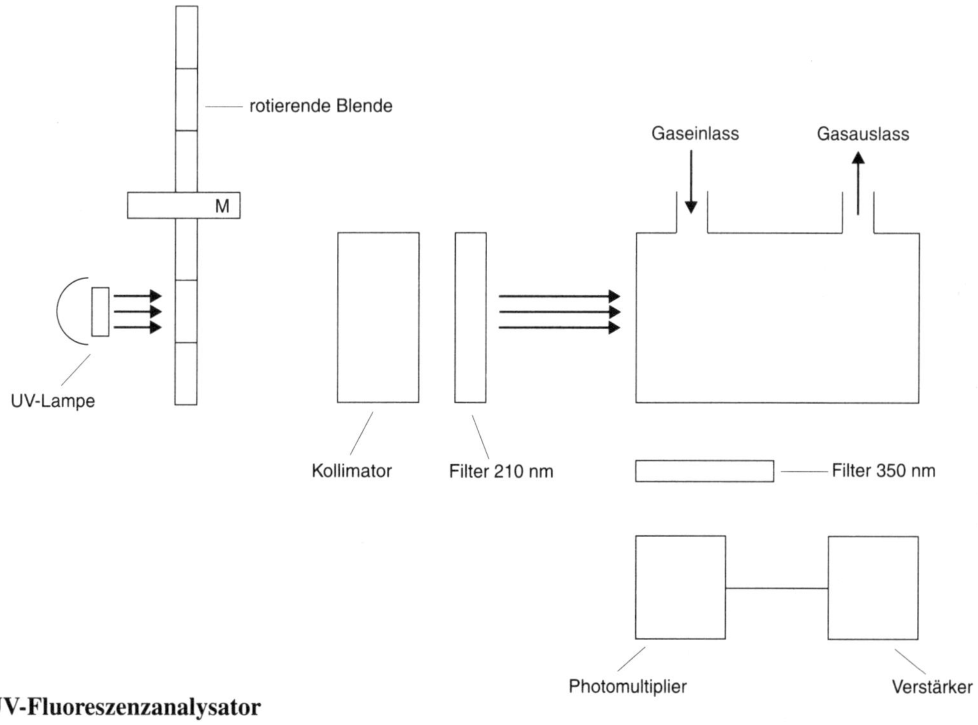

Abb. 1238-1: UV-Fluoreszenzanalysator

L

Monographien

periodisch durch eine mit hoher Geschwindigkeit rotierende Blende unterbrochen
- einer Reaktionskammer, durch die das Untersuchungsgas strömt
- einem Detektionssystem für die emittierte Strahlung mit einer Wellenlänge von 350 nm, das aus einem Filter, einem Photomultiplier und einem Verstärker besteht.

Untersuchungsgas: das filtrierte Gas

Referenzgas a: ein Gemisch von 79 Prozent (*V/V*) Stickstoff *R* 1 und 21 Prozent (*V/V*) Sauerstoff *R*

Referenzgas b: ein Gemisch von 79 Prozent (*V/V*) Stickstoff *R* 1 und 21 Prozent (*V/V*) Sauerstoff *R*, das zwischen 0,5 und 2 ppm (*V/V*) Schwefeldioxid *R* 1 enthält

Der Nullpunkt und die Empfindlichkeit des Geräts werden mit Hilfe der Referenzgase a und b eingestellt. Der Gehalt an Schwefeldioxid im Untersuchungsgas wird bestimmt.

Öl: höchstens 0,1 mg je Kubikmeter, berechnet auf Atmosphärendruck und eine Temperatur von 0 °C, mit Hilfe der im Folgenden beschriebenen Apparatur bestimmt (siehe Abb. 1238-2)

Die Apparatur besteht aus:
- einem 2-Wege-Hahn (1)
- einem 3-Wege-Hahn (2)
- einem Ölabscheider (3)
- einer Umgehungsleitung (4)
- einem Druckregler (5)
- einer Durchfluss-Messeinrichtung (6).

Die gesamte Apparatur wird vor der Benutzung mit öl- und fettfreiem Trichlortrifluorethan R gereinigt.

Ein Mikroglasfaserfilter wird in den Ölabscheider (3) eingesetzt. Dieser Filter hat folgende Eigenschaften: 100 Prozent Borosilicatglas ohne Bindemittel, Resistenz gegenüber einer Hitzebehandlung von 500 °C (zum Beseitigen organischer Spuren) und 99,999-prozentiges Rückhaltevermögen gegenüber Natriumchlorid-Teilchen mit einem Durchmesser von 0,6 µm. Der 2-Wege-Hahn (1) wird geschlossen, so dass das zu prüfende Gas durch die Umgehungsleitung (4) strömt und den 3-Wege-Hahn (2), den Druckregler (5) und die Durchfluss-Messeinrichtung (6) durchspült. Das Einlassventil des Druck- und Filtrationssystems wird geschlossen, der Hahn (1) geöffnet und der 3-Wege-Hahn (2) in die Stellung gedreht, die einen Durchfluss zwischen Ölabscheider und Druckregler ermöglicht. Das Einlassventil wird geöffnet und der Druckregler (5) so eingestellt, dass die Durchfluss-Messeinrichtung (6) eine Durchflussrate von 20 Litern je Minute anzeigt. 100,0 Liter des zu prüfenden Gases werden durch die Apparatur geleitet.

Untersuchungslösung: Der Mikroglasfaserfilter wird entnommen und in ein luftdicht verschlossenes Behältnis gelegt. Nach dem sorgfältigen Zerschneiden des Filters werden die Stücke in 25,0 ml Trichlortrifluorethan *R* gelegt.

Referenzlösungen: Referenzlösungen im Konzentrationsbereich zwischen 0,05 und 0,5 µg Öl je Milliliter in Trichlortrifluorethan *R* werden aus dem Öl hergestellt, das zum Fetten des Kompressionssystems verwendet wird.

Die Absorptionen der Untersuchungslösung und der Referenzlösungen werden mit Hilfe eines geeigneten IR-Spektrometers bei 2960,3, 2927,7 und 2855,0 cm^{-1} gemessen. Die Summe der jeweils 3 Absorptionen ergibt die Absorption des Öls. Kaliumbromid-Küvetten mit einer Schichtdicke von mehreren Zentimetern werden verwendet.

Aus den Absorptionen der Referenzlösungen wird eine Eichkurve erstellt, mit deren Hilfe die Ölmenge bestimmt wird.

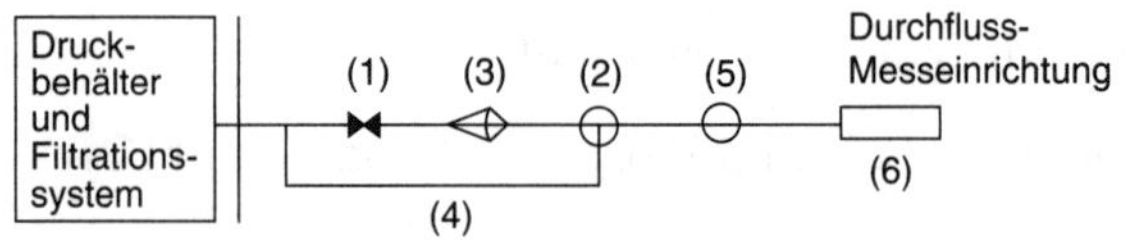

Abb. 1238-2: Apparatur zur Bestimmung von Öl

Stickstoffmonoxid und Stickstoffdioxid: insgesamt höchstens 2 ppm (*V/V*), mit Hilfe eines Geräts zur Messung der Chemilumineszenz bestimmt (2.5.26)

Untersuchungsgas: das Gas

Referenzgas a: ein Gemisch von 79 Prozent (*V/V*) Stickstoff *R* 1 und 21 Prozent (*V/V*) Sauerstoff *R*, das höchstens 0,05 ppm (*V/V*) Stickstoffmonoxid und Stickstoffdioxid enthält

Referenzgas b: ein Gemisch von 2 ppm (*V/V*) Stickstoffmonoxid *R* in Stickstoff *R* 1

Der Nullpunkt und die Empfindlichkeit des Geräts werden mit Hilfe der Referenzgase a und b eingestellt. Der Gehalt an Stickstoffmonoxid und Stickstoffdioxid im Untersuchungsgas wird bestimmt.

Wasser: höchstens 67 ppm (*V/V*), mit Hilfe eines Hygrometers mit elektrolytischem Messprinzip (2.5.28) bestimmt

höchstens 870 ppm (*V/V*), mit Hilfe eines Hygrometers mit elektrolytischem Messprinzip (2.5.28) bestimmt

Dieser Wert gilt mit Zustimmung der zuständigen Behörde für on-site (an Ort und Stelle) produzierte Luft zur medizinischen Anwendung, die über ein Leitungssystem verteilt wird, das bei einem Druck von höchstens 10 bar und einer Temperatur von mindestens 5 °C betrieben wird.

Gehaltsbestimmung: Die Sauerstoffkonzentration in der Luft wird mit Hilfe eines Geräts zur Messung des paramagnetischen Effekts bestimmt (2.5.27).

Prüfung auf Identität

1: C
2: A, B

A. Wird ein glühender Holzspan in einen mit dem Gas gefüllten Erlenmeyerkolben eingeführt, so glüht dieser weiter.

B. Die Prüfung wird mit Hilfe einer kammerförmigen 25-ml-Gasbürette (siehe Abb. 1238-3) durchgeführt,

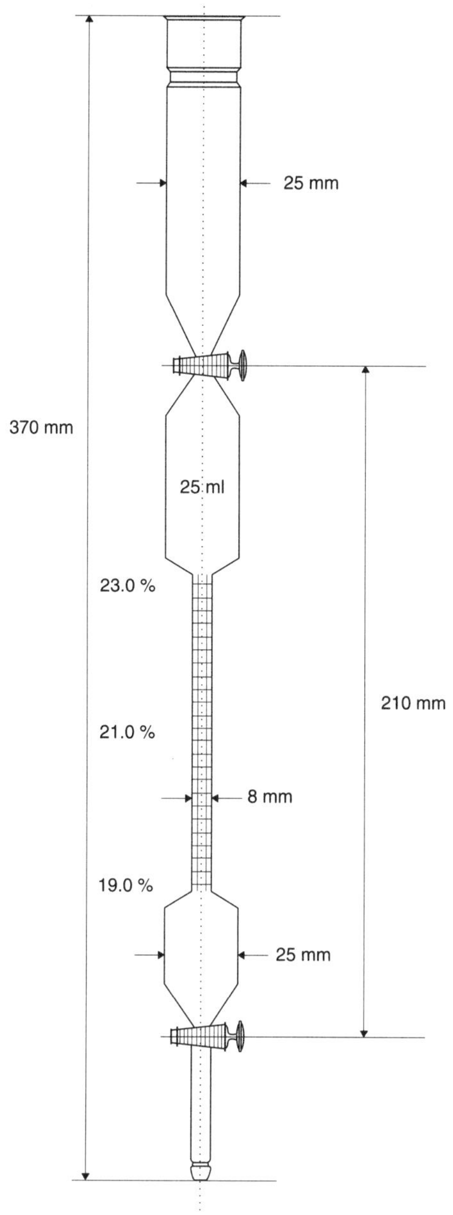

Abb. 1238-3: Gasbürette

deren mittlerer Teil aus einem Rohr mit einer 0,2-Prozent-Graduierung im Bereich zwischen 19,0 und 23,0 Prozent besteht. Dieses Rohr ist an beiden Enden durch Schliffhähne abgeschlossen. Der untere Hahn ist mit einem Rohr verbunden, das am unteren Ende mit einer Olive versehen ist und zum Einströmen des Gases in die Apparatur dient. Ein zylindrischer Trichter oberhalb des oberen Hahns wird zum Einbringen einer Absorptionslösung benötigt.

Nach dem Waschen der Bürette mit Wasser *R* und anschließendem Trocknen werden die beiden Hähne geöffnet. Das mit der Olive versehene Glasrohr dient der Zufuhr des zu prüfenden Gases und eine Durchflussrate von 1 Liter je Minute wird eingestellt. Die Bürette wird durch 1 min langes Durchströmen des Gases gespült. Zunächst wird der untere Hahn der Bürette und unmittelbar danach der obere Hahn geschlossen. Anschließend wird die Bürette sofort von der Gaszufuhr getrennt und der obere Hahn zur Vermeidung eines Überdrucks schnell um eine halbe Umdrehung gedreht.

In senkrechter Stellung der Bürette wird der Trichter mit einer frisch hergestellten Mischung von 21 ml einer Lösung von Kaliumhydroxid *R* (560 g · l^{-1}) und 130 ml einer Lösung von Natriumdithionit *R* (200 g · l^{-1}) gefüllt. Der obere Hahn wird langsam geöffnet, wobei die Lösung den Sauerstoff absorbiert und in die Bürette fließt. Ohne zu schütteln wird die Apparatur 10 min lang stehen gelassen. Anschließend wird der Stand des Flüssigkeitsmeniskus am graduierten Teil der Bürette abgelesen. Der abgelesene Wert stellt den Prozentgehalt (*V/V*) an Sauerstoff dar und liegt zwischen 20,4 und 21,4.

C. Das Gas entspricht den unter „Gehaltsbestimmung" ermittelten Grenzwerten.

Prüfung auf Reinheit

Kohlendioxid: höchstens 500 ppm (*V/V*), mit Hilfe eines Prüfröhrchens für Kohlendioxid (2.1.6) bestimmt

Kohlenmonoxid: höchstens 5 ppm (*V/V*), mit Hilfe eines Prüfröhrchens für Kohlenmonoxid (2.1.6) bestimmt

Öl: höchstens 0,1 mg je Kubikmeter, mit Hilfe eines Prüfröhrchens für Öl (2.1.6) bestimmt

Schwefeldioxid: höchstens 1 ppm (*V/V*), mit Hilfe eines Prüfröhrchens für Schwefeldioxid (2.1.6) bestimmt

Stickstoffmonoxid und Stickstoffdioxid: insgesamt höchstens 2 ppm (*V/V*), mit Hilfe eines Prüfröhrchens für Stickstoffmonoxid und Stickstoffdioxid (2.1.6) bestimmt

Wasserdampf: höchstens 67 ppm (*V/V*), mit Hilfe eines Prüfröhrchens für Wasserdampf (2.1.6) bestimmt

höchstens 870 ppm (*V/V*), mit Hilfe eines Prüfröhrchens für Wasserdampf (2.1.6) bestimmt

Dieser Wert gilt mit Zustimmung der zuständigen Behörde für on-site (an Ort und Stelle) produzierte Luft zur medizinischen Anwendung, die über ein Leitungssystem verteilt wird, das bei einem Druck von höchstens 10 bar und einer Temperatur von mindestens 5 °C betrieben wird.

Lagerung

Als Gas in geeigneten Behältnissen, den bestehenden Sicherheitsvorschriften entsprechend, oder durch ein Leitungsnetz geliefert

Verunreinigungen

A. Kohlendioxid

B. Schwefeldioxid

C. Stickstoffmonoxid

D. Stickstoffdioxid

E. Öl

F. Kohlenmonoxid

G. Wasser

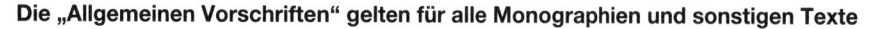

M

4.07/1123

Macrogolcetylstearylether

Macrogoli aether cetostearylicus

Definition

Macrogolcetylstearylether ist ein Gemisch von Ethern verschiedener Macrogole mit linearen Fettalkoholen, hauptsächlich Cetylstearylalkohol. Die Substanz kann freie Macrogole enthalten. Sie enthält unterschiedliche Mengen an freiem Cetylstearylalkohol. Die Menge Ethylenoxid, die mit Cetylstearylalkohol reagiert hat, beträgt 2 bis 33 Einheiten je Molekül (Nominalwert).

Eigenschaften

Fettige Masse, Plätzchen, Mikrokügelchen oder Schuppen, wachsartig, weiß bis gelblich weiß

Die Substanz mit einer geringen Anzahl an Ethylenoxid-Einheiten je Molekül ist praktisch unlöslich in Wasser, löslich in Dichlormethan und Ethanol.

Die Substanz mit einer größeren Anzahl an Ethylenoxid-Einheiten je Molekül ist dispergierbar oder löslich in Wasser, löslich in Dichlormethan und Ethanol.

Die Substanz erstarrt zwischen 32 und 52 °C.

Prüfung auf Identität

A. Die Substanz entspricht der Prüfung „Hydroxylzahl" (siehe „Prüfung auf Reinheit").

B. Die Substanz entspricht der Prüfung „Iodzahl" (siehe „Prüfung auf Reinheit").

C. Die Substanz entspricht der Prüfung „Verseifungszahl" (siehe „Prüfung auf Reinheit").

D. Die Prüfung erfolgt mit Hilfe der Dünnschichtchromatographie (2.2.27) unter Verwendung einer Schicht eines geeigneten Kieselgels.

Untersuchungslösung: Die in Tab. 1123-1 aufgeführte Menge Substanz wird in einer Mischung von 1 Volumteil Wasser *R* und 9 Volumteilen Methanol *R* zu 75 ml gelöst.

Tabelle 1123-1

Ethylenoxid-Einheiten je Molekül	Zu lösende Menge
2 – 6	5,0 g
10 – 22	10,0 g
25 – 33	15,0 g

Nach Zusatz von 60 ml Hexan *R* wird die jeweilige Lösung 3 min lang geschüttelt. Die Schaumbildung kann durch Zusatz von einigen Tropfen Ethanol 96 % *R* verringert werden. Die Hexanphase wird durch ein Filter mit wasserfreiem Natriumsulfat *R* filtriert. Das Filter wird 3-mal mit je 10 ml Hexan *R* gewaschen. Die vereinigten Filtrate werden zur Trockne eingedampft. 0,05 g des Rückstands werden in 10 ml Methanol *R* gelöst (die Lösung opalesziert manchmal).

Referenzlösung: 25 mg Stearylalkohol *CRS* werden in Methanol *R* zu 25 ml gelöst.

Auf die Platte werden 20 µl jeder Lösung aufgetragen. Die Chromatographie erfolgt mit Ethylacetat *R* über eine Laufstrecke von 15 cm. Die Platte wird getrocknet und mit Vanillin-Schwefelsäure-Reagenz, das wie folgt hergestellt wird, besprüht: 0,50 g Vanillin *R* werden in 50,0 ml Ethanol 96 % *R* gelöst. Die Lösung wird mit Schwefelsäure *R* zu 100,0 ml verdünnt. Die Platte wird an der Luft trocknen gelassen, 15 min lang bei etwa 130 °C erhitzt und an der Luft erkalten gelassen. Das Chromatogramm der Untersuchungslösung zeigt mehrere Flecke, von denen einer dem Hauptfleck im Chromatogramm der Referenzlösung entspricht.

E. 0,1 g Substanz werden in 5 ml Ethanol 96 % *R* gelöst oder dispergiert. Nach Zusatz von 2 ml Wasser *R*, 10 ml verdünnter Salzsäure *R*, 10 ml Bariumchlorid-Lösung *R* 1 und 10 ml einer Lösung von Molybdatophosphorsäure *R* (100 g · l^{-1}) bildet sich ein Niederschlag.

Prüfung auf Reinheit

Aussehen der Lösung: 5,0 g Substanz werden in Ethanol 96 % *R* zu 50 ml gelöst. Die Lösung darf nicht stärker gefärbt sein als die Farbvergleichslösung BG_5 (2.2.2, Methode II).

Alkalisch reagierende Substanzen: 2,0 g Substanz werden in einer heißen Mischung von 10 ml Wasser *R* und 10 ml Ethanol 96 % *R* gelöst. Nach Zusatz von 0,1 ml Bromthymolblau-Lösung *R* 1 dürfen bis zum Farbumschlag nach Gelb höchstens 0,5 ml Salzsäure (0,1 mol · l^{-1}) verbraucht werden.

Säurezahl (2.5.1): höchstens 1,0, mit 5,0 g Substanz bestimmt

Hydroxylzahl (2.5.3, Methode A): siehe Tab. 1123-2

Tabelle 1123-2

Ethylenoxid-Einheiten je Molekül (Nominalwert)	Hydroxylzahl
2	150 – 180
3	135 – 155
5 – 6	100 – 134
10	75 – 90
12	67 – 77
15	58 – 67
20 – 22	40 – 55
25	36 – 46
30 – 33	32 – 40

M

Monographien

Iodzahl (2.5.4): höchstens 2,0

Verseifungszahl (2.5.6): höchstens 3,0, mit 10,0 g Substanz bestimmt

Ethylenoxid, Dioxan (2.4.25): höchstens 1 ppm Ethylenoxid und höchstens 10 ppm Dioxan

Wasser (2.5.12): höchstens 3,0 Prozent, mit 2,00 g Substanz nach der Karl-Fischer-Methode bestimmt

Asche (2.4.16): höchstens 0,2 Prozent, mit 2,0 g Substanz bestimmt

Lagerung

Dicht verschlossen

Beschriftung

Die Beschriftung gibt die Menge Ethylenoxid an, die mit dem Cetylstearylalkohol reagiert hat (Nominalwert).

4.07/1443

Macrogol-6-glycerol-caprylocaprat

Macrogol 6 glyceroli caprylocapras

Definition

Macrogol-6-glycerolcaprylocaprat ist ein Gemisch von hauptsächlich Mono- und Diestern aus Glycerolpolyoxyethylenethern im Wesentlichen mit Caprylsäure (Octansäure) und Caprinsäure (Decansäure). Der mittlere Gehalt an Ethylenoxid beträgt 6 Einheiten je Molekül. Die Substanz wird durch Ethoxylierung von Glycerol und Veresterung mit destillierten Kokosnuss- oder Palmkernfettsäuren erhalten oder durch Ethoxylierung von Mono- und Diglyceriden von Capryl- und Caprinsäure.

Eigenschaften

Blassgelbe Flüssigkeit; teilweise löslich in Wasser, leicht löslich in Glycerol, 2-Propanol, Propylenglycol und Rizinusöl

Die Viskosität beträgt etwa 145 mPa · s.

Prüfung auf Identität

A. 1,0 g Substanz wird in 99 g einer Mischung von 10 Volumteilen 2-Propanol *R* und 90 Volumteilen Wasser *R* gelöst. Wird die Lösung auf etwa 40 °C erwärmt, entsteht eine Trübung. Bis zum Verschwinden der Trübung wird die Lösung erkalten gelassen. Der Trübungspunkt liegt zwischen 15 und 35 °C.

B. Die Substanz entspricht der Prüfung „Verseifungszahl" (siehe „Prüfung auf Reinheit").

C. Die Substanz entspricht der Prüfung „Fettsäurenzusammensetzung" (siehe „Prüfung auf Reinheit").

Prüfung auf Reinheit

Aussehen der Substanz: Die Substanz muss klar (2.2.1) und darf nicht stärker gefärbt sein als die Farbvergleichslösung G_2 (2.2.2, Methode I).

Alkalisch reagierende Substanzen: 2,0 g Substanz werden in einer heißen Mischung von 10 ml Ethanol 96 % *R* und 10 ml Wasser *R* gelöst. Nach Zusatz von 0,1 ml Bromthymolblau-Lösung *R* 1 dürfen bis zum Farbumschlag nach Gelb höchstens 0,5 ml Salzsäure (0,1 mol · l^{-1}) verbraucht werden.

Säurezahl (2.5.1): höchstens 5,0, mit 5,0 g Substanz bestimmt

Hydroxylzahl (2.5.3, Methode A): 165 bis 225

Verseifungszahl (2.5.6): 85 bis 105, mit 2,0 g Substanz bestimmt

Fettsäurenzusammensetzung (2.4.22, Methode A): Die Fettsäurenfraktion muss folgende Zusammensetzung haben:

- Capronsäure: höchstens 2,0 Prozent
- Caprylsäure: 50,0 bis 80,0 Prozent
- Caprinsäure: 20,0 bis 50,0 Prozent
- Laurinsäure: höchstens 3,0 Prozent
- Myristinsäure: höchstens 1,0 Prozent

Ethylenoxid, Dioxan (2.4.25): höchstens 1 ppm Ethylenoxid und höchstens 10 ppm Dioxan

Wasser (2.5.12): höchstens 1,0 Prozent, mit 1,00 g Substanz nach der Karl-Fischer-Methode bestimmt

Asche (2.4.16): höchstens 0,3 Prozent, mit 1,0 g Substanz bestimmt

4.07/1184

Macrogolglycerol-caprylocaprate

Macrogolglyceridorum caprylocaprates

Definition

Macrogolglycerolcaprylocaprate sind Gemische von Mono-, Di- und Triestern des Glycerols und Mono- und Diestern von Macrogolen mit einer mittleren relativen Molekülmasse zwischen 200 und 400. Sie werden entweder durch partielle Alkoholyse von Triglyceriden mittlerer Kettenlänge mit Macrogol oder durch Veresterung von Glycerol und Macrogol mit Capryl- und Caprinsäure oder durch Mischen von Glycerolestern und Kondensat von Ethylenoxid mit Caprylsäure (Octansäure) und Caprinsäure (Decansäure) gewonnen. Sie können freie Macrogole enthalten.

Eigenschaften

Blassgelbe, ölige Flüssigkeiten; dispergierbar in heißem Wasser, leicht löslich in Dichlormethan

Die relative Dichte bei 20 °C beträgt etwa 1,0 und der Brechungsindex bei 20 °C etwa 1,4.

Prüfung auf Identität

A. Die Prüfung erfolgt mit Hilfe der Dünnschichtchromatographie (2.2.27) unter Verwendung einer Schicht eines geeigneten Kieselgels.

Untersuchungslösung: 1,0 g Substanz wird in Dichlormethan *R* zu 20 ml gelöst.

Auf die Platte werden 50 µl Untersuchungslösung aufgetragen. Die Chromatographie erfolgt mit einer Mischung von 30 Volumteilen Hexan *R* und 70 Volumteilen Ether *R* über eine Laufstrecke von 15 cm. Die Platte wird an der Luft trocknen gelassen, mit einer Lösung von Rhodamin B *R* (0,1 g · l^{-1}) in Ethanol 96 % *R* besprüht und im ultravioletten Licht bei 365 nm ausgewertet. Das Chromatogramm zeigt einen den Triglyceriden entsprechenden Fleck mit einem ungefähren R_f-Wert von 0,9 (R_{st} 1) sowie Flecke, die den 1,3-Diglyceriden (R_{st} 0,7), den 1,2-Diglyceriden (R_{st} 0,6), den Monoglyceriden (R_{st} 0,1) und den Macrogolestern (R_{st} 0) entsprechen.

B. Die Substanz entspricht der Prüfung „Hydroxylzahl" (siehe „Prüfung auf Reinheit").

C. Die Substanz entspricht der Prüfung „Verseifungszahl" (siehe „Prüfung auf Reinheit").

D. Die Substanz entspricht der Prüfung „Fettsäurenzusammensetzung" (siehe „Prüfung auf Reinheit").

Prüfung auf Reinheit

Viskosität (2.2.9): Die Viskosität, bei 20 ± 0,5 °C bestimmt, muss den in der Tab. 1184-1 angegebenen Grenzwerten entsprechen.

Tabelle 1184-1

Ethylenoxid-Einheiten je Molekül (Nominalwert)	Macrogoltyp	Viskosität (mPa · s)
4	200	30 – 50
6	300	60 – 80
8	400	80 – 110

Säurezahl (2.5.1): höchstens 2,0, mit 2,0 g Substanz bestimmt

Hydroxylzahl (2.5.3, Methode A): Die Hydroxylzahl, mit 1,0 g Substanz bestimmt, muss den in der Tab. 1184-2 angegebenen Grenzwerten entsprechen.

Tabelle 1184-2

Ethylenoxid-Einheiten je Molekül (Nominalwert)	Macrogoltyp	Hydroxylzahl
4	200	80 – 120
6	300	140 – 180
8	400	170 – 205

Peroxidzahl (2.5.5): höchstens 6,0, mit 2,0 g Substanz bestimmt

Verseifungszahl (2.5.6): Die Verseifungszahl, mit 2,0 g Substanz bestimmt, muss den in der Tab. 1184-3 angegebenen Grenzwerten entsprechen.

Tabelle 1184-3

Ethylenoxid-Einheiten je Molekül (Nominalwert)	Macrogoltyp	Verseifungszahl
4	200	265 – 285
6	300	170 – 190
8	400	85 – 105

Alkalisch reagierende Substanzen: 5,0 g Substanz werden in einem Reagenzglas vorsichtig mit einer, falls erforderlich mit Salzsäure (0,01 mol · l^{-1}) oder Natriumhydroxid-Lösung (0,01 mol · l^{-1}) neutralisierten, Mischung von 0,05 ml einer Lösung von Bromphenolblau *R* (0,4 g · l^{-1}) in Ethanol 96 % *R*, 0,3 ml Wasser *R* und 10 ml Ethanol 96 % *R* versetzt. Die Mischung wird nach Umschütteln stehen gelassen. Bis zum Farbumschlag der oberen Phase nach Gelb darf höchstens 1,0 ml Salzsäure (0,01 mol · l^{-1}) verbraucht werden.

Freies Glycerol: höchstens 5,0 Prozent

1,20 g Substanz werden in 25,0 ml Dichlormethan *R*, falls erforderlich unter Erwärmen, gelöst. Nach dem Abkühlen werden der Lösung 100 ml Wasser *R* und nach Umschütteln 25,0 ml einer Lösung von Periodsäure *R* (6 g · l^{-1}) zugesetzt. Nach Umschütteln wird die Mischung 30 min lang stehen gelassen, nach Zusatz von 40 ml einer Lösung von Kaliumiodid *R* (75 g · l^{-1}) 1 min lang stehen gelassen. Das Iod wird mit Natriumthiosulfat-Lösung (0,1 mol · l^{-1}) unter Zusatz von 1 ml Stärke-Lösung *R* titriert. Eine Blindtitration wird durchgeführt.

1 ml Natriumthiosulfat-Lösung (0,1 mol · l^{-1}) entspricht 2,3 mg Glycerol.

Fettsäurenzusammensetzung (2.4.22, Methode A): Die Fettsäurenfraktion muss folgende Zusammensetzung haben:

– Capronsäure:	höchstens 2,0 Prozent
– Caprylsäure:	50,0 bis 80,0 Prozent
– Caprinsäure:	20,0 bis 50,0 Prozent
– Laurinsäure:	höchstens 3,0 Prozent
– Myristinsäure:	höchstens 1,0 Prozent

Ethylenoxid, Dioxan (2.4.25): höchstens 1 ppm Ethylenoxid und höchstens 10 ppm Dioxan

Schwermetalle (2.4.8): 2,0 g Substanz müssen der Grenzprüfung C entsprechen (10 ppm). Zur Herstellung der Referenzlösung werden 2 ml Blei-Lösung (10 ppm Pb) *R* verwendet.

Wasser (2.5.12): höchstens 1,0 Prozent, mit 1,0 g Substanz nach der Karl-Fischer-Methode bestimmt

Als Lösungsmittel wird eine Mischung von 30 Volumteilen wasserfreiem Methanol *R* und 70 Volumteilen Dichlormethan *R* verwendet.

Asche (2.4.16): höchstens 0,1 Prozent, mit 1,0 g Substanz bestimmt

Beschriftung

Die Beschriftung gibt die mittlere relative Molekülmasse des verwendeten Macrogols oder die Anzahl der Ethylenoxid-Einheiten je Molekül an (Nominalwert).

4.07/1122

Macrogolglycerolcocoate

Macrogolglyceroli cocoates

Definition

Macrogolglycerolcocoate sind Gemische von Mono-, Di- und Triestern von ethoxyliertem Glycerol mit Fettsäuren pflanzlichen Ursprungs. Die Fettsäurenzusammensetzung entspricht der des Öls, das aus dem harten, getrockneten Teil des Endosperms von *Cocos nucifera* L. extrahiert wird. Der mittlere Gehalt an Ethylenoxid-Einheiten je Molekül beträgt entweder 7 oder 23 (Nominalwert).

Eigenschaften

Klare, gelbliche, ölige Flüssigkeit; löslich in Wasser und Ethanol, praktisch unlöslich in Petroläther (Siedebereich 50 bis 70 °C) für Macrogol-7-glycerolcocoat; löslich in Wasser und Ethanol, praktisch unlöslich in Petroläther (Siedebereich 50 bis 70 °C) für Macrogol-23-glycerolcocoat

Die relative Dichte von Macrogol-7-glycerolcocoat beträgt etwa 1,05; diejenige von Macrogol-23-glycerolcocoat etwa 1,09.

Prüfung auf Identität

A. 1,0 g Macrogol-7-glycerolcocoat wird in 99 g einer Mischung von 10 Volumteilen 2-Propanol *R* und 90 Volumteilen Wasser *R* gelöst. Wird die Lösung auf etwa 65 °C erhitzt, entsteht eine Trübung. Die Mischung wird bis zum Verschwinden der Trübung erkalten gelassen. Der Trübungspunkt liegt zwischen 35 und 54 °C.
   Eine Lösung von Macrogol-23-glycerolcocoat (10 g · l^{-1}) wird in einer Lösung von Natriumchlorid *R* (100 g · l^{-1}) auf etwa 90 °C erhitzt. Eine Trübung entsteht. Die Mischung wird bis zum Verschwinden der Trübung erkalten gelassen. Der Trübungspunkt liegt zwischen 65 und 85 °C.

B. Die Substanz entspricht der Prüfung „Iodzahl" (siehe „Prüfung auf Reinheit").

C. Die Substanz entspricht der Prüfung „Verseifungszahl" (siehe „Prüfung auf Reinheit").

Prüfung auf Reinheit

Aussehen der Substanz: Die Substanz muss klar (2.2.1) und darf nicht stärker gefärbt sein als die Farbvergleichslösung G_2 (2.2.2, Methode I).

Alkalisch reagierende Substanzen: 2,0 g Substanz werden in einer heißen Mischung von 10 ml Wasser *R* und 10 ml Ethanol 96 % *R* gelöst. Nach Zusatz von 0,1 ml Bromthymolblau-Lösung *R* 1 dürfen bis zum Farbumschlag nach Gelb höchstens 0,5 ml Salzsäure (0,1 mol · l^{-1}) verbraucht werden.

Säurezahl (2.5.1): höchstens 5,0, mit 5,0 g Substanz bestimmt

Hydroxylzahl (2.5.3, Methode A): siehe Tab. 1122-1

Verseifungszahl (2.5.6): siehe Tab. 1122-1

Tabelle 1122-1

Ethylenoxid-Einheiten (Nominalwert)	**Hydroxylzahl**	**Verseifungszahl (bestimmt mit 2,0 g)**
7	170 – 210	85 – 105
23	80 – 100	40 – 50

Iodzahl (2.5.4): höchstens 5,0

Fettsäurenzusammensetzung (2.4.22, Methode A): Die Fettsäurenfraktion muss folgende Zusammensetzung haben:

- Capronsäure: höchstens 1,0 Prozent
- Caprylsäure: 5,0 bis 10,0 Prozent
- Caprinsäure: 4,0 bis 10,0 Prozent
- Laurinsäure: 40,0 bis 55,0 Prozent
- Myristinsäure: 14,0 bis 23,0 Prozent
- Palmitinsäure: 8,0 bis 12,0 Prozent
- Stearinsäure: 1,0 bis 5,0 Prozent
- Ölsäure: 5,0 bis 10,0 Prozent
- Linolsäure: höchstens 3,0 Prozent

Ethylenoxid, Dioxan (2.4.25): höchstens 1 ppm Ethylenoxid und höchstens 10 ppm Dioxan

Wasser (2.5.12): höchstens 1,0 Prozent, mit 1,0 g Substanz nach der Karl-Fischer-Methode bestimmt

Asche (2.4.16): höchstens 0,3 Prozent, mit 1,0 g Substanz bestimmt

Beschriftung

Die Beschriftung gibt die Anzahl der Ethylenoxid-Einheiten je Molekül an (Nominalwert).

4.07/1231

Macrogolglycerollaurate

Macrogolglyceridorum laurates

Definition

Macrogolglycerollaurate sind Gemische von Mono-, Di- und Triestern des Glycerols und Mono- und Diestern von Macrogolen mit einer mittleren relativen Molekülmasse zwischen 300 und 1500. Sie werden entweder durch partielle Alkoholyse gesättigter Öle, welche hauptsächlich Triglyceride der Laurinsäure enthalten, mit Macrogol oder durch Veresterung von Glycerol und Macrogol mit gesättigten Fettsäuren oder durch Mischen von Glycerolestern und Kondensat von Ethylenoxid mit Fettsäuren dieser hydrierten Öle gewonnen.

Eigenschaften

Wachsartige, feste Substanzen von blassgelber Farbe; dispergierbar in heißem Wasser, leicht löslich in Dichlormethan

Prüfung auf Identität

A. Die Prüfung erfolgt mit Hilfe der Dünnschichtchromatographie (2.2.27) unter Verwendung einer Schicht eines geeigneten Kieselgels.

Untersuchungslösung: 1,0 g Substanz wird in Dichlormethan *R* zu 20 ml gelöst.

Auf die Platte werden 10 µl Untersuchungslösung aufgetragen. Die Chromatographie erfolgt mit einer Mischung von 30 Volumteilen Hexan *R* und 70 Volumteilen Ether *R* über eine Laufstrecke von 15 cm. Die Platte wird an der Luft trocknen gelassen, mit einer Lösung von Rhodamin B *R* ($0{,}1\ g \cdot l^{-1}$) in Ethanol 96 % *R* besprüht und im ultravioletten Licht bei 365 nm ausgewertet. Das Chromatogramm zeigt einen den Triglyceriden entsprechenden Fleck mit einem R_f-Wert von etwa 0,9 (R_{st} 1) sowie Flecke, die den 1,3-Diglyceriden (R_{st} 0,7), 1,2-Diglyceriden (R_{st} 0,6), Monoglyceriden (R_{st} 0,1) und Macrogolestern (R_{st} 0) entsprechen.

B. Die Substanz entspricht der Prüfung „Hydroxylzahl" (siehe „Prüfung auf Reinheit").

C. Die Substanz entspricht der Prüfung „Fettsäurenzusammensetzung" (siehe „Prüfung auf Reinheit").

D. Die Substanz entspricht der Prüfung „Verseifungszahl" (siehe „Prüfung auf Reinheit").

Prüfung auf Reinheit

Tropfpunkt (2.2.17): Die zuvor durch 1 h langes Erhitzen im Trockenschrank bei 100 ± 2 °C geschmolzene Substanz wird in den Nippel eingefüllt und 5 h lang bei einer Temperatur von etwa 5 °C stehen gelassen. Der Tropfpunkt muss den in der Tab. 1231-1 angegebenen Grenzwerten entsprechen.

Tabelle 1231-1

Ethylenoxid-Einheiten je Molekül (Nominalwert)	**Macrogoltyp**	**Tropfpunkt (°C)**
6	300	33 – 38
8	400	36 – 41
12	600	38 – 43
32	1500	42,5 – 47,5

Säurezahl (2.5.1): höchstens 2,0, mit 2,0 g Substanz bestimmt

Hydroxylzahl (2.5.3, Methode A): Die Hydroxylzahl, mit 1,0 g Substanz bestimmt, muss den Grenzwerten in der Tab. 1231-2 entsprechen.

Tabelle 1231-2

Ethylenoxid-Einheiten je Molekül (Nominalwert)	**Macrogoltyp**	**Hydroxylzahl**
6	300	65 – 85
8	400	60 – 80
12	600	50 – 70
32	1500	36 – 56

Peroxidzahl (2.5.5): höchstens 6,0, mit 2,0 g Substanz bestimmt

Verseifungszahl (2.5.6): Die Verseifungszahl, mit 2,0 g Substanz bestimmt, muss den in der Tab. 1231-3 angegebenen Grenzwerten entsprechen.

Tabelle 1231-3

Ethylenoxid-Einheiten je Molekül (Nominalwert)	**Macrogoltyp**	**Verseifungszahl**
6	300	190 – 204
8	400	170 – 190
12	600	150 – 170
32	1500	79 – 93

Alkalisch reagierende Substanzen: In einem Reagenzglas werden 5,0 g Substanz vorsichtig mit einer, falls erforderlich mit Salzsäure (0,01 mol · l^{-1}) oder Natriumhydroxid-Lösung (0,01 mol · l^{-1}) neutralisierten, Mischung von 0,05 ml einer Lösung von Bromphenolblau *R* (0,4 g · l^{-1}) in Ethanol 96 % *R*, 0,3 ml Wasser *R* und 10 ml Ethanol 96 % *R* versetzt. Die Mischung wird nach Umschütteln stehen gelassen. Bis zum Farbumschlag der oberen Phase nach Gelb darf höchstens 1,0 ml Salzsäure (0,01 mol · l^{-1}) verbraucht werden.

Freies Glycerol: höchstens 3,0 Prozent

1,20 g Substanz werden in 25,0 ml Dichlormethan *R*, falls erforderlich unter Erwärmen, gelöst. Nach dem Abkühlen werden der Lösung 100 ml Wasser *R* und nach Umschütteln 25,0 ml einer Lösung von Periodsäure *R* (6 g · l^{-1}) zugesetzt. Nach Umschütteln und 30 min langem Stehenlassen werden 40 ml einer Lösung von Kaliumiodid *R* (75 g · l^{-1}) zugesetzt. Nach 1 min langem Stehenlassen wird das Iod mit Natriumthiosulfat-Lösung (0,1 mol · l^{-1}) unter Zusatz von 1 ml Stärke-Lösung *R* titriert. Eine Blindtitration wird durchgeführt.

1 ml Natriumthiosulfat-Lösung (0,1 mol · l^{-1}) entspricht 2,3 mg Glycerol.

Fettsäurenzusammensetzung (2.4.22, Methode A): Die Fettsäurenfraktion muss folgende Zusammensetzung haben:

- Caprylsäure: höchstens 15,0 Prozent
- Caprinsäure: höchstens 12,0 Prozent
- Laurinsäure: 30,0 bis 50,0 Prozent
- Myristinsäure: 5,0 bis 25,0 Prozent
- Palmitinsäure: 4,0 bis 25,0 Prozent
- Stearinsäure: 5,0 bis 35,0 Prozent

Ethylenoxid, Dioxan (2.4.25): höchstens 1 ppm Ethylenoxid und höchstens 10 ppm Dioxan

Schwermetalle (2.4.8): 2,0 g Substanz müssen der Grenzprüfung C entsprechen (10 ppm). Zur Herstellung der Referenzlösung werden 2 ml Blei-Lösung (10 ppm Pb) *R* verwendet.

Wasser (2.5.12): höchstens 1,0 Prozent, mit 1,0 g Substanz nach der Karl-Fischer-Methode bestimmt

Als Lösungsmittel wird eine Mischung von 30 Volumteilen wasserfreiem Methanol *R* und 70 Volumteilen Dichlormethan *R* verwendet.

Asche (2.4.16): höchstens 0,1 Prozent, mit 1,0 g Substanz bestimmt

Beschriftung

Die Beschriftung gibt die mittlere relative Molekülmasse des verwendeten Macrogols oder die Anzahl der Ethylenoxid-Einheiten je Molekül an (Nominalwert).

4.07/1232

Macrogolglycerollinoleate

Macrogolglyceridorum linoleates

Definition

Macrogolglycerollinoleate sind Gemische von Mono-, Di- und Triestern des Glycerols und Mono- und Diestern von Macrogol. Sie werden entweder durch partielle Alkoholyse von ungesättigtem Öl, welches hauptsächlich Triglyceride der Linolsäure enthält, mit Macrogolen mit einer mittleren relativen Molekülmasse zwischen 300 und 400 oder durch Veresterung von Glycerol und Macrogol mit ungesättigten Fettsäuren oder durch Mischen von Glycerolestern und Kondensat von Ethylenoxid mit Fettsäuren dieses ungesättigten Öls gewonnen.

Eigenschaften

Bernsteinfarbene, ölige Flüssigkeit; kann bei längerer Lagerung bei 20 °C eine Ablagerung geben; praktisch unlöslich, jedoch dispergierbar in Wasser, leicht löslich in Dichlormethan

Die Viskosität bei 40 °C beträgt etwa 35 mPa · s, die relative Dichte bei 20 °C etwa 0,95 und der Brechungsindex bei 20 °C etwa 1,47.

Prüfung auf Identität

A. Die Prüfung erfolgt mit Hilfe der Dünnschichtchromatographie (2.2.27) unter Verwendung einer Schicht eines geeigneten Kieselgels.

Untersuchungslösung: 1,0 g Substanz wird in Dichlormethan *R* zu 20 ml gelöst.

Auf die Platte werden 10 µl Untersuchungslösung aufgetragen. Die Chromatographie erfolgt mit einer Mischung von 30 Volumteilen Hexan *R* und 70 Volumteilen Ether *R* über eine Laufstrecke von 15 cm. Die Platte wird an der Luft trocknen gelassen, mit einer Lösung von Rhodamin B *R* (0,1 g · l^{-1}) in Ethanol 96 % *R* besprüht und im ultravioletten Licht bei 365 nm ausgewertet. Das Chromatogramm zeigt einen den Triglyceriden entsprechenden Fleck mit einem R_f-Wert von etwa 0,9 (R_{st} 1) sowie Flecke, die den 1,3-Diglyceriden (R_{st} 0,7), 1,2-Diglyceriden (R_{st} 0,6), Monoglyceriden (R_{st} 0,1) und Macrogolestern (R_{st} 0) entsprechen.

B. Die Substanz entspricht der Prüfung „Hydroxylzahl" (siehe „Prüfung auf Reinheit").

C. Die Substanz entspricht der Prüfung „Fettsäurenzusammensetzung" (siehe „Prüfung auf Reinheit").

D. Die Substanz entspricht der Prüfung „Verseifungszahl" (siehe „Prüfung auf Reinheit").

Prüfung auf Reinheit

Säurezahl (2.5.1): höchstens 2,0, mit 2,0 g Substanz bestimmt

Hydroxylzahl (2.5.3, Methode A): 45 bis 65, mit 1,0 g Substanz bestimmt

Iodzahl (2.5.4): 90 bis 110

Peroxidzahl (2.5.5): höchstens 12,0, mit 2,0 g Substanz bestimmt

Verseifungszahl (2.5.6): 150 bis 170, mit 2,0 g Substanz bestimmt

Alkalisch reagierende Substanzen: In einem Reagenzglas werden 5,0 g Substanz vorsichtig mit einer, falls erforderlich mit Salzsäure (0,01 mol · l^{-1}) oder Natriumhydroxid-Lösung (0,01 mol · l^{-1}) neutralisierten, Mischung von 0,05 ml einer Lösung von Bromphenolblau *R* (0,4 g · l^{-1}) in Ethanol 96 % *R*, 0,3 ml Wasser *R* und 10 ml Ethanol 96 % *R* versetzt. Die Mischung wird nach Umschütteln stehen gelassen. Bis zum Farbumschlag der oberen Phase nach Gelb darf höchstens 1,0 ml Salzsäure (0,01 mol · l^{-1}) verbraucht werden.

Freies Glycerol: höchstens 3,0 Prozent

1,20 g Substanz werden in 25,0 ml Dichlormethan *R*, falls erforderlich unter Erwärmen, gelöst. Nach dem Abkühlen werden der Lösung 100 ml Wasser *R* und nach Umschütteln 25,0 ml einer Lösung von Periodsäure *R* (6 g · l^{-1}) zugesetzt. Nach Umschütteln und 30 min langem Stehenlassen werden 40 ml einer Lösung von Kaliumiodid *R* (75 g · l^{-1}) zugesetzt. Nach 1 min langem Stehenlassen wird das Iod mit Natriumthiosulfat-Lösung (0,1 mol · l^{-1}) unter Zusatz von 1 ml Stärke-Lösung *R* titriert. Eine Blindtitration wird durchgeführt.

1 ml Natriumthiosulfat-Lösung (0,1 mol · l^{-1}) entspricht 2,3 mg Glycerol.

Fettsäurenzusammensetzung (2.4.22, Methode A): Die Fettsäurenfraktion muss folgende Zusammensetzung haben:

– Palmitinsäure:	4,0 bis 20,0 Prozent
– Stearinsäure:	höchstens 6,0 Prozent
– Ölsäure:	20,0 bis 35,0 Prozent
– Linolsäure:	50,0 bis 65,0 Prozent
– Linolensäure:	höchstens 2,0 Prozent
– Arachinsäure:	höchstens 1,0 Prozent
– Eicosensäure:	höchstens 1,0 Prozent

Ethylenoxid, Dioxan (2.4.25): höchstens 1 ppm Ethylenoxid und höchstens 10 ppm Dioxan

Schwermetalle (2.4.8): 2,0 g Substanz müssen der Grenzprüfung C entsprechen (10 ppm). Zur Herstellung der Referenzlösung werden 2 ml Blei-Lösung (10 ppm Pb) *R* verwendet.

Wasser (2.5.12): höchstens 1,0 Prozent, mit 1,0 g Substanz nach der Karl-Fischer-Methode bestimmt

Als Lösungsmittel wird eine Mischung von 30 Volumteilen wasserfreiem Methanol *R* und 70 Volumteilen Dichlormethan *R* verwendet.

Asche (2.4.16): höchstens 0,1 Prozent, mit 1,0 g Substanz bestimmt

Lagerung

Vor Licht geschützt, bei Raumtemperatur

Beschriftung

Die Beschriftung gibt die mittlere relative Molekülmasse des verwendeten Macrogols oder die Anzahl der Ethylenoxid-Einheiten je Molekül an (Nominalwert).

4.07/1249

Macrogolglycerololeate

Macrogolglyceridorum oleates

Definition

Macrogolglycerololeate sind Gemische von Mono-, Di- und Triestern des Glycerols und Mono- und Diestern von Macrogol. Sie werden entweder durch partielle Alkoholyse von ungesättigtem Öl, welches hauptsächlich Triglyceride der Ölsäure enthält, mit Macrogolen mit einer mittleren relativen Molekülmasse zwischen 300 und 400 oder durch Veresterung von Glycerol und Macrogol mit ungesättigten Fettsäuren oder durch Mischen von Glycerolestern und Kondensat von Ethylenoxid mit Fettsäuren dieses ungesättigten Öls gewonnen.

Eigenschaften

Bernsteinfarbene, ölige Flüssigkeit; kann bei längerer Lagerung bei 20 °C eine Ablagerung geben; praktisch unlöslich, jedoch dispergierbar in Wasser, leicht löslich in Dichlormethan

Die Viskosität bei 40 °C beträgt etwa 35 mPa · s, die relative Dichte bei 20 °C etwa 0,95 und der Brechungsindex bei 20 °C etwa 1,47.

Prüfung auf Identität

A. Die Prüfung erfolgt mit Hilfe der Dünnschichtchromatographie (2.2.27) unter Verwendung einer Schicht eines geeigneten Kieselgels.

   Untersuchungslösung: 1,0 g Substanz wird in Dichlormethan *R* zu 20 ml gelöst.

   Auf die Platte werden 10 µl Untersuchungslösung aufgetragen. Die Chromatographie erfolgt mit einer Mischung von 30 Volumteilen Hexan *R* und 70 Volumteilen Ether *R* über eine Laufstrecke von 15 cm. Die Platte wird an der Luft trocknen gelassen, mit einer Lösung von Rhodamin B *R* (0,1 g · l^{-1}) in Ethanol 96 % *R* besprüht und im ultravioletten Licht bei 365 nm ausgewertet. Das Chromatogramm zeigt einen den Triglyceriden entsprechenden Fleck mit einem R_f-Wert von etwa 0,9 (R_{st} 1) sowie Flecke, die den 1,3-Diglyceriden (R_{st} 0,7), 1,2-Diglyceriden (R_{st} 0,6), Monoglyceriden (R_{st} 0,1) und Macrogolestern (R_{st} 0) entsprechen.

B. Die Substanz entspricht der Prüfung „Hydroxylzahl" (siehe „Prüfung auf Reinheit").

C. Die Substanz entspricht der Prüfung „Fettsäurenzusammensetzung" (siehe „Prüfung auf Reinheit").

D. Die Substanz entspricht der Prüfung „Verseifungszahl" (siehe „Prüfung auf Reinheit").

Prüfung auf Reinheit

Säurezahl (2.5.1): höchstens 2,0, mit 2,0 g Substanz bestimmt

Hydroxylzahl (2.5.3, Methode A): 45 bis 65, mit 1,0 g Substanz bestimmt

Iodzahl (2.5.4): 75 bis 95

Peroxidzahl (2.5.5): höchstens 12,0, mit 2,0 g Substanz bestimmt

Verseifungszahl (2.5.6): 150 bis 170, mit 2,0 g Substanz bestimmt

Alkalisch reagierende Substanzen: In einem Reagenzglas werden 5,0 g Substanz vorsichtig mit einer, falls erforderlich mit Salzsäure (0,01 mol · l^{-1}) oder Natriumhydroxid-Lösung (0,01 mol · l^{-1}) neutralisierten, Mischung von 0,05 ml einer Lösung von Bromphenolblau *R* (0,4 g · l^{-1}) in Ethanol 96 % *R*, 0,3 ml Wasser *R* und 10 ml Ethanol 96 % *R* versetzt. Die Mischung wird nach Umschütteln stehen gelassen. Bis zum Farbumschlag der oberen Phase nach Gelb darf höchstens 1,0 ml Salzsäure (0,01 mol · l^{-1}) verbraucht werden.

Freies Glycerol: höchstens 3,0 Prozent

1,20 g Substanz werden in 25,0 ml Dichlormethan *R*, falls erforderlich unter Erwärmen, gelöst. Nach dem Abkühlen werden der Lösung 100 ml Wasser *R* und nach Umschütteln 25,0 ml einer Lösung von Periodsäure *R* (6 g · l^{-1}) zugesetzt. Nach Umschütteln und 30 min langem Stehenlassen werden 40 ml einer Lösung von Kaliumiodid *R* (75 g · l^{-1}) zugesetzt. Nach 1 min langem Stehenlassen wird das Iod mit Natriumthiosulfat-Lösung (0,1 mol · l^{-1}) unter Zusatz von 1 ml Stärke-Lösung *R* titriert. Eine Blindtitration wird durchgeführt.

1 ml Natriumthiosulfat-Lösung (0,1 mol · l^{-1}) entspricht 2,3 mg Glycerol.

Fettsäurenzusammensetzung (2.4.22, Methode A): Die Fettsäurenfraktion muss folgende Zusammensetzung haben:

- Palmitinsäure: 4,0 bis 9,0 Prozent
- Stearinsäure: höchstens 6,0 Prozent
- Ölsäure: 58,0 bis 80,0 Prozent
- Linolsäure: 15,0 bis 35,0 Prozent
- Linolensäure: höchstens 2,0 Prozent
- Arachinsäure: höchstens 2,0 Prozent
- Eicosensäure: höchstens 2,0 Prozent

Ethylenoxid, Dioxan (2.4.25): höchstens 1 ppm Ethylenoxid und höchstens 10 ppm Dioxan

Schwermetalle (2.4.8): 2,0 g Substanz müssen der Grenzprüfung C entsprechen (10 ppm). Zur Herstellung der Referenzlösung werden 2 ml Blei-Lösung (10 ppm Pb) *R* verwendet.

Wasser (2.5.12): höchstens 1,0 Prozent, mit 1,0 g Substanz nach der Karl-Fischer-Methode bestimmt

Als Lösungsmittel wird eine Mischung von 30 Volumteilen wasserfreiem Methanol *R* und 70 Volumteilen Dichlormethan *R* verwendet.

Asche (2.4.16): höchstens 0,1 Prozent, mit 1,0 g Substanz bestimmt

Lagerung

Vor Licht geschützt, bei Raumtemperatur

Beschriftung

Die Beschriftung gibt die mittlere relative Molekülmasse des verwendeten Macrogols oder die Anzahl der Ethylenoxid-Einheiten je Molekül an (Nominalwert).

4.07/1268

Macrogolglycerolstearate

Macrogolglyceridorum stearates

Definition

Macrogolglycerolstearate sind Gemische von Mono-, Di- und Triestern des Glycerols sowie von Mono- und Diestern von Macrogolen mit einer mittleren relativen Molekülmasse zwischen 300 und 4000. Sie werden entweder durch partielle Alkoholyse gesättigter Öle, welche hauptsächlich Triglyceride der Stearinsäure enthalten, mit Macrogol oder durch Veresterung von Glycerol und Macrogol mit gesättigten Fettsäuren oder durch Mischen von Glycerolestern und Kondensat von Ethylenoxid mit Fettsäuren dieser hydrierten Öle gewonnen. Die Hydroxylzahl weicht um höchstens 15 Einheiten und die Verseifungszahl um höchstens 10 Einheiten vom Nominalwert ab.

Eigenschaften

Wachsartige, feste Substanzen von blassgelber Farbe; dispergierbar in heißem Wasser und heißem Paraffinöl, leicht löslich in Dichlormethan, löslich in warmem wasserfreiem Ethanol

Prüfung auf Identität

A. Die Prüfung erfolgt mit Hilfe der Dünnschichtchromatographie (2.2.27) unter Verwendung einer Schicht eines geeigneten Kieselgels.

   Untersuchungslösung: 1,0 g Substanz wird in Dichlormethan *R* zu 20 ml gelöst.

   Auf die Platte werden 10 µl Untersuchungslösung aufgetragen. Die Chromatographie erfolgt mit einer Mischung von 30 Volumteilen Hexan *R* und 70 Volumteilen Ether *R* über eine Laufstrecke von 15 cm. Die Platte wird an der Luft trocknen gelassen, mit einer Lösung von Rhodamin B *R* (0,1 g · l^{-1}) in Ethanol 96 % *R* besprüht und im ultravioletten Licht bei 365 nm ausgewertet. Das Chromatogramm zeigt einen den Triglyceriden entsprechenden Fleck mit einem R_f-Wert von etwa 0,9 (R_{st} 1) sowie Flecke, die den 1,3-Diglyceriden (R_{st} 0,7), 1,2-Diglyceriden (R_{st} 0,6), Monoglyceriden (R_{st} 0,1) und Macrogolestern (R_{st} 0) entsprechen.

B. Die Substanz entspricht der Prüfung „Hydroxylzahl“ (siehe „Prüfung auf Reinheit“).

C. Die Substanz entspricht der Prüfung „Verseifungszahl“ (siehe „Prüfung auf Reinheit“).

D. Die Substanz entspricht der Prüfung „Fettsäurenzusammensetzung“ (siehe „Prüfung auf Reinheit“).

Prüfung auf Reinheit

Säurezahl (2.5.1): höchstens 2,0, mit 2,0 g Substanz bestimmt

Hydroxylzahl (2.5.3, Methode A): Die Hydroxylzahl darf um höchstens 15 Einheiten vom Nominalwert abweichen, mit 1,0 g Substanz bestimmt.

Peroxidzahl (2.5.5): höchstens 6,0, mit 2,0 g Substanz bestimmt

Verseifungszahl (2.5.6): Die Verseifungszahl darf um höchstens 10 Einheiten vom Nominalwert abweichen, mit 2,0 g Substanz bestimmt.

Alkalisch reagierende Substanzen: In einem Reagenzglas werden 5,0 g Substanz vorsichtig mit einer, falls erforderlich mit Salzsäure (0,01 mol · l^{-1}) oder Natriumhydroxid-Lösung (0,01 mol · l^{-1}) neutralisierten, Mischung von 0,05 ml einer Lösung von Bromphenolblau *R* (0,4 g · l^{-1}) in Ethanol 96 % *R*, 0,3 ml Wasser *R* und 10 ml Ethanol 96 % *R* versetzt. Die Mischung wird nach Umschütteln stehen gelassen. Bis zum Farbumschlag der oberen Phase nach Gelb darf höchstens 1,0 ml Salzsäure (0,01 mol · l^{-1}) verbraucht werden.

Freies Glycerol: höchstens 3,0 Prozent

1,20 g Substanz werden in 25,0 ml Dichlormethan *R*, falls erforderlich unter Erwärmen, gelöst. Nach dem Abkühlen werden der Lösung 100 ml Wasser *R* und nach Umschütteln 25,0 ml einer Lösung von Periodsäure *R*

M

Monographien

($6\ g \cdot l^{-1}$) zugesetzt. Nach Umschütteln und 30 min langem Stehenlassen werden 40 ml einer Lösung von Kaliumiodid *R* ($75\ g \cdot l^{-1}$) zugesetzt. Nach 1 min langem Stehenlassen wird das Iod mit Natriumthiosulfat-Lösung ($0{,}1\ mol \cdot l^{-1}$) unter Zusatz von 1 ml Stärke-Lösung *R* titriert. Eine Blindtitration wird durchgeführt.

1 ml Natriumthiosulfat-Lösung ($0{,}1\ mol \cdot l^{-1}$) entspricht 2,3 mg Glycerol.

Fettsäurenzusammensetzung (2.4.22, Methode A): Die Fettsäurenfraktion muss folgende Zusammensetzung haben:
- Laurinsäure: höchstens 5,0 Prozent
- Myristinsäure: höchstens 5,0 Prozent
- unterschiedliche Mengen Stearin- und Palmitinsäure: Die Summe an $C_{18}H_{36}O_2$ und $C_{16}H_{32}O_2$ muss mindestens 90,0 Prozent betragen.

Ethylenoxid, Dioxan (2.4.25): höchstens 1 ppm Ethylenoxid und höchstens 10 ppm Dioxan

Schwermetalle (2.4.8): 2,0 g Substanz müssen der Grenzprüfung C entsprechen (10 ppm). Zur Herstellung der Referenzlösung werden 2 ml Blei-Lösung (10 ppm Pb) *R* verwendet.

Wasser (2.5.12): höchstens 1,0 Prozent, mit 1,0 g Substanz nach der Karl-Fischer-Methode bestimmt

Als Lösungsmittel wird eine Mischung von 30 Volumteilen wasserfreiem Methanol *R* und 70 Volumteilen Dichlormethan *R* verwendet.

Asche (2.4.16): höchstens 0,2 Prozent, mit 1,0 g Substanz bestimmt

Beschriftung

Die Beschriftung gibt die Hydroxylzahl, die Verseifungszahl und die mittlere relative Molekülmasse des verwendeten Macrogols oder die Anzahl der Ethylenoxid-Einheiten je Molekül an (Nominalwert).

4.07/1124

Macrogollaurylether

Macrogoli aether laurilicum

Definition

Macrogollaurylether ist ein Gemisch von Ethern verschiedener Macrogole mit Fettalkoholen, hauptsächlich Laurylalkohol ($C_{12}H_{26}O$).

Die Substanz enthält unterschiedliche Mengen an freiem $C_{12}H_{26}O$ und kann freie Macrogole enthalten. Die Anzahl der Mole Ethylenoxid, die mit 1 Mol $C_{12}H_{26}O$ reagiert haben, beträgt 3 bis 23 (Nominalwert).

Eigenschaften

- Macrogollaurylether mit 3 bis 5 Einheiten Ethylenoxid je Molekül

  Aussehen: farblose Flüssigkeit

  Löslichkeit: praktisch unlöslich in Wasser, löslich oder dispergierbar in Ethanol, praktisch unlöslich in Petroläther

- Macrogollaurylether mit 9 bis 23 Einheiten Ethylenoxid je Molekül

  Aussehen: weiße, wachsartige Masse

  Löslichkeit: löslich oder dispergierbar in Wasser, löslich in Ethanol, praktisch unlöslich in Petroläther

Prüfung auf Identität

A. Die Substanz entspricht der Prüfung „Hydroxylzahl“ (siehe „Prüfung auf Reinheit“).

B. Die Substanz entspricht der Prüfung „Iodzahl“ (siehe „Prüfung auf Reinheit“).

C. Die Substanz entspricht der Prüfung „Verseifungszahl“ (siehe „Prüfung auf Reinheit“).

D. 0,1 g Substanz werden in 5 ml Ethanol 96 % *R* gelöst oder dispergiert. Nach Zusatz von 10 ml verdünnter Salzsäure *R*, 10 ml Bariumchlorid-Lösung *R* 1 und 10 ml einer Lösung von Molybdatophosphorsäure *R* ($100\ g \cdot l^{-1}$) bildet sich ein Niederschlag.

Prüfung auf Reinheit

Aussehen der Lösung: Die Lösung darf nicht stärker gefärbt sein als die Farbvergleichslösung BG_5 (2.2.2, Methode II).

5,0 g Substanz werden in Ethanol 96 % *R* zu 50 ml gelöst.

Alkalisch reagierende Substanzen: 2,0 g Substanz werden in einer heißen Mischung von 10 ml Wasser *R* und 10 ml Ethanol 96 % *R* gelöst. Nach Zusatz von 0,1 ml Bromthymolblau-Lösung *R* 1 dürfen bis zum Farbumschlag nach Gelb höchstens 0,5 ml Salzsäure ($0{,}1\ mol \cdot l^{-1}$) verbraucht werden.

Säurezahl (2.5.1): höchstens 1,0, mit 5,0 g Substanz bestimmt

Hydroxylzahl (2.5.3, Methode A): siehe Tab. 1124-1

Tabelle 1124-1

Ethylenoxid-Einheiten je Molekül (Nominalwert)	Hydroxylzahl
3	165 – 180
4	145 – 165
5	130 – 140
9	90 – 100
10	85 – 95
12	73 – 83
15	64 – 74
20 – 23	40 – 60

Iodzahl (2.5.4): höchstens 2,0

Verseifungszahl (2.5.6): höchstens 3,0, mit 10,0 g Substanz bestimmt

Ethylenoxid, Dioxan (2.4.25): höchstens 1 ppm Ethylenoxid und höchstens 10 ppm Dioxan

Wasser (2.5.12): höchstens 3,0 Prozent, mit 2,00 g Substanz bestimmt

Asche (2.4.16): höchstens 0,2 Prozent, mit 2,0 g Substanz bestimmt

Lagerung

Dicht verschlossen

Beschriftung

Die Beschriftung gibt die Anzahl der Mole Ethylenoxid an, die mit 1 Mol $C_{12}H_{26}O$ reagiert haben (Nominalwert).

4.07/1340

Macrogolstearylether

Macrogoli aether stearylicus

Definition

Macrogolstearylether ist ein Gemisch von Ethern, die durch Ethoxylierung von Stearylalkohol gewonnen werden. Die Substanz kann freie Macrogole und wechselnde Mengen an freiem Stearylalkohol enthalten. Die Menge Ethylenoxid, die mit Stearylalkohol reagiert hat, beträgt 2 bis 20 Einheiten je Molekül (Nominalwert).

Eigenschaften

Fettige Masse, Plätzchen, Mikrokügelchen oder Schuppen, wachsartig, weiß bis gelblich weiß

Die Substanz mit 2 Einheiten Ethylenoxid je Molekül ist praktisch unlöslich in Wasser, löslich in Dichlormethan und unter Erwärmen in Ethanol. Die Substanz mit 10 Einheiten Ethylenoxid je Molekül ist löslich in Wasser und Ethanol. Die Substanz mit 20 Einheiten Ethylenoxid je Molekül ist löslich in Wasser, Dichlormethan und Ethanol.

Nach dem Schmelzen verfestigt sich die Substanz bei etwa 45 °C.

Prüfung auf Identität

A. Die Substanz entspricht der Prüfung „Hydroxylzahl" (siehe „Prüfung auf Reinheit").

B. Die Substanz entspricht der Prüfung „Iodzahl" (siehe „Prüfung auf Reinheit").

C. Die Substanz entspricht der Prüfung „Verseifungszahl" (siehe „Prüfung auf Reinheit").

D. Die Prüfung erfolgt mit Hilfe der Dünnschichtchromatographie (2.2.27) unter Verwendung einer DC-Platte mit Kieselgel *R*.

Untersuchungslösung: 10,0 g Substanz werden in einer Mischung von 1 Volumteil Wasser *R* und 9 Volumteilen Methanol *R* zu 75 ml gelöst. Nach Zusatz von 60 ml Heptan *R* wird die Mischung 3 min lang geschüttelt. Zur Verminderung von Schaumbildung können einige Tropfen Ethanol 96 % *R* zugesetzt werden. Die obere Phase wird über wasserfreies Natriumsulfat *R* filtriert. Das Filter wird 3-mal mit je 10 ml Heptan *R* gewaschen. Die vereinigten Filtrate werden zur Trockne eingedampft. 50 mg des Rückstands werden in 10 ml Methanol *R* gelöst (die Lösung kann opaleszent sein).

Referenzlösung: 25 mg Stearylalkohol *CRS* werden in Methanol *R* zu 25 ml gelöst.

Auf die Platte werden 20 µl jeder Lösung aufgetragen. Die Chromatographie erfolgt mit Ethylacetat *R* über eine Laufstrecke von 15 cm. Die Platte wird getrocknet und mit Vanillin-Schwefelsäure-Reagenz, das wie folgt hergestellt wird, besprüht: 0,5 g Vanillin *R* werden in 50 ml Ethanol 96 % *R* gelöst; die Lösung wird mit Schwefelsäure *R* zu 100 ml verdünnt. Die Platte wird an der Luft trocknen gelassen, 15 min lang bei etwa 130 °C erhitzt und an der Luft erkalten gelassen. Das Chromatogramm der Untersuchungslösung zeigt mehrere Flecke, von denen einer dem Hauptfleck im Chromatogramm der Referenzlösung entspricht.

E. 0,1 g Substanz werden in 5 ml Ethanol 96 % *R* gelöst oder dispergiert. Nach Zusatz von 2 ml Wasser *R*, 10 ml verdünnter Salzsäure *R*, 10 ml Bariumchlorid-Lösung *R* 1 und 10 ml einer Lösung von Molybdatophosphorsäure *R* (100 g · l^{-1}) bildet sich ein Niederschlag.

Prüfung auf Reinheit

Aussehen der Lösung: 5,0 g Substanz werden in Ethanol 96 % *R* zu 50 ml gelöst. Die Lösung darf nicht stärker gefärbt sein als die Farbvergleichslösung BG_5 (2.2.2, Methode II).

Alkalisch reagierende Substanzen: 2,0 g Substanz werden in einer heißen Mischung von 10 ml Ethanol 96 % *R* und 10 ml Wasser *R* gelöst. Nach Zusatz von 0,1 ml Bromthymolblau-Lösung *R* 1 dürfen bis zum Farbumschlag nach Gelb höchstens 0,5 ml Salzsäure (0,1 mol · l^{-1}) verbraucht werden.

Säurezahl (2.5.1): höchstens 1,0, mit 5,0 g Substanz bestimmt

Hydroxylzahl (2.5.3, Methode A): siehe Tab. 1340-1

Tabelle 1340-1

Ethylenoxid-Einheiten je Molekül (Nominalwert)	Hydroxylzahl
2	150 – 180
10	75 – 90
20	40 – 60

Iodzahl (2.5.4): höchstens 2,0

Verseifungszahl (2.5.6): höchstens 3,0, mit 10,0 g Substanz bestimmt

Ethylenoxid, Dioxan (2.4.25): höchstens 1 ppm Ethylenoxid und höchstens 10 ppm Dioxan

Wasser (2.5.12): höchstens 3,0 Prozent, mit 1,00 g Substanz nach der Karl-Fischer-Methode bestimmt

Lagerung

Dicht verschlossen

Beschriftung

Die Beschriftung gibt die Anzahl an Ethylenoxid-Einheiten an, die mit dem Stearylalkohol reagiert haben (Nominalwert).

4.07/0229

Magnesiumstearat

Magnesii stearas

Definition

Magnesiumstearat ist ein Gemisch von Magnesiumsalzen verschiedener Fettsäuren, hauptsächlich Stearinsäure [$(C_{17}H_{35}COO)_2Mg$; M_r 591,3] und Palmitinsäure [$(C_{15}H_{31}COO)_2Mg$; M_r 535,1] mit einem geringen Anteil anderer Fettsäuren. Die Substanz enthält mindestens 4,0 und höchstens 5,0 Prozent Mg (A_r 24,30), berechnet auf die getrocknete Substanz. Die Fettsäurenfraktion enthält mindestens 40,0 Prozent Stearinsäure und insgesamt mindestens 90,0 Prozent Stearin- und Palmitinsäure.

Eigenschaften

Weißes, sehr feines, leichtes, sich fettig anfühlendes Pulver; praktisch unlöslich in Wasser und wasserfreiem Ethanol

Prüfung auf Identität

1: C, D

2: A, B, D

A. Der bei der Herstellung der Prüflösung erhaltene Rückstand (siehe „Prüfung auf Reinheit") hat eine Erstarrungstemperatur (2.2.18) von mindestens 53 °C.

B. 0,200 g des bei der Herstellung der Prüflösung erhaltenen Rückstands werden in 25 ml der vorgeschriebenen Lösungsmittelmischung gelöst. Die Säurezahl (2.5.1), bezogen auf die Fettsäuren, liegt zwischen 195 und 210.

C. Die bei der Bestimmung „Fettsäurenzusammensetzung" (siehe „Gehaltsbestimmung") erhaltenen Chromatogramme werden ausgewertet. Die Hauptpeaks im Chromatogramm der Untersuchungslösung entsprechen in Bezug auf ihre Retentionszeiten den Hauptpeaks im Chromatogramm der Referenzlösung.

D. 1 ml Prüflösung (siehe „Prüfung auf Reinheit") gibt die Identitätsreaktion auf Magnesium (2.3.1).

Prüfung auf Reinheit

Prüflösung: 5,0 g Substanz werden mit 50 ml peroxidfreiem Ether *R*, 20 ml verdünnter Salpetersäure *R* und 20 ml destilliertem Wasser *R* versetzt. Bis zur Lösung wird die Mischung zum Rückfluss erhitzt. Nach dem Erkalten wird die wässrige Phase in einem Scheidetrichter abgetrennt. Die Etherphase wird 2-mal mit je 4 ml destilliertem Wasser *R* ausgeschüttelt. Die wässrigen Phasen werden vereinigt, mit 15 ml peroxidfreiem Ether *R* gewaschen und mit destilliertem Wasser *R* zu 50 ml verdünnt (Prüflösung). Die Etherphase wird zur Trockne eingedampft. Der Rückstand wird bei 100 bis 105 °C getrocknet und für die Identitätsprüfungen A und B verwendet.

Sauer oder alkalisch reagierende Substanzen: 1,0 g Substanz wird 1 min lang mit 20 ml kohlendioxidfreiem Wasser *R* unter ständigem Schütteln zum Sieden erhitzt. Nach dem Abkühlen wird die Mischung filtriert. 10 ml Filtrat werden mit 0,05 ml Bromthymolblau-Lösung *R* 1 versetzt. Bis zum Farbumschlag dürfen höchstens 0,5 ml Salzsäure (0,01 mol · l^{-1}) oder Natriumhydroxid-Lösung (0,01 mol · l^{-1}) verbraucht werden.

Chlorid (2.4.4): 0,5 ml Prüflösung, mit Wasser *R* zu 15 ml verdünnt, müssen der Grenzprüfung auf Chlorid entsprechen (0,1 Prozent).

Sulfat (2.4.13): 0,3 ml Prüflösung, mit destilliertem Wasser *R* zu 15 ml verdünnt, müssen der Grenzprüfung auf Sulfat entsprechen (0,5 Prozent).

Blei: höchstens 10 ppm Pb, mit Hilfe der Atomabsorptionsspektroskopie (2.2.23, Methode II) bestimmt

Untersuchungslösung: In einem Aufschlussgefäß aus Polytetrafluorethylen werden 50,0 mg Substanz mit 0,5 ml einer Mischung von 1 Volumteil Salzsäure *R* und 5 Volumteilen blei- und cadmiumfreier Salpetersäure *R* versetzt. Die Mischung wird 5 h lang bei 170 °C erhitzt. Nach dem Erkalten wird der Rückstand in Wasser *R* zu 5,0 ml gelöst.

Referenzlösungen: Die Referenzlösungen werden aus der Blei-Lösung (10 ppm Pb) *R* durch Verdünnen mit der erforderlichen Menge Wasser *R* hergestellt.

Die Absorption wird bei 283,3 nm unter Verwendung einer Blei-Hohlkathodenlampe als Strahlungsquelle und einem Graphitofen als Atomisierungseinrichtung gemessen. Je nach verwendeter Apparatur kann die Absorption auch bei 217,0 nm gemessen werden.

Cadmium: höchstens 3 ppm Cd, mit Hilfe der Atomabsorptionsspektroskopie (2.2.23, Methode II) bestimmt

Untersuchungslösung: entsprechend der bei der Prüfung „Blei" hergestellten Untersuchungslösung

Referenzlösungen: Die Referenzlösungen werden aus der Cadmium-Lösung (10 ppm Cd) *R* durch Verdünnen mit der erforderlichen Menge einer 1-prozentigen Lösung (*V/V*) von Salzsäure *R* hergestellt.

Die Absorption wird bei 228,8 nm unter Verwendung einer Cadmium-Hohlkathodenlampe als Strahlungsquelle und einem Graphitofen als Atomisierungseinrichtung gemessen.

Nickel: höchstens 5 ppm Ni, mit Hilfe der Atomabsorptionsspektroskopie (2.2.23, Methode II) bestimmt

Untersuchungslösung: entsprechend der bei der Prüfung „Blei" hergestellten Untersuchungslösung

Referenzlösungen: Die Referenzlösungen werden aus der Nickel-Lösung (10 ppm Ni) *R* durch Verdünnen mit der erforderlichen Menge Wasser *R* hergestellt.

Die Absorption wird bei 232,0 nm unter Verwendung einer Nickel-Hohlkathodenlampe als Strahlungsquelle und einem Graphitofen als Atomisierungseinrichtung gemessen.

Trocknungsverlust (2.2.32): höchstens 6,0 Prozent, mit 1,000 g Substanz durch Trocknen im Trockenschrank bei 100 bis 105 °C bestimmt

Mikrobielle Verunreinigung
Gesamtzahl koloniebildender, aerober Einheiten (2.6.12): höchstens 10^3 Mikroorganismen je Gramm Substanz, durch Auszählen auf Agarplatten bestimmt

Die Substanz muss der Prüfung auf *Escherichia coli* (2.6.13) entsprechen.

Gehaltsbestimmung

Magnesium: In einem 250-ml-Erlenmeyerkolben werden 0,500 g Substanz mit 50 ml einer Mischung gleicher Volumteile 1-Butanol *R* und wasserfreiem Ethanol *R*, 5 ml konzentrierter Ammoniak-Lösung *R*, 3 ml Ammoniumchlorid-Pufferlösung pH 10,0 *R*, 30,0 ml Natriumedetat-Lösung (0,1 mol · l^{-1}) und 15 mg Eriochromschwarz-T-Verreibung *R* versetzt. Nach Erwärmen auf 45 bis 50 °C bis zum vollständigen Lösen wird die Lösung mit Zinksulfat-Lösung (0,1 mol · l^{-1}) bis zum Farbumschlag von Blau nach Violett titriert. Ein Blindversuch wird durchgeführt.

1 ml Natriumedetat-Lösung (0,1 mol · l^{-1}) entspricht 2,431 mg Mg.

Fettsäurenzusammensetzung: Die Bestimmung erfolgt mit Hilfe der Gaschromatographie (2.2.28).

Untersuchungslösung: In einem Erlenmeyerkolben mit Rückflusskühler werden 0,10 g Substanz in 5 ml methanolischer Bortrifluorid-Lösung *R* gelöst. Die Lösung wird 10 min lang zum Rückfluss erhitzt. Nach Zusatz von 4 ml Heptan *R* durch den Kühler wird die Mischung erneut 10 min lang zum Rückfluss erhitzt und nach dem Erkalten mit 20 ml einer gesättigten Natriumchlorid-Lösung *R* versetzt. Nach Ausschütteln und Phasentrennung werden etwa 2 ml der organischen Phase entnommen und über 0,2 g wasserfreiem Natriumsulfat *R* getrocknet. 1,0 ml Lösung wird mit Heptan *R* zu 10,0 ml verdünnt.

Referenzlösung: Die Referenzlösung wird in gleicher Weise wie die Untersuchungslösung hergestellt, unter Verwendung von 50,0 mg Palmitinsäure *CRS* und 50,0 mg Stearinsäure *CRS* an Stelle der Substanz.

Die Chromatographie kann durchgeführt werden mit
- einer Kapillarsäule aus Quarzglas von 30 m Länge und 0,32 mm innerem Durchmesser, belegt mit Macrogol 20000 *R* (Filmdicke 0,5 µm)
- Helium zur Chromatographie *R* als Trägergas bei einer Durchflussrate von 2,4 ml je Minute
- einem Flammenionisationsdetektor

und folgendem Temperaturprogramm

	Zeit (min)	**Temperatur (°C)**	**Rate (°C · min^{-1})**	**Erläuterungen**
Säule	0 – 2	70	–	isothermisch
	2 – 36	70 → 240	5	linearer Gradient
	36 – 41	240	–	isothermisch
Probeneinlass		220		
Detektor		260		

1 µl Referenzlösung wird eingespritzt. Wird das Chromatogramm unter den vorgeschriebenen Bedingungen auf-

M

Monographien

gezeichnet, beträgt die relative Retention für Methylpalmitat, bezogen auf Methylstearat, etwa 0,88. Die Bestimmung darf nur ausgewertet werden, wenn im Chromatogramm die Auflösung zwischen den Peaks von Methylstearat und Methylpalmitat mindestens 5,0 beträgt.

1 µl Untersuchungslösung wird eingespritzt. Der Prozentgehalt an Palmitinsäure und Stearinsäure wird aus den Peakflächen im Chromatogramm der Untersuchungslösung nach dem Verfahren „Normalisierung" berechnet. Lösungsmittelpeaks werden nicht berücksichtigt.

Funktionalitätsbezogene Eigenschaften

Die nachstehende Prüfung ist nicht verbindlich. Im Hinblick auf die bekannte Bedeutung dieser Eigenschaft, um Gleichförmigkeit in der Herstellung, Qualität und Leistungsfähigkeit von Arzneimitteln zu erreichen, wird dem Hersteller jedoch empfohlen, diese Eigenschaft zu überprüfen und dem Anwender Informationen über das Ergebnis und die eingesetzte analytische Methode zur Verfügung zu stellen. Die folgende Methode hat sich als geeignet erwiesen, jedoch können andere Methoden eingesetzt werden.

Die folgende Eigenschaft ist relevant für Magnesiumstearat, das als Gleitmittel in festen Arzneiformen (Tabletten und Pulver) verwendet wird.

Spezifische Oberfläche durch Gasadsorption (2.9.26, Methode 1): Die spezifische Oberfläche wird im P/P_0-Bereich von 0,05 bis 0,15 bestimmt.

Entgasen der Probe: 2 h lang bei 40 °C

4.07/2055

Meglumin

Megluminum

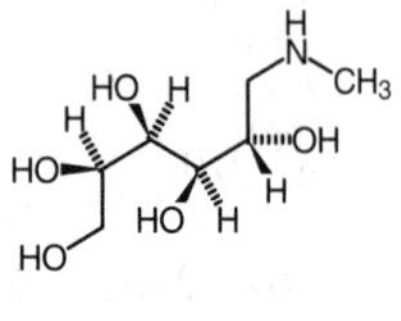

$C_7H_{17}NO_5$ M_r 195,2

Definition

1-Desoxy-1-(methylamino)-D-glucitol

Gehalt: 99,0 bis 101,0 Prozent (getrocknete Substanz)

Eigenschaften

Aussehen: weißes bis fast weißes, kristallines Pulver

Löslichkeit: leicht löslich in Wasser, wenig löslich in Ethanol, praktisch unlöslich in Dichlormethan

Schmelztemperatur: etwa 128 °C

Prüfung auf Identität

1: A
2: B, C, D

A. IR-Spektroskopie (2.2.24)

Vergleich: Meglumin-Referenzspektrum der Ph. Eur.

B. 5 ml Wasser *R* werden mit 0,5 ml Paraldehyd *R* und 1 ml verdünnter Schwefelsäure *R* versetzt. Nach kräftigem Schütteln wird die Mischung so lange im Wasserbad erhitzt, bis Opaleszenz auftritt, und anschließend 15 min lang stehen gelassen. Wird 1 ml dieser Lösung mit 0,2 ml einer frisch hergestellten Lösung von Nitroprussidnatrium *R* (100 g · l^{-1}), 50 mg Substanz und 2 ml einer Lösung von Natriumtetraborat *R* (50 g · l^{-1}) versetzt, entsteht eine blaue Färbung.

C. 0,1 g Substanz werden in 2 ml Salpetersäure *R* gelöst. Nach Zusatz von 5 ml einer Lösung von Natriumperiodat *R* (6,4 g · l^{-1}), 5 ml Salpetersäure *R* und 25 ml einer Lösung von Silbernitrat *R* (17 g · l^{-1}) wird die Mischung 10 min lang im Dunkeln stehen gelassen. Ein weißer Niederschlag entsteht.

D. Die Substanz entspricht den Grenzwerten der Gehaltsbestimmung.

Prüfung auf Reinheit

Prüflösung: 20,0 g Substanz werden in destilliertem Wasser *R* zu 100,0 ml gelöst.

Aussehen der Lösung: Die Lösung muss klar (2.2.1) sein. Die Absorption (2.2.25) der Lösung bei 420 nm darf höchstens 0,03 betragen.

Der bei der Prüfung „Trocknungsverlust" erhaltene Rückstand wird in Wasser *R* zu 10 ml gelöst.

Spezifische Drehung (2.2.7): –16,0 bis –17,0 (getrocknete Substanz)

12,5 ml Prüflösung werden mit Wasser *R* zu 25,0 ml verdünnt.

Reduzierende Substanzen: höchstens 0,2 Prozent, berechnet als Glucose

1,25 ml Prüflösung werden mit Wasser *R* zu 2,5 ml verdünnt. Nach Zusatz von 2 ml Fehling'scher Lösung *R* wird die Mischung 10 min lang im Wasserbad erhitzt. Das Reagenzglas wird 1 min lang unter fließendem Wasser gekühlt. Nach 20 s langer Behandlung mit Ultraschall wird die Lösung sofort durch ein Filter von 25 mm Durchmesser und mit einer Porengröße von 0,5 µm filtriert. Das Reagenzglas wird mit 10 ml Wasser *R* nachgespült. Unter gleichen Bedingungen wird eine Referenzlösung unter Verwendung von 2,5 ml einer Lösung, die durch Lösen von 20 mg Glucose *R* in Wasser *R* zu 100 ml erhalten wurde, hergestellt.

Ein mit der Prüflösung erhaltener Rückstand auf dem Membranfilter darf nicht stärker gefärbt sein als der mit der Referenzlösung erhaltene Rückstand.

Chlorid (2.4.4): höchstens 100 ppm

2,5 ml Prüflösung werden mit 12,5 ml Wasser *R* versetzt.

Sulfat (2.4.13): höchstens 150 ppm

5 ml Prüflösung werden mit 10 ml destilliertem Wasser *R* versetzt.

Eisen: höchstens 10 ppm

10 ml Prüflösung, durch Zusatz von 0,8 ml Salzsäure *R* auf einen pH-Wert von 1 eingestellt, werden mit 0,05 ml Bromwasser *R* versetzt und 5 min lang stehen gelassen. Der Überschuss an Brom wird im Luftstrom entfernt. Die Mischung wird mit 3 ml Kaliumthiocyanat-Lösung *R* versetzt. Gleichzeitig und unter gleichen Bedingungen wird eine Referenzlösung unter Verwendung von 10 ml Eisen-Lösung (2 ppm Fe) *R*, die mit 2 ml Salzsäure *R* versetzt wurde, hergestellt.

Eine mit der Prüflösung erhaltene Rotfärbung darf nach 5 min nicht stärker sein als die mit der Referenzlösung erhaltene.

Schwermetalle (2.4.8): höchstens 10 ppm

10 ml Prüflösung werden mit verdünnter Essigsäure *R* auf einen pH-Wert von 3 bis 4 eingestellt und mit Wasser *R* zu 20 ml verdünnt. 12 ml dieser Lösung müssen der Grenzprüfung A entsprechen. Zur Herstellung der Referenzlösung wird die Blei-Lösung (1 ppm Pb) *R* verwendet.

Trocknungsverlust (2.2.32): höchstens 0,5 Prozent, mit 1,000 g Substanz durch 3 h langes Trocknen im Trockenschrank bei 100 bis 105 °C bestimmt

Sulfatasche (2.4.14): höchstens 0,1 Prozent, mit 1,0 g Substanz bestimmt

Bakterien-Endotoxine (2.6.14): weniger als 1,5 I.E. Bakterien-Endotoxine je Gramm Substanz

Gehaltsbestimmung

0,180 g Substanz, in 30 ml Wasser *R* gelöst, werden mit Schwefelsäure (0,05 mol · l^{-1}) titriert. Der Endpunkt wird mit Hilfe der Potentiometrie (2.2.20) bestimmt.

1 ml Schwefelsäure (0,05 mol · l^{-1}) entspricht 19,52 mg $C_7H_{17}NO_5$.

4.07/0507

Menadion

Menadionum

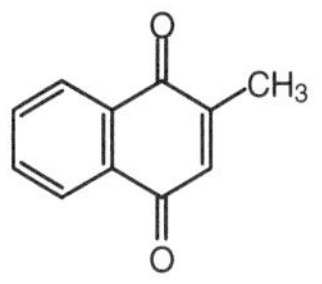

$C_{11}H_8O_2$ M_r 172,2

Definition

Menadion enthält mindestens 98,5 und höchstens 101,0 Prozent 2-Methylnaphthalin-1,4-dion, berechnet auf die getrocknete Substanz.

Eigenschaften

Blassgelbes, kristallines Pulver; praktisch unlöslich in Wasser, leicht löslich in Toluol, löslich in Ether, wenig löslich in Ethanol und Methanol

Die Substanz zersetzt sich unter Lichteinfluss.

Prüfung auf Identität

1: A, B
2: A, C, D

A. Schmelztemperatur (2.2.14): 105 bis 108 °C

B. Die Prüfung erfolgt mit Hilfe der IR-Spektroskopie (2.2.24) durch Vergleich des Spektrums der Substanz mit dem von Menadion *CRS*.

C. Etwa 1 mg Substanz wird in 5 ml Ethanol 96 % *R* gelöst. Wird die Lösung mit 2 ml Ammoniak-Lösung *R* und 0,2 ml Cyanessigsäureethylester *R* versetzt, entsteht eine intensive, blauviolette Färbung, die nach Zusatz von 2 ml Salzsäure *R* verschwindet.

D. Etwa 10 mg Substanz werden in 1 ml Ethanol 96 % *R* gelöst. Wird die Lösung mit 1 ml Salzsäure *R* versetzt und im Wasserbad erhitzt, entsteht eine Rotfärbung.

Prüfung auf Reinheit

Verwandte Substanzen: *Die Prüfung muss unter Ausschluss direkter Lichteinwirkung durchgeführt werden.*

Die Prüfung erfolgt mit Hilfe der Dünnschichtchromatographie (2.2.27) unter Verwendung einer Schicht von Kieselgel GF_{254} *R*.

Untersuchungslösung: 0,2 g Substanz werden in Aceton *R* zu 10 ml gelöst.

Referenzlösung: 0,5 ml Untersuchungslösung werden mit Aceton *R* zu 100 ml verdünnt.

Auf die Platte werden 5 µl jeder Lösung aufgetragen. Die Chromatographie erfolgt mit einer Mischung von 1 Volumteil Nitromethan *R*, 2 Volumteilen Aceton *R*, 5 Volumteilen Dichlorethan *R* und 90 Volumteilen Cyclohexan *R* über eine Laufstrecke von 15 cm. Die Platte wird im heißen Luftstrom getrocknet und die Chromatographie sowie das Trocknen noch 2-mal wiederholt. Die Auswertung erfolgt im ultravioletten Licht bei 254 nm. Kein im Chromatogramm der Untersuchungslösung auftretender Nebenfleck darf größer oder intensiver sein als der Fleck im Chromatogramm der Referenzlösung (0,5 Prozent).

Trocknungsverlust (2.2.32): höchstens 0,5 Prozent, mit 1,000 g Substanz durch 4 h langes Trocknen über Phosphor(V)-oxid *R* bei 2 bis 3 kPa bestimmt

Sulfatasche (2.4.14): höchstens 0,1 Prozent, mit 1,0 g Substanz bestimmt

Gehaltsbestimmung

0,150 g Substanz werden in einem Kolben, der mit einem Bunsenventil versehen ist, in 15 ml Essigsäure 99 % *R* gelöst. Nach Zusatz von 15 ml verdünnter Salzsäure *R* und 1 g Zinkstaub *R* wird der Kolben verschlossen und unter gelegentlichem Umschütteln 60 min lang unter Lichtschutz stehen gelassen. Die Lösung wird durch Watte filtriert und die Watte 3-mal mit je 10 ml kohlendioxidfreiem Wasser *R* gewaschen. Nach Zusatz von 0,1 ml Ferroin-Lösung *R* wird das Gesamtfiltrat sofort mit Ammoniumcer(IV)-nitrat-Lösung (0,1 mol · l^{-1}) titriert.

1 ml Ammoniumcer(IV)-nitrat-Lösung (0,1 mol · l^{-1}) entspricht 8,61 mg $C_{11}H_8O_2$.

Lagerung

Vor Licht geschützt

4.07/1674

Mesna

Mesnum

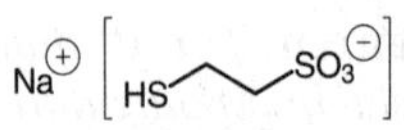

$C_2H_5NaO_3S_2$ M_r 164,2

Definition

Natrium-2-sulfanylethansulfonat

Gehalt: 96,0 bis 102,0 Prozent (getrocknete Substanz)

Eigenschaften

Aussehen: weißes bis schwach gelbes, kristallines, hygroskopisches Pulver

Löslichkeit: leicht löslich in Wasser, schwer löslich in Ethanol, praktisch unlöslich in Cyclohexan

Prüfung auf Identität

A. IR-Spektroskopie (2.2.24)

Vergleich: Mesna-Referenzspektrum der Ph. Eur.

B. Die Substanz gibt die Identitätsreaktion a auf Natrium (2.3.1).

Prüfung auf Reinheit

Prüflösung: 10,0 g Substanz werden in kohlendioxidfreiem Wasser *R*, das aus destilliertem Wasser *R* hergestellt wird, zu 50 ml gelöst.

Aussehen der Lösung: Die Prüflösung darf nicht stärker opaleszieren als die Referenzsuspension II (2.2.1) und nicht stärker gefärbt sein als die Farbvergleichslösung G_7 (2.2.2, Methode II).

pH-Wert (2.2.3): 4,5 bis 6,0

10 ml Prüflösung werden mit kohlendioxidfreiem Wasser *R* zu 20 ml verdünnt.

Verwandte Substanzen: Flüssigchromatographie (2.2.29)

Untersuchungslösung: 0,10 g Substanz werden in der mobilen Phase zu 25,0 ml gelöst.

Referenzlösung a: 4,0 mg Mesna-Verunreinigung C *CRS* werden in der mobilen Phase zu 50,0 ml gelöst. 2,0 ml Lösung werden mit der mobilen Phase zu 20,0 ml verdünnt.

Referenzlösung b: 6,0 mg Mesna-Verunreinigung D *CRS* werden in der mobilen Phase zu 5,0 ml gelöst. 1,0 ml Lösung wird mit der mobilen Phase zu 10,0 ml verdünnt.

Referenzlösung c: 3,0 ml Untersuchungslösung werden mit der mobilen Phase zu 10,0 ml verdünnt. 1,0 ml dieser Lösung wird mit der mobilen Phase zu 100,0 ml verdünnt.

Referenzlösung d: 6,0 ml Referenzlösung c werden mit der mobilen Phase zu 20,0 ml verdünnt. 10 ml dieser Lösung werden mit 10 ml Referenzlösung a versetzt.

Säule
- Größe: l = 0,25 m, ∅ = 4,6 mm
- Stationäre Phase: octadecylsilyliertes Kieselgel zur Chromatographie *R* (10 µm)

Mobile Phase: 2,94 g Kaliumdihydrogenphosphat *R*, 2,94 g Kaliummonohydrogenphosphat *R* und 2,6 g Tetrabutylammoniumhydrogensulfat *R* werden in etwa

600 ml Wasser *R* gelöst. Die Lösung wird mit Phosphorsäure 85 % *R* auf einen pH-Wert von 2,3 eingestellt, mit 335 ml Methanol *R* versetzt und mit Wasser *R* zu 1000 ml verdünnt.

Durchflussrate: 1 ml · min^{-1}

Detektion: Spektrometer bei 235 nm

Einspritzen: 20 µl

Chromatographiedauer: 4fache Retentionszeit von Mesna

Relative Retention (bezogen auf Mesna, t_R etwa 4,8 min):
- Verunreinigungen A und B: etwa 0,6
- Verunreinigung E: etwa 0,8
- Verunreinigung C: etwa 1,4
- Verunreinigung D: etwa 2,3

Eignungsprüfung: Referenzlösung d
- Auflösung: mindestens 3,0 zwischen den Peaks von Mesna und Verunreinigung C

Grenzwerte
- Korrekturfaktor: Für die Berechnung der Gehalte werden die Peakflächen der Verunreinigungen A, B und E jeweils mit 0,01 multipliziert.
- Verunreinigung C: nicht größer als die Fläche des entsprechenden Peaks im Chromatogramm der Referenzlösung a (0,2 Prozent)
- Verunreinigung D: nicht größer als die Fläche des entsprechenden Peaks im Chromatogramm der Referenzlösung b (3,0 Prozent)
- Verunreinigungen A, B, E: jeweils nicht größer als die Fläche des Hauptpeaks im Chromatogramm der Referenzlösung c (0,3 Prozent)
- Jede weitere Verunreinigung: jeweils nicht größer als das 0,33fache der Fläche des Hauptpeaks im Chromatogramm der Referenzlösung c (0,1 Prozent)
- Summe aller weiteren Verunreinigungen: nicht größer als die Fläche des Hauptpeaks im Chromatogramm der Referenzlösung c (0,3 Prozent)
- Ohne Berücksichtigung bleiben: Peaks, deren Fläche kleiner ist als das 0,15fache der Fläche des Hauptpeaks im Chromatogramm der Referenzlösung c (0,045 Prozent)

Chlorid (2.4.4): höchstens 250 ppm

1 ml Prüflösung wird mit Wasser *R* zu 15 ml verdünnt.

Sulfat (2.4.13): höchstens 300 ppm

5 ml Prüflösung werden mit destilliertem Wasser *R* zu 30 ml verdünnt. 15 ml dieser Lösung müssen der Grenzprüfung auf Sulfat entsprechen.

Natriumedetat: höchstens 500 ppm

4,000 g Substanz werden in 90 ml Wasser *R* gelöst. Die Lösung wird mit Salzsäure (0,1 mol · l^{-1}) auf einen pH-Wert von 4,5 eingestellt und nach Zusatz von 10 ml Acetat-Pufferlösung pH 4,5 *R*, 50 ml 2-Propanol *R* und 2 ml einer Lösung von Dithizon *R* (0,25 g · l^{-1}) in 2-Propanol *R* mit Zinksulfat-Lösung (0,01 mol · l^{-1}) bis zum Farbumschlag von Bläulich-Grau nach Rosa titriert.

1 ml Zinksulfat-Lösung (0,01 mol · l^{-1}) entspricht 3,72 mg $C_{10}H_{14}N_2Na_2O_8 \cdot 2\,H_2O$.

Schwermetalle (2.4.8): höchstens 10 ppm

10 ml Prüflösung werden mit Wasser *R* zu 20 ml verdünnt. 12 ml dieser Lösung müssen der Grenzprüfung A entsprechen. Zur Herstellung der Referenzlösung wird die Blei-Lösung (1 ppm Pb) *R* verwendet.

Trocknungsverlust (2.2.32): höchstens 1,0 Prozent, mit 1,000 g Substanz durch 2 h langes Trocknen bei 60 °C im Hochvakuum bestimmt.

Gehaltsbestimmung

0,120 g Substanz, in 10 ml Wasser *R* gelöst, werden nach Zusatz von 10 ml Schwefelsäure (1 mol · l^{-1}) und 10,0 ml Iod-Lösung (0,1 mol · l^{-1}) mit Natriumthiosulfat-Lösung (0,1 mol · l^{-1}) unter Zusatz von 1 ml Stärke-Lösung *R* gegen Ende der Titration titriert. Eine Blindtitration wird durchgeführt.

1 ml Natriumthiosulfat-Lösung (0,1 mol · l^{-1}) entspricht 16,42 mg $C_2H_5NaO_3S_2$.

Lagerung

Dicht verschlossen

Verunreinigungen

Spezifizierte Verunreinigungen:

(Beachten Sie den Hinweis zu den „Verunreinigungen" zu Anfang des Bands auf Seite B)

A, B, C, D, E

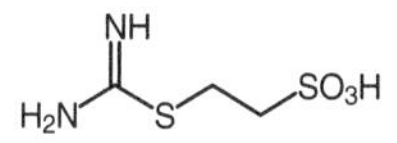

A. 2-(Carbamimidoylsulfanyl)ethansulfonsäure

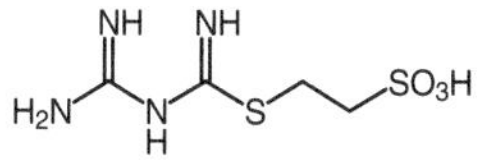

B. 2-[[(Guanidino)(imino)methyl]sulfanyl]ethansulfonsäure

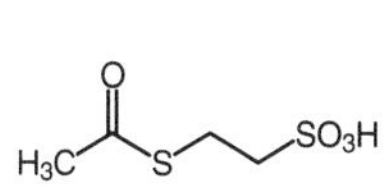

C. 2-(Acetylsulfanyl)ethansulfonsäure

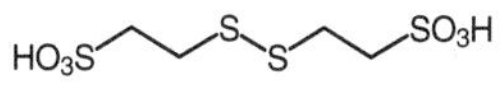

D. 2,2′-(Disulfandiyl)bis(ethansulfonsäure)

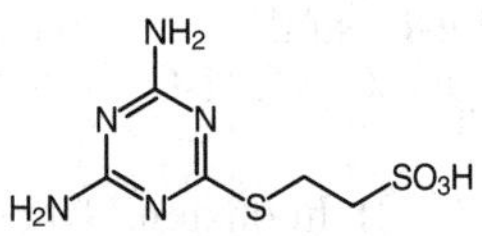

E. 2-(4,6-Diamino-1,3,5-triazin-2-yl)sulfanylethansul= fonsäure

4.07/2077

Metacresol

Metacresolum

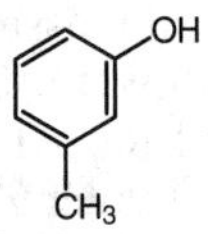

C_7H_8O M_r 108,1

Definition

3-Methylphenol

Eigenschaften

Aussehen: farblose bis gelbliche Flüssigkeit

Löslichkeit: wenig löslich in Wasser, mischbar mit Dichlormethan und Ethanol

Relative Dichte: etwa 1,03

Schmelztemperatur: etwa 11 °C

Siedetemperatur: etwa 202 °C

Prüfung auf Identität

IR-Spektroskopie (2.2.24)

Vergleich: Metacresol-Referenzspektrum der Ph. Eur.

Prüfung auf Reinheit

Prüflösung: 1,5 g Substanz werden in kohlendioxidfreiem Wasser *R* zu 100 ml gelöst.

Aussehen der Lösung: Die frisch hergestellte Prüflösung darf nicht stärker opaleszieren als die Referenzsuspension III (2.2.1) und nicht stärker gefärbt sein als die Farbvergleichslösung BG_7 (2.2.2, Methode II).

Sauer reagierende Substanzen: 25 ml Prüflösung werden mit 0,15 ml Methylrot-Lösung *R* versetzt. Die Lösung ist rot gefärbt. Bis zum Farbumschlag nach Gelb dürfen höchstens 0,5 ml Natriumhydroxid-Lösung (0,01 mol · l^{-1}) verbraucht werden.

Verwandte Substanzen: Gaschromatographie (2.2.28) mit Hilfe des Verfahrens „Normalisierung"

Untersuchungslösung: 0,250 g Substanz werden in Methanol *R* zu 100,0 ml gelöst.

Referenzlösung a: 25 mg *o*-Cresol *R*, 25 mg *p*-Cresol *R* und 25 mg Substanz werden in Methanol *R* zu 20 ml gelöst.

Referenzlösung b: 1,0 ml Untersuchungslösung wird mit Methanol *R* zu 100,0 ml verdünnt. 1,0 ml dieser Lösung wird mit Methanol *R* zu 20,0 ml verdünnt.

Säule
- Material: Quarzglas
- Größe: l = 25 m, ∅ = 0,25 mm
- Stationäre Phase: Poly[(cyanopropyl)methylphenylmethyl]siloxan *R* (0,2 μm)

Trägergas: Helium zur Chromatographie *R*

Durchflussrate: 1,5 ml · min^{-1}

Splitverhältnis: 1:50

Temperatur

	Zeit (min)	Temperatur (°C)
Säule	0 – 35	100
	35 – 40	100 → 150
	40 – 50	150
Probeneinlass		200
Detektor		200

Detektion: Flammenionisation

Einspritzen: 0,5 μl

Relative Retention (bezogen auf Metacresol, t_R etwa 28 min)
- Verunreinigung B: etwa 0,75
- Verunreinigung C: etwa 0,98

Eignungsprüfung: Referenzlösung a
- Auflösung: mindestens 1,4 zwischen den Peaks von Verunreinigung C und Metacresol

Grenzwerte
- Verunreinigungen B, C: jeweils höchstens 0,5 Prozent
- Jede weitere Verunreinigung: jeweils höchstens 0,1 Prozent
- Summe aller Verunreinigungen: höchstens 1,0 Prozent
- Ohne Berücksichtigung bleiben: Peaks, deren Fläche kleiner ist als die Fläche des Metacresol-Peaks im Chromatogramm der Referenzlösung b (0,05 Prozent)

Verdampfungsrückstand: höchstens 0,1 Prozent

2,0 g Substanz werden unter dem Abzug auf dem Wasserbad zur Trockne eingedampft. Der Rückstand wird 1 h lang bei 100 bis 105 °C getrocknet und darf danach höchstens 2 mg wiegen.

Lagerung

Dicht verschlossen, vor Licht geschützt

Verunreinigungen

Spezifizierte Verunreinigungen:
(Beachten Sie den Hinweis zu den „Verunreinigungen" zu Anfang des Bands auf Seite B)

B, C

Andere bestimmbare Verunreinigungen:

A, D, E, F, G, H, I, J, K, L, M

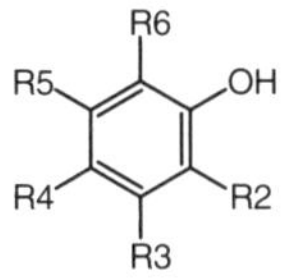

A. R2 = R3 = R4 = R5 = R6 = H:
Phenol

B. R2 = CH_3, R3 = R4 = R5 = R6 = H:
2-Methylphenol
(*o*-Cresol, Cresol)

C. R2 = R3 = R5 = R6 = H, R4 = CH_3:
4-Methylphenol
(*p*-Cresol)

D. R2 = R6 = CH_3, R3 = R4 = R5 = H:
2,6-Dimethylphenol
(2,6-Xylenol)

E. R2 = C_2H_5, R3 = R4 = R5 = R6 = H:
2-Ethylphenol
(*o*-Ethylphenol)

F. R2 = R4 = CH_3, R3 = R5 = R6 = H:
2,4-Dimethylphenol
(2,4-Xylenol)

G. R2 = R5 = CH_3, R3 = R4 = R6 = H:
2,5-Dimethylphenol
(2,5-Xylenol)

H. R2 = $CH(CH_3)_2$, R3 = R4 = R5 = R6 = H:
2-(1-Methylethyl)phenol

I. R2 = R3 = CH_3, R4 = R5 = R6 = H:
2,3-Dimethylphenol
(2,3-Xylenol)

J. R2 = R4 = R6 = H, R3 = R5 = CH_3:
3,5-Dimethylphenol
(3,5-Xylenol)

K. R2 = R3 = R5 = R6 = H, R4 = C_2H_5:
4-Ethylphenol
(*p*-Ethylphenol)

L. R2 = R5 = R6 = H, R3 = R4 = CH_3:
3,4-Dimethylphenol
(3,4-Xylenol)

M. R2 = R3 = R5 = CH_3, R4 = R6 = H:
2,3,5-Trimethylphenol

4.07/0934

Metronidazolbenzoat

Metronidazoli benzoas

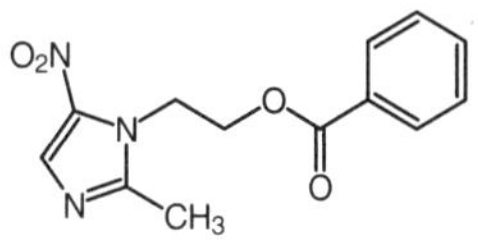

$C_{13}H_{13}N_3O_4$ M_r 275,3

Definition

[2-(2-Methyl-5-nitro-1*H*-imidazol-1-yl)ethyl]benzoat

Gehalt: 98,5 bis 101,0 Prozent (getrocknete Substanz)

Eigenschaften

Aussehen: Pulver oder Flocken, kristallin, weiß bis schwach gelblich

Löslichkeit: praktisch unlöslich in Wasser, leicht löslich in Dichlormethan, löslich in Aceton, schwer löslich in Ethanol

Prüfung auf Identität

1: C
2: A, B, D

A. Schmelztemperatur (2.2.14): 99 bis 102 °C

B. 0,100 g Substanz werden in einer Lösung von Salzsäure *R* (103 g · l^{-1}) zu 100,0 ml gelöst. 1,0 ml Lösung wird mit einer Lösung von Salzsäure *R* (103 g · l^{-1}) zu 100,0 ml verdünnt. Diese Lösung, zwischen 220 und 350 nm gemessen, zeigt Absorptionsmaxima (2.2.25) bei 232 und 275 nm. Die spezifische Absorption, im Maximum bei 232 nm gemessen, liegt zwischen 525 und 575.

C. IR-Spektroskopie (2.2.24)

Vergleich: Metronidazolbenzoat-Referenzspektrum der Ph. Eur.

D. Etwa 10 mg Substanz werden mit etwa 10 mg Zinkstaub *R*, 1 ml Wasser *R* und 0,3 ml Salzsäure *R* versetzt. Die Mischung wird 5 min lang im Wasserbad erhitzt und anschließend abgekühlt. Die Lösung gibt die Identitätsreaktion auf primäre aromatische Amine (2.3.1).

Prüfung auf Reinheit

Aussehen der Lösung: Die Lösung darf nicht stärker opaleszieren als die Referenzsuspension II (2.2.1) und

M

Monographien

nicht stärker gefärbt sein als die Farbvergleichslösung GG_3 (2.2.2, Methode II).

1,0 g Substanz wird in Dimethylformamid *R* zu 10 ml gelöst.

Sauer reagierende Substanzen: 2,0 g Substanz werden in einer Mischung von 20 ml Dimethylformamid *R* und 20 ml Wasser *R*, die zuvor mit Salzsäure (0,02 mol · l^{-1}) oder Natriumhydroxid-Lösung (0,02 mol · l^{-1}) unter Zusatz von 0,2 ml Methylrot-Lösung *R* neutralisiert wurde, gelöst. Bis zum Farbumschlag dürfen höchstens 0,25 ml Natriumhydroxid-Lösung (0,02 mol · l^{-1}) verbraucht werden.

Verwandte Substanzen: Flüssigchromatographie (2.2.29)

Lösungsmittelmischung: 45 Volumteile mobile Phase B und 55 Volumteile mobile Phase A werden gemischt.

Untersuchungslösung: 0,100 g Substanz werden in der Lösungsmittelmischung zu 10,0 ml gelöst.

Referenzlösung a: 1,0 ml Untersuchungslösung wird mit der Lösungsmittelmischung zu 100,0 ml verdünnt. 1,0 ml dieser Lösung wird mit der Lösungsmittelmischung zu 10,0 ml verdünnt.

Referenzlösung b: 5,0 mg Metronidazol *CRS*, 5,0 mg 2-Methyl-5-nitroimidazol *R* und 5,0 mg Benzoesäure *R* werden in der Lösungsmittelmischung zu 50,0 ml gelöst. 1,0 ml Lösung wird mit der Lösungsmittelmischung zu 10,0 ml verdünnt.

Säule
- Größe: l = 0,25 m, ∅ = 4,6 mm
- Stationäre Phase: diisobutyloctadecylsilyliertes Kieselgel zur Chromatographie *R* (5 µm), sphärisch, mit einer spezifischen Oberfläche von 180 $m^2 \cdot g^{-1}$, einer Porengröße von 8 nm und einem Kohlenstoffgehalt von 10 Prozent

Mobile Phase
- Mobile Phase A: eine Lösung von Kaliumdihydrogenphosphat *R* (1,5 g · l^{-1}), die mit Phosphorsäure 85 % *R* auf einen pH-Wert von 3,2 eingestellt wurde
- Mobile Phase B: Acetonitril *R*

Zeit (min)	Mobile Phase A (% *V/V*)	Mobile Phase B (% *V/V*)
0 – 5	80	20
5 – 15	80 → 55	20 → 45
15 – 40	55	45
40 – 41	55 → 80	45 → 20
41 – 45	80	20

Durchflussrate: 1 ml · min^{-1}

Detektion: Spektrometer bei 235 nm

Einspritzen: 10 µl

Relative Retention (bezogen auf Metronidazolbenzoat, t_R etwa 20 min)
- Verunreinigung B: etwa 0,17
- Verunreinigung A: etwa 0,20
- Verunreinigung C: etwa 0,7

Eignungsprüfung: Referenzlösung b
- Auflösung: mindestens 2,0 zwischen den Peaks von Verunreinigung B und Verunreinigung A

Grenzwerte
- Verunreinigungen A, B, C: jeweils nicht größer als die Fläche des entsprechenden Peaks im Chromatogramm der Referenzlösung b (0,1 Prozent)
- Jede weitere Verunreinigung: jeweils nicht größer als die Fläche des Hauptpeaks im Chromatogramm der Referenzlösung a (0,1 Prozent)
- Summe aller Verunreinigungen: nicht größer als das 2fache der Fläche des Hauptpeaks im Chromatogramm der Referenzlösung a (0,2 Prozent)
- Ohne Berücksichtigung bleiben: Peaks, deren Fläche kleiner ist als das 0,1fache der Fläche des Hauptpeaks im Chromatogramm der Referenzlösung a (0,01 Prozent)

Schwermetalle (2.4.8): höchstens 20 ppm

1,0 g Substanz muss der Grenzprüfung C entsprechen. Zur Herstellung der Referenzlösung werden 2 ml Blei-Lösung (10 ppm Pb) *R* verwendet.

Trocknungsverlust (2.2.32): höchstens 0,5 Prozent, mit 1,000 g Substanz durch 3 h langes Trocknen im Trockenschrank bei 80 °C bestimmt

Sulfatasche (2.4.14): höchstens 0,1 Prozent, mit 1,0 g Substanz bestimmt

Gehaltsbestimmung

0,250 g Substanz, in 50 ml wasserfreier Essigsäure *R* gelöst, werden mit Perchlorsäure (0,1 mol · l^{-1}) titriert. Der Endpunkt wird mit Hilfe der Potentiometrie (2.2.20) bestimmt.

1 ml Perchlorsäure (0,1 mol · l^{-1}) entspricht 27,53 mg $C_{13}H_{13}N_3O_4$.

Lagerung

Vor Licht geschützt

Verunreinigungen

Spezifizierte Verunreinigungen:

(Beachten Sie den Hinweis zu den „Verunreinigungen" zu Anfang des Bands auf Seite B)

A, B, C

A. Metronidazol

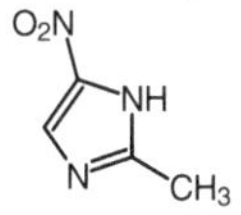

B. 2-Methyl-5-nitroimidazol

C. Benzoesäure

4.07/1641

Konzentrierte Molgramostim-Lösung

Molgramostimi solutio concentrata

APARSPSPST	QPWEHVNAIQ	EARRLLNLSR
DTAAEMNETV	EVISEMFDLQ	EPTCLQTRLE
LYKQGLRGSL	TKLKGPLTMM	ASHYKQHCPP
TPETSCATQI	ITFESFKENL	KDFLLVIPFD
CWEPVQE		

$C_{639}H_{1007}N_{171}O_{196}S_8$ M_r 14 477

Definition

Konzentrierte Molgramostim-Lösung ist eine Lösung eines Proteins mit der Struktur des Granulozyten-Makrophagen-Kolonie-stimulierenden Faktors, der von verschiedenen Blutzelltypen des Menschen gebildet und freigesetzt wird. Das Protein stimuliert die Vermehrung von Leukozyten-Stammzellen und deren Differenzierung zu reifen Granulozyten und Makrophagen.

Gehalt: mindestens 2,0 mg Protein je Milliliter

Aktivität: mindestens $0{,}7 \cdot 10^7$ I.E. je Milligramm Protein

Herstellung

Konzentrierte Molgramostim-Lösung wird nach einer Methode hergestellt, die auf der DNA-Rekombinationstechnik (rDNA) beruht, wobei Bakterien als Wirtszellen verwendet werden. Die Zubereitung wird unter Bedingungen hergestellt, die das Risiko einer mikrobiellen Kontamination auf ein Minimum reduzieren.

Vor der Chargenfreigabe müssen an jeder Charge des Endprodukts folgende Prüfungen durchgeführt werden, es sei denn, die zuständige Behörde lässt Ausnahmen zu:

Von Wirtszellen stammende Proteine: Der Grenzwert wird durch die zuständige Behörde festgelegt.

Von Wirtszellen oder Vektoren stammende DNA: Der Grenzwert wird durch die zuständige Behörde festgelegt.

Eigenschaften

Aussehen: klare, farblose Flüssigkeit

Prüfung auf Identität

A. Die Zubereitung zeigt die erwartete biologische Aktivität (siehe „Gehaltsbestimmung“).

B. Isoelektrische Fokussierung (2.2.54)

Untersuchungslösung: Die Zubereitung wird mit Wasser *R* verdünnt, so dass eine Konzentration von 0,25 mg je Milliliter erhalten wird.

Referenzlösung a: Molgramostim *CRS* wird mit Wasser *R* verdünnt, so dass eine Konzentration von 0,25 mg je Milliliter erhalten wird.

Referenzlösung b: Eine nach den Angaben des Herstellers zubereitete Kalibrierlösung für die Bestimmung isoelektrischer Punkte (pI) zwischen 2,5 und 6,5 wird verwendet.

Fokussierung
- pH-Gradient: 4,0 bis 6,5
- Katholyt: Lösung von β-Alanin *R* ($8{,}91\ g \cdot l^{-1}$, entsprechend $0{,}1\ mol \cdot l^{-1}$)
- Anolyt: Lösung von Glutaminsäure *R* ($14{,}7\ g \cdot l^{-1}$, entsprechend $0{,}1\ mol \cdot l^{-1}$) in einer 50-prozentigen Lösung (*V/V*) von Phosphorsäure 10 % *R* ($0{,}5\ mol \cdot l^{-1}$)
- Auftragen: 20 µl

Detektion: Das Gel wird in ein geeignetes Volumen einer Lösung, die $115\ g \cdot l^{-1}$ Trichloressigsäure *R* und $34{,}5\ g \cdot l^{-1}$ Sulfosalicylsäure *R* enthält, getaucht, wobei das Gefäß 30 min lang leicht hin und her bewegt wird, und danach in einer Mischung von 32 Volumteilen Essigsäure 99 % *R*, 100 Volumteilen wasserfreiem Ethanol *R* und 268 Volumteilen Wasser *R* (Mischung A) 5 min lang gewaschen. Anschließend wird das Gel 10 min lang in eine 60 °C heiße Färbelösung, hergestellt aus Mischung A mit $1{,}2\ g \cdot l^{-1}$ Säureblau 83 *R*, getaucht. Das Gel wird in mehreren Gefäßen, die Mischung A enthalten, gewaschen und in dieser Mischung 12 bis 24 h lang aufbewahrt, bis der Untergrund hell erscheint. Nach der Entfärbung wird das Gel 1 h lang in eine 10-prozentige Lösung (*V/V*) von Glycerol *R* in Mischung A getaucht.

Eignungsprüfung
- Im Elektropherogramm der Referenzlösung b müssen die verwendeten Marker für isoelektrische Punkte über die gesamte Länge des Gels verteilt sein.
- Im Elektropherogramm der Referenzlösung a muss der pI der Hauptzone zwischen 4,9 und 5,4 liegen.

Ergebnis: Die Hauptzone im Elektropherogramm der Untersuchungslösung entspricht in Bezug auf ihre Lage der Hauptzone im Elektropherogramm der Referenzlösung a. Die Laufstrecke jedes verwendeten pI-Markers wird gegen seinen pI-Wert aufgetragen. Auf der erstellten Kurve werden die isoelektrischen Punkte der Hauptkomponente in der Untersuchungslösung und in der Referenzlösung a bestimmt. Die pI-Werte weichen höchstens um 0,2 pI-Einheiten voneinander ab.

C. Die bei der Prüfung „Verunreinigungen mit relativen Molekülmassen, die von der von Molgramostim abweichen" (siehe „Prüfung auf Reinheit") unter reduzierenden Bedingungen erhaltenen Elektropherogramme werden ausgewertet. Die Hauptzone im Elektropherogramm der Untersuchungslösung a entspricht in Bezug auf ihre Lage der Hauptzone im Elektropherogramm der Referenzlösung a.

D. Peptidmustercharakterisierung (2.2.55)

Untersuchungslösung: 50 µl Trometamol-Pufferlösung pH 8,0 *R* und 50 µl Verdünnung der Zubereitung (2 mg · ml^{-1}) werden in ein 0,5-ml-Proberöhrchen aus Polypropylen gegeben. Der Inhalt des Röhrchens wird mit 4 µl einer Lösung von Trypsin zur Peptidmustercharakterisierung *R* (1 mg · ml^{-1}) in einer 0,01-prozentigen Lösung (*V/V*) von Trifluoressigsäure *R* versetzt. Das Röhrchen wird dicht verschlossen und der Inhalt gründlich gemischt. Das Röhrchen wird 18 h lang bei etwa 37 °C inkubiert. Der Inhalt des Röhrchens wird mit 125 µl einer Lösung von Guanidinhydrochlorid *R* (764 g · l^{-1}, entsprechend 8 mol · l^{-1}) versetzt, gründlich gemischt, mit 10 µl einer Lösung von Dithiothreitol *R* (154,2 g · l^{-1}, entsprechend 1 mol · l^{-1}) versetzt und gründlich gemischt. Das Röhrchen wird verschlossen, 1 min lang in siedendes Wasser gestellt und anschließend auf Raumtemperatur abgekühlt.

Referenzlösung: Die Referenzlösung wird gleichzeitig und unter gleichen Bedingungen wie die Untersuchungslösung, jedoch mit Molgramostim *CRS* an Stelle der Zubereitung, hergestellt.

Die beiden Hydrolysate werden mit Hilfe der Flüssigchromatographie (2.2.29) geprüft.

Säule
- Größe: l = 0,10 m, ∅ = 4,6 mm
- Stationäre Phase: octadecylsilyliertes Kieselgel zur Chromatographie *R* (5 µm) mit einer Porengröße von 30 nm

Mobile Phase
- Mobile Phase A: 1 ml Trifluoressigsäure *R* wird mit 1000 ml Wasser *R* verdünnt.
- Mobile Phase B: 1 ml Trifluoressigsäure *R* wird mit 100 ml Wasser *R* verdünnt. Die Lösung wird mit 900 ml Acetonitril zur Chromatographie *R* versetzt und gemischt.

Zeit (min)	**Mobile Phase A** (*% V/V*)	**Mobile Phase B** (*% V/V*)
0 – 35,0	100 → 65	0 → 35
35,0 – 105,0	65 → 35	35 → 65
105,0 – 107,5	35 → 100	65 → 0
107,5 – 120,0	100	0

Durchflussrate: 1,0 ml · min^{-1}

Detektion: Spektrometer bei 214 nm

Äquilibrieren: mindestens 12 min lang unter den Anfangsbedingungen

Einspritzen: 200 µl

Eignungsprüfung: Die Chromatogramme der Referenzlösung und der Untersuchungslösung entsprechen qualitativ dem Molgramostim-Hydrolysat-Referenzchromatogramm der Ph. Eur.

Ergebnis: Das chromatographische Profil der Untersuchungslösung entspricht dem chromatographischen Profil der Referenzlösung.

E. *N*-terminale Sequenzanalyse

Der Edman-Abbau wird mit einem Gerät zur automatischen Festphasen-Sequenzierung nach den Angaben des Herstellers durchgeführt.
Etwa 1 nmol Zubereitung wird nach den Anweisungen des Herstellers auf eine Sequenzierungssäule gegeben. 16 Sequenzierungszyklen werden durchgeführt, wobei, wo angemessen, zu beachten ist, dass Prolin in den Positionen 2, 6, 8 und 12 vorliegt.
Die nach jedem Sequenzierungszyklus freigesetzten Phenylthiohydantoin-Aminosäure-Komplexe (PTH-AS) werden mit Hilfe der Umkehrphasen-Flüssigchromatographie identifiziert. Die Chromatographie kann mit einer Säule und Reagenzien durchgeführt werden, die der Hersteller des Sequenziergeräts zur Trennung der PTH-Aminosäure-Komplexe empfiehlt.
Zur Kalibrierung des Trennverfahrens werden verwendet
- die vom Hersteller mitgelieferte Mischung von PTH-Aminosäure-Komplexen, wobei die Gradientenbedingungen wie angegeben eingestellt werden, um eine optimale Trennung aller Aminosäuren zu erzielen
- eine Probe, die nach den Angaben des Herstellers in einem Sequenzierungsblindlauf erhalten wurde.

Ergebnis: Die ersten 16 Aminosäuren sind Ala-Pro-Ala-Arg-Ser-Pro-Ser-Pro-Ser-Thr-Gln-Pro-Trp-Glu-His-Val.

Prüfung auf Reinheit

Verunreinigungen mit relativen Molekülmassen, die von der von Molgramostim abweichen: Polyacrylamid-Gelelektrophorese (2.2.31) unter reduzierenden und nicht reduzierenden Bedingungen

Geldicke: 0,75 mm

Trenngel: 14 Prozent Acrylamid

Verdünnungspuffer A: Gleiche Volumteile Wasser *R* und konzentrierter SDS-PAGE-Probenpuffer *R* werden gemischt.

Verdünnungspuffer B (für reduzierende Bedingungen): Gleiche Volumteile Wasser *R* und konzentrierter SDS-PAGE-Probenpuffer für reduzierende Bedingungen *R* werden gemischt.

Untersuchungslösung a: Die Zubereitung wird mit Wasser *R* verdünnt, so dass eine Konzentration von 1,0 mg je Milliliter erhalten wird. 1 Volumteil dieser Lösung wird mit 1 Volumteil konzentriertem SDS-PAGE-Probenpuffer *R* verdünnt.

Untersuchungslösung b (2-Prozent-Kontrolle): 20 µl Untersuchungslösung a werden mit Verdünnungspuffer A zu 1,0 ml verdünnt.

Untersuchungslösung c (1-Prozent-Kontrolle): 0,20 ml Untersuchungslösung b werden mit 0,20 ml Verdünnungspuffer A versetzt.

Untersuchungslösung d (0,5-Prozent-Kontrolle): 0,20 ml Untersuchungslösung c werden mit 0,20 ml Verdünnungspuffer A versetzt.

Untersuchungslösung e (0,25-Prozent-Kontrolle): 0,20 ml Untersuchungslösung d werden mit 0,20 ml Verdünnungspuffer A versetzt.

Untersuchungslösung f (0,1-Prozent-Kontrolle): 0,20 ml Untersuchungslösung e werden mit 0,30 ml Verdünnungspuffer A versetzt.

Untersuchungslösung g (0,05-Prozent-Kontrolle): 0,20 ml Untersuchungslösung f werden mit 0,20 ml Verdünnungspuffer A versetzt.

Untersuchungslösung h (0,025-Prozent-Kontrolle): 0,20 ml Untersuchungslösung g werden mit 0,20 ml Verdünnungspuffer A versetzt.

Untersuchungslösung i: Die Lösung wird wie für die Untersuchungslösung a beschrieben hergestellt, wobei jedoch konzentrierter SDS-PAGE-Probenpuffer für reduzierende Bedingungen *R* verwendet wird.

Untersuchungslösungen j bis p: Die Lösungen werden wie für die Untersuchungslösungen b bis h beschrieben hergestellt, wobei jedoch Verdünnungspuffer B verwendet wird.

Referenzlösung a: Molgramostim *CRS* wird mit Wasser *R* verdünnt, so dass eine Konzentration von 0,02 mg je Milliliter erhalten wird. 1 Volumteil dieser Lösung wird mit 1 Volumteil konzentriertem SDS-PAGE-Probenpuffer *R* versetzt.

Referenzlösung b: Molgramostim *CRS* wird mit Wasser *R* verdünnt, so dass eine Konzentration von 0,02 mg je Milliliter erhalten wird. 1 Volumteil dieser Lösung wird mit 1 Volumteil konzentriertem SDS-PAGE-Probenpuffer für reduzierende Bedingungen *R* versetzt.

Referenzlösung c: Eine Lösung von Markern für relative Molekülmassen zwischen 14 400 und 94 000, die zur Kalibrierung von SDS-PAGE-Gelen geeignet sind, wird verwendet. Die Lösung wird je nach Bedarf mit Verdünnungspuffer A oder B verdünnt.

Probenvorbereitung: Die Probe wird 3 min lang im Sieden gehalten.

Auftragen: 50 µl

Reduzierte und nicht reduzierte Lösungen werden auf getrennte Gele aufgetragen.

Detektion: Silberfärbung wie nachstehend beschrieben

Das Gel wird über Nacht in eine Mischung von 10 Volumteilen Essigsäure *R*, 40 Volumteilen Wasser *R* und 50 Volumteilen Methanol *R* getaucht, anschließend in eine Lösung von Glutaraldehyd *R* ($100 g \cdot l^{-1}$) überführt und darin etwa 30 min lang hin und her bewegt. Die Glutaraldehyd-Lösung wird durch Wasser *R* ersetzt und das Gel 20 min lang eingetaucht. Dieser Waschvorgang wird 2-mal wiederholt. Das Gel wird in eine frisch hergestellte Mischung überführt, die $0,75 g \cdot l^{-1}$ Natriumhydroxid *R*, $14 g \cdot l^{-1}$ konzentrierte Ammoniak-Lösung *R* und $8 g \cdot l^{-1}$ Silbernitrat *R* enthält, und 5 min lang im Dunkeln hin und her bewegt. Das Gel wird nacheinander in 3 Gefäßen mit Wasser *R* jeweils 30 s lang gewaschen und in einer Mischung, die $0,05 g \cdot l^{-1}$ Citronensäure *R*, 0,05 Prozent (*V/V*) Formaldehyd *R* und 0,005 Prozent (*V/V*) Methanol *R* in Wasser *R* enthält, hin und her bewegt, wobei die Proteinzonen sichtbar werden. Sobald das Gel ausreichend gefärbt ist, wird es der Lösung entnommen und wiederholt mit Wasser *R* in einem Schüttelbad gewaschen. Die Gele werden in eine Lösung, die 10 Prozent (*V/V*) Essigsäure *R* und 1 Prozent (*V/V*) Glycerol *R* enthält, getaucht.

Eignungsprüfung

- Die Validierungskriterien sind erfüllt (2.2.31).
- Eine Zone im Elektropherogramm der Untersuchungslösung h ist sichtbar.
- Eine Abstufung der Farbintensität in den Elektropherogrammen der Untersuchungslösungen a bis h und i bis p ist erkennbar.
- Die Hauptzone im Elektropherogramm der Referenzlösung a oder b entspricht einer relativen Molekülmasse zwischen 15 100 und 17 100.

Grenzwerte: Die Intensität der Färbung jeder Zone im Elektropherogramm der Untersuchungslösung a mit Ausnahme der Molgramostim-Zone wird mit der Intensität der jeweiligen Hauptzone in den Elektropherogrammen der Untersuchungslösungen b bis h verglichen. Die Elektropherogramme der Untersuchungslösungen i bis p werden in gleicher Weise beurteilt. Der Prozentgehalt jeder Verunreinigung in der Zubereitung wird aus der Verdünnung der Lösung, die im Elektropherogramm die am nächsten liegende Farbintensität zeigt, ermittelt.

Unter reduzierenden Bedingungen

- Verunreinigung mit einer scheinbaren Molekülmasse von 20 000: höchstens 1 Prozent
- Verunreinigung mit einer scheinbaren Molekülmasse von 25 000: höchstens 0,1 Prozent
- Verunreinigung mit einer scheinbaren Molekülmasse von 30 000: höchstens 0,3 Prozent
- Summe aller genannten Verunreinigungen: höchstens 2 Prozent

Unter nicht reduzierenden Bedingungen

- Summe aller Verunreinigungen mit einer größeren Molekülmasse als 30 000: höchstens 1 Prozent

Verwandte Proteine: Flüssigchromatographie (2.2.29) mit Hilfe des Verfahrens „Normalisierung"

Untersuchungslösung a: Die Zubereitung wird mit Phosphat-Pufferlösung pH 7,0 ($0,05 mol \cdot l^{-1}$) *R* verdünnt, so dass eine Konzentration von 0,5 mg je Milliliter erhalten wird.

Untersuchungslösung b: 1 Volumteil Untersuchungslösung a wird mit 4 Volumteilen einer Lösung von Albumin vom Menschen *R* ($0,125 mg \cdot ml^{-1}$) oder Rinder-

M

Monographien

albumin *R* (0,125 mg · ml^{-1}) in Phosphat-Pufferlösung pH 7,0 (0,05 mol · l^{-1}) *R* gemischt.

Referenzlösung a: Molgramostim *CRS* wird mit Phosphat-Pufferlösung pH 7,0 (0,05 mol · l^{-1}) *R* verdünnt, so dass eine Konzentration von 0,5 mg je Milliliter erhalten wird.

Referenzlösung b: 1 Volumteil Referenzlösung a wird mit 4 Volumteilen einer Lösung von Albumin vom Menschen *R* (0,125 mg · ml^{-1}) oder Rinderalbumin *R* (0,125 mg · ml^{-1}) in Phosphat-Pufferlösung pH 7,0 (0,05 mol · l^{-1}) *R* gemischt.

Säule
- Größe: l = 0,15 m, ∅ = 4,6 mm
- Stationäre Phase: butylsilyliertes Kieselgel zur Chromatographie *R* (5 µm) mit einer Porengröße von 30 nm

Mobile Phase
- Mobile Phase A: Etwa 800 ml Wasser *R* werden mit 1,0 ml Trifluoressigsäure *R* versetzt. Die Mischung wird mit Wasser *R* zu 1000 ml verdünnt.
- Mobile Phase B: 100 ml Wasser *R* werden mit 1,0 ml Trifluoressigsäure *R* und 900 ml Acetonitril zur Chromatographie *R* versetzt.

Zeit (min)	**Mobile Phase A (*% V/V*)**	**Mobile Phase B (*% V/V*)**
0 – 30	64 → 44	36 → 56
30 – 35	44 → 0	56 → 100
35 – 45	0	100
45 – 50	0 → 64	100 → 36
50 – 60	64	36

Durchflussrate: 1,2 ml · min^{-1}

Detektion: Spektrometer bei 214 nm

Einspritzen: 100 µl; Untersuchungslösung a, Referenzlösungen a und b

Eignungsprüfung: Referenzlösung b
- Retentionszeit: Molgramostim etwa 22 min
- Wiederholpräzision: höchstens 5,0 Prozent relative Standardabweichung nach 4 Einspritzungen
- Auflösung: mindestens 2 zwischen den Peaks von Albumin und Molgramostim

Grenzwerte
- Jede Verunreinigung: jeweils höchstens 1,5 Prozent
- Summe der Verunreinigungen, die zwischen 5 und 30 min eluiert werden: höchstens 4 Prozent

Bakterien-Endotoxine (2.6.14): weniger als 5 I.E. Bakterien-Endotoxine in einem Volumen, das 1,0 mg Protein enthält

Gehaltsbestimmung

Protein: Flüssigchromatographie (2.2.29) wie unter „Verwandte Proteine" beschrieben

Einspritzen: 150 µl; Untersuchungslösung b, Referenzlösung b

Der Gehalt an Molgramostim wird aus dem angegebenen Gehalt an Molgramostim für Molgramostim *CRS* berechnet.

Aktivität: Bestimmung der biologischen Aktivität der konzentrierten Molgramostim-Lösung, die auf dem Vermögen von Molgramostim beruht, die Vermehrung von TF-1-Zellen zu stimulieren.

Die folgende Bestimmungsmethode beruht auf der Farbumwandlung von Tetrazoliumbromid. Andere validierte Färbemethoden wie die Färbung mit Almarblau können ebenfalls geeignet sein.

TF-1-Zellen werden mit verschiedenen Verdünnungen von Untersuchungs- und Referenzzubereitungen von konzentrierter Molgramostim-Lösung und anschließend mit einer Lösung von Tetrazoliumbromid inkubiert. Dieser zytochemische Farbstoff wird in Gegenwart von zellulären Dehydrogenasen durch Reduktion zu einem violetten Formazan-Farbstoff umgewandelt, der spektrometrisch bestimmt wird. Die Aktivität der Zubereitung wird durch Vergleich ihrer Verdünnungen mit den entsprechenden Verdünnungen des geeigneten Internationalen Standards für Molgramostim oder mit einer in Internationalen Einheiten eingestellten Standardzubereitung, mit denen die gleiche Stimulation erzielt wird (50 Prozent maximale Stimulation), bestimmt.

Die Internationale Einheit ist die Aktivität einer festgelegten Menge des geeigneten Internationalen Standards. Die Aktivität des Internationalen Standards, angegeben in Internationalen Einheiten, wird von der WHO festgelegt.

In jede der 96 Vertiefungen einer Mikrotiterplatte werden 50 µl Verdünnungsmedium pipettiert. In die für die Blindproben bestimmten Vertiefungen werden jeweils weitere 50 µl des Verdünnungsmediums gegeben. In 3facher Ausführung werden in die übrigen Vertiefungen je 50 µl einer der übrigen Lösungen gegeben (Zubereitung und Referenzzubereitung mit einer Konzentration von etwa 65 I.E. je Milliliter und zusätzlich eine Reihe von 10 geometrischen Verdünnungen mit dem Faktor 2, um eine Eichkurve zu erstellen).

In jede Vertiefung der Mikrotiterplatte werden 50 µl einer TF-1-Zellsuspension, die 3 · 10^5 Zellen je Milliliter enthält, gegeben, wobei darauf zu achten ist, dass die Homogenität der Suspension während des Vorgangs erhalten bleibt.

Die Mikrotiterplatte wird mindestens 24 h lang bei 36,0 bis 38,0 °C in einem Inkubator mit hoher Luftfeuchtigkeit in Gegenwart von 6 ± 1 Prozent CO_2 inkubiert. Danach werden in jede Vertiefung 25 µl einer sterilen Lösung von Tetrazoliumbromid *R* (5,0 g · l^{-1}) gegeben. Die Platte wird 5 h lang inkubiert, aus dem Inkubator entfernt und in jede Vertiefung werden 100 µl einer Lösung von Natriumdodecylsulfat *R* (240 g · l^{-1}), die zuvor mit Salzsäure auf einen pH-Wert von 2,7 eingestellt wurde, pipettiert. Danach wird die Mikrotiterplatte über Nacht inkubiert.

Die relative Menge an violettem Formazan-Reaktionsprodukt in jeder Vertiefung wird bestimmt, indem die Ab-

Beachten Sie den Hinweis auf „Allgemeine Monographien" zu Anfang des Bands auf Seite B

sorptionen (2.2.25) bei 570 und 690 nm mit einem für Mikrotiterplatten mit 96 Vertiefungen geeigneten Messgerät gemessen werden. Von der bei 570 nm gemessenen Absorption wird jeweils die bei 690 nm gemessene Absorption subtrahiert. Bei der Auswertung der Messdaten wird eine sigmoide Dosis-Wirkungskurve unter Anwendung eines geeigneten statistischen Verfahrens wie des 4-Parameter-Modells (siehe 5.3) zugrunde gelegt.

Die ermittelte Aktivität muss mindestens 80 Prozent und darf höchstens 125 Prozent der in der Beschriftung angegebenen Aktivität betragen. Die Vertrauensgrenzen (P = 0,95) der ermittelten Aktivität müssen mindestens 74 und dürfen höchstens 136 Prozent betragen.

Lagerung

Dicht verschlossen, vor Licht geschützt, unterhalb von −65 °C

Beschriftung

Die Beschriftung gibt an
- Gehalt an Protein in Milligramm je Milliliter
- Aktivität in Internationalen Einheiten je Milligramm Protein.

N

4.07/1594

Naftidrofurylhydrogen-oxalat

Naftidrofuryli hydrogenooxalas

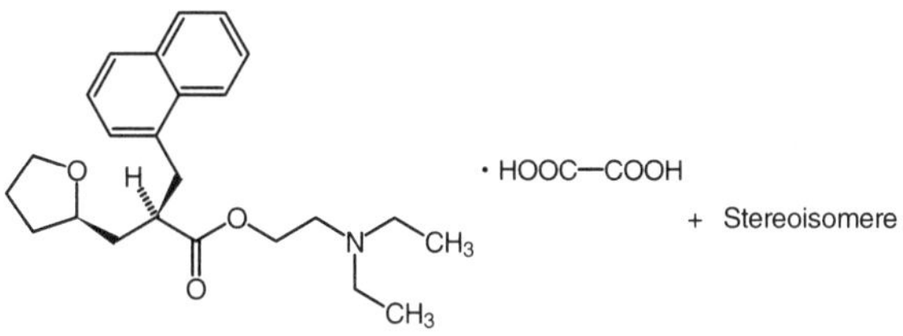

$C_{26}H_{35}NO_7$ M_r 473,6

Definition

Gemisch aus 4 Stereoisomeren von 2-(Diethylamino)=ethyl-2-[(naphthalin-1-yl)methyl]-3-(tetrahydrofuran-2-yl)propanoat-hydrogenoxalat

Gehalt: 99,0 bis 101,0 Prozent (getrocknete Substanz)

Eigenschaften

Aussehen: weißes bis fast weißes Pulver

Löslichkeit: leicht löslich in Wasser, leicht löslich bis löslich in Ethanol, schwer bis wenig löslich in Aceton

Prüfung auf Identität

A. IR-Spektroskopie (2.2.24)

Probenvorbereitung: 1,0 g Substanz wird in Wasser *R* zu 50 ml gelöst. Nach Zusatz von 2 ml konzentrierter Ammoniak-Lösung *R* wird die Lösung 3-mal mit je 10 ml Dichlormethan *R* ausgeschüttelt. Die vereinigten unteren Phasen werden mit wasserfreiem Natriumsulfat *R* geschüttelt und filtriert. Das Filtrat wird im Rotationsverdampfer bei höchstens 30 °C eingedampft. Der erhaltene Rückstand wird verwendet.

Vergleich: Naftidrofuryl-Referenzspektrum der Ph. Eur.

B. 0,5 g Substanz werden in Wasser *R* zu 10 ml gelöst. Wird die Lösung mit 2,0 ml Calciumchlorid-Lösung *R* versetzt, bildet sich ein weißer Niederschlag, der sich nach Zusatz von 3,0 ml Salzsäure *R* auflöst.

Prüfung auf Reinheit

Absorption (2.2.25): höchstens 0,1, bei 430 nm gemessen

1,5 g Substanz werden in Wasser *R*, falls erforderlich im Ultraschallbad, zu 10 ml gelöst.

Verwandte Substanzen

A. Flüssigchromatographie (2.2.29)

Untersuchungslösung: 80,0 mg Substanz werden in der mobilen Phase zu 20,0 ml gelöst. Wird die Lösung 10 s lang im Ultraschallbad behandelt, entsteht ein Niederschlag. Die Mischung wird durch ein Membranfilter (0,45 µm) filtriert, wobei die ersten 5 ml Filtrat verworfen werden.
Die Lösung ist frisch herzustellen.

Referenzlösung a: 5,0 mg Naftidrofuryl-Verunreinigung A *CRS* werden in Acetonitril *R* zu 25,0 ml gelöst. 1,0 ml Lösung wird mit der mobilen Phase zu 50,0 ml verdünnt.

Referenzlösung b: 5 mg Naftidrofuryl-Verunreinigung B *CRS* und 5 mg Substanz werden in Acetonitril *R* zu 50 ml gelöst. 1 ml Lösung wird mit der mobilen Phase zu 50 ml verdünnt.

Säule
- Größe: l = 0,25 m, ∅ = 4,6 mm
- Stationäre Phase: nachsilanisiertes, octadecylsilyliertes Kieselgel zur Chromatographie *R* (5 µm), sphärisch, mit einer spezifischen Oberfläche von $350\ m^2 \cdot g^{-1}$, einer Porengröße von 10 nm und einem Kohlenstoffgehalt von 14 Prozent

Mobile Phase: 60 ml Methanol *R* werden mit 150 ml Tetrabutylammonium-Pufferlösung pH 7,0 *R* gemischt. Die Mischung wird mit Acetonitril *R* zu 1000 ml verdünnt.

Durchflussrate: $1\ ml \cdot min^{-1}$

Detektion: Spektrometer bei 283 nm

Einspritzen: 20 µl

Chromatographiedauer: 2,3fache Retentionszeit von Naftidrofuryl

Relative Retention (bezogen auf Naftidrofuryl, t_R etwa 7 min)
- Verunreinigung A: etwa 0,5
- Verunreinigung B: etwa 0,8
- Verunreinigung C: etwa 1,8

Eignungsprüfung: Referenzlösung b
- Auflösung: mindestens 3,0 zwischen den Peaks von Verunreinigung B und Naftidrofuryl

Grenzwerte
- Verunreinigungen A, B, C: jeweils nicht größer als die Fläche des Hauptpeaks im Chromatogramm der Referenzlösung a (0,1 Prozent)
- Jede weitere Verunreinigung: jeweils nicht größer als die Fläche des Hauptpeaks im Chromatogramm der Referenzlösung a (0,1 Prozent)
- Summe aller Verunreinigungen: nicht größer als das 3fache der Fläche des Hauptpeaks im Chromatogramm der Referenzlösung a (0,3 Prozent)
- Ohne Berücksichtigung bleiben: Peaks, deren Fläche kleiner ist als das 0,2fache der Fläche des

Hauptpeaks im Chromatogramm der Referenzlösung a (0,02 Prozent)

B. Gaschromatographie (2.2.28)

Untersuchungslösung a: 1,0 g Substanz wird in Wasser *R* zu 50 ml gelöst. Nach Zusatz von 2 ml konzentrierter Ammoniak-Lösung *R* wird die Lösung 3-mal mit je 10 ml Dichlormethan *R* ausgeschüttelt. Die vereinigten unteren Phasen werden mit wasserfreiem Natriumsulfat *R* geschüttelt und filtriert. Das Filtrat wird im Rotationsverdampfer bei höchstens 30 °C eingedampft. Der Rückstand wird in Dichlormethan *R* zu 20,0 ml gelöst.

Untersuchungslösung b: 1,0 ml Untersuchungslösung a wird mit Dichlormethan *R* zu 10,0 ml verdünnt.

Referenzlösung: 5 mg Naftidrofuryl-Verunreinigung F *CRS* werden in Dichlormethan *R* zu 50 ml gelöst.

Säule
- Material: Quarzglas
- Größe: l = 25 m, ∅ = 0,32 mm
- Stationäre Phase: Poly(dimethyl)(diphenyl)siloxan *R* (Filmdicke 0,45 µm)

Trägergas: Helium zur Chromatographie *R*

Split-Durchflussrate: 25 ml · min^{-1}

Durchflussrate: 2,9 ml · min^{-1}

Temperatur

	Zeit (min)	Temperatur (°C)
Säule	0 – 4	210
	4 – 8	210 → 230
	8 – 18	230 → 260
	18 – 30	260
Probeneinlass		290
Detektor		290

Detektion: Flammenionisation

Einspritzen: 1 µl

Relative Retention (bezogen auf den zweiten auftretenden Peak von Naftidrofuryl)
- Verunreinigung D: etwa 0,14
- Verunreinigung B: etwa 0,55 (für den zweiten auftretenden Peak)
- Verunreinigung E: etwa 0,86
- Verunreinigung F: etwa 1,04 (für den zweiten auftretenden Peak)

Eignungsprüfung: Untersuchungslösung b
- Auflösung: mindestens 1,0 zwischen den zwei Peaks der Diastereomeren von Naftidrofuryl

Grenzwerte: Untersuchungslösung a
- Verunreinigung F: für die Summe der beiden Peakflächen höchstens 0,20 Prozent der Summe der Flächen der beiden Naftidrofuryl-Peaks (0,20 Prozent)
- Verunreinigung E: höchstens 0,20 Prozent der Summe der Flächen der beiden Naftidrofuryl-Peaks (0,20 Prozent)
- Verunreinigung D: höchstens 0,10 Prozent der Summe der Flächen der beiden Naftidrofuryl-Peaks (0,10 Prozent)
- Jede weitere Verunreinigung: jeweils höchstens 0,10 Prozent der Summe der Flächen der beiden Naftidrofuryl-Peaks (0,10 Prozent)
- Summe aller Verunreinigungen: höchstens 0,50 Prozent der Summe der Flächen der beiden Naftidrofuryl-Peaks (0,50 Prozent)
- Ohne Berücksichtigung bleiben: Peaks, deren Fläche kleiner ist als 0,02 Prozent der Fläche der beiden Naftidrofuryl-Peaks (0,02 Prozent); alle Peaks der Verunreinigung B

Verhältnis der Diastereomeren: Gaschromatographie (2.2.28) wie unter „Verwandte Substanzen, B" beschrieben

Grenzwert: Untersuchungslösung b
- Für das erste eluierte Naftidrofuryl-Diastereomer: mindestens 30 Prozent der Summe der Flächen der beiden Naftidrofuryl-Peaks

Schwermetalle (2.4.8): höchstens 10 ppm

1,0 g Substanz wird in einem Quarztiegel mit 0,5 g Magnesiumoxid *R* 1 gründlich gemischt. Die Temperatur wird bis zur Rotglut gesteigert. Das Glühen wird so lange fortgesetzt, bis eine homogene, weiße bis grauweiße Masse erhalten wird. Wenn die Mischung nach 30 min langem Glühen noch gefärbt ist, wird sie erkalten gelassen, mit Hilfe eines dünnen Glasstabs gemischt und erneut zum Glühen erhitzt. Falls erforderlich wird der Vorgang wiederholt. Anschließend wird die Mischung etwa 1 h lang bei 800 °C geglüht. Der Rückstand wird 2-mal mit je 5 ml einer Mischung gleicher Volumteile Salzsäure *R* 1 und Wasser *R* aufgenommen und nach Zusatz von 0,1 ml Phenolphthalein-Lösung *R* mit konzentrierter Ammoniak-Lösung *R* bis zur Rosafärbung versetzt. Nach dem Abkühlen wird die Mischung mit Essigsäure 99 % *R* bis zur Entfärbung versetzt, nach Zusatz von 0,5 ml Essigsäure 99 % *R* im Überschuss, falls erforderlich, filtriert und das Filter nachgewaschen. Die Mischung wird mit Wasser *R* zu 20 ml verdünnt. Diese Lösung muss der Grenzprüfung E entsprechen. Zur Herstellung der Referenzlösung werden 10 ml Blei-Lösung (1 ppm Pb) *R* verwendet.

Trocknungsverlust (2.2.32): höchstens 0,5 Prozent, mit 1,000 g Substanz durch Trocknen im Trockenschrank bei 100 bis 105 °C bestimmt

Sulfatasche (2.4.14): höchstens 0,1 Prozent, mit 1,0 g Substanz bestimmt

Gehaltsbestimmung

0,350 g Substanz, in 50 ml wasserfreier Essigsäure *R* gelöst, werden mit Perchlorsäure (0,1 mol · l^{-1}) titriert. Der Endpunkt wird mit Hilfe der Potentiometrie (2.2.20) bestimmt.

1 ml Perchlorsäure (0,1 mol · l^{-1}) entspricht 47,36 mg $C_{26}H_{35}NO_7$.

Verunreinigungen

Spezifizierte Verunreinigungen:

(Beachten Sie den Hinweis zu den „Verunreinigungen“ zu Anfang des Bands auf Seite B)

A, B, C, D, E, F

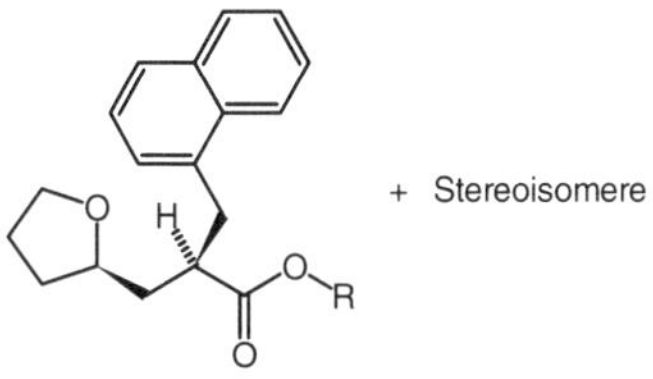

A. R = H:
2-[(Naphthalin-1-yl)methyl]-3-(tetrahydrofuran-2-yl)propansäure

B. R = C_2H_5:
Ethyl[2-[(naphthalin-1-yl)methyl]-3-(tetrahydrofuran-2-yl)propanoat]

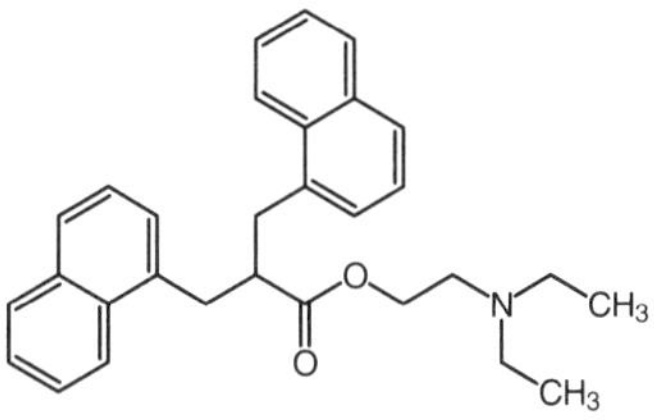

C. 2-(Diethylamino)ethyl[3-(naphthalin-1-yl)-2-[(naphthalin-1-yl)methyl]propanoat]

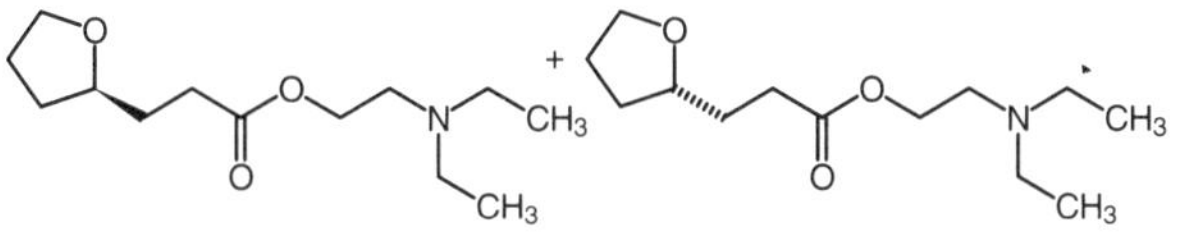

D. 2-(Diethylamino)ethyl[3-[(2*RS*)-tetrahydrofuran-2-yl]propanoat]

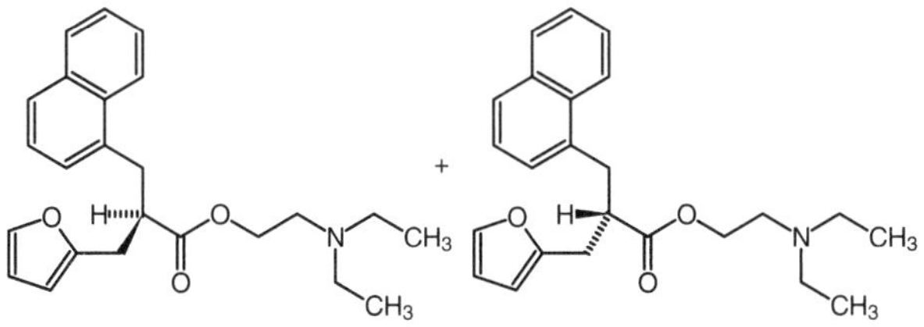

E. 2-(Diethylamino)ethyl[(2*RS*)-2-[(furan-2-yl)methyl]-3-(naphthalin-1-yl)propanoat]

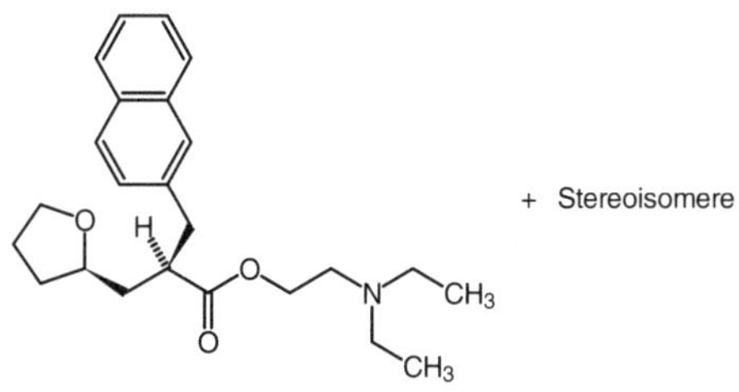

F. 2-(Diethylamino)ethyl[2-[(naphthalin-2-yl)methyl]-3-(tetrahydrofuran-2-yl)propanoat]

4.07/1677

Natriumselenit-Pentahydrat

Natrii selenis pentahydricus

$Na_2SeO_3 \cdot 5\ H_2O$ M_r 263,0

Definition

Gehalt: 98,5 bis 101,5 Prozent

Eigenschaften

Aussehen: weißes, kristallines, hygroskopisches Pulver

Löslichkeit: leicht löslich in Wasser, praktisch unlöslich in Ethanol

Prüfung auf Identität

A. 50 mg Substanz werden in 5 ml einer Mischung gleicher Volumteile verdünnter Salzsäure *R* und Wasser *R* gelöst. Die Lösung wird zum Sieden erhitzt. Nach Zusatz von 0,05 g Ascorbinsäure *R* entsteht ein roter Niederschlag, der sich schwarz färben kann.

B. 50 mg Substanz werden in einer Mischung von 1 ml verdünnter Salzsäure *R* und 5 ml Wasser *R* gelöst. Nach Zusatz von 1 ml Bariumchlorid-Lösung *R* 1 bleibt die Lösung klar.

C. Die Substanz gibt die Identitätsreaktion a auf Natrium (2.3.1).

D. Die Substanz entspricht den Grenzwerten der Gehaltsbestimmung.

Prüfung auf Reinheit

Prüflösung: 5,0 g Substanz werden in kohlendioxidfreiem Wasser *R* zu 50,0 ml gelöst.

Aussehen der Lösung: Die Prüflösung muss klar (2.2.1) und farblos (2.2.2, Methode II) sein.

Sauer oder alkalisch reagierende Substanzen: Werden 10 ml Prüflösung mit 0,1 ml Thymolphthalein-Lösung *R* versetzt, ist die Lösung blau gefärbt. Bis zum Farbumschlag von Blau nach Farblos dürfen höchstens 0,3 ml Salzsäure (1 mol · l^{-1}) verbraucht werden.

Chlorid (2.4.4): höchstens 50 ppm

10 ml Prüflösung werden mit 2 ml Salpetersäure *R* versetzt. Diese Lösung wird mit Wasser *R* zu 15 ml verdünnt.

Sulfat, Selenat (2.4.13): höchstens 300 ppm (bestimmt als Sulfat)

0,5 g Substanz werden in 10 ml destilliertem Wasser *R* gelöst. Nach Zusatz von 0,5 ml Salzsäure *R* 1 wird die Lösung mit destilliertem Wasser *R* zu 15 ml verdünnt.

Eisen: höchstens 50 ppm

2 ml Prüflösung werden mit 2 ml einer Lösung von Sulfosalicylsäure *R* (200 g · l^{-1}) und 5 ml konzentrierter Ammoniak-Lösung *R* versetzt. Diese Lösung wird mit Wasser *R* zu 10 ml verdünnt und darf nicht stärker gefärbt sein als eine auf die gleiche Weise unter Verwendung von 1 ml Eisen-Lösung (10 ppm Fe) *R* hergestellte Referenzlösung.

Gehaltsbestimmung

0,120 g Substanz, in 50 ml Wasser *R* gelöst, werden nach Zusatz von 7 ml Essigsäure 99 % *R*, 25,0 ml Natriumthiosulfat-Lösung (0,1 mol · l^{-1}) und 0,5 g Kaliumiodid *R* sofort mit Iod-Lösung (0,05 mol · l^{-1}) unter Zusatz von Stärke-Lösung *R* titriert.

1 ml Natriumthiosulfat-Lösung (0,1 mol · l^{-1}) entspricht 6,575 mg $Na_2SeO_3 \cdot 5\ H_2O$.

Lagerung

Dicht verschlossen

O

4.07/1878

Ölbaumblätter

Oleae folium

Definition

Die getrockneten Blätter von *Olea europaea* L.

Gehalt: mindestens 5,0 Prozent Oleuropein ($C_{25}H_{32}O_{13}$; M_r 540,5), bezogen auf die getrocknete Droge

Eigenschaften

Makroskopische und mikroskopische Merkmale werden unter „Prüfung auf Identität, A und B" beschrieben.

Prüfung auf Identität

A. Das Blatt ist ungeteilt, dick und ledrig, lanzettlich bis verkehrt-eiförmig, 30 bis 50 mm lang und 10 bis 15 mm breit; es endet apikal in einem Stachel und verjüngt sich an der Basis in einen kurzen Stiel; das Blatt ist ganzrandig und zur Unterseite hin leicht eingerollt. Die Blattoberseite ist graugrün, glatt und glänzend, die Unterseite ist heller und flaumig behaart, besonders entlang der Mittelrippe und den seitlichen Hauptnerven.

B. Die Droge wird pulverisiert (355). Das Pulver ist gelblich grün. Die Prüfung erfolgt unter dem Mikroskop, wobei Chloralhydrat-Lösung *R* verwendet wird. Das Pulver zeigt folgende Merkmale: Epidermisfragmente in der Aufsicht mit kleinen, dickwandigen polygonalen Zellen und, nur bei den Fragmenten der Blattunterseite, mit kleinen Spaltöffnungen vom anomocytischen Typ (2.8.3); Fragmente der Blattspreite im Querschnitt mit dicker Kutikula, einem 3-schichtigen Palisadenparenchym und kleinzelligem Schwammparenchym; zahlreiche meist faserartige Steinzellen mit sehr dicken Wänden und stumpfen, gelegentlich geteilten Enden, einzeln oder im Verbund mit dem Parenchym des Mesophylls vorliegend; reichlich sehr große schildförmige Pflanzenhaare mit einem zentralen einzelligen Stiel, von dem strahlenförmig etwa 10 bis 30 dünnwandige Zellen ausgehen, die sich am Rand des Schilds aus dem Zellverbund lösen, was diesen unregelmäßig zerfranst aussehen lässt.

C. Dünnschichtchromatographie (2.2.27)

Untersuchungslösung: 1,0 g pulverisierte Droge (355) wird mit 10 ml Methanol *R* versetzt. Die Mischung wird 15 min lang unter Rückflusskühlung erhitzt und nach dem Abkühlen filtriert.

Referenzlösung: 10 mg Oleuropein *R* und 1 mg Rutosid *R* werden in 1 ml Methanol *R* gelöst.

Platte: DC-Platte mit Kieselgel *R*

Fließmittel: Wasser *R*, Methanol *R*, Dichlormethan *R* (1,5:15:85 *V/V/V*)

Auftragen: 10 µl; bandförmig

Laufstrecke: 10 cm

Trocknen: an der Luft

Detektion: Die Platte wird mit Vanillin-Reagenz *R* besprüht, 5 min lang bei 100 bis 105 °C erhitzt und im Tageslicht ausgewertet.

Ergebnis: Die Zonenfolge in den Chromatogrammen von Referenzlösung und Untersuchungslösung ist aus den nachstehenden Angaben ersichtlich. Im Chromatogramm der Untersuchungslösung können weitere schwache Zonen vorhanden sein.

Oberer Plattenrand	
	eine dunkelviolettblaue Zone (Fließmittelfront)
	eine dunkelviolettblaue Zone
_______	_______
Oleuropein: eine bräunlich grüne Zone	eine bräunlich grüne Zone (Oleuropein)
_______	_______
Rutosid: eine bräunlich gelbe Zone	
Referenzlösung	**Untersuchungslösung**

Prüfung auf Reinheit

Fremde Bestandteile (2.8.2): höchstens 2 Prozent

Trocknungsverlust (2.2.32): höchstens 10,0 Prozent, mit 1,000 g pulverisierter Droge (355) durch 2 h langes Trocknen im Trockenschrank bei 100 bis 105 °C bestimmt

Asche (2.4.16): höchstens 9,0 Prozent

Gehaltsbestimmung

Flüssigchromatographie (2.2.29)

Untersuchungslösung: 1,000 g pulverisierte Droge (355) wird in einen Kolben gegeben, mit 50 ml Methanol *R* versetzt und unter Umschütteln 30 min lang im Wasserbad von 60 °C erhitzt. Nach dem Erkalten wird die Mischung in einen 100-ml-Messkolben filtriert. Kolben und Filter werden mit Methanol *R* gewaschen. Filtrat und Waschflüssigkeit werden vereinigt und mit Methanol *R* zu 100,0 ml verdünnt. 2,0 ml dieser Lösung werden mit Wasser *R* zu 20,0 ml verdünnt.

Referenzlösung: 5,0 mg Oleuropein *R* werden in 5,0 ml Methanol *R* gelöst. 1,0 ml Lösung wird mit Wasser *R* zu 25,0 ml verdünnt.

Säule

- Größe: l = 0,15 m, ∅ = 3,9 mm
- Stationäre Phase: octadecylsilyliertes Kieselgel zur Chromatographie *R* (5 µm)
- Temperatur: 25 °C

Mobile Phase

- Mobile Phase A: 1,0 ml Essigsäure 99 % *R* wird mit Wasser *R* zu 100 ml verdünnt.
- Mobile Phase B: Methanol *R*

Zeit (min)	**Mobile Phase A** (% *V/V*)	**Mobile Phase B** (% *V/V*)
0 – 5	85 → 40	15 → 60
5 – 12	40 → 20	60 → 80
12 – 15	20 → 85	80 → 15

Durchflussrate: 1 ml · min^{-1}

Detektion: Spektrometer bei 254 nm

Einspritzen: 20 µl

Retentionszeit: Oleuropein etwa 9 min

Der Prozentgehalt an Oleuropein wird nach folgender Formel berechnet:

$$\frac{A_1 \cdot m_2 \cdot p \cdot 8}{A_2 \cdot m_1}$$

A_1 = Fläche des Oleuropein-Peaks im Chromatogramm der Untersuchungslösung
A_2 = Fläche des Oleuropein-Peaks im Chromatogramm der Referenzlösung
m_1 = Einwaage der Droge in Gramm
m_2 = Einwaage von Oleuropein *R* in der Referenzlösung in Gramm
p = Prozentgehalt an Oleuropein in Oleuropein *R*

Das folgende Chromatogramm dient zur Information.

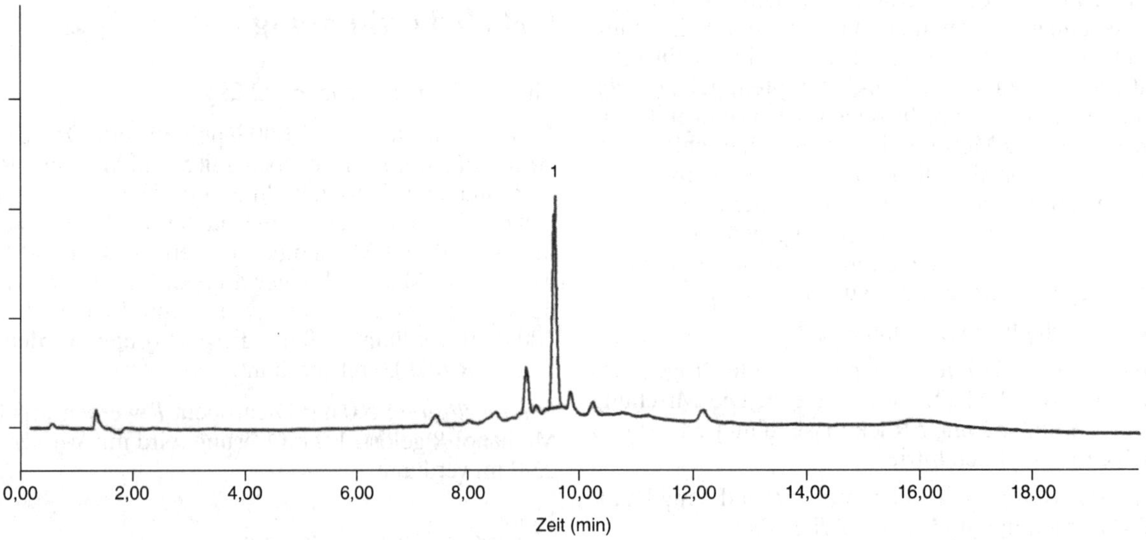

Abb. 1878-1: Chromatogramm für die Gehaltsbestimmung von Ölbaumblättern

4.07/2063

Omega-3-Säurenethylester 60

Omega-3 acidorum esteri ethylici 60

Definition

Ethylester von alpha-Linolensäure (C18:3 n-3), Moroctsäure (Stearidonsäure) (C18:4 n-3), Eicosatetraensäure (C20:4 n-3), Timnodonsäure (Eicosapentaensäure) (C20:5 n-3; EPA), Heneicosapentaensäure (C21:5 n-3), Clupanodonsäure (C22:5 n-3) und Cervonsäure (Docosahexaensäure) (C22:6 n-3; DHA)

Omega-3-Säurenethylester 60 werden durch Umesterung des Körperöls (Muskelöl) fetter Fische von Familien wie *Engraulidae, Carangidae, Clupeidae, Osmeridae, Salmonidae* und *Scombridae* gewonnen. Ein anschließender physikalisch-chemischer Reinigungsprozess umfasst die Molekulardestillation. Die Mindestgehalte der Gesamtmenge an Omega-3-Säurenethylestern und der Omega-3-Säurenethylester der EPA und DHA sind in Tab. 2063-1 angegeben.

Tabelle 2063-1

Gesamt-Omega-3-Säurenethylester	EPA- und DHA-Ethylester	EPA-Ethylester	DHA-Ethylester
Mindestgehalte in Prozent			
65	50	25	20
60	50	–	40
55	50	40	–

Tocopherol kann als Antioxidans zugesetzt sein.

Eigenschaften

Aussehen: schwach gelbe Flüssigkeit

Die Substanz hat einen schwach fischähnlichen Geruch.

Löslichkeit: praktisch unlöslich in Wasser, sehr leicht löslich in Aceton, wasserfreiem Ethanol, Heptan und Methanol

Prüfung auf Identität

A. Die unter „EPA- und DHA-Ethylester“ (siehe „Gehaltsbestimmung“) erhaltenen Chromatogramme werden ausgewertet.

   Ergebnis: Die Peaks von Eicosapentaensäureethylester und Docosahexaensäureethylester im Chromatogramm der Untersuchungslösung entsprechen in Bezug auf ihre Retentionszeit den entsprechenden Peaks im Chromatogramm der Referenzlösung.

B. Die Substanz entspricht den unter „Gesamtgehalt an Omega-3-Säurenethylestern“ (siehe „Gehaltsbestimmung“) angegebenen Anforderungen.

Prüfung auf Reinheit

Absorption (2.2.25): höchstens 0,60 bei 233 nm

0,300 g Substanz werden in Trimethylpentan *R* zu 50,0 ml gelöst. 2,0 ml Lösung werden mit Trimethylpentan *R* zu 50,0 ml verdünnt.

Säurezahl (2.5.1): höchstens 2,0, mit 10 g Substanz, gelöst in 50 ml der vorgeschriebenen Lösungsmittelmischung, bestimmt

Peroxidzahl (2.5.5, Methode A): höchstens 10,0

Anisidinzahl: höchstens 20,0

Die Anisidinzahl ist definiert als das 100fache der Absorption einer Lösung von 1 g Substanz in 100 ml einer Mischung von Lösungsmitteln und Reagenzien, gemessen in einer Schichtdicke von 1 cm nach der im Folgenden beschriebenen Methode.

Die Prüfung muss so schnell wie möglich und unter Ausschluss direkter Lichteinwirkung durchgeführt werden.

Untersuchungslösung a: 0,500 g Substanz werden in Trimethylpentan *R* zu 25,0 ml gelöst.

Untersuchungslösung b: 5,0 ml Untersuchungslösung a werden mit 1,0 ml einer Lösung von *p*-Anisidin *R* ($2,5\ g \cdot l^{-1}$) in Essigsäure 99 % *R* versetzt, geschüttelt und unter Lichtschutz aufbewahrt.

Referenzlösung: 5,0 ml Trimethylpentan *R* werden mit 1,0 ml einer Lösung von *p*-Anisidin *R* ($2,5\ g \cdot l^{-1}$) in Essigsäure 99 % *R* versetzt, geschüttelt und unter Lichtschutz aufbewahrt.

Die Absorption (2.2.25) der Untersuchungslösung a wird bei 350 nm gegen Trimethylpentan *R* 1 als Kompensationsflüssigkeit gemessen. Die Absorption der Untersuchungslösung b wird bei 350 nm genau 10 min nach ihrer Herstellung gegen die Referenzlösung als Kompensationsflüssigkeit gemessen.

Die Anisidinzahl wird nach folgender Formel berechnet:

$$\frac{25 \cdot (1{,}2\,A_b - A_a)}{m}$$

A_b = Absorption der Untersuchungslösung b bei 350 nm

A_a = Absorption der Untersuchungslösung a bei 350 nm

m = Einwaage der Substanz für die Untersuchungslösung a in Gramm

Oligomere, partielle Glyceride: Ausschlusschromatographie (2.2.30)

Untersuchungslösung: 10,0 mg Substanz werden in Tetrahydrofuran *R* zu 10,0 ml gelöst.

Referenzlösung: In einem 100-ml-Messkolben werden 50 mg Monodocosahexaenoin *R*, 30 mg Didocosahexaenoin *R* und 20 mg Tridocosahexaenoin *R* in Tetrahydrofuran *R* zu 100,0 ml gelöst.

Säule 1
- Größe: l = 0,3 m, ∅ = 7,8 mm
- Stationäre Phase: Styrol-Divinylbenzol-Copolymer *R* (7 µm) mit einer Porengröße von 10 nm

Säule 2 und 3 (dem Probeneinlass am nächsten angeordnet)
- Größe: l = 0,3 m, ∅ = 7,8 mm
- Stationäre Phase: Styrol-Divinylbenzol-Copolymer *R* (7 µm) mit einer Porengröße von 50 nm

Mobile Phase: Tetrahydrofuran *R*

Durchflussrate: $0{,}8\ ml \cdot min^{-1}$

Detektion: Differenzial-Refraktometer

Einspritzen: 40 µl

Eignungsprüfung
- Reihenfolge der Elution im Chromatogramm der Referenzlösung: Tridocosahexaenoin, Didocosahexaenoin und Monodocosahexaenoin
- Auflösung im Chromatogramm der Referenzlösung: mindestens 2,0 zwischen den Peaks von Monodocosahexaenoin und Didocosahexaenoin und mindestens 1,0 zwischen den Peaks von Didocosahexaenoin und Tridocosahexaenoin
- Falls für die Untersuchungslösung die Standard-Additionsmethode angewendet wird, ergibt sich eine mindestens 95-prozentige Wiederfindungsrate für den zugesetzten Eicosapentaensäureethylester *CRS* oder Docosahexaensäureethylester *CRS*.

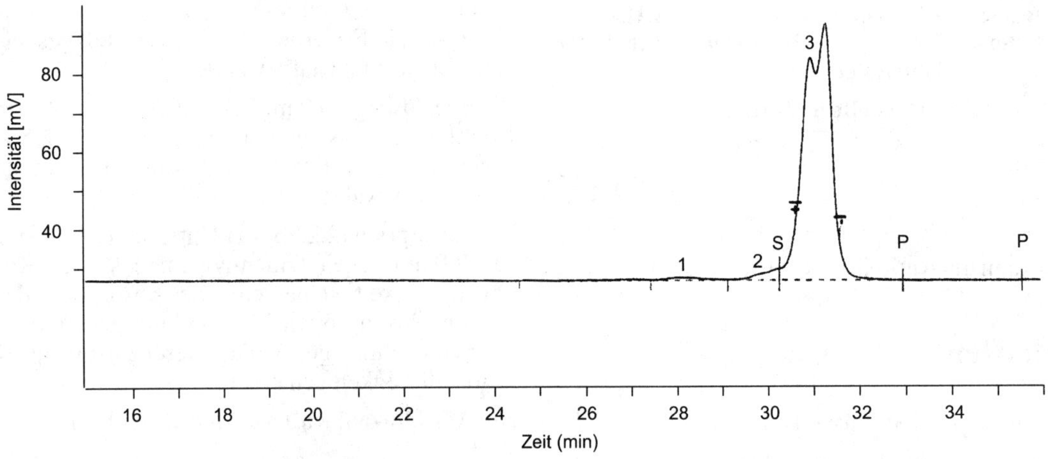

Abb. 2063-1: Chromatogramm für die Prüfung „Oligomere, partielle Glyceride" von Omega-3-Säurenethylestern 60

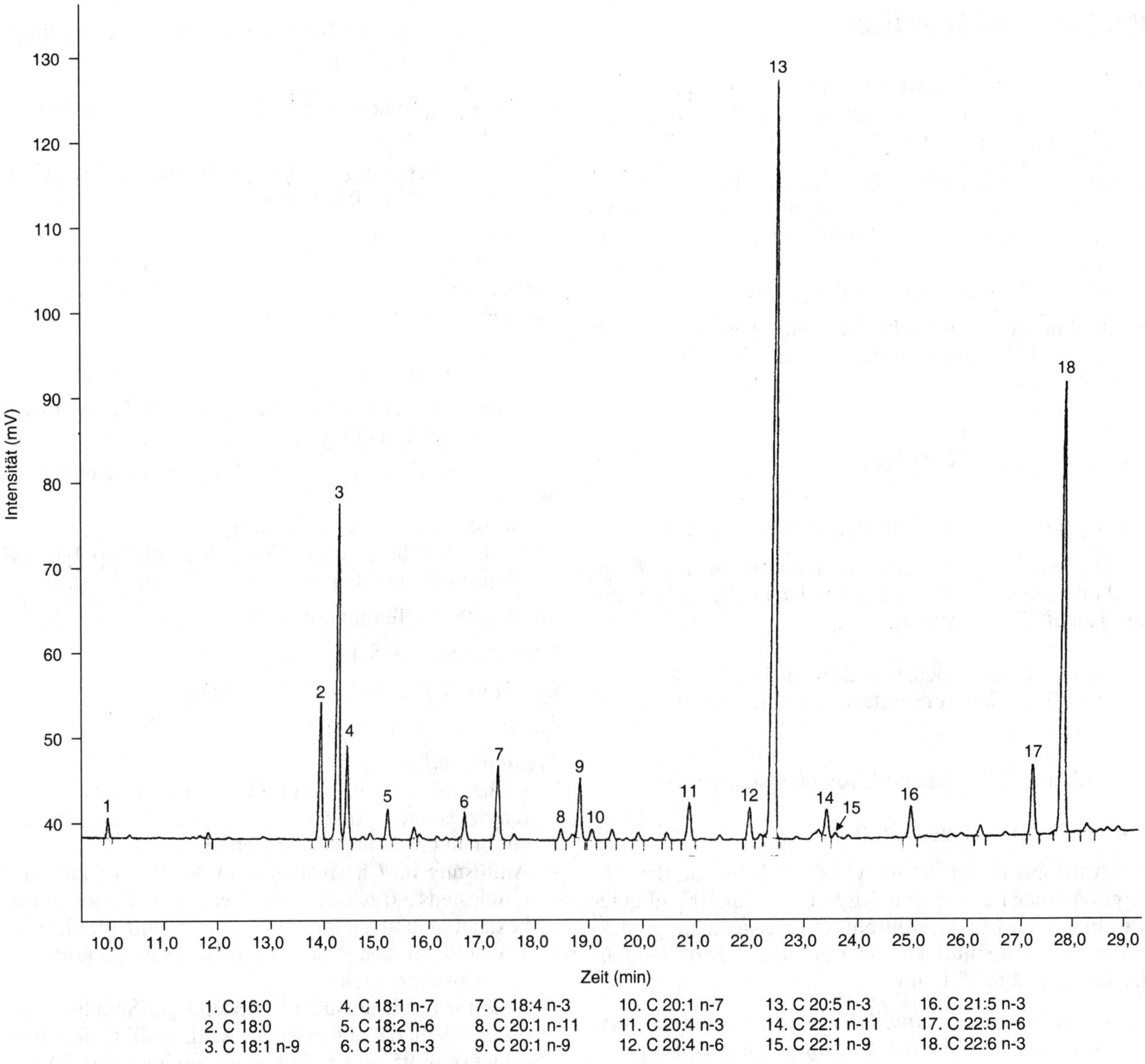

Abb. 2063-2: Chromatogramm für die Bestimmung „Gesamtgehalt an Omega-3-Säurenethylestern" von Omega-3-Säurenethylestern 60

Der Prozentgehalt an Oligomeren plus partiellen Glyceriden wird nach folgender Formel berechnet:

$$\frac{B}{A} \cdot 100$$

A = Summe aller Peakflächen im Chromatogramm
B = Summe der Flächen aller Peaks mit einer kleineren Retentionszeit als der der Ethylester-Peaks

Die Ethylester-Peaks, die als nicht aufgelöster Doppelpeak auftreten können, werden als Hauptpeaks im Chromatogramm identifiziert (siehe Abb. 2063-1).

Grenzwert
- Oligomere plus partielle Glyceride: höchstens 7,0 Prozent

Gehaltsbestimmung

EPA- und DHA-Ethylester (2.4.29): siehe Abb. 2063-2

Gesamtgehalt an Omega-3-Säurenethylestern (2.4.29): siehe Abb. 2063-2

Lagerung

Vor Licht geschützt, in dicht verschlossenen, dem Verbrauch angemessenen, möglichst vollständig gefüllten Behältnissen unter Inertgas

Beschriftung

Die Beschriftung gibt an
- Gesamtgehalt an Omega-3-Säurenethylestern
- Gehalt an EPA-Ethylester und DHA-Ethylester
- Konzentration an zugesetztem Tocopherol.

4.07/1912

Omega-3-Säuren-reiches Fischöl

Piscis oleum omega-3 acidis abundans

Definition

Gereinigtes, winterisiertes und desodoriertes, fettes Öl, das aus Fischen der Familien *Engraulidae, Carangidae, Clupeidae, Osmeridae, Scombridae* und *Ammodytidae* gewonnen wird

Die Omega-3-Säuren sind als folgende Säuren definiert: Alpha-Linolensäure (C18:3 n-3), Moroctsäure (Stearidonsäure) (C18:4 n-3), Eicosatetraensäure (C20:4 n-3), Timnodonsäure (Eicosapentaensäure) (C20:5 n-3; EPA), Heneicosapentaensäure (C21:5 n-3), Clupanodonsäure (C22:5 n-3) und Cervonsäure (Docosahexaensäure) (C22:6 n-3; DHA).

Gehalt
- EPA, ausgedrückt als Triglyceride: mindestens 13,0 Prozent
- DHA, ausgedrückt als Triglyceride: mindestens 9,0 Prozent
- Gesamtgehalt an Omega-3-Säuren, ausgedrückt als Triglyceride: mindestens 28,0 Prozent

Zugelassene Antioxidanzien können in von der zuständigen Behörde zugelassenen Konzentrationen zugesetzt sein.

Eigenschaften

Aussehen: blassgelbe Flüssigkeit

Löslichkeit: praktisch unlöslich in Wasser, sehr leicht löslich in Aceton und Heptan, schwer löslich in wasserfreiem Ethanol

Prüfung auf Identität

Die unter „EPA und DHA“ (siehe „Gehaltsbestimmung“) erhaltenen Chromatogramme werden ausgewertet.

Ergebnis: Die Peaks von Eicosapentaensäuremethylester und Docosahexaensäuremethylester im Chromatogramm der Untersuchungslösung b entsprechen in Bezug auf die Retentionszeit den entsprechenden Peaks im Chromatogramm der Referenzlösung a.

Prüfung auf Reinheit

Aussehen der Substanz: Die Substanz darf nicht stärker gefärbt sein als eine Vergleichslösung, die wie folgt hergestellt wird: 3,0 ml Stammlösung Rot werden mit 25,0 ml Stammlösung Gelb versetzt. Die Mischung wird mit einer Lösung von Salzsäure *R* ($10 \text{ g} \cdot \text{l}^{-1}$) zu 50,0 ml verdünnt (2.2.2, Methode II).

Absorption (2.2.25): höchstens 0,70 bei 233 nm

0,300 g Substanz werden in Trimethylpentan *R* zu 50,0 ml gelöst. 2,0 ml Lösung werden mit Trimethylpentan *R* zu 50,0 ml verdünnt.

Säurezahl (2.5.1): höchstens 0,5, mit 20,0 g Substanz, gelöst in 50 ml der vorgeschriebenen Lösungsmittelmischung, bestimmt

Anisidinzahl: höchstens 30,0

Die Anisidinzahl ist definiert als das 100fache der Absorption einer Lösung von 1 g Substanz in 100 ml einer Mischung von Lösungsmitteln und Reagenzien, gemessen in einer Schichtdicke von 1 cm nach der im Folgenden beschriebenen Methode.

Die Prüfung muss so schnell wie möglich und unter Ausschluss direkter Lichteinwirkung durchgeführt werden.

Untersuchungslösung a: 0,500 g Substanz werden in Trimethylpentan *R* zu 25,0 ml gelöst.

Untersuchungslösung b: 5,0 ml Untersuchungslösung a werden mit 1,0 ml einer Lösung von *p*-Anisidin *R* (2,5 g · l^{-1}) in Essigsäure 99 % *R* versetzt, geschüttelt und unter Lichtschutz aufbewahrt.

Referenzlösung: 5,0 ml Trimethylpentan *R* werden mit 1,0 ml einer Lösung von *p*-Anisidin *R* (2,5 g · l^{-1}) in Essigsäure 99 % *R* versetzt, geschüttelt und unter Lichtschutz aufbewahrt.

Die Absorption (2.2.25) der Untersuchungslösung a wird bei 350 nm gegen Trimethylpentan *R* als Kompensationsflüssigkeit gemessen. Die Absorption der Untersuchungslösung b wird genau 10 min nach ihrer Herstellung bei 350 nm gegen die Referenzlösung als Kompensationsflüssigkeit gemessen.

Die Anisidinzahl wird nach folgender Formel berechnet:

$$\frac{25 \cdot (1{,}2\,A_b - A_a)}{m}$$

A_b = Absorption der Untersuchungslösung b
A_a = Absorption der Untersuchungslösung a
m = Einwaage der Substanz für die Untersuchungslösung a in Gramm

Peroxidzahl (2.5.5, Methode A): höchstens 10,0

Unverseifbare Anteile (2.5.7): höchstens 1,5 Prozent, mit 5,0 g Substanz bestimmt

Stearin: 100 ml Substanz bleiben nach 3 h langem Kühlen bei 0 °C klar.

Oligomere: Ausschlusschromatographie (2.2.30)

Untersuchungslösung: 10,0 mg Substanz werden in Tetrahydrofuran *R* zu 10,0 ml gelöst.

Referenzlösung: In einem 100-ml-Messkolben werden 50 mg Monodocosahexaenoin *R*, 30 mg Didocosahexaenoin *R* und 20 mg Tridocosahexaenoin *R* in Tetrahydrofuran *R* zu 100,0 ml gelöst.

Säule 1
– Größe: l = 0,3 m, ∅ = 7,8 mm
– Stationäre Phase: Styrol-Divinylbenzol-Copolymer *R* (7 µm) mit einer Porengröße von 10 nm

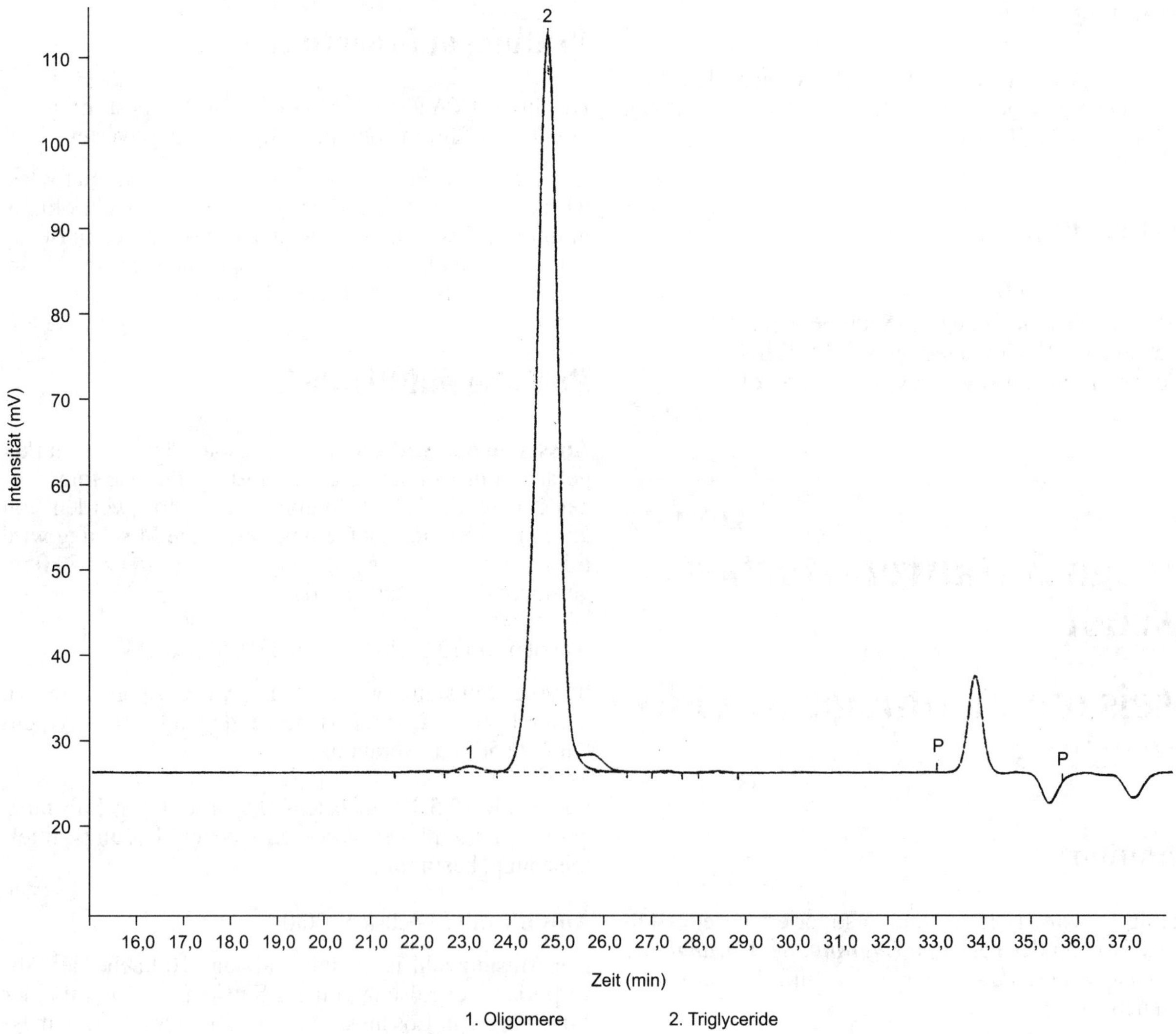

Abb. 1912-1: Chromatogramm für die Prüfung „Oligomere" von Omega-3-Säuren-reichem Fischöl

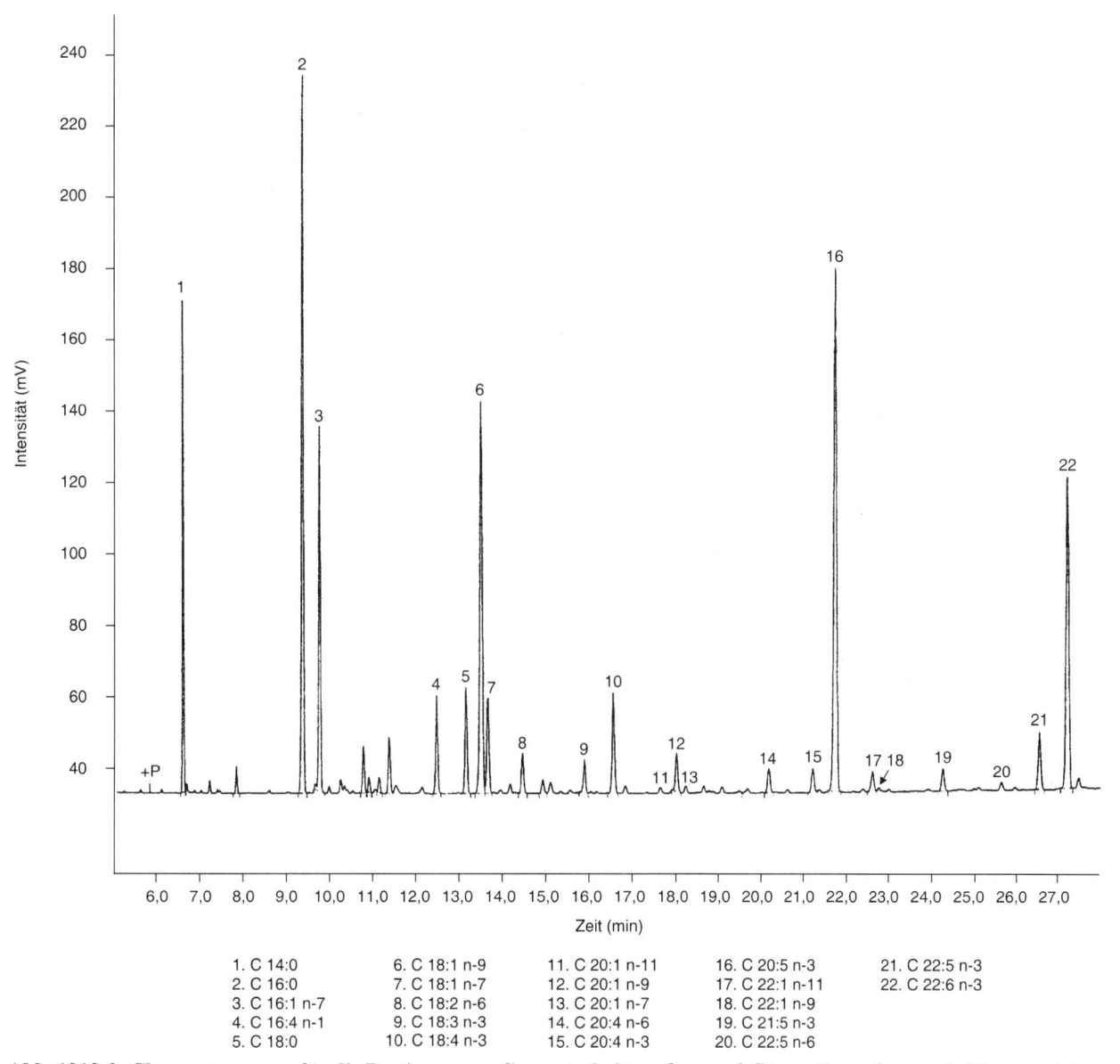

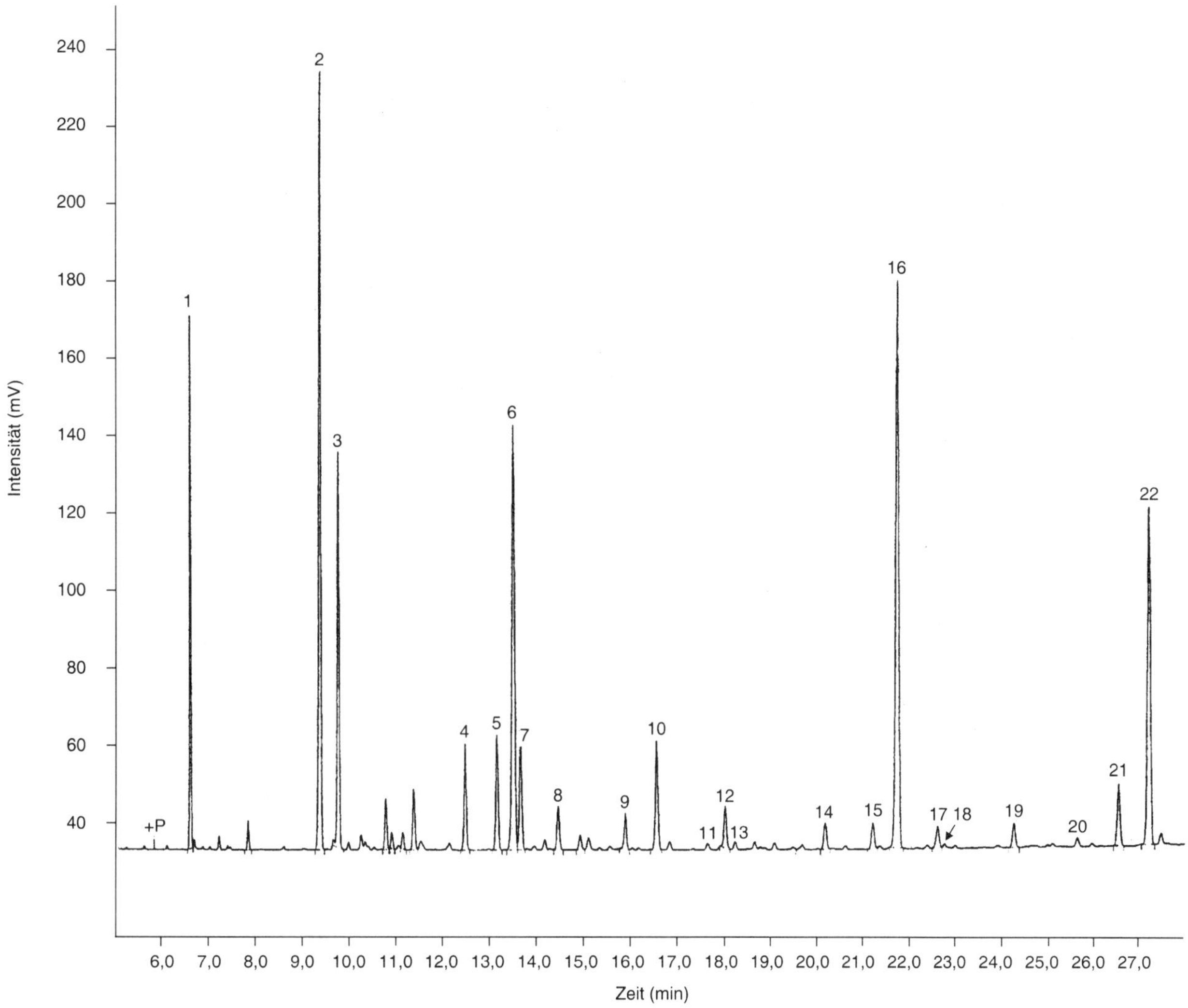

1. C 14:0	6. C 18:1 n-9	11. C 20:1 n-11	16. C 20:5 n-3	21. C 22:5 n-3
2. C 16:0	7. C 18:1 n-7	12. C 20:1 n-9	17. C 22:1 n-11	22. C 22:6 n-3
3. C 16:1 n-7	8. C 18:2 n-6	13. C 20:1 n-7	18. C 22:1 n-9	
4. C 16:4 n-1	9. C 18:3 n-3	14. C 20:4 n-6	19. C 21:5 n-3	
5. C 18:0	10. C 18:4 n-3	15. C 20:4 n-3	20. C 22:5 n-6	

Abb. 1912-2: Chromatogramm für die Bestimmung „Gesamtgehalt an Omega-3-Säuren" von Omega-3-Säuren-reichem Fischöl

Säulen 2 und 3 (dem Probeneinlass am nächsten angeordnet)

- Größe: l = 0,3 m, ∅ = 7,8 mm
- Stationäre Phase: Styrol-Divinylbenzol-Copolymer *R* (7 µm) mit einer Porengröße von 50 nm

Mobile Phase: Tetrahydrofuran *R*

Durchflussrate: 0,8 ml · min^{-1}

Detektion: Differenzial-Refraktometer

Einspritzen: 40 µl

Eignungsprüfung: Referenzlösung

- Reihenfolge der Elution: Tridocosahexaenoin, Didocosahexaenoin, Monodocosahexaenoin
- Auflösung: mindestens 2,0 zwischen den Peaks von Monodocosahexaenoin und Didocosahexaenoin und mindestens 1,0 zwischen den Peaks von Didocosahexaenoin und Tridocosahexaenoin

Die Peaks werden mit Hilfe des Chromatogramms (Abb. 1912-1) identifiziert. Der Prozentgehalt an Oligomeren wird nach folgender Formel berechnet:

$$\frac{B}{A} \cdot 100$$

A = Summe aller Peakflächen im Chromatogramm
B = Fläche des Peaks mit einer kleineren Retentionszeit als der des Peaks der Triglyceride

Grenzwert

- Oligomere: höchstens 1,5 Prozent

Gehaltsbestimmung

EPA und DHA (2.4.29): siehe Abb. 1912-2

Gesamtgehalt an Omega-3-Säuren (2.4.29): siehe Abb. 1912-2

Lagerung

Vor Licht geschützt, in dicht verschlossenen, dem Verbrauch angemessenen, möglichst vollständig gefüllten Behältnissen unter Inertgas

Beschriftung

Die Beschriftung gibt an
- Konzentration an EPA, DHA und Gesamtgehalt an Omega-3-Säuren, ausgedrückt als Triglyceride
- Name und Konzentration jedes zugesetzten Antioxidans.

4.07/1352

Omega-3-Säuren-Triglyceride

Omega-3 acidorum triglycerida

Definition

Gemisch von Mono-, Di- und Triestern von Omega-3-Säuren mit Glycerol, das hauptsächlich Triester enthält

Omega-3-Säuren-Triglyceride werden entweder durch Veresterung konzentrierter und gereinigter Omega-3-Säuren mit Glycerol oder durch Umesterung der Ethylester von Omega-3-Säuren auf Glycerol hergestellt. Die Omega-3-Säuren stammen aus dem Körperöl (Muskelöl) fetter Fische von Familien wie *Engraulidae, Carangidae, Clupeidae, Osmeridae, Salmonidae* und *Scombridae*. Die Omega-3-Säuren sind als die folgenden Säuren definiert: alpha-Linolensäure (C 18:3 n-3), Moroctsäure (C 18:4 n-3), Eicosatetraensäure (C 20:4 n-3), Timnodonsäure (Eicosapentaensäure) (C 20:5 n-3; EPA), Heneicosapentaensäure (C 21:5 n-3), Clupanodonsäure (C 22:5 n-3) und Cervonsäure (Docosahexaensäure) (C 22:6 n-3; DHA).

Gehalt
- Gesamtgehalt an Omega-3-Säuren EPA und DHA, ausgedrückt als Triglyceride: mindestens 45,0 Prozent
- Gesamtgehalt an Omega-3-Säuren, ausgedrückt als Triglyceride: mindestens 60,0 Prozent

Tocopherol kann als Antioxidans zugesetzt sein.

Eigenschaften

Aussehen: blassgelbe Flüssigkeit

Löslichkeit: praktisch unlöslich in Wasser, sehr leicht löslich in Aceton und Heptan, schwer löslich in wasserfreiem Ethanol

Prüfung auf Identität

Die unter „EPA und DHA" (siehe „Gehaltsbestimmung") erhaltenen Chromatogramme werden ausgewertet.

Ergebnis: Die Peaks von Eicosapentaensäuremethylester und Docosahexaensäuremethylester im Chromatogramm der Untersuchungslösung b entsprechen in Bezug auf ihre Retentionszeit und Größe den entsprechenden Peaks im Chromatogramm der Referenzlösung a.

Prüfung auf Reinheit

Absorption (2.2.25): höchstens 0,73 bei 233 nm

0,300 g Substanz werden in Trimethylpentan *R* zu 50,0 ml gelöst. 2,0 ml Lösung werden mit Trimethylpentan *R* zu 50,0 ml verdünnt.

Säurezahl (2.5.1): höchstens 3,0, mit 10,0 g Substanz, gelöst in 50 ml der vorgeschriebenen Lösungsmittelmischung, bestimmt

Anisidinzahl: höchstens 30,0

Die Anisidinzahl ist definiert als das 100fache der Absorption einer Lösung von 1 g Substanz in 100 ml einer Mischung von Lösungsmitteln und Reagenzien, gemessen in einer Schichtdicke von 1 cm nach der im Folgenden beschriebenen Methode.

Die Prüfung muss so schnell wie möglich und unter Ausschluss direkter Lichteinwirkung durchgeführt werden.

Untersuchungslösung a: 0,500 g Substanz werden in Trimethylpentan *R* zu 25,0 ml gelöst.

Untersuchungslösung b: 5,0 ml Untersuchungslösung a werden mit 1,0 ml einer Lösung von *p*-Anisidin *R* ($2,5 g \cdot l^{-1}$) in Essigsäure 99 % *R* versetzt, geschüttelt und unter Lichtschutz aufbewahrt.

Referenzlösung: 5,0 ml Trimethylpentan *R* werden mit 1,0 ml einer Lösung von *p*-Anisidin *R* ($2,5 g \cdot l^{-1}$) in Essigsäure 99 % *R* versetzt, geschüttelt und unter Lichtschutz aufbewahrt.

Die Absorption (2.2.25) der Untersuchungslösung a wird bei 350 nm gegen Trimethylpentan *R* als Kompensationsflüssigkeit gemessen. Die Absorption der Untersuchungslösung b wird bei 350 nm genau 10 min nach ihrer Herstellung gegen die Referenzlösung als Kompensationsflüssigkeit gemessen.

Die Anisidinzahl wird nach folgender Formel berechnet:

$$\frac{25 \cdot (1{,}2\, A_b - A_a)}{m}$$

A_b = Absorption der Untersuchungslösung b
A_a = Absorption der Untersuchungslösung a
m = Einwaage der Substanz für die Untersuchungslösung a in Gramm

Peroxidzahl (2.5.5, Methode A): höchstens 10,0

Oligomere, partielle Glyceride: Ausschlusschromatographie (2.2.30)

Untersuchungslösung: 10,0 mg Substanz werden in Tetrahydrofuran *R* zu 10,0 ml gelöst.

Referenzlösung: In einem 100-ml-Messkolben werden 50 mg Monodocosahexaenoin *R*, 30 mg Didocosahexaenoin *R* und 20 mg Tridocosahexaenoin *R* in Tetrahydrofuran *R* zu 100,0 ml gelöst.

Säule 1
- Größe: l = 0,3 m, ∅ = 7,8 mm
- Stationäre Phase: Styrol-Divinylbenzol-Copolymer *R* (7 µm) mit einer Porengröße von 10 nm

Säulen 2 und 3 (dem Probeneinlass am nächsten angeordnet)
- Größe: l = 0,3 m, ∅ = 7,8 mm
- Stationäre Phase: Styrol-Divinylbenzol-Copolymer *R* (7 µm) mit einer Porengröße von 50 nm

Mobile Phase: Tetrahydrofuran *R*

Durchflussrate: 0,8 ml · min^{-1}

Detektion: Differenzial-Refraktometer

Einspritzen: 40 µl

Eignungsprüfung: Referenzlösung
- Reihenfolge der Elution: Tridocosahexaenoin, Didocosahexaenoin und Monodocosahexaenoin
- Auflösung: mindestens 2,0 zwischen den Peaks von Monodocosahexaenoin und Didocosahexaenoin und mindestens 1,0 zwischen den Peaks von Didocosahexaenoin und Tridocosahexaenoin

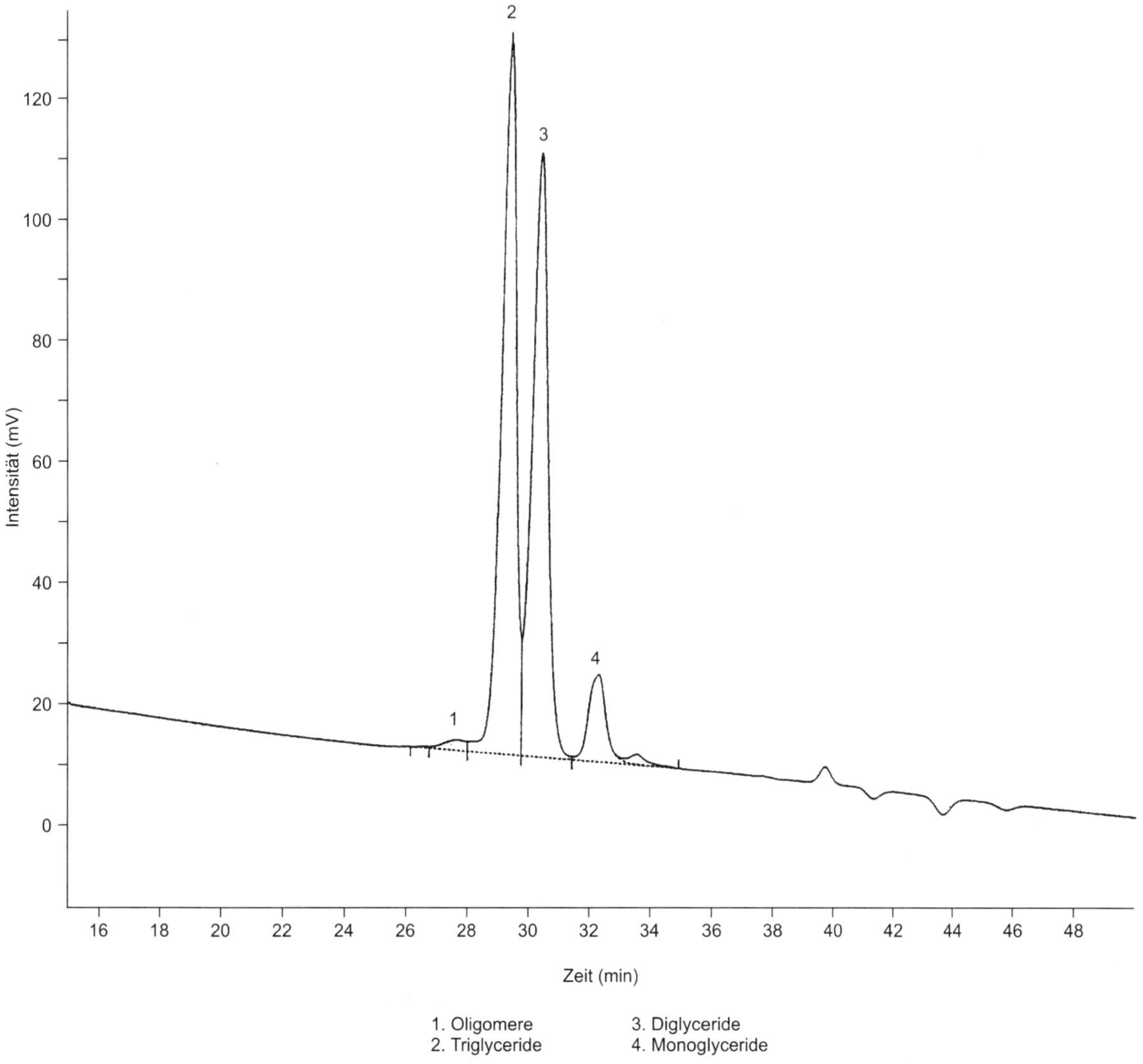

Abb. 1352-1: Chromatogramm für die Prüfung „Oligomere, partielle Glyceride" von Omega-3-Säuren-Triglyceriden

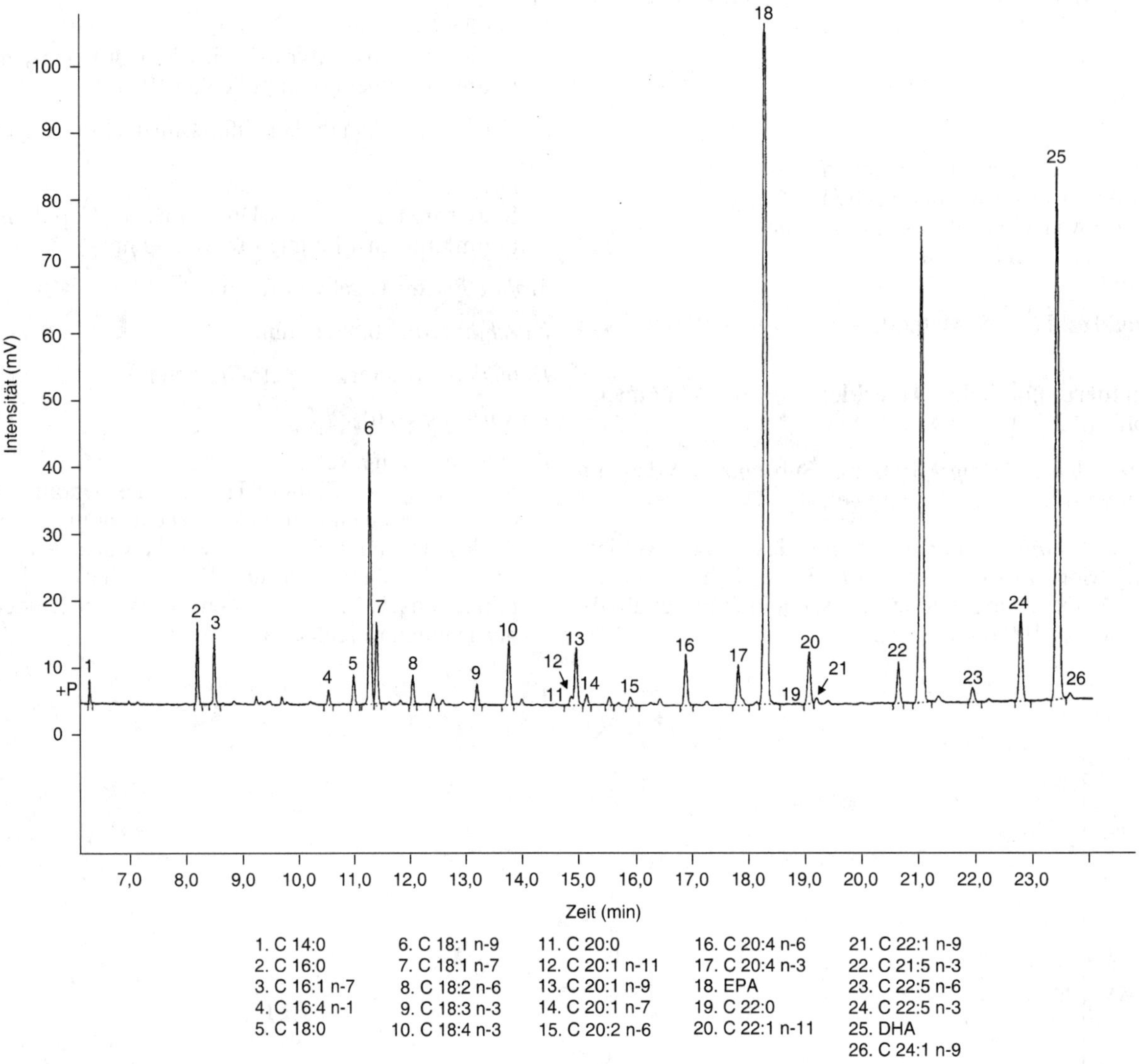

Abb. 1352-2: Chromatogramm für die Bestimmung „Gesamtgehalt an Omega-3-Säuren" von Omega-3-Säuren-Triglyceriden

Die Peaks werden mit Hilfe des Chromatogramms (Abb. 1352-1) identifiziert.

Der Prozentgehalt an Oligomeren wird nach folgender Formel berechnet:

$$\frac{B}{A} \cdot 100$$

A = Summe aller Peakflächen im Chromatogramm
B = Fläche des Peaks mit einer kleineren Retentionszeit als der des Peaks der Triglyceride

Der Prozentgehalt an partiellen Glyceriden wird nach folgender Formel berechnet:

$$\frac{C}{A} \cdot 100$$

C = (Summe der) Peakfläche(n) der Mono- und Diglyceride

Grenzwerte
- Oligomere: höchstens 3,0 Prozent
- Partielle Glyceride: höchstens 50,0 Prozent

Gehaltsbestimmung

EPA und DHA (2.4.29): siehe Abb. 1352-2

Gesamtgehalt an Omega-3-Säuren (2.4.29): siehe Abb. 1352-2

Lagerung

Vor Licht geschützt, in dicht verschlossenen, dem Verbrauch angemessenen, möglichst vollständig gefüllten Behältnissen unter Inertgas

Beschriftung

Die Beschriftung gibt die Konzentration an zugesetztem Tocopherol an.

P

4.07/0350

Pankreas-Pulver
Pancreatis pulvis

Definition

Pankreas-Pulver wird aus der frischen oder gefrorenen Pankreas von Säugetieren gewonnen. Die Substanz enthält Enzyme mit proteolytischer, lipolytischer und amylolytischer Aktivität.

1 Milligramm Substanz enthält mindestens 1,0 Ph. Eur. E. an proteolytischer Gesamtaktivität, 15 Ph. Eur. E. lipolytischer Aktivität und 12 Ph. Eur. E. amylolytischer Aktivität.

Die Substanz wird unter Bedingungen hergestellt, die eine mikrobielle Kontamination weitgehend ausschließen.

Eigenschaften

Schwach braunes, amorphes Pulver; teilweise löslich in Wasser, praktisch unlöslich in Ethanol und Ether

Prüfung auf Identität

A. 0,5 g Substanz werden mit 10 ml Wasser R verrieben. Nach Zusatz von 0,1 ml Cresolrot-Lösung R wird die Suspension mit Natriumhydroxid-Lösung (0,1 mol · l^{-1}) auf einen pH-Wert von 8 eingestellt und in 2 gleiche Teile geteilt (Suspension a und Suspension b). Die Suspension a wird zum Sieden erhitzt. Jede der beiden Suspensionen wird mit 10 mg Kongorot-Fibrin R versetzt und 1 h lang bei 38 bis 40 °C erwärmt. Die Suspension a ist farblos bis schwach rosa, während Suspension b deutlich stärker rot gefärbt ist.

B. 0,25 g Substanz werden mit 10 ml Wasser R verrieben. Nach Zusatz von 0,1 ml Cresolrot-Lösung R wird die Suspension mit Natriumhydroxid-Lösung (0,1 mol · l^{-1}) auf einen pH-Wert von 8 eingestellt und in 2 gleiche Teile geteilt (Suspension a und Suspension b). Die Suspension a wird zum Sieden erhitzt. 0,1 g lösliche Stärke R werden in 100 ml siedendem Wasser R gelöst. Die Lösung wird 2 min lang im Sieden gehalten und nach dem Abkühlen mit Wasser R zu 150 ml verdünnt. 75 ml der Stärkelösung werden mit Suspension a und die verbleibenden 75 ml mit Suspension b versetzt. Anschließend werden beide Mischungen 5 min lang bei 38 bis 40 °C erwärmt. 1 ml jeder Mischung wird mit 10 ml Iod-Lösung R 2 versetzt. Die Mischung mit Suspension a ist intensiv blauviolett gefärbt, während die Mischung mit Suspension b die Farbe der Iod-Lösung aufweist.

Prüfung auf Reinheit

Fettgehalt: 1,0 g Substanz wird in einer Soxhlet-Apparatur 3 h lang mit Petroläther R 1 extrahiert. Das Lösungsmittel wird abgedampft und der Rückstand 2 h lang bei 100 bis 105 °C getrocknet. Der Rückstand darf höchstens 50 mg betragen (5,0 Prozent).

Trocknungsverlust (2.2.32): höchstens 5,0 Prozent, mit 0,50 g Substanz durch 4 h langes Trocknen bei 60 °C unterhalb 670 Pa bestimmt

Mikrobielle Verunreinigung
Gesamtzahl koloniebildender, aerober Einheiten (2.6.12): höchstens 10^4 Mikroorganismen je Gramm Substanz, durch Auszählen auf Agarplatten bestimmt

Die Substanz muss den Prüfungen auf *Escherichia coli* und Salmonellen (2.6.13) entsprechen.

Wertbestimmung

Proteolytische Gesamtaktivität: Die proteolytische Gesamtaktivität der Substanz wird bestimmt durch Vergleich der Menge der mit einer Lösung von Trichloressigsäure R (50 g · l^{-1}) nicht fällbaren Peptide, die je Minute aus einer Casein-Lösung als Substrat freigesetzt werden, mit der Menge der Peptide, die aus dem gleichen Substrat unter den gleichen Bedingungen durch Pankreas-Pulver (Protease) *BRS* freigesetzt werden.

Casein-Lösung: Eine 1,25 g getrockneter Substanz entsprechende Menge Casein *BRS* wird in 5 ml Wasser R suspendiert. Nach Zusatz von 10 ml Natriumhydroxid-Lösung (0,1 mol · l^{-1}) wird die Mischung 1 min lang gerührt. (Die Bestimmung des Wassergehalts von Casein *BRS* erfolgt vor der Prüfung durch 4 h langes Erhitzen im Vakuum bei 60 °C.) Nach Zusatz von 60 ml Wasser R wird die Mischung mit einem Magnetrührer gerührt, bis eine fast klare Lösung erhalten wird. Nach Einstellen des pH-Werts auf 8,0 mit Natriumhydroxid-Lösung (0,1 mol · l^{-1}) oder Salzsäure (0,1 mol · l^{-1}) wird die Lösung mit Wasser R zu 100,0 ml verdünnt. Diese Lösung ist am Tag der Herstellung zu verwenden.

Enterokinase-Lösung: 50 mg Enterokinase *BRS* werden in Calciumchlorid-Lösung (0,02 mol · l^{-1}) R zu 50,0 ml gelöst. Die Lösung ist am Tag der Herstellung zu verwenden.

Die Untersuchungs- und Referenzsuspension sowie deren Verdünnungen werden bei 0 bis 4 °C hergestellt.

Untersuchungssuspension: 0,100 g Substanz werden 5 min lang unter allmählichem Zusatz von 25 ml Calciumchlorid-Lösung (0,02 mol · l^{-1}) R verrieben. Die Suspension wird quantitativ in einen Messkolben überführt und mit Calciumchlorid-Lösung (0,02 mol · l^{-1}) R zu 100,0 ml verdünnt. 10,0 ml dieser Suspension werden mit 10,0 ml Enterokinase-Lösung versetzt und 15 min lang im Wasserbad von 35 ± 0,5 °C erwärmt. Nach dem Abkühlen wird die Suspension mit einer auf 5 ± 3 °C abgekühlten Borat-Pufferlösung pH 7,5 R verdünnt, so dass die Endkonzentration etwa 0,065 Ph. Eur. E. an proteolytischer Gesamtaktivität je Milliliter beträgt, unter Zugrundelegung der angegebenen Aktivität berechnet.

Referenzsuspension: Unter denselben Bedingungen, wie für die Untersuchungssuspension beschrieben, wird eine Suspension von Pankreas-Pulver (Protease) *BRS* ohne Zusatz von Enterokinase-Lösung so hergestellt, dass eine bekannte Endkonzentration von etwa 0,065 Ph. Eur. E. je Milliliter erhalten wird, unter Zugrundelegung der angegebenen Aktivität berechnet.

Eine Reihe von Reagenzgläsern, T, T_b, S_1, S_{1b}, S_2, S_{2b}, S_3 und S_{3b}, jeweils 2 für jede Suspension, wird verwendet. Ein Reagenzglas B wird hinzugefügt.

In die Reagenzgläser wird Borat-Pufferlösung pH 7,5 *R* wie folgt zugesetzt:

B:	3,0 ml
S_1 und S_{1b}:	2,0 ml
S_2, S_{2b}, T und T_b:	1,0 ml

Anschließend wird in die Reagenzgläser die Referenzsuspension wie folgt zugesetzt:

S_1 und S_{1b}:	1,0 ml
S_2 und S_{2b}:	2,0 ml
S_3 und S_{3b}:	3,0 ml

In die Reagenzgläser T und T_b werden jeweils 2,0 ml Untersuchungssuspension zugesetzt.

Der Inhalt der Reagenzgläser B, S_{1b}, S_{2b}, S_{3b} und T_b wird jeweils mit 5,0 ml einer Lösung von Trichloressigsäure *R* (50 g · l^{-1}) versetzt und geschüttelt.

Die Reagenzgläser und der Kolben mit der Casein-Lösung werden in ein Wasserbad von 35 ± 0,5 °C gebracht, wobei jedes Reagenzglas mit einem Glasstab versehen wird. Nach der Temperaturangleichung wird der Inhalt der Reagenzgläser B, S_{1b}, S_{2b}, S_{3b} und T_b mit jeweils 2,0 ml Casein-Lösung versetzt und gemischt. Zum Zeitpunkt null werden 2,0 ml Casein-Lösung in das Reagenzglas S_1 zugesetzt und anschließend in 30-s-Intervallen in die Reagenzgläser S_2, S_3 und T, wobei der Inhalt sofort nach dem Zusatz gemischt wird.

Der Inhalt jedes der Reagenzgläser S_1, S_2, S_3 und T wird genau 30 min nach Zusatz der Casein-Lösung mit 5,0 ml einer Lösung von Trichloressigsäure *R* (50 g · l^{-1}) versetzt, wobei jedes Mal sofort gemischt wird. Die Reagenzgläser werden aus dem Wasserbad entfernt und 20 min lang bei Raumtemperatur stehen gelassen.

Der Inhalt jedes der Reagenzgläser wird 2-mal durch dasselbe geeignete Filterpapier filtriert, das zuvor mit einer Lösung von Trichloressigsäure *R* (50 g · l^{-1}), anschließend mit Wasser *R* gewaschen und getrocknet wurde.

Ein geeignetes Filterpapier muss folgender Prüfung entsprechen: 5 ml einer Lösung von Trichloressigsäure *R* (50 g · l^{-1}) werden durch ein weißes Filterpapier von 7 cm Durchmesser filtriert. Die Absorption (2.2.25) des Filtrats bei 275 nm muss weniger als 0,04 betragen. Als Kompensationsflüssigkeit wird die unfiltrierte Trichloressigsäure-Lösung verwendet.

Eine schematische Darstellung der beschriebenen Vorgänge zeigt Tab. 0350-1.

Die Absorptionen (2.2.25) der Filtrate werden bei 275 nm, unter Verwendung des Filtrats von Reagenzglas B als Kompensationsflüssigkeit, gemessen.

Der Mittelwert der Absorptionen der Filtrate der Reagenzgläser S_1, S_2 und S_3 wird durch Subtraktion des Mittelwerts der Absorptionen der Filtrate der Reagenzgläser S_{1b}, S_{2b} beziehungsweise S_{3b} korrigiert. Ausgehend von den korrigierten Werten und den Volumen der für die Verdünnungen verwendeten Referenzsuspension wird eine Eichkurve erstellt. Die Aktivität der Substanz wird durch Auftragen des korrigierten Absorptionswerts der Untersuchungssuspension ($T–T_b$) auf die Eichkurve bestimmt, wobei die verschiedenen Verdünnungsfaktoren zu berücksichtigen sind.

Die Bestimmung darf nur ausgewertet werden, wenn die korrigierten Absorptionen zwischen 0,15 und 0,60 liegen.

Lipolytische Aktivität: Die lipolytische Aktivität der Substanz wird bestimmt durch Vergleich der Geschwindigkeit, mit der eine Suspension der Substanz eine als Substrat dienende Olivenöl-Emulsion hydrolysiert, mit der Geschwindigkeit, mit der eine Suspension von Pankreas-Pulver (Amylase und Lipase) *BRS* das gleiche Substrat unter den gleichen Bedingungen hydrolysiert.

Die Bestimmung wird unter Stickstoff durchgeführt.

Tabelle 0350-1

Reagenzgläser	S_1	S_{1b}	S_2	S_{2b}	S_3	S_{3b}	T	T_b	B
Pufferlösung	2	2	1	1			1	1	3
Referenzsuspension	1	1	2	2	3	3			
Untersuchungssuspension							2	2	
Trichloressigsäure-Lösung		5		5		5		5	5
Mischen		+		+		+		+	+
Wasserbad, 35 °C	+	+	+	+	+	+	+	+	+
Casein-Lösung		2		2		2		2	2
Mischen		+		+		+		+	+
Casein-Lösung	2		2		2		2		
Mischen	+		+		+		+		
Wasserbad 35 °C, 30 min	+	+	+	+	+	+	+	+	+
Trichloressigsäure-Lösung	5		5		5		5		
Mischen	+		+		+		+		
Raumtemperatur, 20 min	+	+	+	+	+	+	+	+	+
Filtrieren	+	+	+	+	+	+	+	+	+

Olivenöl-Stamm-Emulsion: In ein 800-ml-Becherglas von 9 cm innerem Durchmesser werden 40 ml Olivenöl *R*, 330 ml Arabisches-Gummi-Lösung *R* und 30 ml Wasser *R* gegeben. Am Boden des Becherglases wird ein elektrischer Rührer angebracht. Das Becherglas wird in ein Gefäß, das Ethanol 96 % *R* und eine genügende Menge Eis als Kühlmischung enthält, gestellt. Mit Hilfe des Rührers wird die Mischung mit einer mittleren Geschwindigkeit von 1000 bis 2000 $U \cdot min^{-1}$ emulgiert. Die Emulsion wird auf 5 bis 10 °C abgekühlt und die Geschwindigkeit auf 8000 $U \cdot min^{-1}$ erhöht. Anschließend wird die Emulsion 30 min lang gerührt, wobei die Temperatur durch kontinuierlichen Zusatz von zerstoßenem Eis zur Kühlmischung unterhalb von 25 °C gehalten wird (eine Mischung von Calciumchlorid und zerstoßenem Eis kann gleichermaßen verwendet werden). Die Stamm-Emulsion muss im Kühlschrank aufbewahrt und innerhalb von 14 Tagen verwendet werden. Die Emulsion darf sich nicht in 2 deutlich unterscheidbare Phasen trennen. Bei der Prüfung des Durchmessers der Kügelchen der Emulsion unter dem Mikroskop müssen mindestens 90 Prozent einen Durchmesser von weniger als 3 µm aufweisen und keiner darf größer als 10 µm sein. Vor der Herstellung der als Substrat dienenden Olivenöl-Emulsion wird die Emulsion kräftig geschüttelt.

Olivenöl-Emulsion: Für 10 Bestimmungen werden folgende Lösungen in der angegebenen Reihenfolge gemischt: 100 ml Stamm-Emulsion, 80 ml Trometamol-Lösung *R* 1, 20 ml frisch hergestellte Lösung von Natriumtaurocholat *BRS* ($80 \text{ g} \cdot l^{-1}$) und 95 ml Wasser *R*. Die Emulsion ist am Tag der Herstellung zu verwenden.

Apparatur: Verwendet wird ein etwa 50 ml fassendes Reaktionsgefäß, das versehen ist mit
- einer Vorrichtung, die die Einhaltung einer Temperatur von 37 ± 0,5 °C gewährleistet
- einem Magnetrührer
- einem Deckel mit Öffnungen zum Anbringen der Elektroden, der Bürettenspitze, eines Rohrs zum Einleiten von Stickstoff und zum Einbringen der Reagenzien.

Ein automatisches oder manuelles Titrationsgerät kann verwendet werden. Im letzteren Fall muss die Bürette eine 0,005-ml-Graduierung aufweisen und das pH-Meter mit einer weiten Ableseskala und einer Glas-Kalomel-Elektrode versehen sein. Nach jeder Bestimmung wird das Reaktionsgefäß durch Absaugen entleert und mehrmals mit Wasser *R* gewaschen, wobei die Waschflüssigkeit jeweils durch Absaugen entfernt wird.

Untersuchungssuspension: In einer kleinen, auf 0 bis 4 °C abgekühlten Reibschale wird eine etwa 2500 Ph. Eur. E. lipolytischer Aktivität entsprechende Menge Substanz sorgfältig mit 1 ml gekühlter Maleat-Pufferlösung pH 7,0 *R* (Lipase-Lösungsmittel) so verrieben, dass eine sehr feine Suspension entsteht. Die Suspension wird mit gekühlter Maleat-Pufferlösung pH 7,0 *R* verdünnt, quantitativ in einen Messkolben überführt und mit der gekühlten Pufferlösung zu 100,0 ml verdünnt. Der Messkolben mit der Untersuchungssuspension muss während der Dauer der Bestimmung in einer Eis-Wasser-Mischung gekühlt werden.

Referenzsuspension: Um eine Absorption von Kondenswasser zu vermeiden, sollte die Referenzzubereitung Raumtemperatur erreicht haben, bevor das Gefäß geöffnet wird.

Eine Suspension von Pankreas-Pulver (Amylase und Lipase) *BRS* wird wie für die Untersuchungssuspension beschrieben hergestellt unter Verwendung einer etwa 2500 Ph. Eur. E. entsprechenden Menge.

Die Titrationen müssen unmittelbar nach Herstellung der Untersuchungs- und Referenzsuspension durchgeführt werden. 29,5 ml Olivenöl-Emulsion werden in das auf 37 ± 0,5 °C temperierte Reaktionsgefäß gegeben. Das Gefäß wird mit den Elektroden, einem Rührer und der Bürette versehen, deren Spitze in die Olivenöl-Emulsion eintauchen muss.

Der Deckel wird aufgesetzt und die Apparatur eingeschaltet. Durch vorsichtigen Zusatz von Natriumhydroxid-Lösung ($0,1 \text{ mol} \cdot l^{-1}$) wird unter Rühren der pH-Wert auf 9,2 eingestellt. Unter Verwendung einer schnell auslaufenden, graduierten Pipette wird ein bekanntes Volumen von etwa 0,5 ml der zuvor homogenisierten Referenzsuspension zugesetzt. Die Zeitmessung wird begonnen und durch kontinuierlichen Zusatz von Natriumhydroxid-Lösung ($0,1 \text{ mol} \cdot l^{-1}$) der pH-Wert auf 9,0 gehalten. Nach genau 1 min wird das verbrauchte Volumen an Natriumhydroxid-Lösung ($0,1 \text{ mol} \cdot l^{-1}$) notiert. Die Messung wird 4-mal wiederholt. Der erste abgelesene Wert wird nicht berücksichtigt und aus den weiteren 4 Werten wird der Mittelwert gebildet (S_1). 2 weitere Bestimmungen werden durchgeführt (S_2 und S_3). Der Mittelwert von S_1, S_2 und S_3 wird errechnet. Das verbrauchte Volumen Natriumhydroxid-Lösung ($0,1 \text{ mol} \cdot l^{-1}$) soll im Mittel 0,12 ml je Minute betragen mit Grenzwerten von 0,08 und 0,16 ml.

Unter denselben Bedingungen werden 3 Bestimmungen mit der Untersuchungssuspension durchgeführt (T_1, T_2 und T_3). Wenn das Volumen an verbrauchter Natriumhydroxid-Lösung ($0,1 \text{ mol} \cdot l^{-1}$) außerhalb der Grenzen von 0,08 und 0,16 ml je Minute liegt, muss die Bestimmung mit einer geeigneteren Menge Untersuchungssuspension, die jedoch zwischen 0,4 und 0,6 ml liegen muss, wiederholt werden. Anderenfalls muss die Substanzmenge den Bedingungen dieser Bestimmung angepasst werden. Der Mittelwert von T_1, T_2 und T_3 wird errechnet. Die lipolytische Aktivität der Substanz, ausgedrückt in Ph.-Eur.-Einheiten je Milligramm, wird nach folgender Formel berechnet:

$$\frac{n \cdot m_1}{n_1 \cdot m} \cdot A$$

n = mittleres Volumen Natriumhydroxid-Lösung ($0,1 \text{ mol} \cdot l^{-1}$), das bei der Titration der Untersuchungssuspension je Minute verbraucht wird
n_1 = mittleres Volumen Natriumhydroxid-Lösung ($0,1 \text{ mol} \cdot l^{-1}$), das bei der Titration der Referenzsuspension je Minute verbraucht wird
m = Masse der Substanz in Milligramm
m_1 = Masse der Referenzzubereitung in Milligramm
A = Aktivität von Pankreas-Pulver (Amylase und Lipase) *BRS* in Ph.-Eur.-Einheiten je Milligramm

Amylolytische Aktivität: Die amylolytische Aktivität der Substanz wird bestimmt durch Vergleich der Geschwindigkeit, mit der eine Suspension der Substanz eine als Substrat dienende Stärke-Lösung hydrolysiert, mit

P

Monographien

der Geschwindigkeit, mit der eine Suspension von Pankreas-Pulver (Amylase und Lipase) *BRS* das gleiche Substrat unter den gleichen Bedingungen hydrolysiert.

Stärke-Lösung: 2,0 g getrocknete Stärke *BRS*, deren Wassergehalt vor der Bestimmung durch 4 h langes Erhitzen bei 120 °C bestimmt wurde, werden mit 10 ml Wasser *R* versetzt und gemischt. Diese Suspension wird unter ständigem Rühren 160 ml siedendem Wasser *R* zugesetzt. Das Behältnis wird mehrere Male mit je 10 ml Wasser *R* gewaschen. Die Waschflüssigkeiten werden der heißen Stärke-Lösung zugesetzt. Die Lösung wird unter ständigem Rühren zum Sieden erhitzt, anschließend auf Raumtemperatur abgekühlt und mit Wasser *R* zu 200 ml verdünnt. Die Lösung muss am Tag der Herstellung verwendet werden.

Die Untersuchungs- und Referenzsuspension sowie deren Verdünnungen werden bei 0 bis 4 °C hergestellt.

Untersuchungssuspension: Eine etwa 1500 Ph. Eur. E. amylolytischer Aktivität entsprechende Menge Substanz wird 15 min lang mit 60 ml Phosphat-Pufferlösung pH 6,8 *R* 1 verrieben. Die Mischung wird quantitativ in einen Messkolben überführt und mit Phosphat-Pufferlösung pH 6,8 *R* 1 zu 100,0 ml verdünnt.

Referenzsuspension: Unter Verwendung einer etwa 1500 Ph. Eur. E. entsprechenden Menge von Pankreas-Pulver (Amylase und Lipase) *BRS* wird, wie für die Untersuchungssuspension beschrieben, eine Suspension hergestellt.

In ein Reagenzglas mit Schliffstopfen von 200 mm Länge und 22 mm innerem Durchmesser werden 25,0 ml Stärke-Lösung, die als Substrat dienen, 10,0 ml Phosphat-Pufferlösung pH 6,8 *R* 1 und 1,0 ml einer Lösung von Natriumchlorid *R* (11,7 g · l^{-1}) gegeben. Das Reagenzglas wird verschlossen, geschüttelt und anschließend in ein Wasserbad von 25,0 ± 0,1 °C gestellt. Nach Temperaturausgleich wird 1,0 ml der Untersuchungssuspension in das Reagenzglas gegeben und die Zeitmessung begonnen. Nach dem Mischen wird das Reagenzglas in das Wasserbad gestellt. Nach genau 10 min werden 2 ml Salzsäure (1 mol · l^{-1}) in das Reagenzglas gegeben. Anschließend wird die Mischung quantitativ in einen 300-ml-Erlenmeyerkolben mit Schliffstopfen überführt. Unter fortdauerndem Umschütteln werden 10,0 ml Iod-Lösung (0,05 mol · l^{-1}) und unmittelbar danach 45 ml Natriumhydroxid-Lösung (0,1 mol · l^{-1}) zugesetzt. Die Mischung wird 15 min lang im Dunkeln bei einer Temperatur zwischen 15 und 25 °C stehen gelassen. Nach Zusatz von 4 ml einer Mischung von 4 Volumteilen Wasser *R* und 1 Volumteil Schwefelsäure *R* wird der Iodüberschuss mit Natriumthiosulfat-Lösung (0,1 mol · l^{-1}) unter Verwendung einer Mikrobürette titriert. Eine Blindtitration wird durchgeführt, wobei die 2 ml Salzsäure (1 mol · l^{-1}) vor der Untersuchungssuspension zugesetzt werden. Die Titration der Referenzsuspension wird in der gleichen Weise durchgeführt.

Die amylolytische Aktivität, ausgedrückt in Ph.-Eur.-Einheiten je Milligramm, wird nach folgender Formel berechnet:

$$\frac{(n' - n)m_1}{(n'_1 - n_1)m} \cdot A$$

n = Anzahl verbrauchter Milliliter Natriumthiosulfat-Lösung (0,1 mol · l^{-1}) bei der Titration der Untersuchungssuspension

n_1 = Anzahl verbrauchter Milliliter Natriumthiosulfat-Lösung (0,1 mol · l^{-1}) bei der Titration der Referenzsuspension

n' = Anzahl verbrauchter Milliliter Natriumthiosulfat-Lösung (0,1 mol · l^{-1}) beim Blindversuch mit der Untersuchungssuspension

n'_1 = Anzahl verbrauchter Milliliter Natriumthiosulfat-Lösung (0,1 mol · l^{-1}) beim Blindversuch mit der Referenzsuspension

m = Masse der Substanz in Milligramm

m_1 = Masse der Referenzzubereitung in Milligramm

A = Aktivität von Pankreas-Pulver (Amylase und Lipase) *BRS* in Ph.-Eur.-Einheiten je Milligramm

Lagerung

Dicht verschlossen, zwischen 2 und 8 °C

4.07/2018

Paroxetinhydrochlorid-Hemihydrat

Paroxetini hydrochloridum hemihydricum

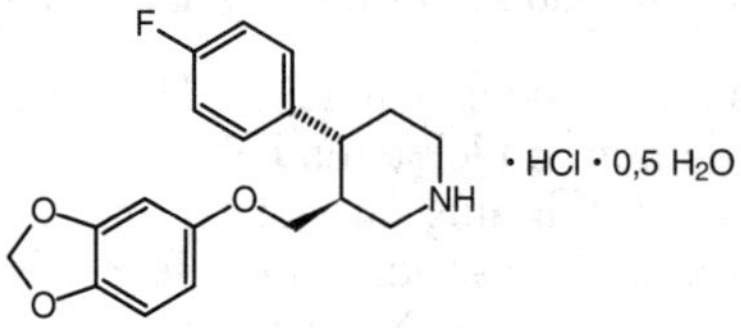

$C_{19}H_{21}ClFNO_3 \cdot 0,5\ H_2O$ M_r 374,8

Definition

(3*S*,4*R*)-3-[(1,3-Benzodioxol-5-yloxy)methyl]-4-(4-fluorphenyl)piperidin-hydrochlorid-Hemihydrat

Gehalt: 97,5 bis 102,0 Prozent (wasserfreie Substanz)

Herstellung

Verunreinigung G: höchstens 1 ppm, bestimmt durch Flüssigchromatographie gekoppelt mit Tandem-Massenspektrometrie unter Anwendung einer geeigneten, validierten Methode

Eigenschaften

Aussehen: weißes bis fast weißes, kristallines Pulver

Löslichkeit: schwer löslich in Wasser, leicht löslich in Methanol, wenig löslich in Dichlormethan und Ethanol

Die Substanz zeigt Pseudopolymorphie.

Prüfung auf Identität

A. IR-Spektroskopie (2.2.24)

Vergleich: Paroxetinhydrochlorid-Hemihydrat *CRS*

Wenn die Spektren unterschiedlich sind, wird 1 Teil Substanz und 1 Teil Referenzsubstanz getrennt in 10 Teilen einer Mischung von 1 Volumteil Wasser *R* und 9 Volumteilen 2-Propanol *R* unter Erhitzen auf 70 °C gelöst. Nach dem Umkristallisieren werden mit den Rückständen erneut Spektren aufgenommen.

B. Die bei der Prüfung „Verunreinigung D" (siehe „Prüfung auf Reinheit") erhaltenen Chromatogramme werden ausgewertet.

Einspritzen: Untersuchungslösung, Referenzlösung c

Ergebnis: Der Hauptpeak im Chromatogramm der Untersuchungslösung entspricht in Bezug auf Retentionszeit und Größe dem Hauptpeak im Chromatogramm der Referenzlösung c.

C. Die Substanz entspricht der Prüfung „Wasser" (siehe „Prüfung auf Reinheit")

D. Die Substanz gibt die Identitätsreaktion b auf Chlorid (2.3.1).

Prüfung auf Reinheit

Verunreinigung D: Flüssigchromatographie (2.2.29)

Untersuchungslösung: 0,1000 g Substanz werden in 20 ml Methanol *R* gelöst. Die Lösung wird mit der mobilen Phase zu 100,0 ml verdünnt.

Referenzlösung a: 1,0 ml Untersuchungslösung wird mit der mobilen Phase zu 100,0 ml verdünnt. 1,0 ml dieser Lösung wird mit der mobilen Phase zu 10,0 ml verdünnt.

Referenzlösung b: 5 mg Paroxetin-Verunreinigung D *CRS* und 5 mg Paroxetinhydrochlorid-Hemihydrat *CRS* werden in 2 ml Methanol *R* gelöst. Die Lösung wird mit der mobilen Phase zu 100,0 ml verdünnt.

Referenzlösung c: 10 mg Paroxetinhydrochlorid-Hemihydrat *CRS* werden in 2 ml Methanol *R* gelöst. Die Lösung wird mit der mobilen Phase zu 10,0 ml verdünnt.

Säule
- Größe: l = 0,10 m, ∅ = 4,0 mm
- Stationäre Phase: Kieselgel AGP zur chiralen Trennung *R* (5 µm)

Mobile Phase: 2 Volumteile Methanol *R* und 8 Volumteile einer Lösung von Natriumchlorid *R* (5,8 g · l^{-1}) werden gemischt.

Durchflussrate: 0,5 ml · min^{-1}

Detektion: Spektrometer bei 295 nm

Einspritzen: 10 µl; Untersuchungslösung, Referenzlösungen a und b

Chromatographiedauer: 2,5fache Retentionszeit von Paroxetin

Retentionszeit: Paroxetin etwa 30 min

Eignungsprüfung: Referenzlösung b
- Auflösung: mindestens 2,2 zwischen den Peaks von Verunreinigung D und Paroxetin

Grenzwert
- Verunreinigung D: nicht größer als das 2fache der Fläche des Hauptpeaks im Chromatogramm der Referenzlösung a (0,2 Prozent)

Verwandte Substanzen: Flüssigchromatographie (2.2.29)

Lösungsmittelmischung: 1 Volumteil Tetrahydrofuran *R* und 9 Volumteile Wasser *R* werden gemischt.

Untersuchungslösung: 50,0 mg Substanz werden in der Lösungsmittelmischung zu 50,0 ml gelöst.

Referenzlösung a: 5,0 ml Untersuchungslösung werden mit der Lösungsmittelmischung zu 50,0 ml verdünnt.

Referenzlösung b: 2 mg Paroxetin-Verunreinigung C *CRS* werden in der Lösungsmittelmischung zu 20,0 ml gelöst.

Referenzlösung c: 2,0 ml Referenzlösung a werden mit 2,0 ml Referenzlösung b versetzt und mit der Lösungsmittelmischung zu 20,0 ml verdünnt.

Referenzlösung d: 2,0 ml Referenzlösung a werden mit der Lösungsmittelmischung zu 200,0 ml verdünnt.

Referenzlösung e: 2 mg Paroxetin-Verunreinigung A *CRS* werden in der Lösungsmittelmischung zu 20 ml gelöst.

Säule
- Größe: l = 0,25 m, ∅ = 4,6 mm
- Stationäre Phase: nachsilanisiertes, octylsilyliertes Kieselgel zur Chromatographie *R* (5 µm)
- Temperatur: 40 °C

Mobile Phase
- Mobile Phase A: Trifluoressigsäure *R*, Tetrahydrofuran *R*, Wasser *R* (5:100:900 *V/V/V*)
- Mobile Phase B: Trifluoressigsäure *R*, Tetrahydrofuran *R*, Acetonitril *R* (5:100:900 *V/V/V*)

Zeit (min)	Mobile Phase A (% *V/V*)	Mobile Phase B (% *V/V*)
0 – 30	80	20
30 – 50	80 → 20	20 → 80
50 – 60	20	80
60 – 65	20 → 80	80 → 20
65 – 70	80	20

Durchflussrate: 1 ml · min^{-1}

Detektion: Spektrometer bei 295 nm

Einspritzen: 20 µl; Untersuchungslösung, Referenzlösungen c, d und e

Relative Retention (bezogen auf Paroxetin)
- Verunreinigung A: etwa 0,8

Eignungsprüfung: Referenzlösung c
- Auflösung: mindestens 3,5 zwischen den Peaks von Verunreinigung C und Paroxetin

Grenzwerte
- Verunreinigung A: nicht größer als das 3fache der Fläche des Hauptpeaks im Chromatogramm der Referenzlösung d (0,3 Prozent)
- Jede weitere Verunreinigung: jeweils nicht größer als die Fläche des Hauptpeaks im Chromatogramm der Referenzlösung d (0,1 Prozent)
- Summe aller Verunreinigungen: nicht größer als das 5fache der Fläche des Hauptpeaks im Chromatogramm der Referenzlösung d (0,5 Prozent)
- Ohne Berücksichtigung bleiben: Peaks, deren Fläche kleiner ist als das 0,5fache der Fläche des Hauptpeaks im Chromatogramm der Referenzlösung d (0,05 Prozent)

Schwermetalle (2.4.8): höchstens 20 ppm

1,0 g Substanz muss der Grenzprüfung C entsprechen. Ein Platintiegel ist zu verwenden. Zur Herstellung der Referenzlösung werden 2 ml Blei-Lösung (10 ppm Pb) *R* verwendet.

Wasser (2.5.12): 2,2 bis 2,7 Prozent, mit 0,300 g Substanz bestimmt

Sulfatasche (2.4.14): höchstens 0,1 Prozent, mit 1,0 g Substanz in einem Platintiegel bestimmt

Gehaltsbestimmung

Flüssigchromatographie (2.2.29)

Untersuchungslösung: 50,0 mg Substanz werden in Wasser *R* zu 100,0 ml gelöst.

Referenzlösung a: 50,0 mg Paroxetinhydrochlorid-Hemihydrat *CRS* werden in Wasser *R* zu 100,0 ml gelöst.

Referenzlösung b: 5,0 mg Paroxetinhydrochlorid-Hemihydrat *CRS* und 5 mg Paroxetin-Verunreinigung A *CRS* werden in Wasser *R* zu 10,0 ml gelöst.

Säule
- Größe: *l* = 0,25 m, ∅ = 4,6 mm
- Stationäre Phase: trimethylsilyliertes Kieselgel zur Chromatographie *R* (5 µm)

Mobile Phase: 3,85 g Ammoniumacetat *R* werden in Wasser *R* gelöst. Die Lösung wird mit wasserfreier Essigsäure *R* auf einen pH-Wert von 5,5 eingestellt und mit Wasser *R* zu 600 ml verdünnt. Nach Zusatz von 400 ml Acetonitril *R* und 10 ml Triethylamin *R*, das langsam und unter Rühren zugesetzt wird, wird die Mischung mit wasserfreier Essigsäure *R* auf einen pH-Wert von 5,5 eingestellt.

Durchflussrate: 1 ml · min^{-1}

Detektion: Spektrometer bei 295 nm

Einspritzen: 10 µl

Chromatographiedauer: 2fache Retentionszeit von Paroxetin

Eignungsprüfung: Referenzlösung b
- Auflösung: mindestens 2 zwischen den Peaks von Paroxetin und Verunreinigung A

Der Prozentgehalt an Paroxetinhydrochlorid wird aus dem Chromatogramm der Referenzlösung a berechnet.

Lagerung

Vor Licht geschützt

Verunreinigungen

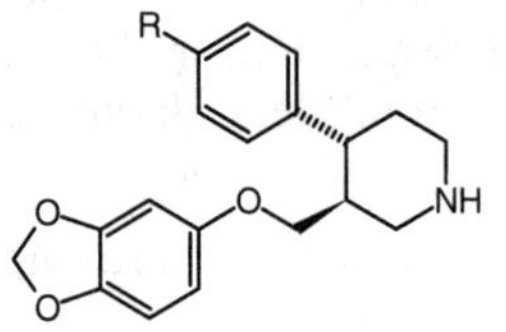

A. R = H:
(3*S*,4*R*)-3-[(1,3-Benzodioxol-5-yloxy)methyl]-4-phenylpiperidin
(Desfluorparoxetin)

B. R = OCH_3:
(3*S*,4*R*)-3-[(1,3-Benzodioxol-5-yloxy)methyl]-4-(4-methoxyphenyl)piperidin

C. R = OC_2H_5:
(3*S*,4*R*)-3-[(1,3-Benzodioxol-5-yloxy)methyl]-4-(4-ethoxyphenyl)piperidin

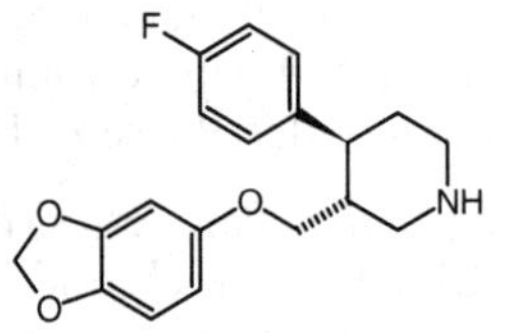

D. (3*R*,4*S*)-3-[(1,3-Benzodioxol-5-yloxy)methyl]-4-(4-fluorphenyl)piperidin
((+)-*trans*-Paroxetin)

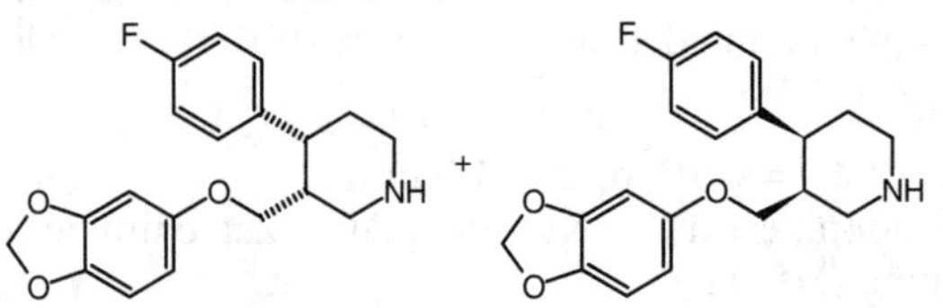

E. (3*RS*,4*RS*)-3-[(1,3-Benzodioxol-5-yloxy)methyl]-4-(4-fluorphenyl)piperidin
(*cis*-Paroxetin)

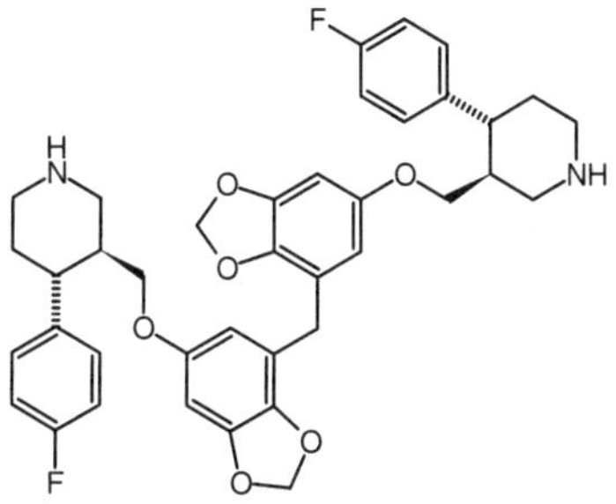

F. 3,3′-[Methylenbis(1,3-benzodioxol-6,4-diyloxyme=thylen)]bis[4-(4-fluorphenyl)piperidin]

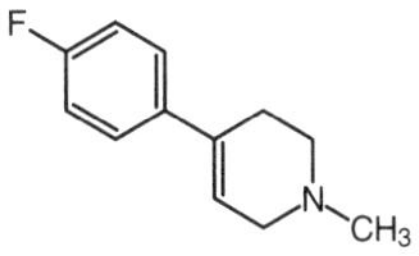

G. 4-(4-Fluorphenyl)-1-methyl-1,2,3,6-tetrahydropyri=din

4.07/1555

Pergolidmesilat

Pergolidi mesilas

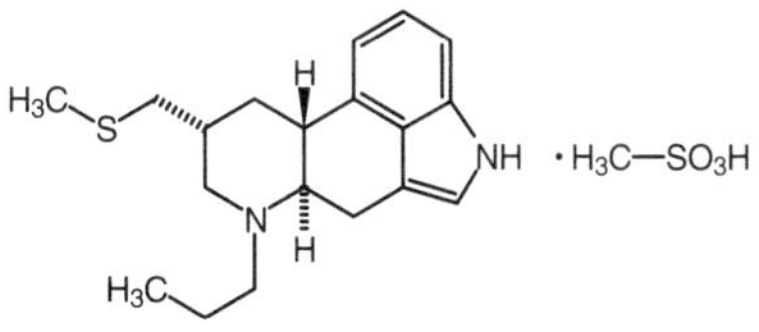

$C_{20}H_{30}N_2O_3S_2$ M_r 410,6

Definition

Pergolidmesilat enthält mindestens 97,5 und höchstens 102,0 Prozent (6a*R*,9*R*,10a*R*)-9-[(Methylsulfanyl)me=thyl]-7-propyl-4,6,6a,7,8,9,10,10a-octahydroindolo[4,3-*fg*]chinolin-monomethansulfonat, berechnet auf die getrocknete Substanz.

Herstellung

Das Herstellungsverfahren muss überprüft werden, um das Vermögen, Alkylmesilate zu bilden, abzuschätzen. Die Bildung von Alkylmesilaten ist besonders wahrscheinlich, wenn niedere Alkohole im Reaktionsmedium vorhanden sind. Falls erforderlich wird das Herstellungsverfahren einer Validierung unterzogen, um sicherzustellen, dass im Endprodukt keine Alkylmesilate nachweisbar sind.

Eigenschaften

Weißes bis fast weißes, kristallines Pulver; schwer löslich in Wasser, wenig löslich in Methanol, schwer löslich in Dichlormethan und Ethanol, sehr schwer löslich in Aceton

Prüfung auf Identität

A. Die spezifische Drehung (2.2.7) muss zwischen –17 und –23 liegen, berechnet auf die getrocknete Substanz und an folgender Lösung bestimmt: 0,25 g Substanz werden in Dimethylformamid *R* zu 25,0 ml gelöst.

B. Die Prüfung erfolgt mit Hilfe der IR-Spektroskopie (2.2.24) durch Vergleich des Spektrums der Substanz mit dem von Pergolidmesilat *CRS*. Die Prüfung erfolgt mit Hilfe von Presslingen.

Prüfung auf Reinheit

Verwandte Substanzen: Die Prüfung erfolgt mit Hilfe der Flüssigchromatographie (2.2.29).

Untersuchungslösung: 30,0 mg Substanz werden in Methanol *R* zu 10,0 ml gelöst.

Referenzlösung a: 1,0 ml Untersuchungslösung wird mit Methanol *R* zu 100,0 ml verdünnt. 1,0 ml dieser Lösung wird mit Methanol *R* zu 10,0 ml verdünnt.

Referenzlösung b: 10 mg 4,4′-Dimethoxybenzophenon *R* werden in Methanol *R* zu 10 ml gelöst. 1 ml Lösung wird mit 2 ml Untersuchungslösung versetzt und mit Methanol *R* zu 100 ml verdünnt. 1 ml dieser Lösung wird mit Methanol *R* zu 10 ml verdünnt.

Die Chromatographie kann durchgeführt werden mit
- einer Säule aus rostfreiem Stahl von 0,25 m Länge und 4,6 mm innerem Durchmesser, gepackt mit desaktiviertem, octadecylsilyliertem Kieselgel zur Chromatographie *R* (5 µm)
- folgender Mischung als mobile Phase bei einer Durchflussrate von 1 ml je Minute:
  Mobile Phase A: 5,0 ml Morpholin zur Chromatographie *R* und 995 ml Wasser *R* werden gemischt; die Mischung wird mit Phosphorsäure 85 % *R* auf einen pH-Wert von 7,0 eingestellt. Die Mischung ist innerhalb von 24 h zu verwenden.
  Mobile Phase B: Gleiche Volumteile Acetonitril *R*, Methanol *R* und Tetrahydrofuran *R* werden gemischt.

Zeit (min)	**Mobile Phase A** (% *V/V*)	**Mobile Phase B** (% *V/V*)	**Erläuterungen**
0 – 35	70 → 0	30 → 100	linearer Gradient
35 – 40	0 → 70	100 → 30	zurück zur Anfangszusammensetzung
40 – 50	70	30	Re-Äquilibrierung

- einem Spektrometer als Detektor bei einer Wellenlänge von 280 nm.

Die Temperatur der Säule wird bei 40 °C gehalten.

20 µl Referenzlösung a werden eingespritzt. Die Empfindlichkeit des Systems wird so eingestellt, dass die Höhe des Hauptpeaks im Chromatogramm mindestens 90 Prozent des maximalen Ausschlags beträgt.

20 µl Referenzlösung b werden eingespritzt. Die Prüfung darf nur ausgewertet werden, wenn die Auflösung zwischen den Peaks von 4,4′-Dimethoxybenzophenon (erster Peak) und Pergolid (zweiter Peak) mindestens 2,0 beträgt.

Je 20 µl Untersuchungslösung und Referenzlösung a werden eingespritzt. Im Chromatogramm der Untersuchungslösung darf keine Peakfläche, mit Ausnahme der des Hauptpeaks, größer sein als die Fläche des Hauptpeaks im Chromatogramm der Referenzlösung a (0,1 Prozent) und die Summe dieser Peakflächen darf nicht größer sein als das 5fache der Fläche des Hauptpeaks im Chromatogramm der Referenzlösung a (0,5 Prozent). Peaks, deren Fläche kleiner ist als das 0,2fache der Fläche des Hauptpeaks im Chromatogramm der Referenzlösung a, werden nicht berücksichtigt (0,02 Prozent).

Trocknungsverlust (2.2.32): höchstens 0,5 Prozent, mit 1,000 g Substanz durch 1 h langes Trocknen im Vakuum bei 100 bis 105 °C bestimmt

Sulfatasche (2.4.14): höchstens 0,1 Prozent, mit 1,0 g Substanz bestimmt

Gehaltsbestimmung

Die Bestimmung erfolgt mit Hilfe der Flüssigchromatographie (2.2.29).

Lösung A: 5,0 mg racemisches Methionin *R* werden in 500 ml Salzsäure (0,01 mol · l^{-1}) gelöst. Die Lösung wird mit 500 ml Methanol *R* versetzt und gemischt.

Untersuchungslösung: 65,0 mg Substanz werden in Lösung A zu 100,0 ml gelöst. 10,0 ml Lösung werden mit Lösung A zu 100,0 ml verdünnt.

Referenzlösung: 65,0 mg Pergolidmesilat *CRS* werden in Lösung A zu 100,0 ml gelöst. 10,0 ml Lösung werden mit Lösung A zu 100,0 ml verdünnt.

Die Chromatographie kann durchgeführt werden mit

- einer Säule aus rostfreiem Stahl von 0,25 m Länge und 4,6 mm innerem Durchmesser, gepackt mit desaktiviertem, octylsilyliertem Kieselgel zur Chromatographie *R* (5 µm)
- folgender Mischung als mobile Phase bei einer Durchflussrate von 1 ml je Minute: 1 Volumteil Acetonitril *R*, 1 Volumteil Methanol *R* und 2 Volumteile einer Mischung, die wie folgt hergestellt wird, werden gemischt: 2,0 g Natriumoctansulfonat *R* werden in Wasser *R* gelöst; nach Zusatz von 1,0 ml wasserfreier Essigsäure *R* wird die Mischung mit Wasser *R* zu 1000 ml verdünnt
- einem Spektrometer als Detektor bei einer Wellenlänge von 280 nm.

Die Temperatur der Säule wird bei 40 °C gehalten.

20 µl Referenzlösung werden eingespritzt. Wird das Chromatogramm unter den vorgeschriebenen Bedingungen aufgezeichnet, beträgt die Retentionszeit für Pergolid etwa 9 min. Die Empfindlichkeit des Systems wird so eingestellt, dass die Höhe des Hauptpeaks im Chromatogramm mindestens 50 Prozent des maximalen Ausschlags beträgt.

Die Bestimmung darf nur ausgewertet werden, wenn der Symmetriefaktor des Pergolid-Peaks höchstens 1,5 beträgt.

20 µl Untersuchungslösung werden eingespritzt.

Der Prozentgehalt an $C_{20}H_{30}N_2O_3S_2$ wird aus den Peakflächen und dem angegebenen Gehalt für Pergolidmesilat *CRS* berechnet.

Lagerung

Vor Licht geschützt

Verunreinigungen

Spezifizierte Verunreinigungen:

(Beachten Sie den Hinweis zu den „Verunreinigungen" zu Anfang des Bands auf Seite B)

A

Andere bestimmbare Verunreinigungen:

B

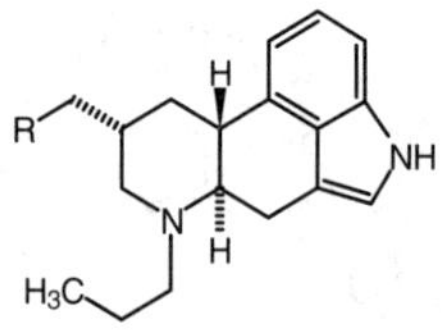

A. R = $SO–CH_3$:
(6a*R*,9*R*,10a*R*)-9-[(Methylsulfinyl)methyl]-7-propyl-4,6,6a,7,8,9,10,10a-octahydroindolo[4,3-*fg*]chinolin
(Pergolidsulfoxid)

B. R = $SO_2–CH_3$:
(6a*R*,9*R*,10a*R*)-9-[(Methylsulfonyl)methyl]-7-propyl-4,6,6a,7,8,9,10,10a-octahydroindolo[4,3-*fg*]chinolin
(Pergolidsulfon)

4.07/1138

Phentolaminmesilat

Phentolamini mesilas

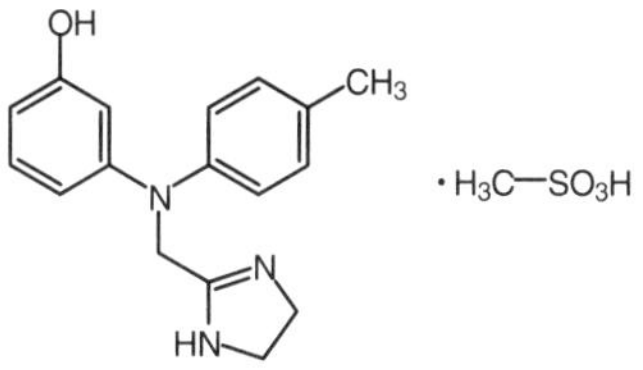

$C_{18}H_{23}N_3O_4S$ M_r 377,5

Definition

Phentolaminmesilat enthält mindestens 98,0 und höchstens 100,5 Prozent 3-[[(4,5-Dihydro-1*H*-imidazol-2-yl)methyl](4-methylphenyl)amino]phenol-methansulfonat, berechnet auf die getrocknete Substanz.

Herstellung

Das Herstellungsverfahren muss überprüft werden, um das Vermögen, Alkylmesilate zu bilden, abzuschätzen. Die Bildung von Alkylmesilaten ist besonders wahrscheinlich, wenn niedere Alkohole im Reaktionsmedium vorhanden sind. Falls erforderlich wird das Herstellungsverfahren einer Validierung unterzogen, um sicherzustellen, dass im Endprodukt keine Alkylmesilate nachweisbar sind.

Eigenschaften

Weißes, kristallines, schwach hygroskopisches Pulver; leicht löslich in Wasser und Ethanol, praktisch unlöslich in Dichlormethan

Prüfung auf Identität

1: C, E
2: A, B, D, E

A. Schmelztemperatur (2.2.14): 178 bis 182 °C

B. 60,0 mg Substanz werden in Wasser *R* zu 100,0 ml gelöst. 5,0 ml Lösung werden mit Wasser *R* zu 100,0 ml verdünnt. Diese Lösung, zwischen 230 und 350 nm gemessen, zeigt ein Absorptionsmaximum (2.2.25) bei 278 nm. Die spezifische Absorption, im Maximum gemessen, liegt zwischen 220 und 245.

C. Die Prüfung erfolgt mit Hilfe der IR-Spektroskopie (2.2.24) durch Vergleich des Spektrums der Substanz mit dem Phentolaminmesilat-Referenzspektrum der Ph. Eur.

D. 0,5 g Substanz werden in einer Mischung von 5 ml Ethanol 96 % *R* und 5 ml einer Lösung von Salzsäure *R* (10 g · l^{-1}) gelöst. Wird die Lösung mit 0,5 ml einer Lösung von Ammoniumvanadat *R* (5 g · l^{-1}) versetzt, entsteht ein hellgrüner Niederschlag.

E. 50 mg Substanz werden mit 0,2 g Natriumhydroxid *R* zum Schmelzen gebracht und einige Sekunden lang erhitzt. Nach dem Erkalten werden 0,5 ml warmes Wasser *R* zugesetzt. Wird die Mischung mit verdünnter Salzsäure *R* angesäuert und erhitzt, so färbt das entweichende Schwefeldioxid feuchtes iodathaltiges Stärke-Papier *R* blau.

Prüfung auf Reinheit

Sauer reagierende Substanzen: 0,1 g Substanz werden in kohlendioxidfreiem Wasser *R* zu 10 ml gelöst. Die Lösung wird mit 0,1 ml Methylrot-Lösung *R* versetzt. Ist die Lösung rot gefärbt, dürfen höchstens 0,05 ml Natriumhydroxid-Lösung (0,1 mol · l^{-1}) bis zum Farbumschlag nach Gelb verbraucht werden.

Verwandte Substanzen: Die Prüfung erfolgt mit Hilfe der Dünnschichtchromatographie (2.2.27) unter Verwendung einer Schicht von Kieselgel G *R*.

Untersuchungslösung: 0,10 g Substanz werden in Ethanol 96 % *R* zu 5 ml gelöst.

Referenzlösung a: 0,5 ml Untersuchungslösung werden mit Ethanol 96 % *R* zu 100 ml verdünnt.

Referenzlösung b: 5 ml Referenzlösung a werden mit Ethanol 96 % *R* zu 10 ml verdünnt.

Auf die Platte werden 10 µl jeder Lösung aufgetragen. Die Chromatographie erfolgt mit einer Mischung von 5 Volumteilen konzentrierter Ammoniak-Lösung *R*, 15 Volumteilen Aceton *R* und 85 Volumteilen Ethylmethylketon *R* über eine Laufstrecke von 15 cm. Die Platte wird an der Luft trocknen gelassen und mit verdünntem Dragendorffs Reagenz *R* besprüht. Kein Fleck im Chromatogramm der Untersuchungslösung, mit Ausnahme des Hauptflecks, darf größer oder stärker gefärbt sein als der Fleck im Chromatogramm der Referenzlösung a (0,5 Prozent) und höchstens ein Nebenfleck darf größer oder stärker gefärbt sein als der Fleck im Chromatogramm der Referenzlösung b (0,25 Prozent).

Trocknungsverlust (2.2.32): höchstens 0,5 Prozent, mit 1,000 g Substanz durch Trocknen im Trockenschrank bei 100 bis 105 °C bestimmt

Sulfatasche (2.4.14): höchstens 0,1 Prozent, mit 1,0 g Substanz bestimmt

Gehaltsbestimmung

0,300 g Substanz, in 100 ml 2-Propanol *R* 1 gelöst, werden im Stickstoffstrom mit 2-propanolischer Tetrabutylammoniumhydroxid-Lösung (0,1 mol · l^{-1}) titriert. Der Endpunkt wird mit Hilfe der Potentiometrie (2.2.20) be-

P

Monographien

stimmt, wobei eine Glaselektrode als Messelektrode und eine Kalomelelektrode, die eine gesättigte Lösung von Tetramethylammoniumchlorid *R* in 2-Propanol *R* 1 enthält, als Bezugselektrode verwendet wird. Eine Blindtitration wird durchgeführt.

1 ml 2-propanolische Tetrabutylammoniumhydroxid-Lösung (0,1 mol · l^{-1}) entspricht 37,75 mg $C_{18}H_{23}N_3O_4S$.

Lagerung

Dicht verschlossen, vor Licht geschützt

Verunreinigungen

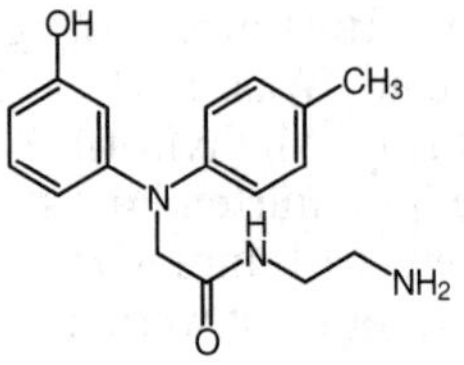

A. *N*-(2-Aminoethyl)-2-[(3-hydroxyphenyl)(4-methyl=phenyl)amino]acetamid

4.07/1733

Piracetam

Piracetamum

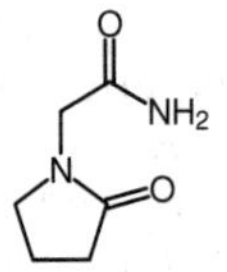

$C_6H_{10}N_2O_2$ M_r 142,2

Definition

2-(2-Oxopyrrolidin-1-yl)acetamid

Gehalt: 98,0 bis 102,0 Prozent (getrocknete Substanz)

Eigenschaften

Aussehen: weißes bis fast weißes Pulver

Löslichkeit: leicht löslich in Wasser, löslich in Ethanol

Die Substanz zeigt Polymorphie.

Prüfung auf Identität

IR-Spektroskopie (2.2.24)

Vergleich: Piracetam *CRS*

Wenn die Spektren bei der Prüfung in fester Form unterschiedlich sind, werden Substanz und Referenzsubstanz getrennt in Ethanol 96 % *R* gelöst. Nach Eindampfen der Lösungen auf dem Wasserbad zur Trockne werden mit den Rückständen erneut Spektren aufgenommen.

Prüfung auf Reinheit

Aussehen der Lösung: Die Lösung muss klar (2.2.1) und farblos (2.2.2, Methode II) sein.

2,0 g Substanz werden in Wasser *R* zu 10 ml gelöst.

Verwandte Substanzen: Flüssigchromatographie (2.2.29)

Untersuchungslösung: 50,0 mg Substanz werden in einer Mischung von 10 Volumteilen Acetonitril *R* und 90 Volumteilen Wasser *R* zu 100,0 ml gelöst.

Referenzlösung a: 5 mg Substanz und 10 mg 2-Pyrrolidon *R* werden in einer Mischung von 10 Volumteilen Acetonitril *R* und 90 Volumteilen Wasser *R* zu 100,0 ml gelöst.

Referenzlösung b: 1,0 ml Untersuchungslösung wird mit einer Mischung von 10 Volumteilen Acetonitril *R* und 90 Volumteilen Wasser *R* zu 100,0 ml verdünnt. 5,0 ml dieser Lösung werden mit einer Mischung von 10 Volumteilen Acetonitril *R* und 90 Volumteilen Wasser *R* zu 50,0 ml verdünnt.

Säule
- Größe: l = 0,25 m, ∅ = 4,6 mm
- Stationäre Phase: nachsilanisiertes, octadecylsilyliertes Kieselgel zur Chromatographie *R* (5 µm)

Mobile Phase: 10 Volumteile Acetonitril *R* und 90 Volumteile einer Lösung von Kaliummonohydrogenphosphat *R* (1,0 g · l^{-1}), die zuvor mit Phosphorsäure 10 % *R* auf einen pH-Wert von 6,0 eingestellt wurde, werden gemischt.

Durchflussrate: 1,0 ml · min^{-1}

Detektion: Spektrometer bei 205 nm

Einspritzen: 20 µl

Chromatographiedauer: 8fache Retentionszeit von Piracetam (t_R etwa 4 min)

Eignungsprüfung: Referenzlösung a
- Auflösung: mindestens 3,0 zwischen den Peaks von Piracetam und Verunreinigung A
- Symmetriefaktor: höchstens 2,0 für den Piracetam-Peak

Grenzwerte
- Jede Verunreinigung: jeweils nicht größer als die Fläche des Hauptpeaks im Chromatogramm der Referenzlösung b (0,1 Prozent)
- Summe aller Verunreinigungen: nicht größer als das 3fache der Fläche des Hauptpeaks im Chromatogramm der Referenzlösung b (0,3 Prozent)
- Ohne Berücksichtigung bleiben: Peaks, deren Fläche kleiner ist als das 0,5fache der Fläche des Hauptpeaks im Chromatogramm der Referenzlösung b (0,05 Prozent)

Schwermetalle (2.4.8): höchstens 10 ppm

2 g Substanz werden in 20 ml Wasser *R* gelöst. 12 ml Lösung müssen der Grenzprüfung A entsprechen. Zur Herstellung der Referenzlösung wird die Blei-Lösung (1 ppm Pb) *R* verwendet.

Trocknungsverlust (2.2.32): höchstens 1,0 Prozent, mit 1,000 g Substanz durch Trocknen im Trockenschrank bei 100 bis 105 °C bestimmt

Sulfatasche (2.4.14): höchstens 0,1 Prozent, mit 1,0 g Substanz bestimmt

Gehaltsbestimmung

0,750 g Substanz werden in 50 ml kohlendioxidfreiem Wasser *R* gelöst. Die Lösung wird mit 20,0 ml Natriumhydroxid-Lösung (1 mol · l^{-1}) versetzt und 15 min lang zum Sieden erhitzt. Nach dem Erkalten wird die Mischung mit 25,0 ml Salzsäure (1 mol · l^{-1}) versetzt und 2 min lang zum Sieden erhitzt. Nach dem Erkalten wird diese Lösung mit Natriumhydroxid-Lösung (1 mol · l^{-1}) unter Zusatz von 0,1 ml Phenolphthalein-Lösung *R* 1 bis zur Rosafärbung titriert.

1 ml Natriumhydroxid-Lösung (1 mol · l^{-1}) entspricht 142,2 mg $C_6H_{10}N_2O_2$.

Lagerung

Vor Licht geschützt

Verunreinigungen

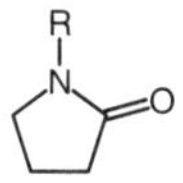

A. R = H:
Pyrrolidin-2-on
(2-Pyrrolidon)

B. R = CH_2–CO–O–CH_3:
Methyl[(2-oxopyrrolidin-1-yl)acetat]

C. R = CH_2–CO–O–C_2H_5:
Ethyl[(2-oxopyrrolidin-1-yl)acetat]

D. R = CH_2–CO_2H:
(2-Oxopyrrolidin-1-yl)essigsäure

4.07/0685

Povidon

Povidonum

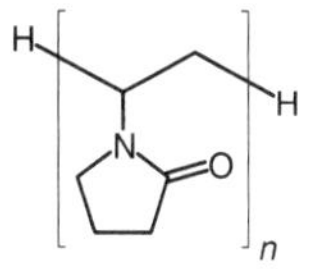

$C_{6n}H_{9n+2}N_nO_n$

Definition

α-Hydro-ω-hydropoly[1-(2-oxopyrrolidin-1-yl)ethylen]

Die Substanz besteht aus linearen Polymeren des 1-Ethenylpyrrolidin-2-ons.

Gehalt: 11,5 bis 12,8 Prozent Stickstoff (N; A_r 14,01) (wasserfreie Substanz)

Die verschiedenen Typen des Povidons sind durch die Viskosität ihrer Lösungen, ausgedrückt durch den *K*-Wert, charakterisiert.

Ist der *K*-Wert des Povidons mit höchstens 15 angegeben, muss *K* mindestens 85,0 und darf höchstens 115,0 Prozent des angegebenen Werts betragen.

Ist der angegebene *K*-Wert oder der mittlere Wert des angegebenen Intervalls größer als 15, muss *K* mindestens 90,0 und darf höchstens 108,0 Prozent des angegebenen Werts oder des mittleren Werts des angegebenen Intervalls betragen.

Eigenschaften

Aussehen: Pulver oder Blättchen, weiß bis gelblich weiß, hygroskopisch

Löslichkeit: leicht löslich in Wasser, Ethanol und Methanol, schwer löslich in Aceton

Prüfung auf Identität

1: A, E
2: B, C, D, E

A. IR-Spektroskopie (2.2.24)

Probenvorbereitung: Die Spektren werden mit jeweils 4 mg Substanz und Referenzsubstanz, die zuvor 6 h lang bei 105 °C getrocknet wurden, aufgenommen.

Vergleich: Povidon *CRS*

B. Werden 0,4 ml Prüflösung II (siehe „Prüfung auf Reinheit") mit 10 ml Wasser *R*, 5 ml verdünnter Salzsäure *R* und 2 ml Kaliumdichromat-Lösung *R* versetzt, bildet sich ein orangegelber Niederschlag.

C. Wird 1 ml Prüflösung II mit 0,2 ml Dimethylaminobenzaldehyd-Lösung *R* 1 und 0,1 ml Schwefelsäure *R* versetzt, färbt sich die Mischung rosa.

D. Werden 0,1 ml Prüflösung II mit 5 ml Wasser *R* und 0,2 ml Iod-Lösung (0,05 mol · l^{-1}) versetzt, färbt sich die Mischung rot.

E. Die Substanz ist in Wasser *R* leicht löslich.

Prüfung auf Reinheit

Prüflösung I: 1,0 g Substanz wird in kohlendioxidfreiem Wasser *R* zu 20 ml gelöst. Die Substanz wird dem Wasser in kleinen Portionen unter Rühren mit einem Magnetrührer zugesetzt.

Prüflösung II: 2,5 g Substanz werden in kohlendioxidfreiem Wasser *R* zu 25 ml gelöst. Die Substanz wird dem Wasser in kleinen Portionen unter Rühren mit einem Magnetrührer zugesetzt.

Aussehen der Lösung: Die Prüflösung I muss klar (2.2.1) und darf nicht stärker gefärbt sein als die Farbvergleichslösung B_6, BG_6 oder R_6 (2.2.2, Methode II).

pH-Wert (2.2.3): 3,0 bis 5,0 (Prüflösung I), wenn der angegebene *K*-Wert des Povidons höchstens 30 beträgt
4,0 bis 7,0 (Prüflösung I), wenn der angegebene *K*-Wert des Povidons größer als 30 ist

Viskosität, ausgedrückt als *K*-Wert: Für Povidon mit einem angegebenen *K*-Wert von höchstens 18 wird eine Lösung der Substanz verwendet, die 50 g je Liter enthält. Für Povidon mit einem angegebenen *K*-Wert größer als 18 wird eine Lösung der Substanz verwendet, die 10 g je Liter enthält. Für Povidon mit einem angegebenen *K*-Wert größer als 95 wird eine Lösung der Substanz verwendet, die 1,0 g je Liter enthält. Die jeweilige Lösung wird 1 h lang stehen gelassen. Die Viskosität (2.2.9) der Lösung wird bei 25 °C mit dem Viskosimeter Nr. 1 bestimmt. Die Ausflusszeit muss mindestens 100 s betragen. Der *K*-Wert wird nach folgender Formel berechnet:

$$\frac{1{,}5 \log\eta - 1}{0{,}15 + 0{,}003c} + \frac{\sqrt{300c \log\eta + (c + 1{,}5c \log\eta)^2}}{0{,}15c + 0{,}003c^2}$$

c = Konzentration der Substanz in Gramm je 100 ml, berechnet auf die wasserfreie Substanz
η = Viskosität der Lösung, bezogen auf Wasser *R*

Aldehyde: höchstens 500 ppm, berechnet als Acetaldehyd

Untersuchungslösung: 1,0 g Substanz wird in Phosphat-Pufferlösung pH 9,0 *R* zu 100,0 ml gelöst. Der Kolben wird dicht verschlossen und die Lösung 1 h lang bei 60 °C erhitzt. Die Lösung wird erkalten gelassen.

Referenzlösung: 0,140 g Acetaldehyd-Ammoniak *R* werden in Wasser *R* zu 200,0 ml gelöst. 1,0 ml Lösung wird mit Phosphat-Pufferlösung pH 9,0 *R* zu 100,0 ml verdünnt.

In 3 gleiche Küvetten mit einer Schichtdicke von 1 cm werden getrennt 0,5 ml Untersuchungslösung, Referenzlösung beziehungsweise Wasser *R* (Blindlösung) gegeben. Jeder Küvette werden 2,5 ml Phosphat-Pufferlösung pH 9,0 *R* und 0,2 ml Nicotinamid-Adenin-Dinukleotid-Lösung *R* zugesetzt. Die Küvetten werden dicht verschlossen. Der Inhalt wird gemischt und 2 bis 3 min lang bei 22 ± 2 °C stehen gelassen. Die Absorption (2.2.25) jeder Lösung wird bei 340 nm gegen Wasser *R* als Kompensationsflüssigkeit gemessen. Zum Inhalt jeder Küvette werden 0,05 ml Aldehyddehydrogenase-Lösung *R* gegeben. Die Küvetten werden dicht verschlossen. Der Inhalt wird gemischt und 5 min lang bei 22 ± 2 °C stehen gelassen. Die Absorption jeder Lösung wird bei 340 nm gegen Wasser *R* als Kompensationsflüssigkeit gemessen. Der Aldehydgehalt wird nach folgender Formel berechnet:

$$\frac{(A_{U2} - A_{U1}) - (A_{B2} - A_{B1})}{(A_{R2} - A_{R1}) - (A_{B2} - A_{B1})} \cdot \frac{100\,000 \cdot C}{m}$$

A_{U1} = Absorption der Untersuchungslösung vor Zusatz der Aldehyddehydrogenase
A_{U2} = Absorption der Untersuchungslösung nach Zusatz der Aldehyddehydrogenase
A_{R1} = Absorption der Referenzlösung vor Zusatz der Aldehyddehydrogenase
A_{R2} = Absorption der Referenzlösung nach Zusatz der Aldehyddehydrogenase
A_{B1} = Absorption der Blindlösung vor Zusatz der Aldehyddehydrogenase
A_{B2} = Absorption der Blindlösung nach Zusatz der Aldehyddehydrogenase
m = Einwaage von Povidon in Gramm, berechnet auf die wasserfreie Substanz
C = Konzentration (mg · ml^{-1}) des Acetaldehyds in der Referenzlösung, berechnet aus der Masse des Acetaldehyd-Ammoniaks mit dem Faktor 0,72

Peroxide: höchstens 400 ppm, berechnet als H_2O_2

2,0 g Substanz werden in 50 ml Wasser *R* gelöst. 25 ml Lösung werden mit 2 ml Titan(III)-chlorid-Schwefelsäure-Reagenz *R* versetzt und 30 min lang stehen gelassen. Die Absorption (2.2.25) der Lösung wird bei 405 nm gegen eine Mischung von 25 ml einer Lösung der Substanz (40 g · l^{-1}) und 2 ml einer 13-prozentigen Lösung (*V/V*) von Schwefelsäure *R* als Kompensationsflüssigkeit gemessen. Die Absorption darf höchstens 0,35 betragen.

Hydrazin: Dünnschichtchromatographie (2.2.27)

Die Lösungen müssen jeweils frisch hergestellt werden.

Untersuchungslösung: 2,5 g Substanz werden in 25 ml Wasser *R* gelöst. Die Lösung wird mit 0,5 ml einer Lösung von Salicylaldehyd *R* (50 g · l^{-1}) in Methanol *R* versetzt, gemischt und 15 min lang im Wasserbad von 60 °C erhitzt. Nach dem Erkalten wird die Mischung 2 min lang mit 2,0 ml Toluol *R* ausgeschüttelt und zentrifugiert. Die klare, überstehende Phase wird verwendet.

Referenzlösung: 9 mg Salicylaldazin *R* werden in Toluol *R* zu 100 ml gelöst. 1 ml Lösung wird mit Toluol *R* zu 10 ml verdünnt.

Platte: Platte mit einer Schicht von silanisiertem Kieselgel H *R*

Fließmittel: Wasser *R*, Methanol *R* (1:2 *V/V*)

Auftragen: 10 µl

Laufstrecke: 15 cm

Trocknen: an der Luft

Detektion: im ultravioletten Licht bei 365 nm

Grenzwert
- Hydrazin: Ein dem Salicylaldazin entsprechender Fleck im Chromatogramm der Untersuchungslösung darf nicht größer oder intensiver sein als der Fleck im Chromatogramm der Referenzlösung (1 ppm).

Verunreinigung A: Flüssigchromatographie (2.2.29)

Untersuchungslösung: 0,25 g Substanz werden in der mobilen Phase zu 10,0 ml gelöst.

Referenzlösung a: 50 mg 1-Vinylpyrrolidin-2-on *R* werden in Methanol *R* zu 100,0 ml gelöst. 1,0 ml Lösung wird mit Methanol *R* zu 100,0 ml verdünnt. 5,0 ml dieser Lösung werden mit der mobilen Phase zu 100,0 ml verdünnt.

Referenzlösung b: 10 mg 1-Vinylpyrrolidin-2-on *R* und 0,5 g Vinylacetat *R* werden in Methanol *R* zu 100,0 ml gelöst. 1,0 ml Lösung wird mit der mobilen Phase zu 100,0 ml verdünnt.

Vorsäule
- Größe: l = 0,025 m, ∅ = 4 mm
- Stationäre Phase: octadecylsilyliertes Kieselgel zur Chromatographie *R* (5 µm)

Säule
- Größe: l = 0,25 m, ∅ = 4 mm
- Stationäre Phase: octadecylsilyliertes Kieselgel zur Chromatographie *R* (5 µm)
- Temperatur: 40 °C

Mobile Phase: Acetonitril *R*, Wasser *R* (10:90 *V/V*)

Durchflussrate: so eingestellt, dass die Retentionszeit des Peaks der Verunreinigung A etwa 10 min beträgt

Detektion: Spektrometer bei 235 nm

Einspritzen: 50 µl

Nach Einspritzen der Untersuchungslösung wird etwa 2 min lang gewartet. Anschließend wird die Vorsäule mit der mobilen Phase 30 min lang gewaschen, wobei die Durchflussrichtung bei gleicher Durchflussrate umgekehrt wird.

Eignungsprüfung
- Auflösung: mindestens 2,0 zwischen den Peaks von Verunreinigung A und Vinylacetat im Chromatogramm der Referenzlösung b
- Wiederholpräzision: Referenzlösung a wird 5-mal eingespritzt. Die relative Standardabweichung darf höchstens 2,0 Prozent betragen.

Grenzwert
- Verunreinigung A: nicht größer als die Fläche des Hauptpeaks im Chromatogramm der Referenzlösung a (10 ppm)

Verunreinigung B: Flüssigchromatographie (2.2.29)

Untersuchungslösung: 0,100 g Substanz werden in Wasser *R* zu 50,0 ml gelöst.

Referenzlösung: 0,100 g 2-Pyrrolidon *R* werden in Wasser *R* zu 100 ml gelöst. 3,0 ml Lösung werden mit Wasser *R* zu 50,0 ml verdünnt.

Vorsäule
- Größe: l = 0,025 m, ∅ = 4 mm
- Stationäre Phase: nachsilanisiertes, octadecylsilyliertes Kieselgel zur Chromatographie *R* (5 µm)

Säule
- Größe: l = 0,25 m, ∅ = 4 mm
- Stationäre Phase: aminohexadecylsilyliertes Kieselgel zur Chromatographie *R* (5 µm), sphärisch
- Temperatur: 30 °C

Mobile Phase: Wasser *R*, das mit Phosphorsäure 85 % *R* auf einen pH-Wert von 2,4 eingestellt wurde

Durchflussrate: 1 ml · min^{-1}

Detektion: Spektrometer bei 205 nm

Ein Detektor wird zwischen die Vorsäule und die Analysensäule geschaltet, ein zweiter Detektor wird nach der Analysensäule platziert.

Einspritzen: 10 µl

Wenn Verunreinigung B die Vorsäule verlassen hat (nach etwa 1,2 min), wird die mobile Phase direkt von der Pumpe auf die Analysensäule geleitet. Bevor das nächste Chromatogramm aufgezeichnet wird, wird die Vorsäule gewaschen, wobei die Durchflussrichtung umgekehrt wird.

Eignungsprüfung
- Symmetriefaktor: höchstens 2,0 für den Peak von Verunreinigung B

Grenzwert
- Verunreinigung B: nicht größer als die Fläche des Hauptpeaks im Chromatogramm der Referenzlösung (3,0 Prozent)

Schwermetalle (2.4.8): höchstens 10 ppm

2,0 g Substanz müssen der Grenzprüfung D entsprechen. Zur Herstellung der Referenzlösung werden 2,0 ml Blei-Lösung (10 ppm Pb) *R* verwendet.

Wasser (2.5.12): höchstens 5,0 Prozent, mit 0,500 g Substanz bestimmt

Sulfatasche (2.4.14): höchstens 0,1 Prozent, mit 1,0 g Substanz bestimmt

Gehaltsbestimmung

100,0 mg Substanz (*m* mg) werden mit 5 g einer Mischung von 1 g Kupfer(II)-sulfat *R*, 1 g Titan(IV)-oxid *R* und 33 g Kaliumsulfat *R* sowie 3 Glasperlen in einen Kjeldahl-Kolben gegeben. Mit einer kleinen Menge Wasser *R* werden an der Kolbenwand haftende Substanzreste in den Kolben gespült. 7 ml Schwefelsäure *R* werden zugesetzt und dabei an der Wand des Kolbens herunterlaufen gelassen. Der Kolbeninhalt wird durch Schwenken gemischt. Um einen übermäßigen Verlust an Schwefelsäure zu vermeiden, wird der Kolben lose verschlossen, zum Beispiel mit einer kurz gestielten Glastulpe. Nach zunächst allmählichem Erhitzen wird die Temperatur so lange erhöht, bis der Kolbeninhalt kräftig siedet und die Schwefelsäuredämpfe am Kolbenhals kondensieren. Dabei müssen jedoch Vorkehrungen getroffen werden, um ein Überhitzen des oberen Teils des Kolbens zu vermeiden. 45 min lang wird das Erhitzen fortgesetzt. Nach dem Abkühlen werden feste Produkte durch vorsichtigen Zusatz von 20 ml Wasser *R* gelöst. Die Lösung wird erneut abgekühlt und der Kolben an eine Wasserdampf-Destillationsapparatur angeschlossen. Nach Zusatz von 30 ml konzentrierter Natriumhydroxid-Lösung *R* durch den Trichter wird dieser vorsichtig mit 10 ml Wasser *R* gespült. Anschließend wird die Mischung sofort unter Einleiten von Wasserdampf destilliert. Etwa 80 bis 100 ml Destillat werden in einer Mischung von 30 ml einer Lösung von Borsäure *R* (40 g · l^{-1}), 3 Tropfen Bromcresolgrün-Methylrot-Mischindikator-Lösung *R* und genügend Wasser *R*, um das Kühlerende zu bedecken, aufgefangen. Gegen Ende der Destillation wird das Auffanggefäß so weit gesenkt, dass sich das Kühlerende über der Flüssigkeit befindet. Das Kühlerende wird mit wenig Wasser *R* gespült. Das Destillat wird mit Schwefelsäure (0,025 mol · l^{-1}) bis zum Farbumschlag von Grün über blasses Graublau nach blassem Graurotviolett titriert (n_1 ml Schwefelsäure (0,025 mol · l^{-1})). Mit etwa 100,0 mg Glucose *R* an Stelle der Substanz wird eine Blindtitration durchgeführt (n_2 ml Schwefelsäure (0,025 mol · l^{-1})).

Der Stickstoffgehalt wird nach folgender Gleichung berechnet:

$$\text{Prozentgehalt an Stickstoff} = \frac{0{,}7004(n_1 - n_2)}{m} \cdot 100$$

Lagerung

Dicht verschlossen

Beschriftung

Die Beschriftung gibt den nominalen *K*-Wert an.

Verunreinigungen

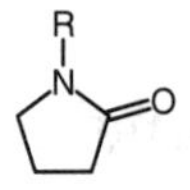

A. R = CH=CH_2:
1-Ethenylpyrrolidin-2-on
(1-Vinylpyrrolidin-2-on)

B. R = H:
Pyrrolidin-2-on
(2-Pyrrolidon)

4.07/2087

Propylenglycoldilaurat

Propylenglycoli dilauras

Definition

Gemisch von Mono- und Diestern des Propylenglycols mit Laurinsäure

Gehalt: mindestens 70,0 Prozent Diester und höchstens 30,0 Prozent Monoester

Eigenschaften

Aussehen: bei 20 °C klare, ölige, farblose bis schwach gelbe Flüssigkeit

Löslichkeit: praktisch unlöslich in Wasser, sehr leicht löslich in Dichlormethan, Ethanol und Methanol

Prüfung auf Identität

A. Dünnschichtchromatographie (2.2.27)

Untersuchungslösung: 0,1 g Substanz werden in Dichlormethan *R* zu 2 ml gelöst.

Referenzlösung: 0,1 g Propylenglycoldilaurat *CRS* werden in Dichlormethan *R* zu 2 ml gelöst.

Platte: DC-Platte mit Kieselgel *R*

Fließmittel: Hexan *R*, Ether *R* (30:70 *V/V*)

Auftragen: 10 µl

Laufstrecke: 15 cm

Trocknen: an der Luft

Detektion: Die Platte wird mit einer Lösung von Rhodamin 6 G *R* (0,1 g · l^{-1}) in Ethanol 96 % *R* besprüht und im ultravioletten Licht bei 365 nm ausgewertet.

Ergebnis: Die Flecke im Chromatogramm der Untersuchungslösung entsprechen in Bezug auf ihre Lage den Flecken im Chromatogramm der Referenzlösung.

B. Die Substanz entspricht der Prüfung „Fettsäurenzusammensetzung“ (siehe „Prüfung auf Reinheit“).

C. Die Substanz entspricht der „Gehaltsbestimmung“ (Gehalt an Diestern).

Prüfung auf Reinheit

Säurezahl (2.5.1): höchstens 4,0, mit 5,00 g Substanz bestimmt

Iodzahl (2.5.4, Methode A): höchstens 1,0

Verseifungszahl (2.5.6): 230 bis 250

Fettsäurenzusammensetzung: Gaschromatographie (2.4.22, Methode C)

Die in Tab. 2.4.22-2 beschriebene Kalibriermischung wird verwendet.

Die Fettsäurenfraktion der Substanz muss folgende Zusammensetzung haben

- Caprylsäure: höchstens 0,5 Prozent
- Caprinsäure: höchstens 2,0 Prozent
- Laurinsäure: mindestens 95,0 Prozent
- Myristinsäure: höchstens 3,0 Prozent
- Palmitinsäure: höchstens 1,0 Prozent

Freies Propylenglycol: höchstens 2,0 Prozent, wie unter „Gehaltsbestimmung“ beschrieben bestimmt

Wasser (2.5.12): höchstens 1,0 Prozent, mit 1,00 g Substanz bestimmt

Asche (2.4.16): höchstens 0,1 Prozent, mit 1,0 g Substanz bestimmt

Gehaltsbestimmung

Ausschlusschromatographie (2.2.30)

Stammlösung: 0,100 g Propylenglycol *R* werden in einer Probeflasche mit Tetrahydrofuran *R* zu 25,0 ml verdünnt.

Untersuchungslösung: 0,200 g Substanz (m) werden in eine 15-ml-Probeflasche eingewogen und nach Zusatz von 5,0 ml Tetrahydrofuran *R* wird bis zur Lösung geschüttelt. Die Probeflasche wird erneut gewogen. Die Gesamtmasse (M) an Lösungsmittel und Substanz wird berechnet.

Referenzlösungen: In vier 15-ml-Probeflaschen werden 0,25 ml, 0,5 ml, 1,0 ml beziehungsweise 2,5 ml Stammlösung gegeben und jeweils mit Tetrahydrofuran *R* zu 5,0 ml verdünnt.

Säule

- Größe: l = 0,6 m, ∅ = 7 mm
- Stationäre Phase: Styrol-Divinylbenzol-Copolymer *R* (5 µm) mit einer Porengröße von 10 nm

Mobile Phase: Tetrahydrofuran *R*

Durchflussrate: 1 ml · min^{-1}

Detektion: Differenzial-Refraktometer

Einspritzen: 40 µl

Relative Retention (bezogen auf Propylenglycol)

- Diester: etwa 0,85
- Monoester: etwa 0,90

Grenzwerte

- Freies Propylenglycol: Aus der Eichkurve, die mit den Referenzlösungen erstellt wurde, wird die Konzentration (C) an Propylenglycol in Milligramm je Gramm Untersuchungslösung bestimmt. Der Prozentgehalt an Propylenglycol in der Substanz wird nach folgender Formel berechnet:

$$\frac{C \cdot M}{m \cdot 10}$$

- Monoester: Der Prozentgehalt an Monoestern wird nach folgender Formel berechnet:

$$\frac{A}{A+B} \cdot (100 - D)$$

A = Fläche des Peaks der Monoester
B = Fläche des Peaks der Diester
D = Prozentgehalt an freiem Propylenglycol + Prozentgehalt an freien Fettsäuren

Der Prozentgehalt an freien Fettsäuren wird nach folgender Formel berechnet:

$$\frac{SZ \cdot 200}{561{,}1}$$

SZ = Säurezahl

- Diester: Der Prozentgehalt an Diestern wird nach folgender Formel berechnet:

$$\frac{B}{A+B} \cdot (100 - D)$$

Lagerung

Vor Feuchtigkeit geschützt

P

Monographien

4.07/1915

Propylenglycolmonolaurat

Propylenglycoli monolauras

Definition

Gemisch von Mono- und Diestern des Propylenglycols mit Laurinsäure

Gehalt

- Propylenglycolmonolaurat (Typ I): 45,0 bis 70,0 Prozent Monoester und 30,0 bis 55,0 Prozent Diester
- Propylenglycolmonolaurat (Typ II): mindestens 90,0 Prozent Monoester und höchstens 10,0 Prozent Diester

Eigenschaften

Aussehen: bei 20 °C klare, ölige, farblose bis schwach gelbe Flüssigkeit

Löslichkeit: praktisch unlöslich in Wasser, sehr leicht löslich in Dichlormethan, Ethanol und Methanol

Prüfung auf Identität

A. Dünnschichtchromatographie (2.2.27)

Untersuchungslösung: 0,1 g Substanz werden in Dichlormethan *R* zu 2 ml gelöst.

Referenzlösung: 0,1 g Propylenglycolmonolaurat *CRS* werden in Dichlormethan *R* zu 2 ml gelöst.

Platte: DC-Platte mit Kieselgel *R*

Fließmittel: Hexan *R*, Ether *R* (30:70 *V/V*)

Auftragen: 10 µl

Laufstrecke: 15 cm

Trocknen: an der Luft

Detektion: Die Platte wird mit einer Lösung von Rhodamin 6 G *R* (0,1 g · l^{-1}) in Ethanol 96 % *R* besprüht und im ultravioletten Licht bei 365 nm ausgewertet.

Ergebnis: Die Flecke im Chromatogramm der Untersuchungslösung entsprechen in Bezug auf ihre Lage den Flecken im Chromatogramm der Referenzlösung.

B. Die Substanz entspricht der Prüfung „Fettsäurenzusammensetzung“ (siehe „Prüfung auf Reinheit“).

C. Die Substanz entspricht der „Gehaltsbestimmung“ (Gehalt an Monoestern).

Prüfung auf Reinheit

Säurezahl (2.5.1): höchstens 4,0, mit 5,00 g Substanz bestimmt

Iodzahl (2.5.4, Methode A): höchstens 1,0

Verseifungszahl (2.5.6): 210 bis 245 für Propylenglycolmonolaurat (Typ I) und 200 bis 230 für Propylenglycolmonolaurat (Typ II)

Fettsäurenzusammensetzung: Gaschromatographie (2.4.22, Methode C)

Die in Tab. 2.4.22-2 beschriebene Kalibriermischung wird verwendet.

Die Fettsäurenfraktion der Substanz muss folgende Zusammensetzung haben

– Caprylsäure:	höchstens 0,5 Prozent
– Caprinsäure:	höchstens 2,0 Prozent
– Laurinsäure:	höchstens 95,0 Prozent
– Myristinsäure:	höchstens 3,0 Prozent
– Palmitinsäure:	höchstens 1,0 Prozent

Freies Propylenglycol: höchstens 5,0 Prozent für Propylenglycolmonolaurat (Typ I) und höchstens 1,0 Prozent für Propylenglycolmonolaurat (Typ II), wie unter „Gehaltsbestimmung“ beschrieben bestimmt

Wasser (2.5.12): höchstens 1,0 Prozent, mit 1,00 g Substanz bestimmt

Asche (2.4.16): höchstens 0,1 Prozent, mit 1,0 g Substanz bestimmt

Gehaltsbestimmung

Ausschlusschromatographie (2.2.30)

Stammlösung: 0,100 g Propylenglycol *R* werden in einer Probeflasche mit Tetrahydrofuran *R* zu 25,0 ml verdünnt.

Untersuchungslösung: 0,200 g Substanz (*m*) werden in eine 15-ml-Probeflasche eingewogen und nach Zusatz von 5,0 ml Tetrahydrofuran *R* wird bis zur Lösung geschüttelt. Die Probeflasche wird erneut gewogen. Die Gesamtmasse (*M*) an Lösungsmittel und Substanz wird berechnet.

Referenzlösungen: In vier 15-ml-Probeflaschen werden 0,25 ml, 0,5 ml, 1,0 ml beziehungsweise 2,5 ml Stammlösung gegeben und jeweils mit Tetrahydrofuran *R* zu 5,0 ml verdünnt. In eine fünfte 15-ml-Probeflasche werden 5,0 ml Stammlösung gegeben.

Säule
- Größe: l = 0,6 m, ∅ = 7 mm
- Stationäre Phase: Styrol-Divinylbenzol-Copolymer *R* (5 µm) mit einer Porengröße von 10 nm

Mobile Phase: Tetrahydrofuran *R*

Durchflussrate: 1 ml · min^{-1}

Detektion: Differenzial-Refraktometer

Einspritzen: 40 µl

Relative Retention (bezogen auf Propylenglycol)
- Diester: etwa 0,85
- Monoester: etwa 0,90

Grenzwerte
- Freies Propylenglycol: Aus der Eichkurve, die mit den Referenzlösungen erstellt wurde, wird die Konzentration (*C*) an Propylenglycol in Milligramm je Gramm Untersuchungslösung bestimmt. Der Prozentgehalt an Propylenglycol in der Substanz wird nach folgender Formel berechnet:

$$\frac{C \cdot M}{m \cdot 10}$$

- Monoester: Der Prozentgehalt an Monoestern wird nach folgender Formel berechnet:

$$\frac{A}{A + B} \cdot (100 - D)$$

A = Fläche des Peaks der Monoester
B = Fläche des Peaks der Diester
D = Prozentgehalt an freiem Propylenglycol + Prozentgehalt an freien Fettsäuren

Der Prozentgehalt an freien Fettsäuren wird nach folgender Formel berechnet:

$$\frac{SZ \cdot 200}{561{,}1}$$

SZ = Säurezahl

– Diester: Der Prozentgehalt an Diestern wird nach folgender Formel berechnet:

$$\frac{B}{A + B} \cdot (100 - D)$$

Lagerung

Vor Feuchtigkeit geschützt

Beschriftung

Die Beschriftung gibt den Typ des Propylenglycolmonolaurats an (Typ I oder Typ II).

R

4.07/2020

Rilmenidindihydrogen-phosphat

Rilmenidini dihydrogeno-phosphas

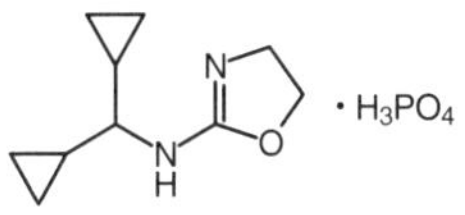

$C_{10}H_{19}N_2O_5P$ M_r 278,2

Definition

N-(Dicyclopropylmethyl)-4,5-dihydrooxazol-2-amin-dihydrogenphosphat

Gehalt: 99,0 bis 101,0 Prozent (getrocknete Substanz)

Eigenschaften

Aussehen: weißes bis fast weißes Pulver

Löslichkeit: leicht löslich in Wasser, schwer löslich in Ethanol, praktisch unlöslich in Dichlormethan

Prüfung auf Identität

A. IR-Spektroskopie (2.2.24)

Vergleich: Rilmenidindihydrogenphosphat-Referenzspektrum der Ph. Eur.

B. 10 mg Substanz werden in Wasser *R* zu 1 ml gelöst. Die Lösung gibt die Identitätsreaktion b auf Phosphat (2.3.1).

Prüfung auf Reinheit

Verwandte Substanzen: Flüssigchromatographie (2.2.29)

Untersuchungslösung: 60,0 mg Substanz werden in Wasser *R* zu 20,0 ml gelöst.

Referenzlösung a: 1,0 ml Untersuchungslösung wird mit Wasser *R* zu 100,0 ml verdünnt. 10,0 ml dieser Lösung werden mit Wasser *R* zu 50,0 ml verdünnt.

Referenzlösung b: 5,0 ml Referenzlösung a werden mit Wasser *R* zu 20,0 ml verdünnt.

Referenzlösung c: 15,0 mg Rilmenidin zur Eignungsprüfung *CRS* werden in Wasser *R* zu 5,0 ml gelöst.

Säule
- Größe: l = 0,15 m, ∅ = 3 mm
- Stationäre Phase: desaktiviertes, octadecylsilyliertes Kieselgel zur Chromatographie *R* (5 µm) mit einer Porengröße von 10 nm und einem Kohlenstoffgehalt von 25 Prozent
- Temperatur: 40 °C

Mobile Phase
- Mobile Phase A: 3 g Natriumheptansulfonat *R* werden in Wasser *R* zu 860 ml gelöst. Der Lösung werden 130 ml Methanol *R* 2, 10 ml Tetrahydrofuran zur Chromatographie *R* und 1,0 ml Phosphorsäure 85 % *R* zugesetzt.
- Mobile Phase B: 3 g Natriumheptansulfonat *R* werden in Wasser *R* zu 600 ml gelöst. Der Lösung werden 350 ml Acetonitril zur Chromatographie *R*, 50 ml Tetrahydrofuran zur Chromatographie *R* und 1,0 ml Phosphorsäure 85 % *R* zugesetzt.

Zeit (min)	Mobile Phase A (% *V/V*)	Mobile Phase B (% *V/V*)
0 – 14	100 → 0	0 → 100
14 – 15	0 → 100	100 → 0
15 – 30	100	0

Durchflussrate: 1,0 ml · min^{-1}

Detektion: Spektrometer bei 205 nm

Einspritzen: 20 µl

Relative Retention (bezogen auf Rilmenidin, t_R etwa 13 min)
- Verunreinigung A: etwa 0,6
- Verunreinigung B: etwa 0,9
- Verunreinigung C: etwa 1,4

Unter diesen Chromatographiebedingungen beginnt nach einer Zeit t von mindestens 5 min ein vom Recorder aufgezeichneter Anstieg der Basislinie, der dem Beginn des Gradienten entspricht. Falls dies nicht der Fall ist (t < 5 min), wird der chromatographische Ablauf durch eine zusätzliche isokratische Elution mit 100 Prozent mobiler Phase A über einen Zeitraum von (5 – t) min vor dem Start des linearen Gradienten geändert.

Eignungsprüfung: Referenzlösung c
- Peak-Tal-Verhältnis: mindestens 3, wobei H_p die Höhe des Peaks der Verunreinigung B über der Basislinie und H_v die Höhe des niedrigsten Punkts der Kurve über der Basislinie zwischen den Peaks der Verunreinigung B und Rilmenidin darstellt

Grenzwerte
- Jede Verunreinigung: jeweils nicht größer als das 0,5fache der Fläche des Hauptpeaks im Chromatogramm der Referenzlösung a (0,1 Prozent)
- Summe aller Verunreinigungen: nicht größer als die Fläche des Hauptpeaks im Chromatogramm der Referenzlösung a (0,2 Prozent)
- Ohne Berücksichtigung bleiben: Peaks, deren Fläche kleiner ist als die Fläche des Hauptpeaks im Chromatogramm der Referenzlösung b (0,05 Prozent)

R

Monographien

Trocknungsverlust (2.2.32): höchstens 0,5 Prozent, mit 1,000 g Substanz durch 2 h langes Trocknen im Vakuumtrockenschrank über Phosphor(V)-oxid *R* bei 50 °C bestimmt

Gehaltsbestimmung

0,200 g Substanz, in 50 ml wasserfreier Essigsäure *R* gelöst, werden mit Perchlorsäure (0,1 mol · l^{-1}) titriert. Der Endpunkt wird mit Hilfe der Potentiometrie (2.2.20) bestimmt.

1 ml Perchlorsäure (0,1 mol · l^{-1}) entspricht 27,82 mg $C_{10}H_{19}N_2O_5P$.

Verunreinigungen

Spezifizierte Verunreinigungen:

(Beachten Sie den Hinweis zu den „Verunreinigungen" zu Anfang des Bands auf Seite B)

A, B, C

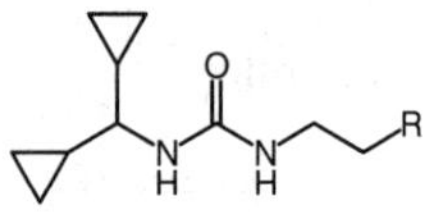

A. R = OH:
1-(Dicyclopropylmethyl)-3-(2-hydroxyethyl)harnstoff

B. R = Cl:
1-(2-Chlorethyl)-3-(dicyclopropylmethyl)harnstoff

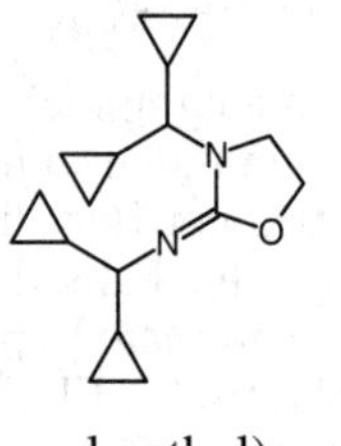

C. *N*,3-Bis(dicyclopropylmethyl)oxazolidin-2-imin

4.07/1559

Risperidon

Risperidonum

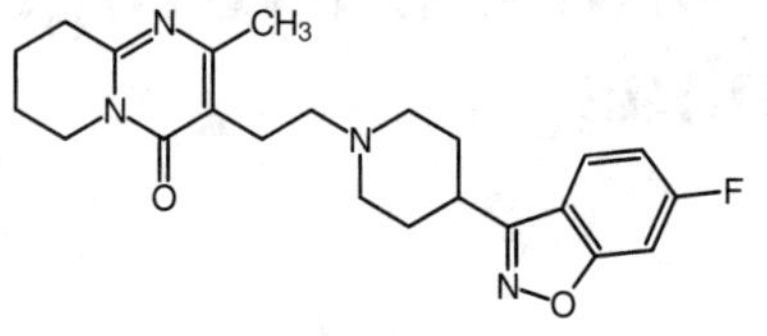

$C_{23}H_{27}FN_4O_2$ M_r 410,5

Definition

Risperidon enthält mindestens 99,0 und höchstens 101,0 Prozent 3-[2-[4-(6-Fluor-1,2-benzisoxazol-3-yl)piperidin-1-yl]ethyl]-2-methyl-6,7,8,9-tetrahydro-4*H*-pyrido[1,2-*a*]pyrimidin-4-on, berechnet auf die getrocknete Substanz.

Eigenschaften

Weißes bis fast weißes Pulver; praktisch unlöslich in Wasser, leicht löslich in Dichlormethan, wenig löslich in Ethanol

Die Substanz löst sich in verdünnten Säuren.

Die Substanz zeigt Polymorphie.

Prüfung auf Identität

Die Prüfung erfolgt mit Hilfe der IR-Spektroskopie (2.2.24) durch Vergleich des Spektrums der Substanz mit dem von Risperidon *CRS*. Die Prüfung erfolgt mit Hilfe von Presslingen. Wenn die Spektren unterschiedlich sind, werden Substanz und Referenzsubstanz getrennt in der eben notwendigen Menge Aceton *R* gelöst. Nach Eindampfen der Lösungen zur Trockne werden mit den Rückständen erneut Spektren aufgenommen.

Prüfung auf Reinheit

Aussehen der Lösung: 0,1 g Substanz werden in einer Lösung von Weinsäure *R* (7,5 g · l^{-1}) zu 100 ml gelöst. Die Lösung muss klar (2.2.1) und farblos (2.2.2, Methode II) sein.

Verwandte Substanzen: Die Prüfung erfolgt mit Hilfe der Flüssigchromatographie (2.2.29).

Untersuchungslösung: 0,10 g Substanz werden in Methanol *R* zu 10,0 ml gelöst.

Referenzlösung a: 5,0 mg Risperidon *CRS* und 5,0 mg Haloperidol *CRS* werden in Methanol *R* zu 250,0 ml gelöst.

Referenzlösung b: 1,0 ml Untersuchungslösung wird mit Methanol *R* zu 100,0 ml verdünnt. 5,0 ml dieser Lösung werden mit Methanol *R* zu 25,0 ml verdünnt.

Die Chromatographie kann durchgeführt werden mit

- einer Säule aus rostfreiem Stahl von 0,10 m Länge und 4,6 mm innerem Durchmesser, gepackt mit desaktiviertem, octadecylsilyliertem Kieselgel zur Chromatographie *R* (3 µm)
- einer Mischung der mobilen Phasen A und B unter Einsatz der Gradientenelution bei einer Durchflussrate von 1,5 ml je Minute

  Mobile Phase A: eine Lösung von Ammoniumacetat *R* (5 g · l^{-1})

  Mobile Phase B: Methanol *R*

Zeit (min)	Mobile Phase A (% *V/V*)	Mobile Phase B (% *V/V*)	Erläuterungen
0 – 15	70 → 30	30 → 70	linearer Gradient
15 – 20	30	70	isokratisch
20 – 21	30 → 70	70 → 30	zurück zur Anfangszusammensetzung
21 – 25	70	30	Re-Äquilibrierung
25 = 0	70	30	Neubeginn des Gradienten

- einem Spektrometer als Detektor bei einer Wellenlänge von 260 nm.

Die Säule wird mindestens 10 min lang mit der mobilen Phase in der Anfangszusammensetzung bei einer Durchflussrate von 1 ml je Minute äquilibriert.

10 µl Referenzlösung a werden eingespritzt. Die Empfindlichkeit des Systems wird so eingestellt, dass die Höhe der beiden Peaks im Chromatogramm mindestens 50 Prozent des maximalen Ausschlags beträgt. Wird das Chromatogramm unter den vorgeschriebenen Bedingungen aufgezeichnet, betragen die Retentionszeiten für Risperidon etwa 10,5 min und für Haloperidol etwa 11 min. Die Prüfung darf nur ausgewertet werden, wenn die Auflösung zwischen den Peaks von Risperidon und Haloperidol mindestens 3,0 beträgt. Falls erforderlich wird die Konzentration von Methanol in der mobilen Phase oder das Zeitprogramm der linearen Gradientenelution geändert.

10 µl Methanol *R* als Blindlösung und je 10 µl Untersuchungslösung und Referenzlösung b werden eingespritzt. Im Chromatogramm der Untersuchungslösung darf keine Peakfläche, mit Ausnahme der des Hauptpeaks, größer sein als die Fläche des Hauptpeaks im Chromatogramm der Referenzlösung b (0,2 Prozent) und die Summe dieser Peakflächen darf nicht größer sein als das 1,5fache der Fläche des Hauptpeaks im Chromatogramm der Referenzlösung b (0,3 Prozent). Peaks der Blindlösung und Peaks, deren Fläche kleiner ist als das 0,25fache der Fläche des Hauptpeaks im Chromatogramm der Referenzlösung b, werden nicht berücksichtigt.

Trocknungsverlust (2.2.32): höchstens 0,5 Prozent, mit 1,000 g Substanz durch 4 h langes Trocknen im Trockenschrank bei 100 bis 105 °C bestimmt

Sulfatasche (2.4.14): höchstens 0,1 Prozent, mit 1,0 g Substanz unter Verwendung eines Platintiegels bestimmt

Gehaltsbestimmung

0,160 g Substanz, in 70 ml einer Mischung von 1 Volumteil wasserfreier Essigsäure *R* und 7 Volumteilen Ethylmethylketon *R* gelöst, werden mit Perchlorsäure (0,1 mol · l^{-1}) titriert. Der Endpunkt wird mit Hilfe der Potentiometrie (2.2.20) bestimmt.

1 ml Perchlorsäure (0,1 mol · l^{-1}) entspricht 20,53 mg $C_{23}H_{27}FN_4O_2$.

Lagerung

Vor Licht geschützt

Verunreinigungen

Spezifizierte Verunreinigungen:

(Beachten Sie den Hinweis zu den „Verunreinigungen“ zu Anfang des Bands auf Seite B)

A, B, C, D, E

Andere bestimmbare Verunreinigungen:

F, G, H, I

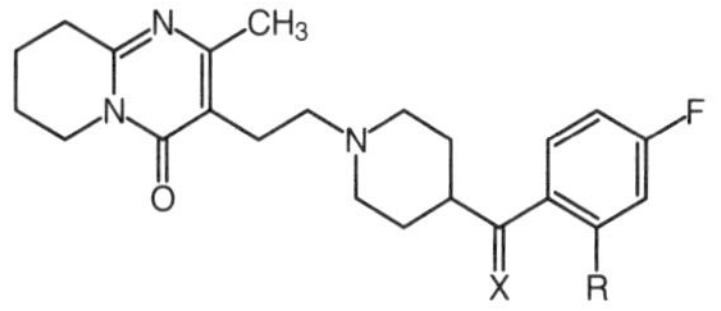

A. R = F, X = N–OH:
3-[2-[4-[(*E*)-(2,4-Difluorphenyl)(hydroxyimino)methyl]piperidin-1-yl]ethyl]-2-methyl-6,7,8,9-tetrahydro-4*H*-pyrido[1,2-*a*]pyrimidin-4-on

B. R = F, X = N–OH:
3-[2-[4-[(*Z*)-(2,4-Difluorphenyl)(hydroxyimino)methyl]piperidin-1-yl]ethyl]-2-methyl-6,7,8,9-tetrahydro-4*H*-pyrido[1,2-*a*]pyrimidin-4-on

G. R = OH, X = O:
3-[2-[4-(4-Fluor-2-hydroxybenzoyl)piperidin-1-yl]ethyl]-2-methyl-6,7,8,9-tetrahydro-4*H*-pyrido[1,2-*a*]pyrimidin-4-on

H. R = F, X = O:
3-[2-[4-(2,4-Difluorbenzoyl)piperidin-1-yl]ethyl]-2-methyl-6,7,8,9-tetrahydro-4*H*-pyrido[1,2-*a*]pyrimidin-4-on

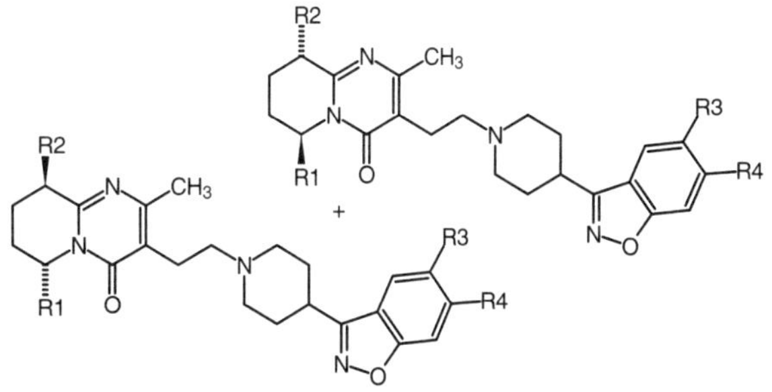

C. R1 = R3 = H, R2 = OH, R4 = F:
(9*RS*)-3-[2-[4-(6-Fluor-1,2-benzisoxazol-3-yl)piperidin-1-yl]ethyl]-9-hydroxy-2-methyl-6,7,8,9-tetrahydro-4*H*-pyrido[1,2-*a*]pyrimidin-4-on

D. R1 = R2 = R4 = H, R3 = F:
3-[2-[4-(5-Fluor-1,2-benzisoxazol-3-yl)piperidin-1-yl]ethyl]-2-methyl-6,7,8,9-tetrahydro-4*H*-pyrido[1,2-*a*]pyrimidin-4-on

E. R1 = CH_3, R2 = R3 = H, R4 = F:
(6*RS*)-3-[2-[4-(6-Fluor-1,2-benzisoxazol-3-yl)piperidin-1-yl]ethyl]-2,6-dimethyl-6,7,8,9-tetrahydro-4*H*-pyrido[1,2-*a*]pyrimidin-4-on

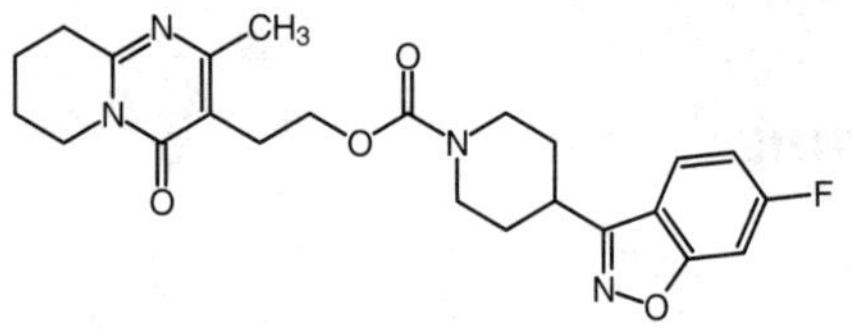

F. 2-[2-Methyl-4-oxo-6,7,8,9-tetrahydro-4*H*-pyrido[1,2-*a*]pyrimidin-3-yl]ethyl-4-(6-fluor-1,2-benzisoxazol-3-yl)piperidin-1-carboxylat

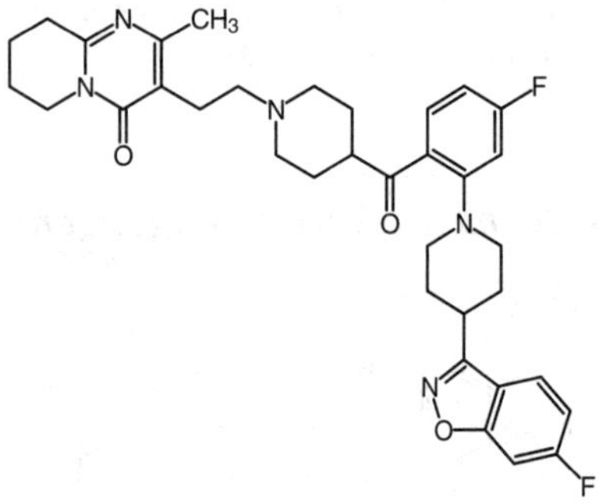

I. 3-[2-[4-[4-Fluor-2-[4-(6-fluor-1,2-benzisoxazol-3-yl)piperidin-1-yl]benzoyl]piperidin-1-yl]ethyl]-2-methyl-6,7,8,9-tetrahydro-4*H*-pyrido[1,2-*a*]pyrimidin-4-on

4.07/0051

Natives Rizinusöl

Ricini oleum virginale

Definition

Das aus den Samen von *Ricinus communis* L. durch Kaltpressung gewonnene fette Öl

Ein geeignetes Antioxidans kann zugesetzt sein.

Eigenschaften

Aussehen: klare, fast farblose bis schwach gelbe, viskose, hygroskopische Flüssigkeit

Löslichkeit: schwer löslich in Petroläther, mischbar mit Essigsäure 99 % und Ethanol

Relative Dichte: etwa 0,958

Brechungsindex: etwa 1,479

Prüfung auf Identität

1: D
2: A, B, C

A. Das Öl entspricht der Prüfung „Optische Drehung" (siehe „Prüfung auf Reinheit").

B. Das Öl entspricht der Prüfung „Hydroxylzahl" (siehe „Prüfung auf Reinheit").

C. Iodzahl (2.5.4): 82 bis 90

D. Das Öl entspricht der Prüfung „Fettsäurenzusammensetzung" (siehe „Prüfung auf Reinheit").

Prüfung auf Reinheit

Optische Drehung (2.2.7): +3,5 bis +6,0°

Spezifische Absorption (2.2.25): höchstens 1,0, im Absorptionsmaximum bei 269 ± 1 nm gemessen

1,0 g Öl wird in Ethanol 96 % *R* zu 100,0 ml gelöst.

Säurezahl (2.5.1): höchstens 2,0

5,0 g Öl werden in 25 ml der vorgeschriebenen Lösungsmittelmischung gelöst.

Hydroxylzahl (2.5.3, Methode A): mindestens 150

Peroxidzahl (2.5.5): höchstens 10,0

Unverseifbare Anteile (2.5.7): höchstens 0,8 Prozent, mit 5,0 g Öl bestimmt

Fettsäurenzusammensetzung: Gaschromatographie (2.4.22, Methode A) mit folgenden Änderungen: Die in Tab. 2.4.22-3 beschriebene Kalibriermischung wird verwendet.

Untersuchungslösung: 75 mg Öl werden in ein 10-ml-Zentrifugenglas mit Schraubverschluss gegeben und unter Schütteln und Erwärmen auf 50 bis 60 °C in 2 ml *tert*-Butylmethylether *R* 1 gelöst. Der noch warmen Mischung wird 1 ml einer Lösung von Natrium *R* (12 $g \cdot l^{-1}$) in wasserfreiem Methanol *R*, die unter den erforderlichen Vorsichtsmaßnahmen hergestellt wurde, zugesetzt. Die Mischung wird mindestens 5 min lang kräftig geschüttelt, mit 5 ml destilliertem Wasser *R* versetzt, etwa 30 s lang kräftig geschüttelt und 15 min lang bei 1500 *g* zentrifugiert. Die obere Phase wird verwendet.

Referenzlösung: 50 mg Methylricinolat *CRS* und 50 mg Methylstearat *CRS* werden in 10,0 ml *tert*-Butylmethylether *R* 1 gelöst.

Säule
- Material: Quarzglas
- Größe: *l* = 30 m, Ø = 0,25 mm
- Stationäre Phase: Macrogol 20 000 *R* (Filmdicke 0,25 µm)

Trägergas: Helium zur Chromatographie *R*

Durchflussrate: 0,9 $ml \cdot min^{-1}$

Splitverhältnis: 1:100

Temperatur

	Zeit (min)	Temperatur (°C)
Säule	0 – 55	215
Probeneinlass		250
Detektor		250

Detektion: Flammenionisation

Einspritzen: 1 µl

Der Prozentgehalt an jeder Fettsäure im Öl wird mit Hilfe des Verfahrens „Normalisierung" berechnet.

Die Fläche des Methylricinolat-Peaks wird mit dem Korrekturfaktor *R* multipliziert, der nach folgender Gleichung berechnet wird:

$$R = \frac{m_1 \cdot A_2}{A_1 \cdot m_2}$$

m_1 = Masse von Methylricinolat in der Referenzlösung
m_2 = Masse von Methylstearat in der Referenzlösung
A_1 = Fläche des Methylricinolat-Peaks im Chromatogramm der Referenzlösung
A_2 = Fläche des Methylstearat-Peaks im Chromatogramm der Referenzlösung

Die Fettsäurenfraktion des Öls muss folgende Zusammensetzung haben

- Palmitinsäure: höchstens 2,0 Prozent
- Stearinsäure: höchstens 2,5 Prozent
- Ölsäure und deren Isomere ($C_{18:1}$ äquivalente Kettenlänge auf Macrogol 20 000: 18,3): 2,5 bis 6,0 Prozent
- Linolsäure ($C_{18:2}$ äquivalente Kettenlänge auf Macrogol 20 000: 18,8): 2,5 bis 7,0 Prozent
- Linolensäure ($C_{18:3}$ äquivalente Kettenlänge auf Macrogol 20 000: 19,2): höchstens 1,0 Prozent
- Eicosensäure ($C_{20:1}$ äquivalente Kettenlänge auf Macrogol 20 000: 20,2): höchstens 1,0 Prozent
- Ricinolsäure (äquivalente Kettenlänge auf Macrogol 20 000: 23,9): 85,0 bis 92,0 Prozent
- Jede andere Fettsäure: höchstens 1,0 Prozent

Wasser (2.5.12): höchstens 0,3 Prozent, mit 5,0 g Öl bestimmt

Lagerung

Vor Licht geschützt, in dicht verschlossenen, dem Verbrauch angemessenen, möglichst vollständig gefüllten Behältnissen

Beschriftung

Die Beschriftung gibt Namen und Konzentration jedes zugesetzten Antioxidans an.

S

4.07/1766

Spiraprilhydrochlorid-Monohydrat

Spiraprili hydrochloridum monohydricum

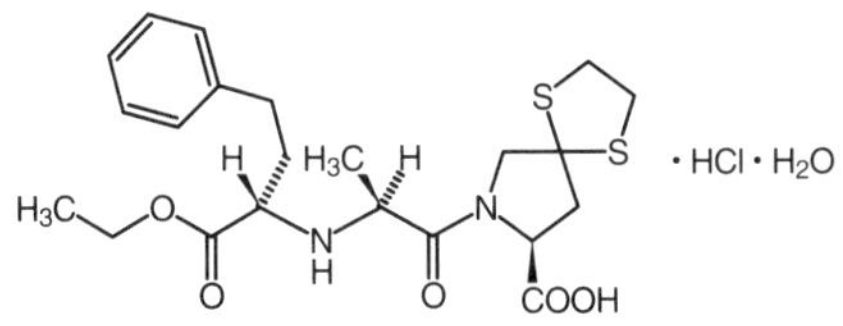

$C_{22}H_{31}ClN_2O_5S_2 \cdot H_2O$ M_r 521,1

Definition

(8*S*)-7-[(2*S*)-2-[[(1*S*)-1-(Ethoxycarbonyl)-3-phenylpropyl]amino]propanoyl]-1,4-dithia-7-azaspiro[4.4]nonan-8-carbonsäure-hydrochlorid-Monohydrat

Gehalt: 97,0 bis 102,0 Prozent (wasserfreie Substanz)

Eigenschaften

Aussehen: weißes bis fast weißes, feines, kristallines Pulver

Löslichkeit: sehr schwer löslich in Wasser, löslich in Methanol, schwer löslich in Acetonitril, praktisch unlöslich in Dichlormethan

Prüfung auf Identität

A. Die Substanz entspricht der Prüfung „Spezifische Drehung" (siehe „Prüfung auf Reinheit").

B. IR-Spektroskopie (2.2.24)

Probenvorbereitung: Presslinge aus Kaliumbromid *R*

Vergleich: Spiraprilhydrochlorid-Monohydrat *CRS*

C. Die Substanz gibt die Identitätsreaktionen auf Chlorid (2.3.1).

Prüfung auf Reinheit

Spezifische Drehung (2.2.7): –11,0 bis –13,0 (wasserfreie Substanz)

0,200 g Substanz werden in Dimethylformamid *R* zu 20,0 ml gelöst.

Verwandte Substanzen: Flüssigchromatographie (2.2.29)

Lösungsmittelmischung: Acetonitril *R* 1, Wasser *R* (2:8 *V/V*)

Untersuchungslösung: 50,0 mg Substanz werden in der Lösungsmittelmischung zu 20,0 ml gelöst.

Referenzlösung a: 6,0 mg Spirapril zur Eignungsprüfung *CRS* (Spirapril versetzt mit den Verunreinigungen B und D) werden in der Lösungsmittelmischung zu 20 ml gelöst.

Referenzlösung b: 5,0 ml Untersuchungslösung werden mit der Lösungsmittelmischung zu 100,0 ml verdünnt. 5,0 ml dieser Lösung werden mit der Lösungsmittelmischung zu 50,0 ml verdünnt.

Referenzlösung c: 1,0 ml Referenzlösung b wird mit der Lösungsmittelmischung zu 10,0 ml verdünnt.

Säule
- Größe: l = 0,125 m, ∅ = 4,6 mm
- Stationäre Phase: octadecylsilyliertes Kieselgel zur Chromatographie *R* (5 µm)
- Temperatur: 70 °C

Mobile Phase
- Mobile Phase A: 4,5 g Tetramethylammoniumhydroxid *R* werden in 900 ml Wasser *R* gelöst. Die Lösung wird mit Phosphorsäure 85 % *R* auf einen pH-Wert von 2,2 eingestellt und anschließend mit 100 ml Acetonitril *R* 1 versetzt.
- Mobile Phase B: 4,5 g Tetramethylammoniumhydroxid *R* werden in 400 ml Wasser *R* gelöst. Die Lösung wird mit Phosphorsäure 85 % *R* auf einen pH-Wert von 2,2 eingestellt und anschließend mit 600 ml Acetonitril *R* 1 versetzt.

Zeit (min)	Mobile Phase A (% *V/V*)	Mobile Phase B (% *V/V*)
0 – 4	90	10
4 – 14	90 → 10	10 → 90
14 – 20	10	90
20 – 23	10 → 90	90 → 10
23 – 33	90	10

Durchflussrate: 2,0 ml · min^{-1}

Detektion: Spektrometer bei 210 nm

Einspritzen: 20 µl

Relative Retention (bezogen auf Spirapril, t_R etwa 10 min)
- Verunreinigung C: etwa 0,6
- Verunreinigung B: etwa 0,7
- Verunreinigung A: etwa 1,26
- Verunreinigung D: etwa 1,38

Eignungsprüfung: Referenzlösung a
- Auflösung: mindestens 3,5 zwischen den Peaks von Verunreinigung B und Spirapril und mindestens 5,5 zwischen den Peaks von Spirapril und Verunreinigung D

Grenzwerte
- Verunreinigungen A, C: jeweils nicht größer als das 0,4fache der Fläche des Hauptpeaks im Chromatogramm der Referenzlösung b (0,2 Prozent)
- Verunreinigung B: nicht größer als das 0,6fache der Fläche des Hauptpeaks im Chromatogramm der Referenzlösung b (0,3 Prozent)

S

Monographien

- Verunreinigung D: nicht größer als das 0,8fache der Fläche des Hauptpeaks im Chromatogramm der Referenzlösung b (0,4 Prozent)
- Jede weitere Verunreinigung: jeweils nicht größer als das 0,2fache der Fläche des Hauptpeaks im Chromatogramm der Referenzlösung b (0,1 Prozent)
- Summe aller Verunreinigungen: nicht größer als das 2fache der Fläche des Hauptpeaks im Chromatogramm der Referenzlösung b (1,0 Prozent)
- Ohne Berücksichtigung bleiben: Peaks, deren Fläche kleiner ist als die Fläche des Hauptpeaks im Chromatogramm der Referenzlösung c (0,05 Prozent); Peaks der Blindlösung (Lösungsmittelmischung)

Wasser (2.5.12): 3,0 bis 4,0 Prozent, mit 0,200 g Substanz bestimmt

Sulfatasche (2.4.14): höchstens 0,1 Prozent, mit 1,0 g Substanz bestimmt

Gehaltsbestimmung

Flüssigchromatographie (2.2.29)

Lösungsmittelmischung: Gleiche Volumteile Acetonitril *R* 1 und Wasser *R* werden gemischt.

Untersuchungslösung: 20,0 mg Substanz werden in der Lösungsmittelmischung zu 100,0 ml gelöst.

Referenzlösung a: 20,0 mg Spiraprilhydrochlorid-Monohydrat *CRS* werden in der Lösungsmittelmischung zu 100,0 ml gelöst.

Referenzlösung b: 6,0 mg Spirapril zur Eignungsprüfung *CRS* (Spirapril versetzt mit den Verunreinigungen B und D) werden in einer Mischung von 2 Volumteilen Acetonitril *R* und 8 Volumteilen Wasser *R* zu 20 ml gelöst.

Lösung A: 4,5 g Tetramethylammoniumhydroxid *R* werden in 900 ml Wasser *R* gelöst. Die Lösung wird mit Phosphorsäure 85 % *R* auf einen pH-Wert von 1,75 eingestellt und anschließend mit 100 ml Acetonitril *R* 1 versetzt.

Lösung B: 4,5 g Tetramethylammoniumhydroxid *R* werden in 400 ml Wasser *R* gelöst. Die Lösung wird mit Phosphorsäure 85 % *R* auf einen pH-Wert von 1,75 eingestellt und anschließend mit 600 ml Acetonitril *R* 1 versetzt.

Säule
- Größe: *l* = 0,125 m, ∅ = 4,6 mm
- Stationäre Phase: octadecylsilyliertes Kieselgel zur Chromatographie *R* (5 µm)
- Temperatur: 70 °C

Mobile Phase: Lösung A, Lösung B (45:55 *V/V*)

Durchflussrate: 2,0 ml · min^{-1}

Detektion: Spektrometer bei 210 nm

Einspritzen: 20 µl

Retentionszeit
- Spirapril: 1,6 bis 2,9 min
- Verunreinigung D: etwa 13 min

Falls erforderlich wird der Anteil an Lösung B in der mobilen Phase geändert.

Eignungsprüfung: Referenzlösung b
- Auflösung: mindestens 15 zwischen den Peaks von Spirapril und Verunreinigung D

Der Prozentgehalt an $C_{22}H_{31}ClN_2O_5S_2$ wird aus den Chromatogrammen der Untersuchungslösung und Referenzlösung a und dem angegebenen Gehalt für Spiraprilhydrochlorid-Monohydrat *CRS* berechnet.

Lagerung

Dicht verschlossen, vor Licht geschützt

Verunreinigungen

Spezifizierte Verunreinigungen:

(Beachten Sie den Hinweis zu den „Verunreinigungen“ zu Anfang des Bands auf Seite B)

A, B, C, D

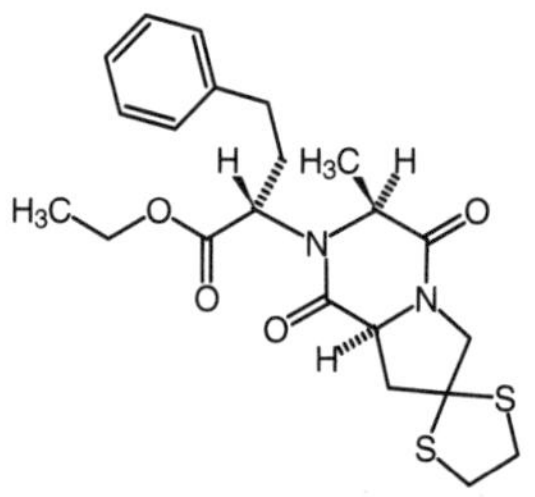

A. Ethyl[(2*S*)-2-[(3′*S*,8′a*S*)-3′-methyl-1′,4′-dioxohexahydrospiro[1,3-dithiolan-2,7′(6′*H*)-pyrrolo[1,2-*a*]pyrazin]-2′-yl]-4-phenylbutanoat]

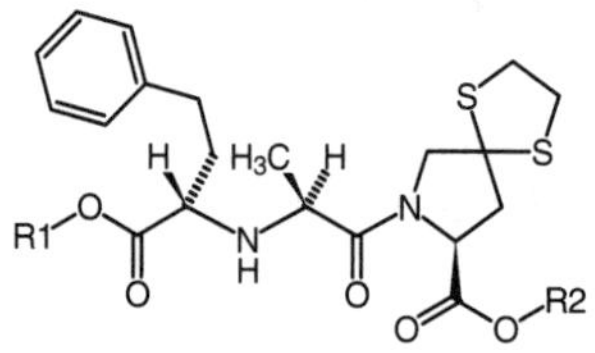

B. R1 = R2 = H:
(8*S*)-7-[(2*S*)-2-[[(1*S*)-1-Carboxy-3-phenylpropyl]amino]propanoyl]-1,4-dithia-7-azaspiro[4.4]nonan-8-carbonsäure
(Spiraprilat)

D. R1 = C_2H_5, R2 = $CH(CH_3)_2$:
1-Methylethyl[(8*S*)-7-[(2*S*)-2-[[(1*S*)-1-(ethoxycarbonyl)-3-phenylpropyl]amino]propanoyl]-1,4-dithia-7-azaspiro[4.4]nonan-8-carboxylat]

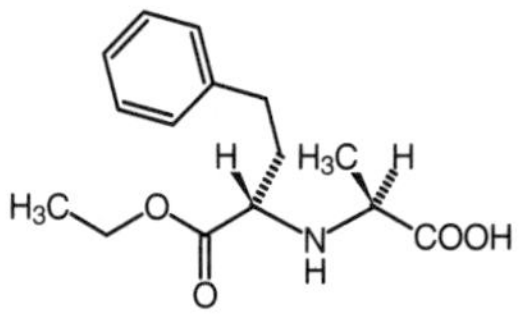

C. (2*S*)-2-[[(1*S*)-1-(Ethoxycarbonyl)-3-phenylpropyl]amino]propansäure

4.07/1855

Wildes Stiefmütterchen mit Blüten

Violae herba cum flore

Definition

Die getrockneten, blühenden, oberirdischen Teile von *Viola arvensis* Murray und/oder *Viola tricolor* L.

Gehalt: mindestens 1,5 Prozent Flavonoide, berechnet als Violanthin ($C_{27}H_{30}O_{14}$; M_r 578,5), bezogen auf die getrocknete Droge

Eigenschaften

Makroskopische und mikroskopische Merkmale werden unter „Prüfung auf Identität, A und B" beschrieben.

Prüfung auf Identität

A. Der Stängel ist kantig und hohl. Die gestielten Laubblätter sind eiförmig mit einem herzförmigen Grund oder länglich mit stumpfer Spitze und weisen leierförmige, in der Mitte geteilte Nebenblätter auf. Die lang gestielten, zygomorphen Blüten zeigen 5 ovale, lanzettliche Kelchblätter mit je einem nach außen gerichteten Anhängsel und 5 Blütenblätter, von denen das untere einen Sporn trägt; bei *V. arvensis* sind die Blütenblätter kürzer als der Kelch, das untere Blütenblatt ist cremefarben mit schwarzen Streifen, die 4 oberen Blätter können cremefarben oder violettblau sein; bei *V. tricolor* sind die Blütenblätter länger als der Kelch, violett gefärbt und mehr oder weniger gelb getönt. Das Androeceum besteht aus 5 Staubblättern, die an der Spitze je einen häutigen Konnektivfortsatz aufweisen. 2 Staubblätter besitzen zusätzlich verlängerte Konnektivfortsätze. Der 3-teilige Fruchtknoten zeigt einen kurzen Griffel und kugelförmige Narben. Die Frucht ist eine kahnförmige Kapsel, 3-klappig, gelblich braun und 5 bis 10 mm lang. Die hellgelben, birnenförmigen Samen sind etwa 1 mm lang und tragen eine Caruncula (Samenanhängsel).

B. Die Droge wird pulverisiert (355). Das Pulver ist grünlich. Die Prüfung erfolgt unter dem Mikroskop, wobei Chloralhydrat-Lösung *R* verwendet wird. Das Pulver zeigt folgende Merkmale: Bruchstücke der Blattepidermis in der Aufsicht mit wellig-buchtigen Zellen und anomocytischen Spaltöffnungen (2.8.3); kegelförmige, einzellige Deckhaare, an der Basis verbreitert, am oberen Ende scharf zugespitzt, mit gestreifter Kutikula; in den Einschnitten der Blattränder Drüsenhaare mit einem vielzelligen Köpfchen und einem kurzen, vielzelligen Stiel; Calciumoxalatdrusen, manchmal eingeschlossen im Parenchym; Bruchstücke der Blütenkrone mit Epidermiszellen, deren Wände wellig sind; Zellen aus der Mitte des Blütenblatts zeigen Papillen, die zum Teil flaschenförmig sein können; Zellen aus dem Basisbereich des Blütenblatts tragen Deckhaare, bis etwa 300 µm lang und mit charakteristischen, buckelartigen Ausbuchtungen der Zellwand über die ganze Länge; kugelförmige oder polyedrische Pollenkörner, 60 bis 80 µm im Durchmesser, mit fein gepunkteter Exine und 5 *(V. arvensis)* oder 4 Keimporen *(V. tricolor)*; gelegentlich Bruchstücke von Spiral- und Netzgefäßen und Faserbündel aus dem Stängel.

C. Dünnschichtchromatographie (2.2.27)

Untersuchungslösung: 2,0 g pulverisierte Droge (355) werden 5 min lang unter häufigem Rühren mit 10 ml Ethanol 70 % *R* im Wasserbad von 65 °C erhitzt und nach dem Abkühlen abfiltriert.

Referenzlösung: 2,5 mg Rutosid *R*, 2,5 mg Hyperosid *R* und 1,0 mg Kaffeesäure *R* werden in Methanol *R* zu 10 ml gelöst.

Platte: DC-Platte mit Kieselgel *R*

Fließmittel: wasserfreie Ameisensäure *R*, Essigsäure *R*, Wasser *R*, Ethylacetat *R* (11:11:27:100 *V/V/V/V*)

Auftragen: 10 µl; bandförmig

Laufstrecke: 12 cm

Trocknen: bei 100 bis 105 °C

Detektion: Die Platte wird mit einer Lösung von Diphenylboryloxyethylamin *R* ($10\ g \cdot l^{-1}$) in Methanol *R* und danach mit einer Lösung von Macrogol 400 *R* ($50\ g \cdot l^{-1}$) in Methanol *R* besprüht. Die Platte wird 30 min lang an der Luft trocknen gelassen und im ultravioletten Licht bei 365 nm ausgewertet.

Ergebnis: Die Zonenfolge in den Chromatogrammen von Referenzlösung und Untersuchungslösung ist aus den nachstehenden Angaben ersichtlich. Im Chromatogramm der Untersuchungslösung können weitere Zonen vorhanden sein.

Oberer Plattenrand	
Kaffeesäure: eine grünlich blau bis hellblau fluoreszierende Zone	
	eine blau fluoreszierende Zone
———	———
Hyperosid: eine gelblich braun fluoreszierende Zone	
	eine gelblich grün fluoreszierende Zone
———	———
Rutosid: eine gelblich braun fluoreszierende Zone	eine intensive, gelblich braun fluoreszierende Zone (Rutosid)
	eine gelblich grün fluoreszierende Zone
	eine gelblich grün fluoreszierende Zone
	eine gelblich grün fluoreszierende Zone
Referenzlösung	**Untersuchungslösung**

Prüfung auf Reinheit

Fremde Bestandteile (2.8.2): höchstens 3 Prozent

Quellungszahl (2.8.4): mindestens 9, an der pulverisierten Droge (355) bestimmt

Trocknungsverlust (2.2.32): höchstens 12,0 Prozent, mit 1,000 g pulverisierter Droge (355) durch 2 h langes Trocknen im Trockenschrank bei 100 bis 105 °C bestimmt

Asche (2.4.16): höchstens 15,0 Prozent

Gehaltsbestimmung

Stammlösung: In einem 200-ml-Kolben werden 0,300 g pulverisierte Droge (250) mit 40 ml Ethanol 60 % *R* versetzt und 10 min lang im Wasserbad von 60 °C unter häufigem Schütteln erhitzt. Nach dem Erkalten wird die Mischung durch einen Wattebausch aus Baumwolle in einen 100-ml-Messkolben filtriert. Der verwendete Wattebausch wird mit dem Drogenrückstand in den 200-ml-Kolben zurückgegeben, mit 40 ml Ethanol 60 % *R* versetzt und nochmals 10 min lang im Wasserbad von 60 °C unter häufigem Schütteln erhitzt. Nach dem Erkalten wird der Kolbeninhalt in den bereits benutzten 100-ml-Messkolben filtriert. Der 200-ml-Kolben wird mit Ethanol 60 % *R* gespült. Die Spülflüssigkeit wird in den 100-ml-Messkolben filtriert; die vereinigten Filtrate werden mit Ethanol 60 % *R* zu 100,0 ml verdünnt und filtriert.

Untersuchungslösung: 5,0 ml Stammlösung werden in einen Rundkolben gebracht und unter vermindertem Druck zur Trockne eingedampft. Der Rückstand wird mit 8 ml einer Mischung von 10 Volumteilen Methanol *R* und 100 Volumteilen Essigsäure 99 % *R* aufgenommen. Die Lösung wird in einen 25-ml-Messkolben gegeben. Der Rundkolben wird mit 3 ml einer Mischung von 10 Volumteilen Methanol *R* und 100 Volumteilen Essigsäure 99 % *R* ausgespült und die Spülflüssigkeit dem Inhalt des Messkolbens zugesetzt. Nach Zusatz von 10,0 ml einer Lösung, die Borsäure *R* (25,0 g · l^{-1}) und Oxalsäure *R* (20,0 g · l^{-1}) in wasserfreier Ameisensäure *R* enthält, wird die Mischung mit wasserfreier Essigsäure *R* zu 25,0 ml verdünnt.

Kompensationsflüssigkeit: 5,0 ml Stammlösung werden in einen Rundkolben gebracht und unter vermindertem Druck zur Trockne eingedampft. Der Rückstand wird mit 8 ml einer Mischung von 10 Volumteilen Methanol *R* und 100 Volumteilen Essigsäure 99 % *R* aufgenommen. Die Lösung wird in einen 25-ml-Messkolben gegeben. Der Rundkolben wird mit 3 ml einer Mischung von 10 Volumteilen Methanol *R* und 100 Volumteilen Essigsäure 99 % *R* ausgespült und die Spülflüssigkeit dem Inhalt des Messkolbens zugesetzt. Nach Zusatz von 10,0 ml wasserfreier Ameisensäure *R* wird die Mischung mit wasserfreier Essigsäure *R* zu 25,0 ml verdünnt.

Die Absorption (2.2.25) der Untersuchungslösung wird nach 30 min bei 405 nm gegen die Kompensationsflüssigkeit gemessen.

Der Prozentgehalt an Gesamtflavonoiden wird als Violanthin nach folgender Formel berechnet:

$$\frac{A \cdot 1{,}25}{m}$$

Die spezifische Absorption $A_{1\,\mathrm{cm}}^{1\,\%}$ von Violanthin wird mit 400 angenommen.

A = gemessene Absorption der Untersuchungslösung bei 405 nm

m = Einwaage der Droge in Gramm

4.07/0277

Süßholzwurzel

Liquiritiae radix

Definition

Süßholzwurzel besteht aus den getrockneten, ungeschälten oder geschälten, ganzen oder geschnittenen Wurzeln und Ausläufern von *Glycyrrhiza glabra* L. und enthält mindestens 4,0 Prozent Glycyrrhizinsäure ($C_{42}H_{62}O_{16}$; M_r 823), berechnet auf die getrocknete Droge.

Beschreibung

Die Droge weist die unter „Prüfung auf Identität, A und B“ beschriebenen makroskopischen und mikroskopischen Merkmale auf.

Prüfung auf Identität

A. Die Wurzel ist wenig verzweigt. Ihre bräunlich graue bis braune, längs gestreifte Rinde trägt Narben von Nebenwurzeln. Die zylindrischen Ausläufer sind 1 bis 2 cm dick. Sie zeigen die gleichen äußeren Merkmale wie die Wurzel, tragen aber gelegentlich kleine Knospen. Der Bruch von Wurzel und Ausläufer ist körnig und faserig. Die Korkschicht ist dünn, der sekundäre Siebteil dick, hellgelb gefärbt und radial gestreift. Der gelbe Holzkörper ist kompakt und von radialer Struktur. Die Ausläufer besitzen ein zentrales Mark, das in der Wurzel fehlt. Der geschälten Wurzel fehlt der äußere Teil der Rinde.

B. Die Droge wird pulverisiert (355). Das Pulver ist hellgelb bis schwach grau. Die Prüfung erfolgt unter dem Mikroskop, wobei Chloralhydrat-Lösung *R* verwendet wird. Das Pulver zeigt Fragmente von gelben, dickwandigen Fasern. Diese sind 700 bis 1200 µm lang, 10 bis 20 µm dick und haben ein reduziertes Lumen. Sie werden häufig von kristallführenden Zellen begleitet, die 10 bis 35 µm lange und 2 bis 5 µm breite Calciumoxalatprismen enthalten. Die Wände der großen Gefäße sind gelb, 5 bis 10 µm dick, verholzt und weisen zahlreiche Hoftüpfel mit schlitzförmigen Öffnungen auf. Korkfragmente aus dünnwandigen Zellen und vereinzelte Prismen von Calciumoxalat finden sich ebenso wie Fragmente von parenchymatösem Gewebe. Korkfragmente fehlen bei der geschälten Wurzel. Unter dem Mikroskop bei Verwendung einer Mischung gleicher Volumteile von Glycerol *R* und Wasser *R* geprüft, zeigt das Pulver einfache, runde oder ovale Stärkekörner mit einem Durchmesser von 2 bis 20 µm.

C. Die Prüfung erfolgt mit Hilfe der Dünnschichtchromatographie (2.2.27) unter Verwendung einer Schicht eines geeigneten Kieselgels, das einen Fluoreszenzindikator mit intensivster Anregung der Fluoreszenz bei 254 nm enthält.

Untersuchungslösung: 0,50 g pulverisierte Droge (180) werden in einem 50-ml-Rundkolben mit 16,0 ml Wasser *R* und 4,0 ml Salzsäure *R* 1 versetzt und 30 min lang im Wasserbad unter Rückflusskühlung erhitzt. Nach dem Abkühlen und Filtrieren der Mischung werden Filter und Rundkolben 60 min lang bei 105 °C getrocknet. Anschließend wird das Filter in den Rundkolben gebracht. Nach Zusatz von 20,0 ml Ether *R* wird der Ansatz 5 min lang im Wasserbad von 40 °C unter Rückflusskühlung erwärmt. Nach dem Abkühlen und Filtrieren wird das Filtrat zur Trockne eingedampft und der Rückstand in 5,0 ml Ether *R* gelöst.

Referenzlösung: 5,0 mg Glycyrrhetinsäure *R* und 5,0 mg Thymol *R* werden in 5,0 ml Ether *R* gelöst.

Auf die Platte werden 10 µl jeder Lösung bandförmig aufgetragen. Die Chromatographie erfolgt mit einer Mischung von 1 Volumteil konzentrierter Ammoniak-Lösung *R*, 9 Volumteilen Wasser *R*, 25 Volumteilen Ethanol 96 % *R* und 65 Volumteilen Ethylacetat *R* über eine Laufstrecke von 15 cm. Die Platte wird 5 min lang an der Luft trocknen gelassen und anschließend im ultravioletten Licht bei 254 nm ausgewertet. Die Chromatogramme von Untersuchungs- und Referenzlösung zeigen in der unteren Hälfte die Fluoreszenz mindernde Zone der Glycyrrhetinsäure. Die Platte wird mit Anisaldehyd-Reagenz *R* besprüht, 5 bis 10 min lang bei 100 bis 105 °C erhitzt und anschließend im Tageslicht ausgewertet. Das Chromatogramm der Referenzlösung zeigt in der unteren Hälfte die violette Zone der Glycyrrhetinsäure und im oberen Drittel die rote Zone des Thymols. Das Chromatogramm der Untersuchungslösung zeigt in der unteren Hälfte eine violette Zone, die der Glycyrrhetin-Zone im Chromatogramm der Referenzlösung entspricht, sowie im oberen Drittel die gelbe Zone des Isoliquiritigenins, die unterhalb der des Thymols im Chromatogramm der Referenzlösung liegt. Weitere Zonen können vorhanden sein.

Prüfung auf Reinheit

Trocknungsverlust (2.2.32): höchstens 10,0 Prozent, mit 1,000 g pulverisierter Droge (355) durch 2 h langes Trocknen im Trockenschrank bei 100 bis 105 °C bestimmt

Asche (2.4.16): höchstens 10,0 Prozent für die ungeschälte und höchstens 6,0 Prozent für die geschälte Droge

Säureunlösliche Asche (2.8.1): höchstens 2,0 Prozent für die ungeschälte und höchstens 0,5 Prozent für die geschälte Droge

Gehaltsbestimmung

Die Prüfung erfolgt mit Hilfe der Flüssigchromatographie (2.2.29).

Untersuchungslösung: 1,000 g pulverisierte Droge (180) wird in einem 150-ml-Erlenmeyerkolben mit Schliff mit 100,0 ml einer Lösung von Ammoniak-Lösung *R* (8 g · l^{-1}) versetzt und 30 min lang im Ultraschallbad behandelt. Ein Teil der überstehenden Phase wird zentrifugiert. 1,0 ml des Zentrifugats wird mit der gleichen Ammoniak-Lösung zu 5,0 ml verdünnt. Diese Lösung wird durch ein Filter (0,45 µm) filtriert und das Filtrat als Untersuchungslösung verwendet.

Stammlösung: 0,130 g Monoammoniumglycyrrhizinat *CRS* werden in einer Lösung von Ammoniak-Lösung *R* (8 g · l^{-1}) zu 100,0 ml gelöst.

Referenzlösung a: 5,0 ml Stammlösung werden mit einer Lösung von Ammoniak-Lösung *R* (8 g · l^{-1}) zu 100,0 ml verdünnt.

Referenzlösung b: 10,0 ml Stammlösung werden mit einer Lösung von Ammoniak-Lösung *R* (8 g · l^{-1}) zu 100,0 ml verdünnt.

Referenzlösung c: 15,0 ml Stammlösung werden mit einer Lösung von Ammoniak-Lösung *R* (8 g · l^{-1}) zu 100,0 ml verdünnt.

Die Chromatographie kann durchgeführt werden mit
- einer Säule aus rostfreiem Stahl von 0,10 m Länge und 4 mm innerem Durchmesser, gepackt mit octadecylsilyliertem Kieselgel zur Chromatographie *R* (5 µm)
- einer Mischung von 6 Volumteilen Essigsäure 99 % *R*, 30 Volumteilen Acetonitril *R* und 64 Volumteilen Wasser *R* als mobile Phase bei einer Durchflussrate von 1,5 ml je Minute
- einem Spektrometer als Detektor bei einer Wellenlänge von 254 nm
- einer 10-µl-Probenschleife.

Die Referenzlösung c wird eingespritzt. Die Empfindlichkeit des Systems wird so eingestellt, dass die Peakhöhen mindestens 50 Prozent des maximalen Ausschlags betragen. Jede Referenzlösung wird zur Ermittlung der Peakflächen eingespritzt.

Eine Eichkurve wird erstellt, wobei auf der Abszisse die Konzentrationen der Referenzlösungen (Gramm je 100 ml) und auf der Ordinate die entsprechenden Peakflächen aufgetragen werden.

Die Untersuchungslösung wird eingespritzt. Unter Verwendung der mit den Chromatogrammen der Referenzlösungen erhaltenen Retentionszeiten und Peakflächen wird die Peakfläche der Glycyrrhizinsäure im Chromatogramm der Untersuchungslösung lokalisiert und ermittelt.

Der Prozentgehalt an Glycyrrhizinsäure wird nach folgender Formel berechnet:

$$A \cdot \frac{5}{m} \cdot B \cdot \frac{823}{840}$$

A = Konzentration des Monoammoniumglycyrrhizinats in der Untersuchungslösung in Gramm je 100 ml, bestimmt mit Hilfe der Eichkurve

B = angegebener Prozentgehalt für Monoammoniumglycyrrhizinat *CRS*

m = Einwaage der Droge in Gramm

823 = relative Molekülmasse der Glycyrrhizinsäure

840 = relative Molekülmasse des Monoammoniumglycyrrhizinats (ohne Kristallwasser)

Lagerung

Vor Licht geschützt

Beschriftung

Die Beschriftung gibt an, ob die Droge geschält oder ungeschält vorliegt.

4.07/1536

Eingestellter, ethanolischer Süßholzwurzelfluidextrakt

Liquiritiae extractum fluidum ethanolicum normatum

Definition

Eingestellter, ethanolischer Süßholzwurzelfluidextrakt wird aus **Süßholzwurzel (Liquiritiae radix)** hergestellt und enthält mindestens 3,0 und höchstens 5,0 Prozent Glycyrrhizinsäure ($C_{42}H_{62}O_{16}$; M_r 823).

Herstellung

Der Fluidextrakt wird aus der Droge mit Ethanol 70 % (*V/V*) nach einem geeigneten Verfahren hergestellt.

Eigenschaften

Dunkelbraune, klare Flüssigkeit mit einem schwachen, charakteristischen Geruch und einem süßen Geschmack

Prüfung auf Identität

Die Prüfung erfolgt mit Hilfe der Dünnschichtchromatographie (2.2.27) unter Verwendung einer DC-Platte mit Kieselgel F_{254} *R*.

Untersuchungslösung: 1,0 g Fluidextrakt wird in einem 50-ml-Rundkolben mit 16,0 ml Wasser *R* und 4,0 ml Salzsäure *R* 1 versetzt, 30 min lang im Wasserbad zum Rückfluss erhitzt und nach dem Erkalten filtriert. Filter und Rundkolben werden 60 min lang bei 105 °C getrocknet. Das Filter wird in den Rundkolben gegeben. Nach Zusatz von 20 ml Ether *R* wird die Mischung 5 min lang im Wasserbad von 40 °C zum Rückfluss erwärmt und nach dem Erkalten filtriert. Das Filtrat wird zur Trockne eingedampft und der Rückstand in 5,0 ml Ether *R* gelöst.

Referenzlösung: 5,0 mg Glycyrrhetinsäure *R* und 5,0 mg Thymol *R* werden in 5 ml Ether *R* gelöst.

Auf die Platte werden 10 µl jeder Lösung bandförmig aufgetragen. Die Chromatographie erfolgt mit einer Mischung von 1 Volumteil konzentrierter Ammoniak-Lösung *R*, 9 Volumteilen Wasser *R*, 25 Volumteilen Ethanol 96 % *R* und 65 Volumteilen Ethylacetat *R* über eine Laufstrecke von 15 cm. Die Platte wird 5 min lang an der Luft trocknen gelassen und im ultravioletten Licht bei 254 nm ausgewertet. Die Chromatogramme von Untersuchungs- und Referenzlösung zeigen in der unteren Hälfte die Fluoreszenz mindernde Zone der Glycyrrhetinsäure. Die Platte wird mit Anisaldehyd-Reagenz *R* besprüht, 5 bis 10 min lang bei 100 bis 105 °C erhitzt und anschließend im Tageslicht ausgewertet. Das Chromatogramm der Referenzlösung zeigt in der unteren Hälfte die violette Zone der Glycyrrhetinsäure und im oberen Drittel die rote Zone des Thymols. Das Chromatogramm der Untersuchungslösung zeigt in der unteren Hälfte eine violette Zone, die der Glycyrrhetin-Zone im Chromatogramm der Referenzlösung entspricht, sowie im oberen Drittel die gelbe Zone des Isoliquiritigenins, die unterhalb der des Thymols im Chromatogramm der Referenzlösung liegt. Weitere Zonen sind vorhanden.

Prüfung auf Reinheit

Ethanolgehalt (2.9.10): 52 bis 65 Prozent (*V/V*)

Methanol, 2-Propanol (2.9.11): höchstens 0,05 Prozent (*V/V*) Methanol und höchstens 0,05 Prozent (*V/V*) 2-Propanol

Gehaltsbestimmung

Die Bestimmung erfolgt mit Hilfe der Flüssigchromatographie (2.2.29).

Untersuchungslösung: 1,000 g Fluidextrakt wird mit einer Mischung von 8 Volumteilen verdünnter Ammoniak-Lösung *R* 1 und 92 Volumteilen Wasser *R* zu 100 ml verdünnt und zentrifugiert. 2,0 ml der überstehenden Flüssigkeit werden mit einer Mischung von 8 Volumteilen verdünnter Ammoniak-Lösung *R* 1 und 92 Volumteilen Wasser *R* zu 100,0 ml verdünnt.

Stammlösung: 0,130 g Monoammoniumglycyrrhizinat *CRS* werden in einer Mischung von 8 Volumteilen verdünnter Ammoniak-Lösung *R* 1 und 92 Volumteilen Wasser *R* zu 100,0 ml gelöst.

Referenzlösung a: 5,0 ml Stammlösung werden mit einer Mischung von 8 Volumteilen verdünnter Ammoniak-Lösung *R* 1 und 92 Volumteilen Wasser *R* zu 100,0 ml verdünnt.

Referenzlösung b: 10,0 ml Stammlösung werden mit einer Mischung von 8 Volumteilen verdünnter Ammoniak-Lösung *R* 1 und 92 Volumteilen Wasser *R* zu 100,0 ml verdünnt.

Referenzlösung c: 15,0 ml Stammlösung werden mit einer Mischung von 8 Volumteilen verdünnter Ammoniak-Lösung *R* 1 und 92 Volumteilen Wasser *R* zu 100,0 ml verdünnt.

Die Chromatographie kann durchgeführt werden mit
- einer Säule aus rostfreiem Stahl von 0,10 m Länge und 4 mm innerem Durchmesser, gepackt mit octadecylsilyliertem Kieselgel zur Chromatographie *R* (5 μm)
- einer Mischung von 6 Volumteilen Essigsäure 99 % *R*, 30 Volumteilen Acetonitril *R* und 64 Volumteilen Wasser *R* als mobile Phase bei einer Durchflussrate von 1,5 ml je Minute
- einem Spektrometer als Detektor bei einer Wellenlänge von 254 nm.

10 μl Referenzlösung c werden eingespritzt. Die Empfindlichkeit des Systems wird so eingestellt, dass die Peakhöhen mindestens 50 Prozent des maximalen Ausschlags betragen. Jede Referenzlösung wird zur Ermittlung der Peakflächen eingespritzt.

Eine Eichkurve wird erstellt, wobei auf der Abszisse die Konzentrationen der Referenzlösungen (Gramm je 100 ml) und auf der Ordinate die entsprechenden Peakflächen aufgetragen werden.

10 μl Untersuchungslösung werden eingespritzt. Unter Verwendung der mit den Chromatogrammen der Referenzlösungen erhaltenen Retentionszeiten und Peakflächen wird die Peakfläche der Glycyrrhizinsäure im Chromatogramm der Untersuchungslösung lokalisiert und ermittelt.

Der Prozentgehalt an Glycyrrhizinsäure wird nach folgender Formel berechnet:

$$A \cdot \frac{5}{m} \cdot B \cdot \frac{823}{840}$$

A = Konzentration des Monoammoniumglycyrrhizinats in der Untersuchungslösung in Gramm je 100 ml, bestimmt mit Hilfe der Eichkurve
B = angegebener Prozentgehalt für Monoammoniumglycyrrhizinat *CRS*
m = Einwaage des Fluidextrakts in Gramm
823 = relative Molekülmasse der Glycyrrhizinsäure
840 = relative Molekülmasse des Monoammoniumglycyrrhizinats (ohne Kristallwasser)

Lagerung

Vor Licht geschützt

T

4.07/0299

Theophyllin

Theophyllinum

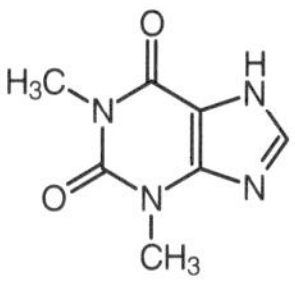

$C_7H_8N_4O_2$ M_r 180,2

Definition

1,3-Dimethyl-3,7-dihydro-1*H*-purin-2,6-dion

Gehalt: 99,0 bis 101,0 Prozent (getrocknete Substanz)

Eigenschaften

Aussehen: weißes, kristallines Pulver

Löslichkeit: schwer löslich in Wasser, wenig löslich in wasserfreiem Ethanol

Die Substanz löst sich in Alkalihydroxid-Lösungen, in Ammoniak-Lösung und in Mineralsäuren.

Prüfung auf Identität

1: B, D
2: A, C, D, E

A. Schmelztemperatur (2.2.14): 270 bis 274 °C, mit der zuvor bei 100 bis 105 °C getrockneten Substanz bestimmt

B. IR-Spektroskopie (2.2.24)

Vergleich: Theophyllin-Referenzspektrum der Ph. Eur.

C. 10 mg Substanz werden 3 min lang mit 1,0 ml einer Lösung von Kaliumhydroxid *R* (360 g · l^{-1}) im Wasserbad von 90 °C erhitzt. Wird die Mischung mit 1,0 ml diazotierter Sulfanilsäure-Lösung *R* versetzt, entsteht allmählich eine rote Färbung. Ein Blindversuch wird durchgeführt.

D. Die Substanz entspricht der Prüfung „Trocknungsverlust" (siehe „Prüfung auf Reinheit").

E. Die Substanz gibt die Identitätsreaktion auf Xanthine (2.3.1).

Prüfung auf Reinheit

Prüflösung: 0,5 g Substanz werden unter Erhitzen in kohlendioxidfreiem Wasser *R* gelöst. Nach dem Abkühlen wird die Lösung mit kohlendioxidfreiem Wasser *R* zu 75 ml verdünnt.

Aussehen der Lösung: Die Prüflösung muss klar (2.2.1) und farblos (2.2.2, Methode II) sein.

Sauer reagierende Substanzen: Werden 50 ml Prüflösung mit 0,1 ml Methylrot-Lösung *R* versetzt, muss die Lösung rot gefärbt sein. Bis zum Farbumschlag nach Gelb darf höchstens 1,0 ml Natriumhydroxid-Lösung (0,01 mol · l^{-1}) verbraucht werden.

Verwandte Substanzen: Flüssigchromatographie (2.2.29)

Untersuchungslösung: 40,0 mg Substanz werden in der mobilen Phase zu 20,0 ml gelöst.

Referenzlösung a: 1,0 ml Untersuchungslösung wird mit der mobilen Phase zu 100,0 ml verdünnt. 1,0 ml dieser Lösung wird mit der mobilen Phase zu 10,0 ml verdünnt.

Referenzlösung b: 10 mg Theobromin *R* werden in der mobilen Phase gelöst. Die Lösung wird mit 5 ml Untersuchungslösung versetzt und mit der mobilen Phase zu 100 ml verdünnt. 5 ml dieser Lösung werden mit der mobilen Phase zu 50 ml verdünnt.

Säule
- Größe: l = 0,25 m, ∅ = 4 mm
- Stationäre Phase: octadecylsilyliertes Kieselgel zur Chromatographie *R* (7 µm)

Mobile Phase: 7 Volumteile Acetonitril zur Chromatographie *R* werden mit 93 Volumteilen einer Lösung von Natriumacetat *R* (1,36 g · l^{-1}), die Essigsäure 99 % *R* (5,0 ml · l^{-1}) enthält, gemischt.

Durchflussrate: 2,0 ml · min^{-1}

Detektion: Spektrometer bei 272 nm

Einspritzen: 20 µl

Chromatographiedauer: 3,5fache Retentionszeit von Theophyllin

Relative Retention (bezogen auf Theophyllin, t_R etwa 6 min)
- Verunreinigung C: etwa 0,3
- Verunreinigung B: etwa 0,4
- Verunreinigung D: etwa 0,5
- Verunreinigung A: etwa 2,5

Eignungsprüfung: Referenzlösung b
- Auflösung: mindestens 2,0 zwischen den Peaks von Theobromin und Theophyllin

Grenzwerte
- Verunreinigungen A, B, C, D: jeweils nicht größer als die Fläche des Hauptpeaks im Chromatogramm der Referenzlösung a (0,1 Prozent)
- Jede weitere Verunreinigung: jeweils nicht größer als die Fläche des Hauptpeaks im Chromatogramm der Referenzlösung a (0,1 Prozent)
- Summe aller Verunreinigungen: nicht größer als das 5fache der Fläche des Hauptpeaks im Chromatogramm der Referenzlösung a (0,5 Prozent)
- Ohne Berücksichtigung bleiben: Peaks, deren Fläche kleiner ist als das 0,5fache der Fläche des Hauptpeaks

T

Monographien

im Chromatogramm der Referenzlösung a (0,05 Prozent)

Schwermetalle (2.4.8): höchstens 20 ppm

1,0 g Substanz muss der Grenzprüfung C entsprechen. Zur Herstellung der Referenzlösung werden 2 ml Blei-Lösung (10 ppm Pb) *R* verwendet.

Trocknungsverlust (2.2.32): höchstens 0,5 Prozent, mit 1,000 g Substanz durch Trocknen im Trockenschrank bei 100 bis 105 °C bestimmt

Sulfatasche (2.4.14): höchstens 0,1 Prozent, mit 1,0 g Substanz bestimmt

Gehaltsbestimmung

0,150 g Substanz werden in 100 ml Wasser *R* gelöst. Nach Zusatz von 20 ml Silbernitrat-Lösung (0,1 mol · l⁻¹) wird die Mischung geschüttelt, mit 1 ml Bromthymolblau-Lösung *R* 1 versetzt und mit Natriumhydroxid-Lösung (0,1 mol · l^{-1}) titriert.

1 ml Natriumhydroxid-Lösung (0,1 mol · l^{-1}) entspricht 18,02 mg $C_7H_8N_4O_2$.

Verunreinigungen

Spezifizierte Verunreinigungen:

(Beachten Sie den Hinweis zu den „Verunreinigungen" zu Anfang des Bands auf Seite B)

A, B, C, D

Andere bestimmbare Verunreinigungen:

E, F

A. Coffein

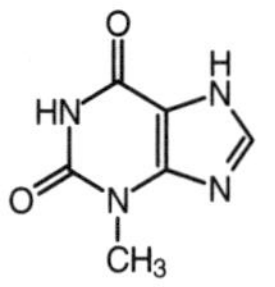

B. 3-Methyl-3,7-dihydro-1*H*-purin-2,6-dion

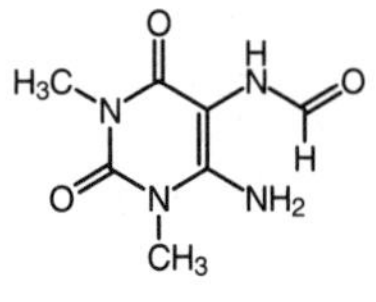

C. *N*-(6-Amino-1,3-dimethyl-2,4-dioxo-1,2,3,4-tetrahydropyrimidin-5-yl)formamid

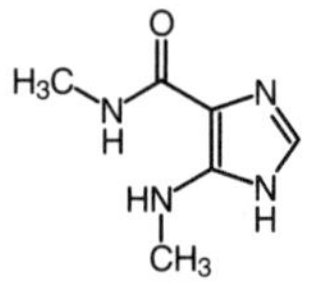

D. *N*-Methyl-5-(methylamino)-1*H*-imidazol-4-carboxamid

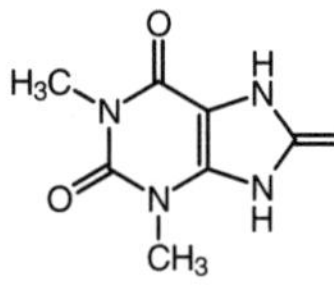

E. 1,3-Dimethyl-7,9-dihydro-1*H*-purin-2,6,8(3*H*)-trion

F. Etophyllin

4.07/0302

Theophyllin-Monohydrat

Theophyllinum monohydricum

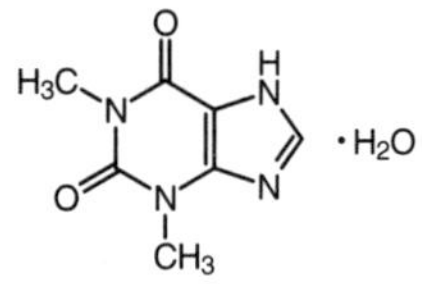

$C_7H_8N_4O_2 \cdot H_2O$ M_r 198,2

Definition

1,3-Dimethyl-3,7-dihydro-1*H*-purin-2,6-dion-Monohydrat

Gehalt: 99,0 bis 101,0 Prozent (wasserfreie Substanz)

Eigenschaften

Aussehen: weißes, kristallines Pulver

Löslichkeit: schwer löslich in Wasser, wenig löslich in wasserfreiem Ethanol

Die Substanz löst sich in Alkalihydroxid-Lösungen, in Ammoniak-Lösung und Mineralsäuren.

Prüfung auf Identität

1: B, D
2: A, C, D, E

A. Schmelztemperatur (2.2.14): 270 bis 274 °C, mit der zuvor bei 100 bis 105 °C getrockneten Substanz bestimmt

B. IR-Spektroskopie (2.2.24)

Probenvorbereitung: Die Substanz wird bei 100 bis 105 °C getrocknet.

Vergleich: Theophyllin-Referenzspektrum der Ph. Eur.

C. 10 mg Substanz werden 3 min lang mit 1,0 ml einer Lösung von Kaliumhydroxid *R* (360 g · l^{-1}) im Wasserbad von 90 °C erhitzt. Wird die Mischung mit 1,0 ml diazotierter Sulfanilsäure-Lösung *R* versetzt, entsteht allmählich eine rote Färbung. Ein Blindversuch wird durchgeführt.

D. Die Substanz entspricht der Prüfung „Wasser“ (siehe „Prüfung auf Reinheit“).

E. Die Substanz gibt die Identitätsreaktion auf Xanthine (2.3.1).

Prüfung auf Reinheit

Prüflösung: 0,5 g Substanz werden unter Erhitzen in kohlendioxidfreiem Wasser *R* gelöst. Nach dem Abkühlen wird die Lösung mit kohlendioxidfreiem Wasser *R* zu 75 ml verdünnt.

Aussehen der Lösung: Die Prüflösung muss klar (2.2.1) und farblos (2.2.2, Methode II) sein.

Sauer reagierende Substanzen: Werden 50 ml Prüflösung mit 0,1 ml Methylrot-Lösung *R* versetzt, muss die Lösung rot gefärbt sein. Bis zum Farbumschlag nach Gelb darf höchstens 1,0 ml Natriumhydroxid-Lösung (0,01 mol · l^{-1}) verbraucht werden.

Verwandte Substanzen: Flüssigchromatographie (2.2.29)

Untersuchungslösung: 40,0 mg Substanz werden in der mobilen Phase zu 20,0 ml gelöst.

Referenzlösung a: 1,0 ml Untersuchungslösung wird mit der mobilen Phase zu 100,0 ml verdünnt. 1,0 ml dieser Lösung wird mit der mobilen Phase zu 10,0 ml verdünnt.

Referenzlösung b: 10 mg Theobromin *R* werden in der mobilen Phase gelöst. Die Lösung wird mit 5 ml Untersuchungslösung versetzt und mit der mobilen Phase zu 100 ml verdünnt. 5 ml dieser Lösung werden mit der mobilen Phase zu 50 ml verdünnt.

Säule
- Größe: l = 0,25 m, ∅ = 4 mm
- Stationäre Phase: octadecylsilyliertes Kieselgel zur Chromatographie *R* (7 µm)

Mobile Phase: 7 Volumteile Acetonitril zur Chromatographie *R* und 93 Volumteile einer Lösung von Natriumacetat *R* (1,36 g · l^{-1}), die Essigsäure 99 % *R* (5,0 ml · l^{-1}) enthält, werden gemischt.

Durchflussrate: 2,0 ml · min^{-1}

Detektion: Spektrometer bei 272 nm

Einspritzen: 20 µl

Chromatographiedauer: 3,5fache Retentionszeit von Theophyllin

Relative Retention (bezogen auf Theophyllin, t_R etwa 6 min)
- Verunreinigung C: etwa 0,3
- Verunreinigung B: etwa 0,4
- Verunreinigung D: etwa 0,5
- Verunreinigung A: etwa 2,5

Eignungsprüfung: Referenzlösung b
- Auflösung: mindestens 2,0 zwischen den Peaks von Theobromin und Theophyllin

Grenzwerte
- Verunreinigungen A, B, C, D: jeweils nicht größer als die Fläche des Hauptpeaks im Chromatogramm der Referenzlösung a (0,1 Prozent)
- Jede weitere Verunreinigung: jeweils nicht größer als die Fläche des Hauptpeaks im Chromatogramm der Referenzlösung a (0,1 Prozent)
- Summe aller Verunreinigungen: nicht größer als das 5fache der Fläche des Hauptpeaks im Chromatogramm der Referenzlösung a (0,5 Prozent)
- Ohne Berücksichtigung bleiben: Peaks, deren Fläche kleiner ist als das 0,5fache der Fläche des Hauptpeaks im Chromatogramm der Referenzlösung a (0,05 Prozent)

Schwermetalle (2.4.8): höchstens 20 ppm

1,0 g Substanz muss der Grenzprüfung C entsprechen. Zur Herstellung der Referenzlösung werden 2 ml Blei-Lösung (10 ppm Pb) *R* verwendet.

Wasser (2.5.12): 8,0 bis 9,5 Prozent, mit 0,20 g Substanz bestimmt

Sulfatasche (2.4.14): höchstens 0,1 Prozent, mit 1,0 g Substanz bestimmt

Gehaltsbestimmung

0,160 g Substanz werden in 100 ml Wasser *R* gelöst. Nach Zusatz von 20 ml Silbernitrat-Lösung (0,1 mol · l^{-1}) wird die Mischung geschüttelt, mit 1 ml Bromthymolblau-Lösung *R* 1 versetzt und mit Natriumhydroxid-Lösung (0,1 mol · l^{-1}) titriert.

1 ml Natriumhydroxid-Lösung (0,1 mol · l^{-1}) entspricht 18,02 mg $C_7H_8N_4O_2$.

Verunreinigungen

Spezifizierte Verunreinigungen:

(Beachten Sie den Hinweis zu den „Verunreinigungen“ zu Anfang des Bands auf Seite B)

A, B, C, D

Andere bestimmbare Verunreinigungen:

E, F

A. Coffein

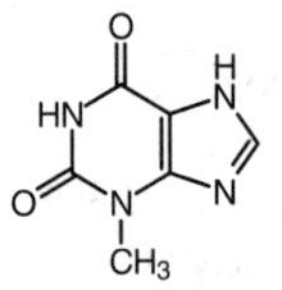

B. 3-Methyl-3,7-dihydro-1*H*-purin-2,6-dion

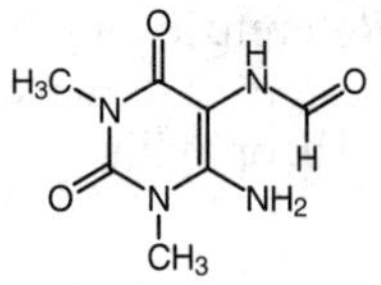

C. *N*-(6-Amino-1,3-dimethyl-2,4-dioxo-1,2,3,4-tetra=hydropyrimidin-5-yl)formamid

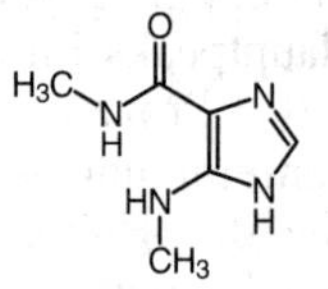

D. *N*-Methyl-5-(methylamino)-1*H*-imidazol-4-carbox=amid

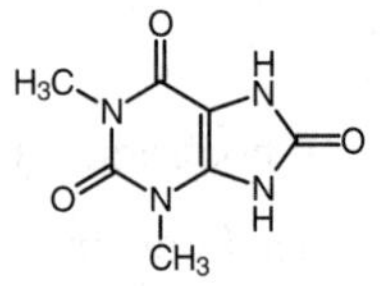

E. 1,3-Dimethyl-7,9-dihydro-1*H*-purin-2,6,8(3*H*)-trion

F. Etofyllin

4.07/1706

Thiamazol

Thiamazolum

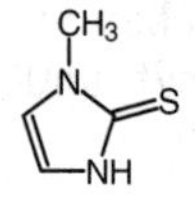

$C_4H_6N_2S$ M_r 114,2

Definition

1-Methyl-1,3-dihydro-2*H*-imidazol-2-thion

Gehalt: 98,0 bis 101,0 Prozent (getrocknete Substanz)

Eigenschaften

Aussehen: weißes bis blassbraunes, kristallines Pulver

Löslichkeit: leicht löslich in Wasser, löslich in Ethanol

Prüfung auf Identität

1: A, C
2: A, B, D

A. Schmelztemperatur (2.2.14): 143 bis 146 °C

B. 25 mg Substanz werden in 10 ml einer 0,28-prozentigen Lösung (*V/V*) von Schwefelsäure *R* gelöst. Die Lösung wird mit der gleichen Säure zu 50,0 ml verdünnt. 1,0 ml Lösung wird mit einer 0,28-prozentigen Lösung (*V/V*) von Schwefelsäure *R* zu 100,0 ml verdünnt. Diese Lösung, zwischen 200 und 300 nm gemessen, zeigt Absorptionsmaxima (2.2.25) bei 211 und 251 nm. Das Verhältnis der Absorption im Maximum bei 251 nm zu der im Maximum bei 211 nm liegt zwischen 2,5 und 2,7.

C. IR-Spektroskopie (2.2.24)

Probenvorbereitung: Presslinge

Vergleich: Thiamazol *CRS*

D. Dünnschichtchromatographie (2.2.27)

Untersuchungslösung: 5,0 mg Substanz werden in Methanol *R* zu 5,0 ml gelöst.

Referenzlösung a: 5,0 mg Thiamazol *CRS* werden in Methanol *R* zu 5,0 ml gelöst.

Referenzlösung b: 5,0 mg 2-Methylimidazol *R* werden in Methanol *R* zu 5,0 ml gelöst. 1,0 ml Lösung wird mit der Untersuchungslösung zu 2,0 ml verdünnt.

Platte: DC-Platte mit Kieselgel F_{254} *R*

Fließmittel: konzentrierte Ammoniak-Lösung *R* 1, 2-Propanol *R*, Toluol *R* (1:24:75 *V/V/V*)

Auftragen: 10 µl

Laufstrecke: 2/3 der Platte

Trocknen: an der Luft

Detektion: im ultravioletten Licht bei 254 nm

Ergebnis: Der Hauptfleck im Chromatogramm der Untersuchungslösung entspricht in Bezug auf Lage und Größe dem Hauptfleck im Chromatogramm der Referenzlösung a.

Eignungsprüfung: Referenzlösung b

– Die Platte wird 30 min lang Iodgas ausgesetzt. Das Chromatogramm zeigt deutlich voneinander getrennt 2 Flecke.

Prüfung auf Reinheit

Prüflösung: 2,0 g Substanz werden in Wasser *R* zu 20,0 ml gelöst.

Aussehen der Lösung: Die Prüflösung muss klar (2.2.1) und darf nicht stärker gefärbt sein als die Farbvergleichslösung B_6 (2.2.2, Methode II).

Verwandte Substanzen: Gaschromatographie (2.2.28)

Untersuchungslösung: 0,100 g Substanz werden in Chloroform *R* zu 10,0 ml gelöst.

Referenzlösung a: 1,0 ml Untersuchungslösung wird mit Chloroform *R* zu 100,0 ml verdünnt. 1,0 ml dieser Lösung wird mit Chloroform *R* zu 10,0 ml verdünnt.

Referenzlösung b: 5,0 mg Thiamazol-Verunreinigung A *CRS*, 5,0 mg 1-Methylimidazol *R* 1 und 5,0 mg Thiamazol-Verunreinigung C *CRS* werden in Chloroform *R* zu 50,0 ml gelöst. 1,0 ml Lösung wird mit Chloroform *R* zu 10,0 ml verdünnt.

Säule
- Material: Quarzglas
- Größe: l = 30,0 m, ∅ = 0,25 mm
- Stationäre Phase: Poly(dimethyl)(diphenyl)siloxan *R*, das speziell für basische Komponenten desaktiviert ist (Filmdicke 0,5 µm)

Trägergas: Helium zur Chromatographie *R*

Durchflussrate: 1,5 ml · min^{-1}

Splitverhältnis: 3:20

Temperatur

	Zeit (min)	Temperatur (°C)
Säule	0 – 2	100
	2 – 7	100 → 250
	7 – 22	250
Probeneinlass		150
Detektor		250

Detektion: Flammenionisation

Einspritzen: 1 µl

Relative Retention (bezogen auf Thiamazol, t_R etwa 6,5 min)
- Verunreinigung A: etwa 0,3
- Verunreinigung B: etwa 0,4
- Verunreinigung C: etwa 0,7

Eignungsprüfung: Referenzlösung b
- Auflösung: mindestens 1,5 zwischen den Peaks von Verunreinigung A und Verunreinigung B

Grenzwerte
- Verunreinigungen A, B, C: jeweils nicht größer als die Fläche des entsprechenden Peaks im Chromatogramm der Referenzlösung b (0,1 Prozent)
- Jede weitere Verunreinigung: jeweils nicht größer als die Fläche des Hauptpeaks im Chromatogramm der Referenzlösung a (0,1 Prozent)
- Summe aller Verunreinigungen: nicht größer als das 5fache der Fläche des Hauptpeaks im Chromatogramm der Referenzlösung a (0,5 Prozent)
- Ohne Berücksichtigung bleiben: Peaks, deren Fläche kleiner ist als das 0,2fache der Fläche des Hauptpeaks im Chromatogramm der Referenzlösung a (0,02 Prozent)

Schwermetalle (2.4.8): höchstens 10 ppm

12 ml Prüflösung müssen der Grenzprüfung A entsprechen. Zur Herstellung der Referenzlösung wird die Blei-Lösung (1 ppm Pb) *R* verwendet.

Falls die ursprüngliche Färbung der Prüflösung die Beurteilung erschwert, werden die aus der Prüflösung hergestellte Untersuchungslösung und die Referenzlösung mit Hilfe der unter Methode E beschriebenen Apparatur filtriert, wobei die Flüssigkeit zuerst durch das Membranfilter und anschließend durch das Vorfilter filtriert wird. Die Filtration muss langsam und gleichmäßig durch einen leichten und konstanten Druck auf den Kolben der Spritze erfolgen. Nach vollständiger Filtration wird die Halterung geöffnet, das Membranfilter entnommen und auf Filterpapier getrocknet. Die Färbung des mit der Untersuchungslösung erhaltenen Flecks darf nicht stärker sein als die des mit der Referenzlösung erhaltenen Flecks.

Trocknungsverlust (2.2.32): höchstens 0,5 Prozent, mit 1,000 g Substanz durch 2 h langes Trocknen im Trockenschrank bei 100 bis 105 °C bestimmt

Sulfatasche (2.4.14): höchstens 0,1 Prozent, mit 1,0 g Substanz bestimmt

T

Monographien

Gehaltsbestimmung

0,250 g Substanz werden in 75 ml Wasser *R* gelöst. Die Lösung wird mit 15,0 ml Natriumhydroxid-Lösung (0,1 mol · l^{-1}) versetzt und gemischt. Nach Zusatz von etwa 30 ml Silbernitrat-Lösung (0,1 mol · l^{-1}) unter Rühren wird die Titration mit Natriumhydroxid-Lösung (0,1 mol · l^{-1}) fortgesetzt. Der Endpunkt wird mit Hilfe der Potentiometrie (2.2.20) bestimmt.

1 ml Natriumhydroxid-Lösung (0,1 mol · l^{-1}) entspricht 11,42 mg $C_4H_6N_2S$.

Verunreinigungen

Spezifizierte Verunreinigungen:

(Beachten Sie den Hinweis zu den „Verunreinigungen" zu Anfang des Bands auf Seite B)

A, B, C

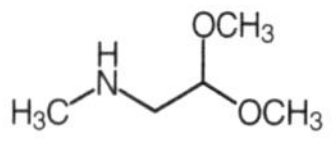

A. 2,2-Dimethoxy-*N*-methylethanamin

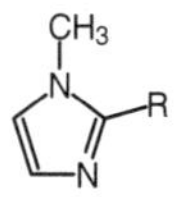

B. R = H:
1-Methyl-1*H*-imidazol

C. R = SCH_3:
1-Methyl-2-(methylsulfanyl)-1*H*-imidazol

4.07/1374

Thymianöl

Thymi aetheroleum

Definition

Das durch Wasserdampfdestillation aus den frischen, blühenden oberirdischen Teilen von *Thymus vulgaris* L., *Thymus zygis* Loefl. ex L. oder einem Gemisch beider Arten gewonnene ätherische Öl

Eigenschaften

Aussehen: klare, gelbe bis sehr dunkelrötlich braune, leicht bewegliche Flüssigkeit

Das Öl hat einen charakteristisch aromatischen, würzigen, an Thymol erinnernden Geruch

Löslichkeit: mischbar mit wasserfreiem Ethanol und Petroläther

Prüfung auf Identität

1: B
2: A

A. Dünnschichtchromatographie (2.2.27)

Untersuchungslösung: 0,2 g Öl werden in Pentan *R* zu 10 ml gelöst.

Referenzlösung: 0,15 g Thymol *R*, 25 mg α-Terpineol *R*, 40 µl Linalool *R* und 10 µl Carvacrol *R* werden in Pentan *R* zu 10 ml gelöst.

Platte: DC-Platte mit Kieselgel *R*

Fließmittel: Ethylacetat *R*, Toluol *R* (5:95 *V/V*)

Auftragen: 20 µl; bandförmig

Laufstrecke: 15 cm

Trocknen: an der Luft

Detektion: Die Platte wird mit Anisaldehyd-Reagenz *R* besprüht, 5 bis 10 min lang unter Beobachtung bei 100 bis 105 °C erhitzt und im Tageslicht ausgewertet.

Ergebnis: Die Zonenfolge in den Chromatogrammen von Referenzlösung und Untersuchungslösung ist aus den nachstehenden Angaben ersichtlich. Im Chromatogramm der Untersuchungslösung können weitere Zonen vorhanden sein.

Oberer Plattenrand	
	eine große, violette Zone an der Fließmittelfront (Kohlenwasserstoffe)
Thymol: eine bräunlich rosa Zone	eine bräunlich rosa Zone (Thymol)
Carvacrol: eine blassviolette Zone	eine blassviolette Zone (Carvacrol)
Linalool: eine violette Zone	eine violette Zone (Linalool)
α-Terpineol: eine violette Zone	eine violette Zone (α-Terpineol)
Referenzlösung	**Untersuchungslösung**

B. Die Chromatogramme der Prüfung „Chromatographisches Profil" werden ausgewertet.

Ergebnis: Die charakteristischen Peaks im Chromatogramm der Untersuchungslösung entsprechen in Bezug auf ihre Retentionszeiten den Peaks im Chromatogramm der Referenzlösung.

Prüfung auf Reinheit

Relative Dichte (2.2.5): 0,915 bis 0,935

Brechungsindex (2.2.6): 1,490 bis 1,505

Chromatographisches Profil: Gaschromatographie (2.2.28) mit Hilfe des Verfahrens „Normalisierung"

Untersuchungslösung: das Öl

Referenzlösung: 0,15 g β-Myrcen *R*, 0,1 g γ-Terpinen *R*, 0,1 g *p*-Cymen *R*, 0,1 g Linalool *R*, 0,2 g Terpinen-4-ol *R*, 0,2 g Thymol *R* und 50 mg Carvacrol *R* werden in 5 ml Hexan *R* gelöst.

Säule
- Material: Quarzglas
- Größe: l = 30 m (eine Filmdicke von 1 µm kann verwendet werden) bis 60 m (eine Filmdicke von 0,2 µm kann verwendet werden), ∅ = 0,25 bis 0,53 mm
- Stationäre Phase: Macrogol 20 000 *R*

Trägergas: Helium zur Chromatographie *R*

Splitverhältnis: 1:100

Temperatur

	Zeit (min)	**Temperatur (°C)**
Säule	0 – 15	60
	15 – 55	60 → 180
Probeneinlass		200
Detektor		220

Detektion: Flammenionisation

Einspritzen: 0,2 µl

Reihenfolge der Elution: Die Substanzen werden in der gleichen Reihenfolge wie bei der Herstellung der Referenzlösung angegeben eluiert. Die Retentionszeiten dieser Substanzen werden aufgezeichnet.

Eignungsprüfung: Referenzlösung
- Auflösung: mindestens 1,5 zwischen den Peaks von Thymol und Carvacrol
- Zahl der theoretischen Böden: mindestens 30 000, berechnet für den *p*-Cymen-Peak bei 80 °C

Mit Hilfe der im Chromatogramm der Referenzlösung erhaltenen Retentionszeiten werden im Chromatogramm der Untersuchungslösung die Bestandteile der Referenzlösung lokalisiert. Der Hexan-Peak wird nicht berücksichtigt.

Der Prozentgehalt jedes dieser Bestandteile wird ermittelt.

Die Prozentgehalte müssen innerhalb folgender Grenzwerte liegen:

– β-Myrcen:	1,0 bis 3,0 Prozent
– γ-Terpinen:	5,0 bis 10,0 Prozent
– *p*-Cymen:	15,0 bis 28,0 Prozent
– Linalool:	4,0 bis 6,5 Prozent
– Terpinen-4-ol:	0,2 bis 2,5 Prozent
– Thymol:	36,0 bis 55,0 Prozent
– Carvacrol:	1,0 bis 4,0 Prozent

Lagerung

Vor Licht geschützt, in dicht verschlossenen, dem Verbrauch angemessenen, möglichst vollständig gefüllten Behältnissen, bei höchstens 25 °C

Das folgende Chromatogramm dient zur Information.

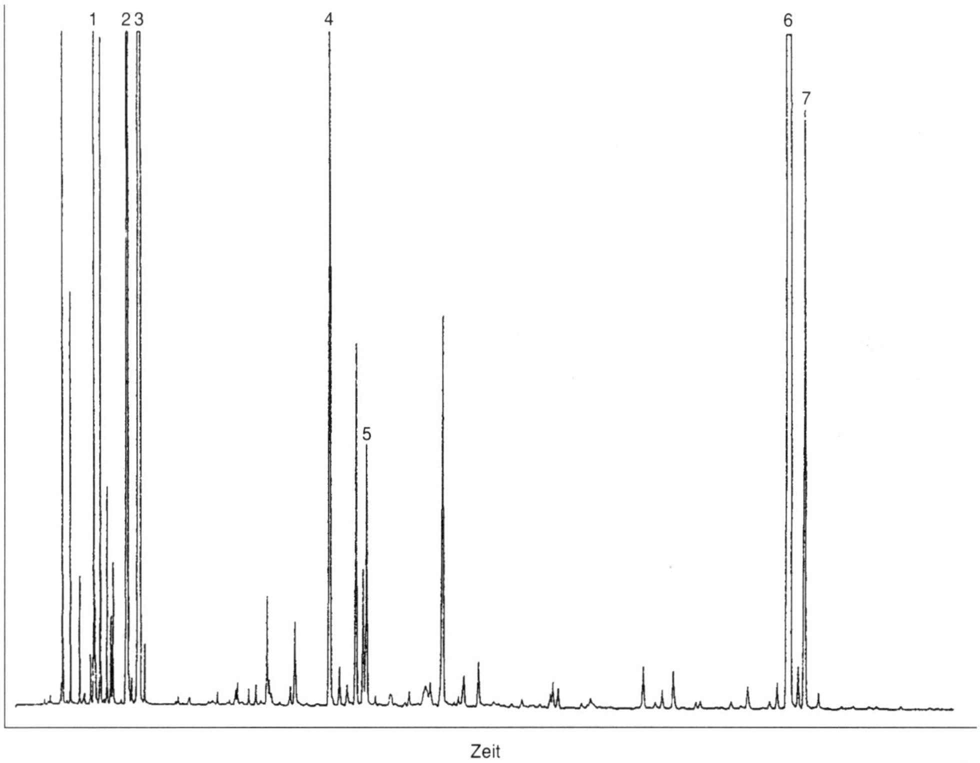

1. β-Myrcen
2. γ-Terpinen
3. *p*-Cymen
4. Linalool
5. Terpinen-4-ol
6. Thymol
7. Carvacrol

Abb. 1374-1: Chromatogramm für die Prüfung „Chromatographisches Profil" von Thymianöl

4.07/2074

Tioconazol

Tioconazolum

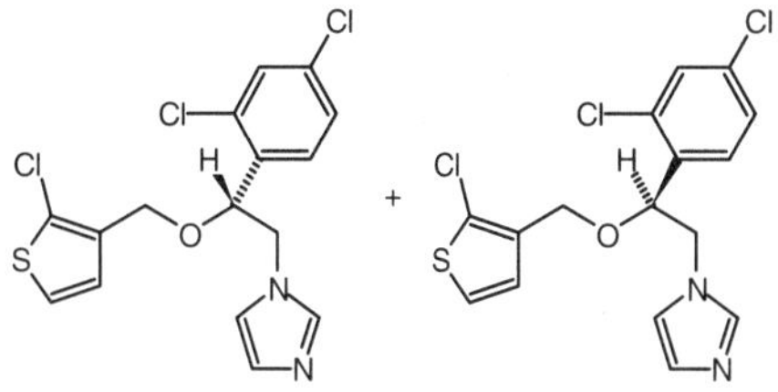

$C_{16}H_{13}Cl_3N_2OS$ M_r 387,7

Definition

1-[(2*RS*)-2-[(2-Chlorthiophen-3-yl)methoxy]-2-(2,4-dichlorphenyl)ethyl]-1*H*-imidazol

Gehalt: 99,0 bis 101,0 Prozent (wasserfreie Substanz)

Eigenschaften

Aussehen: weißes bis fast weißes, kristallines Pulver

Löslichkeit: sehr schwer löslich in Wasser, sehr leicht löslich in Dichlormethan, leicht löslich in Ethanol

Prüfung auf Identität

IR-Spektroskopie (2.2.24)

Vergleich: Tioconazol-Referenzspektrum der Ph. Eur.

Prüfung auf Reinheit

Verwandte Substanzen: Flüssigchromatographie (2.2.29)

Untersuchungslösung: 20,0 mg Substanz werden in der mobilen Phase zu 10,0 ml gelöst.

Referenzlösung a: 1,0 ml Untersuchungslösung wird mit der mobilen Phase zu 100,0 ml verdünnt. 2,0 ml dieser Lösung werden mit der mobilen Phase zu 10,0 ml verdünnt.

Referenzlösung b: 5 mg Tioconazol zur Eignungsprüfung *CRS* werden in der mobilen Phase zu 2,5 ml gelöst.

Säule
- Größe: l = 0,25 m, ∅ = 4,6 mm
- Stationäre Phase: nachsilanisiertes, octadecylsilyliertes Kieselgel zur Chromatographie *R* (5 µm) mit einer spezifischen Oberfläche von 170 $m^2 \cdot g^{-1}$, einer Porengröße von 12 nm und einem Kohlenstoffgehalt von 10 Prozent

Mobile Phase: 1 Volumteil einer Lösung von Tetrabutylammoniumdihydrogenphosphat *R* (1,7 $g \cdot l^{-1}$), die zuvor mit verdünnter Ammoniak-Lösung *R* 2 auf einen pH-Wert von 7,4 eingestellt wurde, und 3 Volumteile Methanol *R* werden gemischt.

Durchflussrate: 1 $ml \cdot min^{-1}$

Detektion: Spektrometer bei 218 nm

Einspritzen: 20 µl

Chromatographiedauer: 2,5fache Retentionszeit von Tioconazol

Eignungsprüfung: Referenzlösung b
- Auflösung: mindestens 1,0 zwischen den Peaks von Verunreinigung B und C
  Die Lage der Verunreinigungen A, B und C wird durch Vergleich mit dem mitgelieferten Chromatogramm von Tioconazol zur Eignungsprüfung *CRS* bestimmt.

Grenzwerte
- Korrekturfaktoren: Für die Berechnung der Gehalte werden die Peakflächen folgender Verunreinigungen mit dem entsprechenden Korrekturfaktor multipliziert:
  Verunreinigung B: 1,7
  Verunreinigung C: 1,7
- Verunreinigungen A, B, C: jeweils nicht größer als das 1,5fache der Fläche des Hauptpeaks im Chromatogramm der Referenzlösung a (0,3 Prozent)
- Jede weitere Verunreinigung: jeweils nicht größer als das 0,5fache der Fläche des Hauptpeaks im Chromatogramm der Referenzlösung a (0,1 Prozent)
- Summe aller Verunreinigungen: nicht größer als das 5fache der Fläche des Hauptpeaks im Chromatogramm der Referenzlösung a (1,0 Prozent)
- Ohne Berücksichtigung bleiben: Peaks, deren Fläche kleiner ist als das 0,25fache der Fläche des Hauptpeaks im Chromatogramm der Referenzlösung a (0,05 Prozent)

Wasser (2.5.12): höchstens 0,5 Prozent, mit 1,00 g Substanz bestimmt

Sulfatasche (2.4.14): höchstens 0,1 Prozent, mit 1,0 g Substanz bestimmt

Gehaltsbestimmung

0,300 g Substanz, in 50 ml wasserfreier Essigsäure *R* gelöst, werden mit Perchlorsäure (0,1 $mol \cdot l^{-1}$) titriert. Der Endpunkt wird mit Hilfe der Potentiometrie (2.2.20) bestimmt.

1 ml Perchlorsäure (0,1 $mol \cdot l^{-1}$) entspricht 38,77 mg $C_{16}H_{13}Cl_3N_2OS$.

Lagerung

Vor Licht geschützt

Verunreinigungen

Spezifizierte Verunreinigungen:

(Beachten Sie den Hinweis zu den „Verunreinigungen" zu Anfang des Bands auf Seite B)

A, B, C

Andere bestimmbare Verunreinigungen:

D

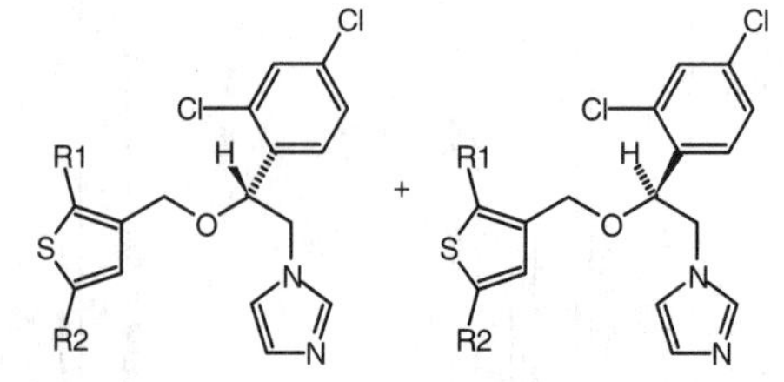

A. R1 = R2 = H:
1-[(2*RS*)-2-(2,4-Dichlorphenyl)-2-[(thiophen-3-yl)=methoxy]ethyl]-1*H*-imidazol

B. R1 = R2 = Cl:
1-[(2*RS*)-2-(2,4-Dichlorphenyl)-2-[(2,5-dichlorthio=phen-3-yl)methoxy]ethyl]-1*H*-imidazol

C. R1 = Cl, R2 = Br:
1-[(2*RS*)-2-[(5-Brom-2-chlorthiophen-3-yl)meth=oxy]-2-(2,4-dichlorphenyl)ethyl]-1*H*-imidazol

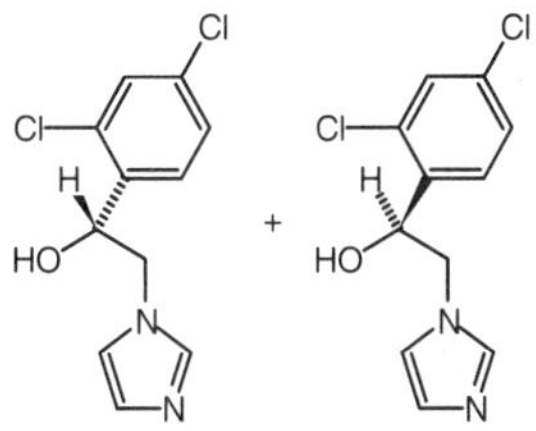

D. (1*RS*)-1-(2,4-Dichlorphenyl)-2-(1*H*-imidazol-1-yl)=ethanol

4.07/0692

all-*rac*-α-Tocopherol

int-*rac*-α-Tocopherolum

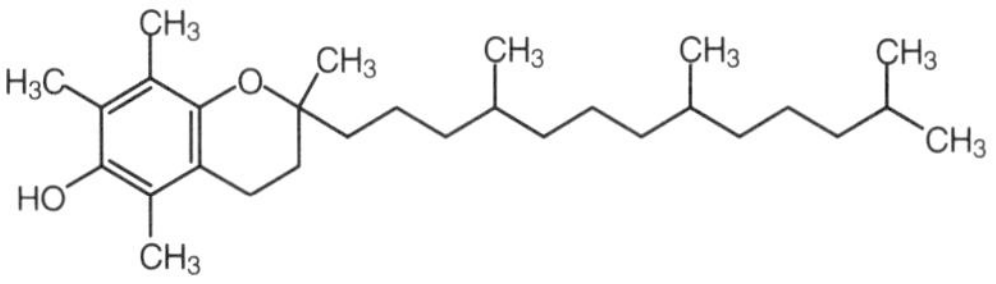

$C_{29}H_{50}O_2$ M_r 430,7

Definition

all-*rac*-2,5,7,8-Tetramethyl-2-(4,8,12-trimethyltride=cyl)-3,4-dihydro-2*H*-1-benzopyran-6-ol

Gehalt: 96,0 bis 101,5 Prozent

Eigenschaften

Aussehen: klare, farblose bis gelblich braune, viskose, ölige Flüssigkeit

Löslichkeit: praktisch unlöslich in Wasser, leicht löslich in Aceton, Dichlormethan, wasserfreiem Ethanol und fetten Ölen

Prüfung auf Identität

1: A, B
2: A, C

A. Optische Drehung (2.2.7): −0,01 bis +0,01°

2,50 g Substanz werden in wasserfreiem Ethanol *R* zu 25,0 ml gelöst.

B. IR-Spektroskopie (2.2.24)

Vergleich: α-Tocopherol *CRS*

C. Dünnschichtchromatographie (2.2.27)

Untersuchungslösung: 10 mg Substanz werden in 2 ml Cyclohexan *R* gelöst.

Referenzlösung: 10 mg α-Tocopherol *CRS* werden in 2 ml Cyclohexan *R* gelöst.

Platte: DC-Platte mit Kieselgel F_{254} *R*

Fließmittel: Ether *R*, Cyclohexan *R* (20:80 *V/V*)

Auftragen: 10 µl

Laufstrecke: 2/3 der Platte

Trocknen: im Luftstrom

Detektion: im ultravioletten Licht bei 254 nm

Ergebnis: Der Hauptfleck im Chromatogramm der Untersuchungslösung entspricht in Bezug auf Lage und Größe dem Hauptfleck im Chromatogramm der Referenzlösung.

Prüfung auf Reinheit

Verwandte Substanzen: Gaschromatographie (2.2.28) mit Hilfe des Verfahrens „Normalisierung"

Interner-Standard-Lösung: 1,0 g Squalan *R* wird in Cyclohexan *R* zu 100,0 ml gelöst.

Untersuchungslösung a: 0,100 g Substanz werden in 10,0 ml Interner-Standard-Lösung gelöst.

Untersuchungslösung b: 0,100 g Substanz werden in 10 ml Cyclohexan *R* gelöst.

Referenzlösung a: 0,100 g α-Tocopherol *CRS* werden in 10,0 ml Interner-Standard-Lösung gelöst.

Referenzlösung b: 10 mg Substanz und 10 mg α-Tocopherolacetat *R* werden in Cyclohexan *R* zu 100,0 ml gelöst.

Referenzlösung c: 10 mg all-*rac*-α-Tocopherol zur Peak-Identifizierung *CRS* werden in Cyclohexan *R* zu 1 ml gelöst.

Referenzlösung d: 1,0 ml Untersuchungslösung b wird mit Cyclohexan *R* zu 100,0 ml verdünnt. 1,0 ml dieser Lösung wird mit Cyclohexan *R* zu 10,0 ml verdünnt.

Säule
- Material: Quarzglas
- Größe: *l* = 30 m, ∅ = 0,25 mm
- Stationäre Phase: Polydimethylsiloxan *R* (Filmdicke 0,25 µm)

Trägergas: Helium zur Chromatographie *R*

Durchflussrate: 1 ml · min^{-1}

Splitverhältnis: 1:100

Temperatur
- Säule: 280 °C
- Probeneinlass und Detektor: 290 °C

Detektion: Flammenionisation

Einspritzen: 1 µl; Untersuchungslösung b, Referenzlösungen b, c und d

Chromatographiedauer: 2fache Retentionszeit von all-*rac*-α-Tocopherol

Relative Retention (bezogen auf all-*rac*-α-Tocopherol, t_R etwa 13 min)
- Squalan: etwa 0,5
- Verunreinigung A: etwa 0,7
- Verunreinigung B: etwa 0,8

Zur Peak-Identifizierung der Verunreinigungen A und B werden das mit der *CRS* mitgelieferte Chromatogramm und das Chromatogramm der Referenzlösung c verwendet.

Eignungsprüfung: Referenzlösung b
- Auflösung: mindestens 3,5 zwischen den Peaks von all-*rac*-α-Tocopherol und α-Tocopherolacetat

Grenzwerte
- Verunreinigung A: höchstens 0,5 Prozent
- Verunreinigung B: höchstens 1,5 Prozent
- Jede weitere Verunreinigung: jeweils höchstens 0,25 Prozent
- Summe aller Verunreinigungen: höchstens 2,5 Prozent
- Ohne Berücksichtigung bleiben: Peaks, deren Fläche kleiner ist als die Fläche des Hauptpeaks im Chromatogramm der Referenzlösung d (0,1 Prozent)

Gehaltsbestimmung

Gaschromatographie (2.2.28) wie unter „Verwandte Substanzen" beschrieben, mit folgender Änderung:

Einspritzen: Untersuchungslösung a, Referenzlösung a

Der Prozentgehalt an $C_{29}H_{50}O_2$ wird unter Berücksichtigung des angegebenen Gehalts für α-Tocopherol *CRS* berechnet.

Lagerung

Unter Inertgas, vor Licht geschützt

Verunreinigungen

Spezifizierte Verunreinigungen:

(Beachten Sie den Hinweis zu den „Verunreinigungen" zu Anfang des Bands auf Seite B)

A, B

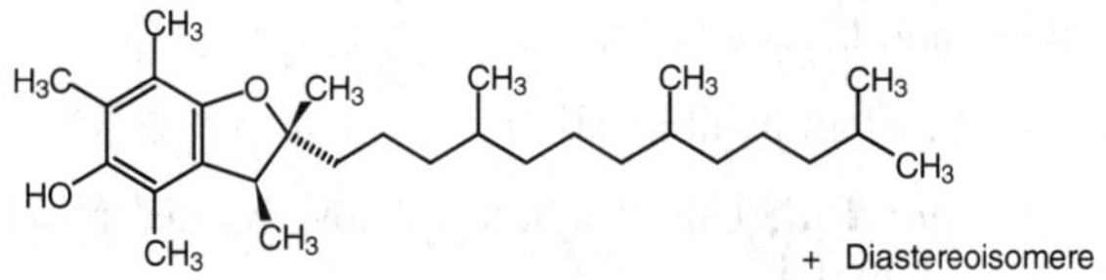

A. all-*rac-trans*-2,3,4,6,7-Pentamethyl-2-(4,8,12-trimethyltridecyl)-2,3-dihydrobenzofuran-5-ol

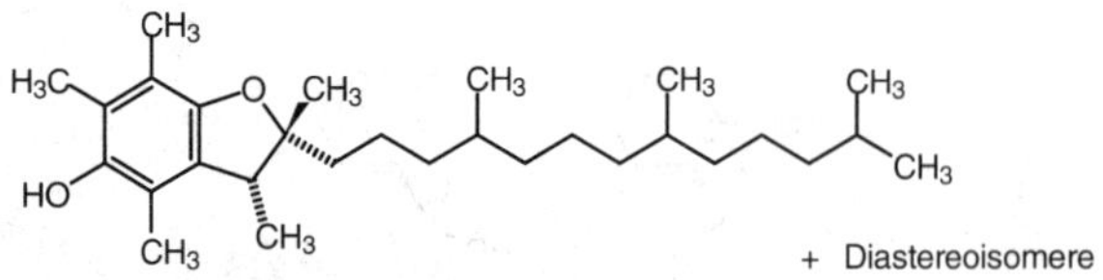

B. all-*rac-cis*-2,3,4,6,7-Pentamethyl-2-(4,8,12-trimethyltridecyl)-2,3-dihydrobenzofuran-5-ol

---

4.07/0439

all-*rac*-α-Tocopherolacetat

int-*rac*-α-Tocopherylis acetas

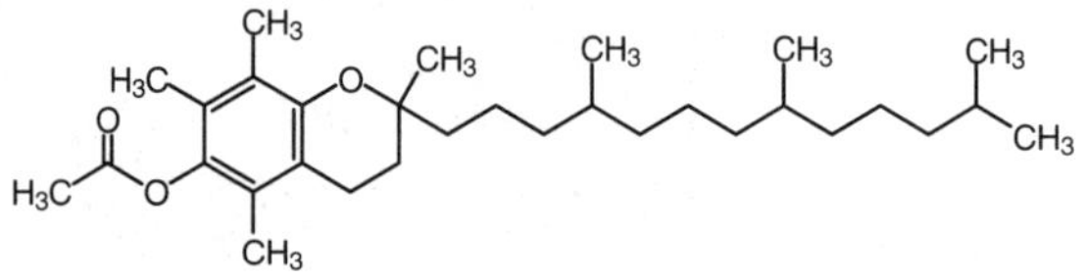

$C_{31}H_{52}O_3$ M_r 472,7

Definition

all-*rac*-2,5,7,8-Tetramethyl-2-(4,8,12-trimethyltridecyl)-3,4-dihydro-2*H*-1-benzopyran-6-ylacetat

Gehalt: 96,5 bis 101,0 Prozent

Eigenschaften

Aussehen: klare, farblose bis schwach grünlich gelbe, viskose, ölige Flüssigkeit

Löslichkeit: praktisch unlöslich in Wasser, leicht löslich in Aceton, wasserfreiem Ethanol und fetten Ölen

Prüfung auf Identität

1: A, B
2: A, C

A. Optische Drehung (2.2.7): –0,01 bis +0,01°

2,50 g Substanz werden in wasserfreiem Ethanol *R* zu 25,0 ml gelöst.

B. IR-Spektroskopie (2.2.24)

Vergleich: α-Tocopherolacetat *CRS*

C. Dünnschichtchromatographie (2.2.27)

Untersuchungslösung: Etwa 10 mg Substanz werden in 2 ml Cyclohexan *R* gelöst.

Referenzlösung: Etwa 10 mg α-Tocopherolacetat *CRS* werden in 2 ml Cyclohexan *R* gelöst.

Platte: DC-Platte mit Kieselgel F_{254} *R*

Fließmittel: Ether *R*, Cyclohexan *R* (20:80 *V/V*)

Auftragen: 10 µl

Laufstrecke: 2/3 der Platte

Trocknen: im Luftstrom

Detektion: im ultravioletten Licht bei 254 nm

Ergebnis: Der Hauptfleck im Chromatogramm der Untersuchungslösung entspricht in Bezug auf Lage und Größe dem Hauptfleck im Chromatogramm der Referenzlösung.

Prüfung auf Reinheit

Verwandte Substanzen: Gaschromatographie (2.2.28) mit Hilfe des Verfahrens „Normalisierung“

Interner-Standard-Lösung: 1,0 g Squalan *R* wird in Cyclohexan *R* zu 100,0 ml gelöst.

Untersuchungslösung a: 0,100 g Substanz werden in 10,0 ml Interner-Standard-Lösung gelöst.

Untersuchungslösung b: 0,100 g Substanz werden in 10 ml Cyclohexan *R* gelöst.

Referenzlösung a: 0,100 g α-Tocopherolacetat *CRS* werden in 10,0 ml Interner-Standard-Lösung gelöst.

Referenzlösung b: 10 mg Substanz und 10 mg α-Tocopherol *R* werden in Cyclohexan *R* zu 100,0 ml gelöst.

Referenzlösung c: 10 mg all-*rac*-α-Tocopherolacetat zur Peak-Identifizierung *CRS* werden in Cyclohexan *R* zu 1 ml gelöst.

Referenzlösung d: 1,0 ml Untersuchungslösung b wird mit Cyclohexan *R* zu 100,0 ml verdünnt. 1,0 ml dieser Lösung wird mit Cyclohexan *R* zu 10,0 ml verdünnt.

Säule
- Material: Quarzglas
- Größe: l = 30 m, ∅ = 0,25 mm
- Stationäre Phase: Polydimethylsiloxan *R* (Filmdicke 0,25 µm)

Trägergas: Helium zur Chromatographie *R*

Durchflussrate: 1 ml · min^{-1}

Splitverhältnis: 1:100

Temperatur
- Säule: 280 °C
- Probeneinlass und Detektor: 290 °C

Detektion: Flammenionisation

Einspritzen: 1 µl; Untersuchungslösung b, Referenzlösungen a, b, c und d

Chromatographiedauer: 2fache Retentionszeit von all-*rac*-α-Tocopherolacetat

Relative Retention (bezogen auf all-*rac*-α-Tocopherolacetat, t_R etwa 15 min)
- Squalan: etwa 0,4
- Verunreinigung A: etwa 0,7
- Verunreinigung B: etwa 0,8
- Verunreinigung C: etwa 0,9

Zur Peak-Identifizierung der Verunreinigungen A und B im Chromatogramm der Referenzlösung c wird das mit der *CRS* mitgelieferte Chromatogramm verwendet.

Eignungsprüfung
- Auflösung: mindestens 3,5 zwischen den Peaks von Verunreinigung C und all-*rac*-α-Tocopherolacetat im Chromatogramm der Referenzlösung b
- Die Peakfläche der Verunreinigung C im Chromatogramm der Referenzlösung a darf nicht größer als 0,2 Prozent der Fläche des all-*rac*-α-Tocopherolacetat-Peaks sein.

Grenzwerte
- Verunreinigungen A, C: jeweils höchstens 0,5 Prozent
- Verunreinigung B: höchstens 1,5 Prozent
- Jede weitere Verunreinigung: jeweils höchstens 0,25 Prozent
- Summe aller Verunreinigungen: höchstens 2,5 Prozent
- Ohne Berücksichtigung bleiben: Peaks, deren Fläche kleiner ist als die Fläche des Hauptpeaks im Chromatogramm der Referenzlösung d (0,1 Prozent)

Gehaltsbestimmung

Gaschromatographie (2.2.28) wie unter „Verwandte Substanzen“ beschrieben, mit folgender Änderung:

Einspritzen: Untersuchungslösung a, Referenzlösung a

Der Prozentgehalt an $C_{31}H_{52}O_3$ wird unter Berücksichtigung des angegebenen Gehalts für α-Tocopherolacetat *CRS* berechnet.

Lagerung

Vor Licht geschützt

Verunreinigungen

Spezifizierte Verunreinigungen:

(Beachten Sie den Hinweis zu den „Verunreinigungen“ zu Anfang des Bands auf Seite B)

A, B, C

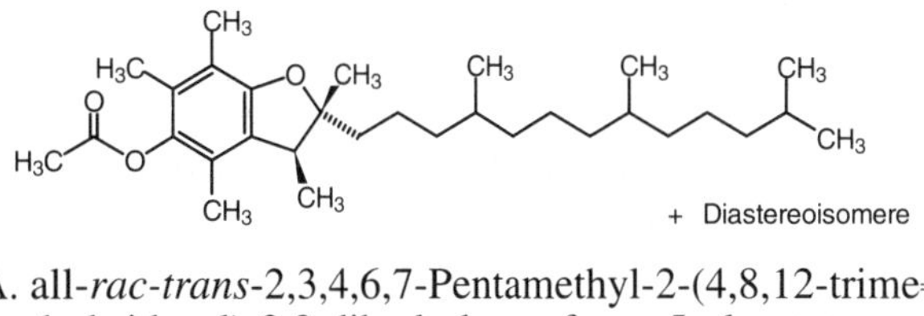

A. all-*rac-trans*-2,3,4,6,7-Pentamethyl-2-(4,8,12-trimethyltridecyl)-2,3-dihydrobenzofuran-5-ylacetat

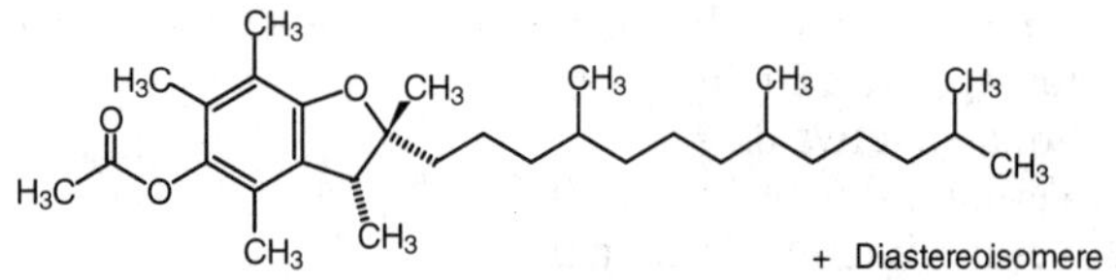

B. all-*rac-cis*-2,3,4,6,7-Pentamethyl-2-(4,8,12-trimethyltridecyl)-2,3-dihydrobenzofuran-5-ylacetat

C. all-*rac*-α-Tocopherol

4.07/1681

Tramadolhydrochlorid

Tramadoli hydrochloridum

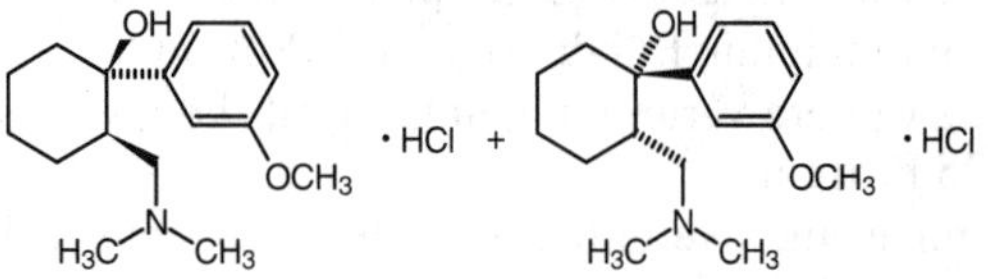

$C_{16}H_{26}ClNO_2$ M_r 299,8

Definition

(1*RS*,2*RS*)-2-[(Dimethylamino)methyl]-1-(3-methoxyphenyl)cyclohexanol-hydrochlorid

Gehalt: 99,0 bis 101,0 Prozent (wasserfreie Substanz)

Eigenschaften

Aussehen: weißes, kristallines Pulver

Löslichkeit: leicht löslich in Wasser und Methanol, sehr schwer löslich in Aceton

Prüfung auf Identität

1: B, D
2: A, C, D

A. Schmelztemperatur (2.2.14): 180 bis 184 °C

B. IR-Spektroskopie (2.2.24)

Vergleich: Tramadolhydrochlorid *CRS*

C. Die bei der Prüfung „Verunreinigung E" (siehe „Prüfung auf Reinheit") erhaltenen Chromatogramme werden ausgewertet.

Ergebnis: Der Hauptfleck im Chromatogramm der Untersuchungslösung b entspricht in Bezug auf Lage und Größe dem Hauptfleck im Chromatogramm der Referenzlösung a.

D. Die Substanz gibt die Identitätsreaktion a auf Chlorid (2.3.1).

Prüfung auf Reinheit

Prüflösung: 1,0 g Substanz wird in Wasser *R* zu 20 ml gelöst.

Aussehen der Lösung: Die Prüflösung muss klar (2.2.1) und farblos (2.2.2, Methode II) sein.

Sauer reagierende Substanzen: 10 ml Prüflösung werden mit 0,2 ml Methylrot-Lösung *R* und 0,2 ml Salzsäure (0,01 mol · l^{-1}) versetzt. Die Lösung ist rot gefärbt. Bis zum Farbumschlag nach Gelb dürfen höchstens 0,4 ml Natriumhydroxid-Lösung (0,01 mol · l^{-1}) verbraucht werden.

Optische Drehung (2.2.7): −0,10 bis +0,10°, an der Prüflösung bestimmt

Verunreinigung E: Dünnschichtchromatographie (2.2.27)

Untersuchungslösung a: 0,10 g Substanz werden in Methanol *R* zu 2 ml gelöst.

Untersuchungslösung b: 1 ml Untersuchungslösung a wird mit Methanol *R* zu 10 ml verdünnt.

Referenzlösung a: 25 mg Tramadolhydrochlorid *CRS* werden in Methanol *R* zu 5 ml gelöst.

Referenzlösung b: 5 mg Tramadol-Verunreinigung E *CRS* werden in 5 ml Methanol *R* gelöst. 1 ml Lösung wird mit Methanol *R* zu 10 ml verdünnt.

Referenzlösung c: 5 mg Tramadol-Verunreinigung A *CRS* werden in 1 ml Referenzlösung a gelöst.

Platte: DC-Platte mit Kieselgel F_{254} *R*, mit Methanol *R* vorgewaschen

Fließmittel: konzentrierte Ammoniak-Lösung *R*, 2-Propanol *R*, Toluol *R* (1:19:80 *V/V/V*)

Auftragen: 10 µl

Laufstrecke: 2/3 der Platte

Die Platte wird 20 min lang wie folgt mit konzentrierter Ammoniak-Lösung *R* gesättigt: In eine Chromatographiekammer mit 2 Wannen wird in eine Wanne konzentrierte Ammoniak-Lösung *R* gefüllt. Unmittelbar vor der Chromatographie wird das Fließmittel in die andere Wanne der Kammer gegeben. Die Platte wird so in die Kammer gestellt, dass die Kieselgelschicht zur Mitte der Kammer gerichtet ist.

Trocknen: an der Luft

Detektion: Die Platte wird 1 h lang Iodgas ausgesetzt und anschließend im ultravioletten Licht bei 254 nm ausgewertet.

Eignungsprüfung: Das Chromatogramm der Referenzlösung c muss deutlich voneinander getrennt 2 Flecke zeigen.

Grenzwert: Untersuchungslösung a

– Verunreinigung E: Ein der Verunreinigung E entsprechender Fleck darf nicht größer oder intensiver sein als der Fleck im Chromatogramm der Referenzlösung b (0,2 Prozent).

Verwandte Substanzen: Flüssigchromatographie (2.2.29)

Untersuchungslösung: 0,15 g Substanz werden in der mobilen Phase zu 100 ml gelöst.

Referenzlösung a: 2,0 ml Untersuchungslösung werden mit der mobilen Phase zu 10,0 ml verdünnt. 1,0 ml dieser Lösung wird mit der mobilen Phase zu 100 ml verdünnt.

Referenzlösung b: 5 mg Tramadol-Verunreinigung A *CRS* werden in 4,0 ml Untersuchungslösung gelöst. Die Lösung wird mit der mobilen Phase zu 100 ml verdünnt.

Säule
- Größe: l = 0,25 m, ∅ = 4,0 mm
- Stationäre Phase: desaktiviertes, nachsilanisiertes, octylsilyliertes Kieselgel zur Chromatographie *R* (5 µm)

Mobile Phase: 295 Volumteile Acetonitril *R* und 705 Volumteile einer Mischung von 0,2 ml Trifluoressigsäure *R* und 100 ml Wasser *R*

Durchflussrate: 1,0 ml · min^{-1}

Detektion: Spektrometer bei 270 nm

Einspritzen: 20 µl

Chromatographiedauer: 4fache Retentionszeit von Tramadol

Relative Retention (bezogen auf Tramadol, t_R etwa 5 min)
- Verunreinigung A: etwa 0,85

Eignungsprüfung: Referenzlösung b
- Auflösung: mindestens 2,0 zwischen den Peaks von Verunreinigung A und Tramadol

Grenzwerte
- Verunreinigung A: nicht größer als die Fläche des Hauptpeaks im Chromatogramm der Referenzlösung a (0,2 Prozent)
- Jede weitere Verunreinigung: jeweils nicht größer als das 0,5fache der Fläche des Hauptpeaks im Chromatogramm der Referenzlösung a (0,1 Prozent)
- Summe aller Verunreinigungen: nicht größer als das 2fache der Fläche des Hauptpeaks im Chromatogramm der Referenzlösung a (0,4 Prozent)
- Ohne Berücksichtigung bleiben: Peaks, deren Fläche kleiner ist als das 0,1fache der Fläche des Hauptpeaks im Chromatogramm der Referenzlösung a (0,02 Prozent)

Schwermetalle (2.4.8): höchstens 20 ppm

2,0 g Substanz werden in Wasser *R* zu 20 ml gelöst. 12 ml Lösung müssen der Grenzprüfung A entsprechen. Zur Herstellung der Referenzlösung wird die Blei-Lösung (2 ppm Pb) *R* verwendet.

Wasser (2.5.12): höchstens 0,5 Prozent, mit 1,000 g Substanz bestimmt

Sulfatasche (2.4.14): höchstens 0,1 Prozent, mit 1,0 g Substanz bestimmt

Gehaltsbestimmung

0,180 g Substanz, in 25 ml wasserfreier Essigsäure *R* gelöst und mit 10 ml Acetanhydrid *R* versetzt, werden mit Perchlorsäure (0,1 mol · l^{-1}) titriert. Der Endpunkt wird mit Hilfe der Potentiometrie (2.2.20) bestimmt.

1 ml Perchlorsäure (0,1 mol · l^{-1}) entspricht 29,98 mg $C_{16}H_{26}ClNO_2$.

Lagerung

Vor Licht geschützt

Verunreinigungen

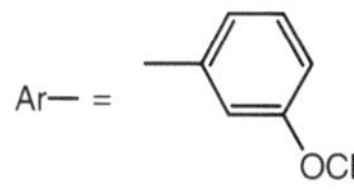

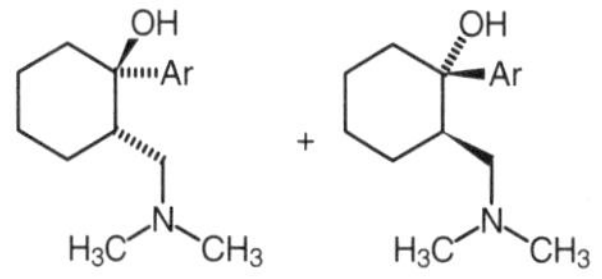

A. (1*RS*,2*SR*)-2-[(Dimethylamino)methyl]-1-(3-methoxyphenyl)cyclohexanol

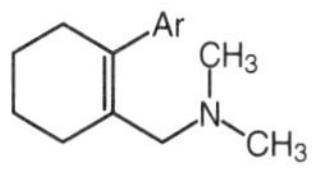

B. [2-(3-Methoxyphenyl)cyclohex-1-enyl]-*N*,*N*-dimethylmethanamin

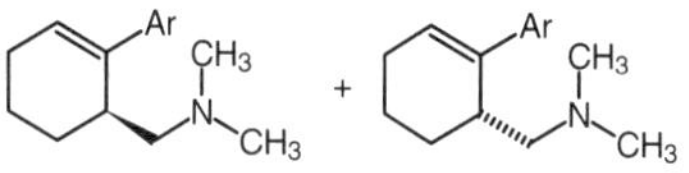

C. (1*RS*)-[2-(3-Methoxyphenyl)cyclohex-2-enyl]-*N*,*N*-dimethylmethanamin

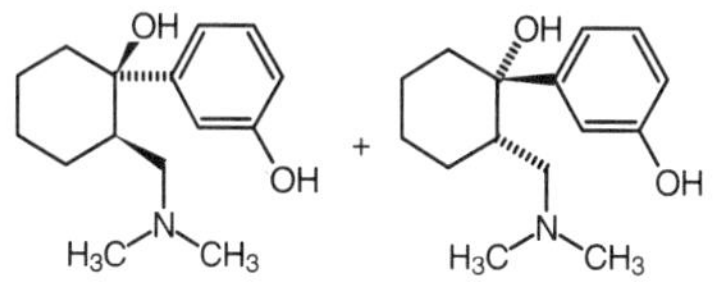

D. (1*RS*,2*RS*)-2-[(Dimethylamino)methyl]-1-(3-hydroxyphenyl)cyclohexanol

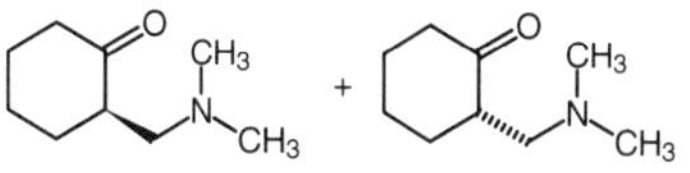

E. (2*RS*)-2-[(Dimethylamino)methyl]cyclohexanon

4.07/1770

Tributylacetylcitrat

Tributylis acetylcitras

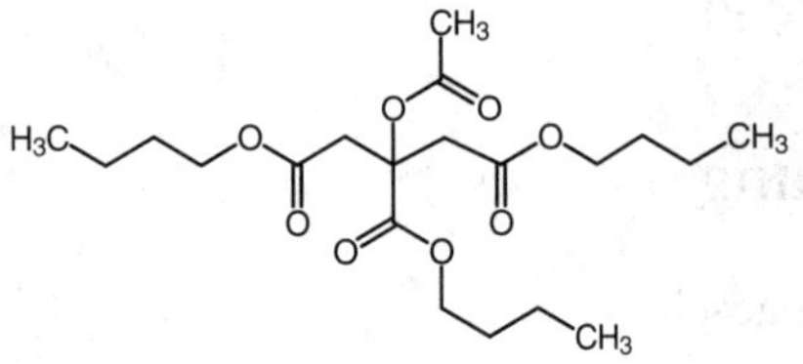

$C_{20}H_{34}O_8$ M_r 402,5

Definition

Tributyl[2-(acetyloxy)propan-1,2,3-tricarboxylat]

Gehalt: 99,0 bis 101,0 Prozent (wasserfreie Substanz)

Eigenschaften

Aussehen: klare, ölige Flüssigkeit

Löslichkeit: nicht mischbar mit Wasser, mischbar mit Dichlormethan und Ethanol

Prüfung auf Identität

IR-Spektroskopie (2.2.24)

Vergleich: Tributylacetylcitrat-Referenzspektrum der Ph. Eur.

Prüfung auf Reinheit

Aussehen: Die Substanz muss klar (2.2.1) und darf nicht stärker gefärbt sein als die Farbvergleichslösung BG_6 (2.2.2, Methode II).

Sauer reagierende Substanzen: 10 g Substanz werden mit 10 ml zuvor neutralisiertem Ethanol 96 % *R* verdünnt und mit 0,5 ml Bromthymolblau-Lösung *R* 2 versetzt. Bis zum Farbumschlag nach Blau dürfen höchstens 0,3 ml Natriumhydroxid-Lösung (0,1 mol · l^{-1}) verbraucht werden.

Brechungsindex (2.2.6): 1,442 bis 1,445

Verwandte Substanzen: Gaschromatographie (2.2.28)

Untersuchungslösung: 1,0 g Substanz wird in Dichlormethan *R* zu 20,0 ml gelöst.

Referenzlösung a: 1,0 g Substanz und 1,0 g Tributylcitrat *R* werden in Dichlormethan *R* zu 20,0 ml gelöst.

Referenzlösung b: 1,0 ml Untersuchungslösung wird mit Dichlormethan *R* zu 20,0 ml verdünnt. 1,0 ml dieser Lösung wird mit Dichlormethan *R* zu 25,0 ml verdünnt.

Säule
- Material: Quarzglas
- Größe: l = 30 m, ∅ = 0,53 mm
- Stationäre Phase: Poly[(cyanopropyl)methylphenylmethyl]siloxan *R* (Filmdicke 1,0 µm)

Trägergas: Helium zur Chromatographie *R*

Lineare Strömungsgeschwindigkeit: 36 cm · s^{-1}

Splitverhältnis: 1:20

Temperatur
- Säule: 200 °C
- Probeneinlass und Detektor: 250 °C

Detektion: Flammenionisation

Einspritzen: 1 µl

Chromatographiedauer: 2fache Retentionszeit von Tributylacetylcitrat

Relative Retention (bezogen auf Tributylacetylcitrat, t_R etwa 26 min)
- Verunreinigung B: etwa 0,83
- Verunreinigung A: etwa 0,87

Eignungsprüfung: Referenzlösung a
- Auflösung: mindestens 2,0 zwischen den Peaks von Verunreinigung A und Tributylacetylcitrat

Grenzwerte
- Verunreinigungen A, B: jeweils nicht größer als die Fläche des Hauptpeaks im Chromatogramm der Referenzlösung b (0,2 Prozent)
- Jede weitere Verunreinigung: jeweils nicht größer als das 0,5fache der Fläche des Hauptpeaks im Chromatogramm der Referenzlösung b (0,1 Prozent)
- Summe aller Verunreinigungen: nicht größer als das 2,5fache der Fläche des Hauptpeaks im Chromatogramm der Referenzlösung b (0,5 Prozent)
- Ohne Berücksichtigung bleiben: Peaks, deren Fläche kleiner ist als das 0,25fache der Fläche des Hauptpeaks im Chromatogramm der Referenzlösung b (0,05 Prozent)

Schwermetalle (2.4.8): höchstens 10 ppm

2,0 g Substanz müssen der Grenzprüfung F entsprechen. Zur Herstellung der Referenzlösung werden 2 ml Blei-Lösung (10 ppm Pb) *R* verwendet.

Wasser (2.5.12): höchstens 0,25 Prozent, mit 2,00 g Substanz bestimmt

Sulfatasche (2.4.14): höchstens 0,1 Prozent, mit 1,0 g Substanz bestimmt

Gehaltsbestimmung

1,500 g Substanz werden in einem 250-ml-Rundkolben aus Borosilicatglas mit 25 ml 2-Propanol *R*, 50 ml Wasser *R*, 25,0 ml Natriumhydroxid-Lösung (1 mol · l^{-1}) und einigen Glasperlen versetzt. Die Mischung wird 1 h lang zum Rückfluss erhitzt, erkalten gelassen und nach Zusatz von 1 ml Phenolphthalein-Lösung *R* 1 mit Salzsäure (1 mol · l^{-1}) titriert. Eine Blindtitration wird durchgeführt.

1 ml Natriumhydroxid-Lösung (1 mol · l^{-1}) entspricht 100,6 mg $C_{20}H_{34}O_8$.

Verunreinigungen

Spezifizierte Verunreinigungen:

(Beachten Sie den Hinweis zu den „Verunreinigungen" zu Anfang des Bands auf Seite B)

A, B

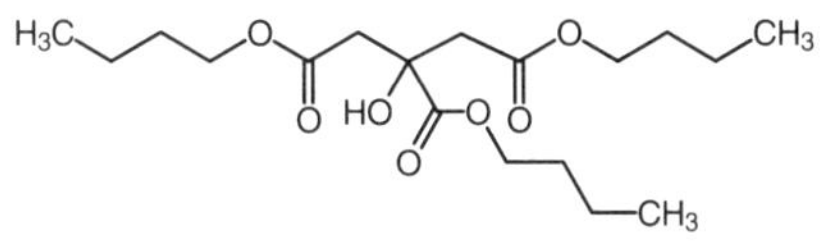

A. Tributyl(2-hydroxypropan-1,2,3-tricarboxylat) (Tributylcitrat)

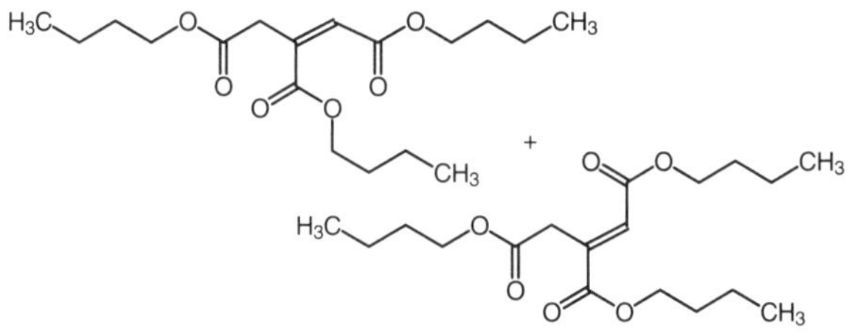

B. Tributyl(propen-1,2,3-tricarboxylat) (Tributylaconitat)

4.07/0868

Mittelkettige Triglyceride

Triglycerida saturata media

Definition

Gemisch von Triglyceriden gesättigter Fettsäuren, hauptsächlich Caprylsäure (Octansäure, $C_8H_{16}O_2$) und Caprinsäure (Decansäure, $C_{10}H_{20}O_2$)

Mittelkettige Triglyceride werden aus Öl hergestellt, das aus dem festen und getrockneten Teil des Endosperms von *Cocos nucifera* L. oder aus dem getrockneten Endosperm von *Elaeis guineensis* Jacq. extrahiert wird.

Gehalt: mindestens 95,0 Prozent gesättigte Fettsäuren mit 8 und 10 Kohlenstoff-Atomen

Eigenschaften

Aussehen: farblose bis schwach gelbliche, ölige Flüssigkeit

Löslichkeit: praktisch unlöslich in Wasser, mischbar mit Dichlormethan, Ethanol, Petroläther und fetten Ölen

Prüfung auf Identität

1: B, C
2: A, D

A. 3,0 g Substanz werden 30 min lang mit 50 ml einer Mischung gleicher Volumteile Ethanol 96 % *R* und ethanolischer Kaliumhydroxid-Lösung (2 mol · l^{-1}) *R* zum Rückfluss erhitzt. 10 ml Mischung werden für die „Prüfung auf Identität, D" verwendet. 40 ml Mischung werden mit 30 ml Wasser *R* versetzt. Nach Abdampfen des Ethanols wird die heiße Lösung mit 25 ml verdünnter Salzsäure *R* angesäuert und nach dem Abkühlen mit 50 ml peroxidfreiem Ether *R* ausgeschüttelt. Die Etherphase wird 3-mal mit je 10 ml Natriumchlorid-Lösung *R* gewaschen, über wasserfreiem Natriumsulfat *R* getrocknet und filtriert. Nach Abdampfen des Ethers wird mit 0,300 g Rückstand die Säurezahl (2.5.1) bestimmt. Sie liegt zwischen 350 und 390.

B. Die Substanz entspricht der Prüfung „Verseifungszahl" (siehe „Prüfung auf Reinheit").

C. Die Substanz entspricht der Prüfung „Fettsäurenzusammensetzung" (siehe „Prüfung auf Reinheit").

D. 10 ml der ethanolischen, bei der „Prüfung auf Identität, A" erhaltenen Mischung werden im Wasserbad zur Trockne eingedampft. Der Rückstand wird in ein Reagenzglas überführt und mit 0,3 ml Schwefelsäure *R* versetzt. Das Reagenzglas wird mit einem Stopfen verschlossen, der durchbohrt und mit einem U-förmig gebogenen Glasrohr versehen ist. Das Ende des Rohrs taucht in 3 ml einer Lösung von Tryptophan *R* (10 g · l^{-1}) in einer Mischung gleicher Volumteile Wasser *R* und Schwefelsäure *R*. Das Reagenzglas wird in einem Siliconölbad 10 min lang bei 180 °C erhitzt, wobei die entweichenden Dämpfe im Tryptophan-Reagenz aufgefangen werden. Während 1 min langem Erhitzen des Tryptophan-Reagenzes im Wasserbad entwickelt sich eine Violettfärbung.

Prüfung auf Reinheit

Aussehen der Substanz: Die Substanz muss klar (2.2.1) und darf nicht stärker gefärbt sein als die Farbvergleichslösung G_3 (2.2.2, Methode I).

Alkalisch reagierende Substanzen: 2,00 g Substanz werden in einer Mischung von 1,5 ml Ethanol 96 % *R* und 3,0 ml Ether *R* gelöst. Die Lösung wird mit 0,05 ml Bromphenolblau-Lösung *R* versetzt. Bis zum Farbumschlag nach Gelb dürfen höchstens 0,15 ml Salzsäure (0,01 mol · l^{-1}) verbraucht werden.

T

Monographien

Relative Dichte (2.2.5): 0,93 bis 0,96

Brechungsindex (2.2.6): 1,440 bis 1,452

Viskosität (2.2.9): 25 bis 33 mPa · s

Säurezahl (2.5.1): höchstens 0,2

Hydroxylzahl (2.5.3, Methode A): höchstens 10

Iodzahl (2.5.4): höchstens 1,0

Peroxidzahl (2.5.5, Methode A): höchstens 1,0

Verseifungszahl (2.5.6): 310 bis 360

Unverseifbare Anteile (2.5.7): höchstens 0,5 Prozent, mit 5,0 g Substanz bestimmt

Fettsäurenzusammensetzung: Gaschromatographie (2.4.22, Methode C)

Säule
- Material: Quarzglas
- Größe: l = 30 m, ∅ = 0,32 mm
- Stationäre Phase: Macrogol 20 000 *R* (Filmdicke 0,5 µm)

Trägergas: Helium zur Chromatographie *R*

Durchflussrate: 1,3 ml · min^{-1}

Temperatur

	Zeit (min)	Temperatur (°C)
Säule	0 – 1	70
	1 – 35	70 → 240
	35 – 50	240
Probeneinlass		250
Detektor		250

Detektion: Flammenionisation

Splitverhältnis: 1:100

Die Fettsäurenfraktion muss folgende Zusammensetzung haben:

Capronsäure (Hexansäure):	höchstens 2,0 Prozent
Caprylsäure (Octansäure):	50,0 bis 80,0 Prozent
Caprinsäure (Decansäure):	20,0 bis 50,0 Prozent
Laurinsäure (Dodecansäure):	höchstens 3,0 Prozent
Myristinsäure (Tetradecansäure):	höchstens 1,0 Prozent

Blei: höchstens 0,1 ppm für mittelkettige Triglyceride zur parenteralen Ernährung

Atomabsorptionsspektroskopie (2.2.23, Methode II)

Untersuchungslösung: 2,0 g Substanz werden in Isobutylmethylketon *R* 3 zu 10,0 ml gelöst.

Lösung A: 0,100 ml ölige Blei-Lösung (1000 ppm Pb) *R* werden mit Isobutylmethylketon *R* 3 zu 10,0 ml verdünnt.

Stammlösung: 0,100 ml Lösung A werden mit Isobutylmethylketon *R* 3 zu 10,0 ml verdünnt.

Referenzlösungen: 3 Referenzlösungen werden durch Lösen von je 2,0 g Substanz in einer möglichst kleinen Menge Isobutylmethylketon *R* 3 und unter Zusatz von 1,0 ml, 2,0 ml beziehungsweise 4,0 ml Stammlösung hergestellt. Die Lösungen werden mit Isobutylmethylketon *R* 3 zu je 10,0 ml verdünnt.

Strahlungsquelle: Blei-Hohlkathodenlampe

Wellenlänge: 283,3 nm

Atomisierungseinrichtung: Graphitrohrofen, der innen mit Palladiumcarbid ausgekleidet ist; die Verbrennung erfolgt bei einer Temperatur unterhalb von 800 °C in Gegenwart von Sauerstoff.

Trägergas: Argon *R*

Chrom: höchstens 0,05 ppm für mittelkettige Triglyceride zur parenteralen Ernährung

Atomabsorptionsspektroskopie (2.2.23, Methode II)

Untersuchungslösung: 2,0 g Substanz werden in Isobutylmethylketon *R* 3 zu 10,0 ml gelöst.

Lösung A: 0,100 ml ölige Chrom-Lösung (1000 ppm Cr) *R* werden mit Isobutylmethylketon *R* 3 zu 10,0 ml verdünnt.

Stammlösung: 0,100 ml Lösung A werden mit Isobutylmethylketon *R* 3 zu 10,0 ml verdünnt.

Referenzlösungen: 3 Referenzlösungen werden durch Lösen von je 2,0 g Substanz in einer möglichst kleinen Menge Isobutylmethylketon *R* 3 und unter Zusatz von 0,5 ml, 1,0 ml beziehungsweise 2,0 ml Stammlösung hergestellt. Die Lösungen werden mit Isobutylmethylketon *R* 3 zu je 10,0 ml verdünnt.

Strahlungsquelle: Chrom-Hohlkathodenlampe

Wellenlänge: 357,8 nm

Atomisierungseinrichtung: Graphitrohrofen

Trägergas: Argon *R*

Kupfer: höchstens 0,1 ppm für mittelkettige Triglyceride zur parenteralen Ernährung

Atomabsorptionsspektroskopie (2.2.23, Methode II)

Untersuchungslösung: 2,0 g Substanz werden in Isobutylmethylketon *R* 3 zu 10,0 ml gelöst.

Lösung A: 0,100 ml ölige Kupfer-Lösung (1000 ppm Cu) *R* werden mit Isobutylmethylketon *R* 3 zu 10,0 ml verdünnt.

Stammlösung: 0,100 ml Lösung A werden mit Isobutylmethylketon *R* 3 zu 10,0 ml verdünnt.

Referenzlösungen: 3 Referenzlösungen werden durch Lösen von je 2,0 g Substanz in einer möglichst kleinen Menge Isobutylmethylketon *R* 3 und unter Zusatz von 1,0 ml, 2,0 ml beziehungsweise 4,0 ml Stammlösung hergestellt. Die Lösungen werden mit Isobutylmethylketon *R* 3 zu je 10,0 ml verdünnt.

Strahlungsquelle: Kupfer-Hohlkathodenlampe

Wellenlänge: 324,7 nm

Atomisierungseinrichtung: Graphitrohrofen

Trägergas: Argon *R*

Nickel: höchstens 0,2 ppm für mittelkettige Triglyceride zur parenteralen Ernährung

Atomabsorptionsspektroskopie (2.2.23, Methode II)

Untersuchungslösung: 2,0 g Substanz werden in Isobutylmethylketon *R* 3 zu 10,0 ml gelöst.

Lösung A: 0,100 ml ölige Nickel-Lösung (1000 ppm Ni) *R* werden mit Isobutylmethylketon *R* 3 zu 10,0 ml verdünnt.

Stammlösung: 0,100 ml Lösung A werden mit Isobutylmethylketon *R* 3 zu 10,0 ml verdünnt.

Referenzlösungen: 3 Referenzlösungen werden durch Lösen von je 2,0 g Substanz in einer möglichst kleinen Menge Isobutylmethylketon *R* 3 und unter Zusatz von 1,0 ml, 2,0 ml beziehungsweise 4,0 ml Stammlösung hergestellt. Die Lösungen werden mit Isobutylmethylketon *R* 3 zu je 10,0 ml verdünnt.

Strahlungsquelle: Nickel-Hohlkathodenlampe

Wellenlänge: 232 nm

Atomisierungseinrichtung: Graphitrohrofen

Trägergas: Argon *R*

Zinn: höchstens 0,1 ppm für mittelkettige Triglyceride zur parenteralen Ernährung

Atomabsorptionsspektroskopie (2.2.23, Methode II)

Untersuchungslösung: 2,0 g Substanz werden in Isobutylmethylketon *R* 3 zu 10,0 ml gelöst.

Lösung A: 0,100 ml ölige Zinn-Lösung (1000 ppm Sn) *R* werden mit Isobutylmethylketon *R* 3 zu 10,0 ml verdünnt.

Stammlösung: 0,100 ml Lösung A werden mit Isobutylmethylketon *R* 3 zu 10,0 ml verdünnt.

Referenzlösungen: 3 Referenzlösungen werden durch Lösen von je 2,0 g Substanz in einer möglichst kleinen Menge Isobutylmethylketon *R* 3 und unter Zusatz von 1,0 ml, 2,0 ml beziehungsweise 4,0 ml Stammlösung hergestellt. Die Lösungen werden mit Isobutylmethylketon *R* 3 zu je 10,0 ml verdünnt.

Strahlungsquelle: Zinn-Hohlkathodenlampe

Wellenlänge: 286,3 nm

Atomisierungseinrichtung: Graphitrohrofen, der innen mit Palladiumcarbid ausgekleidet ist

Trägergas: Argon *R*

Schwermetalle (2.4.8): höchstens 10 ppm, für mittelkettige Triglyceride, die nicht zur parenteralen Ernährung bestimmt sind

2,0 g Substanz müssen der Grenzprüfung D entsprechen. Zur Herstellung der Referenzlösung werden 2 ml Blei-Lösung (10 ppm Pb) *R* verwendet.

Wasser (2.5.12): höchstens 0,2 Prozent, mit 10,00 g Substanz bestimmt

Asche (2.4.16): höchstens 0,1 Prozent, mit 2,0 g Substanz bestimmt

Lagerung

Vor Licht geschützt, in möglichst vollständig gefüllten, dem Verbrauch angemessenen Behältnissen

Beschriftung

Die Beschriftung gibt, falls zutreffend, an, dass die Substanz für die parenterale Ernährung bestimmt ist.

4.07/1741

Trimetazidindihydrochlorid

Trimetazidini dihydrochloridum

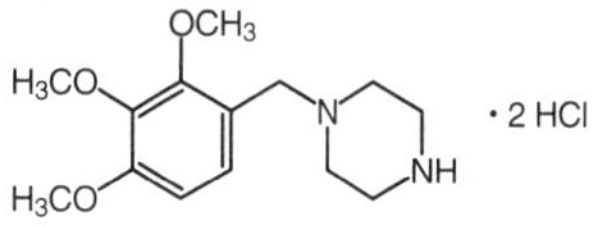

$C_{14}H_{24}Cl_2N_2O_3$ M_r 339,3

Definition

1-(2,3,4-Trimethoxybenzyl)piperazin-dihydrochlorid

Gehalt: 98,5 bis 101,5 Prozent (getrocknete Substanz)

Eigenschaften

Aussehen: weißes bis fast weißes, kristallines, schwach hygroskopisches Pulver

Löslichkeit: leicht löslich in Wasser, wenig löslich in Ethanol

Prüfung auf Identität

A. IR-Spektroskopie (2.2.24)

Vergleich: Trimetazidindihydrochlorid-Referenzspektrum der Ph. Eur.

B. 25 mg Substanz werden in 5 ml Wasser *R* gelöst. 2 ml Lösung geben die Identitätsreaktion a auf Chlorid (2.3.1).

T

Monographien

Prüfung auf Reinheit

Aussehen der Lösung: Die Lösung muss klar (2.2.1) und darf nicht stärker gefärbt sein als die Farbvergleichslösung BG_6 (2.2.2, Methode II).

1,0 g Substanz wird in Wasser *R* zu 10 ml gelöst.

Verwandte Substanzen: Flüssigchromatographie (2.2.29)

Untersuchungslösung: 0,200 g Substanz werden in Wasser *R* zu 50,0 ml gelöst.

Referenzlösung a: 20,0 mg Trimetazidin zur Eignungsprüfung *CRS* werden in Wasser *R* zu 5,0 ml gelöst.

Referenzlösung b: 2,0 ml Untersuchungslösung werden mit Wasser *R* zu 100,0 ml verdünnt. 5,0 ml dieser Lösung werden mit Wasser *R* zu 100,0 ml verdünnt.

Referenzlösung c: 25,0 ml Referenzlösung b werden mit Wasser *R* zu 50,0 ml verdünnt.

Säule
- Größe: l = 0,15 m, ∅ = 4,6 mm
- Stationäre Phase: octadecylsilyliertes Kieselgel zur Chromatographie *R* (5 µm), sphärisch, mit einer Porengröße von 10 nm
- Temperatur: 30 °C

Mobile Phase
- Mobile Phase A: eine Mischung von 357 Volumteilen Methanol *R* und 643 Volumteilen einer Lösung von Natriumheptansulfonat *R* (2,87 g · l^{-1}), die mit Phosphorsäure 10 % *R* auf einen pH-Wert von 3,0 eingestellt wurde
- Mobile Phase B: Methanol *R*

Zeit (min)	**Mobile Phase A (% *V/V*)**	**Mobile Phase B (% *V/V*)**
0 – 50	95 → 75	5 → 25
50 – 52	75 → 95	25 → 5

Durchflussrate: 1,2 ml · min^{-1}

Detektion: Spektrometer bei 240 nm

Äquilibrieren: mindestens 1 h lang mit der mobilen Phase in der Anfangszusammensetzung

Einspritzen: 10 µl

Relative Retention (bezogen auf Trimetazidin, t_R etwa 25 min)
- Verunreinigung D: etwa 0,2
- Verunreinigung C: etwa 0,4
- Verunreinigung H: etwa 0,6
- Verunreinigungen A und I: etwa 0,9
- Verunreinigung E: etwa 0,95
- Verunreinigung F: etwa 1,4
- Verunreinigung B: etwa 1,8

Eignungsprüfung
- Peak-Tal-Verhältnis: mindestens 3, wobei H_p die Höhe des Peaks der Verunreinigung E über der Basislinie und H_v die Höhe des niedrigsten Punkts der Kurve über der Basislinie zwischen den Peaks der Verunreinigung E und dem Hauptpeak im Chromatogramm der Referenzlösung a darstellt
- Signal-Rausch-Verhältnis: mindestens 10 für den Hauptpeak im Chromatogramm der Referenzlösung c

Grenzwerte
- Korrekturfaktoren: Zur Berechnung des Gehalts werden die Peakflächen der folgenden Verunreinigungen mit den entsprechenden Korrekturfaktoren multipliziert:
  Verunreinigung B: 0,55
  Verunreinigung C: 0,37
  Verunreinigung F: 0,71
- Verunreinigungen A, B, C, D, E, F, H, I: jeweils nicht größer als die Fläche des Hauptpeaks im Chromatogramm der Referenzlösung b (0,1 Prozent)
- Jede weitere Verunreinigung: jeweils nicht größer als die Fläche des Hauptpeaks im Chromatogramm der Referenzlösung b (0,1 Prozent)
- Summe aller Verunreinigungen: nicht größer als das 2fache der Fläche des Hauptpeaks im Chromatogramm der Referenzlösung b (0,2 Prozent)
- Ohne Berücksichtigung bleiben: Peaks, deren Fläche kleiner ist als die Fläche des Hauptpeaks im Chromatogramm der Referenzlösung c (0,05 Prozent)

Verunreinigung G: Dünnschichtchromatographie (2.2.27)

Untersuchungslösung: 0,10 g Substanz werden in Methanol *R* zu 10 ml gelöst.

Referenzlösung: 22,6 mg Piperazin-Hexahydrat *R* werden in Methanol *R* zu 100 ml gelöst. 10 ml Lösung werden mit Methanol *R* zu 100 ml verdünnt.

Platte: DC-Platte mit Kieselgel *R*

Fließmittel: konzentrierte Ammoniak-Lösung *R*, Ethanol 96 % *R* (20:80 *V/V*)

Auftragen: 10 µl

Laufstrecke: 2/3 der Platte

Trocknen: 30 min lang bei 100 bis 105 °C

Detektion: Die Platte wird mit Iodplatin-Reagenz *R* besprüht.

Grenzwert
- Verunreinigung G: Ein der Verunreinigung G entsprechender Fleck darf nicht größer oder stärker gefärbt sein als der Fleck im Chromatogramm der Referenzlösung (0,1 Prozent, berechnet als wasserfreies Piperazin).

Trocknungsverlust (2.2.32): höchstens 2,5 Prozent, mit 1,000 g Substanz durch Trocknen im Vakuumtrockenschrank bei 100 bis 105 °C über Phosphor(V)-oxid *R* und höchstens 15 kPa bestimmt

Sulfatasche (2.4.14): höchstens 0,1 Prozent, mit 1,0 g Substanz bestimmt

Gehaltsbestimmung

0,120 g Substanz, in 50,0 ml Wasser *R* gelöst, werden mit 1 ml Salpetersäure *R* versetzt und mit Silbernitrat-Lösung (0,1 mol · l^{-1}) titriert. Der Endpunkt wird mit Hilfe der Potentiometrie (2.2.20) bestimmt.

1 ml Silbernitrat-Lösung (0,1 mol · l^{-1}) entspricht 16,96 mg $C_{14}H_{24}Cl_2N_2O_3$.

Lagerung

Dicht verschlossen

Verunreinigungen

Spezifizierte Verunreinigungen:
(Beachten Sie den Hinweis zu den „Verunreinigungen" zu Anfang des Bands auf Seite B)

A, B, C, D, E, F, G, H, I

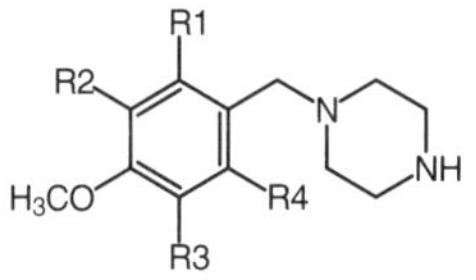

A. R1 = R4 = H, R2 = R3 = OCH_3:
1-(3,4,5-Trimethoxybenzyl)piperazin

E. R1 = R3 = OCH_3, R2 = R4 = H:
1-(2,4,5-Trimethoxybenzyl)piperazin

F. R1 = R4 = OCH_3, R2 = R3 = H:
1-(2,4,6-Trimethoxybenzyl)piperazin

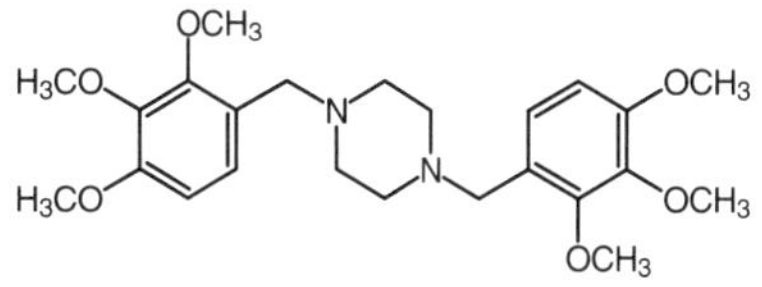

B. 1,4-Bis(2,3,4-trimethoxybenzyl)piperazin

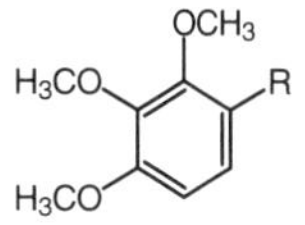

C. R = CHO:
2,3,4-Trimethoxybenzaldehyd

D. R = CH_2OH:
(2,3,4-Trimethoxyphenyl)methanol

G. Piperazin

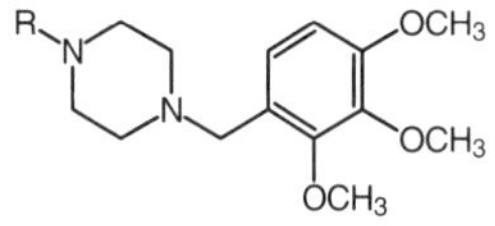

H. R = $COOC_2H_5$:
Ethyl[4-(2,3,4-trimethoxybenzyl)piperazin-1-carb=oxylat]

I. R = CH_3:
1-Methyl-4-(2,3,4-trimethoxybenzyl)piperazin (*N*-Methyltrimetazidin)

W

4.07/1432

Weißdornblätter mit Blüten

Crataegi folium cum flore

Definition

Die ganzen oder geschnittenen, getrockneten, Blüten tragenden Zweige von *Crataegus monogyna* Jacq. (Lindm.), *C. laevigata* (Poiret) D. C. (*C. oxyacanthoides* Thuill.) oder ihren Hybriden, seltener von anderen europäischen *Crataegus*-Arten wie *C. pentagyna* Waldst. et Kit. ex Willd., *C. nigra* Waldst. et Kit., *C. azarolus* L.

Gehalt: mindestens 1,5 Prozent Flavonoide, berechnet als Hyperosid ($C_{21}H_{20}O_{12}$; M_r 464,4), bezogen auf die getrocknete Droge

Eigenschaften

Makroskopische und mikroskopische Merkmale werden unter „Prüfung auf Identität, A und B" beschrieben.

Prüfung auf Identität

A. Die dunkelbraunen, holzigen, etwa 1 bis 2,5 mm dicken Zweige tragen in wechselständiger Anordnung gestielte Laubblätter mit kleinen, oft abfallenden Nebenblättern und zahlreiche, in Trugdolden angeordnete, kleine, weiße Blüten. Die Blätter sind mehr oder weniger stark gelappt und am Rand leicht bis kaum gesägt; bei *C. laevigata* sind sie fiederartig gelappt oder gefiedert mit 3, 5 oder 7 stumpfen Lappen; bei *C. monogyna* sind sie fiederschnittig mit 3 oder 5 spitzen Lappen. Die Blattoberseite ist dunkelgrün bis bräunlich grün, die Unterseite heller graugrün mit einer hervortretenden, dichten Netznervatur. Die Blätter von *C. laevigata, C. monogyna* und *C. pentagyna* sind kahl oder zeigen nur vereinzelt Haare, die von *C. azarolus* und *C. nigra* sind dicht behaart.
Die Blüten besitzen einen bräunlich grünen, röhrenförmigen Kelch aus 5 freien, zurückgebogenen Kelchblättern, eine Blütenkrone aus 5 freien, gelblich weißen bis bräunlichen, rundlichen oder breit eiförmigen, kurz genagelten Kronblättern und zahlreiche Staubblätter. Der mit dem Kelch verwachsene Fruchtknoten besteht aus 1 bis 5 Fruchtblättern, von denen jedes einen langen Griffel und nur eine Samenanlage trägt. Der Fruchtknoten von *C. monogyna* besitzt 1 Fruchtblatt, der von *C. laevigata* 2 oder 3 Fruchtblätter, der von *C. azarolus* 2 oder 3 Fruchtblätter, mitunter nur 1 Fruchtblatt, und der von *C. pentagyna* 5 oder selten 4 Fruchtblätter.

B. Die Droge wird pulverisiert (355). Das Pulver ist gelblich grün. Die Prüfung erfolgt unter dem Mikroskop, wobei Chloralhydrat-Lösung *R* verwendet wird. Das Pulver zeigt einzellige Deckhaare, gewöhnlich mit dicken Wänden und weitem Lumen, fast gerade bis schwach gebogen und an der Basis getüpfelt; Bruchstücke der Blattepidermis, deren Zellen wellige bis polygonale antikline Wände sowie große, von 4 bis 7 Nebenzellen umgebene Spaltöffnungen vom anomocytischen Typ (2.8.3) zeigen; Parenchymzellen des Mesophylls mit meist 10 bis 20 µm großen Drusen aus Calciumoxalat, zusammen mit Gefäßen, die Gruppen von kleinen prismatischen Einzelkristallen enthalten; Bruchstücke von Kronblättern mit abgerundeten, polygonalen, stark papillösen Epidermiszellen, deren Zellwände derb sind und deren Kutikula deutlich wellig gestreift ist; Bruchstücke der Antheren, die ein Endothecium mit einem gewölbten und regelmäßig verdickten Rand zeigen; Stängelbruchstücke mit kollenchymatischen Zellen, Hoftüpfelgefäßen und Gruppen von verholzten, englumigen Sklerenchymfasern; zahlreiche kugelige bis elliptische oder dreieckige, bis 45 µm große Pollenkörner mit 3 Keimporen und einer feinkörnigen Exine.

C. Dünnschichtchromatographie (2.2.27)

Untersuchungslösung: 1,0 g pulverisierte Droge (355) wird mit 10 ml Methanol *R* versetzt und 5 min lang im Wasserbad von 65 °C unter Rückflusskühlung erhitzt. Die abgekühlte Mischung wird filtriert.

Referenzlösung: 1,0 mg Chlorogensäure *R* und 2,5 mg Hyperosid *R* werden in 10 ml Methanol *R* gelöst.

Platte: DC-Platte mit Kieselgel *R*

Fließmittel: wasserfreie Ameisensäure *R*, Wasser *R*, Ethylmethylketon *R*, Ethylacetat *R* (10:10:30:50 *V/V/V/V*)

Auftragen: 20 µl; bandförmig

Laufstrecke: 15 cm

Trocknen: bei 100 bis 105 °C

Detektion: Die Platte wird mit einer Lösung von Diphenylboryloxyethylamin *R* ($10 g \cdot l^{-1}$) in Methanol *R* und anschließend mit einer Lösung von Macrogol 400 *R* ($50 g \cdot l^{-1}$) in Methanol *R* besprüht. Die Platte wird etwa 30 min lang an der Luft trocknen gelassen und im ultravioletten Licht bei 365 nm ausgewertet.

Ergebnis: Die Zonenfolge in den Chromatogrammen von Referenzlösung und Untersuchungslösung ist aus den nachstehenden Angaben ersichtlich. Im Chromatogramm der Untersuchungslösung können weitere fluoreszierende Zonen vorhanden sein.

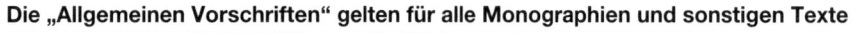

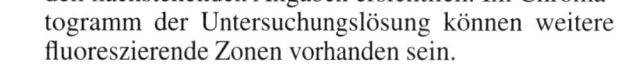

Oberer Plattenrand	
———	———
	eine gelblich grün fluoreszierende Zone (Vitexin)
Hyperosid: eine gelblich orange fluoreszierende Zone	eine gelblich orange fluoreszierende Zone (Hyperosid)
Chlorogensäure: eine hellblau fluoreszierende Zone	eine hellblau fluoreszierende Zone (Chlorogensäure)
	eine gelblich grün fluoreszierende Zone (Vitexin-2″-rhamnosid)
———	———
Referenzlösung	**Untersuchungslösung**

Prüfung auf Reinheit

Fremde Bestandteile (2.8.2): höchstens 8 Prozent verholzte Zweige mit einem Durchmesser von mehr als 2,5 mm und höchstens 2 Prozent andere fremde Bestandteile

Trocknungsverlust (2.2.32): höchstens 10,0 Prozent, mit 1,000 g pulverisierter Droge (355) durch 2 h langes Trocknen im Trockenschrank bei 100 bis 105 °C bestimmt

Asche (2.4.16): höchstens 10,0 Prozent

Gehaltsbestimmung

Stammlösung: 0,400 g pulverisierte Droge (250) und 40 ml Ethanol 60 % *R* werden in einem 200-ml-Kolben 10 min lang unter häufigem Schütteln im Wasserbad von 60 °C erhitzt und nach dem Erkalten durch einen Wattebausch in einen 100-ml-Messkolben filtriert. Der Wattebausch wird zum Drogenrückstand in den 200-ml-Kolben gegeben, dem 40 ml Ethanol 60 % *R* zugesetzt werden; der Ansatz wird 10 min lang im Wasserbad von 60 °C unter häufigem Schütteln erhitzt. Nach dem Erkalten wird die Mischung in den bereits benutzten 100-ml-Messkolben filtriert. Kolben und Filter werden mit etwas Ethanol 60 % *R* gewaschen. Die Waschflüssigkeit wird in den 100-ml-Messkolben überführt, dessen Inhalt mit Ethanol 60 % *R* zu 100,0 ml verdünnt und filtriert.

Untersuchungslösung: 5,0 ml Stammlösung werden in einem Rundkolben unter vermindertem Druck zur Trockne eingedampft. Der Rückstand wird mit 8 ml einer Mischung von 10 Volumteilen Methanol *R* und 100 Volumteilen Essigsäure 99 % *R* aufgenommen und in einen 25-ml-Messkolben überführt. Der Rundkolben wird mit 3 ml einer Mischung von 10 Volumteilen Methanol *R* und 100 Volumteilen Essigsäure 99 % *R* ausgespült und die Spülflüssigkeit dem Messkolbeninhalt zugesetzt. 10,0 ml einer Lösung, die Borsäure *R* (25,0 g · l^{-1}) und Oxalsäure *R* (20,0 g · l^{-1}) in wasserfreier Ameisensäure *R* enthält, werden zugesetzt. Die Lösung wird mit wasserfreier Essigsäure *R* zu 25,0 ml verdünnt.

Kompensationsflüssigkeit: 5,0 ml Stammlösung werden in einem Rundkolben unter vermindertem Druck zur Trockne eingedampft. Der Rückstand wird mit 8 ml einer Mischung von 10 Volumteilen Methanol *R* und 100 Volumteilen Essigsäure 99 % *R* aufgenommen und in einen 25-ml-Messkolben überführt. Der Rundkolben wird mit 3 ml einer Mischung von 10 Volumteilen Methanol *R* und 100 Volumteilen Essigsäure 99 % *R* ausgespült und die Spülflüssigkeit dem Messkolbeninhalt zugesetzt. 10,0 ml wasserfreie Ameisensäure *R* werden zugesetzt. Die Lösung wird mit wasserfreier Essigsäure *R* zu 25,0 ml verdünnt.

Die Absorption (2.2.25) der Untersuchungslösung wird nach 30 min bei 410 nm gegen die Kompensationsflüssigkeit gemessen.

Der Prozentgehalt an Gesamtflavonoiden wird als Hyperosid nach folgender Formel berechnet:

$$\frac{A \cdot 1{,}235}{m}$$

Die spezifische Absorption $A_{1\,cm}^{1\%}$ für Hyperosid wird mit 405 angenommen.

A = Absorption der Untersuchungslösung bei 410 nm
m = Einwaage der Droge in Gramm

X

4.07/1481

Xylazinhydrochlorid für Tiere

Xylazini hydrochloridum ad usum veterinarium

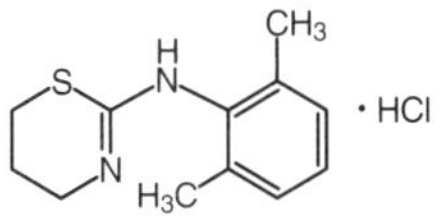

$C_{12}H_{17}ClN_2S$ M_r 256,8

Definition

N-(2,6-Dimethylphenyl)-5,6-dihydro-4*H*-1,3-thiazin-2-amin-hydrochlorid

Gehalt: 98,0 bis 102,0 Prozent (getrocknete Substanz)

Eigenschaften

Aussehen: weißes bis fast weißes, hygroskopisches, kristallines Pulver

Löslichkeit: leicht löslich in Wasser, sehr leicht löslich in Methanol, leicht löslich in Dichlormethan

Prüfung auf Identität

A. IR-Spektroskopie (2.2.24)

Probenvorbereitung: Presslinge

Vergleich: Xylazinhydrochlorid *CRS*

B. Die Substanz gibt die Identitätsreaktion b auf Chlorid (2.3.1).

Prüfung auf Reinheit

Prüflösung: 5,0 g Substanz werden, falls erforderlich unter Erhitzen auf 60 °C, in kohlendioxidfreiem Wasser *R*, das aus destilliertem Wasser *R* hergestellt wurde, gelöst. Nach dem Erkalten wird die Lösung mit dem gleichen Lösungsmittel zu 50,0 ml verdünnt.

Aussehen der Lösung: Die Prüflösung darf nicht stärker opaleszieren als die Referenzsuspension II (2.2.1) und muss farblos (2.2.2, Methode II) sein.

pH-Wert (2.2.3): 4,0 bis 5,5, an der Prüflösung bestimmt

Verunreinigung A: höchstens 100 ppm

Lösung A: 0,25 g Substanz werden in Methanol *R* zu 10 ml gelöst. Die Lösung wird zur Herstellung der Untersuchungslösung verwendet.

Lösung B: 50 mg 2,6-Dimethylanilin *R* werden in Methanol *R* zu 100 ml gelöst. 1 ml Lösung wird mit Methanol *R* zu 100 ml verdünnt. Diese Lösung wird zur Herstellung der Referenzlösung verwendet.

In das erste von 2 Reagenzgläsern mit flachem Boden und einem inneren Durchmesser von etwa 10 mm werden 2 ml Lösung A, in das zweite Reagenzglas 1 ml Lösung B und 1 ml Methanol *R* gegeben. Jedem Reagenzglas werden 1 ml einer frisch zubereiteten Lösung von Dimethylaminobenzaldehyd *R* ($10\ g \cdot l^{-1}$) in Methanol *R* und 2 ml Essigsäure 99 % *R* zugesetzt. Die Lösungen werden 10 min lang bei Raumtemperatur stehen gelassen. Die Beurteilung erfolgt im diffusen Tageslicht bei vertikaler Durchsicht gegen einen weißen Hintergrund. Die Untersuchungslösung darf nicht stärker gelb gefärbt sein als die Referenzlösung.

Verwandte Substanzen: Flüssigchromatographie (2.2.29)

Die Lösungen müssen vor Verwendung frisch hergestellt werden.

Lösungsmittelmischung: 8 Volumteile Acetonitril *R*, 30 Volumteile Methanol *R* und 62 Volumteile einer Lösung von Kaliumdihydrogenphosphat *R* ($2,72\ g \cdot l^{-1}$), die zuvor mit verdünnter Natriumhydroxid-Lösung *R* auf einen pH-Wert von 7,2 eingestellt wurde, werden gemischt.

Untersuchungslösung: 0,100 g Substanz werden in der Lösungsmittelmischung zu 20,0 ml gelöst.

Referenzlösung: 5,0 mg Substanz, 5,0 mg 2,6-Dimethylanilin *R*, 5,0 mg Xylazin-Verunreinigung C *CRS* und 5,0 mg Xylazin-Verunreinigung E *CRS* werden in Acetonitril *R* zu 100,0 ml gelöst. 1,0 ml Lösung wird mit der Lösungsmittelmischung zu 10,0 ml verdünnt.

Säule

- Größe: *l* = 0,15 m, ∅ = 3,9 mm
- Stationäre Phase: nachsilanisiertes, octylsilyliertes Kieselgel zur Chromatographie mit eingefügten polaren Gruppen *R* (5 µm)
- Temperatur: 40 °C

Mobile Phase

- Mobile Phase A: 30 Volumteile Methanol *R* und 70 Volumteile einer Lösung von Kaliumdihydrogenphosphat *R* ($2,72\ g \cdot l^{-1}$), die zuvor mit verdünnter Natriumhydroxid-Lösung *R* auf einen pH-Wert von 7,2 eingestellt wurde, werden gemischt.
- Mobile Phase B: Methanol *R*, Acetonitril *R* (30:70 *V/V*)

Zeit (min)	Mobile Phase A (% *V/V*)	Mobile Phase B (% *V/V*)
0 – 15	89 → 28	11 → 72
15 – 21	28	72
21 – 22	28 → 89	72 → 11
22 – 33	89	11

Durchflussrate: $1,0\ ml \cdot min^{-1}$

Detektion: Spektrometer bei 230 nm

X

Monographien

Äquilibrieren: mindestens 30 min lang mit einer Mischung von 28 Volumteilen mobiler Phase A und 72 Volumteilen mobiler Phase B

Einspritzen: 20 µl

Relative Retention (bezogen auf Xylazin, t_R etwa 7,5 min)
- Verunreinigung A: etwa 0,8
- Verunreinigung E: etwa 1,6
- Verunreinigung C: etwa 2,2

Eignungsprüfung: Referenzlösung
- Auflösung: mindestens 4,0 zwischen den Peaks von Verunreinigung A und Xylazin

Grenzwerte
- Verunreinigungen C, E: jeweils nicht größer als das 2fache der Fläche des entsprechenden Peaks im Chromatogramm der Referenzlösung (0,2 Prozent)
- Verunreinigungen B, D: jeweils nicht größer als das 2fache der Fläche des Xylazin-Peaks im Chromatogramm der Referenzlösung (0,2 Prozent)
- Jede weitere Verunreinigung: jeweils nicht größer als das 2fache der Fläche des Xylazin-Peaks im Chromatogramm der Referenzlösung (0,2 Prozent)
- Summe aller Verunreinigungen ohne Verunreinigungen B, C, D, E: nicht größer als das 2fache der Fläche des Xylazin-Peaks im Chromatogramm der Referenzlösung (0,2 Prozent)
- Ohne Berücksichtigung bleiben: Peaks, deren Fläche kleiner ist als das 0,5fache der Fläche des Xylazin-Peaks im Chromatogramm der Referenzlösung (0,05 Prozent); Lösungsmittelpeaks

Schwermetalle (2.4.8): höchstens 10 ppm

12 ml Prüflösung müssen der Grenzprüfung A entsprechen. Zur Herstellung der Referenzlösung wird die Blei-Lösung (1 ppm Pb) *R* verwendet.

Trocknungsverlust (2.2.32): höchstens 0,5 Prozent, mit 1,000 g Substanz durch 2 h langes Trocknen im Trockenschrank bei 100 bis 105 °C bestimmt

Sulfatasche (2.4.14): höchstens 0,1 Prozent, mit 1,0 g Substanz bestimmt

Gehaltsbestimmung

0,200 g Substanz, in 25 ml Ethanol 96 % *R* gelöst, werden nach Zusatz von 25 ml Wasser *R* mit Natriumhydroxid-Lösung (0,1 mol · l^{-1}) titriert. Der Endpunkt wird mit Hilfe der Potentiometrie (2.2.20) bestimmt.

1 ml Natriumhydroxid-Lösung (0,1 mol · l^{-1}) entspricht 25,68 mg $C_{12}H_{17}ClN_2S$.

Lagerung

Dicht verschlossen, vor Licht geschützt

Verunreinigungen

Spezifizierte Verunreinigungen:

(Beachten Sie den Hinweis zu den „Verunreinigungen" zu Anfang des Bands auf Seite B)

A, B, C, D, E

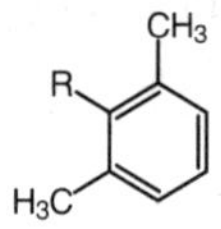

A. R = NH_2:
2,6-Dimethylanilin
(2,6-Xylidin)

C. R = N=C=S:
2,6-Dimethylphenylisothiocyanat

D. R = NH–CS–NH–$[CH_2]_3$–OH:
N-(2,6-Dimethylphenyl)-*N'*-(3-hydroxypropyl)thio=harnstoff

E. R = NH–CS–S–CH_3:
Methyl[(2,6-dimethylphenyl)dithiocarbamat]

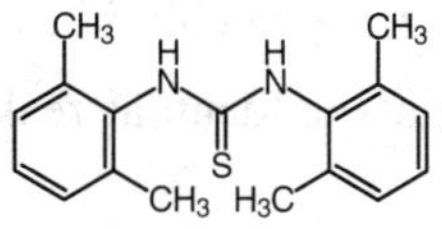

B. *N,N'*-Bis(2,6-dimethylphenyl)thioharnstoff

Gesamtregister

A

B

C

D

E

F

G

H

I

J

K

L

M

N

O

P

Q

R

S

T

U

V

W

X

Z

Für Notizen

Für Notizen

Für Notizen

Für Notizen

Für Notizen

Für Notizen